国内名院、名科、知名专家临床病理"一书一网络平台"丛书

# 临床病理诊断与鉴别诊断
## ——泌尿及男性生殖系统疾病

主　编　周晓军　余英豪

副主编　饶　秋　张　静　章宜芬　樊祥山　陈　虹

编　者（以姓氏笔画为序）

于文娟（青岛大学附属医院）
王　晨（福建省立医院）
王小桐（中国人民解放军东部战区总医院）
王良哲（海军军医大学附属长征医院）
王艳霞（空军军医大学病理学教研室）
王景美（南京大学医学院附属鼓楼医院）
甘华磊（复旦大学附属肿瘤医院）
史　炯（南京大学医学院附属鼓楼医院）
付　尧（南京大学医学院附属鼓楼医院）
曲利娟（中国人民解放军联勤保障部队第九〇〇医院）
李玉军（青岛大学附属医院）
杨晓群（上海交通大学医学院附属瑞金医院）
余英豪（中国人民解放军联勤保障部队第九〇〇医院）
沈　勤（东部战区总医院）
张　伟（中国人民解放军海军第九七一医院）
张　静（空军军医大学西京医院）
张微晨（空军军医大学西京医院）
陆　敏（北京大学医学部病理学系/北京大学第三医院）

陈　虹（福建医科大学附属第一医院）
陈　铌（四川大学华西医院）
武海燕（南京医科大学附属儿童医院）
范林妮（空军军医大学西京医院）
周晓军（中国人民解放军东部战区总医院）
赵　明（浙江省人民医院）
侯　君（复旦大学附属中山医院）
饶　秋（中国人民解放军东部战区总医院）
贺慧颖（北京大学医学部病理系）
夏秋媛（中国人民解放军东部战区总医院）
徐玉乔（空军军医大学西京医院）
郭爱桃（中国人民解放军总医院第一医学中心）
陶　璇（福建医科大学附属第一医院）
黄海建（福建省立医院）
章宜芬（南京中医药大学附属医院/江苏省中医院）
韩　铭（空军军医大学西京医院）
谢　玲（南京中医药大学附属医院/江苏省中医院）
樊祥山（南京大学医学院附属鼓楼医院）
滕梁红（首都医科大学宣武医院）
颜临丽（空军军医大学西京医院）

人民卫生出版社
·北　京·

**图书在版编目（CIP）数据**

临床病理诊断与鉴别诊断. 泌尿及男性生殖系统疾病/
周晓军，余英豪主编. —北京：人民卫生出版社，
2020.8（2024.8重印）
ISBN 978-7-117-30188-6

Ⅰ.①临…　Ⅱ.①周…②余…　Ⅲ.①男性-泌尿系
统疾病-病理学-诊断学②男性生殖器疾病-病理学-诊
断学③男性-泌尿系统疾病-鉴别诊断④男性生殖器疾病
-鉴别诊断　Ⅳ.①R446.8②R447

中国版本图书馆 CIP 数据核字（2020）第 122562 号

| 人卫智网 | www.ipmph.com | 医学教育、学术、考试、健康，<br>购书智慧智能综合服务平台 |
| --- | --- | --- |
| 人卫官网 | www.pmph.com | 人卫官方资讯发布平台 |

临床病理诊断与鉴别诊断
——泌尿及男性生殖系统疾病
Linchuang Bingli Zhenduan yu Jianbie Zhenduan
——Miniao ji Nanxing Shengzhi Xitong Jibing

主　　编：周晓军　余英豪
出版发行：人民卫生出版社（中继线 010-59780011）
地　　址：北京市朝阳区潘家园南里 19 号
邮　　编：100021
E - mail：pmph @ pmph.com
购书热线：010-59787592　010-59787584　010-65264830
印　　刷：北京建宏印刷有限公司
经　　销：新华书店
开　　本：889×1194　1/16　印张：27
字　　数：912 千字
版　　次：2020 年 8 月第 1 版
印　　次：2024 年 8 月第 2 次印刷
标准书号：ISBN 978-7-117-30188-6
定　　价：328.00 元

打击盗版举报电话：010-59787491　E-mail：WQ @ pmph.com
质量问题联系电话：010-59787234　E-mail：zhiliang @ pmph.com

# 主编简介

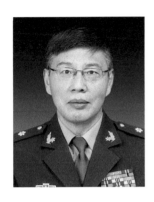

**周晓军**　原解放军南京总医院病理科主任、主任医师，全军临床病理中心主任，南京大学医学院教授，博士研究生导师，河南省肿瘤医院病理诊断中心主任。 先后担任国家教育部高等学校医药学科教学指导委员会委员，中华医学会病理学分会副主任委员，中国医师协会病理科医师分会常务委员，江苏省医学会病理学会及江苏省医师协会病理科医师分会主任委员，中国电子显微镜学会医学电镜专业委员会主任委员，全军病理专业委员会副主任委员等学术职务。

1987 年获同济医科大学医学博士学位，1992 年国家教委公派留学于英国 Sheffield 大学医学院，1997 年留学于美国 Texas 州大学医学院病理系。 从事病理工作三十余年，先后获得 20 项国家教委、军队及江苏省科技进步奖，先后在国内外发表研究论文 200 余篇，其中 SCI 论文 30 余篇。 主编或参与编写了《肝脏病理诊断学》等 14 部专著。 1993 年被评为全国首届中青年医学科技之星，1993 年获国务院政府特殊津贴，首批入选国家"百千万人才工程"第一、二层次，获中国科协"求是"杰出青年学者奖。

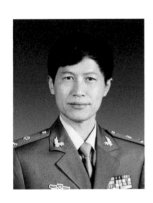

**余英豪**　中国人民解放军联勤保障部队第九〇〇医院（原南京军区福州总医院）病理科主任医师，教授，硕士生导师。 曾兼任中华医学会福建分会理事，福建省医学会病理学分会主任委员，南京军区病理专业委员会主任委员等学术职务，并担任国内 5 家医学杂志常务编委及编委。

曾在美国 Louisville 大学医学院进修两年。 主要研究方向为肿瘤病理及肾脏疾病病理诊断，参与国家自然科学基金、国家卫生部科研基金、福建省及军队科研基金项目多项，获军队及省级科技进步奖 20 余项及南京军区"科技英才"等奖励，共在各类医学杂志上发表论文、译文 700 余篇，主编及主译《肾穿刺活检病理诊断彩色图谱》《肿瘤外科病理新进展系列》等 9 部专著，参编病理学专著 10 余部。 其中《肾穿刺活检病理诊断彩色图谱》获第 22 届华东地区科技出版社优秀科技图书一等奖。

# 副主编简介

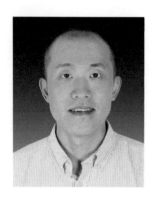

**饶秋** 博士,副主任医师,副教授,南京大学博士生导师,南京医科大学硕士生导师,解放军东部战区总医院博士后合作导师,解放军东部战区总医院病理科主任。《中华病理学杂志》《医学研究生学报》编委。现担任中华医学会病理学分会青年委员,中华病理学会分子病理学组委员,中华病理学会泌尿学组副组长,中国病理医师协会委员,中国病理医师协会分子病理委员会委员,国家卫生健康委员会病理质控评价中心(PQCC)分子病理组委员,中国研究型医院学会分子诊断医学专业委员会常务委员(兼青年委员会副主任委员),江苏省医学会病理学分会委员,江苏省抗癌协会病理专业委员会委员,江苏省病理质控中心副主任,南京医学会病理专科分会副主任委员(兼青委主任委员)。

曾在美国印第安纳大学病理系做访问学者。主持国家自然科学基金3项,江苏省自然科学基金1项。获得国家发明专利授权5项。以第一或通讯作者发表SCI论文35篇,多篇发表于*American Journal of Surgical Pathology*、*Modern Pathology*、*Histopathology* 等本学科国际著名杂志。2013年荣获吴秉铨病理学发展基金会"优秀中青年学者奖"。2015年《中华病理学杂志》编委会授予"金笔奖"。2016年荣获中国医师协会病理分会"中国杰出青年病理医师奖"。2017年江苏省新技术引进奖一等奖(第一完成人)。2018年江苏肿瘤医学科学技术二等奖(第一完成人)。

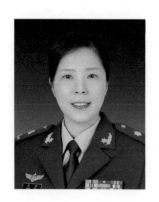

**张静** 空军军医大学西京医院病理科暨基础医学院病理学教研室教授,博士生导师。现任吴阶平医学基金会病理学部委员会、中国妇幼保健协会病理专业委员会、陕西省基因组与健康学会分子病理学分会常务委员,中华医学会病理学分会女性生殖学组、中国优生科学协会阴道镜和宫颈病理学分会、中国人民解放军病理学专业委员会分子病理学专业组、中国研究型医院学会超微与分子病理学专业委员会妇儿疾病学组和西安市病理学分会委员。*Cancer Management and Research* 和《中华病理学杂志》编委、*American Journal of Surgical Pathology* 中文版青年编委。

从事临床病理诊断30年,曾赴美国得州大学MD安德森癌症中心、香港中文大学医学院进修,专长泌尿生殖和妇产科病理诊断。主要研究方向为肿瘤侵袭和转移,主持5项国家级课题研究。以第一或通讯作者发表SCI论文20余篇、源期刊论文40余篇。参编10部专著。参与获得1项陕西省科学技术二等奖。

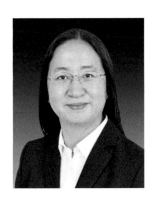

**章宜芬** 副教授，主任医师，现任南京中医药大学附属医院/江苏省中医院病理科主任，中华医学会病理学分会泌尿男生殖疾病学组及分子病理学组委员，江苏省医学会病理学分会委员兼学术秘书、分子病理学组组长，江苏省医师协会病理科医师分会副会长兼总干事，江苏省抗癌协会病理学分会及泌尿男生殖系肿瘤专业委员会委员。

先后赴美国哈佛大学麻省总院泌尿病理实验室及美国得州大学 MD 安德森癌症中心妇科病理实验室学习泌尿男性生殖系统、头颈部及女性生殖系统病理。 主要着重于泌尿男生殖系统研究，擅长泌尿系统、男女生殖系统、头颈部、乳腺、淋巴造血系统的病理诊断。

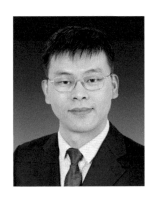

**樊祥山** 主任医师，硕士生导师，南京大学医学院附属鼓楼医院病理科主任。中国医师协会病理学科医师分会委员，吴阶平医学基金会病理学部委员，中国合格评定国家认可委员会（CNAS）医学实验室评审员，中国研究型医院学会超微和分子病理专业委员会常务委员、消化疾病学组副组长，中国抗癌协会肿瘤病理专业委员会食管癌学组副组长、胃肠肿瘤协作组委员，中华医学会病理学分会淋巴造血疾病学组委员，中国抗癌协会肿瘤病理专委会淋巴造血疾病学组委员。《中华病理学杂志》编委。

主持国家、省市级课题9项；以第一或通讯作者发表论文50余篇，编、译专著9部。 曾获"中国杰出青年病理医师奖""2017年华夏医学科技奖"和"首届吴秉铨基金优秀中青年学者奖"等。

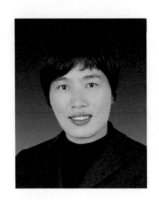

　　**陈虹**　福建医科大学附属第一医院病理科副主任医师，副教授，医学博士，硕士生导师，住院医师规范化培训病理基地教学主任。　中华医学会病理学分会泌尿男性生殖系统疾病学组委员，中国医学教育题库（住院医师规范化培训题库）评审委员会委员，中国研究型医院学会病理专业委员会青年委员，福建省抗癌协会肿瘤病理专业委员会委员，福建省医学会妇产科学分会病理学组委员，福建省医学会病理学分会青年委员会副主任委员，福建省医师协会病理医师分会泌尿生殖疾病专员委员会副主任委员。

　　曾在香港中文大学、北京大学第一医院、复旦大学附属肿瘤医院学习肾脏病理和肿瘤病理诊断，擅长泌尿男生殖系统疾病的病理诊断。　参与3项国家级课题，主持省厅级课题3项，发表学术论文10余篇。

# 出版说明

病理诊断是很多疾病明确诊断的主要依据,但即便是经验丰富的病理专家,在日常病理诊断中也经常会遇到以往从来没有见过的"疑难病变"。病理诊断水平的提升需要不断学习、反复实践,只有"见多",才能"识广"。从"多见"的角度来讲,由于人口基数大,国内病理专家所诊断的病例无疑是最丰富的,这方面的临床经验尤其值得总结和推广。

为了充分展现病理学"靠图说话、百闻不如一见"的特点,最大程度发挥互联网的载体优势,最大程度满足病理科医师临床诊疗水平提升的需求,进而更好地服务于国家"强基层""医疗卫生资源下沉"的医疗体制改革战略目标,人民卫生出版社决定邀请国内名院、名科的知名病理专家围绕病理诊断所涉及的各个领域策划出版临床病理"一书一网络平台"丛书,即围绕每个领域编写一本书(如"临床病理诊断与鉴别诊断——乳腺疾病"),搭建一个网络平台(如中国临床病理电子切片库——乳腺疾病病理电子切片库")。目的是对国内几十家名院病理专家曾经诊断的所有疾病进行系统的梳理和全面的总结。

希望该套丛书对病理科住院医师、专科医师的培养以及国内病理诊断水平的整体提升发挥重要的引领和推动作用。

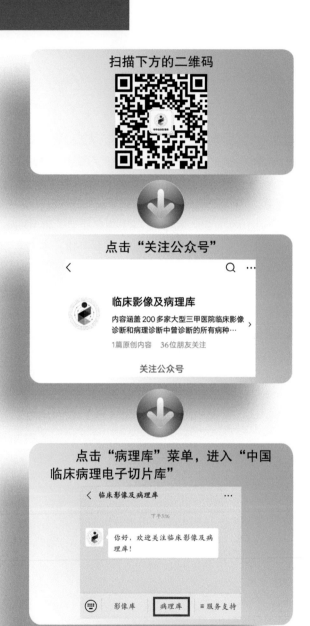

扫描下方的二维码

点击"关注公众号"

临床影像及病理库

内容涵盖 200 多家大型三甲医院临床影像
诊断和病理诊断中曾诊断的所有病种…

1篇原创内容　36位朋友关注

关注公众号

点击"病理库"菜单，进入"中国
临床病理电子切片库"

临床影像及病理库

下午3:16

你好，欢迎关注临床影像及病
理库！

影像库　病理库　服务支持

### 购书前免费试用

"登录"→"商城"→"产品试用"→成功开通"中国临床病理电子切片库"

### 购书后兑换使用权

"登录"→"商城"→"兑换"→输入激活码（刮开封底涂层获取激活码）→

"激活"→成功开通"中国临床病理电子切片库"

# 前 言

泌尿男性生殖系统由多个器官组成,可发生多种疾病,尤其是肾脏疾病在我国是常见病、多发病,对国人的健康危害极大。近年来,随着各种研究技术的进步和检测手段的提高,病理与临床紧密结合和反复相互验证,使人们对泌尿男性生殖系统疾病有了很多新的认识,该系统疾病的病理诊断理念也正在发生全新的改变。虽然目前该系统的临床诊断和治疗技术有了很大发展,但要获得最佳的治疗效果,正确的病理诊断无疑起到了决定性的作用。鉴于不同的病理医生对该系统疾病的病理诊断知识和经验尚存在很大差距,国内以往缺乏该系统的病理诊断专著,因此,有必要编写一本适应当前临床病理诊断工作需要的专业参考书。

本书共分八篇,系统地介绍了泌尿男性生殖系统各种疾病的病理变化、病理诊断要点、临床特征及其鉴别诊断。本书力求体现以下特色:①内容新颖。各位编者大多来自国内知名医院,专业从事泌尿男生殖病理诊断,熟悉该领域最新进展,并结合我国的具体情况及作者的实践经验,对有些疾病的诊断提出了新的观点和意见,充分反映了本专业最新的进展和研究成果。②涉及面广。本书系统而全面地介绍了有关泌尿男性生殖各类疾病的病理,不仅包含了各种肿瘤的外科病理内容,还涉及各类非肿瘤疾病的活检病理诊断;不仅有各种常见疾病的病理变化,还涵盖了各种少见、新发现疾病的病理表现。③实用性强。作者基本都是一线工作的病理诊断专家,富于实际工作经验。本书重点强调各种疾病的病理特点及其鉴别诊断,增加了本书的实用性。④图文并茂。各位作者从自己掌握的病例中精选了 800 余幅图片,包括典型的和一些少见疾病的彩色大体和镜下图片以及免疫组化、电镜、分子病理诊断图片,真实全面地反映了各类病变的病理特征。

本书各位作者日常病理诊断工作繁忙,仍然尽心竭力地完成了撰写,在此对各位作者付出的艰苦劳动和卓越奉献致以衷心感谢。

由于编写者学识和精力有限,书中难免存在一些疏漏,敬请广大同道批评指正。

周晓军　余英豪

2020 年 5 月

# 目　录

# 第八篇　阴茎疾病

# 第一篇

# 肾发育异常

# 第一章

# 肾缺如/发育不全

## 第一节　肾　缺　如

### 【定义】

肾缺如(renal agenesis)是一种发生于新生儿的出生缺陷,新生儿缺如一侧或双侧肾脏,通常伴随对应的输尿管和膀胱三角区缺如。

### 【发病机制】

肾缺如发病机制可能有以下几点:①分支形态发生缺陷;②机械、遗传、功能、药物、母体等因素;③归纳或定位缺陷;④肾管生长和成熟缺陷。

### 【临床特征】

1. **流行病学**

(1) 发病率:新生儿双侧肾缺如的发病率约为1/100 000;单侧肾缺如比较常见,但其可能由于没有伴随其他畸形而较难发现,数据表明其新生儿发病率约1/2 000。

(2) 发病年龄:新生儿。

(3) 性别:双侧肾发育缺如男女比约2∶1;单侧肾发育缺如男性略高于女性。

2. **症状**　肾发育缺如可伴随其他发育缺陷,如肺、生殖器和泌尿道、消化道、心脏、骨骼肌等。

单侧肾缺如多数伴有肾或副中肾管衍生物异常,如缺失、发育不全(男性表现为附睾、睾丸、输精管和射精管下降不良或缺失;女性表现为单角或双角子宫、卵巢、阴道、输卵管和子宫缺如或发育不良)。当残存肾出现功能障碍时,可出现肾功能不全表现:如蛋白尿、水肿等。

双侧肾缺如表现为羊水减少,多为早产儿,约60%出生在怀孕38周或以下,大多数新生儿体重在2.5kg以下。新生儿常有明显体征(Potter sequence,波特综合征):眼距增宽、眼睑皱褶、低位耳、鼻扁平、额短小及四肢缺陷。

3. **影像学特点**　肾缺如通常可通过常规产前超声检查发现。双侧肾缺如B超检查可出现羊水减少。

4. **治疗**　双侧肾缺如需要长期透析才能存活。

5. **预后**　单侧肾缺如可以正常生存;双侧肾缺如约40%为死胎,其余胎儿常由于肺发育不全导致呼吸功能不全,产后立即死亡(<4h)。

### 【病理变化】

1. **大体特征**　单侧肾缺如往往出现对侧肾脏肥大。患侧输尿管可能表现为正常、截短或缺失。50%~70%患者合并有其他泌尿生殖系统异常。

双侧肾缺如表现为双侧肾脏缺失。输尿管可能表现为截短或缺失,并合并肺脏发育异常。

2. **镜下特征**　活检很少进行,诊断主要是由放射学、肾切除术和尸检发现。单侧肾发育不全可出现对侧肾脏正常或代偿性肥大。

（王景美　付尧　樊祥山）

## 第二节　肾发育不全

### 【定义】

肾发育不全(renal hypoplasia)属肾脏先天性发育异常,为结构正常的小肾脏,而肾单位数量减少超过相应孕龄的两个标准差(SD)。肾发育不全可分为肾单位过少性肾发育不全(oligomeganephronic renal hypoplasia)、单纯性肾发育不全(simple hypoplasia)及节段性肾发育不全(segmental renal hypoplasia)。

### 【临床特征】

1. **流行病学**

(1) 发病率:肾发育不全的发病率较难判断。目前临床方面,尚无有效方法区分肾脏发育不全和发育异常。Churg等报道在新生儿尸检中肾发育不全发病率约1∶500。

(2) 发病年龄:新生儿。

(3) 性别:未见报道。

2. **症状**　肾单位过少性肾发育不全的儿童常表现为多尿、烦渴、尿浓度不足,生长发育迟缓,同时肾小球滤过率(GFR)减少及氮潴留和蛋白尿增加,十岁后经常进展为肾功能衰竭。

3. **预后**　双侧肾发育不良可导致儿童中后期出现终末期肾病,节段性肾发育不全可导致儿童高血压及心脏病风险增加。

**【病理变化】**

1. **大体特征**　肾脏体积减小,单侧重量常低于正常肾脏的50%。双侧肾发育不全的重量减少可超过30%。可伴有肾动脉发育不全。

正常肾脏通常具有10个或更多肾叶结构,发育不全的肾脏经常只有5个或更少。肾单位过少性肾发育不全通常只有一个或两个肾叶结构存在;通常单纯性肾发育不全肾叶结构较正常减少,偶尔可见一个肾叶结构。节段性肾发育不全肾外观变小,通常在肾上极附近肾囊表面可见凹槽。

2. **镜下特征**

（1）肾单位过少性肾发育不全镜下表现为肾单位数明显减少,残存的肾小球显著代偿性增大,周围肾小管增生明显。

（2）单纯性肾发育不全镜下表现为肾单位数减少,但不出现残存肾单位代偿性增生。

（3）节段性肾发育不全镜下表现为肾实质变薄,肾小球显示为曲折的厚壁血管,周围肾小管萎缩、数量减少或缺如,并可见间质纤维化。

（王景美　付尧　樊祥山）

# 第二章

# 肾位置及结构异常

## 第一节 异位肾

### 【定义】

异位肾(ectopic kidney)是指一种先天性的肾发育缺陷,肾脏位于其正常位置的下方、上方。大多数异位肾为盆腔异位肾,肾脏未能从盆腔中升出,位于骨盆或骨盆边缘。罕见胸腔异位肾的报道。

### 【临床特征】

**1. 流行病学**

(1) 发病率:盆腔异位肾的尸检发生率约 1/3 000~1/800,孤立异位肾为 1/22 000,双侧异位肾罕见,左侧多于右侧。胸腔异位肾约占所有异位肾的 5%。左侧多见,左右之比为 1.5:1。

(2) 性别:盆腔异位肾的男女发病率无差异。但临床上女性多见,可能是女性多因泌尿系感染而行检查从而检出率高。胸腔异位肾男女发病比约 3:1。

**2. 症状** 异位肾可能不会导致任何症状,并具有正常的肾功能。多数异位肾为体检发现。有时,患者可感觉到腹部有肿块。肾脏位置异常,排出尿液受阻,有时甚至出现膀胱内尿液逆流回肾(膀胱输尿管反流,VUR)的情况,因此可引起多种并发症,如感染、结石、肾脏功能减退、创伤等。

**3. 实验室检查** 异位肾多无肾功能异常。

**4. 影像学特点** 通过超声、CT 及 MRI 可以显示出异位肾脏的位置。

**5. 治疗** 如果排尿功能正常,不存在尿路阻塞,异位肾不需要治疗。如果检查显示有梗阻,则需要进行手术以纠正肾脏的位置,以便更好地排出尿液。

### 【病理变化】

**1. 大体特征** 肾脏位置异常,可出现在盆腔、胸腔等位置。大体表现上,异位肾可出现异常的分叶状肾和旋转状外观,还可出现肾发育不良。变形或扭曲的肾盂及

异常动脉供血可导致肾积水和肾感染,甚至可能诱发结石形成,特别是在存在 VUR 的情况下。盆腔异位肾可能与肛门直肠畸形如直肠闭锁相关,女性偶尔伴有先天性阴道缺如或闭锁。

**2. 镜下特征** 组织学多表现为正常肾组织,除非发生肾盂积水或输尿管梗阻。

(王景美 付尧 樊祥山)

## 第二节 融合肾

### 【定义】

融合肾(renal fusion)是一种先天性的肾发育缺陷,两侧肾脏在某一点相连接,但是保留各自正常的肾盂及输尿管结构。融合肾有多种类型,如马蹄肾、盘形肾、乙状肾、块状肾等,马蹄肾(horseshoe kidney)最为常见。

### 【临床特征】

**1. 流行病学**

(1) 发病率:融合肾的发生率约 1/1 000~1/400。

(2) 发病年龄:未见报道。

(3) 性别:融合肾男性多见,男女比例约为 2~4:1。

**2. 症状** 大多数融合肾患者无症状,但有些可发展为输尿管梗阻。有时位于主动脉上方的融合在患者腹部可触及搏动性肿块,易误诊为主动脉瘤或其他肿瘤性疾病。另外还可出现脐部疼痛、胃肠道功能紊乱及泌尿系统的并发症,如感染、积水、结石等。

**3. 实验室检查** 融合肾患者多无肾功能异常。

**4. 影像学特点** 通过超声、CT 及 MRI 可以显示融合肾的位置。

**5. 治疗** 本病肾功能常无明显异常,故无并发症时,不须任何特殊治疗。如有感染、积水、结石或严重的压迫症状时,可采取相应的治疗措施。

### 【病理变化】

**1. 大体特征** 融合肾大体表现多为肾下极融合,肾

上极融合很少发生,肾两极融合形成环状肾则更为少见。约90%马蹄肾为肾下极融合,融合部位多位于腹主动脉及下腔静脉之前,腹主动脉分叉之上,较正常肾位置低。同正常肾脏的肾盂位于肾脏内侧相比,马蹄肾肾盂及输尿管位于肾脏的前侧。

**2. 镜下特征** 融合肾镜下可见包膜融合和纤维间隔。肾实质镜下多正常,除非发生肾盂积水或输尿管梗阻。

(王景美　付尧　樊祥山)

# 第三章

# 肾发育不良

【定义】

肾发育不良(renal dysplasia,RD)是指组织病理学上异常的后肾分化,可以是弥漫性、节段性或局灶性。囊性肾发育不良是以肾脏内多个囊肿形成为特征的一组异质性病变,肾脏出现不同程度的未分化间充质、基质及上皮等结构。

【发病机制】

因先天性(散发性及遗传性)和获得性异常导致肾发育畸形。

【临床特征】

1. 流行病学

(1)发病率:超声检查提示婴儿的发病率为0.1%,尸检研究发现胎儿及婴儿的发病率为4%。成人患病数据尚不清楚,但在良性无功能肾的肾切除标本中,肾发育不良约占3.7%。

(2)发病年龄:多数为宫内胎儿及年龄小于1岁婴儿,较大年龄儿童以及成人也可出现。

(3)性别:男女比例为2∶1。

2. 症状 胎儿期超声检查显示母体可出现羊水过少。新生儿期通常表现为腹部肿块。儿童及成年期的相关症状包括排尿功能障碍,尿失禁,反复尿路感染,腹痛,阴道分泌物,生殖器肿块和慢性肾功能衰竭等。

3. 实验室检查 实验室检查结果与伴发感染以及肾发育不良的严重程度相关,表现为感染及不同程度肾衰竭相关的实验室检查结果。

4. 影像学特点 超声检查显示为多囊肾及盆腔囊肿。

5. 治疗及预后 双侧肾发育不良导致肾脏无功能,胎儿于围产期死亡。单侧肾发育不良预后良好,需治疗伴随的感染及高血压。不建议行常规手术切除。

【病理变化】

1. 大体特征 大体特征取决于肾发育不良的程度和囊性成分的多少。肾脏表现为多发性不规则的囊性肿块。

2. 镜下特征

(1)组织学特征:主要组织学特征为纤维肌环绕的原始导管以及叶状结构紊乱,可为弥漫性或局灶性。原始导管呈腺管状或大小不等的囊状,内衬未分化或柱状-立方状上皮,其周围梭形细胞呈同心圆状环绕(纤维肌环)(图1-3-1)。不完整或杂乱分布的皮髓质及原始髓质成分形成了紊乱叶状结构。

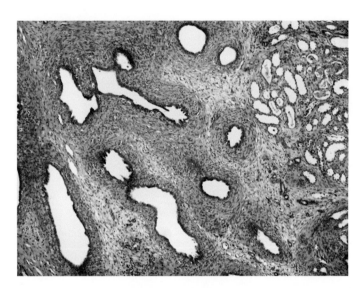

图1-3-1 肾发育不良
原始导管周围见梭形细胞呈同心圆状环绕(纤维肌环)

其他病理学特征包括化生性软骨(图1-3-2)、骨、原始小管基底膜增厚、结节状肾胚芽以及增生的神经纤维。其中,化生性软骨通常位于皮质。

肾发育不良继发下尿道反流或梗阻时,偶可在发育异常的肾脏中出现慢性肾盂肾炎的组织学变化。

(2)免疫组化:原始导管表达PAX2及PAX8,而纤维肌环WT1表达阳性。

3. 基因遗传学特征 涉及 PAX2、PAX8、WT1 及 BCL2 基因。

【鉴别诊断】

多囊性肾病 囊肿较囊性肾发育不良的囊肿小,囊周无纤维肌环,与遗传学异常相关。

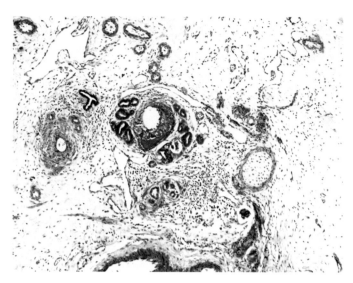

图 1-3-2 肾发育不良
肾实质结构紊乱,可见化生性软骨

（王景美　付尧　樊祥山）

# 第四章

# 肾小管发育不良

## 【定义】

肾小管发育不良(renal tubular dysgenesis,RTD)是指近端肾小管先天性缺失或不完全分化。

## 【临床特征】

### 1. 流行病学

(1) 发病率:罕见。

(2) 发病年龄:围产儿及新生儿。

(3) 性别:未见性别差异性报道。

### 2. 症状
孕晚期发生(妊娠20~22周后)羊水过少;患儿表现为相关 Potter 综合征,出生时呼吸和肾功能衰竭,幸存新生儿出现难以控制的低血压以及颅骨骨化缺陷。

### 3. 影像学特点
超声检查显示肾外形及结构正常。

### 4. 治疗
盐皮质激素及正性肌力药物治疗,或者肾移植。

### 5. 预后
确定 RTD 的原因至关重要。多数新生儿出生后不久即死于呼吸衰竭,童年幸存者罕见。宫内期使用肾素-血管紧张素系统(RAS)抑制剂可导致患儿不同的结局:20%患儿存活,但在 1~9 岁时进展为慢性肾衰竭及高血压;5%患儿在 2 年内肾功能维持正常。

## 【病理变化】

### 1. 大体特征
肾脏体积偶见增大,但多为正常大小。

### 2. 镜下特征

(1) 组织学特征:缺乏可识别的近端肾小管,皮质小管内衬上皮细胞呈柱状或立方形,缺乏近端肾小管或远端集合管的组织学特征(图 1-4-1);肾小管无 PAS 染色阳性的刷状缘。肾小球较正常拥挤,可能出现簇状肾小球囊。间质无炎症及纤维化,但约 17%病例可出现髓外造血。肾皮质小动脉壁增厚,出现紊乱的平滑肌壁。

(2) 免疫组化:近曲小管的 CD10 染色阴性,而远曲

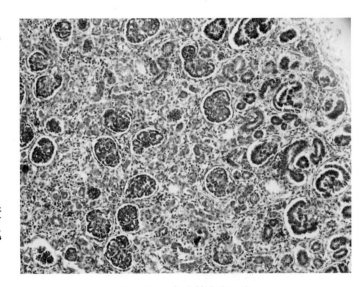

**图 1-4-1 肾小管发育不良**

妊娠 25 周胎儿肾脏,右上角为肾包膜,肾皮质小管缺乏近端小管的特征,肾小球拥挤

小管的 EMA 染色阳性。

### 3. 电镜
肾皮质小管内衬细胞的超微结构与远曲小管相同,细胞质很少,腔缘没有绒毛,缺乏复杂的基底-外侧膜皱褶。

### 4. 基因遗传学特征
部分 RTD 为常染色体隐性遗传性疾病,主要涉及编码 RAS 系统不同组分(包括血管紧张素原、肾素、血管紧张素转换酶或血管紧张素 II 受体 1 型)的基因突变,导致 RAS 功能丧失。

## 【鉴别诊断】

### 1. 肾发育不全(renal hypoplsia)
可见正常发育的近曲小管。

### 2. HNF1β 基因突变性肾疾病
近曲小管及远曲小管均形成异常,为常染色体显性遗传性疾病。

(王景美 付尧 樊祥山)

# 第五章

# 常染色体显性多囊肾病

【定义】

常染色体显性多囊肾病(autosomal dominant polycystic kidney disease,ADPKD)是以肾囊肿及系列肾脏外表现为临床特征的一种单基因遗传性肾病,属延迟显性遗传。

【临床特征】

1. 流行病学

(1)发病率:人群发病率1/400~1/100。

(2)发病年龄:患者常在30~40岁出现症状,罕见胎儿期及儿童期被诊断。

(3)性别:男性更易发生早期高血压及终末肾病;而女性发病年龄较早,肝脏囊肿较男性多见。

2. 症状 主要表现为双侧肾脏出现囊肿,并进行性增大。囊肿可累及肾外器官,包括肝脏多发囊肿、胰腺囊肿、颅内动脉瘤及心脏瓣膜异常等。患者出现腰痛、腹痛、高血压、血尿、腹部肿块、尿路感染、肾绞痛等症状。

3. 实验室检查 遗传学检测出现PKD1或PKD2基因突变。

4. 影像学特点 在肾功能出现损害前,影像学无特殊发现。超声表现为双侧肾囊肿;CT是病灶定性的有效方法,且可提高囊肿恶变的早期检出率。

5. 治疗 缺乏特异性治疗药物,治疗重点在于缓解并发症。早中期患者可手术治疗,肾功能衰竭时采取透析、肾移植疗法。

6. 预后 50%的患者60岁左右可发展为终末期肾病。

【病理变化】

1. 大体特征 双肾多发性囊肿,肾脏体积及重量增加。

2. 镜下特征 双肾皮质及髓质多发囊肿,直径从数毫米至数厘米,囊肿内衬单层扁平至立方状上皮,内含伊红染蛋白样液体。少数囊肿内皮可呈乳头状突入囊腔,增加了乳头状肾细胞癌的患病风险。可出现肾小球囊肿,且为早发型ADPKD的突出组织学特征。

囊肿间的间质正常,晚期出现弥漫性间质纤维化和肾小管萎缩,可伴有非特异性炎症细胞浸润。

肾外病理学特征包括肝囊肿、胰腺囊肿、精囊腺囊肿、蛛网膜及卵巢囊肿等病变。

3. 基因遗传学特征 约85%的ADPKD患者由PKD1基因突变所致,15%患者由PKD2基因突变引起。

【鉴别诊断】

1. 常染色体隐性多囊肾病 婴幼儿或儿童期发病,伴肾集合管扩张及胆管畸形。

2. 获得性囊性肾病 通常有原发性肾疾病基础,囊肿不广泛,肾脏重量较小。

(王景美 付尧 樊祥山)

# 第六章

# 常染色体隐性多囊肾病

## 【定义】

常染色体隐性多囊肾病（autosomal recessive polycystic kidney disease，ARPKD）是以肾集合管扩张、肝内胆管畸形以及肝脏和肾脏纤维化为特点的遗传性疾病。

## 【临床特征】

### 1. 流行病学

（1）发病率：发病率约为 1/6 000~1/5 500，人群平均发病率 1/2 000。

（2）发病年龄：婴幼儿最为常见，平均发病年龄 2.5 岁。

（3）性别：无性别偏向性。

### 2. 症状

临床症状取决于肾脏和肝脏的受累程度，且肾脏和肝脏受累的严重程度可明显不同。

围产儿以肾脏病变最为严重，表现为腹部肿块，30%~50%患儿因肺发育不全引起呼吸衰竭而死亡。围产儿因肾脏病变、羊水过少导致 Potter 综合征，且常伴有畸形足。

儿童及成人患者中，50%表现为高血压、肾功能不全甚至肾功能衰竭；10%患者表现出门脉高压的相关症状及体征，临床出现脾脏增大、门静脉血管曲张及出血、肝功能衰竭等。

### 3. 实验室检查

主要为肾功能和/或肝功能损害相关的异常。

### 4. 影像学特点

影像学表现差异大，肾脏体积可缩小、正常或进行性增大，出现肾囊肿等。肾脏受累严重时，超声检查示肾脏体积均匀性增大，皮髓质分界不清晰，肾实质弥漫性强回声，可见多发肾囊肿；CT 平扫显示肾体积增大，密度减低，可见多囊改变。

### 5. 治疗

主要为对症治疗，包括高血压、肾功能衰竭及其他并发症。晚期肾脏移植和/或肝移植。

### 6. 预后

40%的新生儿出生后死亡，如新生儿存活期超过 1 个月，5 年生存率约为 90%。

## 【病理变化】

### 1. 大体特征

围产儿及新生儿时，肾脏病变显示为双肾体积对称性明显增大，但外形轮廓尚存；切面见向肾包膜下扩展的、放射状排列的圆柱状或梭形扩张的多发性小囊肿，在皮髓质中弥漫分布，皮髓质无法分辨，偶可出现继发性较大的圆形囊肿；发育不良的双肺体积小。

儿童及成人患者，肾脏体积较小，切面显示髓质囊肿，而肺体积较大，肝脏出现纤维化以及肝脾肿大等外观特征，偶尔可出现肝脏 Caroli 病。

### 2. 镜下特征

（1）组织学特征：低倍镜显示为肾实质内大量伸长扩张的管囊状结构（图 1-6-1），向肾门集中并呈放射状排列；肾小球结构正常，而密度减低。儿童期 ARPKD 组织学特征为由萎缩肾实质分隔的较小的圆形集合管囊肿。较大的儿童及成人则表现为偶尔出现的髓质肾囊肿。

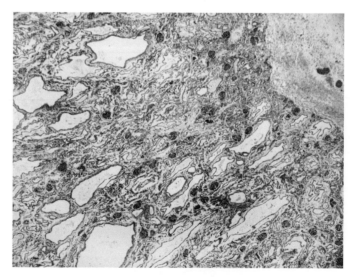

**图 1-6-1 肾实质囊肿**

孕 40 周新生儿，双肾实质内见多发伸长的管囊状结构，内衬立方上皮，周围肾小球结构正常

除肾脏外，ARPKD 还显示肝脏病变。围产儿及新生儿表现为汇管区胆管发育畸形，表现为汇管区增大，其内胆管数量增加且出现不规则分支，胆管周围纤维组织增

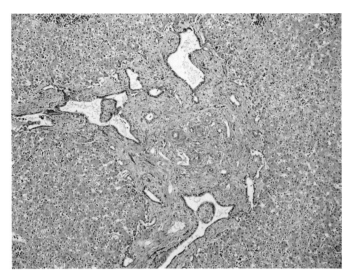

**图 1-6-2　肝胆管发育畸形**
与图 1-6-1 为同一患儿,肝汇管区扩大,胆管数量增加、扩张,并出现不规则分支;周围肝板结构正常

生(图 1-6-2),而肝板结构正常。儿童期及成人期显示先天性肝纤维化,表现为厚薄不均的纤维化分隔、不规则的肝细胞岛以及增生的胆管。肝 Caroli 病时,除先天性肝纤维化组织学特征外,还出现肝内胆管囊状扩张。

（2）免疫组化:无特殊免疫组化表型。

3. **基因遗传学特征**　80%~85%患者显示 *PKHD1* 基因突变。

【鉴别诊断】

1. **囊性肾发育不良**　出现软骨、纤维平滑肌环等发育不良成分,缺乏肾单位。

2. **髓质海绵肾**　累及远端肾乳头结构,可出现钙化及肾结石。

3. **常染色体显性多囊性肾病**　患者年龄较大,肾脏出现大小不等、分布不均的囊肿。

（王景美　付尧　樊祥山）

# 第七章

# 肾小球囊性肾

【定义】

肾小球囊性肾(glomerulocystic kidney,GCK)定义为肾脏内出现>5%的肾小球囊,不是某种单一的疾病,是具有系列临床表现的不同疾病的表型之一,包括散发性及家族性病例。而肾小球囊性肾病(glomerulocystic kidney disease,GCKD)的术语仅适用于家族性病变亚型。

【临床特征】

**1. 流行病学**

(1) 发病率:罕见,至今文献报道约300例。

(2) 发病年龄:发病年龄从20孕周至78岁。超过2/3病例为21岁之前,其中小于1岁的婴幼儿及围产儿占2/3以上。成人病例约占23%。

(3) 性别:男性病例多见,男女比例约2:1。

**2. 症状** 新生儿及儿童出现肾功能不全的相关症状,病情可稳定达数年,或短期至3年内进展至终末期肾病。成人肾功能损害较轻,可为偶然发现。

**3. 实验室检查** 肾功能受损及肾功能不全的相关异常。

**4. 影像学特点** GCK影像学表现多样。胎儿及新生儿的超声检查结果与其他囊性肾病相类似,难以区分。成人GCK患者行超声检查时常易漏诊,MRI更有价值,表现为主要分布于肾皮质及包膜下小的囊肿。

**5. 治疗** 主要治疗为对症治疗,晚期透析或肾移植。

**6. 预后** 婴儿及儿童GCK预后差,多数成人病例也会进展为终末期肾病。

【病理变化】

**1. 大体特征** 肾脏外观可缩小,或增大;切面见包膜下囊肿,也可见弥漫性肾囊肿。

**2. 镜下特征**

(1) 组织学特征:肾皮质出现肾小球囊,即肾小球Bowman囊扩张超过正常大小的2~3倍以上,通常呈圆形、卵圆形或多角形,部分囊内可见血管簇,囊内见蛋白渗出及脱落细胞碎屑,囊内壁衬覆单层立方状或柱状上皮,偶尔可呈假复层排列。肾间质可出现纤维化,少量单核细胞浸润,也可在囊壁内见厚壁血管及平滑肌聚集灶。

(2) 免疫组化:PAX2在肾小球囊壁内衬上皮阳性表达;EMA免疫组化染色显示出肾小球囊周的远端小管和集合管阳性,而肾小球囊壁内衬上皮EMA阴性。

**3. 基因遗传学特征** 家族性GCKD为常染色体显性遗传,与 UMOD 基因、编码 HNF1β 蛋白的 TCF2 基因突变以及其他非特异性遗传学异常相关。

【鉴别诊断】

**1. 多囊性肾病** 肾小球囊为早发型ADPKD患儿出生时最常见的组织学特征,为 PKD1 基因突变所致;成人ADPKD也可表现为肾小球囊,但可见肾小管起源的囊肿,与 PKD1 或 PKD2 基因突变相关。非典型ARPKD可出现肾小球囊,且缺乏肝脏病变,但可见髓质集合管囊肿,多数与 PKHD1 基因突变相关。

**2. 结节性硬化症** 部分病例的肾脏病变可表现为肾小球囊,但属系统性病变,可出现肾脏血管平滑肌脂肪瘤、心脏横纹肌瘤、脾血管瘤等病变。

**3. 肾发育不良** 具有典型肾发育不良的组织学特征及化生软骨。

(王景美　付尧　樊祥山)

# 第八章

# 髓质海绵肾

## 【定义】

髓质海绵肾(medullar sponge kidney,MSK)是一种先天性发育异常,表现为肾髓质乳头部的集合管扩张,呈囊状。多数 MSK 为散发性,少数为遗传性。

## 【临床特征】

### 1. 流行病学

(1) 发病率:发病率约为 1/5 000~1/2 000,普通人群发病率小于 0.5%,在复发性草酸钙结石患者中约占 12%~20%。

(2) 发病年龄:多数在年轻成人患者中得到确诊,但常在出生时已经存在。

(3) 性别:男性多见。

### 2. 症状

表现为复发性尿路结石及感染等并发症,并有肾绞痛,腰背部疼痛和间歇性血尿、脓尿等。

### 3. 实验室检查

显示为尿路结石及尿路感染等并发症相关的异常。

### 4. 影像学特点

超声显示双肾大小正常或略增大,可见围绕髓质呈放射状的无回声区和强回声光点,伴有后方声影;腹部平片显示多发性结石在肾乳头区呈簇状、放射状排列;尿路造影显示双肾乳头呈"画笔"样;CT 平扫示双肾锥体内多发小结石,呈斑点状。

### 5. 治疗

主要针对并发症,无症状和并发症时不需治疗。

### 6. 预后

如反复并发尿路结石、尿路感染及肾盂肾炎时,可致肾功能受损,预后不良。

## 【病理变化】

### 1. 大体特征

多为双侧肾脏受累。多数肾脏大体正常,约 1/3 患者肾脏弥漫性轻度增大。切面肾锥体见大小不等囊肿(多数直径<1.5mm),常伴小结石。

### 2. 镜下特征

(1) 组织学特征:肾锥体囊肿内壁衬覆立方至柱状上皮,接近尿路上皮处可见上皮复层化;囊腔内含嗜伊红染物质,也可见磷酸盐结石/草酸钙结石、多核巨细胞、红细胞;间质可见纤维化及炎症细胞浸润;肾锥体外的肾实质内无囊肿形成。

(2) 免疫组化:肾锥体囊肿内衬上皮 EMA 阳性。

### 3. 基因遗传学特征

约 5%患者为常染色体显性遗传,可能与 *GDNF* 和 *RET* 基因突变或多态性相关。此外还可能与肾母细胞瘤、尿路发育异常、Beckwith-Wiedemann 综合征、Rabson-Mendenhall 综合征、先天性肝纤维化、Ehlers-Danlos 综合征、MEN2 及马凡氏综合征相关。

## 【鉴别诊断】

**常染色体显性遗传多囊肾病(ADPKD)** 可表现为肾盏周围肾小管扩张,但皮质囊肿和家族史的存在有助于区别 MSK 的散发性病例。

（王景美　付尧　樊祥山）

## 参 考 文 献

[1] Davis TK, Hoshi M, Jain S. To bud or not to bud: the RET perspective in CAKUT. Pediatr Nephrol, 2014, 29(4): 597-608.

[2] Hoshi M, Batourina E, Mendelsohn C, et al. Novel mechanisms of early upper and lower urinary tract patterning regulated by RetY1015 docking tyrosine in mice. Development, 2012, 139(13): 2405-2415.

[3] Yosypiv IV. Congenital anomalies of the kidney and urinary tract: a genetic disorder? Int J Nephrol, 2012: 909083.

[4] Song R, Yosypiv IV. Genetics of congenital anomalies of the kidney and urinary tract. Pediatr Nephrol, 2011, 26(3): 353-364.

[5] Davis TK. To bud or not to bud: the RET perspective in CAKUT. Pediatr Nephrol, 2014, 29(4): 597-608.

[6] Hoshi M, Batourina E, Mendelsohn C. Novel mechanisms of early upper and lower urinary tract patterning regulated by RetY1015 docking tyrosine in mice. Development, 2012, 139(13): 2405-2415.

[7] Gubler MC. Renal tubular dysgenesis. Pediatr Nephrol, 2014, 29(1): 51-59.

[8] Hibino S, Sasaki H, Abe Y, et al. Renal function in angiotensinogen gene-mutated renal tubular dysgenesis with glomerular cysts. Pediatr Nephrol, 2015, 30(2): 357-360.

[9] Mao Z, Chong J, Ong AC. Autosomal dominant polycystic kidney

disease：recent advances in clinical management. F1000Res，2016，18(5)：2029.

[10] Reddy BV，Chapman AB. The spectrum of autosomal dominant polycystic kidney disease in children and adolescents. Pediatr Nephrol，2017，32(1)：31-42.

[11] Chung EM，Conran RM，Schroeder JW，et al. From the radiologic pathology archives：pediatric polycystic kidney disease and other ciliopathies：radiologic-pathologic correlation. Radiographics，2014，34(1)：155-178.

[12] Lonergan GJ，Rice RR，Suarez ES. Autosomal recessive polycystic kidney disease：radiologic-pathologic correlation. Radiographics，2000，20(3)：837-855.

[13] Denamur E，Delezoide AL，Alberti C，et al. Genotype-phenotype correlations in fetuses and neonates with autosomal recessive polycystic kidney disease. Kidney Int，2010，77(4)：350-358.

[14] Lennerz JK，Spence DC，Iskandar SS，et al. Glomerulocystic kidney：one hundred-year perspective. Arch Pathol Lab Med，2010，134(4)：583-605.

[15] Bissler JJ，Siroky BJ，Yin H. Glomerulocystic kidney disease. Pediatr Nephrol，2010，25(10)：2049-2056.

[16] Cramer MT，Guay-Woodford LM. Cystic kidney disease：a primer. Adv Chronic Kidney Dis，2015，22(4)：297-305.

[17] van den Bosch CM，van Wijk JA，Beckers GM，et al. Urological and nephrological findings of renal ectopia. J Urol，2010，183(4)：1574-1578.

[18] Chen RY，Chang H. Renal dysplasia. Arch Pathol Lab Med，2015，139(4)：547-551.

[19] Phua Y，Ho J. Renal dysplasia in the neonate. Curr Opin Pediatr，2016，28(2)：209-215.

[20] Gambaro G，Danza FM，Fabris A. Medullary sponge kidney. Curr Opin Nephrol Hypertens，2013，22(4)：421-426.

[21] Fabris A，Anglani F，Lupo A，et al. Medullary sponge kidney：state of the art. Nephrol Dial Transplant，2013，28(5)：1111-1119.

[22] Torregrossa R，Anglani F，Fabris A，et al. Identification of GDNF gene sequence variations in patients with medullary sponge kidneydisease. Clin J Am Soc Nephrol，2010，5(7)：1205-1210.

# 第二篇

## 非肿瘤性肾疾病

# 原发性肾小球疾病

## 第一节　微小病变性肾小球病

【定义】

微小病变性肾小球病(minimal change disease,MCD)是肾病综合征的一种常见类型,尤其好发于儿童,是一种具有独特组织学特征、临床表现和治疗反应的肾小球疾病。光镜下肾小球基本正常,免疫荧光阴性,电镜下以足细胞足突弥漫融合为特点。临床多表现为大量蛋白尿或肾病综合征,对激素治疗敏感。MCD分为原发性和继发性两种类型,原发性MCD原因不明,继发性MCD多与非甾体类抗炎药及淋巴细胞增殖性疾病相关,极少数合并IgA肾病。

【临床特征】

1. 流行病学

(1) 发病率:好发于儿童期,是儿童肾病综合征最常见病理类型,约占儿童肾病综合征的90%,在成人肾病综合征中仅占10%~15%,多数患者无诱因突然起病,部分患者于上呼吸道感染或过敏以后发病。极少数激素抵抗性MCD可转化为局灶节段肾小球硬化或者二者伴发。

(2) 发病年龄:儿童MCD中,80%~90%的患儿小于6岁,平均年龄3岁;成人MCD可见于各个年龄段。

(3) 性别:男性患儿明显多于女性患儿,成人性别差异不明显。

2. 症状　肾病综合征表现:水肿,蛋白尿,低蛋白血症。水肿轻重不一,但多数患者呈全身性高度水肿。从颜面开始累及双下肢,胫骨前凹陷性水肿。可有肉眼血尿,尿少,一过性高血压,口渴,烦躁等症状。

3. 实验室检查

(1) 蛋白尿:包含白蛋白的低分子选择性蛋白尿。

(2) 镜下血尿可发生(10%~30%),肉眼血尿罕见。

(3) 肾功能检查:血清肌酐和尿素氮多数正常,但1%~10%的患者可出现急性肾功能衰竭,可能与大量蛋白尿相关。

(4) 血清补体水平正常。

4. 治疗　93%儿童患者对激素治疗敏感,但有约12%患者具有激素依赖,4.8%~27%具有激素抵抗的临床特征。中国成人MCD患者追踪随访发现,25.3%患者频繁复发或激素依赖,9.7%患者出现原发性激素抵抗。频繁复发患者常需加用细胞毒性药物,预后较差。有报道称还可采用Rituximab(美罗华)靶向治疗,尤其是对于激素抵抗的患者有效。

5. 预后　MCD病因不明,肾上腺皮质激素治疗本病效果很好,儿童病例90%以上可以恢复,少数病例可反复发作而发展为慢性。影响复发因素有年龄、血清IgE水平、24h尿蛋白量。年龄越小、血清IgE水平越高、发病时尿蛋白量越高,复发率越高。

【病理变化】

1. 大体特征　肾脏体积增大,苍白,切面皮质增厚,由于脂质沉积,部分局灶呈灰黄色。

2. 镜下特征

(1) 光镜特征

1) 肾小球大致正常,或见局灶节段性系膜细胞或基质轻度增生,毛细血管腔开放,基底膜无增厚或不规则,光镜下足细胞大致正常(图2-1-1A、B)。可偶见废弃性硬化肾小球,但局灶硬化或毛细血管内皮细胞增生或粘连都不支持肾小球微小病变的诊断。

2) 近端小管上皮细胞可见与蛋白尿相关的不同程度颗粒变性、空泡变性和水肿变性(图2-1-1C)。肾小管萎缩不常见,老年患者可出现年龄相关性萎缩,与废弃小球分布区域一致。伴有急性肾功能衰竭者,肾小管上皮细胞变性,坏死,脱落。

3) 肾间质正常或轻度水肿,间质纤维化较轻;血管硬化不明显(图2-1-1D),老年患者可见小动脉壁增厚。

(2) 免疫病理:免疫病理(免疫组化和免疫荧光)检查,肾小球内多无免疫球蛋白及补体沉积(图2-1-2A、B),若有仅有局灶/节段系膜区C3、C3d(图2-1-2C)沉积,伴有血栓形成时,可有Fib沉积。刚果红染色阴性。

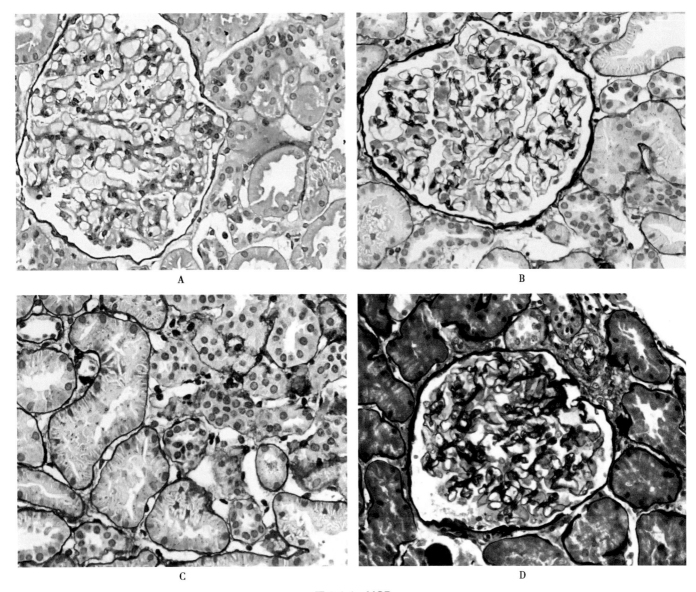

图 2-1-1 MCD

A. PAS×40 肾小球毛细血管袢轻度扩张,基底膜无增厚,血管袢开放,无硬化及新月体,近端肾小管上皮细胞水肿;B. PASM×40 肾小球系膜轻度增生,近端肾小管上皮细胞水肿,其余无明显异常;C. PASM×40 近端肾小管上皮细胞水肿,间质无明显炎症细胞浸润;D. PASM×40 肾小球病变轻微,近端肾小管上皮细胞水肿,小动脉无硬化

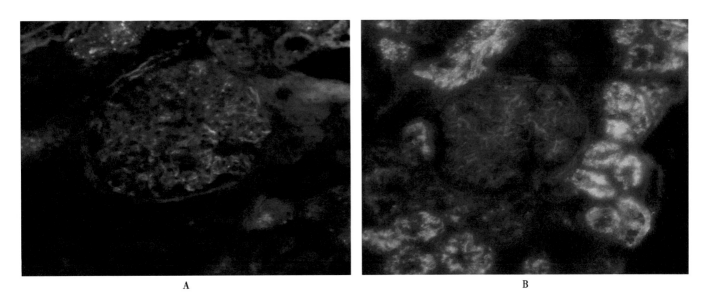

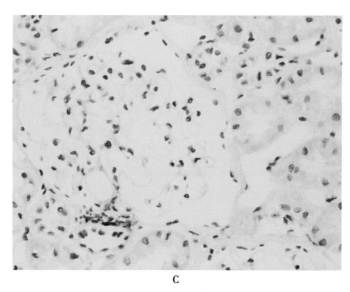

C

图 2-1-2 MCD

A. IF×40 肾小球无 IgA 沉积；B. IF×40 肾小球无 IgG 沉积；C. IHC
En Vision×40 个别肾小球局灶微量 C3d 沉积

**3. 超微结构特征** 足细胞病变为特征性表现,足细胞弥漫融合,空泡化并出现微绒毛样变(图 2-1-3A)。基底膜厚度正常或皱缩,无电子致密物沉积(图 2-1-3B)。

【鉴别诊断】

**1. 局灶节段性肾小球硬化(FSGS)** 肾小球局灶节段性分布。由于该病局灶性分布的特点,在活检标本中,尤其是肾小球数目较少未查见明确病变时与 MCD 极易混淆。病理学上,FSGS 最大的特点是肾小球局灶/节段硬化,如果有 1 个肾小球具备典型的病变即可诊断,系膜增生不明显或局灶/节段轻度系膜增生,肾小球基底膜不

增厚,无钉突及免疫复合物沉积。免疫病理示肾小球系膜区仅有 IgM 沉积,类似"泥巴"样表现,其他补体及免疫复合物均阴性。电镜下系膜区及基底膜无电子致密物,提示 FSGS 是一种非免疫性沉积。

**2. 弥漫轻度系膜增生性肾小球肾炎** 临床上一般无大量蛋白尿,或仅有少量蛋白尿,多不表现为肾病综合征。病理学上肾小球病变较轻,仅有轻度的系膜增生,无硬化,血管袢基底膜无增厚,无双轨、钉突等表现。免疫病理示系膜区高强度的 IgG、IgM、C3 沉积。电镜下系膜区有电子致密物,足细胞可节段融合而非弥漫融合。

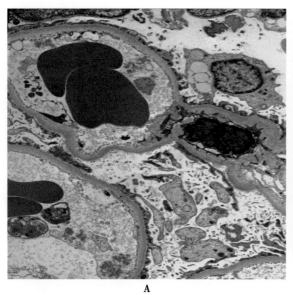

A

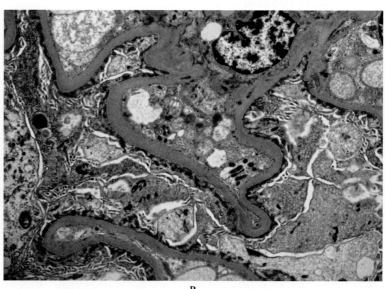

B

图 2-1-3 MCD

A. EM 肾小球足细胞足突广泛性融合,基底膜及系膜未见电子致密物;B. EM 肾小球足细胞足突广泛性融合,基底膜厚度正常,未见电子致密物

**3. IgM肾病** 光镜下肾小球系膜细胞及基质增生,基底膜无明显病变。免疫病理,肾小球系膜区IgM呈块状沉积,一般不伴有其他免疫复合物沉积,肾小球基底膜亦无免疫复合物沉积。诊断必须依据电镜下系膜区电子致密物的沉积。与微小病变性肾小球病相比,系膜增生及小管萎缩可能更为常见。

**4. 早期膜性肾病** 早期膜性肾病临床表现及光镜下形态均与MCD相似,但是免疫荧光肾小球血管袢基底膜见颗粒状沉积,电镜上皮细胞下电子致密物的沉积均支

持早期膜性肾病的诊断,有助于两者鉴别。

**5. 肾小球轻微病变** 肾小球轻微病变是指一组临床表现为隐匿性肾炎的病变,临床上无蛋白尿,或有轻微的蛋白尿或血尿,光镜下肾小球病变轻微,免疫病理示肾小球无免疫复合物沉积。电镜检查无电子致密物。肾小球轻微病变常常用以描述各种肾小球肾炎的起始或好转阶段及一些具有特征表现但病变轻微的肾小球肾炎,是一个未明确诊断的描述性术语,可理解为暂时性诊断(表2-1-1)。

表 2-1-1　MCD与肾小球轻微病变的鉴别诊断

| 内容 | MCD | 肾小球轻微病变 |
| --- | --- | --- |
| 临床表现 | 水肿、蛋白尿、低蛋白血症,高脂血症,一般无肉眼血尿、高血压等 | 隐匿性肾炎 |
| 光镜特征 | 肾小球病变轻微,无硬化,新月体等 | 肾小球病变轻微,肾间质病变轻微,或局灶节段性系膜细胞和系膜基质增生 |
| 免疫病理 | 无免疫复合物及补体,或仅有微量免疫复合物沉积 | 可有少量免疫复合物沉积 |
| 超微结构 | 有广泛地足突融合消失,基底膜和系膜区无电子致密沉积物,基底膜厚度正常 | 肾小球足细胞基本正常,基底膜正常,无或仅有少量电子致密沉积物沉积,系膜细胞和系膜基质可轻度增生 |
| 治疗及预后 | 对激素及细胞毒药物治疗敏感,临床预后良好 | 对症支持治疗,预后不定 |

## 第二节　局灶性肾小球肾炎

### 【定义】

局灶性肾小球肾炎(focal glomerulonephritis,FG)是一种以局灶肾小球病变为主的肾小球肾炎,病变肾小球数目少于50%,肾小球的病变模式多种多样,可以是局灶系膜增生、硬化、坏死等。因多种肾小球肾炎在早期或病变发展过程中可表现为局灶性肾小球肾炎,FG不是一个特征性病变实体,它实际上包含了一些具有特征诊断术语但病理学表现无特征肾炎的一组疾病,相当于一个"过渡性诊断"。近年来在国内外一些肾脏病专著,包括WHO肾炎分类中已经删除了FG的诊断。

### 【临床特征】

**1. 流行病学**

(1) 发病率:局灶性肾小球肾炎约占肾炎病例的0.8%。

(2) 发病年龄:儿童和成人均可发病。

(3) 性别:男女比例相当。

**2. 症状** 病变肾小球少,临床表现较轻,仅出现血尿或蛋白尿或隐匿性肾炎。

**3. 实验室检查**

(1) 蛋白尿:轻度蛋白尿,或无。

(2) 血尿:可有镜下血尿,肉眼血尿罕见。

(3) 肾功能检查:血清BUN和Cr值多数正常或轻微升高。

(4) 血清补体水平正常或升高。

**4. 治疗** 积极寻找原因,并观察疾病发展,能够明确归类的,尽量归类为具体的肾小球肾炎,做到精准诊断和治疗。

**5. 预后** 预后与肾小球的病变程度相关,肾小球病变轻微,预后较好;肾小球病变较重,肾小球硬化、坏死,预后差。

### 【病理变化】

**1. 大体特征** 无特征性表现,灰红色,可有散在出血点,质中。

**2. 镜下特征**

(1) 光镜特征

1) 肾小球大致正常,一部分肾小球(<50%)可有坏死性、增生性或硬化性病变,或仅有局灶/节段性系膜细胞或基质轻度增生,毛细血管腔开放,基底膜无增厚,足细胞正常(图2-1-4A)。偶见废弃性肾小球硬化。

2) 肾小管轻度萎缩或基底膜硬化,可有蛋白管型。

3) 肾间质正常或轻度水肿,可有纤维化,或淋巴细胞、浆细胞浸润(图2-1-4B)。血管病变不明显,伴有其他基础病变者可见小动脉壁增厚(图2-1-4C)。

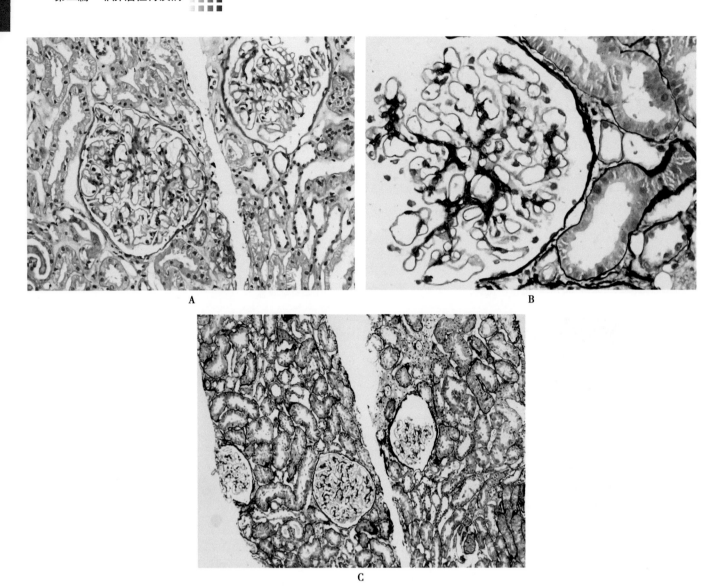

A

B

C

图 2-1-4　FG

A. PAS×20 肾小球系膜轻度增生,血管襻开放,无硬化及新月体,近端肾小管上皮细胞水肿,间质无炎
症细胞浸润;B. PASM×40 肾小球系膜轻度增生,血管襻开放,基底膜无明显增厚,无硬化及新月体,
近端肾小管上皮细胞水肿;C. PASM×10 肾小球系膜轻度增生,无明显硬化,无新月体,间质未见炎症
细胞浸润,无明显动脉硬化

（2）免疫病理:免疫病理示肾小球无免疫球蛋白及
补体沉积,或仅有少数系膜区有 IgG 和补体 C3 沉积,但
沉积多少不等(图 2-1-5A～D)。

**3. 超微结构特征**　肾小球一般无电子致密物沉积,
仅有少数肾小球系膜区见电子致密物沉积,部分沉积于
肾小球基底膜,局灶节段肾小球系膜区基质增生(图 2-1-
6)。

**【鉴别诊断】**

1. **FSGS**　好发于年轻人。病理学上,至少有 1 个
肾小球的病变具有典型改变,即肾小球呈局灶/节段性硬
化,无或仅有轻度系膜增生,免疫病理示仅有 IgM 沉积,
无其他免疫复合物及补体,电镜下无电子致密物沉积。

2. **MCD**　FG 与 MCD 的临床和病理形态相似,易混

淆。MCD 的肾小球病变轻微,特征是免疫病理无免疫复
合物及补体沉积,电镜下见肾小球足细胞足突融合,无电
子致密物沉积。

3. **IgM 肾病**　两种病变都可有肾小球系膜细胞及基
质增生,基底膜无明显病变。免疫病理肾小球系膜区 IgM
呈块状沉积是与局灶性肾小球肾炎的重要鉴别点。

4. **早期膜性肾病**　早期膜性肾病光镜下形态病变轻
微,但免疫荧光肾小球血管襻基底膜见颗粒状沉积,电镜
下基底膜见电子致密物沉积,有助于两者的鉴别。

5. **肾小球轻微病变**　这一术语属于暂时性诊断,因
为多种肾小球疾病的早期可在病理学上无明显表现或病
变轻微,随着疾病进展,可逐渐呈某一疾病的特征表现,
因此该诊断一旦成立,需要临床随访,如与临床不符,需

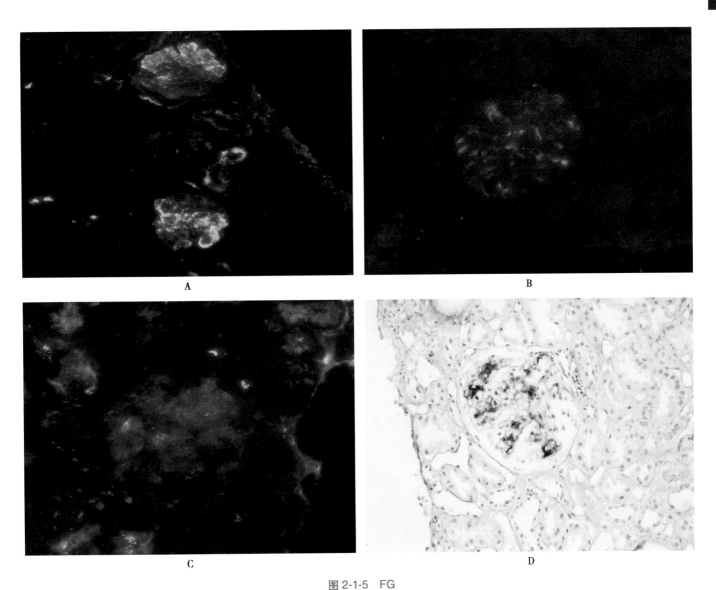

图 2-1-5　FG

A. IF×10 肾小球系膜区见少量 C3 沉积；B. IF×20 肾小球系膜区未见 IgA 沉积；C. IF×40 肾小球系膜区未见 IgG 沉积；D. IHC En Vision×20 肾小球系膜区见少量 C3d 沉积

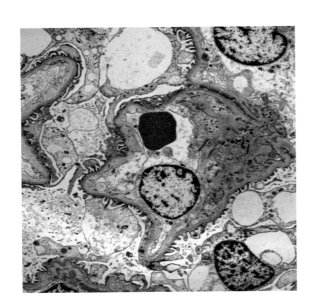

图 2-1-6　FG

EM 肾小球毛细血管基底膜未见电子致密物沉积，内皮细胞无明显病变，基底膜厚度正常

要适时再次肾活检病理诊断。病理学上,肾小球无明显病变或仅有轻微病变,肾间质-血管病变亦不明显。免疫病理无免疫复合物沉积。电镜下肾小球基底膜厚度正常,足细胞正常,无电子致密物沉积。

# 第三节　局灶节段性肾小球硬化症

## 【定义】

局灶节段性肾小球硬化症(focal segmental glomerulosclerosis,FSGS)是临床以蛋白尿或肾病综合征为特征,病理以局灶/节段病变为主要特征的肾小球疾病。依据发病机制分为原发性、继发性和家族性FSGS。原发性FSGS指病因不明且无其他原发性肾小球疾病的一种疾病;继发性FSGS指各种肾小球疾病在其发展的过程中,某一阶段表现为FSGS样,两者有本质区别;家族性FSGS是一种常染色体遗传性疾病,分为常染色体显性及隐性,约18%的FSGS有家族倾向。国际肾脏病理学会(IRPS)2004年发布了FSGS临床病理指南,技术上要求有一套完整的HE及特殊染色切片,3μm厚连续切片,显微镜下肾小球数目应≥10个,指南建议最好观察15张连续切片。

## 【临床特征】

### 1. 流行病学

(1) 发病率:FSGS约占成人原发性肾病综合征的12%~35%,占终末期肾脏疾病的5%~20%,美国黑人是白人发病率的2倍多。黑人发病率为36%~80%,且肾功能恶化快,预后更差。

(2) 发病年龄:儿童及成人,发病年龄20~45岁,但以年轻人多见。

(3) 性别:男女无明显差异,或男性略多于女性。

### 2. 症状

临床表现以难治性大量蛋白尿或肾病综合征为主,常见血尿、高血压。后期出现肾功能衰竭。

### 3. 实验室检查

(1) 蛋白尿:大量蛋白尿,低蛋白血症。

(2) 血尿:镜下血尿为主,可有肉眼血尿。

(3) 肾功能检查:血尿素氮(BUN)和肌酐(Cr)值异常,多数患者后期出现肾功能衰竭。

(4) 血清补体水平升高。

### 4. 治疗

约90%患者对糖皮质激素反应差,激素抵抗的患者用细胞毒性药物治疗。末期肾病可选择肾移植。

### 5. 预后

FSGS对激素治疗反应差,预后较差,因出现FSGS而肾衰竭接受肾移植的患者,可很快出现肾病综合征表现,即移植肾功能不全。

## 【病理变化】

### 1. 大体特征

早期肾脏水肿,体积增大,切面灰红色;末期被膜皱缩,疤痕形成,切面颗粒状,质中。

### 2. 镜下特征

(1) 光镜特征:肾小球硬化,肾小管灶状萎缩、间质纤维化,动脉硬化。

1) 肾小球:病变轻微,表现为局灶/节段肾小球硬化,硬化的肾小球数小于50%,1个肾小球内的硬化区小于面积的50%,无球性硬化,可偶见废弃性硬化肾小球。肾小球系膜增生不明显,或局灶节段轻度系膜细胞或基质增生,毛细血管腔开放,基底膜无增厚及免疫复合物沉积,足细胞形态正常(图2-1-7A、B)。

2) 肾小管:近端小管上皮细胞可水肿变性,空泡变性,可有管型。

3) 肾间质:不同程度纤维化,可见慢性炎症细胞浸润。动脉壁不同程度硬化,一般无"洋葱皮"样表现(图2-1-7C)。

4) 分型:门部型、顶端型、细胞型、塌陷型、非特殊型,几种类型可以合并出现。①门部型FSGS(perihilar FSGS):硬化部位在血管极,肾小球肥大、血管襻和球囊壁粘连,常有玻璃样变性,无足细胞增生肥大和组织细胞浸润(图2-1-8A)。②顶端型FSGS(tip FSGS):硬化部位在尿极,血管襻和球囊壁粘连,常见足细胞增生肥大和组织细胞浸润(图2-1-8B),对激素疗效好,预后较好。③细胞型FSGS(cellular FSGS):硬化部位在血管极或尿极,局灶系膜细胞、血管襻内皮细胞、足细胞增生,足细胞肿胀和水肿变性,可形成假新月体,毛细血管节腔内见白细胞和单核巨噬细胞浸润,病变进展较快(图2-1-8C)。④塌陷型FSGS(collapsing FSGS):可见于艾滋病肾损伤者。硬化部位在血管极或尿极,血管襻塌陷和足细胞增生、肥大,胞质内见蛋白滴和空泡,无血管内皮细胞和系膜细胞增生(图2-1-8D)。⑤非特殊型FSGS(NOS FSGS):硬化部位在血管极或尿极,系膜细胞和基质增生,有或无足细胞增生肥大,可有泡沫细胞,球囊粘连和玻璃样变性(图2-1-8E)。

(2) 免疫病理:免疫病理(免疫组化或免疫荧光)检查示,肾小球内硬化部位仅有IgM沉积(图2-1-9A、B),无或仅有少量C3、C3d沉积,通常其他免疫球蛋白和补体阴性(图2-1-9C),无硬化肾小球。一般认为,IgM的沉积只是血浆蛋白沉积的表现,而非免疫复合物沉积。

### 3. 超微结构特征

肾小球硬化,基底膜节段皱缩,毛细血管腔闭塞,系膜基质增生。足细胞可脱离基底膜,可有足细胞足突融合。肾小管和肾间质无特殊病变(图2-1-10)。

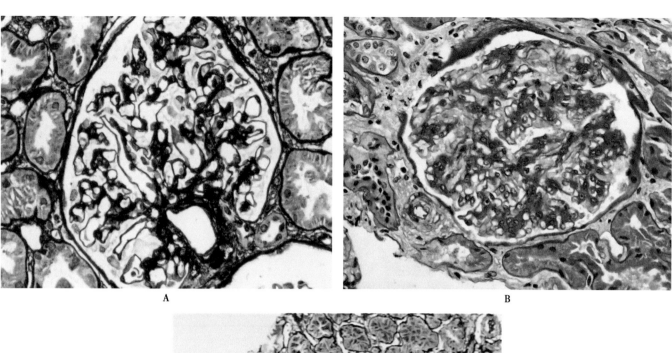

C

图 2-1-7　FSGS

A. PASM×40 肾小球局灶/节段硬化,血管袢开放,基底膜无明显增厚,足细胞肿胀和球囊壁粘连,属于门部型;B. PAS×40 肾小球系膜轻度增生,局灶/节段硬化,肾小管上皮水肿;C. PASM×20 肾小球局灶/节段硬化,间质不同程度纤维化,可见慢性炎细胞浸润,动脉壁不同程度硬化

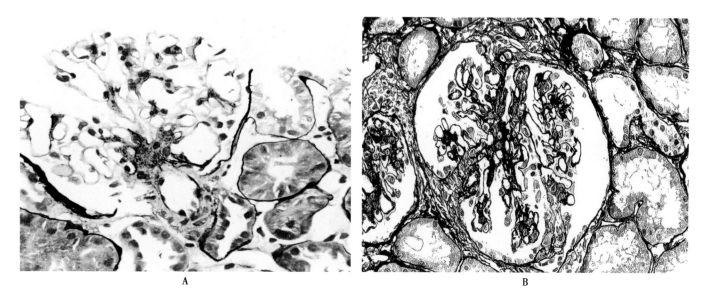

A

B

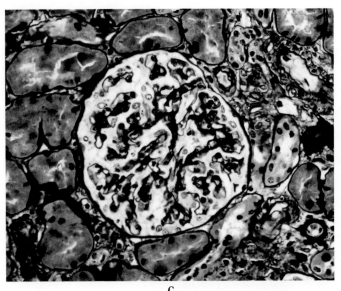

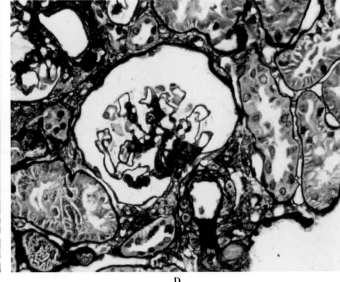

C

D

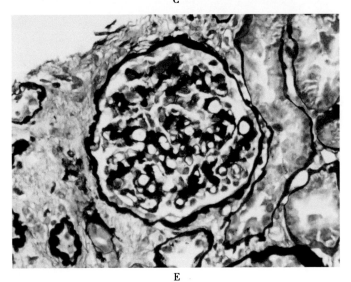

E

图 2-1-8　FSGS

A. PASM×40 门部型 FSGS,肾小球节段硬化,硬化区位于血管极,系膜轻度增生,肾小球轻度塌陷,基底膜无明显增厚,无新月体,近端肾小管上皮细胞水肿,间质无明显炎症,无足细胞增生肥大和组织细胞浸润;B. PASM×40 顶端型 FSGS,肾小球节段硬化,硬化区位于尿极,其余改变与门部型类似,图左边可见纤维化,足细胞增生肥大;C. PASM×20 细胞型 FSGS,肾小球局灶节段硬化,系膜轻度增生,内皮细胞、足细胞增生;D. PASM×20 塌陷型 FSGS,肾小球节段硬化,病变主要位于血管极或尿极,血管袢塌陷和足细胞增生、肥大,胞质内见蛋白滴和空泡;E. PASM×20 非特殊型 FSGS,肾小球局灶节段硬化,系膜轻度增生,无足细胞增生肥大,球囊粘连和玻璃样变性

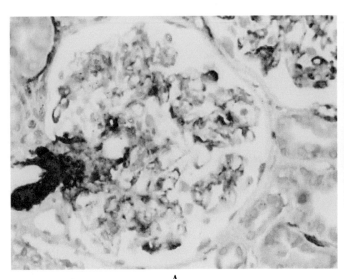

A

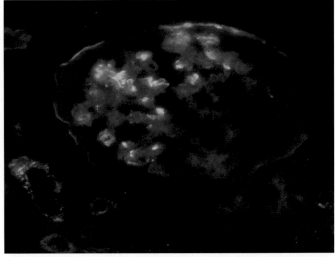

B

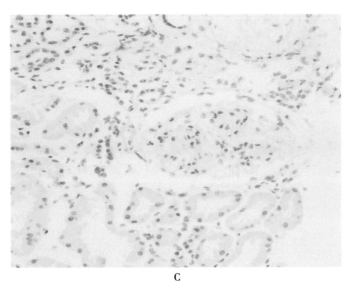

C

图 2-1-9 FSGS
A. IHC En Vision×40 IgM 沉积于系膜区,呈"泥巴样"表现,不伴有其他
免疫复合物沉积,是血浆蛋白沉积的表现;B. IF×40 肾小球系膜区见
IgM 沉积;C. IHC En Vision×20 未见 IgG 沉积

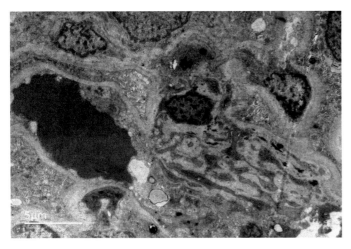

图 2-1-10 FSGS
电镜检查显示肾小球未见电子致密物沉积,基底膜厚度正常

4. **基因遗传学特征** FSGS 致病基因有 *NPHS2*、*ACTN4*、*TRPC6*、*CD2AP*、*PLCE1*、*LMX1B*、*LAMβ2*、*INF2*、*MYO1E* 等,这些基因编码蛋白位于足细胞及其裂孔隔膜上,其突变致相关蛋白功能或结构变化,使信号转导、细胞增殖等多方面功能受损,导致足细胞损伤而破坏肾小球滤过屏障。

【鉴别诊断】

1. **MCD** FSGS 与 MCD 的临床和病理形态相似,易混淆。MCD 的肾小球病变轻微,特征是免疫病理无免疫复合物及补体沉积,电镜下见肾小球足细胞足突融合,无电子致密物沉积。当出现肾小球肥大、灶状肾小管萎缩和肾间质纤维化、免疫病理有系膜区 IgM 沉积、电镜检查发现肾小球上皮细胞增生及严重的空泡变性、临床出现高血压及肾

功能受损等情况时,都应考虑到 FSGS 的可能。

2. **弥漫轻度系膜增生性肾小球肾炎** 临床多无肾病综合征表现。病理学上以肾小球系膜增生为主,包括系膜细胞和基质增生,基底膜无明显病变。免疫病理示系膜区有 IgG、IgM、C3 等沉积,但无 IgA 沉积,基底膜无免疫复合物沉积。电镜下系膜区有电子致密物沉积,而 FSGS 无电子致密物沉积,可与之鉴别。

3. **IgM 肾病** 病理学上表现为肾小球系膜细胞及基质增生,基底膜无明显病变,不伴有硬化。免疫病理显示系膜区 IgM 沉积,但是无其他免疫复合物及补体沉积。电镜检查系膜区见电子致密物沉积。光镜下 FSGS 必须有肾小球局灶/节段硬化,电镜下无电子致密物沉积,二者有本质区别。

4. **早期膜性肾病** 早期膜性肾病的光镜表现不特异,即表现可不典型,但是免疫病理具有诊断意义,特征表现为肾小球毛细血管袢基底膜见免疫复合物呈颗粒状沉积。电镜检查上皮细胞下见电子致密物沉积。

5. **原发性 FSGS 与继发性 FSGS** 后者有明确的致病原因,而且免疫病理与光镜检查也有明确发现,如局灶节段增生硬化型 IgA 肾病。尽管临床和光镜表现与原发性 FSGS 相似,但免疫荧光检查显示肾小球系膜区有高强度 IgA 沉积。

## 第四节 膜性肾病/膜性肾小球肾炎

【定义】

膜性肾病/膜性肾小球肾炎( membranous nephropathy/membranous glomerulonephritis，MN）是指以肾病综合征为主要表现，肾小球基底膜增厚伴有上皮下免疫复合物沉积为主的一组病变。分为原发性/特发性和继发性两类，前者约占80%，原因不明，后者临床伴有明确非肾炎疾病，如恶性肿瘤（肺癌、乳腺癌、肝癌、胃癌、卵巢癌、淋巴瘤等）、自身免疫性疾病、病毒感染及药物相关性等。一般认为 MN 发病机制是抗肾小球上皮细胞膜抗体介导的损伤，激活补体 C5b-9 补体膜攻击复合物，损伤内皮细胞，破坏滤过膜屏障，同时细胞免疫激活，细胞毒性 T 细胞数量增多，抑制性 T 细胞下降，足细胞损伤；同时还有遗传等因素，西方人群 HLADR-3 的检出率较高。中性肽链内切酶（neutral endopeptidase，NEP）、M 型磷脂酶 A2 受体（phospholipase A2 Receptor，PLA2R）等相关肾病抗原是 MN 发病机制研究的重要方向，也是目前的研究热点。

【临床特征】

1. 流行病学

（1）发病率：原发性/特发性 MN 约占70%~80%，继发性 MN 约占20%~30%，儿童 MN 约占5%，多为继发性 MN。

（2）发病年龄：多见于成人，青年及中年人多见，部分为老年人，好发年龄段30~60岁（平均年龄40岁）。

（3）性别：男性为多。

2. 症状 70%~80%呈肾病综合征表现，蛋白尿，轻度低蛋白血症、高脂血症，后期尿蛋白减少，高脂血症减轻。

3. 实验室检查

（1）蛋白尿：80%有蛋白尿，为非选择性蛋白尿，20%表现为选择性蛋白尿，尿中 C5b-9，C3 增多，与 MN 的活动性相关。

（2）血尿：可有镜下血尿，但肉眼血尿罕见。

（3）肾功能检查：早期肾功能多正常，起病数周至数月因肾小球滤过下降、间质病变等因素，可逐渐出现肾功能不全及尿毒症。

（4）血清免疫球蛋白和补体：多个免疫球蛋白和补体升高，有低蛋白血症者 IgG 可降低。

4. 治疗 ①饮食治疗：肾功能正常时，蛋白质摄入0.8~1g/（kg·d），限制蛋白质摄入后，能否提高缓解率还未得到证实。②降血压：选择药物 ACEI 和 ARB 类药物降低蛋白尿、保护肾功能，选择 β 受体拮抗剂降血压、进一步减少蛋白尿，血压控制目标在 140mmHg 以下。③治疗水肿：限制钠盐，选用利尿剂利尿，联合用药，重度水肿患者可采用 SCUF 等治疗。④MN 的治疗以激素、他克莫司等联合为主，对症支持治疗，激素抵抗的患者用细胞毒性药物治疗，新近研究显示，可选择 Ritumximab 靶向治疗。

5. 预后 早期的 MN 预后较好，无并发症及合并其他肿瘤者良好预后，但是有些可并发其他疾病，如心血管疾病等。预后差的危险因素包括：老年人（年龄在50岁以上）；高血压难以控制；大量蛋白尿；肾小球滤过率降低；合并其他类型的肾脏病，如 FSGS 或新月体肾炎等。

【病理变化】

1. 大体特征 肾肿胀、体积增大、灰白色，称为"大白肾"。末期，肾体积缩小，被膜皱缩，切面细颗状、质中。

2. 镜下特征

（1）光镜特征：肾小球呈弥漫性病变，因病程的进展不同表现各异，但是总的表现为肾小球基底膜病变，肾小球基底膜弥漫性增厚，可有细小的钉突，双轨形成，可有链条化；血管攀扩张淤血，有或无血栓形成。一般不伴有血管内皮细胞增生或炎性渗出，肾小管萎缩程度不一，有或无蛋白管型；间质多少不等纤维化。常有动脉硬化。依据疾病发展过程中不同的病理表现，将 MN 分为5期（图2-1-11），下文将简述各期病理特征。免疫病理示肾小球基底膜见 IgG、C3、C3d 及 C4d 沉积，呈均匀一致。

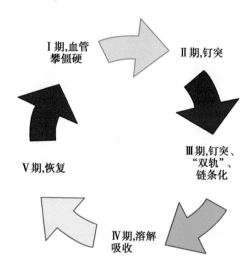

图2-1-11 MN 疾病分期及转化过程示意图

Ⅰ期：光镜下肾小球结构基本正常，肾小球毛细血管襻僵硬，内皮细胞水肿、空泡变性，系膜增生不明显。PASM-Masson 切片中，上皮细胞下可见细小嗜酸性免疫复合物沉积，也可无此特点。免疫病理示肾小球毛细血管襻基底膜有 IgG、C3、C3d 等沉积，呈细小颗粒状，系膜区无免疫复合物及补体沉积。电镜检查示肾小球毛细血管襻基底膜有电子致密物沉积。Ⅰ期的 MN 诊断上容易误诊和漏诊，确切诊断依据是免疫病理和电镜基底膜有沉积物（图2-1-12A）。

Ⅱ期：光镜下肾小球毛细血管襻基底膜弥漫性增厚，使基底膜向外突起，形成特征性"钉突"样表现，大小可不

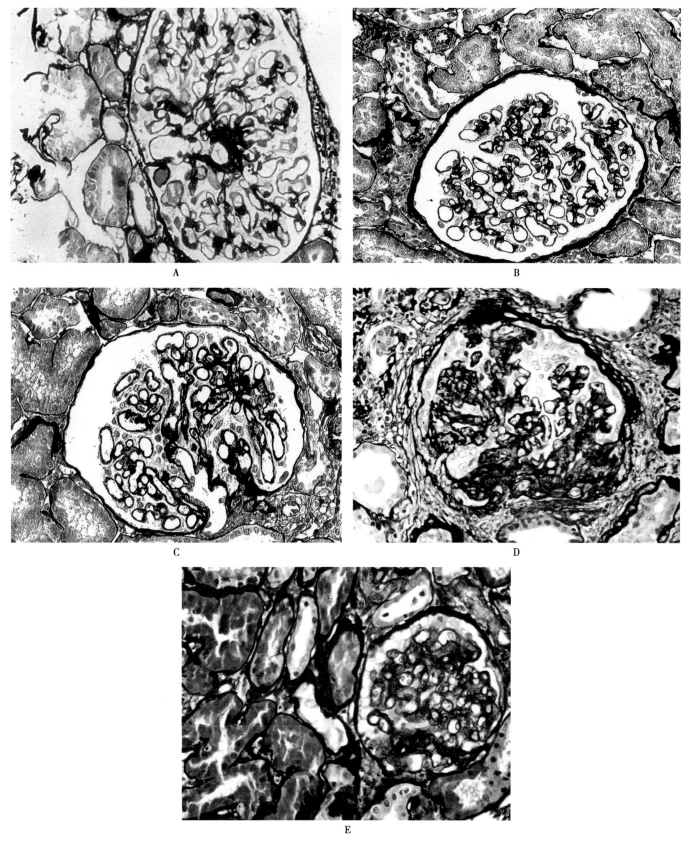

图 2-1-12 MN

A. PASM×40 膜性肾病Ⅰ期,肾小球毛细血管袢僵硬,足细胞似乎飘飞于血管袢外围,未见钉突;B. PASM×40 膜性肾病Ⅱ期,肾小球毛细血管袢僵硬,出现钉突,未见双轨及链条化,系膜轻度增生,未见肾小球硬化;C. PASM×40 膜性肾病Ⅱ期,肾小球毛细血管袢僵硬,可见钉突,系膜轻度增生,未见肾小球硬化;D. PASM×40 膜性肾病Ⅲ期,肾小球毛细血管袢僵硬,可见钉突、局灶节段双轨及链条化,系膜中度增生,可见节段肾小球硬化,肾小球呈分叶状;E. PASM×40 膜性肾病Ⅳ期,可见钉突、局灶节段双轨及链条化,系膜中度增生,可见节段的肾小球硬化,肾小球呈分叶状,肾小球塌陷萎缩等,在不同的肾小球,"钉突"多少不等,分布不均。系膜增生不明显,PASM-Masson 切片中,上皮下见嗜酸性免疫复合物沉积,钉突之间 PAS 染色阴性。免疫病理示肾小球毛细血管袢基底膜弥漫性 IgG、C3、C3d 及 C4d 沉积,系膜区无或仅有少量免疫复合物沉积,IgA 通常阴性。电镜检查示肾小球毛细血管袢 GBM 见电子致密物沉积(图 2-1-12B、C)。

Ⅲ期:光镜下肾小球毛细血管袢基底膜弥漫性增厚,PASM-Masson 切片中肾小球基底膜见钉突、双轨、链条样表现,系膜轻度增生。免疫病理示肾小球毛细血管袢 GBM 见 IgG、C3、C3d 及 C4d 沉积,沉积物呈块状、带状。电镜检查示肾小球毛细血管袢 GBM 见电子致密物沉积,部分呈双层阶梯样(图 2-1-12D)。

Ⅳ期:溶解吸收期,肾小球毛细血管袢基底膜肥厚,部分呈虫蚀样改变,部分基底膜节段性硬化继而球性硬化,毛细血管腔闭塞,"钉突"消失,系膜轻度增生。肾间质见多少不等单核细胞浸润,肾小管萎缩及纤维化(图 2-1-12E)。免疫病理示肾小球毛细血管袢 GBM 见多少不等的 IgG、C3、C3d 及 C4d 沉积。电镜检查示肾小球毛细血管袢 GBM 有或无电子致密物沉积。

Ⅴ期:肾小球恢复正常期。

(2) 免疫病理:免疫组化和免疫荧光检查示,Ⅰ~Ⅲ期肾小球血管袢基底膜可见 IgG(图 2-1-13A~C)、C3d(图 2-1-13D)、C3(图 2-1-13E)及 C4d 呈细颗粒状沉积,系膜区无沉积,Ⅲ期肾小球血管袢基底膜上皮下见免疫复合物沉积,可见"双轨样"结构(图 2-1-13F)。继发性 MN 也可有此特征,如狼疮性肾炎(图 2-1-13G)、乙型肝炎病毒相关性肾炎等。Ⅳ期由于免疫复合物吸收,可有少量或无免疫复合物沉积(图 2-1-13H)。Ⅴ期,无免疫复合物沉积,肾小球硬化,病变修复,治疗等影响,免疫复合物吸收,免疫球蛋白和补体沉积量较少,偶尔 IgA、IgM、C1q 微弱阳性。

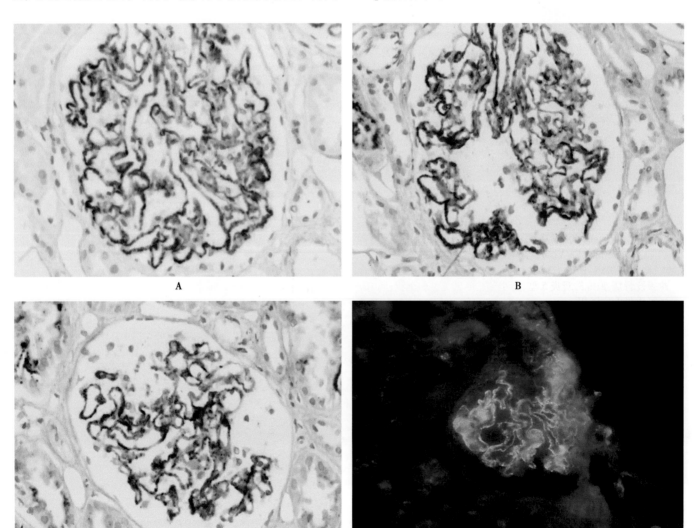

A

B

C

D

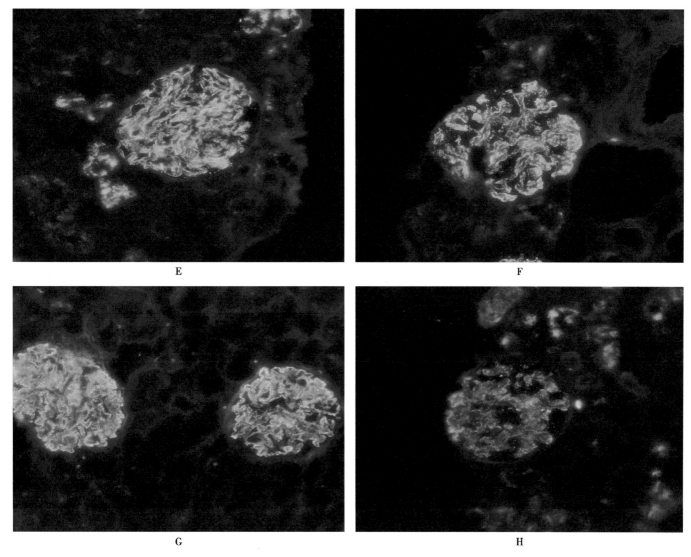

图 2-1-13 MN

A. IHC En Vision×40MN Ⅰ期,肾小球基底膜见 IgG 沉积,呈均匀一致;B. IHC En Vision×40MN Ⅱ期,肾小球基底膜见 IgG 沉积,呈均匀一致;C. IHC En Vision×40MN Ⅱ期,C3d 沉积于毛细血管袢的基底膜;D. IF×20MN Ⅱ期,肾小球基底膜见 C3d 沉积,呈均匀一致;E. IF×20MN Ⅱ期,C3 沉积于毛细血管袢的基底膜;F. IF×20MN Ⅲ期,IgG 沉积于毛细血管袢的基底膜;G. IF×20MN Ⅲ期,继发性膜性肾病-狼疮性肾炎 5 型,肾小球基底膜见 IgG 沉积;H. IF×20MN Ⅳ期,免疫复合物溶解消散,基底膜类似虫蚀样表现,肾小球基底膜见 IgG 沉积

**3. 超微结构特征** 肾小球血管袢基底膜见电子致密物沉积,系膜区无或仅有少量沉积(图 2-1-14)。

**【鉴别诊断】**

**1. FSGS** 形态学上与Ⅰ,Ⅱ期 MN 易混淆,但是病理学上 FSGS 的本质是局灶/节段肾小球硬化,免疫病理系膜区仅有 IgM 沉积,无其他免疫复合物及补体沉积。电镜下无电子致密物沉积,这是与 MN 的本质区别。

**2. MCD** MCD 的病理学特征是肾小球病变轻微,免疫病理无免疫复合物及补体沉积。电镜下足细胞的足突融合或消失,无电子致密物沉积,这是本病区别于其他肾小球疾病的本质。

**3. 弥漫轻度系膜增生性肾小球肾炎** 多以急性肾炎为主要临床表现,无蛋白尿等肾病综合征表现。病理学上表现为肾小球系膜增生,基底膜无明显病变。免疫病理系膜区可有少量 IgM、C3 等免疫复合物沉积,但是基底膜无免疫复合物沉积。电镜下系膜区有电子致密物沉积,而基底膜无电子致密物。

**4. IgM 肾病** 病理学上肾小球轻度系膜增生,基底膜、足细胞等无明显病变。免疫病理示肾小球系膜区仅有 IgM 沉积,基底膜无沉积物。电镜下系膜区可见电子致密物,这与 MN 可以鉴别。

**5. 膜增殖性肾小球肾炎/膜增殖性肾病** 临床及光镜表现与 MN 表现极为相似,膜增殖性肾小球肾炎/膜增殖性肾病特征是肾小球基底膜增厚,可见双轨及链条化,肾小球呈分叶状,结节状表现,系膜增生。免疫病理示内皮下免疫复合物沉积,这是与 MN 的本质区别。电镜对

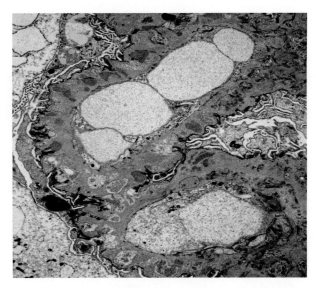

图 2-1-14　MN
EM 肾小球毛细血管袢上皮细胞下见电子致密物沉积

于诊断具有价值,观察病变中免疫复合物沉积可以确诊。

**6. 继发性膜性肾病**　继发性膜性肾病有多种类型,临床上主要需要鉴别以下类型:①肿瘤相关性 MN,如恶性肿瘤(如肺癌、乳腺癌、肝癌、胃癌、卵巢癌、淋巴瘤等)。②免疫性疾病:如生化检查,自身抗体全套检测可诊断。③感染,如细菌感染、病毒、寄生虫感染等,以及梅毒、HBV、HCV 等,HBV 相关性肾炎常见的类型是 MN 和 IgA 肾病,结合临床,依据肾组织中有免疫复合物乙肝病毒表面抗原沉积可确诊。④药物相关性肾炎:包括金、汞、青霉胺、非甾体类抗炎药等。⑤其他如肾移植等。

(黄海建　余英豪)

# 第五节　系膜增生性肾小球肾炎

【定义】

系膜增生性肾小球肾炎(mesangioproliferative glomerulonephritis)是肾小球受到刺激后(免疫复合物、缺氧等)产生弥漫性轻重不等的系膜细胞和系膜基质增生,可分为原发性和继发性。目前已将许多病因和发病机制明确的系膜增生性肾小球肾炎归入各类继发性肾小球肾炎病理类型(亚型)中,如系膜增生性狼疮性肾炎、系膜增生性 IgA 肾病等,而原发性系膜增生性肾小球肾炎较少见。

【临床特征】

**1. 流行病学**　青少年多见,男性多见于女性。

**2. 症状**　通常隐匿起病,临床表现多种多样,可以表现为隐匿性肾炎、肾病综合征,也可以是无症状血尿和蛋白尿等。

**3. 实验室检查**　多数情况下表现为镜下血尿,少数

为肉眼血尿,部分患者出现肾功能减退,少数患者血清 IgM 升高,IgG 正常或减低。

**4. 治疗**　目前治疗主要是针对病理类型及临床表现,给予激素、抗细胞毒药物免疫抑制及对症治疗。

【病理变化】

**1. 大体特征**　无特异性表现。

**2. 镜下特征**

(1) 组织学特征:病变肾小球表现为系膜细胞和系膜基质不同程度弥漫性增生。系膜增生的标准是在 $2\mu m$ 厚度切片下,一个系膜区系膜细胞数量超过 3 个,增生的程度分为轻、中、重三个等级。轻度系膜增生(图 2-1-15A):增生的系膜宽度不超过相邻毛细血管直径,毛细血管腔未受挤压;中度系膜增生:增生的系膜宽度等于或略大于相邻毛细血管直径,毛细血管腔受到挤压;重度系膜增生(图 2-1-15B、C):增生系膜呈团块状,导致该部位的毛细血管受压或破坏,呈节段性硬化。Masson 染色可见增宽的系膜区有嗜复红蛋白沉积(图 2-1-15D)。中到重度系膜增生可导致肾小管灶状萎缩,肾间质灶状淋巴细胞和单核细胞浸润,伴不同程度纤维化(图 2-1-15E)。

(2) 免疫荧光:肾小球系膜区呈现强弱不等、一种或数种免疫球蛋白或补体沉积(图 2-1-16)。

**3. 超微结构特征**　系膜区系膜细胞和基质增生,可见不同程度电子致密物沉积,足细胞足突节段性融合。

【鉴别诊断】

**1. 具有系膜增生的继发性肾小球肾炎**　根据临床表现和免疫复合物沉积的种类和强度不同加以区分,如 IgA 肾病系膜区可见高强度的 IgA 沉积;狼疮性肾炎、过敏性紫癜性肾炎有特征性的临床表现、免疫病理和电镜特点。

**2. 微小病变性肾小球病**　光镜可能难以鉴别,MCD 免疫荧光阴性、电镜检查无电子致密物沉积,电镜仅见足细胞足突弥漫性融合。

【附】

**1. IgM 肾病**　IgM 肾病(IgM nephropathy)是一种以系膜细胞及基质增生为主的肾小球疾病,其特点在于系膜区有高强度的 IgM 沉积。发病年龄和性别无特异性。临床可表现为蛋白尿或肾病综合征,有时则表现为血尿。光镜主要表现为系膜细胞及基质不同程度弥漫性增生。免疫荧光可见 IgM 高强度沉积于系膜区(图 2-1-17),伴或不伴有 C3 沉积。电镜检查可见系膜区有电子致密物沉积。

临床表现为大量蛋白尿的 IgM 肾病,轻度系膜增生者应与 MCD 相鉴别,后者荧光阴性或 IgM 弱阳性,电镜无电子致密物沉积,足细胞足突弥漫性融合;中至重度增生者应与 FSGS 鉴别,后者免疫荧光阴性或 IgM 非特异性弱阳性。

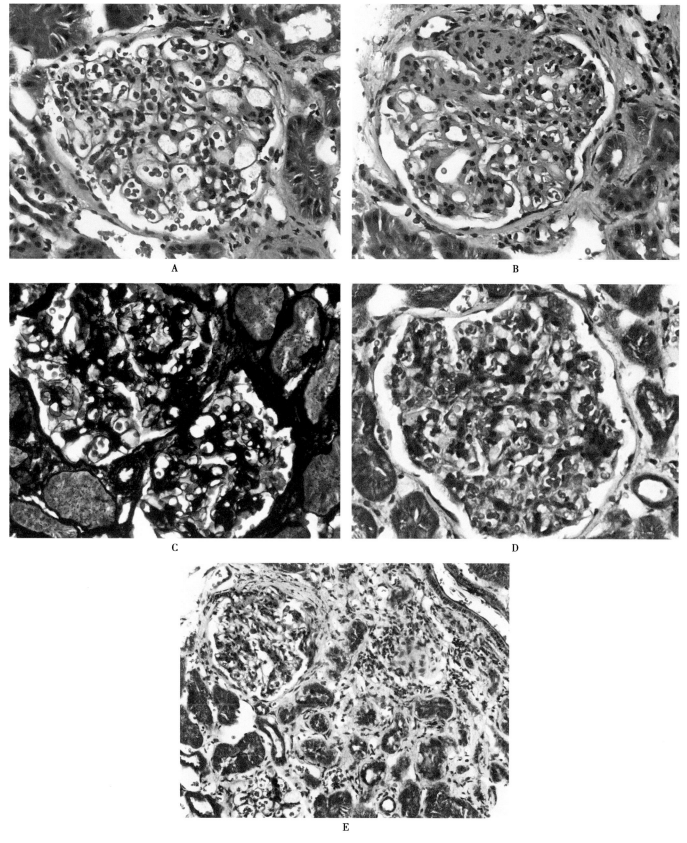

图 2-1-15　系膜增生性肾小球肾炎

A. HE×40 轻度系膜增生；B. HE×40 中到重度系膜增生；C. PASM×40 中到重度系膜增生；D. Masson×40 系膜区增宽伴嗜复红蛋白沉积；E. Masson×20 中-重度系膜增生，肾小管灶状萎缩，肾间质灶状淋巴细胞和单核细胞浸润，伴不同程度纤维化

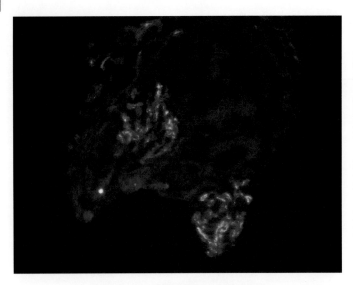

图 2-1-16　系膜增生性肾小球肾炎
IF×20 系膜区见少量 IgG 沉积

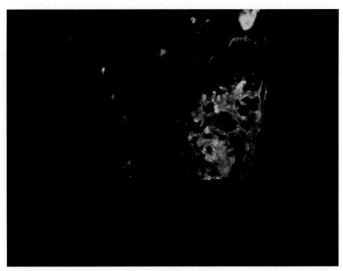

图 2-1-18　C1q 肾病
IF×20 C1q 沉积于系膜区

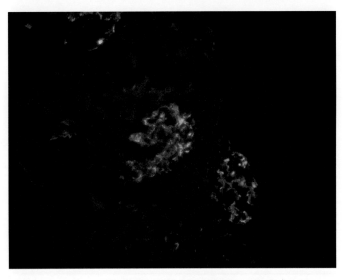

图 2-1-17　IgM 肾病
IF×20 IgM 沉积于系膜区

**2. C1q 肾病**　C1q 肾病（C1q nephropathy）是一种以系膜细胞及基质增生为主的肾小球疾病，其特点在于系膜区有高强度的 C1q 沉积，需排除膜增殖型肾炎及狼疮性肾炎。临床表现为大量蛋白尿及肾病综合征，有的可表现为镜下血尿。光镜主要表现为系膜细胞及系膜基质增生，也可表现为 MCD、局灶节段性病变及硬化性病变。有研究认为本病与 FSGS 有关。免疫荧光见 C1q 高强度沉积于系膜区（图 2-1-18），可伴有较弱 IgG、IgM 和 C3 沉积。电镜检查系膜区可见电子致密物沉积。C1q 肾病应与 MCD、FSGS 及各种系膜增生性继发性肾小球疾病鉴别。

**3. 寡免疫复合物性系膜增生性肾小球病**　寡免疫复合物性系膜增生性肾小球病（mesangial proliferative glomerulopathy without immunoglobulin and complement）是一种肾小球系膜细胞和/或系膜基质轻度增生，免疫荧光和电镜检查均阴性的肾小球病。可能为各种原因导致的系膜增生或其他肾小球病吸收恢复的遗留状态。要特别注意与增生不明显的肾病如薄基底膜肾病、各种吸收好转的肾小球病，乃至非肾小球病等鉴别。

## 第六节　毛细血管内增生性肾小球肾炎

**【定义】**

毛细血管内增生性肾小球肾炎（endocapillary proliferative glomerulonephritis），又称急性弥漫增生性肾小球肾炎（acute diffuse proliferative glomerulonephritis）、弥漫性内皮和系膜增生性肾小球肾炎（diffuse endomesangital glomerulonephritis）、感染后肾小球肾炎（post-infective glomerulonephritis）及链球菌感染后肾小球肾炎（post-streptococcal glomerulonephritis），是一组以内皮细胞和系膜细胞大量增生并常伴有白细胞浸润为主要病理特点，以急性肾炎综合征为主要临床表现的肾小球肾炎。发病常与溶血性链球菌感染有关，也可见于其他细菌、各种病毒、支原体及原虫感染等。

**【临床特征】**

**1. 流行病学**　多见于儿童及青少年，5~15 岁为发病高峰，2 岁以下及 60 岁以上者少见。

**2. 症状**　临床典型表现为急性肾炎综合征，即血尿、水肿、高血压以及不同程度地肾功能受损。通常在发病前 1~3 周有呼吸道或皮肤链球菌感染的前驱病史。

**3. 实验室检查**　尿液检查急性期为肉眼血尿，后转为镜下血尿，抗链球菌溶菌素 O（ASO）阳性、血清补体下降、肾小球滤过率下降,常见轻度贫血。

**4. 治疗**　急性期重点为对症治疗,纠正病理生理改变,防止并发症,保护肾功能,以利其恢复。

**5. 预后**　本病及时治疗预后良好,儿童预后优于老年人和成人,复发罕见。

**【发病机制】**

毛细血管内增生性肾小球肾炎是一种免疫复合物介导的肾小球肾炎。与 A 族 β 溶血性链球菌、肺炎链球菌、各种病毒、支原体等病原体感染有关。这些肾炎抗原刺激机体产生抗体,并形成循环免疫复合物,沉积于肾小球基底膜的上皮细胞下,激活补体等炎症介质,导致毛细血管内增生性肾小球肾炎。

**【病理变化】**

**1. 大体特征**　双肾肿胀,切面皮质苍白、髓质充血。

有时可见点状充血。

**2. 镜下特征**

(1)组织学特征:病变肾小球是以内皮细胞和系膜细胞弥漫性增生并常伴有白细胞浸润为主要病理特点。急性期,以弥漫性球性肾小球内皮细胞增生为主,毛细血管腔狭窄、堵塞,伴大量中性粒细胞浸润(图 2-1-19A、B),Masson 染色可见基底膜外侧及上皮下有稀疏的团块状沉积物;随后,系膜细胞及内皮细胞共同弥漫性增生,中性粒细胞减少。吸收期,以系膜细胞和系膜基质增生为主,毛细血管袢开放,增生的内皮细胞及炎症细胞消散,转变为系膜增生性肾小球肾炎(图 2-1-19C),Masson 染色可见系膜区嗜复红蛋白沉积(图 2-1-19D);大部分肾小球逐渐恢复正常。少数病例迁延不愈,转变为慢性肾小球肾炎,出现局灶节段性硬化、增生性硬化及弥漫性硬化。

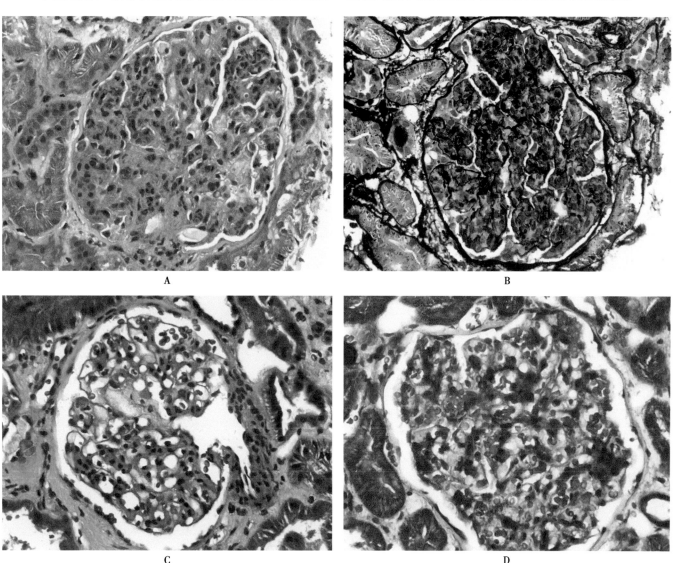

图 2-1-19　毛细血管内增生性肾小球肾炎

A. HE×40 急性期,弥漫性球性肾小球内皮细胞增生为主,毛细血管腔狭窄、堵塞,伴大量中性粒细胞浸润;B. PASM×40 银染色显示血管腔内皮细胞增生显著;C. HE×40 吸收期,以系膜细胞和系膜基质增生为主,毛细血管袢开放,增生的内皮细胞及炎症细胞消散,转变为系膜增生性肾小球肾炎;D. Masson×40 系膜区可见嗜复红蛋白沉积

肾小管上皮细胞颗粒、空泡变性；肾间质轻度水肿，伴少量中性粒细胞及淋巴细胞、单核细胞浸润。

（2）免疫荧光：早期 IgG 和 C3 在毛细血管壁或基底膜外侧呈粗颗粒沉积（图 2-1-20）。随着病程进展，IgG 和 C3 沉积于基底膜及系膜，呈花瓣状改变，或者主要以 C3 为主团块状沉积于系膜区。部分病例自始至终 IgG 和 C3 均为阴性，或仅有 C3 弱阳性。

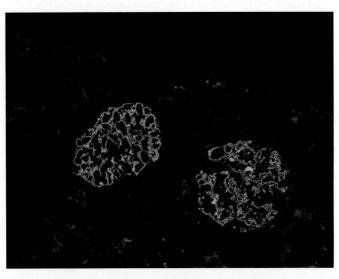

图 2-1-20 毛细血管内增生性肾小球肾炎
IF×20 毛细血管壁基底膜外侧 IgG 呈粗颗粒状沉积

**3. 超微结构特征** 肾小球内皮细胞、系膜细胞增生，中性粒细胞浸润。基底膜外侧或上皮下可见大团块状电子致密物沉积，称"驼峰状"电子致密物（图 2-1-21）。足细胞足突融合。疾病恢复吸收期，原"驼峰状"电子致密物沉积部位呈吸收状态的电子透亮区，系膜区可见低电

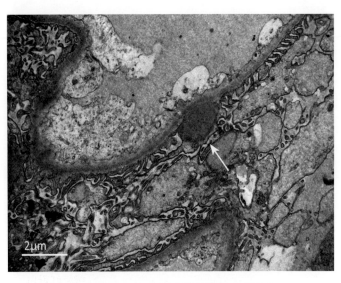

图 2-1-21 毛细血管内增生性肾小球肾炎
EM×12K 基底膜外侧或上皮下可见大团块状电子致密物沉积（"驼峰状"电子致密物）

子致密物沉积，毛细血管内渗出逐渐吸收。

【鉴别诊断】

**1. 各种毛细血管内增生性继发性肾小球肾炎** 如 IgA 肾病、狼疮性肾炎、血栓性微血管病、过敏性紫癜等，它们有各自的临床表现、镜下形态及免疫病理特点。

**2. 吸收好转期的毛细血管内增生性肾小球肾炎与系膜增生性肾小球肾炎相鉴别** 前者除系膜细胞和系膜基质增生外，常遗留一些节段性内皮细胞增生性病变，电镜检查可见上皮下电子致密物沉积。

**3. 毛细血管内皮病** 后者主要是血栓性微血管病的肾小球改变，常见于妊娠相关的血栓性微血管病，以内皮细胞损伤为主，表现为内皮细胞增生肿胀，可见基底膜类似双轨征及管腔闭塞。根据两者不同的临床特征、特定的免疫病理、光镜和电镜检查较容易鉴别。

# 第七节 膜增生性肾小球肾炎

【定义】

膜增生性肾小球肾炎（membrano-proliferative glomerulonephritis，MPGN），又称系膜毛细血管性肾小球肾炎（mesangiocapillary glomerulonephritis）、分叶状肾小球肾炎（lobular glomerulonephritis）、低补体性肾小球肾炎（hypocomplementemic glomerulonephritis），其病变特征为系膜细胞及系膜基质重度增生，沿毛细血管基底膜及内皮细胞插入毛细血管壁，导致毛细血管壁基底膜增厚、毛细血管腔狭窄。

【临床特征】

**1. 流行病学** 多见于儿童及青壮年，无性别差异。

**2. 症状** 临床主要表现为肾病综合征，也可表现急进性肾炎综合征、隐匿性肾炎和慢性肾炎综合征。

**3. 实验室检查** 血清学检查为持续性的低补体血症。

**4. 治疗** Ⅰ型和Ⅲ型膜增生性肾小球肾炎，早期采用长期小剂量隔天激素疗法联合细胞毒药物和抗凝药物，可在一定程度上改善肾功能，提高肾脏存活率。

**5. 预后** 初期病情进展缓慢，病程 5 年后，疾病进展速度加快，最后至终末期肾功能衰竭。肾脏预后取决于临床表现及病理学改变，预后与蛋白尿的程度、肾活检时肾小管间质的纤维化程度的关系远甚于肾小球变化的疾病类型或严重程度。

【发病机制】

Ⅰ型和Ⅱ型膜增生性肾小球肾炎同为免疫复合物介导的肾炎。免疫复合物沉积于系膜区、内皮下、上皮下，并通过经典途径和甘露醇-植物凝集素途径激活补

体,导致致炎因子和趋化因子产生,刺激系膜细胞过度增生并沿内皮下插入,形成膜增生性肾小球肾炎。但Ⅰ型通常由循环免疫复合物引起并由补体参与。Ⅱ型患者血清中可出现C3致肾炎因子,使C3被持续分解为C3b,使补体替代途径异常激活,患者出现低补体血症。

**【病理变化】**

**1. 大体特征** 早期双肾肿胀,后期体积缩小至颗粒性固缩肾。

**2. 镜下特征**

(1)组织学特征:肾小球系膜及基底膜弥漫性、球性、增生性病变。系膜细胞及基质中-重度增生,沿毛细血管基底膜及内皮细胞插入毛细血管壁,导致毛细血管壁基底膜增厚、毛细血管腔狭窄。部分病例系膜区可见中性粒细胞及单核细胞浸润等渗出性病变(图2-1-22A)和内皮细胞增生、局灶节段坏死及新月体形成(图2-1-22B)。因系膜基质和毛细血管基底膜的生化组成及染色

特点相似,所以在PASM染色时,基底膜呈现双轨或多轨状(图2-1-22C);Masson染色系膜区及内皮下嗜复红蛋白沉积(Ⅰ型)(图2-1-22D),系膜区、内皮下及上皮下嗜复红蛋白沉积,伴有钉突形成(Ⅲ型)。随着系膜基质重度增生,基底膜增厚,毛细血管腔闭塞,肾小球呈分叶状改变,故称为分叶状肾小球肾炎(图2-1-22E)。病变后期,肾小球球性硬化(图2-1-22F),肾小管灶性或多灶性萎缩,管腔内见管型,肾间质多灶状或弥漫性纤维化,小动脉管壁增厚。

(2)免疫荧光:IgG和C3在毛细血管壁及系膜区呈颗粒状及团块状沉积,有的免疫复合物沿着基底膜内侧颗粒状沉积,出现外侧边缘平滑,内侧边缘不规则,呈花瓣状改变(图2-1-23)。

**3. 超微结构特征** 系膜细胞和基质增生并向基底膜插入,系膜区可见电子致密物。伴有基底膜内侧或内皮下电子致密物时,称为Ⅰ型MPGN。伴有内皮下和上皮下同时沉积的电子致密物时,称为Ⅲ型MPGN。Ⅲ型

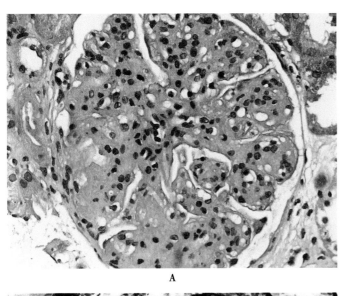

A

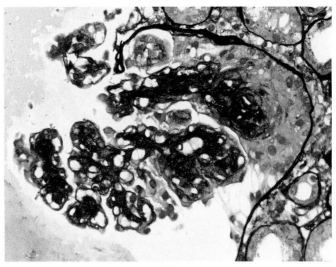

B

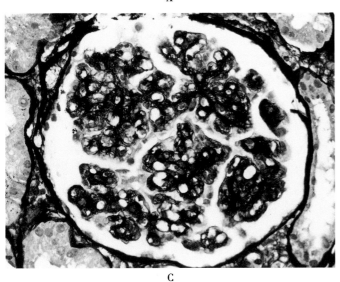

C

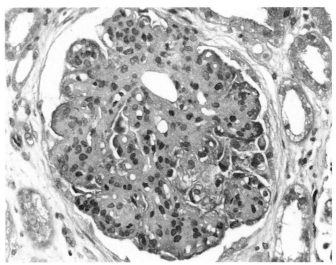

D

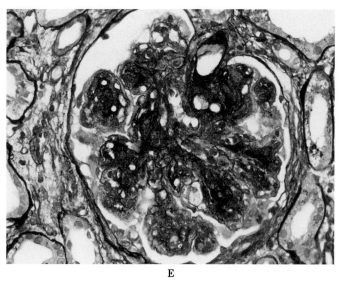
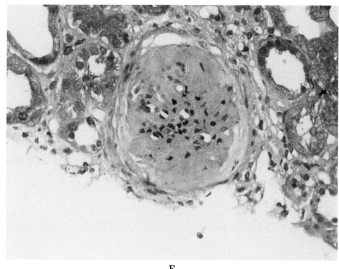

E F

图 2-1-22 MPGN

A. HE×40 系膜细胞及基质中-重度增生,毛细血管壁基底膜增厚、毛细血管腔狭窄。系膜区可见中性粒细胞及单核细胞浸润;
B. PASM×40 新月体形成;C. PASM×40 基底膜呈现双轨或多轨状;D. Masson×40 系膜区及内皮下嗜复红蛋白沉积;E. PASM×40 分叶状肾小球肾炎;F. Masson×40 病变后期,肾小球球性硬化

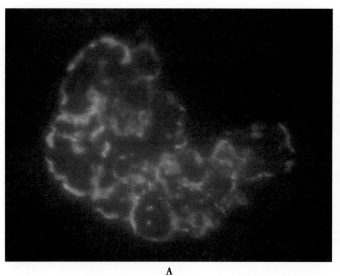
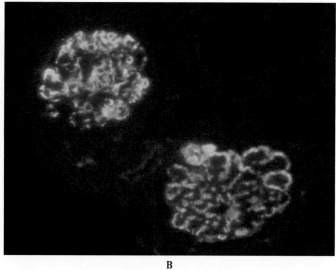

A B

图 2-1-23 MPGN

A. IF×40 毛细血管壁及系膜区 IgG 呈颗粒状及团块状沉积;B. IF×20 毛细血管壁及系膜区 C3 呈颗粒状及团块状沉积

MPGN 又分为两个亚型:Ⅲ-1 型,是 Ⅰ 型 MPGN 和膜性肾病的混合,即肾小球内皮下和上皮下均可见电子致密物沉积,基底膜可见有钉突形成;Ⅲ-2 型,肾小球内皮下电子致密物沉积的同时,基底膜内也见大小不等的电子致密物沉积,但上皮下不见电子致密物沉积。伴有基底膜内条带状电子致密物沉积,过去称为 Ⅱ 型 MPGN 或电子致密物沉积病,现在认为属于代谢性肾小球病。

【鉴别诊断】

1. 与继发性膜增生样改变的肾病相鉴别 如 IgA 肾病、狼疮性肾炎、血栓性微血管病、过敏性紫癜等,它们均有各自的临床表现、镜下形态及免疫病理特点。

2. 与局灶或节段性系膜插入的肾病相鉴别 MPGN 是一种弥漫性肾炎。

3. 与膜性肾病鉴别 肾小球基底膜见双轨或多轨状,而无系膜细胞及基质重度增生及插入现象,见于Ⅲ期膜性肾病和非典型膜性肾病,不能诊断为 MPGN。

4. 与其他分叶状肾小球肾炎相鉴别 结节性糖尿病肾小球硬化症、淀粉样变性肾小球病和单克隆球蛋白沉积性肾病等是以特殊蛋白沉积为主,有各自的临床表现、实验室检查及免疫病理改变。

## 第八节 新月体性肾小球肾炎

**【定义】**

新月体性肾小球肾炎（crescentic glomerulonephritis），又称毛细血管外增生性肾小球肾炎（extracapillary proliferativF），是指由多种病因引起的、累及 50% 以上肾小球，以包曼囊内大新月体形成为主要特点的弥漫性肾小球肾炎。目前主要分为 5 类：① Ⅰ 型，抗基底膜（GBM）介导的新月体肾炎，临床表现为 Goodpasture 综合征或抗肾小球基底膜肾炎；② Ⅱ 型，免疫复合物介导的新月体性肾小球肾炎；③ Ⅲ 型，寡免疫复合物沉积型新月体肾炎，其中多为 ANCA 相关性系统性血管炎；④ Ⅳ 型，Ⅰ 型患者同时伴有抗中性粒细胞胞质自身抗体（ANCA）阳性；⑤ Ⅴ 型，无免疫蛋白沉积，且患者体内 ANCA 阴性。

**【临床特征】**

**1. 流行病学** 各年龄人群（婴儿除外）均可发病，西方国家以系统性血管炎最多见，我国以 Ⅱ 型多见。

**2. 症状** 除临床表现为急进性肾炎综合征外，其他特异性表现取决于引起该病的原发病。

**3. 实验室检查** 实验室检查常见血尿、异形红细胞血尿和红细胞管型。血清学检查 Ⅰ 型抗 GBM 抗体阳性；Ⅱ 型抗核抗体阳性、补体降低、HBV 滴度可增高；Ⅲ 型 ANCA 阳性。

**4. 治疗** 新月体性肾小球肾炎是一组进展快、预后差的疾病，近年来该病在治疗上进展较多，疗效明显提高。建议尽早进行肾活检，根据免疫病理确定治疗方案及早期强化治疗，控制急性炎症反应，抑制肾小球硬化和间质纤维化。

**5. 预后** 预后相对较差，终末期肾功能衰竭发生率高，肾脏出现不可逆性肾脏损害，主要影响因素有免疫病理类型、强化治疗是否及时等。

**【发病机制】**

Ⅰ 型肾小球肾炎是抗肾小球基底膜抗体型肾小球肾炎，其抗原成分为肾小球基底膜的 Ⅳ 型胶原 α3 链的羧基端非胶原片段 NC1，即 α3（Ⅳ）NC1，其抗体为 IgG1，在血清中会"攻击"肾小球基底膜，使肾小球基底膜损伤、断裂。Ⅱ 型肾小球肾炎是免疫复合物介导型肾小球肾炎，本型由不同原因的免疫复合物性肾炎发展而来，包括狼疮性肾炎、IgA 肾病、过敏性紫癜性肾炎、链球菌感染后肾炎。这些肾小球肾炎的炎症反应过于严重，使多种细胞因子和蛋白分解酶被激活，导致肾小球基底膜严重损伤。Ⅲ 型新月体性肾小球肾炎属于 ANCA 相关性血管炎，肾小球毛细血管必然受到严重损伤。而新月体性肾小球

炎形成的启动病变是肾小球毛细血管严重损伤和断裂，血液流入肾小囊并凝固，在凝血块刺激下，单核巨噬细胞浸润，以壁层上皮细胞增生为主，在各种细胞因子和生长因子刺激下，可转变为成纤维细胞、胶原纤维。

**【病理变化】**

**1. 大体特征** 肾脏弥漫性肿胀，常见点片状出血。

**2. 镜下特征**

（1）组织学特征：肾小球毛细血管袢基底膜断裂，>50% 的肾小球有新月体形成（图 2-1-24A）。新月体包括：细胞性新月体、细胞纤维性新月体及纤维性新月体。病变起始阶段，肾小球毛细血管袢基底膜断裂，血浆蛋白及红细胞逸出，刺激包曼囊壁层上皮细胞增生，形成细胞性新月体（图 2-1-24B），之后巨噬细胞浸润伴纤维素沉积，形成细胞纤维性新月体（图 2-1-24C），后期纤维素不断沉积，细胞成分凋亡、消失，最终形成纤维性新月体（图 2-1-24D），有的纤维性新月体再通，形成由上皮细胞被覆的假小管（图 2-1-24E），最后，部分病变肾小球逐渐硬化。新月体的形态与切面关系密切，若通过肾小球血管极正切面显示的新月体，称为新月体；若偏离肾小球血管极，新月体环绕毛细血管袢，称环状体（图 2-1-24F）；若仅显示部分新月体而无毛细血管袢，称盘状体（图 2-1-24G）。肾小管上皮细胞颗粒、空泡变性，管腔内见管型，后期则弥漫性萎缩，肾间质多灶性纤维化伴多灶性淋巴、单核细胞浸润。

（2）免疫荧光

Ⅰ 型：抗基底膜（GBM）介导的新月体肾炎，IgG 和 C3 沿肾小球毛细血管壁呈线状沉积，有时可见肾小管基底膜和毛细血管壁线状沉积。本型有两个发病高峰年龄：一个为 50~70 岁，女性多见；一个为 10~30 岁，男性多见，肺常受累。

Ⅱ 型：免疫复合物介导的新月体性肾小球肾炎，IgG（IgA，IgM）、C3、C1q 等以不同组合或包含全部，呈颗粒状或团块状沉积于肾小球的不同部位（图 2-1-25）。

Ⅲ 型：寡免疫复合物沉积型新月体肾炎，免疫球蛋白及补体均阴性，有时 C3 可有不规则小灶状沉积，患者体内常显示 ANCA 阳性，其中多为 ANCA 相关性系统性血管炎，本型好发于 45 岁以上女性。

Ⅳ 型：Ⅰ 型患者同时伴有血清 ANCA 阳性。

Ⅴ 型：既无免疫蛋白沉积，也无血清 ANCA。

**3. 超微结构特征** Ⅰ 型和 Ⅲ 型新月体性肾小球肾炎很少有电子致密物沉积，表现为肾小球基底膜断裂、纤维蛋白在毛细血管内外沉积，各型新月体形成，细胞性新月体可见巨噬细胞浸润。栓塞的毛细血管袢内、纤维素样坏死和纤维细胞性新月体中，可见致密的纤维素沉积。

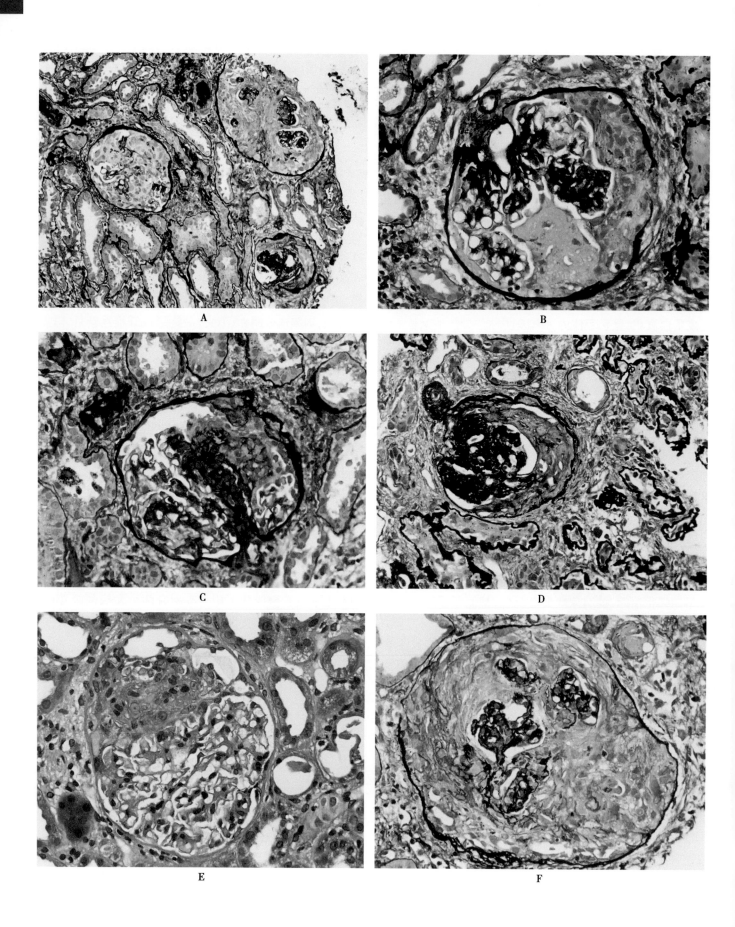

A

B

C

D

E

F

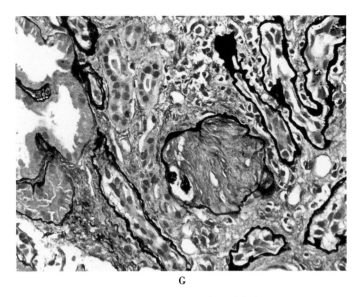

G

图 2-1-24 新月体性肾小球肾炎
A. PASM×20 肾小球毛细血管袢基底膜断裂,>50%的肾小球有新月体形成;B. PASM×40 细胞性新月体;C. PASM×40 细胞纤维性新月体;D. PASM×40 纤维性新月体;E. HE×40 纤维性新月体再通,形成由上皮细胞被覆的假小管;F. PASM×40 细胞纤维性环状体;G. PASM×40 纤维性盘状体

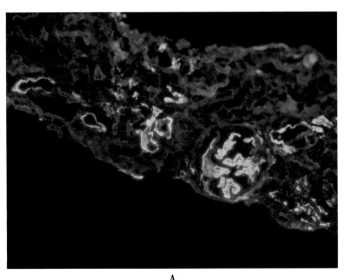

A

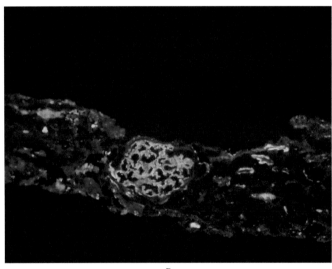

B

图 2-1-25 新月体性肾小球肾炎
A. IF×20 IgG 呈粗颗粒状沉积于肾小球毛细血管基底膜;B. IF×20 C3 呈粗颗粒状沉积于肾小球毛细血管基底膜

Ⅱ型新月体性肾小球肾炎除上述病变外,还可以见到肾小球不同部位的电子致密物沉积。

【鉴别诊断】

1. **区分Ⅰ型、Ⅱ型、Ⅲ型、Ⅳ型、Ⅴ型新月体性肾小球肾炎** 根据临床及免疫病理学检查。

2. **多种原发性和继发性肾小球肾炎** 如毛细血管内增生性肾小球肾炎、膜增生性肾小球肾炎、IgA 肾病、Ⅳ型狼疮性肾炎、紫癜性肾炎等,均可进展演变为Ⅱ型新月体性肾小球肾炎,可根据肾小球的基本病变进行区分。另外需强调新月体性肾小球肾炎的新月体数目应>50%,且为大新月体,未达到以上两个标准、含有新月体的肾小球病不能诊断为新月体性肾小球肾炎。

# 第九节 增生硬化性和硬化性肾小球肾炎

【定义】

全部肾小球的 50%以上呈球性硬化,其余表现为增生和节段性硬化,称增生硬化性肾小球肾炎(proliferative sclerosing glomerulonephritis),全部肾小球的 75%以上呈球性硬化,则称为硬化性肾小球肾炎(sclerosing glomerulonephritis),后者是前者及各型肾病的终末阶段。

【临床特征】

1. **流行病学** 多见于青壮年。

2. **症状** 临床表现为慢性肾功能衰竭及肾性高血压。

3. **实验室检查** 晚期血肌酐及尿素氮升高,伴有代谢性酸中毒、钠和水失衡及钾平衡紊乱等。

4. **治疗** 针对病因及对症治疗是主要手段,终末期患者需长期血液透析治疗。

5. **预后** 早期严格控制血压、降低蛋白尿可有效改善预后,延缓肾脏病进展。

【发病机制】

增生硬化性肾小球肾炎和硬化性肾小球肾炎的病因决定于硬化前相应的肾小球肾炎。由于肾小球肾炎长期迁延不愈,系膜细胞重度增生,进而系膜基质等细胞外基质增生,导致球性硬化。病变较轻的代偿性肥大的肾小球由于长期处于球内高压、高灌注和高滤过状态,也逐渐出现球性硬化,这时与原发的病因已无直接关系。硬化性肾小球肾炎不但可有各型肾小球肾炎衍化而来,而且高血压肾损伤、糖尿病肾病、淀粉样变性肾病乃至慢性肾小管间质肾病等,也可发为终末肾病,所以硬化性肾小球肾炎应广义地称为硬化性肾小球病。

【病理变化】

1. **大体特征** 肾脏体积缩小,表面颗粒状,呈"颗粒性固缩肾"变化。

2. **镜下特征**

(1)组织学特征:病变严重的肾小球呈现球性硬化及不全硬化,肾小球系膜细胞及基质重度球性增生,肾小

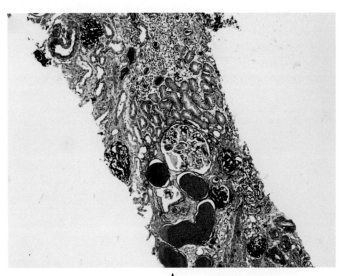

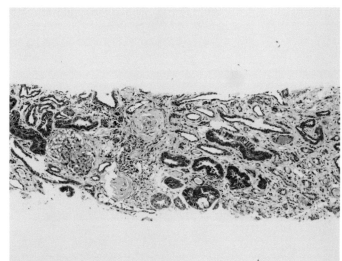

A

B

C

**图 2-1-26 硬化性肾小球肾炎**

A. PASM×10 病变严重的肾小球呈现球性硬化及不全硬化,相应的肾小管严重萎缩,肾间质重度纤维化,淋巴细胞及单核细胞广泛浸润。病变较轻的肾小球呈代偿性肥大,相应的肾小管呈代偿性肥大;B. Masson×10 突出显示肾小球硬化、肾小管严重萎缩及肾间质纤维化;C.PAS×20 肾小球球性硬化,小动脉壁增厚玻璃样变

球基底膜及毛细血管腔消失,相应的肾小管严重萎缩,肾间质重度纤维化,淋巴细胞及单核细胞广泛浸润,小动脉管壁增厚、玻璃样变,小叶间动脉及弓状动脉分支的内膜纤维性增厚,管腔狭窄。病变较轻的肾小球呈代偿性肥大,相应的肾小管也代偿性肥大,肾小球旁细胞器增生肥大(图 2-1-26)。

(2)免疫荧光:大部分肾小球已硬化,故免疫荧光为阴性,有时也可见非特异性沉积物。病变较轻的肾小球表现为各自原发病的特点。

3. **超微结构特征** 球性硬化的肾小球仅见系膜基质大量增生,病变较轻的肾小球偶见电子致密物沉积。

**【鉴别诊断】**

1. **高血压性肾损伤** 高血压性肾损伤表现为局灶性肾小球缺血性皱缩,系膜基质增生不明显,可见明显地小动脉硬化性改变。

2. **糖尿病肾小球硬化症** 糖尿病肾小球硬化症系膜区为无细胞性增生,伴 K-W 结节形成,硬化性肾小球体积并不缩小,根据临床及免疫病理可帮助鉴别。

3. 如果能根据病变较轻的肾小球判断出硬化前的肾小球病类型,应给予注明,如膜增生性肾小球肾炎及晚期新月体性肾小球肾炎等。

(陶璇 陈虹)

# 第二章

# 继发性肾小球疾病

## 第一节 狼疮性肾炎

### 【定义】

系统性红斑狼疮(systemic lupus erythematosus,SLE)是一种自身免疫性疾病,可累及全身多个系统,其中肾脏是最常见的受累器官,称为狼疮性肾炎(lupus nephritis,LN)。2012年ACR指南将LN定义为:临床表现或实验室检查出现有持续性蛋白尿≥0.5g/d,尿蛋白(+++)和/或出现细胞管型(红细胞管型、颗粒管型、蜡样管型)。同时,对于临床上确诊SLE的患者,如果出现尿检、肾功能各项指标异常和/或进行性减退时均应考虑到LN。

### 【临床特征】

**1. 流行病学**

(1) 发病率:SLE发病率为5~50/10万。根据临床表现,肾受累达全部病例的1/4~2/3,根据肾活检结果,肾受累比例可高达90%,而根据免疫病理学检查,肾受累比例可高达100%。

(2) 发病年龄:青壮年多发(15~40岁),平均年龄29岁。

(3) 性别:女性较男性多见。

**2. 症状** 临床出现肾功能损害,表现为隐匿性肾炎、肾炎综合征、肾病综合征、急进性肾炎等。

**3. 实验室检查** 在SLE患者血清与尿液中与LN发生相关的自身抗体标志物,主要包括抗双链DNA抗体、抗Sm抗体、抗核小体抗体(ANA)和抗磷脂抗体(API)滴度等,可用作早期诊断和判断预后的指标。

**4. 治疗** 狼疮性肾炎不同病理类型,免疫损伤性质不同,治疗方法不一。作为免疫性疾病,病情迁延,需要制订长期治疗规划;警惕药物不良反应;延缓肾功能不全进展。糖皮质激素和免疫抑制剂是非特异性治疗手段,且较多副作用,而靶向治疗具有一定前景。随着LN的发病机制逐渐被阐明,许多特异性的靶向治疗被加入常规治疗方案中。

**5. 预后** Ⅰ型、Ⅱ型及增殖性病变只累及少数肾小球的Ⅲ型LN预后较好,而肾小球坏死性病变或新月体形成的Ⅲ型与Ⅳ(A)型相似,Ⅳ型LN预后不佳,而Ⅳ-S型患者较Ⅳ-G型更差,Ⅴ型LN患者肾功能减退相对缓慢。

### 【发病机制】

近来发现,局灶浆细胞浸润、表观遗传学上microRNA的异常表达和促炎因子激活在LN的发病机制中起着重要作用。①在大多数LN(特别是Ⅲ/Ⅳ型合并Ⅴ型LN)患者的肾髓质中存在有大量的浆细胞。能产生抗dsDNA抗体的特异性浆细胞最多存在于肾脏,其次是骨髓和脾脏。而浸润的B细胞和抗B细胞激活因子(BAFF)与LN的尿蛋白、血浆BUN、肌酐有关。②miR-126能上调SLE患者的CD4$^+$T细胞的DNA甲基转移酶1(Dnmt1)表达水平。在狼疮患者中,Dnmt1能降低酶的活性,导致T细胞DNA低甲基化。而T细胞DNA低甲基化与LN的活动性有关,提示T细胞DNA低甲基化是在SLE疾病进展中一个表观遗传因素。③LN的发病机制还涉及多种炎性介质,包括炎症细胞、细胞因子、趋化因子等(例如MCP-1、NGAL、IL-6、VCAM-1、CXCL16、TWEAK、IP-10)。TWEAK是一种炎症因子,作为TNF超家族成员,在LN中起着重要作用。TWEAK的受体Fn14表达在系膜细胞、足细胞、内皮细胞和小管上皮细胞上,而在LN中Fn14表达上调。TWEAK/Fn14相互结合诱导包括RANTES、MCP-1、IP-10、VCAM-1等多种炎症介质,它们与LN的发病机制高度相关。阻断TWEAK/Fn14结合可以改善小鼠LN的进展。现在已有抗TWEAK的抗体药物用于临床2期试验。

### 【病理变化】

**1. 大体特征** 与LN的病变类型有关,具有大量蛋白尿或肾病综合征的临床症状,类似轻微病变或者膜性肾病者,呈大白肾样表现;而以增生性病变为主者,呈蚤咬肾样表现;而晚期硬化性LN者,可呈颗粒性固缩肾样表现。

**2. 镜下特征**

(1) 组织学特征:狼疮性肾炎病变复杂,不同病变免疫复合物沉积的部位不同,因此狼疮性肾炎从轻微病变、系膜增生、膜性、毛细血管内增生到节段/球性硬化,各型病变均可发生,甚至交叉出现,因此狼疮性肾炎具有多样性及不典型性的特点。肾小球、肾小管、肾间质和血管可单独或同时受累。另外狼疮性肾炎具有一些较特殊的形态,如①内皮下大量沉积物,可形成"白金耳"样改变;②易见微血栓;③易见纤维素样坏死;④苏木素小体。WHO 基于光镜、免疫荧光和电镜检查对狼疮性肾炎进行了分类,具体参见表 2-2-1、表 2-2-2。

表 2-2-1　狼疮性肾炎的病理分型

| 病理分型 | 病理特征 |
| --- | --- |
| Ⅰ型 | 轻微病变性 LN<br>光镜下可见肾小球正常,但免疫荧光和/或电镜检查显示免疫复合物存在 |
| Ⅱ型 | 系膜增生性 LN<br>单纯系膜细胞轻度增生或伴系膜基质增生<br>光镜下可见系膜区增宽,系膜区免疫复合物沉积;免疫荧光和电镜检查可见有少量上皮下或内皮下免疫复合物沉积 |
| Ⅲ型 | 局灶性 LN<br>活动性或非活动性病变,呈局灶性、节段性或球性肾小球内增生病变,或新月体形成,但受累肾小球少于全部的50%,可见局灶性的内皮下免疫复合物沉积,伴或不伴系膜增生 |
| Ⅲ(A) | 活动性病变:局灶性增生性 LN* |
| Ⅲ(A/C) | 活动性和慢性病变:局灶性增生和硬化性 LN |
| Ⅲ(C) | 慢性非活动性病变伴有肾小球硬化:局灶性硬化性 LN** |
| Ⅳ型 | 弥漫性 LN<br>活动性或非活动性病变,呈弥漫性、节段性或球性肾小球内增生病变,或新月体形成,受累肾小球超过全部的50%,可见弥漫性内皮下免疫复合物沉积,伴或不伴系膜增生。又分为两种亚型:Ⅳ-S LN(弥漫节段性病变)和Ⅳ-G LN(弥漫球性病变) |
| Ⅳ-S(A) | 活动性病变:弥漫性节段性增生性 LN* |
| Ⅳ-G(A) | 活动性病变:弥漫性球性增生性 LN* |
| Ⅳ-S(A/C) | 活动性和慢性病变:弥漫性节段性增生性和硬化性 LN* |
| Ⅳ-G(A/C) | 活动性和慢性病变:弥漫性球性增生性和硬化性 LN* |
| Ⅳ-S(C) | 慢性非活动性病变伴肾小球硬化:弥漫性节段性硬化性 LN** |
| Ⅳ-G(C) | 慢性非活动性病变伴肾小球硬化:弥漫性球性硬化性 LN |
| Ⅴ型 | 膜性 LN<br>肾小球基底膜弥漫增厚,可见球性或节段性上皮下免疫复合物沉积,伴或不伴系膜增生。Ⅴ型 LN 可合并其他类型病变,则应做出复合型诊断,如Ⅲ+Ⅴ型,Ⅳ+Ⅴ型等 |
| Ⅵ型 | 严重硬化性<br>超过90%的肾小球呈球性硬化,不再有活动性病变 |

*应注明活动性和硬化性病变的肾小球比例。
**应注明肾小管萎缩、肾间质细胞浸润和纤维化、肾血管硬化和其他血管病变的严重程度(轻度、中度和重度)和比例。

表 2-2-2　狼疮性肾炎活动性和慢性病变的半定量诊断

| 部位 | 活动性指数(AI) | | 慢性指数(CI) | |
| --- | --- | --- | --- | --- |
| 肾小球 | 严重的细胞增生 | 0~3 | 单纯的基底膜增厚 | |
| | 毛细血管纤维素样坏死 | (0~3)×2 | 硬化 | 0~3 |
| | 中性粒细胞浸润 | 0~3 | 球囊粘连 | 0~3 |
| | 核固缩和核碎裂 | 0~3 | 纤维性新月体 | 0~3 |

| 部位 | 活动性指数（AI） | | 慢性指数（CI） | |
| --- | --- | --- | --- | --- |
| | 苏木素小体形成 | 0~3 | | |
| | 白金耳样病变 | 0~3 | | |
| | 微血栓形成 | 0~3 | | |
| | 细胞性及细胞纤维性新月体 | (0~3)×2 | | |
| 肾小管 | 上皮细胞严重变性、坏死 | 0~3 | 萎缩 | 0~3 |
| 肾间质 | 淋巴细胞、单核细胞浸润 | 0~3 | 纤维化 | 0~3 |
| 肾血管 | 纤维素样坏死 | (0~3)×2 | 硬化 | 0~3 |

（1）Ⅰ型轻微病变性 LN：光镜下可见肾小球正常，但免疫荧光和/或电镜检查显示免疫复合物存在。

（2）Ⅱ型系膜增生性 LN：光镜下可见单纯系膜细胞轻度增生或伴有系膜基质增生，系膜区免疫复合物沉积；免疫荧光和电镜检查可见有少量上皮下或内皮下免疫复合物沉积。

（3）Ⅲ型局灶性 LN：活动性（A）（图 2-2-1A）或非活动性（C）病变，受累肾小球少于全部的 50%，肾小球呈局灶性、节段性或球性毛细血管内增生性病变，或新月体形成，可见局灶性内皮下免疫复合物沉积，伴或不伴系膜增生。

（4）Ⅳ型弥漫性 LN：活动性（A）或非活动性（C）病变，受累肾小球超过全部的 50%，肾小球呈弥漫性、节段性或球性毛细血管内增生性病变，或新月体（图 2-2-1B）形成，可见弥漫性内皮下免疫复合物沉积，伴或不伴系膜增生。又分为两种亚型：Ⅳ-S LN，即超过 50% 的肾小球节段性病变；Ⅳ-G LN，即超过 50% 的肾小球球性病变；轻度或无细胞增生性的 LN，出现弥漫性白金耳样病变。

（5）Ⅴ型膜性 LN：（图 2-2-1C~E）肾小球基底膜弥漫增厚，可见球性或节段性上皮下免疫复合物沉积，伴或不伴系膜增生。Ⅴ型膜性 LN 可合并Ⅲ型或Ⅳ型病变，则应做出复合型诊断。例如Ⅲ+Ⅴ型（图 2-2-1F~H），Ⅳ+Ⅴ型（图 2-2-1I~K）等，并可进展为Ⅵ型硬化性 LN。

（6）Ⅵ型严重硬化性 LN：超过 90% 的肾小球呈现球性硬化，没有活动性病变。

肾小管和肾间质病变：由于免疫复合物不只沉积于肾小球，也可沉积于肾小管基底膜，而且细胞免疫也参与发病，肾小管上皮细胞呈现轻重不等地变性乃至坏死，灶状、多灶状、大片状乃至弥漫性刷状缘脱落和萎缩均可出现，有时免疫复合物沉积于肾小管基底膜，是肾小管损伤的直接原因。肾间质病变与肾小管和肾小球损伤有相应关系，可表现为水肿、炎症细胞浸润和纤维化，以 CD4 和 CD8 淋巴细胞浸润为主，而且两者的比例关系与病变的活动性有关。

（2）免疫荧光：IgG、IgA、IgM、C3、C1q 和纤维蛋白均可高强度沉积于系膜区和毛细血管壁（图 2-2-2），称为"满堂亮"现象。此外，免疫复合物也可以沉积于肾小管基底膜和小动脉壁。

**3. 超微结构特征** 各型狼疮性肾炎的肾小球内均可见多少不等的电子致密物沉积。轻型狼疮性肾炎（Ⅰ型

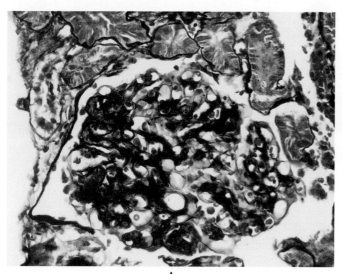

A

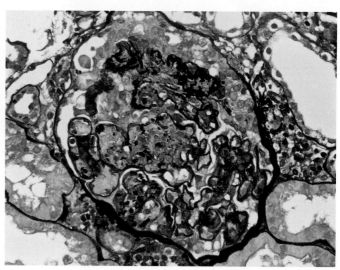

B

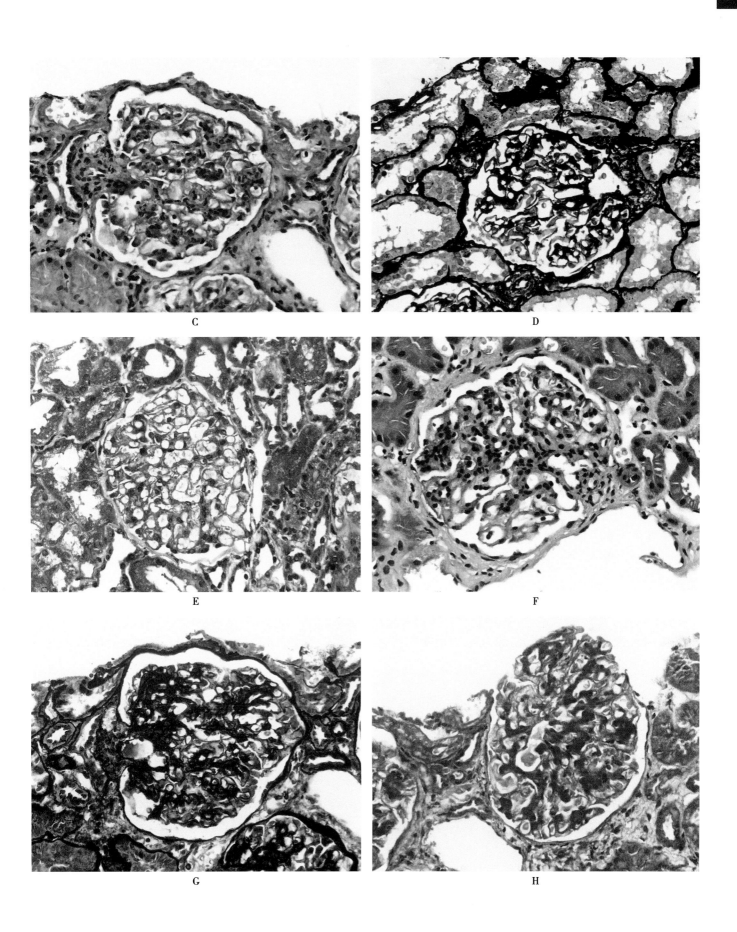

C

D

E

F

G

H

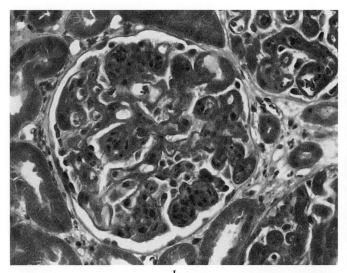

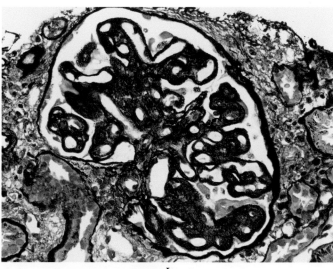

I　　　　　　　　　　　　　　　　　　　J

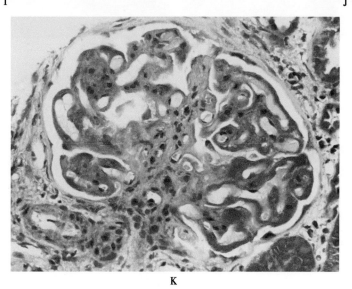

K

图 2-2-1　LN

A. PASM×40 Ⅲ型 LN,活动性病变,显示系膜细胞及内皮细胞节段性增生;B. PASM×40 Ⅳ-G(A)型 LN,毛细血管内球性增生性病变及新月体形成;C. HE×40 Ⅴ型 LN,肾小球基底膜弥漫增厚;D. PASM×40 Ⅴ型 LN,肾小球基底膜弥漫增厚;E. Masson×40 Ⅴ型 LN,肾小球基底膜弥漫增厚,上皮下嗜复红蛋白沉积;F. HE×40 Ⅲ+Ⅴ型 LN;G. PASM×40 Ⅲ+Ⅴ型 LN;H. Masson×40 Ⅲ+Ⅴ型 LN;I. HE×40 Ⅳ+Ⅴ型 LN;J. PASM×40 Ⅳ+Ⅴ型 LN,肾小球基底膜弥漫增厚伴钉突形成,可见上皮及内皮下免疫复合物沉积,伴白金耳形成;K. Masson×40 Ⅳ+Ⅴ型 LN,肾小球基底膜弥漫增厚伴钉突形成,可见上皮及内皮下免疫复合物沉积,伴白金耳形成

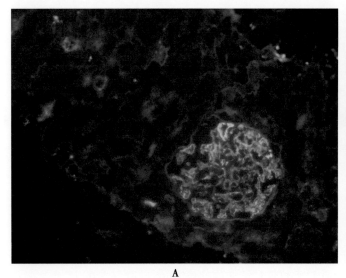

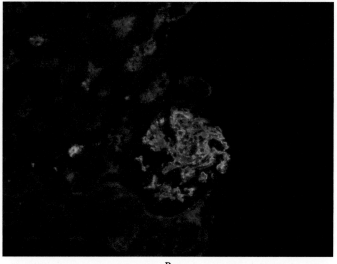

A　　　　　　　　　　　　　　　　　　　B

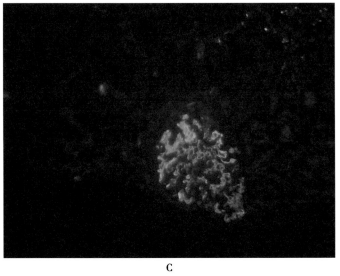

C

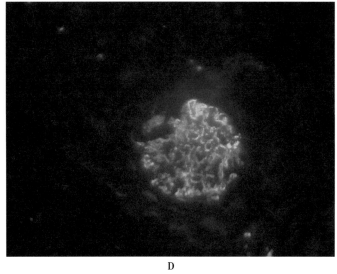

D

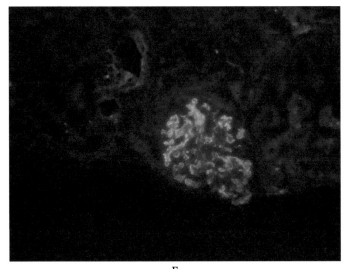

E

图 2-2-2　LN

A. IF×20 Ⅳ-(G)A 型 LN,IgG 沉积于内皮下;B. IF×20
Ⅳ-(G)A 型 LN,IgA 沉积于内皮下;C. IF×20 Ⅳ-(G)A
型 LN,IgM 沉积于内皮下;D. IF×20 Ⅳ-(G)A 型 LN,C3
沉积于内皮下;E. IF×20 Ⅳ-(G)A 型 LN,C1q 沉积于内
皮下

和Ⅱ型)的电子致密物以系膜区沉积为主。而Ⅱ型、Ⅲ型
则可见大块高密度电子致密物在系膜区、上皮下、基底膜
内和内皮下多部位沉积,甚至在肾小球以外的部位也有
沉积,说明活动的狼疮性肾炎患者体内有大量体积不同、
理化性质不一的免疫复合物存在。Ⅴ型 LN 以上皮下和
系膜区电子致密物沉积为主,合并Ⅲ型和Ⅳ型时,沉积部
位更复杂。Ⅵ型属于晚期硬化性病变,电子致密物的多
寡和部位均不定,甚至不能发现电子致密物。各型狼疮
性肾炎的吸收好转期,可发现电子致密物吸收后的电子
透明区。肾小管基底膜、小血管基底膜、肾间质也常见电
子致密物沉积。

此外,电镜下特殊结构的出现,对狼疮性肾炎的诊断
也有一定价值:①苏木素小体,细胞器完好,细胞核染色
质浓缩和边集,核膜完整,与凋亡细胞相似。②指纹状结
构,为含有磷脂成分的结晶产物(图 2-2-3)。③管泡状小
体,为一种直径 20nm 的中空微管状结构,常见于内皮胞
质内,也见于肾间质的小血管内皮细胞内,偶见于系膜细
胞和上皮细胞内,属于一种变性的糖蛋白,可能为细胞内

质网对病毒性感染的一种反应,而不是真正的病毒(如黏
病毒等)。④病毒样颗粒,是狼疮性肾炎常见的现象。
⑤肾小球毛细血管内皮下条带状高密度电子致密物沉
积,相当于白金耳。

【鉴别诊断】

1. 原发性肾小球肾炎　LN 肾炎应结合临床表现及
血清免疫学检测指标方能确诊。若病理表现符合 LN 而
临床指征不足,则需提示临床"可能为 LN",应追踪随访。

2. 乙肝病毒相关性肾炎　有时 LN 也可合并乙型肝
炎病毒抗原沉积,可能乙肝病毒感染是 LN 的原因,也可
能是合并感染,甚至可能是非特异荧光着色,所以当 LN
伴有乙肝病毒抗原出现时,应先将抗核抗体洗脱,再进行
乙肝病毒的检测。

3. 过敏性紫癜性肾炎　是一种系统性血管炎,临床
有皮肤紫癜表现,镜下可表现为轻微病变型、系膜增生
型、新月体型、毛细血管内增生型及膜增生型,免疫荧光
表现为以 IgA 和 C3 为主的免疫复合物沉积于系膜区。
LN 肾炎特征性的血清免疫学指标阳性。

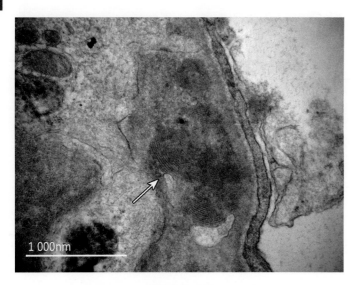

图 2-2-3　LN
EM 指纹状结构为含有磷脂成分的结晶产物

# 第二节　IgA 肾病

**【定义】**

IgA 肾病(IgA nephropathy, IgAN)指自体肾活检组织免疫荧光/免疫酶标染色肾小球存在以 IgA 或以 IgA 沉积为主的肾小球疾病,应除外狼疮性肾炎(LN)等继发性 IgAN。肾小球 IgA 染色阳性,其分布包括肾小球系膜区,伴或不伴毛细血管袢沉积。应除外单纯沿肾小球基膜(GBM)的弥漫、球性、颗粒状阳性的病例及线性 GBM 染色阳性者。除 IgA 沉积外,可伴 IgG、IgM 和 C3 沉积,但其荧光强度不应超过 IgA,此外硬化区也可见 IgM 及 C3 阳性,若 C1q 染色阳性时,应除外 LN。

**【临床特征】**

**1. 流行病学**

(1) 发病率:不同的地区,发病率也不同。东亚人群的发病率占各类肾病的 40%,中非仅 5%。但在美国东南部的一些地区,非裔美国人却与白种人有着相似的发病率。这可能与当地肾活检技术、各自对肾活检诊断标准的把握以及遗传因素有关。

(2) 发病年龄:以青壮年为主,16~35 岁最常见。

(3) 性别:在白种人中,男性多于女性(2~3:1)。但在东亚地区,男女相当。

**2. 症状**　常见于无痛性血尿合并黏膜感染,特别上呼吸道和消化系统感染,可出现各种肾小球肾炎的临床综合征。

**3. 实验室检查**　常见为持续性镜下血尿伴蛋白尿。

**4. 治疗**　迄今为止,尚无一种有效的治疗方法能改变 IgA 在系膜区沉积,临床医师只能根据发病机制在本病的进展过程中通过改变免疫反应及炎症状态来减少肾

小球硬化的发生或进展。包括采用血管紧张素转化酶抑制剂(ACEI)及血管紧张素受体抑制剂(ARB)控制蛋白尿和血压。扁桃体切除术与糖皮质激素脉冲疗法合用,可以保护肾功能、改善蛋白尿血尿,但对肾小球滤过率的改善作用有限。

**5. 预后**　一般认为组织学慢性化病变(肾小管萎缩、间质纤维化和肾小球硬化)是预测患者进入终点事件(透析/肾衰)时间的最可靠指标。肾小管萎缩、间质纤维化等组织学病变反映疾病进展到晚期阶段,出现这些改变的患者将在较短的时间内进展到终末期肾病(ESRD)。反之,组织学活动性的肾小球病变(系膜、毛细血管内或毛细血管外增生性病变或坏死性病变),则为判断肾功能丧失的速度和对免疫抑制剂治疗反应最有价值的病理学指标。

**【发病机制】**

IgA 肾病作为自身免疫性疾病,是一种"多重打击"的发病过程。患者血浆中半乳糖缺陷型 IgA1(Gd-IgA1)水平升高(打击 1),并与体循环中自身抗体(打击 2)结合,形成致病性的免疫复合物(打击 3),沉积于肾小球的系膜区,引发肾损伤(打击 4)。特别是血浆中 Gd-IgA1 抗原及抗 Gd-IgA1 的 IgG、IgA 自身抗体的水平,与疾病的损害程度和预测疾病的进展有关。缺少打击 1 或打击 2,就无法形成致病性的免疫复合物(打击 3)(图 2-2-4),所以含有 Gd-IgA1 免疫复合物是重要的自身抗原。

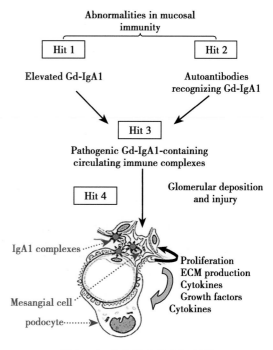

图 2-2-4　IgA 肾病发病机制图
[引自文献 Novak J, Rizk D, Takahashi K, et al. New Insights into the Pathogenesis of IgA Nephropathy. Kidney Dis(Basel), 2015, 1 (1):8-18.]

**【病理变化】**

**1. 大体特征** IgA 肾病的大体表现基于其相对应的组织病理学特征,可表现为无明显异常、蚤咬肾、大白肾乃至颗粒性固缩肾。

**2. 镜下特征**

(1)组织学特征:IgA 肾病的基本病理类型为系膜增生,但其病变具有多样性,包括轻度系膜增生型、局灶增生型、局灶增生硬化型、弥漫性毛细血管内增生型、膜增生型、新月体型等。IgA 肾病有多种病理分型或分类方法,包括 Lee 氏分类法、Haas 分类法、WHO 组织学分类法及 2009 年推出的牛津分类法等。牛津分类推荐的 IgA 肾病组织学积分系统较为繁琐,但其积分方法在临床试验及科研工作中还是有价值的,同时该积分系统也适用于其他类型肾小球疾病的评价。这里详细介绍 IgA 肾病 2009 牛津分类法(表 2-2-3)。

表 2-2-3 IgA 肾病 2009 牛津分类

| 栏目 A | | | | ISN/RPS IgA 肾病工作组评分表 | | |
|---|---|---|---|---|---|---|
| 系膜细胞增生(分值) | 合计 | 系膜积分 | | | | |
| 无增生(0) | | | | 病例编号: | | |
| 轻度增生:4~5 个细胞(1) | | | | 评分者: | | |
| 中度增生:6~7 个细胞(2) | | | | 日期: | | |
| 重度增生:≥8 个细胞(3) | | | | | 合计 | |
| 可积分的肾小球总数 | A | B | | 平均系膜积分(B/A) | | |
| 无法积分的肾小球总数 | | | | 无法确定系膜细胞数: | | 总数 |
| **总肾小球数** | | | | 球性硬化/晚期节段硬化 | | |
| | 栏目 B | | | 球性毛细血管内增生 | | |
| **正常小球** | | | | 肾小球毛细血管丛皱缩(缺血/塌陷) | | |
| **节段硬化** | | | | 系膜区不完整 | | |
| **粘连** | | | | 仅见新月体(B 栏) | | |
| **缺血/塌陷** | | | | | | 列 C |
| **毛细血管内增生** | | | | 系膜基质增生与细胞增生不成比例 | | |
| 节段 | | | | 小管萎缩(%)积分:0,1%~5%,5%,>5%~10% | | |
| 球性 | | | | 间质纤维化(%)积分:积分同肾小管萎缩 | | |
| GMB 双轨征 | | | | 间质炎症(%)积分:积分同肾小管萎缩 | | |
| 坏死 | | | | 仅检查瘢痕区 | | |
| **毛细血管外增生-细胞性** | | | | 有瘢痕和无瘢痕 | | |
| 小灶性(<10%) | | | 动脉硬化 小叶间动脉 | 无动脉 | | |
| 新月体(10%~25%) | | | | 无内膜增厚 | | |
| 新月体(26%~50%) | | | | 内膜增厚<中膜厚度 | | |
| 新月体(>50%) | | | | 内膜增厚>中膜厚度 | | |
| **毛细血管外增生-纤维细胞性** | | | 弓形动脉或更大的动脉 | 无动脉 | | |
| 小灶性(<10%) | | | | 无内膜增厚 | | |
| 新月体(10%~25%) | | | | 内膜增厚<中膜厚度 | | |
| 新月体(26%~50%) | | | | 内膜增厚>中膜厚度 | | |
| 新月体(>50%) | | | 小动脉透明变性 | 无病变 | | |
| **毛细血管外增生-纤维性** | | | | 1%~25%小动脉受累 | | |
| 新月体(10%~25%) | | | | 26%~50%小动脉受累 | | |
| 新月体(26%~50%) | | | | >50%小动脉受累 | | |
| 新月体(>50%) | | | 其他病变 | | | |

引自文献:余英豪,郑智勇.IgA 肾病分类的国际共识:2009 牛津分类法介绍.临床与实验病理学杂志,2011,27(3):227-229.

1）肾小球病变的定义：①弥漫，病变累及≥50%的肾小球；②局灶，病变累及<50%的肾小球；③球性，肾小球毛细血管袢受累>50%（见下述节段和球性硬化的定义）；④节段，肾小球毛细血管袢受累<50%（即至少一半肾小球毛细血管丛开放）（见下述节段或球性硬化的定义）；⑤毛细血管内细胞增生（图2-2-5A），肾小球毛细血管腔内细胞数增加，致使腔狭窄；⑥核碎裂，存在细胞凋亡、核固缩和核碎片；⑦坏死，GBM断裂、纤维素渗出、核碎裂，上述3种病变至少存在2种（2008年修订：坏死性病变不应仅在PAS染色切片积分，HE、Masson和MSB染色的切片较易鉴别纤维素，PASM染色则较易观察GBM断裂。最轻的坏死性病变定义为毛细血管外纤维素渗出）；⑧GBM双轨征，GBM呈双轨征样改变，伴或不伴毛细血管内增生；⑨肾小球系膜基质增加（图2-2-5B），至少2个肾小球可见系膜区增宽，其宽度>2个系膜细胞核的宽度；⑩硬化，由于细胞外基质增加，致使毛细血管腔闭塞，伴或不伴透明变性或泡沫细胞；⑪粘连（图2-2-5C），肾小球毛细血管丛与包曼囊壁粘连或节段硬化区与包曼囊壁粘连；⑫节段硬化（图2-2-5D），硬化性病变累及节段肾小球毛细血管丛；⑬球性硬化，硬化性病变累及整个肾小球毛细血管丛；⑭塌陷/缺血性肾小球，肾小球毛细血管丛塌陷，伴或不伴包曼囊壁增厚和包曼囊纤维化。

2）毛细血管外病变：①细胞性新月体，毛细血管外增生的细胞>2层且50%以上的成分由细胞构成；②纤维细胞性新月体（图2-2-5E），由纤维和细胞外基质组成的毛细血管外病变（细胞数<50%，基质<90%）；③纤维性新月体，主要由基质组成（基质≥90%）并占包曼囊周长的10%以上。应除外缺血、废弃的肾小球。

新月体定义为毛细血管外病变累及>10%的包曼囊周长。新月体按累及肾小球周长的百分比进一步分为<10%，10%~25%，26%~50%和>50%。

3）系膜细胞增生性病变：①正常，系膜细胞<4个/系膜区；②轻度增生，系膜细胞4~5个/系膜区；③中度增生，系膜细胞6~7个/系膜区；④重度增生，系膜细胞≥8

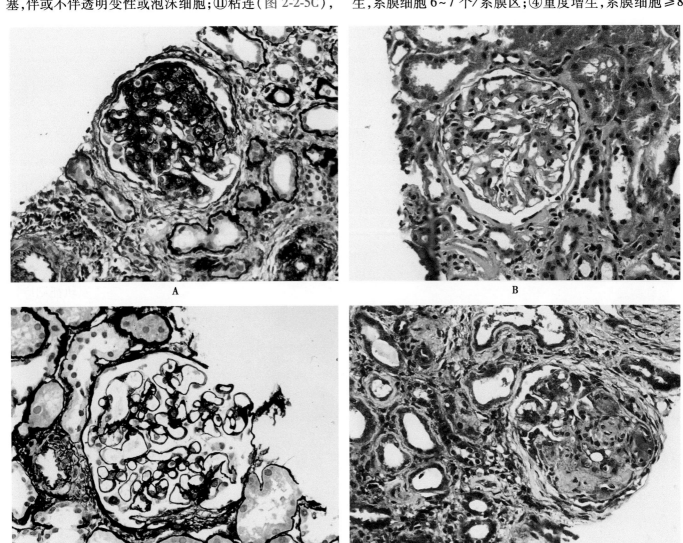

A

B

C

D

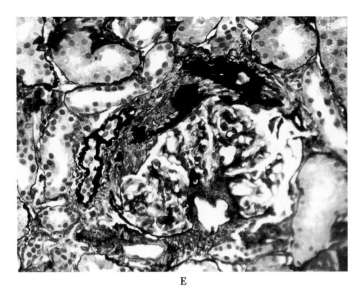

E

图 2-2-5　IgA 肾病

A. PASM×40 毛细血管内细胞增生；B. HE×40 系膜细胞轻度增生；C. HE
×40 肾小球粘连；D. Masson×40 肾小球节段硬化；E. PASM×40 纤维细胞
性新月体

个/系膜区。

注意：每个肾小球都应该对细胞增生最严重的系膜区进行积分。邻近血管极的系膜区不应积分。如系膜区增生的细胞间隔有系膜基质则应计数成簇的系膜细胞，而不是整个系膜区的系膜细胞。系膜细胞核应位于系膜基质中，不计算突向祥腔的细胞核。

4）肾小管间质病变：①肾小管萎缩，肾小管基膜不规则增厚，管径减小；②间质纤维化，皮质区肾小管间细胞外基质增加；③间质炎细胞浸润，皮质间质炎细胞增多，应注意炎细胞是否限于间质纤维化区域；④其他肾小管病变，管腔有大量红细胞存在，定义为肾小管被红细胞完全充填，伴或不伴管型；≥20%的肾小管见红细胞充填则应作为病变加以描述；⑤急性肾小管损伤，近端肾小管上皮细胞扁平，并无肾小管基膜增厚。

肾小管萎缩、间质纤维化、间质炎细胞浸润按皮质区受累的百分数积分，在1%~5%之内按5%计数，然后依次计为10%、20%等。

5）血管病变：①动脉病变，对最严重的动脉病变积分，小叶间动脉和较大的动脉要分别积分，小叶间动脉在皮质区，弓状动脉在皮髓交界处；②内膜增厚的积分，以同一节段的血管中膜厚度为参照，判断内膜增厚的程度并积分。内膜积分：内膜厚度正常、大于或小于中膜厚度；③小动脉透明变，受累小动脉的比例积分为0，1%~25%，26%~50%，>50%。

6）光镜积分指南

使用规定的 PAS 染色切片：每一个肾小球都要在 A 栏中选择一项。如果选择"不能确定系膜细胞"这栏时，则应选择不能进行系膜细胞积分的理由。对肾小球进行积分的先决条件是至少存在 3 处可积分的肾小球系膜区。球性硬化不仅指固缩和荒废的肾小球，还包括可积分的肾小球系膜区<3 处时的重度节段硬化。很难对毛细血管内细胞增生的节段进行系膜积分。因此，球性毛细血管内细胞增生的肾小球可被划分为"不能确定系膜细胞增生"这栏（注意 B 栏的中毛细血管内病变）。

使用规定的 PAS 染色切片：对每个肾小球都要在 B 栏中选择0、1 或更多的合适项目。应对硬化性病变和毛细血管内细胞增生导致的毛细血管闭锁的节段性病变同时积分。毛细血管内细胞增生的定义为毛细血管腔见细胞而非基质。因此，若存在节段硬化性病变时，仅在开放的毛细血管祥中进行毛细血管内细胞增生的积分。GBM 双轨征：开放的肾小球毛细血管祥见 GBM 双轨征则应积分，不要对硬化的节段进行评分。

其他染色切片：所有肾活检标本均应观察其他染色，并在 C 栏中填写。如果系膜基质过度增多，则仅评估非节段硬化区的肾小球系膜区，即肾小球毛细血管祥开放的系膜区。在 C 栏中对小动脉透明变性进行积分，该项可仅使用 PAS 染色切片。

在"其他"栏中：记录观察到的所有异常病变。例如，其他染色切片中见到的肾小球病变（系膜溶解、大量红细胞管型、急性肾小管坏死和恶性血管病变）。切片厚度2~3μm。

肾小球总数=全部可积分的肾小球数+不确定系膜细胞的肾小球总数。将 A 栏的数值分别乘以0、1、2 和 3，相加后除以全部可积分肾小球数，从而得到平均系膜的积分。

与其他日常病理报告不同,肾穿刺活检病理报告为描述性报告。IgA肾病肾穿刺活检病理报告应包括详细的光镜、免疫荧光及电镜的特点描述。特别强调光镜诊断中应包含4项主要病理指标,即系膜增生、节段肾小球硬化、毛细血管内增生和肾小管萎缩/间质纤维化。具体表达如下:①系膜增生,按肾小球系膜平均积分,≤50%(M0),>50%肾小球出现系膜细胞增生(M1);②节段性肾小球硬化(或粘连),无(S0),有(S1);③毛细血管内增生,无(E0),有(E1);④肾小管萎缩/间质纤维化,≤25%(T0),26%~50%(T1),>50%(T2)。此外,报告中应包括肾小球总数、毛细血管内增生、毛细血管外增生、球性硬化、节段硬化的肾小球数。

虽然目前认为牛津分类的重复性较好,与临床表现和预后相关性强,但在国内肾脏病理界并未得到统一应用,仍有不少单位采用Haas分类(表2-2-4)和Lee氏分类(表2-2-5)等。

表2-2-4　IgA肾病的肾小球病变的病理学分级(Haas,1997)

| 分级 | 肾小球病变 |
| --- | --- |
| I | 轻微病变型(图2-2-6A)<br>仅有轻度系膜细胞增加,无节段硬化及新月体 |
| II | 局灶节段性肾小球硬化样型(图2-2-6B)<br>与原发性FSGS相似,无新月体 |
| III | 局灶增生型(图2-2-6C)<br>不足50%的肾小球出现细胞增生,增生的细胞可以只限于系膜细胞,也可伴有内皮细胞增生,主要以节段性分布为主,可以有少数新月体 |
| IV | 弥漫增生型(图2-2-6D)<br>超过50%的肾小球出现细胞增生,增生的细胞常为系膜细胞中度以上的增生,也可伴有内皮细胞增生,多数弥漫性增生,部分节段性增生,可见新月体 |
| V | 进行性慢性肾炎型(图2-2-6E)<br>40%或超过40%的肾小球呈现球性硬化,常见肾皮质总面积的40%肾小管萎缩或消失,从未硬化的肾小球可看出由哪种类型病变演变而来 |

表2-2-5　IgA肾病的病理组织学分级(Lee,1982)

| 分级 | 肾小球病变 | 肾小管和肾间质病变 |
| --- | --- | --- |
| I | 基本正常,偶尔轻度系膜增宽(节段)伴和/或不伴细胞增生 | 基本正常 |
| II | 局灶系膜增生和硬化(<50%),有罕见小的新月体 | 基本正常 |
| III | 弥漫性系膜增生和增宽(偶尔局灶节段),偶见小新月体 | 局灶性肾小管萎缩,肾间质局灶水肿,单核细胞浸润 |
| IV | 重度弥漫性系膜增生和硬化,部分或全部肾小球硬化,可见新月体(<45%) | 肾小管多灶状萎缩,肾间质多灶单核细胞浸润伴纤维化 |
| V | 病变的性质类似IV级,但更严重,肾小球新月体形成>45% | 类似于IV级,但更严重 |

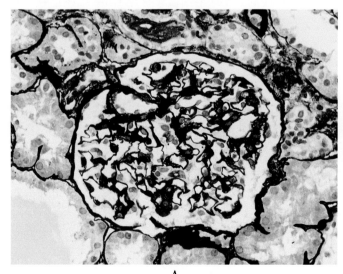

A

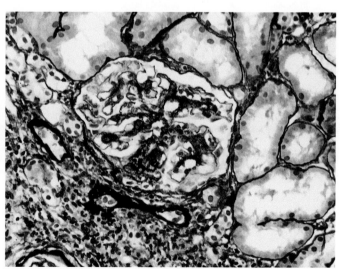

B

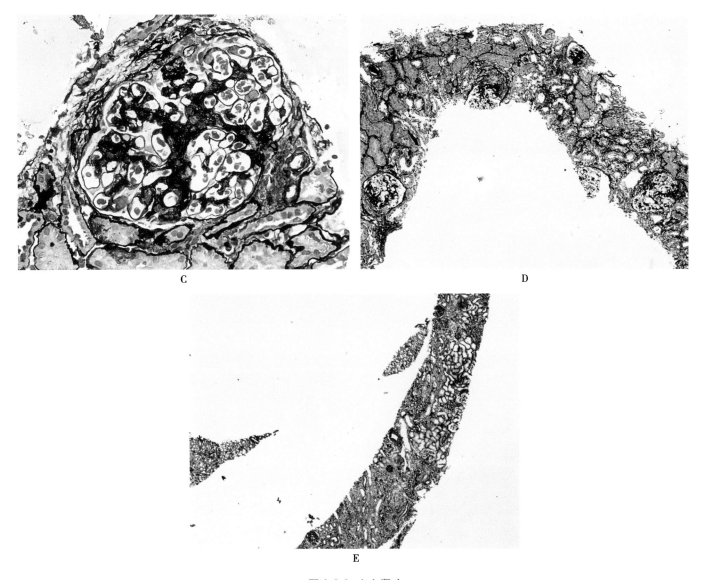

图 2-2-6 IgA 肾病

A. PASM×40 轻微病变型；B. PASM×40 局灶节段性肾小球样硬化样型；C. PASM×40 局灶增生型；
D. PASM×10 弥漫增生型；E. PASM×4 进行性慢性肾炎型

（2）免疫荧光：IgA 肾病是以 IgA 为主的免疫复合物于系膜区团块状或伴毛细血管壁粗颗粒状高强度沉积。IgA 可以单纯性沉积，也合并补体 C3、IgG 和 IgM 沉积，通常是合并有补体 C3 沉积（图 2-2-7）。

**3. 超微结构特征** 主要病变是系膜区高密度电子致密物沉积，呈丘状突向肾小囊腔内，有时电子致密物可延续到副系膜区和毛细血管内皮下，足细胞足突节段性融合（图 2-2-8）。

**【鉴别诊断】**

原发性 IgA 肾病需要与继发性肾小球 IgA 沉积的肾病相鉴别，临床最常见主要有过敏性紫癜性肾炎、狼疮性肾炎及乙肝病毒相关性非典型膜性肾病。

**1. 过敏性紫癜性肾炎** 紫癜性肾炎无论从光镜、免疫荧光、电镜都与 IgA 肾病极其相似，因此结合临床极其重要。临床肾外症状是诊断紫癜性肾炎的先决条件，包括皮肤紫癜、关节炎及出血性胃肠炎等。

**2. 狼疮性肾炎** 免疫荧光出现"满堂亮"，临床上有系统性红斑狼疮症状，实验室检查自身抗体标志物，主要包括抗双链 DNA 抗体、抗 Sm 抗体、抗核小体抗体（ANA）和抗磷脂抗体（API）滴度增高。

**3. 乙肝病毒相关性非典型膜性肾病** 光镜下主要为毛细血管袢基底膜增厚，伴有系膜增生，免疫荧光 HBsAg、HBcAg 及 HBeAg 部分或全部沉积于毛细血管袢基底膜。

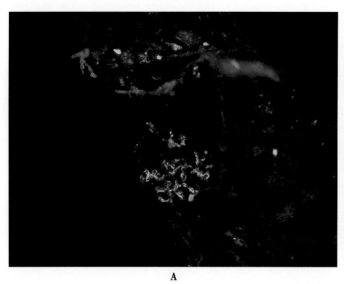
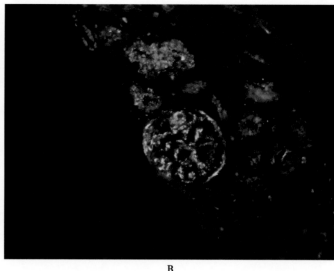

图 2-2-7 IgA 肾病
A. IF×20 IgA 沉积于系膜区；B. IF×20 C3 沉积于系膜区

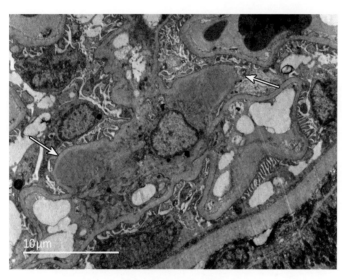

图 2-2-8 IgA 肾病
EM 系膜区高密度电子致密物沉积，呈丘状突向肾小囊腔内，有时电子致密物可延续到副系膜区和毛细血管内皮下

# 第三节 过敏性紫癜性肾炎

## 【定义】

过敏性紫癜性肾炎（nephritis of anaphylactoid purpura）指过敏性紫癜引起的肾损害。过敏性紫癜是以变态反应所致系统性血管炎为基础的临床综合征，包括皮肤紫癜、胃肠炎、关节炎及肾损害等。

## 【临床特征】

1. **流行病学** 发病率 90% 以上紫癜性肾炎发生在儿童或青少年，居儿童继发性肾病首位。成人也可发病，占成人继发性肾脏病第二位。男性多于女性（约 1.8∶1）。

2. **症状** 皮肤紫癜是诊断过敏性紫癜的首要条件。肾脏症状多发生在紫癜出现后 2~3 周。主要为肉眼或镜下血尿及蛋白尿，甚至出现肾病综合征或肾功能损害。

3. **实验室检查** 持续性镜下血尿伴蛋白尿。

4. **治疗** 根据病情轻重及 ISKDS 病理分级选择治疗方案，是紫癜性肾炎治疗的基本原则。

5. **预后** 紫癜性肾炎总体预后良好，儿童患者预后好于成人，肾活检显示有大量新月体、间质纤维化和肾小管萎缩严重者，远期预后差。

## 【发病机制】

过敏性紫癜是一种由循环免疫复合物 IgA 介导的系统性小血管炎，免疫复合物沉积于血管壁，导致血管通透性增高，血液成分逸出，引起皮肤、黏膜、内脏等器官多部位病变。而半乳糖缺陷型 IgA1 是导致过敏性紫癜性肾炎的致病性抗体。Kamei 等认为 IgA 肾病和过敏性紫癜性肾炎是一种疾病的不同表现形式，二者具有共同的发病机制。而在 2012 年血管炎分类的国际共识会议上已将术语"过敏性紫癜"修正为"IgA 血管炎"，并认为过敏性紫癜性肾炎是 IgA 肾病的变异型。

## 【病理变化】

1. **大体特征** 多数表现为蚤咬肾，部分可表现为大白肾，晚期可迁延为颗粒性固缩肾。

2. **镜下特征**

（1）组织学特征：过敏性紫癜性肾炎病理形态改变类似于 IgA 肾病，其病变具有多样性，以系膜增生为主（图 2-2-9A、B），伴有毛细血管内增生（图 2-2-9C、D），新月体形成（图 2-2-9E），此外还可以见到膜增生型（图 2-2-9F）和弥漫增生硬化型（图 2-2-9G）。肾小管不同程度萎

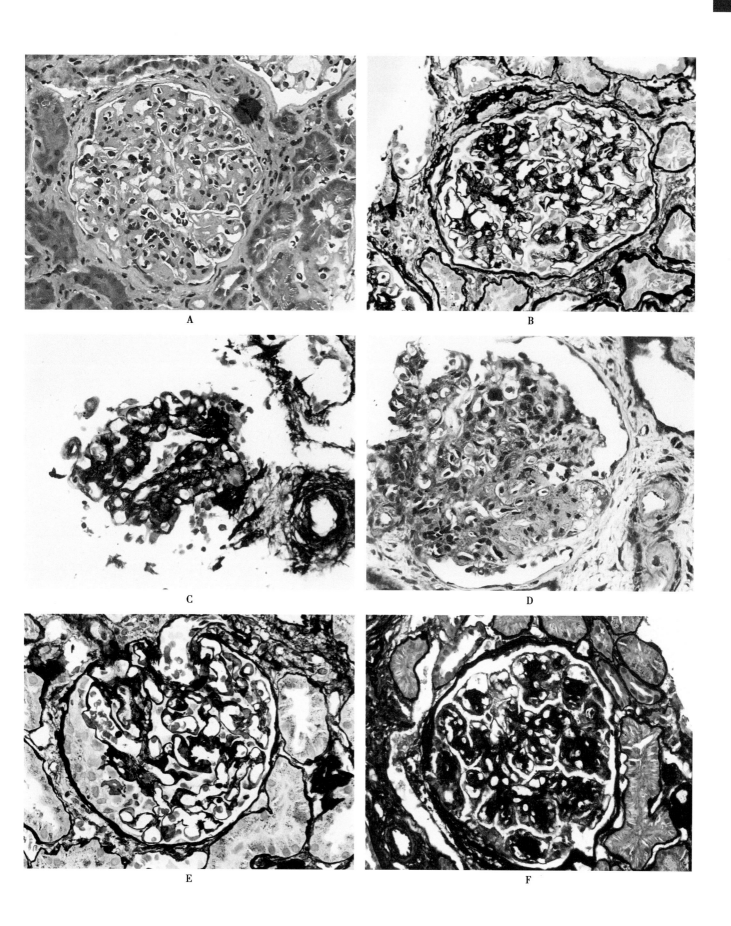

A

B

C

D

E

F

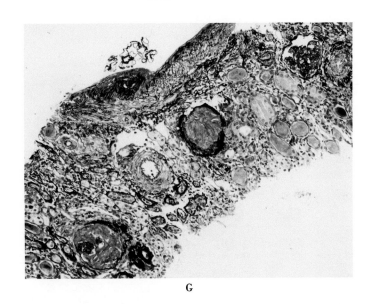

G

图 2-2-9 过敏性紫癜性肾炎

A. HE×40 球性系膜增生；B. PASM×40 节段性系膜增生；C. PASM×40 系膜增生，伴毛细血管内增生；D. Masson×40 系膜增生，伴毛细血管内增生；E. PASM×40 细胞性新月体；F. PASM×40 膜增生型；G. PASM×10 弥漫增生硬化型

缩伴有肾间质纤维化及淋巴、单核细胞浸润。目前紫癜性肾炎的病理诊断分型是以国际儿童肾脏病研究组（ISKDC）的病理分型为依据（表 2-2-6）。

表 2-2-6 过敏性紫癜性肾炎的病理分型（ISKDC）

| | |
|---|---|
| I | 轻微病变型<br>仅有轻度系膜细胞增加，无节段硬化及新月体 |
| II | 系膜增生型<br>　a. 局灶/节段性<br>　b. 弥漫性 |
| III | 局灶坏死、增生或硬化型<br>　a. 局灶性系膜增生的背景下，不足 50% 的肾小球出现节段性病变（硬化、粘连、血栓、坏死）及新月体<br>　b. 弥漫性系膜增生的背景下，不足 50% 的肾小球出现节段性病变（硬化、粘连、血栓、坏死）及新月体 |
| IV | 多数新月体形成型<br>在 IIIa, b 型局灶或弥漫性系膜增生的背景下，50%～75% 的肾小球出现新月体 |
| V | 新月体型<br>在 II 型或 III 型的背景下，75% 以上的肾小球出现新月体 |
| VI | 假性膜增生型<br>系膜细胞和基质以及内皮细胞弥漫中、重度增生，基底膜增厚 |

（2）免疫荧光：与 IgA 肾病相似，以 IgA 高强度团块状沉积于系膜区及副系膜区为主，有时可延伸至毛细血管壁，有时可伴有补体 C3 沉积（图 2-2-10）。

**3. 超微结构特征**　与 IgA 肾病相似，系膜增生，系膜区及副系膜区可见高强度电子致密物沉积。

**【鉴别诊断】**

**IgA 肾病**　紫癜性肾炎无论从光镜、免疫荧光、电镜都与 IgA 肾病极其相似，因此结合临床极为重要，临床肾

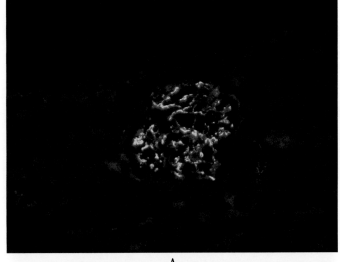

A

B

图 2-2-10 过敏性紫癜性肾炎

A. IF×20 IgA 高强度团块状沉积于系膜区；B. IF×20 C3 团块状沉积于系膜区

外症状是诊断紫癜性肾炎的先决条件,包括皮肤紫癜、关节炎及出血性胃肠炎等。

(陶璇 陈虹)

## 第四节 乙肝病毒相关性肾炎

### 【定义】

乙型病毒性肝炎(hepatitis b virus,HBV),简称乙肝,是由乙型肝炎病毒传染的疾病,HBV 感染人体后,病毒抗原 HBcAg、HBsAg、HBeAg 与体内相应抗体形成免疫复合物沉积在肾组织中,引起肾损伤,称为乙型肝炎病毒相关性肾炎(hepatitis b virus associated nephritis),简称 HBV 相关性肾炎。

### 【临床特征】

**1. 流行病学**

(1) 发病率:我国是 HBV 感染高发地区,感染乙型肝炎病毒患者超过 1.3 亿,占总人口的 10%,少部分患者会出现肾脏损害。

(2) 发病年龄:青少年。

(3) 性别:男女比例为 1:2。

**2. 症状** 临床除了有肝病的各种临床表现外,儿童多表现为无症状大量蛋白尿,可有镜下血尿,成人表现为大量蛋白尿,可伴有血尿、高血压和肾功能减退。病理改变常见膜性肾病和膜增生性肾小球肾炎。

**3. 实验室检查**

(1) 蛋白尿:蛋白尿明显,可伴不同程度镜下血尿和管型尿,表现为肾病综合征者,有大量蛋白尿和低蛋白血症。

(2) 血尿:镜下血尿为主,可有肉眼血尿。

(3) 肾功能检查:肾功能多数正常,部分膜增生性肾小球肾炎者可有肾功能不全。

(4) 血清学检查:几乎全部患者血 HBsAg 阳性,60%~80%病例 HBeAg 阳性。血清 C3、C4 降低,冷球蛋白增多,白蛋白减少,胆固醇轻度增高,谷丙转氨酶及谷草转氨酶可增高,有人认为球蛋白增多是 HBV-GN 的主要特征,血 IgG、IgA 增高,提示病变处于活动期。

**4. 治疗** HBV 相关性肾炎的治疗原则:①降低尿蛋白;②防止再发;③保护肾功能及延缓肾脏病进展。

**5. 预后** 蛋白多及血压高者,预后不好。

### 【发病机制】

乙型肝炎病毒简称乙肝病毒,是一种 DNA 病毒,具有表面抗原、核心抗原和 e 抗原,形成免疫复合物种类的类型较多,因此乙型肝炎病毒相关性肾炎病理改变复杂。乙型肝炎病毒具有三种抗原,可以诱发三种免疫复合物,根据免疫复合物沉积部位不同可以表现出不同类型肾小球肾炎,以上皮下免疫复合物沉积为主易形成膜性肾病,以内皮下或系膜区沉积为主易形成膜增生性肾小球肾炎或系膜增生性肾小球肾炎。一般情况下,三种类型免疫复合物均可形成,所以乙型肝炎病毒相关性肾炎病变复杂。有时患者血液内已无病毒感染标志,但仍可在肾组织中检测出相应的抗原,这说明血液内的肝炎病毒标记物已被清除,但肾组织内仍未清除彻底。

### 【病理变化】

**1. 大体特征** 肾脏体积增大、苍白,呈"大白肾"样变化。

**2. 镜下特征**

(1) 组织学特征:以膜性肾病和膜增生性肾小球肾炎常见,系膜增生性、毛细血管内增生性和局灶性肾小球肾炎也可出现,但比较少见。

1) 膜性乙型肝炎病毒相关性肾炎:肾小球毛细血管襻基底膜不同程度增厚(图 2-2-11A),呈现钉突、双轨及链环状结构(图 2-2-11B),系膜细胞和系膜基质呈不同程度增生。免疫复合物在上皮下、系膜区、内皮下及基底膜内可有不同程度沉积。与典型原发性膜性肾病有一定差异,但有时也可有相似的光镜表现。

2) 膜增生性乙型肝炎病毒相关性肾炎:系膜细胞和系膜基质呈弥漫性中-重度增生,沿内皮细胞下向毛细血管壁插入,而且有时会出现较多的内皮细胞增生(图 2-2-11C、D),简言之就是可以出现原发性膜增生性肾小球肾炎相似病变,但不一定完全相同。

(2) 免疫荧光:病变肾小球呈现 IgG、IgA、IgM、C3、C4、C1q 和 Fibrin 全部"满堂亮"样阳性(图 2-2-12A),而且 IgG 的亚型均可阳性,与典型的原发性膜性肾病不同,在肾组织内显示 HBsAg、HBcAg、HBeAg 的部分或者全部阳性(图 2-2-12B)。

**3. 超微结构特征** 在毛细血管壁不同部位和系膜区出现体积和密度均不相同的电子致密物(图 2-2-13),比典型原发性膜性肾病电子致密物沉积位置、体积和密度复杂。

### 【鉴别诊断】

**1. 狼疮性肾炎** 临床表现和实验室检查方面都有各自特异性指征。乙型肝炎病毒相关性肾炎的诊断依据:①临床血清血检查有乙型肝炎病毒抗原或抗体阳性指征;②肾脏疾病临床表现;③肾组织内有乙型肝炎病毒抗原存在;④肾活检中,光镜、免疫荧光和电镜支持乙型肝炎病毒相关性肾炎的病理表现。狼疮性肾炎诊断指标:①临床有系统性红斑狼疮的指征;②肾脏疾病临床表现;③肾活检中,光镜、免疫荧光和电镜支持狼疮性肾炎的病理表现。有时系统性红斑狼疮的抗体与乙型肝炎病毒有交叉反应,所以当狼疮性肾炎有乙型肝炎病毒的抗原出

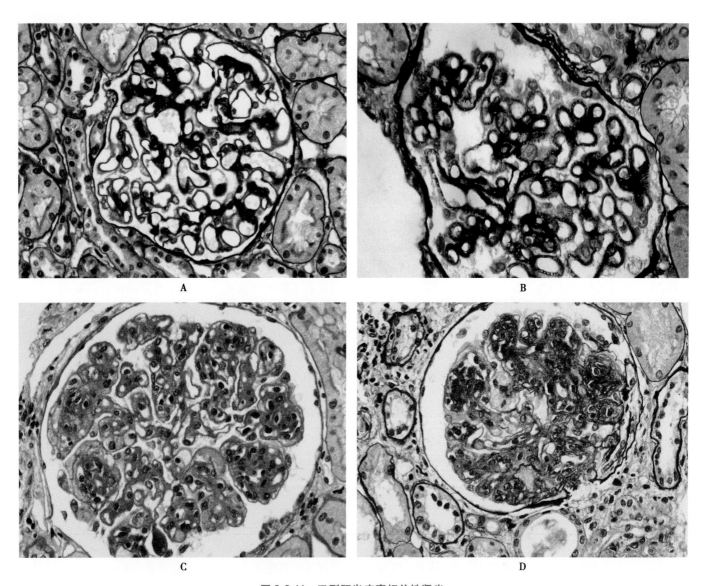

A

B

C

D

**图 2-2-11　乙型肝炎病毒相关性肾炎**

A. PASM×40 膜性乙型肝炎病毒相关性肾炎,肾小球系膜细胞和系膜基质轻度增生,毛细血管袢基底膜增厚,空泡变性;B. PASM×40 膜性乙型肝炎病毒相关性肾炎,肾小球系膜细胞和系膜基质轻度增生,呈现钉突、双轨及链环状结构;C. PAS×40 膜增生性乙型肝炎病毒相关性肾炎,肾小球呈分叶状,系膜细胞和系膜基质弥漫性重度增生,沿内皮细胞下向毛细血管壁插入;D. PASM×40 膜增生性乙型肝炎病毒相关性肾炎,肾小球呈分叶状,系膜细胞和系膜基质弥漫性重度增生,沿内皮细胞下向毛细血管壁插入,基底膜增厚伴内皮细胞增生,基底膜呈双层或多层结构

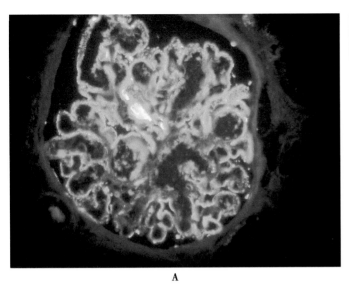
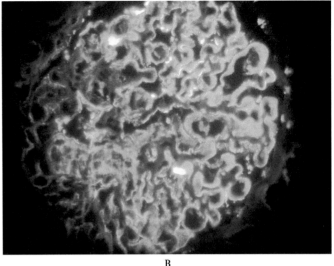

A                                              B

图 2-2-12 乙型肝炎病毒相关性肾炎

A. IF×40 肾小球毛细血管壁、系膜区见 IgG 沉积；B. IF×40 肾小球毛细血管壁、系膜区见 HBsAg 沉积

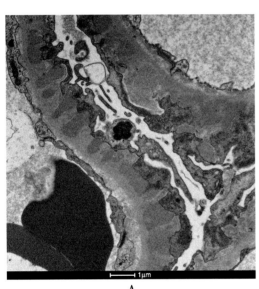
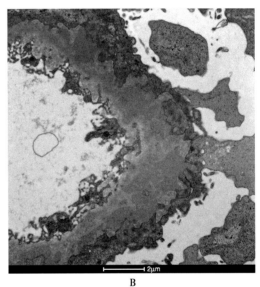

A                                              B

图 2-2-13 乙型肝炎病毒相关性肾炎

A. TEM×8.2K 基底膜增厚，足突融合，上皮下、内皮下可见电子致密物沉积；B. TEM×8.2K 基底膜增厚，足突融合，上皮下、内皮下及基底膜可见电子致密物沉积

现时,应先将抗核抗体洗脱,再进行乙型肝炎病毒的抗原检测。

**2. 其他非典型膜性肾病** 如淀粉样肾小球肾炎、糖尿病以及纤维样肾小球病等,均可变现为肾小球基底膜增厚,但他们的免疫病理学检查和电镜检查均有各自的特点。

## 第五节 抗基底膜肾小球肾炎和 Goodpasture 综合征

【定义】

抗基底膜肾小球肾炎( anti-GBM glomerulonephritis )

是机体针对肾小球基底膜成分产生自身抗体而造成对肾小球和其他组织的损伤。Goodpasture 于 1919 年首次报道,在一次暴发性流感中,一位 18 岁男性患者肾小球损伤合并肺出血,后来证实是由于抗基底膜抗体导致肾小球和肺泡壁的毛细血管基底膜严重损伤,从而出现了肺与肾的联合病变,称之为 Goodpasture 综合征。其中仅有肾损伤而无肺出血者称为抗肾小球基底膜肾炎,而伴有肺出血和急进性肾炎综合征变现者称为肺出血肾炎综合征( Goodpasture 综合征)。

【临床特征】

1. 流行病学

( 1 ) 发病率:Goodpasture 综合征临床上并不常见,占急进型肾小球肾炎病例的 1%~2%。该病一年四季均可见到，但以春季和初夏为多。我国自 1965 年首例报道以来，据不完全统计，已有 100 余例见诸报道。

（2）发病年龄：好发于青壮年和中老年男性。

（3）性别：男性多于女性，男女比约 2~9∶1，此病从儿童到老年均可发病，但 35 和 60 岁左右为两个发病高峰，前一高峰以男性为主，而后一高峰以女性为主。

**2. 症状**　严重咯血、呼吸困难和急进性肾功能衰竭，部分患者肺出血可先于肾脏疾病数周至数月出现，60%~80% 的患者有明显的肺和肾脏的临床表现，20%~40% 的患者仅有肾脏表现，仅有肺部表现的病例少于 10%。

**3. 实验室检查**

（1）蛋白尿：均可出现蛋白尿及蛋白管型，多数为中等量蛋白尿，少数可见大量蛋白尿。

（2）血尿：均可出现血尿，可有肉眼血尿及红细胞管型。

（3）肾功能检查：早期 BUN、Scr、Ccr 正常，但随病情进展而 BUN 和 Scr 进行性增高，Ccr 进行性减少，肾功能严重减退者 GFR<5ml/min。

（4）血清学检查：在病程早期，用间接免疫荧光法和放射免疫法测定血中抗基膜抗体，血清抗 GBM 抗体多呈阳性。间接免疫荧光法的敏感性为 80%，放射免疫法测定的敏感性大于 95%，有条件可通过免疫印迹和 ELISA 方法测定抗 NC1 抗体，可特异性地诊断 Goodpasture 综合征。

**4. 治疗**　治疗的关键在于早期确诊，及时去除诱因和有效的治疗。在血浆置换和免疫抑制剂使用之前，本病的死亡率超过 90%。近年来由于血浆置换和免疫抑制剂的联合使用，5 年生存率已达到 80%。

**5. 预后**　Goodpasture 综合征预后不良，平均存活时间仅 6~11 个月，大多死于肺出血和/或肾功能衰竭。肾移植远期效果如何，有待观察。

【发病机制】

抗 GBM 肾炎是一种原位免疫复合物性肾炎。生理情况下肾小球基底膜 a3（Ⅳ）NCI 区域上的抗原决定簇处于遮蔽位置，机体对自身抗原表现为自身耐受状态，而且天然抗 GBM 抗体在血液中的滴度和亲和力均很低，不足以引起自身免疫反应，但在环境变化或某些因素如感染、吸烟、有毒的有机溶剂等刺激下，Ⅳ 型胶原的结构发生改变，a3（Ⅳ）NC1 区域的抗原决定簇暴露，与抗 GBM 抗体结合形成原位免疫复合物诱发免疫反应。目前认为，体液免疫和细胞免疫共同参与了抗 GBM 肾炎的发病过程。

【病理变化】

**1. 大体特征**　肾充血肿胀，表面可见点状出血，切面皮髓交界不清楚，多灶性出血。肺肿胀实变、肺表面及切面均可见出血，肺泡腔实变，充以血性渗出物。

**2. 镜下特征**

（1）组织学特征：肺组织表现为出血性肺炎。早期，肺泡壁毛细血管扩张出血，肺泡壁变厚，肺间隔水肿，肺泡腔内可见水肿液和出血。后期，除肺泡壁毛细血管扩张充血更明显外，还可见肺泡间隔变厚纤维化及断裂，肺泡腔除有水肿液及出血外，还可见大量含铁血黄素颗粒的巨噬细胞。肾小球则表现为局灶节段性纤维素性坏死及大量新月体形成，常伴有球囊壁断裂，新月体很快从细胞性新月体发展为纤维细胞性或纤维性新月体（图 2-2-14）。肾小管上皮细胞空泡变性、滴状变性。肾小管间质炎细胞浸润。

（2）免疫荧光：IgG 和 C3 沿肾小球毛细血管壁、肺泡壁呈线样沉积。

**3. 超微结构特征**　肺组织内可见肺泡壁断裂、纤维组织增生，肺泡腔内充以红细胞和吞有含铁血黄素的巨噬细胞。肾小球内可见纤维素性坏死及新月体形成，肾小球基底膜断裂，单核细胞浸润，上皮细胞和成纤维细胞增生，无电子致密物沉积。

【鉴别诊断】

Goodpasture 综合征确诊应具备 3 个条件：①肺出血；②肾小球肾炎，新月体形成及 IgG 沿肾小球毛细管壁呈线样沉积；③患者血抗 GBM 抗体阳性。具备上述 3 个条件，确诊不困难。肺出血伴肾小球损伤见于多种疾病，如系统性红斑狼疮、ANCA 相关系统性肾小球肾炎、过敏性紫癜、急性链球菌感染后肾炎等。

**1. 系统性红斑狼疮**　多见于青年女性，出现多脏器损伤，10%~20% 的患者出现肺间质病变。血清抗 GBM 抗体阴性，但抗 DNA 抗体、抗 SM 抗体、抗核抗体阳性，补体下降。

**2. ANCA 相关系统性肾小球肾炎**　除肾小球病变外，肺、皮肤、关节、肌肉、消化道等多系统和多部位出现血管炎。Wegener 肉芽肿时肺部有坏死性肉芽肿形成，可伴有咯血。患者血 cANCA/抗 PR3 抗体阳性，部分患者 pANCA/抗 PR3 抗体阳性。

**3. 过敏性紫癜**　是一种系统性血管炎，以皮肤紫癜为主，可伴有出血性胃肠炎、关节炎和肺损伤。患者血清中含有 IgA 的免疫复合物，沉积于肾小球系膜区和皮肤及内脏的血管壁。

**4. 急性链球菌感染后肾炎**　急性链球菌感染后并发急性肺水肿，咳粉红色泡沫痰，给予对症治疗后肺部阴影会自行消失。肾小球出现毛细血管内增生性病变，免疫复合物多在上皮下沉积，肺基底膜 IgG 线样沉积。

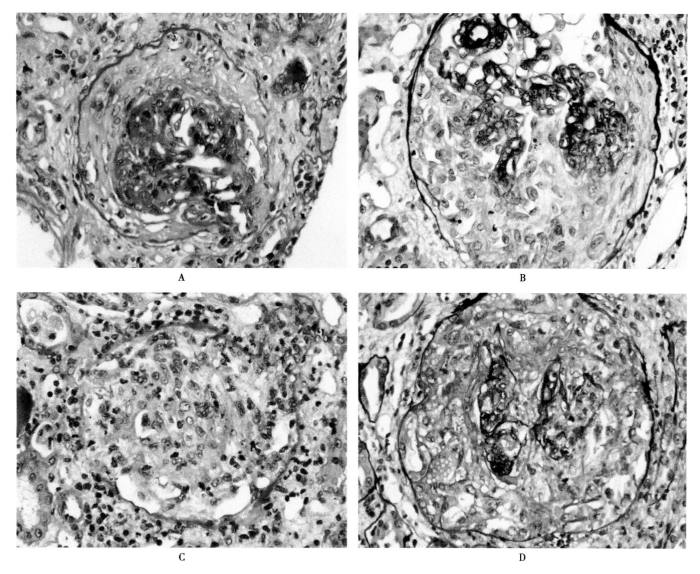

图 2-2-14　Goodpasture 综合征

A. PAS×40 肾小球系膜细胞及基质增生,毛细血管袢狭窄或闭塞,可见细胞纤维性大新月体形成;B. PASM×40 肾小球系膜细胞及基质增生,毛细血管袢狭窄,可见细胞纤维性大新月体及炎细胞浸润;C. PAS×40 肾小球周围及肾小球内炎细胞浸润,球囊壁断裂,毛细血管袢消失,可见盘状体;D. PASM×40 肾小球大部分毛细血管袢消失,毛细血管袢断裂,有红细胞及纤维素渗出,可见环状体及炎细胞浸润

（王艳霞）

# 第三章

# 遗传性肾病

## 第一节 Alport 综合征

### 【定义】

Alport 综合征（Alport syndrome，AS），又称遗传性进行性肾炎（hereditary progressive glomerulonephritis），主要表现为血尿、肾功能进行性减退，并伴有感音神经性耳聋和眼部病变的遗传性肾小球基底膜疾病。

### 【临床特征】

#### 1. 流行病学

（1）发病率：Alport 综合征（家族性出血性肾炎）并非罕见，现已报道约 100 人家系，是导致终末期肾病的原因之一。此病约占肾活检病例的 1%，在欧洲透析与移植病例中此病约为 3%。主要遗传方式是 X 连锁显性、常染色体显性遗传和常染色体隐性遗传，少数为新发突变。

（2）发病年龄：常见于儿童期。

（3）性别：男女均可发病，以男性居多。

#### 2. 症状

Alport 综合征的肾脏损害主要临床表现为血尿、蛋白尿，其中以血尿最常见且是首发症状。通常男性临床表现重于女性，X 连锁遗传的男性患者 100% 表现为镜下血尿，67% 的 Alport 综合征男性患者有发作性肉眼血尿，多数在 10~15 岁前。肉眼血尿可在上呼吸道感染或劳累后出现。X 连锁遗传的女性患者约 90% 表现为镜下血尿，但只有少部分表现为肉眼血尿。随着年龄增长或者血尿持续存在，约 30% 的患者会出现蛋白尿甚至发展到肾病综合征，最终进展为肾功能不全或肾功能衰竭。约 50% 的患者伴有进行性感音神经性耳聋，男性出现的年龄要比女性早，约 70% 患者伴有眼部病变，包括前圆锥形晶状体、眼底黄斑周围点状和斑点状视网膜病变以及视网膜赤道部视网膜病变。

#### 3. 实验室检查

（1）蛋白尿：约 3/4 患儿有蛋白尿，蛋白尿开始轻微，常随病程而加重，24h 尿蛋白量小于 1g。

（2）血尿：最初为无症状性血尿或复发性血尿，之后逐渐转为持续性血尿，上呼吸道感染后血尿加剧。幼儿或儿童期肉眼血尿明显。

（3）肾功能检查：在幼童期大多正常，之后男性患者肾功能逐渐减退，多数在 20~30 岁出现肾功能衰竭，约占小儿肾功能衰竭的 3%，偶尔女性患者在青春期即进入肾功能不全。

（4）血清学检查：可合并高脂血症、高脯氨酸血症等。

#### 4. 治疗

本征无特效治疗，激素和免疫抑制剂对延缓进展无效，有报道血管紧张素转换酶抑制剂有可能延缓进展，对已进入肾功能衰竭者则行替代治疗，在移植肾上有 2%~6% 出现抗基底膜肾炎。腹膜透析、血液透析及肾移植可延长患者寿命，亦有少数患者在透析疗法治疗下，存活达 40 岁以上。

#### 5. 预后

本病征预后不良。反复血尿可持续多年，其预后与性别密切相关。男性病例呈进行性发展，通常于 20 岁后渐进入慢性肾功能衰竭；女性患者较轻，很少进入肾衰，但若妊娠即可使病情恶化。

### 【发病机制】

Alport 综合征是一种基底膜疾病，参与基底膜组成的 Ⅳ 型胶原是由三条 α 链组成的三螺旋结构蛋白，目前发现有 6 种不同的 α（仅 α1~α6）链。Alport 综合征是由编码 Ⅳ 型胶原 α3、α4、α5 链的编码基因 *COL4A3*、*COL4A4* 和 *COL4A5* 突变导致的一种基底膜疾病，文献报道上述基因的突变位点已超过 500 个，约 85% 的 AS 病例为 X 性连锁 Alport 综合征，其余 15% 为常染色体隐性遗传 Alport 综合征，而常染色体显性遗传 Alport 综合征罕见。当 X 链出现突变时，女性的另一条 X 链可与突变 X 链互补，所以女性 Alport 综合征患者症状较轻，可终生无肾衰竭的症状。

### 【病理变化】

#### 1. 大体特征

早期无明显改变，后期体积缩小，皮质变薄，呈萎缩肾。

## 2. 镜下特征

（1）组织学特点：无特殊诊断意义的病理改变，早期肾小球病变不明显，部分病例表现不同程度系膜增生性病变（图2-3-1A、B），或者局灶节段性肾小球硬化，部分病例可出现不成熟婴儿型肾小球（以20岁以前的病例多见），后期出现球性硬化或缺血性硬化。由于肾小球基底膜Ⅳ型胶原的异常，出现PASM染色不易着色现象。早期肾小管和间质病变不明显，在疾病中、后期出现程度不等的肾小管萎缩和肾间质纤维化。肾间质除淋巴细胞、单核细胞浸润外，并可见多少不等的泡沫细胞（图2-3-1C、D），这些泡沫细胞部分来源于吞噬了脂类物质的单核巨噬细胞，部分来源于重度空泡变性的肾小管上皮胞。肾小动脉后期出现不同程度的管壁增厚。

（2）免疫荧光：多数阴性，部分可见IgM不同程度阳性。Ⅳ型胶原分子α3、α5链呈阴性或弱阳性，正常人呈强阳性。

## 3. 超微结构特征

透射电镜检查是诊断Alport综合征的主要手段。主要表现为肾小球基底膜弥漫性不规则增厚或厚薄不均，正常基底膜与增厚、变薄基底膜相间，呈扭曲状。致密层增厚、疏松、纵向撕裂分层，呈板层状、纤维状或者网格状结构，其中可见微小电子致密颗粒（图2-3-2）。肾小管基底膜也出现上述特征性改变。肾小球足细胞足突不同程度消失或融合。早期肾小管间质和小动脉无特异性改变，后期肾小管萎缩，肾间质纤维化。

## 【鉴别诊断】

**1. 薄基底膜肾病** 两者均是Ⅳ型胶原α链突变，有相似临床表现和病理改变。透射电镜检查是区别Alport综合征和薄基底膜肾病的主要手段，前者肾小球基底膜

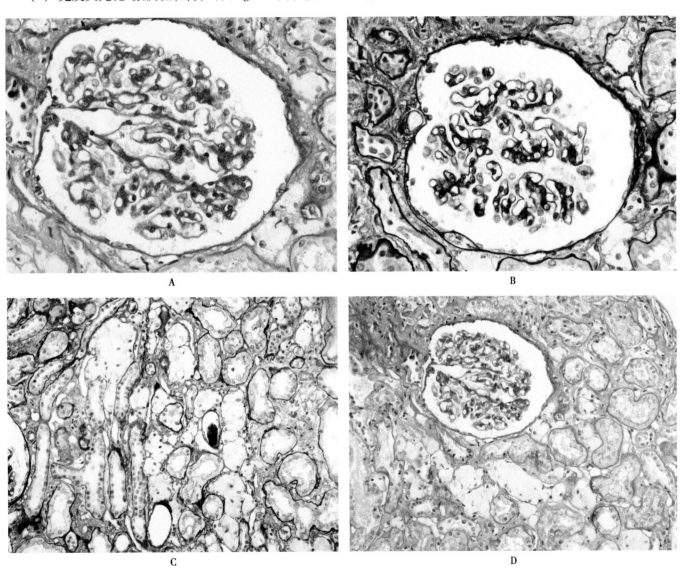

图 2-3-1 Alport 综合征

A. PAS×40 肾小球系膜轻度增生，毛细血管袢开放；B. PASM×40 肾小球系膜轻度增生，毛细血管袢开放；C. PASM×20 肾小管上皮细胞空泡变性，肾间质可见多少不等的泡沫细胞；D. PAS×20 肾小球系膜轻度增生，肾小管上皮细胞空泡变性，肾间质中可见多少不等的泡沫细胞

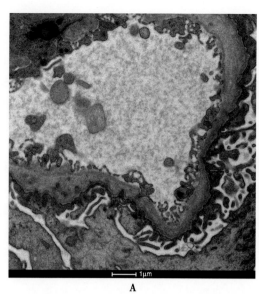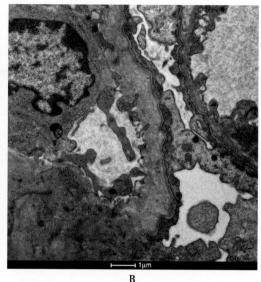

图 2-3-2　Alport 综合征

A. TEM×9.9K 肾小球基底膜弥漫性不规则增厚或厚薄不均,正常基底膜与增厚、变薄基底膜相间,呈扭曲状,致密层增厚、疏松、纵向撕裂分层,呈板层状、纤维状或者网格状结构;B. TEM×9.9K 同一病例的不同区域表现

增厚或厚薄不均,出现节段性菲薄或撕裂分层,而薄基底膜肾病基底膜呈弥漫性菲薄,无撕裂分层。另外 Alport 综合征伴有耳聋和眼部病变,而薄基底膜肾病没有这些表现。

**2. 恢复期膜性肾病**　恢复期膜性肾病因免疫复合物的沉积和吸收常交替出现,基底膜也会出现类似分层、撕裂或波浪形改变,但此种结构是节段性、不弥漫,结合电镜、免疫荧光和临床症状很容易鉴别。

**3. 肾间质的泡沫细胞**　常见于各种肾病综合征的肾小球病,不能作为诊断 Alport 综合征的主要依据,但可以是诊断 Alport 综合征的重要线索之一。

# 第二节　薄基底膜肾病

## 【定义】

薄基底膜肾病(thin basement membrane nephropathy, TBMN)是以镜下血尿为主要临床表现,病理学显示以肾小球基底膜弥漫变薄为特征的遗传性肾病。

## 【临床特征】

### 1. 流行病学

(1) 发病率:薄肾小球基底膜发病率估计高达 5%～9%。约占原发性无症状性血尿的 20%。

(2) 发病年龄:该病可发生于任何年龄。

(3) 性别:男性与女性发病机会均等,发病年龄绝大多数在 40 岁以下。

**2. 症状**　主要临床表现为持续性镜下血尿,部分在呼吸道感染或剧烈运动后可出现阵发性肉眼血尿,部分患者有血尿同时伴有轻、中度蛋白尿,偶为肾病综合征的大量蛋白尿,还有极少数患者表现为独立性蛋白尿。有研究对 TBMN 患者进行随访发现,有 30%～35%的患者发生高血压,但少数患者(<10%)可出现肾功能不全,而且极个别患者可发展为终末期肾衰竭而需透析治疗。无听力障碍和眼部病变。约半数有家族史,主要遗传方式为常染色体显性遗传。虽然 TBMN 和 AS 的遗传基因变异部位相似,而表型及预后相差很远。

### 3. 实验室检查

(1) 蛋白尿:一般无明显蛋白尿及肾病综合征改变。

(2) 血尿:可有血尿,呈多种形态的肾小球源性红细胞,约 1/3 患者有红细胞管型。

(3) 肾功能检查:血清肌酐和尿素氮值均正常。

(4) 血清学检查:血补体、血浆蛋白电泳、抗核抗体等均正常。

**4. 治疗**　薄基膜肾病是一种良性疾病,无需特殊治疗。对少数有高血压症状患者的血压应及时进行控制,但应避免不必要的治疗和肾毒性药物的应用,出现发作性肉眼血尿时,注意有无上呼吸道感染,可行相应治疗。

**5. 预后**　薄基底膜肾病大多呈良性进展,肾功能无明显损害,预后较好。但有少数患者可出现肾功能改变,故应注意长期随访。

## 【发病机制】

大量的研究表明,Ⅳ型胶原是肾小球基底膜的主要构成成分,它是由 3 条 α 链形成的一种厚约 400nm 的三螺旋网状结构,TBMN 也是由编码Ⅳ型胶原 α3、α4、α5 链的编码基因 *COL4A3*、*COL4A4* 和 *COL4A5* 突变导致的一种基底膜疾病,由于杂合状态或突变位置类型的不同而产生了不同的表型。表明常染色体显性遗传是 TBMN 的主要遗传机制,常染色体隐性遗传可能也是 TBMN 的遗传方式之一,TBMN 还可能存在性连锁显性遗传。

**【病理变化】**

**1. 大体特征**　无异常。

**2. 镜下特征**

(1) 组织学特征:无特殊诊断意义的病理改变。肾小球肾间质基本正常,部分病例表现轻-中度系膜增生性病变(图 2-3-3),或局灶节段性肾小球硬化等非特异性病变。肾小管及间质出现与肾小球病变相一致地萎缩和纤维化。肾小动脉有时出现不同程度的管壁增厚。

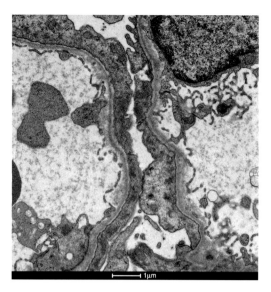

图 2-3-4　TBMN
TEM×11.5K 肾小球基底膜弥漫性菲薄

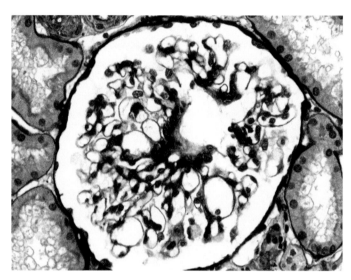

图 2-3-3　TBMN
PASM×40 肾小球系膜细胞基质增生,毛细血管袢开放

(2) 免疫荧光:多数阴性,偶见 IgM 和/或 C3 不同程度阳性。

**3. 超微结构特征**　透射电镜检查是诊断 TBMN 的唯一方法。表现为肾小球基底膜弥漫性菲薄,厚度为同龄人的 1/3～1/2,正常成人基底膜厚约为 320～335nm,TBMN 的诊断标准<270nm,有的仅为 100～200nm(图 2-3-4)。内皮细胞和足细胞无明显改变,无电子致密物沉积。诊断 TBMN 还应考虑到基底膜与年龄大小相匹配的因素。基底膜在出生后至 7～9 岁迅速生长,之后生长缓慢,中年达到高峰。

**【鉴别诊断】**

**1. Alport 综合征**　两者均是Ⅳ型胶原 α 链突变,有相似临床表现和病理改变。透射电镜检查是区别 Alport 综合征和薄基底膜肾病的主要手段,前者肾小球基底膜增厚或厚薄不均,出现节段性菲薄或撕裂分层,而薄基底膜肾病基底膜呈弥漫性菲薄,尤撕裂分层。另外 Alport 综合征伴有耳聋和眼部病变,而薄基底膜肾病没有这些表现。

**2. IgA 肾病**　肾病患者若临床上以血尿为主要表现,则早期临床难以与 TBMN 鉴别。IgA 肾活检免疫荧光检查表现为以 IgA 为主的免疫球蛋白沉积,电镜下可见电子致密物在系膜区沉积,这些病理特点使 IgA 肾病与 TBMN 鉴别并不困难。此外,TBMN 患者常呈持续性镜下血尿,很少出现肉眼血尿,尿中较少出现红细胞管型等,与 IgA 肾病的临床特征有所区别,也有助于两者的鉴别。新近的研究发现,部分 IgA 肾病患者可伴发 TBMN,揭示 IgA 肾病与 TBMN 在发病机制上可能存在一定的联系。

## 第三节　Fabry 病肾病

**【定义】**

Fabry 病肾病(nephropathy of Fabry disease),又称弥漫性血管角皮瘤病、Anderson-Fabry 综合征,是 X 染色体连锁遗传的 α-半乳糖苷酶缺乏性疾病。

**【临床特征】**

**1. 流行病学**

(1) 发病率:Fabry 综合征并不罕见,女性携带,男性发病。其病态基因来自杂合子母亲,仅有少数病例是因新近发生基因突变。女性携带者的第 2 代中,男孩发病的可能性是 50%,女孩作为病态基因携带者的可能性也是 50%。常见于白种人,也见于亚洲人,而西班牙人、葡萄牙人及黑人发生率只有 1/40 000。

（2）发病年龄：发病年龄在儿童后期到青少年早期。

（3）性别：本病男性发病及病情较女性重，存活期在50岁左右，女性携带者可存活至70岁。

2. **症状**　呈多系统性损伤，肾脏和皮肤是最早累及的器官，皮肤表现为泛发性血管角皮瘤，神经系统表现为周围神经受累，眼部表现为结膜和视网膜血管瘤样扩张，内脏因缺血性和出血性血管病变而受累。肾受累的临床表现出现较晚，多在20岁以后出现，开始为蛋白尿和/或血尿，进而发展为肾病综合征，并迁移为肾功能不全。

3. **实验室检查**

（1）蛋白尿：可见蛋白尿和脂肪尿，尿沉渣检查可见有脂质包涵体的细胞。

（2）血尿：可见血尿。

（3）肾功能检查：肾小管功能不全如浓缩稀释、酸化功能障碍等是本病的早期表现。随病情进展，30%患者在20~40岁进入终末期，出现肾衰竭。

（4）血清学检查：血浆、白细胞或成纤维细胞中的α-半乳糖苷酶活性明显降低。

4. **治疗**　Fabry综合征尚无根治疗法，对于肾功能衰竭者，可予对症处理或肾移植，不仅氮质血症可减轻，其他症状也有所减轻。

5. **预后**　Fabry综合征反复进行性发作，最后可因尿毒症、心力衰竭而死亡。在透析和肾移植技术开展之前，本病死于尿毒症的平均年龄为42岁。由于肾移植治疗的开展，心血管病变成为本病主要死因。

【**发病机制**】

本病为X染色体连锁隐性遗传病，缺陷基因位于X染色体长臂上，先天性细胞内溶酶体α-半乳糖苷酶缺乏是发生本病的病因。细胞溶酶体内α-半乳糖苷酶可水解消化体内代谢的神经鞘脂类物质，Fabry病是由于α-半乳糖苷酶缺乏导致三聚己糖神经酰胺（一种糖神经鞘脂）不能分解，神经鞘脂类物质进行性地在肾脏、肝脏、心脏、血管壁和神经系统等组织的细胞中堆积，引起多脏器功能损害。

【**病理变化**】

1. **大体特征**　皮肤血管角皮瘤红色或者红紫色斑丘疹，主要分布于下腹部、臀部及会阴部，显微镜下显示皮肤血管角皮瘤，真皮层毛细血管瘤样扩张，表皮角质增生。肾在疾病早期肿胀而苍白，后期萎缩、硬化。

2. **镜下特征**

（1）组织学特点：早期肾小球轻微病变，仅表现为肾小球足细胞明显肿胀和空泡变性，使之形成泡沫细胞。空泡主要是神经鞘磷脂堆积造成的，在石蜡制片的过程中被多种有机溶剂溶解而形成空泡。冰冻切片经油红染色或苏丹黑染色呈阳性。经锇酸固定和环氧树脂包埋，神经鞘磷脂得以很好保存，半薄切片可见病变细胞内嗜甲苯胺蓝颗粒（图2-3-5A、B）。病变后期肾小球基底膜增厚，伴或不伴双轨征，系膜基质增多，出现肾小球硬化。肾小球足细胞、内皮细胞、系膜细胞（图2-3-5C、D）、肾小管上皮细胞（图2-3-5E）、肾间质细胞、肾小动脉内皮细胞、平滑肌细胞均可出现泡沫样改变。

（2）免疫荧光：阴性，有时可见IgM阳性。

3. **超微结构特征**　透射电镜检查是确定本病的重要手段。足细胞内可见致密、圆形、明暗相间板层状或旋涡状有胞膜包裹的髓鞘样包涵小体或斑马小体。髓鞘样包涵小体可见于肾小球内皮细胞、足细胞、系膜细胞（图2-3-6A、B）、肾间质细胞（图2-3-6C、D）、肾小动脉内皮细胞、平滑肌细胞。

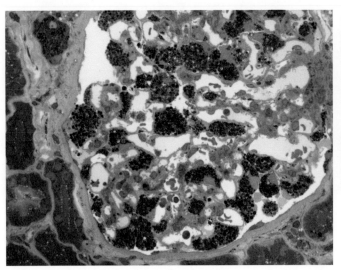

A

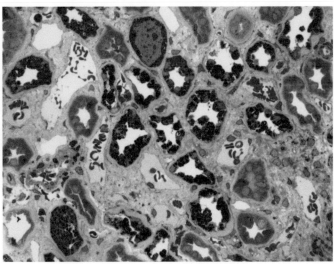

B

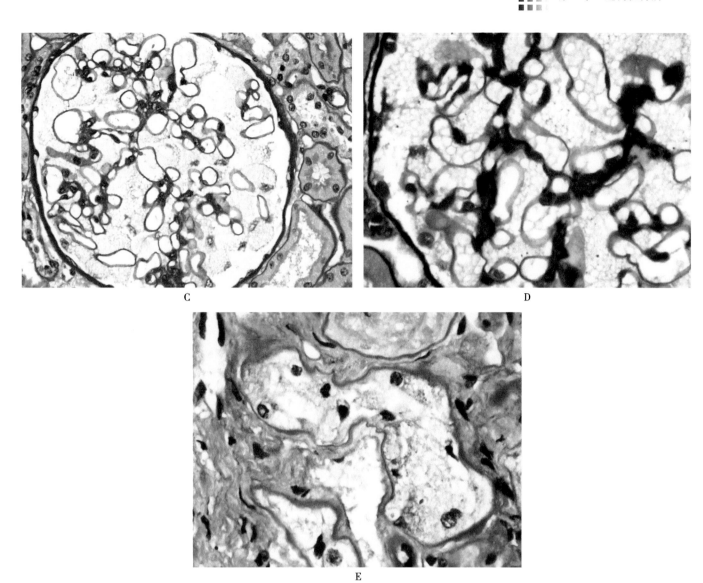

C

D

E

图 2-3-5 Fabry 病肾病

A. 苯胺蓝×40 肾小球足细胞肿胀,细胞内出现嗜甲苯胺蓝颗粒;B. 苯胺蓝×40 肾小管上皮细胞肿胀,
细胞内出现嗜甲苯胺蓝颗粒;C. PAS×40 肾小球足细胞肿胀和空泡变性;D. PASM×40 肾小球足细胞
肿胀和空泡变性;E. PASM×40 肾小管上皮细胞肿胀和空泡变性

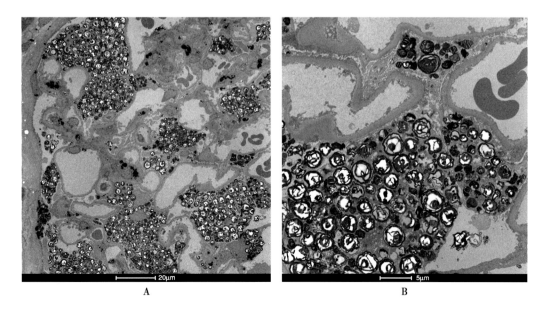

A

B

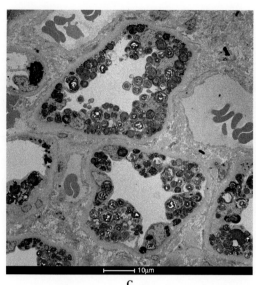
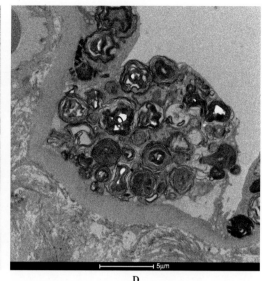

C　　　　　　　　　　　　　　　　　　D

图 2-3-6　Fabry 病肾病

A. TEM×7.9K 肾小球足细胞内可见致密、圆形、明暗相间板层状或旋涡状有胞膜包裹的髓鞘样包涵小体；B. TEM×25.5K 肾小球足细胞内的髓鞘样包涵小体；C. TEM×7.9K 肾小管上皮细胞内的髓鞘样包涵小体；D. TEM×25.5K 肾小管上皮细胞内的髓鞘样包涵小体

【鉴别诊断】

需与导致肾小球足细胞增生、水肿和泡沫细胞样变性的各种肾病鉴别，另外还需与以大量蛋白尿肾病综合征为临床表现，肾小管上皮细胞出现泡沫变性的肾病进行鉴别。上述肾病电镜下均未见特征性髓鞘样包涵小体。

## 第四节　Ⅲ型胶原肾小球病

【定义】

Ⅲ型胶原肾小球病（collagen Ⅲ glomerulopathy），又称胶原纤维性肾小球病、胶原纤维沉积性肾病、甲-髌骨综合征样肾损害，是以肾小球基底膜内和系膜区大量Ⅲ型胶原沉积为特点的肾小球病。

【临床特征】

**1. 流行病学**

（1）发病率：一种罕见的特殊肾小球疾病。

（2）发病年龄：30~40 岁。

（3）性别：中老年男性多见。

**2. 症状**　临床以蛋白尿、肾病综合征、镜下血尿和高血压为主要表现。预后较差，最终出现肾功能不全或肾功能衰竭。

**3. 实验室检查**

（1）蛋白尿：可见蛋白尿，低蛋白血症。

（2）血尿：镜下血尿多见，可有肉眼血尿。

（3）肾功能检查：后期尿素氮肌酐升高，出现肾功能

衰竭。

（4）血清学检查：血补体，血浆蛋白电泳，抗核抗体等均正常。

**4. 治疗**　Ⅲ型胶原肾小球病尚无根治疗法，对于肾功能衰竭者，可予对症处理或肾移植。

**5. 预后**　Ⅲ型胶原肾小球病呈渐进性进展，最后可导致尿毒症，预后差。

【发病机制】

本病为常染色体隐性遗传性肾疾病，表现为第 2 号染色体长臂 2q24.3-2q31 的胶原基因异常，只影响肾的Ⅳ型胶原形成，不影响指甲和骨的发育。

【病理变化】

**1. 大体特征**　早期双肾肿胀苍白，呈大白肾，晚期呈肾萎缩。

**2. 镜下特征**

（1）组织学特征：肾小球毛细血管壁基底膜弥漫性不规则增厚，伴或不伴双轨形成，系膜基质增生，PASM 染色肾小球基底膜不再是黑色，Masson 染色，增厚基底膜与间质Ⅲ型胶原同样呈蓝色或绿色（图 2-3-7）。随着病情发展可出现肾小球硬化、继发肾小管萎缩、肾间质纤维化。

（2）免疫荧光：均为阴性，Ⅲ型胶原的特异性抗体为阳性。

**3. 超微结构特征**　透射电镜检查是诊断Ⅲ型胶原肾小球病的主要依据。主要表现为肾小球基底膜不规则增厚，基底膜内可见胶原纤维成束状排列，伴有系膜基质增

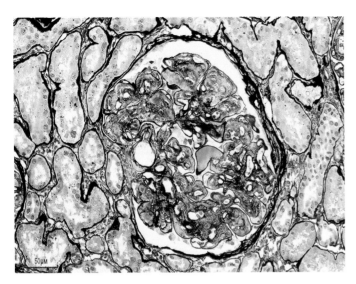

图 2-3-7　Ⅲ型胶原肾小球病
PASM×40 系膜区大量无结构样物沉积伴广泛双轨形成(本图片由福州总医院谢飞来医师提供)

生及多少不等的胶原纤维束(图 2-3-8)。

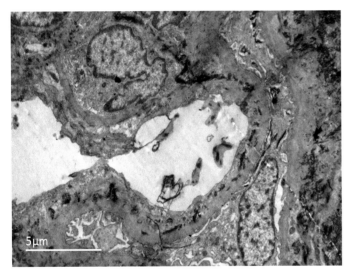

图 2-3-8　Ⅲ型胶原肾小球病
EM 肾小球系膜区基底膜内见胶原纤维成束状排列(本图片由福州总医院曾德华医师提供)

【鉴别诊断】

**甲-髌骨综合征**　本病发病年龄晚,且仅为肾脏病变,而甲-髌骨综合征发病一般为婴幼儿,临床上合并指甲和骨发育异常。

## 第五节　纤连蛋白肾小球病

【定义】

纤连蛋白肾小球病(fibronectin glomerulopathy)是以大量蛋白尿或肾病综合征为主要临床表现的常染色体显性遗传性肾疾病。

【临床特征】

1. **流行病学**

(1) 发病率:一种罕见的特殊肾小球疾病。

(2) 发病年龄:中青年好发。

(3) 性别:无性别差异。

2. **症状**　临床主要表现为蛋白尿和肾病综合征,可有镜下血尿,约半数患者合并高血压,数年内导致肾功能不全,预后差。

3. **实验室检查**

(1) 蛋白尿:可见蛋白尿,低蛋白血症。

(2) 血尿:可见镜下血尿,可有肉眼血尿。

(3) 肾功能检查:后期尿素氮肌酐升高,出现肾功能衰竭。

(4) 血清学检查:血补体,血浆蛋白电泳,抗核抗体等均正常。

4. **治疗**　纤连蛋白肾小球病尚无根治疗法,对于肾功能衰竭者,可予对症处理或肾移植。

5. **预后**　纤连蛋白肾小球病呈渐进性进展,最后可导致尿毒症,预后差。

【发病机制】

本病属于常染色体显性遗传性肾疾病,由位于第 2 号染色体长臂的 *FN1* 基因突变所致,使纤连蛋白代谢障碍,进而沉积在肾小球。

【病理变化】

1. **大体特征**　后期出现肾脏萎缩硬化。

2. **镜下特征**

(1) 组织学特征:肾小球系膜区可见大量无结构蛋白质物质沉积,毛细血管腔受压,管腔狭窄,使肾小球呈结节样硬化(图 2-3-9A),PAS 染色呈强阳性(图 2-3-9B)。肾小管和肾间质呈继发性萎缩和纤维化。

(2) 免疫荧光:免疫球蛋白均为阴性,纤连蛋白阳性。

3. **超微结构特征**　肾小球系膜区、系膜旁区和内皮下可见大量的细小颗粒状和纤维状电子致密物沉积(图 2-3-10),纤维物质直径 10~16nm,杂乱排列。

【鉴别诊断】

**各种导致肾小球系膜结节样硬化的肾小球病**

如结节性肾小球硬化、淀粉样变性肾病、轻链蛋白沉积病等,根据病史、免疫病理检查和电镜的特点进行鉴别。

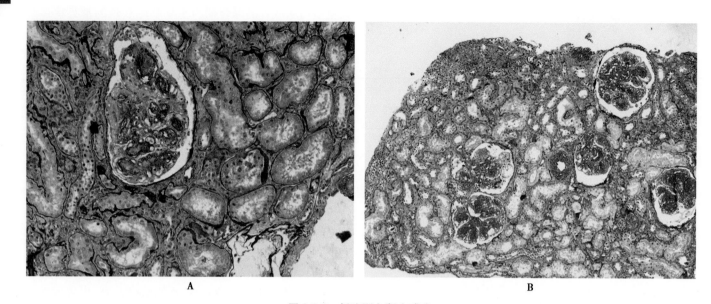

图2-3-9　纤连蛋白肾小球病

A. PASM×20 肾小球呈结节样硬化;B. PAS×10 结节样硬化区 PAS 染色呈强阳性(本图片由中国人民解放军联勤保障部队第九〇〇医院佘英豪提供)

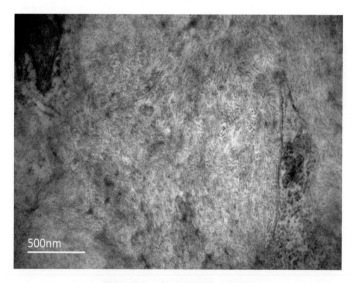

图2-3-10　纤连蛋白肾小球病

EM 肾小球系膜区及系膜旁区纤维状电子致密物沉积(本图片由福州总医院谢飞来医师提供)

(王艳霞)

# 第四章

# 代谢相关性肾小球病

## 第一节 糖尿病导致的肾损害

### 【定义】

糖尿病肾病(diabetic nephropathy,DN)是糖尿病(包括1型和2型)糖代谢异常为主因引起的肾脏损害,是糖尿病常见的并发症和主要死亡原因之一。1型糖尿病又称胰岛素依赖型糖尿病(insulin-dependent diabetes mellitus,IDDM),系因胰岛细胞萎缩缺乏、胰岛素分泌不足所致;2型糖尿病又称胰岛素非依赖型糖尿病(noninsulin-dependent diabetes mellitus,NIDDM),系胰岛素受体异常,使胰岛素抵抗及对胰岛素不敏感所致。

DN的发病机制包括血流动力学改变引起的肾小球高灌注、高压力和高滤过,氧化应激与糖代谢紊乱,胰岛素抵抗,细胞因子作用以及遗传背景等因素。

### 【临床特征】

**1. 流行病学**

(1)发病率:我国1型糖尿病发病率为0.7%,占所有糖尿病患者的5%~10%,其中25%~40%的患者在25年内并发肾损害;2型糖尿病的发病率呈逐年上升趋势,在过去数十年中呈"爆炸性"增长,在中国全部成年人口中,发病率由1980年的5%上升到2014年的10%,占所有糖尿病患者的85%~95%,并发肾损害者超过34.7%。糖尿病患者一旦发生肾脏损害,往往进行性发展直到肾功能衰竭。

(2)发病年龄:1型糖尿病好发于儿童或青少年期,一般在35岁前发病,除了儿童之外,也可能发生在各个年龄段,特别是更年期。2型糖尿病发病年龄较1型糖尿病大,但呈年轻化趋势。

(3)性别:男女无明显差异。

**2. 临床分期** 临床上将DN分为肾小球滤过率增高期、蛋白尿期、肾病综合征期和慢性肾衰竭期。目前DN临床分期主要采用Mogenson分期法,依据蛋白尿程度及病理特点分为Ⅰ~Ⅴ期。

Ⅰ期:临床无肾病表现。肾小球滤过率增加20%~40%,病理仅见肾小球肥大。纠正血糖,可以逆转病变。

Ⅱ期:间歇性白蛋白尿。部分患者应激时尿白蛋白>20μg/min,休息时无;部分患者此期正常。病理改变需电镜证实,表现肾小球基底膜增厚,系膜基质增多。

Ⅲ期:微量持续白蛋白尿。尿白蛋白排泄率20~200μg/min,尿常规阴性。出现小动脉壁硬化病理改变。病变不可逆转。

Ⅳ期:肾病综合征。尿白蛋白增多至3.5g/d,肾小球滤过率降低。病理改变为肾小球硬化,肾小管萎缩及间质纤维化。

Ⅴ期:慢性肾功能衰竭。肾小球广泛硬化,出现大量荒废小球。

**3. 治疗** 改变生活方式,控制血压、血糖和血脂。

**4. 预后** 糖尿病患者一旦进入临床蛋白尿期,肾脏损害往往难以逆转,病情呈进行性发展直到肾衰竭。若在早期进行有力的干预治疗,仍有希望防止病情发展及延缓其发展速度。

### 【病理变化】

**1. 大体特征** 无特殊。

**2. 镜下特征**

(1)组织学特征:1型和2型糖尿病肾病的肾脏病理改变非常相似,但相对1型而言,2型发病年龄较高、有多种因素参与肾损伤,故病变不典型且较为多样性及异质性。

1)肾小球病变:早期病变为肾小球肥大,进展期出现弥漫肾小球基底膜增厚、系膜增生,晚期形成结节样病变或K-W结节(Kimmelstiel-Wilson Nodule),最后出现弥漫性硬化。

弥漫性系膜增生性病变:系膜区扩张,为正常的2~3倍,细胞增生较轻,以系膜基质增生为主,从肾小球门部开始呈放射状分布;肾小球基底膜弥漫均匀增厚;毛细血管腔受压狭窄。

结节性病变:由于基质合成增加,降解减少,在毛细血管袢中心区形成均质红染的少细胞或无细胞性结节，称为 K-W 结节（图 2-4-1A）。K-W 结节 PASM 染色示同心圆排列的层状结构，结节周边可见一层或数层同心圆排列的细胞（图 2-4-1B）。随着病情地进展，K-W 结节体积增大，对外周袢毛细血管腔造成挤压，基底膜与系膜分离，外周袢融合，形成"假血管瘤"样改变（图 2-4-1C～E），这种特异改变称为结节性糖尿病肾小球硬化症，具有诊断价值。

肾小球囊蛋白滴状病变（图 2-4-1F）：简称球囊滴（capsular drop），在包曼囊内侧形成均质泪滴状蛋白质沉积，是糖尿病肾病进展期的特异性改变。包曼囊内壁还可见一些新月状血浆蛋白沉积物，可与球囊滴同时出现。

纤维蛋白帽（图 2-4-1G、H）：在肾小球基底膜和内皮细胞之间形成的半月形、均质的血浆蛋白沉积物，常混有脂质成分。纤维蛋白帽是糖尿病肾病进展期的改变，但无特异性，也可见于其他肾小球疾病，如局灶节段性肾小球硬化症、狼疮性肾炎的白金耳样沉积物等。

糖尿病肾小球硬化症：包括弥漫硬化型和结节硬化型，可在同一病例同时出现。有学者认为它们是糖尿病肾损害发展的不同阶段，但有研究显示，结节硬化型的肾功能损害更明显，糖尿病视网膜病变更多见，预后更差，提示弥漫硬化型可能是结节硬化型更早期的病理类型；也有学者认为二者是不同机制形成的两种病理表现，目前尚无定论。

2）肾小管间质和血管病变：早期肾小管上皮细胞肥大，近端小管吸收糖类和蛋白质增多，使之空泡变性及蛋白样颗粒变性。肾小管基底膜弥漫均匀增厚，往往与肾小球基底膜增厚同时出现。晚期肾小管萎缩，基底膜分层。间质水肿、纤维化，淋巴、单核细胞浸润。

入球小动脉和出球小动脉透明变性，出现均质、红染的蛋白质在血管壁全层沉积；间质小动脉壁增厚、硬化（图 2-4-1I）。

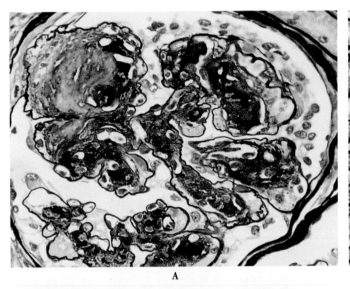

A

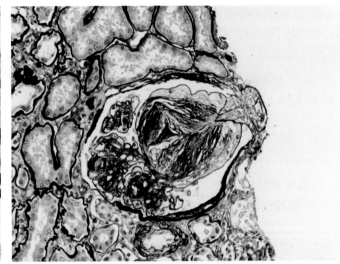

B

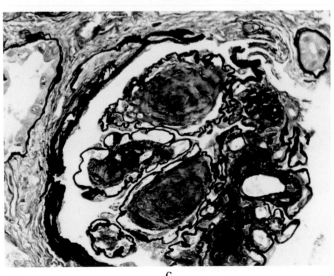

C

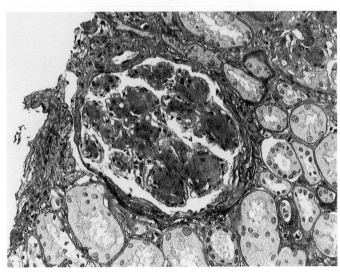

D

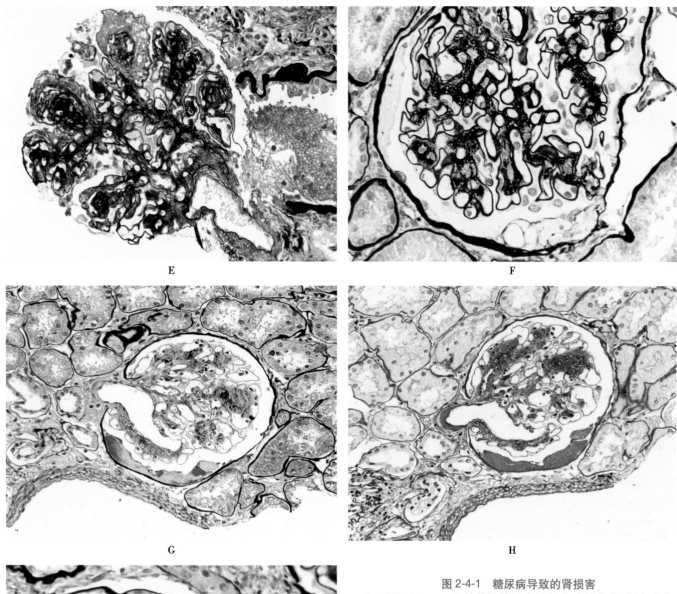

**图 2-4-1  糖尿病导致的肾损害**

A. PASM-Masson×40 结节性糖尿病性肾小球硬化症,肾小球中央区域可见红色的纤维蛋白帽位于基底膜和内皮细胞之间,节段毛细血管外周裙足细胞增生;B. PASM-Masson×20 结节性糖尿病性肾小球硬化症,无细胞性 K-W 结节,呈同心圆排列的层状结构,结节周边可见数层同心圆排列的细胞;C. PASM-Masson×40 结节性糖尿病性肾小球硬化症,无细胞性 K-W 结节的体积增大,对外周裙毛细血管腔造成挤压,基底膜与系膜分离,外周裙融合,形成"假血管瘤"样改变;D. PAS×20 结节性糖尿病性肾小球硬化症,无细胞性 K-W 结节;E. PASM-Masson×40 K-W 结节有节段性血浆蛋白渗出;F. PASM-Masson×40 弥漫系膜增生性糖尿病肾病,系膜中度增生,系膜区增宽,基质增多。肾小球包曼囊 8 点处可见"球囊滴"。此外,球囊内壁还附着一些新月状血浆蛋白沉积物;G. PASM-Masson×20 结节性糖尿病性肾小球硬化症,包曼囊壁内侧附着新月状血浆蛋白沉积物;H. PAS×20 结节性糖尿病性肾小球硬化症,与上图同一肾小球,包曼囊壁内侧附着新月状血浆蛋白沉积物;I. PASM-Masson×40 结节性糖尿病性肾小球硬化症,入球细动脉壁透明变性,均质、红染的蛋白质沉积在动脉壁全层

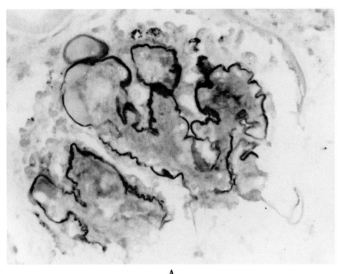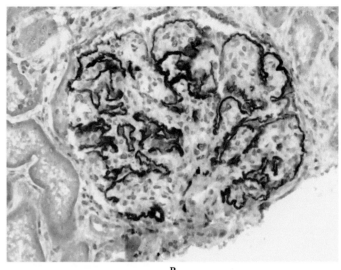

A              B

图 2-4-2　结节性糖尿病性肾小球硬化症

A. IHC En Vision×40 IgG 沿着肾小球毛细血管袢线状沉积；B. IHC En Vision×40 IgG 沿着肾小球毛细血管袢线状沉积，此例结节内有细胞增生

（2）免疫病理：IgG 沿肾小球毛细血管袢线状沉积（图 2-4-2），此现象在 1 型糖尿病肾病更常见，已证实这是一种非特异性沉积，并非免疫球蛋白沉积。系膜区、球囊滴和纤维蛋白帽等区域可见 IgM 沉积，也属于血浆蛋白非特异性沉积。

**3. 超微结构特征**　早期就可出现肾小球基底膜均匀增厚，晚期增厚更为明显，可达正常基底膜厚度的 10 倍（正常成人基底膜厚度 300~400nm）。基底膜正常结构消失，代之以均质的基底膜样物质。足细胞肿胀，足突融合，胞质空泡变，或足细胞脱落，基底膜裸露。系膜基质显著增多，并有胶原纤维出现，系膜细胞减少，形成 K-W 结节（图 2-4-3A、B）。肾小球一般没有免疫复合物沉积。此外，包曼囊内侧电子致密物沉积形成均质性球囊滴，是糖尿病肾病的特异性改变（图 2-4-3C）。

【鉴别诊断】

**1. 合并其他肾病损害的糖尿病肾病**　据文献报道，糖尿病肾病患者中约 27% 合并其他类型肾病，主要有膜性肾病、膜增殖性肾小球肾炎、IgA 肾病、乙型肝炎病毒相关性肾炎、毛细血管内增生性肾小球肾炎等，13% 属于缺血性损害，典型的糖尿病肾病占 60%。因此在诊断糖尿病肾病时，需要对合并其他肾病的可能性进行排除性诊断（图 2-4-4）。

**2. 其他具有相似系膜结节状硬化性病变的肾小球病**

（1）淀粉样变性肾病：肾小球系膜区出现无定型物质沉积，偏光显微镜下刚果红染色显示淡苹果绿双折光性，电镜下系膜区和/或基底膜上皮下可见直径 10nm 左右无分支纤维淀粉丝。

（2）单克隆免疫球蛋白沉积性肾病：无糖尿病史，血清中有异常单克隆免疫球蛋白存在。部分病例呈结节性肾小球硬化改变，免疫病理示 κ 或 λ 轻链阳性，电镜下肾小球基底膜内皮下、肾小管基底膜见电子致密物线性沉积。

（3）膜增殖性肾小球肾炎：慢性肾炎、肾病综合征病史。系膜细胞、基质增生，血管袢双轨改变；免疫病理见免疫复合物在毛细血管袢和系膜区沉积；电镜下见肾小球基底膜内皮下和/或上皮下电子致密沉积物。

（4）纤连蛋白肾小球病：肾病综合征病史。系膜结节性硬化，免疫病理示 Fibronectin 强阳性，电镜下短纤维样物沉积。

（5）Ⅲ型胶原肾小球病：肾病综合征病史。系膜结节性硬化，免疫病理示Ⅲ型胶原阳性，电镜下可见病变部位直径 60~100nm 成束排列的胶原纤维。

（6）特发性结节状肾小球硬化症：病因不明，无糖尿病史，可能与高血压引起长期肾小球缺血及大量吸烟有关。肾小球系膜基质弥漫性增生，呈系膜结节状硬化，免疫病理阴性及电镜无电子致密物。

（7）免疫触须样肾小球病及纤维样肾小球病：两者临床特征、光镜及免疫病理难以鉴别。电镜下免疫触须样肾小球病系膜区或基底膜内有直径 30~50nm、排列规则的中空微管样结构沉积是确诊依据，而纤维样肾小球病可见特征性直径 15~25nm 的、无分支、杂乱排列的纤维样物质沉积。目前已证实两者的纤维样物质和中空微管状结构常同时存在同一病例中，故认为免疫触须样肾小球病是纤维样肾小球病的一种亚型。

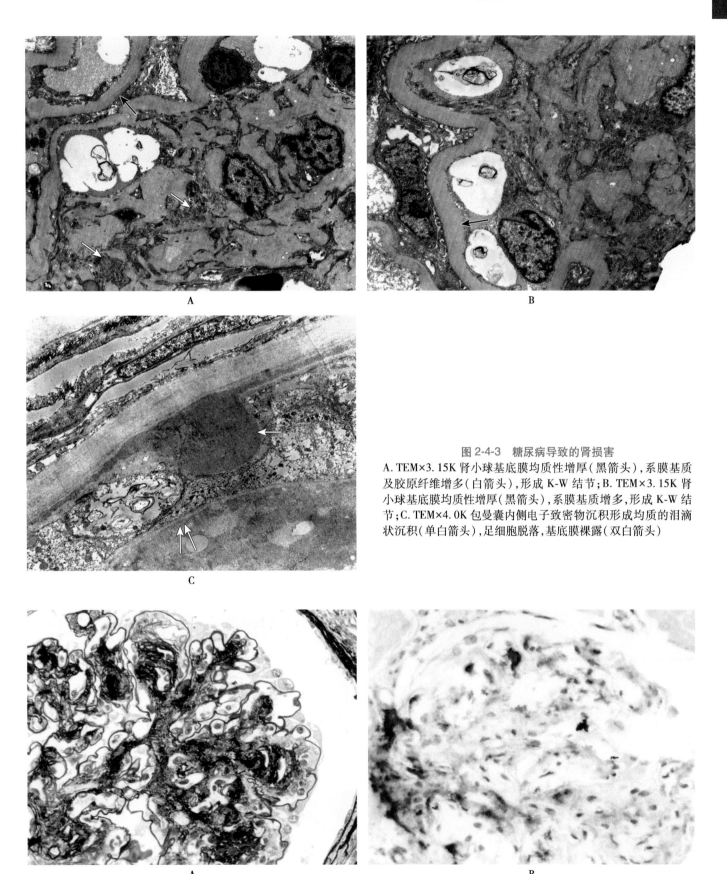

图 2-4-3 糖尿病导致的肾损害

A. TEM×3.15K 肾小球基底膜均质性增厚（黑箭头），系膜基质及胶原纤维增多（白箭头），形成 K-W 结节；B. TEM×3.15K 肾小球基底膜均质性增厚（黑箭头），系膜基质增多，形成 K-W 结节；C. TEM×4.0K 包曼囊内侧电子致密物沉积形成均质的泪滴状沉积（单白箭头），足细胞脱落，基底膜裸露（双白箭头）

图 2-4-4 结节性糖尿病性肾小球硬化伴乙型肝炎病毒相关性肾炎

A. PASM-Masson×40 形态上表现结节性肾小球硬化，经免疫组化染色证实肾小球 HBsAg 沉积；B. IHC En Vision×40 与上图同一标本，HBsAg 在肾小球门部和系膜区沉积

## 第二节 肥胖相关性肾小球病

### 【定义】

肥胖是一种疾病,肥胖病患者体内代谢紊乱导致的肾小球疾病称为肥胖相关性肾小球病(obesity-related glomerulopathy,ORG)。其肾脏病理表现为肾小球肥大和局灶节段性肾小球硬化症,分别称为"肥胖相关性肾小球肥大症"(obesity-related glomerulomegaly,O-GM)和"肥胖相关性局灶节段性肾小球硬化症"(obesity-related focal segmental glomerulosclerosis,O-FSGS)。

ORG 发病机理不明,目前认为是在胰岛素抵抗等多种因素的作用下,肾小球高灌注、高滤过引起肾小球肥大,使Ⅰ型、Ⅲ型胶原蛋白及纤连蛋白合成增加,最终导

致肾小球硬化性病变。

### 【临床特征】

**1. 流行病学**

(1) 发病率:我国诊断肥胖的标准为体重指数(BMI)≥28kg/m²(欧美≥30kg/m²)。BMI=体重(kg)/身高(m²)。

(2) 发病年龄:各年龄段均可发生,以青壮年为主。

(3) 性别:男女比例为 2.1∶1。

**2. 症状** 起病相对隐匿,多为体检时发现,主要表现轻~中度蛋白尿,少数有大量蛋白尿,肾病综合征及血尿少见。患者常有肥胖病史及肥胖家族史,故对肥胖尿检阴性者,应加强尿微量蛋白检测。此外还有肾外表现,主要为肥胖导致的其他代谢类疾病,包括高脂血症、高尿酸血症、胰岛素抵抗综合征、高血压病、糖尿病、睡眠呼吸暂

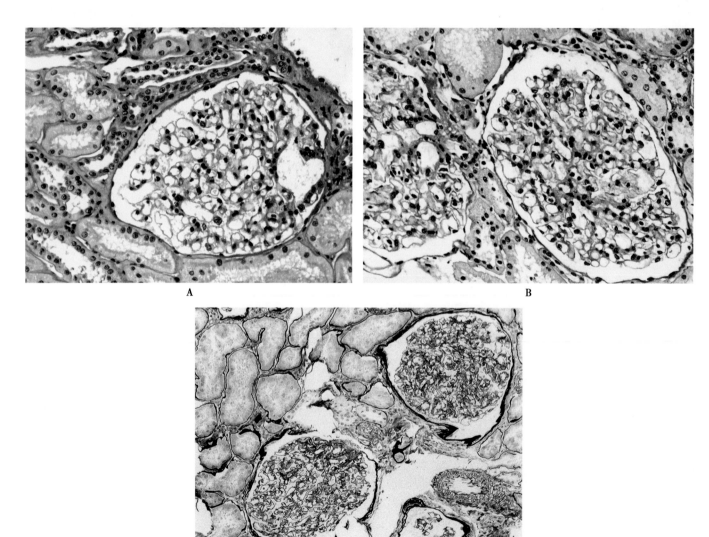

图 2-4-5　肥胖相关性肾小球病

A. PAS×20 肥胖相关性肾小球肥大症,肾小球肥大,毛细血管腔扩张,出球动脉腔扩张;B. PAS×20 肥胖相关性肾小球肥大症,肾小球肥大,系膜增宽但不显著;C. PASM-Masson×20 肥胖相关性局灶节段性肾小球硬化症,节段毛细血管腔塌陷狭窄,节段硬化

停综合征等。

**3. 治疗** 最有效的治疗方法是减轻体重,配合以降压、降脂、改善胰岛素抵抗、减少尿蛋白及保护肾脏功能等综合治疗。随着体重减轻 10% 以上,异常代谢指标逐渐改善或恢复正常,蛋白尿可明显减少甚至消失。

**4. 预后** ORG 进展相对缓慢,但部分病例可进展为终末期肾病,O-FSGS 的 5 年和 10 年肾存活率分别为 77% 和 50%。预后与血肌酐、尿蛋白量相关,与 BMI 及肾小球直径无关。

**【病理变化】**

**1. 大体特征** 无特殊。

**2. 镜下特征**

(1)组织学特征

1)肾小球病变

肥胖相关性肾小球肥大症(ORG):弥漫性肾小球肥大,与肥胖程度呈正相关性,肾小球血管极-尿极直径超过 $200\mu m$,系膜区可增宽但不显著,内皮细胞轻度肿胀(图 2-4-5A、B)。

肥胖相关性局灶节段性肾小球硬化症(O-FSGS):弥漫肾小球肥大背景下出现局灶节段或球性肾小球硬化,节段硬化类型以门部型硬化较为常见(图 2-4-5C),有时伴入球动脉玻璃样变性及球旁器肥大,顶端型硬化少见。

2)肾小管间质和血管病变:肾小管肥大,可以出现小灶性肾小管萎缩、间质纤维化等。血管病变与糖尿病肾病相似,肾间质小动脉、入球动脉呈均匀一致性全层透明变性。

(2)免疫病理:免疫球蛋白和补体均阴性。有时肾小球节段硬化区域可见 IgM 和 C3 沉积,部分病例 IgM 在系膜区弥漫沉积(图 2-4-6)。

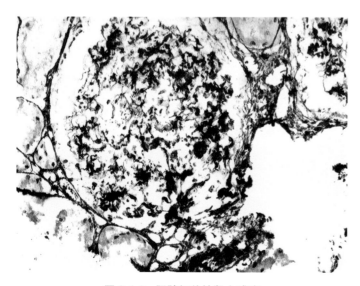

图 2-4-6 肥胖相关性肾小球病
IHC En Vision×40 系膜区 IgM 沉积

**3. 超微结构特征** 肾小球毛细血管腔扩张,系膜区增宽,足细胞肥大但密度减少,部分足突融合。局灶节段肾小球硬化处的基底膜增厚,足细胞脱落。没有明显免疫复合物沉积。

**【鉴别诊断】**

ORG 目前尚无统一的诊断标准,需要综合分析临床资料、实验室检查及肾脏病理结果,归纳为以下几点:①肥胖,BMI>28kg/m$^2$;②尿液检查蛋白尿伴或不伴镜下血尿;③肾活检病理提示肾小球肥大、局灶性节段肾小球硬化或球性硬化;④排除其他原发性和继发性肾小球疾病。

**1. 糖尿病肾病** ORG 患者常有尿糖阳性,如果出现肾小球基底膜 IgG 线状沉积,需要进一步排除伴早期糖尿病肾病或糖尿病肾病可能。

**2. O-FSGS** 该病具有球性废弃肾小球数量多、节段性硬化少且多发生在血管极、未硬化肾小球普遍肥大、间质小动脉及入球小动脉透明变性较普遍等特点。

**3. 高血压肾小动脉硬化** 好发于中老年,肥胖和高血压常同时出现,临床表现为持续性蛋白尿。高血压继发小动脉硬化具有内膜肥厚、玻璃样变及缺血引起的肾小球祥皱缩及球性硬化的特征性组织学改变。

**4. 其他继发性 FSGS** 如反流性肾病、先天性肾发育不良、镰状细胞贫血性肾病、艾滋病毒感染相关性肾病、海洛因相关性肾病组织学上亦表现为 FSGS,但它们多具有原发病特征,可与 ORG 鉴别。

# 第三节　脂蛋白肾小球病

**【定义】**

脂蛋白肾小球病(lipoprotein glomerulopathy,LPG)是以肾小球毛细血管内充满大量脂蛋白血栓样物质,同时伴有血浆载脂蛋白 E(ApoE)升高的一种肾小球疾病。

LPG 是一种常染色体隐性遗传性疾病,绝大多数为 ApoE2/3 或 ApoE2/4 杂合子遗传。

**【临床特征】**

**1. 流行病学**

(1)发病率:少见,迄今文献报道不足百例,具有种族、地域差异,日本、华人及东亚地区多见,其他种族少见。多数为散发,少数呈家族性发病。

(2)发病年龄:从新生儿到 69 岁不等,中位年龄 31.5 岁。

(3)性别:男女比例为 2 : 1。

**2. 症状** 临床以蛋白尿、肾病综合征和高脂血症为主要表现,部分患者合并正细胞正色素性贫血、肝脾肿大及寻常型银屑病,少数文献报道 LPG 还可合并 IgA 肾病、膜性肾病和狼疮性肾炎等其他肾小球疾病。

**3. 实验室检查** 血浆 ApoE 水平明显升高,为正常人的 2 倍及以上。

**4. 治疗** 目前尚无有效的治疗方法,糖皮质激素、细胞毒药物及抗凝药物均无明显疗效,主要以减少蛋白尿、保护肾功能、延缓肾功能进展为治疗目的。有报道降脂、血浆置换、免疫吸附对治疗 LPG 有一定疗效,但仍存在争议。

**5. 预后** 预后欠佳,病情缓慢进展为慢性肾功能不全及肾功能衰竭。

**【病理变化】**

**1. 大体特征** 无特殊。

**2. 镜下特征**

(1) 组织学特征:受累的肾小球呈分叶状,毛细血管

腔高度扩张,腔内充满淡染、无定形的网眼状物质"栓子",形成指纹状外观。周边可见变形的红细胞(图 2-4-7A~C)。系膜区扩大,系膜细胞及基质增生,尤其在毛细血管腔内无"栓子"的肾小球中明显,有时可见系膜溶解,系膜与毛细血管壁脱离,基底膜双轨样改变(图 2-4-7D)。晚期肾小球硬化,囊周纤维化,伴有相应肾小管萎缩及间质纤维化。肾小球、肾小管和间质罕见泡沫变性及泡沫细胞。特殊染色毛细血管腔内物质油红"O"染色阳性,脂蛋白栓子 PAS 轻度着色。

(2) 免疫病理:毛细血管腔内物质苏丹Ⅲ染色阳性,ApoE/ApoB 染色阳性(图 2-4-8)。多数病例各种免疫球蛋白和补体阴性,少数 IgG、IgM、IgA 弱阳性,但无特异性。

**3. 超微结构特征** 毛细血管腔内充满许多脂质空泡

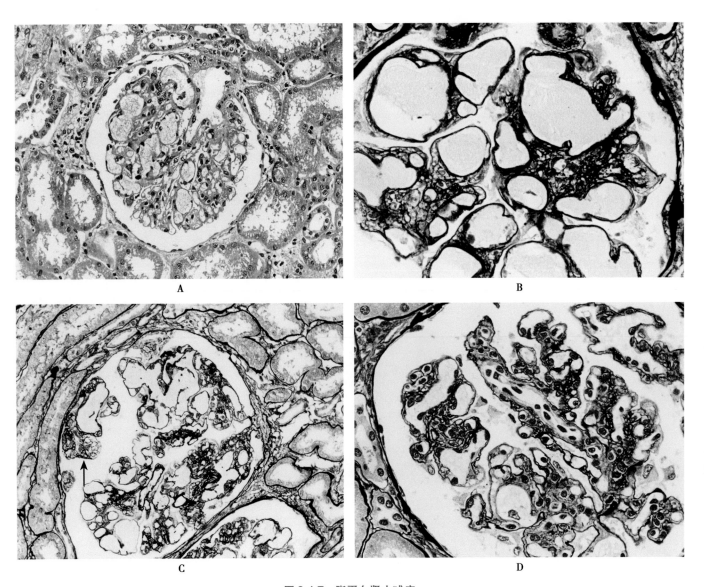

A

B

C

D

图 2-4-7 脂蛋白肾小球病

A. HE×20 毛细血管腔高度扩张,充满淡染、无定形的网眼状物质"栓子";B. PASM-Masson×40 毛细血管腔扩张,含泡沫状脂蛋白物质;C. PASM-Masson×20 肾小球呈分叶状,节段系膜增生及早期硬化(黑箭头);D. PASM-Masson×40 基底膜双轨样改变

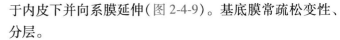

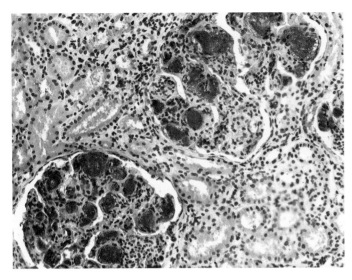

图2-4-8　脂蛋白肾小球病
IHC En Vision×20 毛细血管腔内 ApoE 染色阳性

和大小、密度不等的颗粒状物质,排列成指纹状,其中可见变形的红细胞和聚集的血小板,有的颗粒状物质聚集

于内皮下并向系膜延伸(图2-4-9)。基底膜常疏松变性、分层。

【鉴别诊断】

1. **冷球蛋白血症肾病**　毛细血管腔内不仅有微血栓形成,还有内皮细胞增生、单核巨噬细胞浸润,同时伴有膜增殖性病变,电镜观察突出的特征是基底膜有结构性的电子致密物沉积,其中见纤维样、管状或球状结晶体。

2. **巨球蛋白血症肾病**　毛细血管腔内因血液黏稠度高,形成血栓样物质,结合临床和毛细血管腔内针状结晶体,鉴别诊断不困难。

3. **卵磷脂-胆固醇酰基转移酶缺乏肾病**　该病毛细血管腔内充满大量泡沫细胞,有时系膜区及基底膜内也见空泡样改变,电镜和油红“O”染色均提示泡沫细胞内为脂质包涵体。

4. **其他肾小球病**　晚期 LPG 毛细血管腔内脂质减少,系膜细胞及基质增生,系膜插入及硬化,脂蛋白逐渐被增生的系膜取代,此时不易发现 LPG 原发病变,易被误

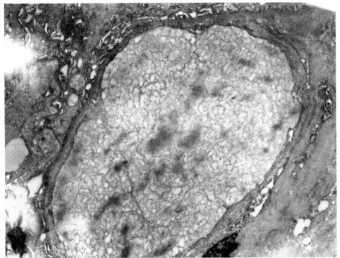

A

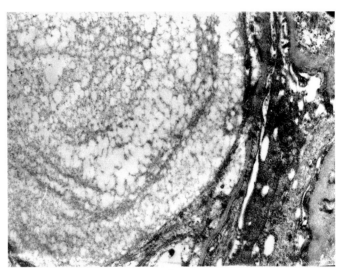

B

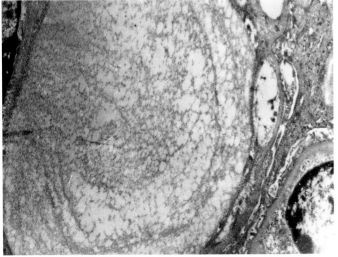

C

图2-4-9　脂蛋白肾小球病
A. TEM×3.1K 毛细血管腔内充满许多脂质空泡;B. TEM×6.3K 毛细血管腔内充满许多脂质空泡和颗粒状物质,排列成指纹状;C. TEM×6.3K 指纹状排列的脂质空泡

诊为膜增殖性肾小球肾炎、FSGS、增生硬化性肾病等。血浆 ApoE 水平升高及肾组织 ApoE/ApoB 染色有助于 LPG 诊断。

# 第四节　C3 肾小球病

C3 肾小球病(C3 glomerulopathy,C3G)是近年来新定义的一组以补体 C3 沉积为特征的肾小球疾病。C3G 病变肾小球形态表现多种多样,根据电镜下电子致密物的沉积部位及特点,将 C3G 分为致密物沉积病(dense deposit disease,DDD)和 C3 肾小球肾炎(C3 glomerulonephritis,C3GN)。该病发病机制与补体旁路途径及末端通路的异常调节有关。

## 一、致密物沉积病

【定义】致密物沉积病是以肾小球基底膜致密层内出现均质的、缎带状高电子致密物沉积为主要特征的一类慢性肾小球疾病。

【临床特征】

**1. 流行病学**

(1) 发病率:罕见,存在种族、地域差异,国外报道发病率占原发性肾小球疾病的 1.6%~3.3%,在我国仅占 0.04%~0.2%。

(2) 发病年龄:好发于儿童和青少年,少数病例超过 60 岁,中位年龄 14 岁。

(3) 性别:男女无明显差别。

**2. 症状**　主要表现为肾病综合征、蛋白尿、血尿、持续性低补体血症等,最终进展为慢性肾功能不全和肾衰竭。少数伴有肾外表现,包括视网膜黄斑变性、脂质代谢

障碍及脉络膜疣等。

**3. 实验室检查**　血清补体 C3 降低,C4 正常。

**4. 治疗**　目前尚无特殊有效的治疗方法。主要以降压、降脂等对症治疗,包括肾素-血管紧张素抑制剂、细胞免疫抑制、血浆置换、依库珠单抗等。肾移植远期疗效并不乐观,移植后复发率高达 84.6%。

**5. 预后**　预后欠佳,确诊后 36%~50% 的 DDD 患者在 10 年内最终进展为终末期肾(end-stage renal disease,ESRD)。患者发病年龄、血肌酐水平及是否出现新月体均是影响预后的关键因素。

【病理变化】

**1. 大体特征**　无特殊。

**2. 镜下特征**

(1) 组织学特征:肾小球病理表现呈多样性。膜增殖型最常见,占 90%。系膜增生型、轻微病变型、局灶节段坏死型、毛细血管内增生型、结节硬化型及新月体性肾炎型等相对少见,占 10%。主要表现毛细血管袢弥漫性增厚,系膜区不同程度扩大,PASM-Masson 染色基底膜嗜银性减弱,呈粉红色或灰褐色,并见具有折光性的嗜复红蛋白沿基底膜线性沉积,嗜复红蛋白沉积明显者基底膜呈"夹心饼干"样改变、假双轨形成(图 2-4-10A~F)。肾小球基底膜、包曼囊壁和部分肾小管基底膜 PAS 染色强阳性(图 2-4-10G、H)。新月体性肾炎型病例,细胞性新月体最常见,纤维细胞性或纤维性新月体少见,除了新月体外,常伴有膜增殖或肾小球硬化(图 2-4-10I、J)。

(2) 免疫病理:补体 C3 沿毛细血管袢和系膜旁区呈不间断或间断线性沉积(图 2-4-11A、B),部分病例系膜区和毛细血管袢 IgM 弱阳性(图 2-4-11C),其他免疫球蛋白基本阴性。

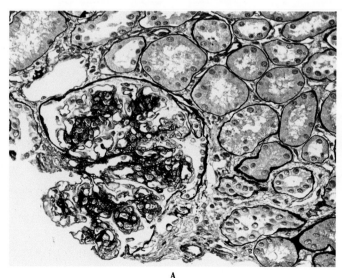

A

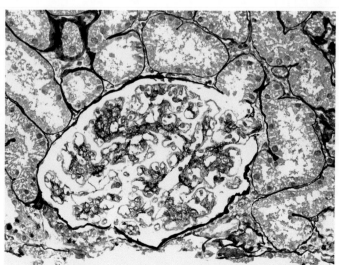

B

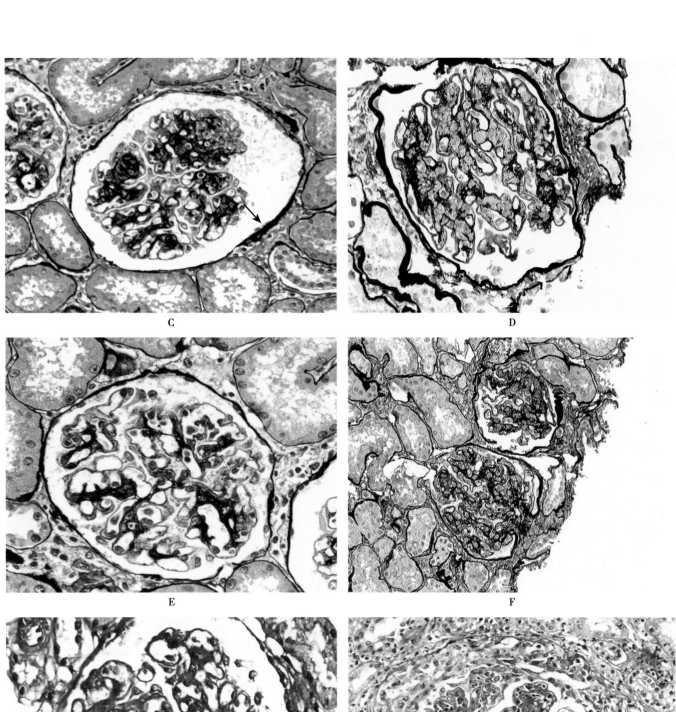

C

D

E

F

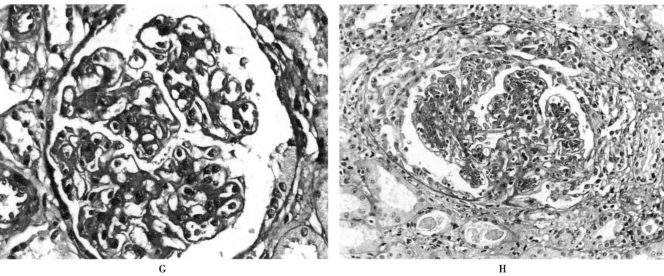

G

H

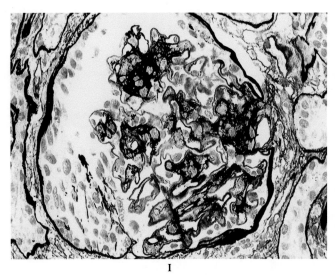
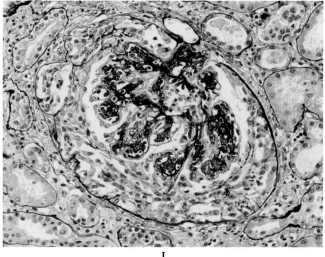

I　　　　　　　　　　　　　　　　　J

图 2-4-10　致密物沉积病

A. PASM-Masson×20 膜增殖型致密物沉积病,肾小球呈分叶状,基底膜嗜银性减弱,嗜复红蛋白线性沉积;B. PASM-Masson×20 膜增殖型致密物沉积病,基底膜嗜银性减弱,基底膜及系膜旁区嗜复红蛋白线性沉积;C. PASM-Masson×20 系膜增生型致密物沉积病,系膜区重度扩大,节段双轨,基底膜及包曼囊壁增厚,嗜复红蛋白线性沉积(↑);D. PASM-Masson×40 系膜增生型致密物沉积病,系膜区重度扩大并见多量嗜复红蛋白沉积,基底膜增厚,嗜银性减弱呈灰褐色,部分基底膜内嗜复红蛋白沉积形成假双轨;E. PASM-Masson×40 轻微病变型致密物沉积病,基底膜增厚,嗜银性减弱,嗜复红蛋白沉积;F. PASM-Masson×20 基底膜增厚,部分基底膜内嗜复红蛋白沉积形成“夹心饼干”样改变;G. PAS×40 系膜区和基底膜 PAS 染色强阳性;H. PAS×20 新月体性肾炎型致密物沉积病,系膜区、基底膜、包曼囊壁和部分肾小管基底膜等多处 PAS 染色强阳性;I. PASM-Masson×40 新月体性肾炎型致密物沉积病,细胞性新月体,基底膜增厚,嗜银性减弱;J. PASM-Masson×20 新月体性肾炎型致密物沉积病,细胞性新月体,肾小球分叶状,膜增殖伴节段硬化

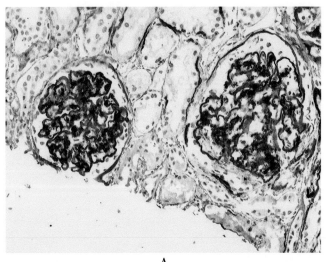
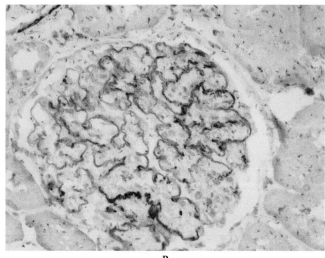

A　　　　　　　　　　　　　　　　　B

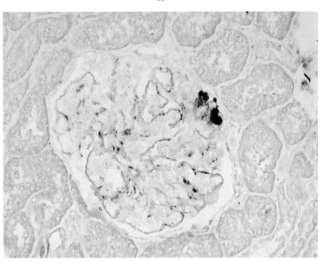

C

图 2-4-11　致密物沉积病

A. IHC En Vision×20 C3d 沿毛细血管袢、系膜旁区及包曼囊壁线性沉积;B. IHC En Vision×40 C3 沿毛细血管袢线性沉积;C. IHC En Vision×20 系膜区 IgM 节段弱阳性

3. **超微结构特征**　DDD 具有特征性超微结构改变，因此电镜观察是确诊 DDD 的主要诊断依据。主要表现为毛细血管基底膜弥漫性增厚，基底膜致密层内大量均质、连续的缎带状高电子致密物沉积(图 2-4-12A)。有时致密物吸收呈"虫噬状"改变(图 2-4-12B)，有时致密物沉积不连续或有间断，而致密物之间基底膜相对正常(图 2-4-12C)。系膜区普遍扩大，系膜区及系膜旁区电子致密物呈结节状、环状沉积，尤以系膜旁区明显(图 2-4-12D)。致密物也可沉积于包曼囊壁和肾小管基底膜(图 2-4-12E)，更甚者穿透基底膜肾间质(图 2-4-12F)。肾小管上皮细胞胞质内常见脂滴、蛋白滴等变性。间质可有不同程度纤维化及数量不等的淋巴细胞、单核细胞及泡沫细胞浸润。

【鉴别诊断】

1. **C3 肾小球肾炎**　同样是以补体 C3 沉积为特征，但电镜下电子致密物主要沉积在毛细血管襻内皮下、系膜区，偶见上皮侧，少数情况也可沉积在基底膜内，但致密物的分布、形态及电子密度与 DDD 的"高电子密度缎带状"特征不同。

2. **感染后肾小球肾炎**　临床病程呈自限性，病初出现链球菌感染，血补体 C3 降低，8～12 周补体 C3 多恢复正常。光镜及电镜下典型病理表现为毛细血管内增生性肾小球肾炎，出现上皮侧"驼峰"样沉积物，免疫病理除 C3 沉积外，多伴有免疫球蛋白沉积。但少数病例 C3 恢复慢，病程多迁延反复或逐渐进展，并发现补体旁路途径活化异常的相关证据，此种不符合自限性病程的病例应高度怀疑 C3G 可能。

3. **其他肾小球肾炎 DDD**　组织学形态表现多种多样，光镜有时难以与原发或继发性肾小球病鉴别，但 DDD 具有特异性免疫病理和特征性超微结构改变，电镜观察是确诊 DDD 的主要诊断依据。

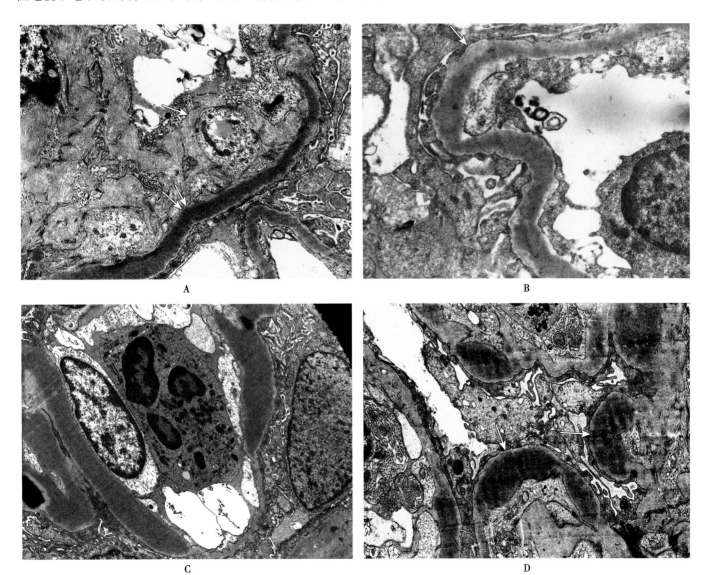

A

B

C

D

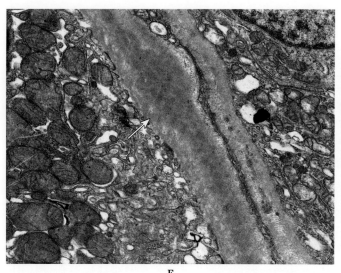
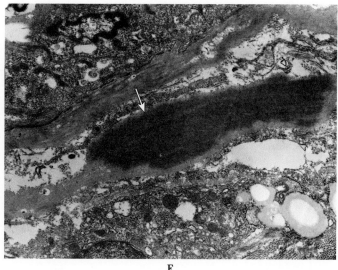

E　　　　　　　　　　　　　　　F

图 2-4-12　致密物沉积病

A. TEM×6.3K 系膜插入(白箭头)基底膜内高电子致密物缎带状沉积(双白箭头);B. TEM×10.0K 致密物部分吸收呈"虫噬状"改变(白箭头);C. TEM×5.0K 基底膜内致密物不连续,其间基底膜基本正常,毛细血管腔中性粒细胞浸润;D. TEM×6.3K 系膜区、系膜旁区结节状、环状沉积(白箭头);E. TEM×10.0K 肾小管基底膜内电子致密物沉积(白箭头);F. TEM×6.3K 肾间质致密物沉积(白箭头)

## 二、C3 肾小球肾炎

### 【定义】

C3 肾小球肾炎是除 DDD 外的 C3 肾小球病,电镜下电子致密物沉积在肾小球毛细血管袢内皮下和/或系膜区、上皮侧,甚至基膜内(非 DDD 样表现为不似 DDD 特征性嗜锇性缎带状致密物)。C3GN 组织学亚型包括家族性Ⅲ型膜增生性肾小球肾炎(membranous proliferative glomerulonephritis, MPGN)、补体 H 因子相关蛋白 5(CFHR5)肾病及单纯补体 C3 沉积的Ⅰ型 MPGN,其肾小球光镜、电镜表现及发病机制各有特点。

### 【临床特征】

**1. 流行病学**

(1) 发病率:罕见,发病率不到百万分之一,存在家族遗传性、种族、地域差异。

(2) 发病年龄:发病年龄(中位年龄 21 岁)高于 DDD(中位年龄 14 岁);与 DDD 不同,C3GN 在儿童中少发。

(3) 性别:男女无明显差别。

**2. 症状**　常以肾病综合征及急性肾炎综合征起病,部分患者起病前常有上呼吸道感染史和 ASO 增高。主要表现为蛋白尿、血尿、伴或不伴高血压及肾功能损害。

**3. 实验室检查**　大多数患者血清补体 C3 降低,但程度不及 DDD,C4 正常。

**4. 治疗**　治疗原则同 DDD。

**5. 预后**　预后相对好于 DDD,50%患者持续肾功能正常,但有 15%患者在 10 年内进展为 ESRD。其预后与是否出现新月体、肾小球肾功能正常硬化和肾间质纤维化有关。

### 【病理变化】

**1. 大体特征**　无特殊。

**2. 镜下特征**

(1) 组织学特征:肾小球病理表现呈多样性。主要形态学表现有膜增殖型,包括家族性Ⅲ型膜增生性肾小球肾炎和单纯补体 C3 沉积的Ⅰ型 MPGN 两个亚型;此外还可表现有系膜增生型、毛细血管内增生型等。补体 H 因子相关蛋白 5(CFHR5)肾病与 *CFHR5* 基因突变有关。C3GN 出现小动脉硬化、肾小球硬化及间质纤维化比 DDD 更常见(图 2-4-13)。

(2) 免疫病理:毛细血管袢和系膜区补体 C3 呈线性或颗粒状沉积,其他免疫球蛋白阴性(图 2-4-14)。

**3. 超微结构特征**　电子致密物沉积的部位、形状及电子密度无特异表现,可以沉积于肾小球毛细血管内皮下、系膜区、上皮侧,甚至基底膜内,但基底膜内沉积物不出现 DDD 特征性的嗜锇性高电子密度"缎带状"外观。

### 【鉴别诊断】

**C3GN 诊断标准**　光镜及电镜表现无特殊性,免疫病理以补体 C3 沉积为主(C3 阳性强度较其他免疫球蛋白强度≥++),且排除急性链球菌感染后肾小球肾炎及其他肾小球病。需要与致密物沉积病、感染后肾小球肾炎、各种原发性和继发性肾小球肾炎鉴别(参照 DDD)。

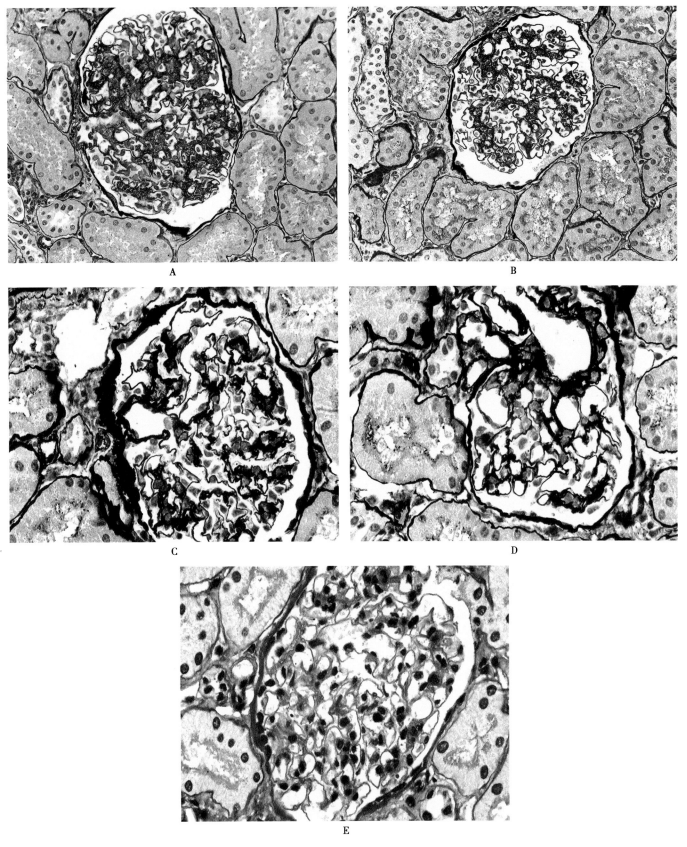

图 2-4-13 C3 肾小球肾炎

A. PASM-Masson×20 系膜增生型 C3 肾小球肾炎,重度系膜增生,节段双轨,基底膜嗜银性正常,不会出现 DDD 特征性嗜银性减弱;
B. PASM-Masson×20 系膜增生型 C3 肾小球肾炎,轻至中度系膜增生;C. PASM-Masson×40 CFHR5 肾病,系膜轻度增生;D. PASM-Masson×40 CFHR5 肾病,同一病例,部分肾小球轻微病变;E. PAS×40 CFHR5 肾病,同一病例,系膜区和基底膜 PAS 染色阳性

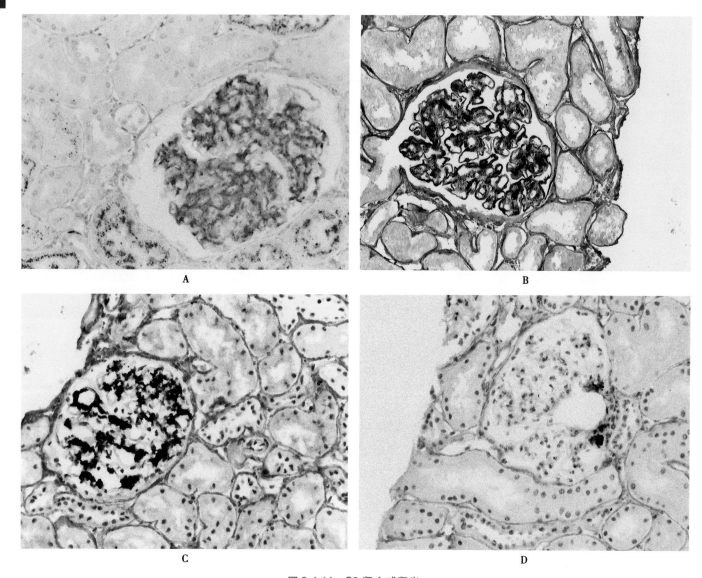

图 2-4-14 C3 肾小球肾炎

A. IHC En Vision×20 C3 主要沉积在系膜区,部分毛细血管袢少量沉积;B. IHC En Vision×20 C3d 沿毛细血管袢和系膜区不连续或颗粒状沉积;C. IHC En Vision×20 CFHR5 肾病,系膜区 C3d 沉积;D. IHC En Vision×20 CFHR5 肾病,系膜区 C4d 沉积

## 第五节 高尿酸血症肾病

### 【定义】

高尿酸血症肾病(hyperuricemic nephropathy),也叫痛风肾(gout kidney),是原发性或继发性高尿酸血症伴有尿酸沉积在肾组织中,进而引发间质性肾炎、尿酸性结石以及慢性肾衰竭等病变的一类肾脏疾病。高尿酸血症的诊断标准:男性和绝经后女性血尿酸>420μmol/L、停经前女性>350μmol/L。

### 【临床特征】

**1. 流行病学** 随着生活水平提高、饮食结构变化、运动时间减少等,高尿酸血症发病率呈直线上升状态,在社区人群中发病率为 20%,其中男性人群易感性是女性人群的 2 倍,且初发年龄有明显年轻化趋势。大多数患者伴有肥胖症、高脂血症、糖尿病。男性患者发生肾功能不全的风险是女性的 1.38 倍。

**2. 症状** 高尿酸血症相关肾损害包括三种类型:多年反复引起痛风肾,尿酸盐结晶阻塞肾小管导致急性肾功能衰竭以及泌尿系结石。痛风肾起病较缓,早期仅间断出现镜下血尿或少量蛋白尿,部分患者表现肉眼血尿、水肿、中度高血压,当病变累及远端肾小管和集合管时,尿液浓缩功能受损,出现多饮、多尿、夜尿增多。随着肾小球滤过率下降,进展为慢性肾功能不全。

**3. 治疗及预后** 治疗原则:饮食控制、降低血尿酸及防治伴发疾病。低嘌呤、低热量饮食,大量饮水,日饮水量应>3 000ml,碱化尿液,有利于尿酸盐排出,延缓结石生长。高尿酸血症肾病早诊断早治疗,肾脏病变可减轻或停止发展;如延误诊治或治疗不当,病情最终进展为肾衰竭。

**【病理变化】**

**1. 大体特征** 无特殊。

**2. 镜下特征**

(1) 组织学特征:本病无需免疫病理和电镜检查,仅凭光镜即可确诊。疾病早期髓质集合管内可见尿酸盐结晶管型(图 2-4-15A、B),继而肾小管上皮细胞损伤、坏死崩解,肾小管内的尿酸盐结晶沉积于间质,呈放射状排列、周围绕以单核细胞和多核巨细胞(图 2-4-15C~E)。疾病继续进展,出现肾小管萎缩扩张、间质纤维化、灶性淋巴细胞浸润,部分病例可出现肾小球系膜增宽或硬化、小动脉硬化等继发改变。尿酸盐结晶体呈水溶性,经甲醛固定常规石蜡包埋后结晶体溶解,HE 染色仅见溶解后的针状菱形空隙,偏振光显微镜下阴性(图 2-4-15F);但在冰冻切片或酒精固定的标本中可以完好保存,HE 染色

深蓝色,偏振光显微镜呈双折光。

(2) 免疫病理:无特异表现。

**3. 超微结构特征** 肾小管上皮细胞内及肾间质出现星芒状结晶(图 2-4-16)。

**【鉴别诊断】**

**1. 高草酸尿症肾病** 草酸盐结晶的性质和形态与尿酸盐不同,尿酸盐结晶为水溶性,经甲醛固定后溶解呈针状菱形空隙,偏振光下阴性。而草酸盐结晶为不规则的几何图形,光镜可见,在偏振光下呈双折光。实验室血清尿酸盐浓度过高是诊断高尿酸血症肾病的重要依据。

**2. 高钙血症性肾病** 钙盐沉积较特殊,为蓝紫色无结构物质,一般不会与其他结晶盐混淆。

**3. 胱氨酸血症肾病** 本病是常染色体隐性遗传性疾病,临床上有胱氨酸转运酶异常。电镜下肾小球、肾小管及间质各种细胞内出现特征性长方形结晶物是本病的病理特征。

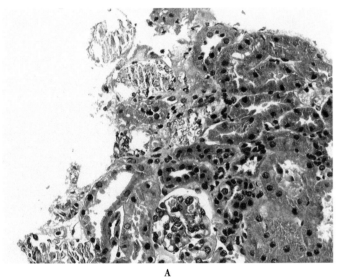

A

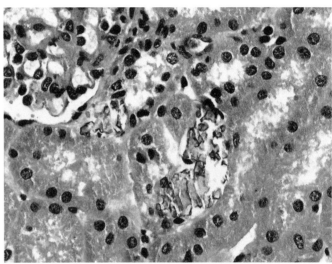

B

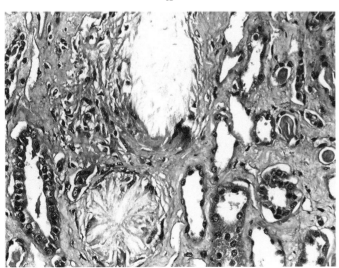

C

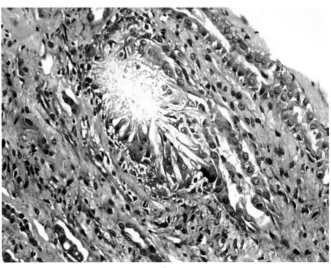

D

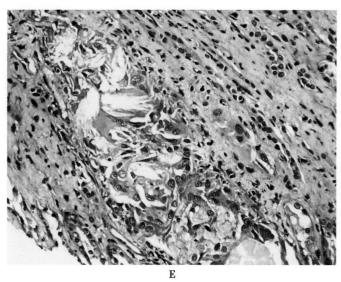

E

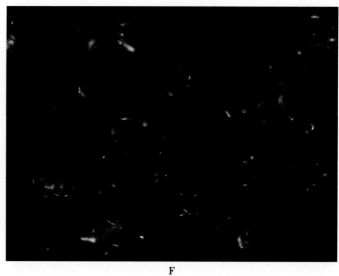

F

图 2-4-15 高尿酸血症肾病

A. HE×20 肾小管内充以尿酸盐结晶;B. HE×40 肾小管内充以尿酸盐结晶;C. HE×20 肾小管内充以经甲醛固定常规石蜡包埋后溶解的尿酸盐结晶;D. HE×20 经甲醛固定常规石蜡包埋后,尿酸盐结晶溶解呈针状菱形空隙;E. PAS×20 尿酸盐结晶引起间质肉芽肿反应;F. 偏振光显微镜×20 尿酸盐结晶阴性,仅见一些不规则的杂质(偏振光显微镜)

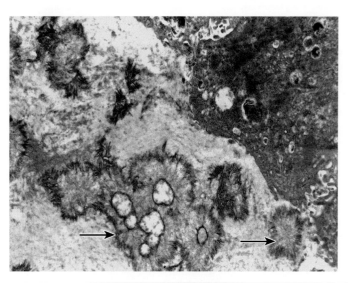

图 2-4-16 高尿酸血症肾病
TEM×8.0K 肾小管内星芒状尿酸盐结晶(黑箭头)

## 第六节 高钙血症性肾病

### 【定义】

高钙血症性肾病(hypercalcemic nephropathy)是指高钙血症引起肾功能损害和肾钙质沉着的肾小管间质性疾病。当血清总钙>2.6mmol/L 和/或 24h 尿钙排泄>4mg/kg 时称为高钙血症。

发病机制系高钙血症通过影响肾血流量、肾小球滤过率、肾脏对水的重吸收、酸碱平衡以及肾素分泌导致肾小管、肾间质以及肾小球病变,最终引起肾衰竭。

### 【临床特征】

1. **流行病学** 高钙血症性肾病在临床上并不少见,任何年龄均可发生,但儿童相对少见,男女无差别。常见的病因包括:甲状旁腺功能亢进症、引起骨质大量溶解的恶性肿瘤、维生素 D 中毒、结节病、肾上腺皮质功能减退、嗜铬细胞瘤、肢端肥大症以及家族性低尿钙性高钙血症等。

2. **症状** 肾脏受损早期主要表现为肾小管间质损害,尿浓缩功能减退,烦渴、多饮、多尿、夜尿增多、尿比重和渗透量浓度降低、尿钙和尿磷排出增多、肾性糖尿、氨基酸尿等,重者可表现为尿崩症。晚期由于肾实质钙盐长期沉积,导致持久性肾损害,最终双肾萎缩、肾衰竭;同时也可产生尿路结石,引起肾绞痛、血尿、反复尿路梗阻和泌尿系感染等。

此外,慢性高血钙患者血管、关节、软骨、角膜等部位可发生转移性钙化,角膜钙化环即带状角膜病是高钙血症的特殊体征。当血钙急骤升高,达到 3.5mmol/L 时发生高血钙危象,如不及时治疗短期内死亡,病死率高达 60%。

3. **实验室检查** 除了高血钙,也可出现低血磷、低血钾、低血钠、低血镁,骨转移瘤、甲状旁腺功能亢进时血清碱性磷酸酶升高,血清甲状旁腺素异常。

4. **治疗及预后** 高钙血症性肾病的病因治疗是基础,但对有明显症状的高钙血症,特别是在发生高钙危象时需给予补充液体、恢复血容量、降低血钙、透析等紧急处理。如不及时治疗,可导致不可逆的肾脏损伤,最终进展为肾功能不全。因此,早期发现、早期诊断、早期治疗尤为重要。

**【病理变化】**

**1. 大体特征**　无特殊。

**2. 镜下特征**

（1）组织学特征：早期肾小管上皮细胞内无结构蓝紫色钙盐沉积（图2-4-17），继而突破上皮细胞进入

管腔内,常伴随肾小管上皮细胞坏死出现。继续进展,肾小管基底膜、肾球囊壁或废弃肾小球和小动脉壁都可见钙盐沉积。肾间质钙盐沉积有时有异物巨细胞环绕。此外,还有一种独立的钙沉积类型,即在正常肾组织与肾小管萎缩、纤维化交界区有不规则钙沉积物。

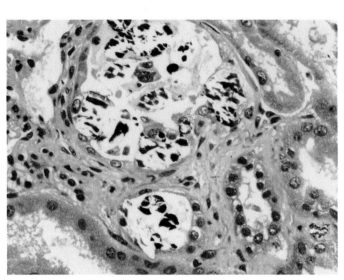
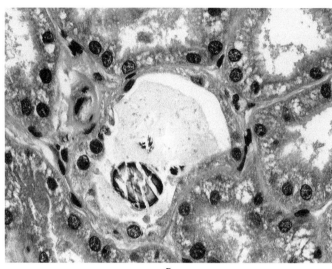

A　　　　　　　　　　　　　　　　　　　　　　　B

图 2-4-17　高钙血症性肾病

A. PAS×20 肾小管腔内无结构蓝紫色钙盐沉积,常伴随肾小管上皮细胞坏死出现;B. PAS×40 肾小管腔内无结构蓝紫色钙盐沉积

（2）免疫病理：无特异表现。

**3. 超微结构特征**　肾小管上皮细胞线粒体和溶酶体内有粗大致密颗粒,肾小管基膜分裂,其间可见灶性不定型致密物沉积。

**【鉴别诊断】**

**1. 高尿酸血症肾病和高草酸尿症肾病**　尿酸盐和草酸盐多以结晶形态出现,常伴有周围巨细胞反应,而钙盐沉积为蓝紫色无结构物质,少有周围巨细胞反应,一般不会与其他结晶盐混淆。

**2. 胱氨酸血症肾病**　本病是常染色体隐性遗传性疾病,临床上有胱氨酸转运酶异常。电镜下肾小球、肾小管及间质各种细胞内出现特征性长方形结晶物是本病的病理特征。

## 第七节　高草酸尿症肾病

**【定义】**

高草酸尿症（hyperoxaluria）分为原发性和继发性。原发性高草酸尿症是一种常染色体隐性遗传病,系因肝脏特异性酶缺乏导致乙醛酸盐和草酸盐代谢异常,内源性草酸盐产生过多并从肾脏排泄,导致高草酸尿症。继发性高草酸尿症见于草酸摄入过多或排除过少,当过多的草酸盐累及肾脏,导致泌尿系统反复发生草酸钙结石

及持续进展的肾钙质沉着症时,称为高草酸尿症肾病（hyperoxaluric nephropathy）。

**【临床特征】**

**1. 流行病学**　原发性高草酸尿症肾病罕见,青少年发病,男女无差别。继发性高草酸尿症肾病见于慢性肾衰竭、血液透析患者等,发病无年龄及性别差异。

**2. 症状**　80%以上患者表现泌尿系统症状,主要有腰酸、腰痛、血尿、泌尿系统感染、多尿、低比重尿,一般无大量蛋白尿、慢性肾功能衰竭等。此外,当草酸盐沉积在骨骼、心脏、血管、神经系统、皮肤、视网膜、肝脏、睾丸、淋巴结等肾外组织时,可出现相应的临床症状。

**3. 治疗及预后**　对于轻症患者,避免摄入富含草酸食物（菠菜、草莓、浓茶、咖啡等）,多饮水,适当补充枸橼酸、维生素 $B_6$ 以促进草酸代谢,延缓肾结石的发生和肾衰竭的进展。但对于肾功能受损的患者,最佳治疗方法为早期肝肾联合移植。

**【病理变化】**

**1. 大体特征**　无特殊。

**2. 镜下特征**

（1）组织学特征

原发性高草酸尿症肾病早期和继发性高草酸尿症肾病:肾小管完整,草酸盐结晶较宽,多数呈圆形,亦可见球

形或层状钙化包涵体,偏振光下双折光,彩虹色,主要为黄色(图 2-4-18A~G)。

原发性高草酸尿症肾病晚期:肾脏严重纤维化,肾小管萎缩,肾小球不同程度硬化,小动脉硬化。各段肾小管内有大量结晶体,局部管腔扩张,上皮细胞常坏死,若结晶穿破肾小管,可引起间质炎症和纤维化。草酸盐结晶多为不规则的几何图形,HE 染色呈透明状,多数为菱形,常呈丛状或玫瑰花结样排列,并常与钙盐并存(图 2-4-18H、I)。

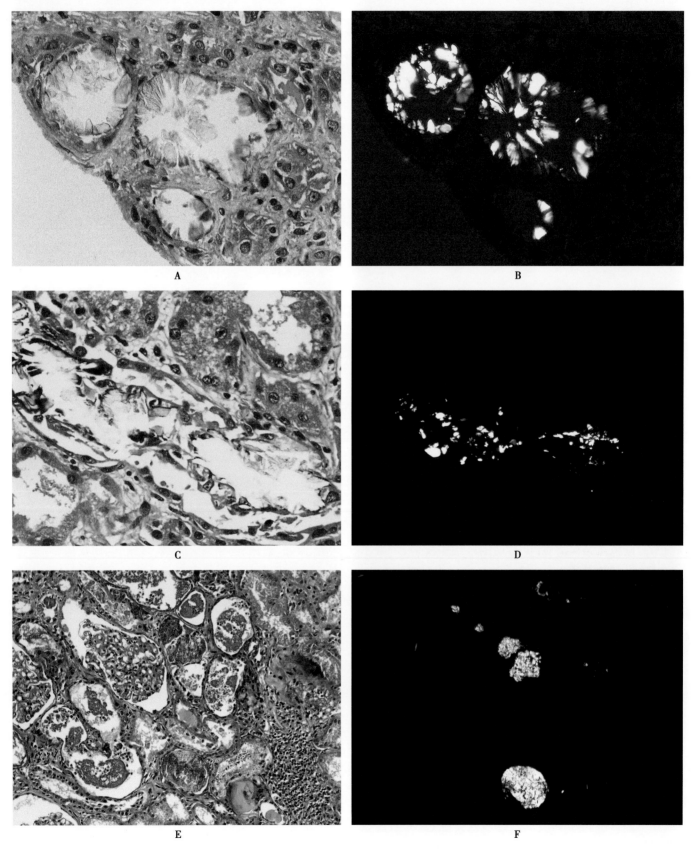

A

B

C

D

E

F

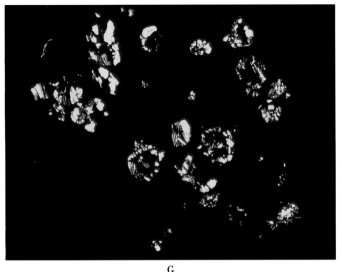

G

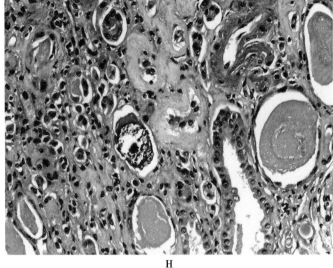

H

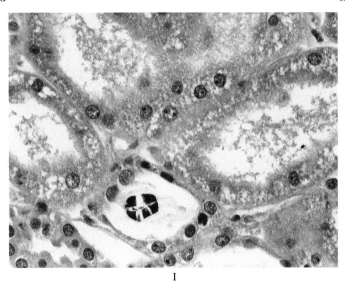

I

图 2-4-18　高草酸尿症肾病

A. PAS×20 肾小管内充以草酸盐结晶;B. 偏振光显微镜×20 同上图,在偏振光下草酸盐晶显示折光性;
C. PAS×40 肾小管内充以草酸盐晶体管型,局部钙化;D. 偏振光显微镜×20 同上图,在偏振光下草酸盐结晶
显示折光性;E. PAS×10 肾小管内草酸盐块状沉积,HE 染色可呈棕黄色;F. 偏振光显微镜×20 同上图,在偏
振光下草酸盐结晶显示折光性;G 偏振光显微镜×10,在偏振光下可见大量折光性的草酸盐结晶;H. HE×20
草酸盐结晶常与钙盐并存;I. HE×40 草酸盐结晶玫瑰花结样排列伴钙化

（2）免疫病理:无特异表现。

3. **超微结构特征**　肾小管上皮细胞内溶酶体增多,可见特殊结构的包涵体,肾小管扩张,可见棱状结晶体。

【鉴别诊断】

1. **高尿酸血症肾病**　参见相关章节。

2. **高钙血症性肾病**　参见相关章节。

3. **胱氨酸血症肾病**　本病是常染色体隐性遗传性疾病,临床上有胱氨酸转运酶异常。电镜下肾小球、肾小管及间质各种细胞内出现特征性长方形结晶物是本病的病理特征。

（曲利娟）

# 第五章

# 血管疾病相关性肾病

血管疾病相关性肾病通常按照病因进行分类，一般分为血栓性微血管病、ANCA 相关系统性血管炎、原发性高血压肾损害、放射性肾炎、系统硬化症肾病等。不同的病因及发病机制不同，镜下表现多种多样，主要累及大小不同血管，包括大动脉炎、中动脉炎、小动脉炎等。

由于血管疾病相关性肾病病因不同，发病机制也不完全一致，但都涉及到内皮细胞损伤的机制和遗传易感因素。

**1. 免疫机制** 包括细胞免疫、体液免疫等机制，产生自身免疫抗体，免疫反应中免疫细胞产生炎症因子，直接或间接损伤。

**2. 感染因素** 与该疾病相关的致病因素包括细菌、外毒素和内毒素抗体、免疫复合物、药物、病毒等。人体感染后，如大肠埃希菌病原微生物进入机体产生的毒素，损伤肾小球、肾小管，小血管发生微小血栓。

**3. 血管损伤** 高血压等因素造成肾动脉内皮细胞损伤引发的一系列血管及血管内物质的级联反应等。

**4. 动脉发育不良** 一种病因不明的非炎症发育异常的血管病，动脉内膜纤维化增厚，内膜或外膜也可以发生纤维组织增生。

## 第一节 血栓性微血管病

### 【定义】

以内皮细胞损伤为首发，级联反应血液内的促凝物质，微血管病性溶血性贫血、血小板下降以及微血管内血栓形成。肾脏受累时多引起急性肾衰竭，出现肾小球、肾小动脉、小叶间动脉乃至弓形动脉血栓，管壁增厚、管腔狭窄的病理形态，称为血栓性微血管病（thrombotic microangiopathy，TMA）。

### 【临床特征】

根据病因不同，可表现不同的临床肾疾病。分为微血管病性溶血性贫血、血小板下降以及微血管内血栓形成。肾脏受累时多引起急性肾衰竭。经典的 TMA 包括溶血尿毒综合征（homolytic uremic syndrome，HUS）和血栓性血小板减少性紫癜（thrombotic thrombocytopenic purpura，TTP）。其他类型 TMA 包括恶性高血压、硬皮病肾危相、妊娠相关肾病等。

尽管病因和发病机制多样，最终均可导致微血管内皮细胞损伤，诱发微血栓形成。

**1. 流行病学**

（1）发病率：发病率低，但并不罕见。

（2）发病年龄：各个年龄段，不同的致病因素，发病年龄不同，HUS/TTP 以儿童常见。

（3）性别：女性多见。

**2. 症状** TTP 患者肾脏受累多为轻度，可少尿或无尿，有血尿、蛋白尿，40%～80% 有轻度氮质血症，而急性肾衰是 HUS 的重要临床表现。TTP 患者血小板减少较为明显，全身各处均可能出血，以皮肤和黏膜为主，严重者可有颅内出血。TTP 患者约 59%～98% 可出现不同程度的发热，84%～92% 出现神经系统症状。

HUS 临床表现为多器官累及，主要表现为三联症：微血管病溶血性贫血、血小板下降和急性肾衰竭。儿童多见，90% 有前驱症状，如腹泻，致病菌主要为大肠杆菌 O157 和志贺痢疾杆菌 I 型。

其他可有恶性高血压，临床表现为严重的高血压（>180/130mmHg）；抗磷脂抗体相关性微血栓性微血管病；妊娠相关的血栓性微血管病；系统硬化症；恶性肿瘤和化疗相关性血栓性微血管病；移植相关性血栓性微血管病以及艾滋病相关性血栓性微血管病等。

**3. 实验室检查** 血红蛋白（HGB）短期内下降；血小板最低可达 $10×10^9/L$；外周 WBC 升高；溶血性贫血；血浆结合珠蛋白降低，血清间接胆红素升高；乳酸脱氢酶（LDH）和丙酮酸脱氢酶水平升高，为 HUS 溶血的敏感指标；抗人球蛋白试验（Coombs'）阴性，但肺炎链球菌相关的 HUS 其 Coombs' 试验阳性。纤溶和溶血系统的变化：早期纤维蛋白原减低，纤维蛋白降解产物增高。凝血酶原时间、部分凝血活酶时间及 V 和 VIII 因子多正常。

骨髓象:可见巨核细胞形态正常,仅数目增多,末梢血网织红细胞增多。

尿检:可见红细胞、白细胞及管型,血尿酸肌酐升高提示急性肾功能衰竭。

**4. 影像学特点** 肾脏体积轻度增大,可见点状出血,有时可见大小不等的梗死病灶。慢性期肾脏体积缩小,呈颗粒状或瘢痕状萎缩,有时可见血肿。

**5. 治疗** TMA 目前尚无特效治疗。

急性期以综合治疗为主,包括维持水、电解质及酸碱平衡,纠正贫血,控制高血压,使用血小板解聚剂,血管紧张素转换酶抑制剂,血管紧张素Ⅱ受体拮抗剂,利尿,对症支持治疗等。抗生素应慎用。注意补充热量和营养。

对于重病患者,应及时予以透析,血浆置换或激素治疗。

【病理变化】

**1. 大体特征** 急性期肾脏肿胀充血,可见点状出血,有时可见大小不等的梗死病灶。慢性期肾脏体积缩小,呈颗粒状或瘢痕状萎缩,有时可见血肿。

**2. 镜下特征**

(1)组织学特点

1)肾小球:毛细血管壁增厚,GBM 内疏松层增厚,双轨形成。内皮细胞增生、肿胀,内皮下增宽,内含疏松物质。管腔狭窄、偶见血栓。肾小球系膜溶解(图 2-5-1)。儿童肾小球病变重,成人多为肾小球缺血。

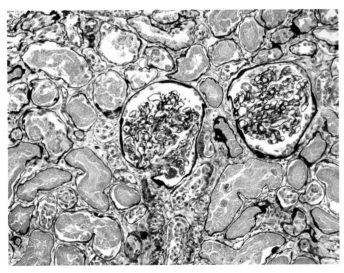

**图 2-5-1 血栓性微血管病**
PASM×20 肾小球内皮细胞增生、肿胀,内皮下增宽,双轨形成,管腔狭窄,可见血栓

2)小动脉:小叶间动脉和弓状动脉分支的病变主要为动脉内皮细胞肿胀、内膜水肿、黏液变性及纤维素和红细胞碎片沉积,也可见血栓形成,后期动脉内膜平滑肌细胞增生,进而结缔组织和胶原纤维增生,形成同心圆状排列,导致管腔狭窄,出现颇有特征的葱皮状改变。病变进一步发展,内膜的胶原纤维和弹力纤维同心圆状增生,形成动脉内膜纤维化(endarteritis fibrous)。血栓被机化,并可出现再沟通现象。

3)肾小球旁器肥大多见于系统性硬化症和恶性高血压病。

(2)免疫病理:根据导致血栓性微血管病的不同病因,有时出现各种免疫球蛋白和补体阳性,如系统性红斑狼疮。有时则呈阴性或 IgM 弱阳性,如溶血尿毒综合征、恶性高血压等。但损伤严重的肾血管和肾小球、纤维蛋白强阳性。

**3. 超微结构特征** 肾小球内皮细胞增生肿胀,内皮下间隙增宽,呈电子致密物减低状态,伴有稀疏的纤维样物质、脂类物质、红细胞和细胞碎片。血管内皮见纤维素样沉积,小动脉和细动脉的病变与光镜检查一致。

【鉴别诊断】

TMA 典型病例诊断并不困难,凡出现上述临床症状及试验室检查特征时均要考虑本病。确诊需经肾活检证实为肾脏微血管病变、微血管栓塞,但肾活检不一定具备所有病变。

# 第二节 ANCA 相关系统性血管炎

【定义】

抗中性粒细胞胞质抗体(antineutrophil cytoplasmic antibody,ANCA)相关性系统性血管炎(ANCA associated systemic vasculitis,AASV)是一组累及全身多系统的自身免疫性疾病,组织学以小动脉、毛细血管、小静脉炎症和坏死为主要病变,病变包括多血管炎(microscopic polyangitis,MPA)、Wegener 肉芽肿(Wegener granulomatosis,WG)、过敏性肉芽肿性血管炎或 Churg-Strauss 综合征(allergic granulomatosis angitis,Churg-Strauss syndrome,CSS)。

【临床特征】

**1. 流行病学**

(1)发病率:我国以 MPA 为主,发病率低,较少见。

(2)发病年龄:本病好发于中老年,平均发病年龄 65 岁。

(3)性别:男女发病基本一致,儿童中 3/4 为女性。

**2. 症状** 病情复杂,进展迅速、病死率高的疾病。主要累及的靶器官包括肺、肾、皮肤、神经系统等。临床表现包括发热、咳嗽、恶心、呕吐、乏力、肌肉关节疼痛、体重减轻、水肿等症状。血尿、有或无蛋白尿,白细胞管型,随后进展为急性或慢性进行性肾功能不全。

**3. 实验室检查**　白细胞增多、血小板增高及与出血不相称的贫血；血沉（ESR）升高、C反应蛋白（CRP）增高；类风湿因子（RF）阳性、γ球蛋白升高；蛋白尿、血尿、血尿素氮升高、肌酐升高；ANCA血清阳性在提示诊断中非常有用。

ANCA测定阴性不能排除ANCA相关性血管炎，因为50%ANCA相关性血管炎患者中有10%（取决于特殊疾病）病例ANCA可能阴性。

**4. 影像学特点**　肾脏体积轻度增大，可见点状出血，有时可见大小不等的梗死病灶。

**5. 治疗**　糖皮质激素加环磷酰胺是诱导缓解的标准治疗方案；减少复发，防止感染。

**6. 预后**　若不治疗，小静脉血管炎的1年死亡率达80%。在使用激素和环磷酰胺治疗后，这一数字显著下降。现在大多数研究显示5年存活率约为65%~75%。

**【病理变化】**

**1. 大体特征**　肾脏体积增大，被膜紧张，切面红褐色，质中到质硬。

**2. 镜下特征**

（1）组织学特征：镜下肾小球毛细血管袢出现节段性纤维素样坏死，可见大小不等和新旧不一的新月体（细胞性、细胞纤维性及纤维性），可见肾小球球性硬化；肾小管及间质的病变多较严重，肾小管上皮细胞可见重度的空泡及颗粒变性，多灶状乃至弥漫性萎缩，肾间质见多灶或弥漫淋巴细胞、单核细胞、中性粒细胞、嗜酸性粒细胞、浆细胞等炎细胞浸润及纤维化（图2-5-2）。小动脉增厚，有时可见纤维素样坏死。WG中可见肉芽肿形成，表现为

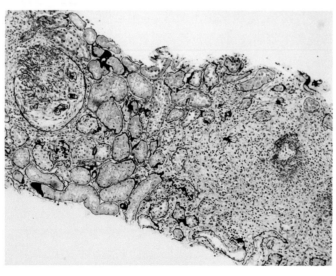

**图 2-5-2　AASV**

PASM×10 肾小球毛细血管袢出现节段性纤维素样坏死；肾间质见多灶或弥漫淋巴细胞、单核细胞、中性粒细胞、嗜酸性粒细胞、浆细胞等炎细胞浸润及纤维化

小动脉壁纤维素样坏死，周围可见类上皮样组织细胞。

（2）免疫病理：各种免疫球蛋白和补体均阴性。有时在纤维素样坏死的小动脉壁可见纤维蛋白沉积。

**3. 超微结构特征**　电镜检查可见肾小球毛细血管壁断裂，纤维蛋白沉积于毛细血管壁或肾小囊内，未发现电子致密物沉积，新月体形成的肾小球可见上皮细胞增生。

**【鉴别诊断】**

本病的病理特点如前所述，主要是肾小球毛细血管袢坏死和新月体形成，需与Ⅰ型和Ⅱ型新月体型肾小球肾炎鉴别。

临床血清学检查，ANCA阳性是AASV肾损伤的重要特点，肾损伤反复发作。光镜检查AASV以各型新月体混合存在，AASV肾损伤免疫荧光检查基本阴性，电镜检查AASV肾损伤均不见电子致密物。

Ⅰ型和Ⅱ型新月体型肾小球肾炎血清学检查ANCA阴性，Ⅰ型和Ⅱ型新月体型肾小球肾炎常呈一次性突然起病，病变较单一，新月体的类型也较单一。Ⅰ型新月体型肾小球肾炎即抗基底膜型，IgG和C3沿肾小球毛细血管壁呈线状沉积；Ⅱ型新月体型肾小球肾炎即免疫复合物介导型，IgG（或IgA或IgM）、C3、C1q等以不同组合或全部呈颗粒状或团块状沉积于肾小球的不同部位。电镜检查仅Ⅱ型新月体型肾小球肾炎可见电子致密物沉积。

在WG的病例中可见肉芽肿形成，要与其他肉芽肿性病变相鉴别，最常见的是结核肉芽肿。WG中的肉芽肿可见血管病变包括小动脉、小静脉和毛细血管，表现为血管壁纤维素样坏死及不同程度的血管炎，可见上皮样组织细胞增生及炎细胞浸润，而结核性肉芽肿不见血管病变，可见干酪样坏死、类上皮细胞、朗格汉斯多核巨细胞和炎细胞浸润。

# 第三节　原发性高血压肾损害

**【定义】**

原发性高血压造成的肾脏结构和功能改变，称为高血压肾损害，是导致终末期肾病的重要原因之一。根据高血压和肾小动脉病理特征的不同分为良性肾小动脉硬化和恶性小动脉肾硬化。临床上所见绝大多数为良性肾小动脉硬化，患者脏器受累的急性症状并不常见，但与心血管疾病关系密切，尤其是蛋白尿、微量白蛋白尿与死亡率相关。

**【临床特征】**

**1. 流行病学**

（1）发病率：高血压肾病已成为西方国家终末期肾脏疾病（ESRD）的第二大原因。1997年，美国肾病数据登

记系统(USRDS)报告,由高血压导致的 ESRD 例数持续增长,已占 ESRD 人群 28.5%;欧洲的发病率从 20 年前至今的 7% 升至 13%;在日本,高血压导致的 ESRD 占 6%。

(2) 发病年龄:几乎都是中老年人,儿童十分罕见。

(3) 性别:男性比女性更易于发生高血压性小动脉病变。

**2. 症状**

(1) 长期高血压病史:病程常在 5~10 年以上。突出表现为肾小管功能损害,如夜尿增多、肾小管性蛋白尿,部分存在中度蛋白尿、少量红细胞尿以及肾功能进行性减退。

(2) 恶性高血压:舒张压大于 17.3kPa,视乳头水肿,血尿、蛋白尿、管型尿、肾功能迅速恶化,进入终末期肾衰竭。恶性高血压的其他脏器损害,如心衰、脑卒中、眼底损害(第Ⅲ或Ⅳ级高血压视网膜病变),甚至突然失明等。

**3. 实验室检查** 尿 NAG 及 $\beta_2$ 微球蛋白增高等,部分存在中度蛋白尿及少量红细胞尿,以及肾功能进行性减退。24h 尿蛋白定量一般不超过 1~1.5g。排除其他引起尿检异常和肾功能减退的原因。

**4. 影像学特点** 肾脏大小早期正常,晚期缩小,肾脏大小与高血压病程长短和严重程度相关。

**5. 治疗** 根据 JNC7 和 2004 年中国高血压防治指南,良性肾小动脉硬化的主要防治措施:及早进行肾损害的预防和监测;充分有效地控制血压,使其稳定在目标值范围内;积极保护靶器官功能。

恶性高血压的治疗:平稳降压,避免降压速度过快,造成心脑肾等重要脏器缺血;避免用对肾脏有害的药物;注意纠正患者的应激状态和稳定细胞膜,如 CCB、β-受体阻滞剂;注意纠正水电解质紊乱和低血容量。

对已存在慢性肾功能不全的患者,在应用降压药物时应注意调整药物的剂量和监测药物的不良反应。

**6. 预后** 降低血压至目标值可有效延缓肾脏疾病进展。

**【病理变化】**

**1. 大体特征** 肾脏体积轻度增大,后期肾脏体积缩小,被膜皱缩。

**2. 镜下特征**

(1) 组织学特征

1) 良性硬化:肾小动脉透明样变,主要累及入球小动脉。光镜下可见血管壁增厚,有均质的嗜伊红透明样物质沉积于血管壁,血管腔变窄。小动脉肌内膜增厚,主要见于小叶间动脉和弓形动脉。肾实质损害,随着高血压进展,进一步出现肾小球缺血,光镜下表现为肾小球毛细血管袢坍塌和基底膜皱缩,毛细血管壁增厚,继而肾小球硬化。

2) 恶性硬化症:肾脏小动脉病变,主要是入球小动脉纤维素样坏死和小叶间动脉及弓状动脉肌内膜高度增厚,血管横切面呈"葱皮样"外观(图 2-5-3)。肾实质损害,肾小球可呈现两种病变,一种为类似于良性肾小动脉硬化的缺血性病变,另一种为其特征性改变,即节段坏死增生性病变,表现为受累肾小球节段性纤维素样坏死,坏死的毛细血管袢与肾小球囊粘连,毛细血管腔内血栓形成。

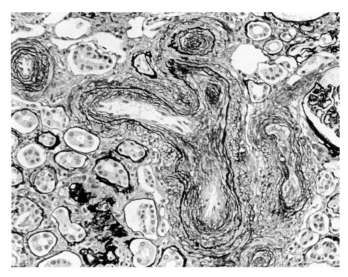

图 2-5-3 原发性高血压肾损害
PASM×20 小叶间动脉及弓状动脉肌内膜高度增厚,血管横切面呈"葱皮样"外观

(2) 免疫病理:各种免疫球蛋白和补体均阴性。有时在纤维素样坏死的小动脉壁可见纤维蛋白沉积。

**3. 超微结构特征** 良性高血压主要表现为肾小球基底膜增厚,缺血性皱缩,节段毛细血管腔闭塞。小动脉各层胶原不同程度增多。

恶性高血压,病变以肾小球节段性纤维素性坏死、血栓形成等为主。

**【鉴别诊断】**

**1. 慢性肾小球肾炎** 一般无高血压病史,有肾炎病史,多较年轻,尿检较多蛋白尿,无眼底及心血管病变。肾功能较差。免疫荧光可见不同程度的免疫沉积。

**2. 系统性硬皮病** 肾脏病变与恶性高血压相似,但其有肢体干枯及"鹰爪"改变,类风湿因子阳性,血沉加快等。

## 第四节 放射性肾炎

**【定义】**

放射性肾病(radiation nephropathy)是由于肾脏暴露

于大剂量的放射线后出现缓慢进展的非炎症性的肾脏疾病。临床上表现有蛋白尿、镜下血尿、水肿、氮质血症、高血压和程度不等的贫血。放射性损伤的程度与组织接受放射线剂量及放射线的性质有关。放射性肾病多见于放射性治疗腹部或生殖系统肿瘤及胸椎以下脊柱疾病，而又未能对肾脏进行任何防护的患者。

**【临床特征】**

**1. 流行病学**

（1）发病率：少见。

（2）发病年龄：与原发病发病年龄一致。

（3）性别：男女无明显差异。

**2. 症状** 放射性肾炎的临床表现有蛋白尿、镜下血尿、水肿、氮质血症、高血压和程度不等的贫血。急性放射性肾炎发生于放射治疗 4 个月后，起病隐匿，临床表现为水肿、高血压、蛋白尿、镜下血尿、贫血和氮质血症，常见下肢水肿，可累及全身。慢性放射性肾炎常由急性放射性肾炎迁延不愈所致，也可在放射治疗后数年至数十年发病，临床表现类似慢性间质性肾炎。可引起慢性肾衰，存活率很低。溶血尿毒综合征/血栓性血小板减少性紫癜临床上出现血小板减少和红细胞碎片时应考虑此病，肾功能不全常呈慢性进行性加重。

**3. 实验室检查** 出现蛋白尿、高血压、水肿、贫血、慢性肾功能损害。

**4. 影像学特点** 急性放射性肾炎肾脏可见体积增大，充血和出血最严重。慢性放射性肾炎则呈萎缩硬化。

**5. 治疗** 最有效的治疗就是预防，包括对肾脏的防护和对放射剂量的认真掌握和限制。隔离接触可减轻放射损害。

**6. 预后** 预防为主，预后与已经发生肾损害的程度相关。

**【病理变化】**

**1. 大体特征** 急性放射性肾炎肾脏体积增大。慢性放射性肾炎则呈萎缩硬化。

**2. 镜下特征**

（1）组织学特征：放射线的损伤主要表现为毛细血管和小血管的内皮病变。

（2）免疫病理：急性放射性肾炎可见肾小球和小动脉管壁有纤维蛋白沉积。

**3. 超微结构特征** 急性放射性肾炎显示肾小球基底膜内疏松层增宽，肾间质小血管也出现类似变化。慢性期主要表现为纤维化。

**【鉴别诊断】**

**1. 恶性肿瘤所引起免疫性肾炎** 多为继发性膜性肾病，有其自身的光镜及免疫染色特点。

**2. 淀粉样变肾损害** 电镜下特殊的电子致密物有助于诊断。

## 第五节 系统性硬化症

**【定义】**

系统性硬化症是一种原因不明的、在临床上以局限性或弥漫性皮肤增厚和纤维化为特征的结缔组织病，除皮肤受累外，可累及心、肺、肾、消化道等多个系统，其危害较大，患者常死于肺部感染、肾功能衰竭、心力衰竭等，其中肾脏受损尤为重要。系统性硬化症肾脏受累的主要类型包括：硬皮病肾危象、慢性肾疾病和炎症性肾损害。

**【临床特征】**

**1. 流行病学**

（1）发病率：本病在结缔组织病中仅次于红斑狼疮而居第二位。

（2）发病年龄：发病年龄以 20~50 岁多见。

（3）性别：患者以女性较多，女性与男性之比约为3：1。

**2. 症状**

（1）硬皮病肾危象：典型的临床特征为突然出现高血压和急进性肾损害。其他可表现为头痛、高血压性视网膜病变、高血压脑病、脑卒中、心包炎、心肌炎、心律失常和心力衰竭、微血管性溶血性贫血等。

（2）慢性肾疾病和炎症性肾损害：有轻度蛋白尿或血尿，未曾发生过肾危象，而且病情进展缓慢。肾功能异常。

**3. 实验室检查** 肾小球滤过率下降。SSc 患者血、尿 $\beta_2$ 微球蛋白水平明显升高，血 $\beta_2$ 微球蛋白水平升高可提示早期肾小球损伤，可以在常规方法查出尿蛋白之前发现血 $\beta_2$ 微球蛋白增高从而早期发现肾损害。

**4. 影像学特点** X 线检查可有两肺纹理增强，也可见网状或结节状致密影，以肺底为著，或有小的囊状改变。

**5. 治疗** 应用 ACEI 药物治疗硬皮病肾危象已达成共识，但其作为硬皮病肾危象预防药物的合理性一直存在争议。一些实验已经开始研究预防性地使用 ACEI 药物的益处。

**6. 预后** 临床表现不一，部分患者有多年皮肤及其他内脏受累而无肾损害的临床现象；有些在病程中出现肾危象，即突然发生严重高血压，急进性肾功能衰竭。如不及时处理，常于数周内死于心力衰竭及尿毒症。

**【病理变化】**

**1. 大体特征** 硬皮病肾危象肾脏体积增大，充血和出血最严重。慢性肾炎则呈萎缩硬化。

### 2. 镜下特征

（1）组织学特征

1）硬皮病肾危象的病理改变:典型的病变是肾脏小叶间动脉和弓动脉血管改变,表现为血管内膜和中膜增生,内弹力板分裂成多层,呈"葱皮"样改变,纤维素性坏死、血栓形成、管腔变窄。

2）慢性肾损害:慢性肾炎主要为肾小球硬化、肾小管萎缩和间质纤维化。

3）系统性硬化症在绝大多数内脏的病理特点是纤维化:肾脏可见小叶间动脉和弓动脉受累,表现为血管内膜增厚,纤维组织增生呈"洋葱皮"样同心圆排列,病程较长的患者可表现为慢性肾小球肾炎。

（2）免疫病理:可见肾小球和小动脉管壁有纤维蛋白沉积。

### 3. 超微结构特征
急性肾炎显示肾小球基底膜内疏松层增宽,肾间质小血管也出现类似变化。慢性期主要表现为纤维化。少见肾小球新月体形成。

【鉴别诊断】

**其他具有小血管炎的肾病** 形态学上难以区分,鉴别要点是临床病史及实验室检查的不同。

（王晨 余英豪）

# 第六章

# 肾小管间质肾病

肾小管—间质性肾炎（tubulointerstitial nephritis，TIN）属于肾小管—间质性疾病（tubulointerstitial disease，TID）的一类，TIN 是一组由不同原因引发的肾脏疾病，病变的特征是肾小管、肾间质的炎症和肾小管损伤。肾小管—间质性肾炎的分类方法多样，类型繁多，一般按照疾病发展病程，分为急性肾小管—间质性肾炎（acute tubulointerstitial nephritis，ATIN）和慢性肾小管—间质性肾炎（chronic tubulointerstitial nephritis，CTIN）两大类，ATIN 起病较急，病理上以肾小管损伤及炎症细胞浸润为主要特征，随着疾病发展和蔓延，逐渐进展为 CTIN，病理学主要以纤维化及炎症细胞浸润为特征；按照病因学分为感染性、药物性、泌尿系统梗阻、血管性病变、代谢性疾病、肿瘤相关性疾病、肾移植排斥反应、遗传、放射性、IgG4 相关性肾疾病、吸烟等因素引起的 TIN。

TIN 的发生可能存在以下多种机制：

**1. 免疫机制** 包括细胞免疫、体液免疫等机制，免疫反应中免疫细胞产生炎症因子、细胞毒素、白三烯、组胺，肥大细胞释放嗜碱性颗粒等，直接或间接损伤，另外还有补体激活和Ⅰ类、Ⅱ类主要组织相容性抗原（MHC）表达增加等相关的体液免疫反应。

**2. 非免疫机制** 人体感染后，病原微生物进入机体产生的毒素，损伤肾小球、肾小管，小血管发生微小血栓。服用过量的药物或长期服用治疗剂量的药物，对肾脏产生损伤，肾小管上皮细胞变性、坏死，炎症细胞浸润。

**3. 肾小管间质性肾炎抗原（TINAg）** 新近有研究显示 TIN 与特殊抗原有关，肾小管间质性肾炎抗原（TINAg）是一种基底膜糖蛋白，主要表达于肾近端小管基底膜，是人类抗肾小管基底膜（tubular basement membrane，TBM）抗体介导的间质性肾炎的靶抗原。TINAg 早在胚胎肾就有合成，选择性地调节肾小管发育，同时参与细胞凋亡过程，与儿童肾囊性变、膜性肾病、慢性肾脏病（CKD）、间质性肾炎、肾脏纤维化等有关。

## 第一节 药物性肾小管—间质性肾炎

### 【定义】

药物作用于机体对肾脏组织造成的损伤。一般分为药物性急性肾小管—间质性肾炎（ATIN）和药物性慢性肾小管—间质性肾炎（CTIN）。各种不同的药物性 TIN 临床表现可能不甚相似，但是病理学上大同小异，表现为炎症细胞浸润，如淋巴细胞、浆细胞、嗜酸性粒细胞、中性粒细胞、组织细胞等，尤其是嗜酸性粒细胞浸润具有一定的提示价值，但并非绝对特异性，还有肾小管损伤，纤维组织增生。麻醉剂、吗啡类药物过量或长期使用，会对肾脏造成损害。碳酸锂是一种常用的精神病药物，用于治疗躁狂症等，用药安全范围较窄，中毒剂量和治疗量接近，使用不当可出现不良反应。

### 【临床特征】

#### 1. 流行病学

（1）发病率：药物性 TIN 并不少见。急性期，80% 患者于首次给药后 3 周内起病，也可短至 1 天或 2 个月以上发病。再次服药者潜伏期较短，多为 3~5 天。

（2）发病年龄：各个年龄段，以成人常见。

（3）性别：男女无明显差异。

#### 2. 症状

ATIN 临床表现可多种多样，呈非特异性，包括不适、衰弱、乏力、发热、关节痛和皮疹等，并且可合并肾小球疾病。伴有肾小球疾病者，表现为胃肠道不适（28.6%）、少尿（23.8%）、皮疹（14.3%）和水肿，肌酐升高。药物性 ATIN，症状表现为全身过敏反应，一般无高血压和水肿，偶有肉眼血尿或红细胞管型，部分起病隐匿。药物性 CTIN 呈慢性进行性发展，临床表现隐匿，直至肾功能衰竭，才明显表现出异常，如尿蛋白、肌酐升高等。伴有反映肾小管功能缺陷的其他尿检异常的表现，如糖尿、磷酸尿和失钠等。麻醉剂、吗啡过量时可有呼吸抑制、欣快感等。锂在人体的代谢机制是肾脏滤过，肝脏对其无解毒功能，体内蓄积过多，肾脏排泄功能减退导致锂中毒，主要影响神经系统、心脏及呼吸系统、肾脏等。锂中毒急性期,患者表现为恶心、呕吐、食欲缺乏、腹泻等消化道症状,典型中毒症状为急性脑病综合征(意识模糊、共济失调、震颤、痉挛、抽搐、反射亢进等),少尿,肾功能异常。

**3. 实验室检查**　药物性 ATIN 尿检异常和肾功能异常,表现为急性肾功能损害、轻度蛋白尿(<1g/d)、血尿、白细胞尿。

**4. 影像学特点**　肾脏体积轻度增大。

**5. 治疗**　查找原因,尽早停药,并避免再次应用。药物疗法,糖皮质激素和免疫抑制剂,如环磷酰胺。少数重症患者伴有急性肾衰竭,应用糖皮质激素治疗,2 周内病情仍无明显改善,可使用环磷酰胺治疗。锂中毒时严重者需及时血液透析,避免方法是及时发现神经系统症状,定期监测血锂浓度,以便及时发现及时处理。

**【病理变化】**

**1. 大体特征**　肾脏体积增大,色苍白,肾脏切面皮质、髓质界限不清楚。

**2. 镜下特征**

（1）组织学特征

1）药物性 ATIN:病变程度和分布不均一,一般多中心分布,病变呈斑片状,位于皮质和皮髓质交界处,严重时炎症遍及皮质及髓质,淋巴细胞、浆细胞、嗜酸性粒细胞和中性粒细胞浸润,淋巴细胞以 T 细胞为主,可有组织细胞反应,嗜酸性粒细胞浸润对于诊断具有提示价值,约<50%的病例可见嗜酸性粒细胞浸润,但不特异,间质水肿或伴有黏液变性,无明显纤维化,极少数可见肉芽肿,为非特异性表现。肾小管上皮细胞肿胀,部分上皮细胞向腔内脱离、坏死,并见细胞核碎屑,有时炎症细胞嗜肾小管上皮细胞,称为肾小管炎,少数病例可见血管炎。肾小球病变不明显,或轻微系膜增生,类似于微小病变。

2）药物性 CTIN:病变的特征是炎症细胞浸润,进行性间质纤维化和硬化。肾小管基底膜增厚与破裂、肾小管萎缩以及管腔内出现白细胞管型,间质淋巴细胞浸润,肉芽肿形成。肾小球和肾血管结构近乎正常,随疾病进展,肾小球缺血性萎缩,基底膜皱缩,系膜细胞增生,逐渐演变为肾小球硬化(图 2-6-1)。肾乳头缩小、坏死或形成

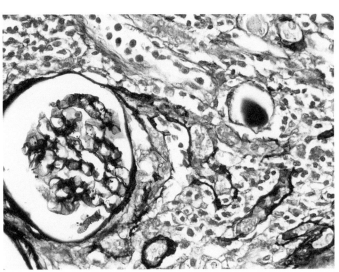

A

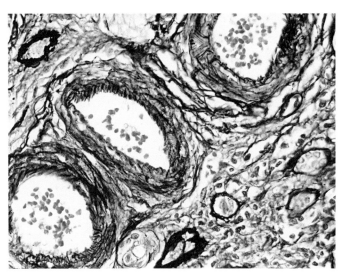

B

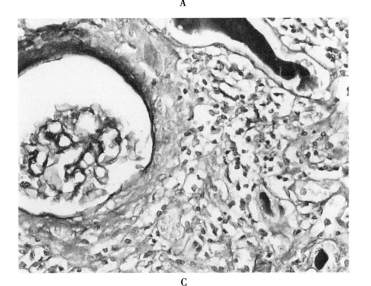

C

图 2-6-1　药物性肾小管—间质性肾炎(长期服用心脏病药物胺碘酮)

A. PASM-Masson×20 肾小球萎缩,硬化,间质见大量慢性炎症细胞浸润,伴纤维化,肾小管萎缩,基底膜增厚;B. PASM-Masson×40 肾动脉硬化,间质见大量慢性炎症细胞浸润,伴纤维化,肾小管萎缩,基底膜增厚,可见管型;C. PAS×20 肾小球萎缩,硬化,间质见多量慢性炎症细胞浸润,伴纤维化,肾小管萎缩,基底膜增厚

疤痕。

3) 麻醉剂、吗啡类药物性肾脏损伤:最初累及肾乳头、髓襻、毛细血管,上皮细胞水肿,血管内皮细胞肿胀,空泡变性。随着疾病进展,肾乳头坏死,远曲小管、集合管坏死,间质纤维化,间质见淋巴细胞、浆细胞浸润,并可有泡沫样组织细胞浸润,后期肾小管广泛性坏死、肾小管萎缩,代偿性扩张,基底膜增厚、纤维化,上皮细胞水肿,间质片状纤维化,大量淋巴细胞、浆细胞浸润,肾小球缺血性萎缩。免疫病理:间质可见少量免疫复合物,不具特异性。电镜:毛细血管基底膜增厚,葱皮样,肾小球基底膜皱缩,系膜细胞萎缩,胞质减少,足细胞突起减少。

4) 碳酸锂中毒:肾小管扩张,肾小管萎缩,上皮细胞水肿及空泡变性,坏死,间质淋巴细胞及浆细胞浸润。

(2) 免疫病理:病变急性期,肾小管及间质可见少量免疫复合物及补体沉积,持续时间多少不等,一般<2月。部分抗生素引起的 AIN,肾小管基底膜可见 IgG 沉积。一般肾小球无免疫复合物沉积,后期部分肾小管基底膜可有少量免疫复合物沉积。

**3. 超微结构特征** 肾小球无明显病变,肾小管基底膜增厚,小管间见炎症细胞浸润,纤维束增粗。

**【鉴别诊断】**

**1. 膜性肾病/膜性肾小球肾炎** 该类疾病肾小球具有明显病变,如基底膜增厚,肾小球上皮下见嗜酸性免疫复合物沉积,可有双轨、钉突等表现。免疫组化或免疫荧光检查可以证实免疫复合物的沉积部位在肾小球血管基底膜、上皮下等,可以诊断。

**2. 微小病变性肾病** 特征是肾小球病变轻微,免疫组化或免疫荧光检查无免疫复合物沉积。电镜检查,足细胞足突消失,具有特征性表现,可以确诊。

**3. IgA 肾病** 特征是肾小球系膜增生,可以伴有硬化或无,间质也可有炎症细胞浸润。免疫组化或免疫荧光检查肾小球系膜见 IgA 和补体 C3 沉积,基底膜无免疫复合物沉积。

**4. 肾脏肉芽肿性炎症** 如结核、结节病等。结合临床、抗酸染色及结核分子病理学检测,诊断一般不难。

## 第二节 IgG4 肾小管—间质性肾炎

**【定义】**

IgG4 相关性疾病(IgG4-related disease,IgG4-RD)是一组病因未明的、以器官炎症伴纤维化和硬化的疾病,伴或不伴血清 IgG4 水平升高。2003 年由 Kamisawa 等首先报道。IgG4-RD 的发现源于自身免疫性胰腺炎(autoimmune pancreatitis,AIP),一些学者观察到 AIP 患者的血浆中 IgG4 水平升高,病理学上可见大量增生的 IgG4 阳性的

浆细胞,故认为自身 AIP 和 IgG4-RD 有关,现在已经明确,IgG4-RD 和 AIP 是在临床及病理学上具有相似性,但又具有自身特点的两类疾病。IgG 有 4 个亚类,包括 IgG1、IgG2、IgG3 和 IgG4,正常情况下,IgG4 的含量最低,占总 IgG 的 6%。IgG4-RD 的患者血清 IgG4 显著升高,是特征性表现,但并不特异,IgG4 升高可见于嗜酸性肉芽肿性多血管炎、多中心 Castleman 病、结节病、类风湿关节炎、系统性红斑狼疮、多发性硬化症、慢性病毒性肝炎等。IgG4-RD 相关性肾炎指原发于肾脏的 IgG4-RD。

**【临床特征】**

**1. 流行病学**

(1) 发病率:IgG4-RD 亚洲国家多见,其中日本、韩国占大多数,其中日本学者的一项统计估计 IgG4-RD 发病率约为 82/1 000 万,男女比约 3:1。肾脏 IgG4-RD 的发病率约为 15%。IgG4-RD 常见于胰腺、腮腺、胆管、肺、骨关节,少见于泌尿系统、肝脏、软组织等。泌尿系统 IgG4-RD 可位于肾脏、输尿管、肾盂、膀胱等,累及肾脏发病率为 15%。

(2) 发病年龄:中老年男性,发病年龄 40 岁以上,儿童十分罕见。

(3) 性别:男女差异不明显,男性略多见。

**2. 症状** 无明显诱因出现发热、腰痛、纳差。

**3. 实验室检查** 血尿、有或无蛋白尿,白细胞管型,随后进展为急性或慢性进行性肾功能不全。

**4. 影像学特点** 腹部 CT 或 MRI 检查显示肾脏体积增大,多发结节病变,密度中等。

**5. 治疗** IgG4-RD 的治疗以激素为主,激素的用量因人而异,也可依病情、血清学、影像学表现等进行调整。

**6. 预后** 多预后良好。

**【病理变化】**

**1. 大体特征** 肾脏体积增大,被膜紧张,切面红褐色,质地中等到硬。

**2. 镜下特征**

(1) 组织学特征:肾 IgG4-RD 有两类表现模式,表现为 TIN 及肾小球炎,以前者为主。

1) 肾 IgG4-RD 相关性 TIN 表现为大量的淋巴细胞及浆细胞浸润,可伴有少量中性粒细胞、嗜酸性粒细胞及组织细胞浸润,淋巴细胞集结,肾小管萎缩,上皮细胞变性,基底膜增厚,可见管型,间质弥漫性纤维化,间质小静脉管腔闭塞,外围见浆细胞浸润,纤维组织增生,也可见动脉炎,肾小球病变轻微(图 2-6-2)。

2) 肾 IgG4-RD 有时表现为肾小球病变,常见有膜性肾病/膜性肾小球肾炎,IgA 肾病、弥漫性系膜增生性肾小球肾炎、毛细血管内增生性肾小球肾炎,除了这些疾病固有的特征外,病变肾组织内浸润浆细胞恒定表达 IgG4 是

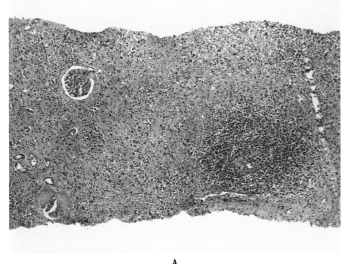

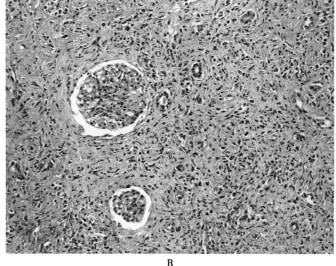

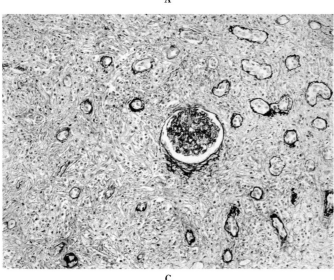

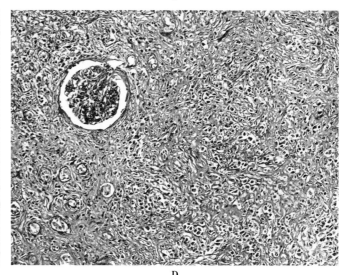

图 2-6-2 IgG4 肾小管—间质性肾炎

A. HE×10 肾小球病变轻微,肾小管明显萎缩,间质纤维化,大量浆细胞浸润,淋巴细胞集结;B. HE×20 肾小球病变轻微,部分呈缺血性表现,肾小管明显萎缩,间质纤维化,大量浆细胞浸润;C. PASM-Masson×20 肾小球病变轻微,间质明显纤维化及硬化,肾小管萎缩,间质炎症细胞浸润,主要是浆细胞;D. PAS×20 肾小球病变轻微,系膜增生不明显,间质明显纤维化及硬化,肾小管萎缩,间质大量浆细胞浸润

诊断要点。

(2)免疫病理:免疫组化染色显示增生的浆细胞呈多克隆,IgG4 阳性浆细胞位于间质、肾小管外周、静脉及动脉周。显微镜下计数:①IgG4 阳性浆细胞绝对值>100个/HPF;②IgG4/IgG 阳性细胞>40%(图 2-6-3)。免疫荧光:典型者肾小管基底膜见免疫复合物沉积,伴有肾小球病变者,其表现与固有肾小球疾病表现类似。

**3. 超微结构特征** 肾小管基底膜可见电子致密物沉积,一般肾小球无电子致密物,除非伴有肾小球疾病。

**【诊断标准】**

IgG4-RD 的诊断标准尚未统一,各洲各国的诊断标准不同,导致临床医师之间无法交流,病理医师之间亦无法交流,鉴于此,近年来,一些国际知名的 IgG4-RD 方面的

专家经过多方讨论,达成一个国际共识,2012 年发布的 IgG4-RD 规范,对后续 IgG4-RD 的研究起到了指导性作用,IgG4-RD 最低诊断标准要求:

(1)典型的病理组织学特征:浆细胞浸润为主的炎症,间质纤维化,静脉炎。

(2)免疫表型支持:①IgG4 阳性浆细胞绝对值>100个/HPF;②IgG4/IgG 阳性细胞>40%。

但是有学者认为此标准过于严格,可能存在漏诊风险,指出肾脏 IgG4-RD 需要结合病理、临床、影像学等多方面的指标,并排除其他肾脏以外的病变累及肾脏可能后,方可诊断。Raissian 等提出肾脏 IgG4-RD 的诊断标准需符合以下条件:①病理学上肾小管间质中见大量浆细胞浸润,浆细胞密集区 IgG4 阳性细胞>10/10HPF;②肾小

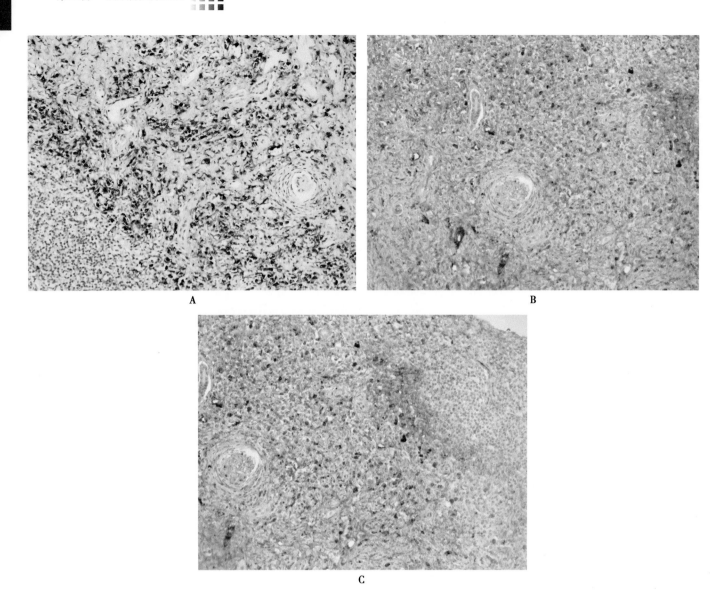

图 2-6-3 IgG4 肾小管—间质性肾炎

A. IHC En Vision×20 CD38 染色证实大量浆细胞浸润；B. IHC En Vision×20 IgG4 染色显示大量 IgG4 阳性浆细胞，>100 个/HPF；
C. IHC En Vision×20 IgG4 染色显示大量 IgG4 阳性浆细胞，>100 个/HPF，IgG4/IgG 阳性细胞>40%

管基膜增厚，通过电镜、免疫组化或免疫荧光可见免疫复合物沉积在肾小管基膜上；③影像学检查，双侧肾内尤其是皮质区可见小灶性、楔形甚至是弥漫性低密度影，严重时累及整个肾脏；④血清学 IgG4 或 IgG 升高；⑤肾外器官受累，如自身免疫性胰腺炎、硬化性胆管炎、唾液腺炎、大动脉炎、腹膜后纤维化或任何脏器内炎症病变。但是该标准涉及的诊断因素较多，实际工作中较难操作，应用受到限制。新近的一个国际 IgG4-RD 多学科会议，发布了一个 IgG4-RD 管理和治疗共识，可以看做是 IgG4-RD 临床版共识，使得 IgG4-RD 的诊断、治疗日趋规范。

【鉴别诊断】

1. **慢性非特异性 TIN、药物性 TIN** IgG4，IgG 免疫组化染色及临床检查可以辅助诊断。

2. **浆细胞瘤** 完善的免疫组化策略可以鉴别诊断，

IgG4、IgG、Kappa、Lambda 及浆细胞标记物，可以确诊，疑难病例可以进行免疫球蛋白重排检测。

3. **炎性假瘤** 少数肾脏的 IgG4-RD 呈炎性假瘤样表现，大量的浆细胞、淋巴细胞浸润，组织细胞反应，纤维母细胞增生，需要和炎性肌纤维母细胞瘤和炎性假瘤鉴别，后者免疫组化染色 IgG4 一般阴性或仅个别细胞阳性，与 IgG4-RD 本质不同。

## 第三节 肿瘤相关性 TIN

【定义】

肿瘤相关性 TIN 是机体由于肿瘤而引起的 TIN，近年来肿瘤相关性肾病的报道并不少见，淋巴造血系统肿瘤（如浆细胞增生性疾病、原发性免疫球蛋白沉积症、浆细胞瘤、浆细胞骨髓瘤、多中心性 Castleman 病），肝细胞癌，消化道癌，卵巢癌等，都可间接引起肾病。浆细胞增生性疾病、淋巴瘤主要引起 TIN，而肝细胞癌、消化道癌、卵巢癌等多与继发性肾小球疾病有关，如肿瘤相关性继发性膜性肾病/膜性肾小球肾炎。肿瘤可以引起三种肾病模式：①肾小球疾病（如微小病变性肾病、膜性肾病/膜性肾小球肾炎、IgA 肾病等）；②肿瘤相关性 TIN；③病变同时累及肾小球及肾小管及肾间质，其中研究较多的是肿瘤相关性肾小球疾病，但肿瘤相关性 TIN 亦不少见。

**【临床特征】**

**1. 流行病学**

（1）发病率：虽然肿瘤相关性肾病的报道并不少见，但是对其的研究却甚少，一般肿瘤患者中约不到 1% 的患者会进展为肿瘤相关的 TIN。

（2）发病年龄：几乎都是中老年人，儿童十分罕见。

（3）性别：男女无明显差异。

**2. 症状** 患者兼有原发性肿瘤的相关表现和肾小管及间质损伤的表现，恶性肿瘤时可表现为恶病质、消瘦、贫血、水肿，水电解质紊乱，肾功能异常等。浆细胞骨髓瘤肾病者（管型肾病—管型肾病）临床上浆细胞骨髓瘤有免疫球蛋白增多症表现。

**3. 实验室检查** 水电解质紊乱，血尿，有或无蛋白尿，白细胞管型，随后进展为急性或慢性进行性肾功能不全。浆细胞骨髓瘤肾病者尿常规检测 M 蛋白，本周氏蛋白。

**4. 影像学特点** 肾脏体积增大，有原发肿瘤的影像学表现，浆细胞骨髓瘤者骨多发性溶骨性破坏。

**5. 治疗** 治疗方法主要是针对原发肿瘤治疗，对症支持疗法，保护肾功能。对于肿瘤合并肾病综合征，监测水、电解质平衡和利尿剂的使用。必要时使用糖皮质激素和免疫抑制剂，但应该权衡利弊。如有高钙血症、副肿瘤综合征，别嘌呤醇的预防性使用可水化、碱化尿液，对溶瘤综合征有一定预防作用。拉布立酶是基因重组的尿酸氧化酶，可以促使尿酸转化为可溶性的尿素经肾脏排泄，静脉使用后可以迅速起效，降低尿酸水平。危重患者可选择血液透析。

**6. 预后** 预后与原发肿瘤有关，肿瘤病因去除后，部分病理肾脏功能可恢复。

**【发病机制】**

肿瘤相关性 TIN 的损伤机制尚不明确，可能的机制有：①肾原发性肿瘤侵犯肾脏，造成肾损伤；②肾转移性肿瘤，肾组织周围肿瘤对肾脏间质破坏；③机体对肿瘤细胞产生异物免疫反应后对肾脏损伤；④肿瘤代谢产物引起的肾损害，副肿瘤综合征。诊断要点为老年人，肾脏损害表现，有原发肿瘤病史，排除肿瘤以外其他因素引起的肾炎。辅助检查有血免疫球蛋白、补体检测、自身抗体检查。

**【病理变化】**

**1. 大体特征** 肾脏体积轻度增大，后期肾脏体积缩小，被膜皱缩。

**2. 镜下特征**

（1）组织学特征

1）单纯性 TIN：表现为淋巴细胞、浆细胞浸润，淋巴细胞集结，间质纤维组织增生，纤维化形成，肾小管萎缩，

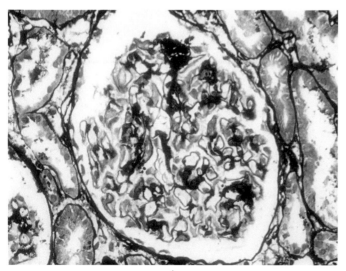
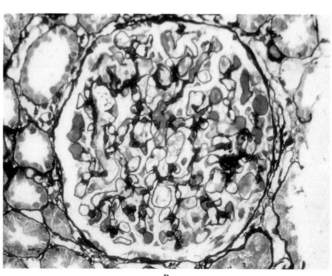

A          B

图 2-6-4 肿瘤相关的 TIN

A. PASM-Masson×40 1 例结肠中分化腺癌患者，病理诊断为膜性肾病 2 期，肾小球毛细血管袢僵硬，可见钉突，未见双轨及链条化；
B. PASM-Masson×40 1 例结肠中分化腺癌患者，膜性肾病 2 期，肾小球毛细血管袢僵硬，扩增淤血，可见钉突，未见双轨及链条化，系膜轻度增生，未见肾小球硬化

基底膜增厚，一般肾小球病变轻微。伴有肾小球疾病者，可有相应改变，如微小病变型肾病、电镜下足细胞足突消失，如果伴有膜性肾病/膜性肾小球肾炎，则基底膜增厚，可见钉突、双轨及链条化，系膜细胞增生程度不等，可伴有硬化（图2-6-4）。

2）肿瘤相关的TIN-原发性免疫球蛋白沉积症：表现为全身多系统免疫球蛋白沉积，肾间质见免疫球蛋白沉积、浆细胞浸润、纤维组织增生，病变可累及肾小球，肾小球见免疫球蛋白沉积，淀粉样物质，肾小球可见睫毛征。肾小管可见蛋白管型。

3）肿瘤相关的TIN-浆细胞骨髓瘤肾病：肾小管、肾间质大量淀粉样物质沉积，伴局灶/节段肾小球硬化。部分肾小球呈缺血性改变，轻度至中度肾小球系膜增生，一般无新月体。肾小球基底膜增厚不明显，未见细小的钉

突、双轨和链条化。血管袢扩张淤血，未见血栓形成。肾小管中度萎缩，可见蛋白管型；间质有轻度纤维化，可见少量淋巴细胞、浆细胞浸润，浆细胞增生明显，淋巴细胞集结。动脉硬化明显。

（2）免疫病理：单纯性TIN，肾小管基底膜见少量免疫复合物沉积，肾小球一般无免疫复合物。如果伴有肾小球疾病，肾小球基底膜见C3、lgG、lgM沉积，符合基底膜相关性肾病（如膜性肾病/膜性肾小球肾炎，膜增殖性肾小球肾炎）（图2-6-5），系膜区C3d、C3、lgA沉积考虑lgA肾病。浆细胞骨髓瘤肾病者肾小球一般无或仅有微量的免疫复合物沉积，肾间质及肾小管见棕黄色淀粉样物质。浆细胞免疫球蛋白染色显示浆细胞呈单克隆，提示肿瘤性病变本质。

**3. 超微结构特征**　与原发性肾病通常难以区别。

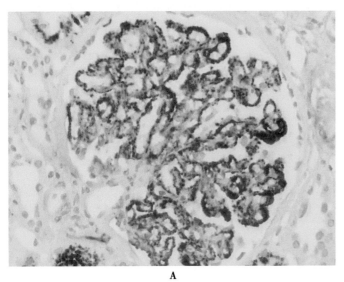

A

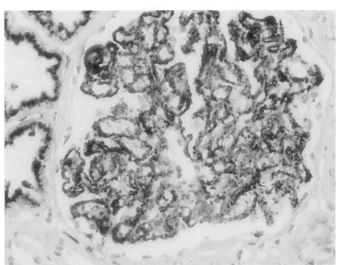

B

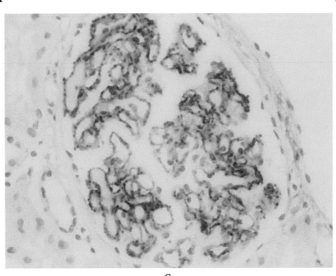

C

图2-6-5　肿瘤相关的TIN

A. IHC En Vision×40 1例结肠中分化腺癌患者，MN2期，肾小球基底膜见C3d沉积，呈均匀一致；B. IHC En Vision×40 1例结肠中分化腺癌患者，MN2期，肾小球基底膜C4d沉积；C. IHC En Vision×40 1例结肠中分化腺癌患者，MN2期，肾小球基底膜IgG均匀一致沉积

**【鉴别诊断】**

1. **药物性 TIN**　有服药史,病理学上肾小管及肾间质见嗜酸性粒细胞浸润,肾小球病变不明显或仅有轻度系膜增生。免疫组化或免疫荧光检查可见肾小球无免疫复合物,电镜无电子致密物沉积,可诊断。

2. **IgG4 相关性硬化性疾病**　需要和浆细胞骨髓瘤肾病鉴别。一般骨髓瘤肾病,肾小球仅见少量免疫复合物,肾间质浸润的浆细胞有 Kappa 限制性(Kappa∶Lambda >10∶1)。IgG-4 阳性细胞及 IgG 阳性细胞数量极少,比例未见异常(IgG-4/IgG<40%)。

3. **原发性肾脏淀粉样变性**　需要和浆细胞骨髓瘤肾病鉴别,骨髓瘤肾病有明确肿瘤组织,肾小球未见基底膜淀粉样物质沉积,未见睫毛征,刚果红染色阴性,疑难病理需要结合电镜报告进一步排除。

(黄海建　余英豪)

## 参 考 文 献

[1] Li XW, Liang SS, Le WB, et al. Long-term outcome of IgA nephropathy with minimal change disease: a comparison between patients with and without minimal change disease. J Nephrol, 2016, 29(4): 567-573.

[2] Hogan J, Radhakrishnan J. The treatment of minimal change disease in adults. J Am Soc Nephrol, 2013, 24(5): 702-711.

[3] 王慧,姚梅宏,王明月. 激素抵抗型微小病变病发展为局灶节段性肾小球硬化症 6 例临床病理分析. 临床与实验病理学杂志,2016,32(2):207-209.

[4] Waldman M, Crew RJ, Valeri A, et al. Adult Minimal-Change Disease: Clinical Characteristics, Treatment, and Outcomes. Clin J Am Soc Nephrol, 2007, 2(3): 445-453.

[5] Szeto CC, Lai FM, Chow KM, et al. Long-term outcome of biopsy-proven minimal change nephritic in Chinese adult. Am J Kidney Dis, 2015, 65(5): 710-718.

[6] Munyentwali H, Bouachi K, Audard V, et al. Rituximab is an efficient and safe treatment in adults with steroid-dependent minimal change disease. Kidney Int, 2013, 83(3): 511-516.

[7] Brugnano R, Del Sordo R, Covarelli C, et al. IgM nephropathy: is it closer to minimal change disease or to focal segmental glomerulosclerosis? J Nephrol, 2016, 29(4): 479-486.

[8] Kitiyakara C, Eggers P, Kopp JB. Twenty-one-year trend in ESRD due to focal segmental glomerulosclerosis in the United States. Am J Kidney Dis, 2004, 44(5): 815-825.

[9] Bellur SS, Lepeytre F, Vorobyeva O, et al. Evidence from the Oxford Classification cohort supports the clinical value of subclassification of focal segmental glomerulosclerosis in IgA nephropathy. Kidney Int, 2017, 91(1): 235-243.

[10] Daskalakis N, Winn MP. Focal and segmental glomerulosclerosis. Cell Mol Life Sci, 2006, 63(21): 2506-2511.

[11] DAgati V, Fogo AB, Bruijin JA, et al. Pathologic classification of focal segmental glomerulosclerosis: A working proposal. Am J of Kidney Dis, 2004, 43(2): 368-382.

[12] Pullen N, Fornoni A. Drug discovery in focal and segmental glomerulosclerosis. Kidney Int, 2016, 89(6): 1211-1220.

[13] Buscher AK, Konrad M, Nagel M, et al. Mutations in podocyte genes are a rare cause of primary FSGS associated with ESRD in adult patients. Clin Nephrol, 2012, 78(1): 47-53.

[14] Vivarelli M, Massella L, Ruggiero B, et al. Minimal Change Disease. Clin J Am Soc Nephrol, 2017, 12(2): 332-345.

[15] Mele C, Iatropoulos P, Donadelli R, et al. MYO1E mutations and childhood familial focal segmental glomerulosclerosis. N Engl J Med, 2011, 365(4): 295-306.

[16] Lowik MM, Groenen PJ, Pronk I, et al. Focal segmental glomerulosclerosis in a patient homozygous for a CD2AP mutation. Kidney Int, 2007, 72(10): 1198-1203.

[17] Novelli R, Gagliardini E, Ruggiero B, et al. Any value of podocyte B7-1 as a biomarker in human MCD and FSGS? Am J Physiol Renal Physiol, 2016, 310(5): F335-F341.

[18] Kattah AG, Alexander MP, Angioi A, et al. Temporal IgG Subtype Changes in Recurrent Idiopathic Membranous Nephropathy. Am J Transplant, 2016, 16(10): 2964-2972.

[19] Gupta A, Quigg RJ. Glomerular Diseases Associated With Hepatitis B and C. Adv Chronic Kidney Dis, 2015, 22(5): 343-351.

[20] Radice A, Trezzi B, Maggiore U, et al. Clinical usefulness of autoantibodies to M-type phospholipase A2 receptor (PLA2R) for monitoring disease activity in idiopathic membranous nephropathy (IMN). Autoimmun Rev, 2016, 15(2): 146-154.

[21] Roccatello D, Sciascia S, Di Simone D, et al. New insights into immune mechanisms underlying response to Rituximab in patients with membranous nephropathy: A prospective study and a review of the literature. Autoimmun Rev, 2016, 15(6): 529-538.

[22] Lee T, Derebail VK, Kshirsagar AV, et al. Patients with primary membranous nephropathy are at high risk of cardiovascular events. Kidney Int, 2016, 89(5): 1111-1118.

[23] Fogo AB, Lusco MA, Najafian B, et al. AJKD Atlas of Renal Pathology: Minimal Mesangial and Mesangial Proliferative Lupus Nephritis(ISN/RPS Class Ⅰ and Ⅱ). Am J Kidney Dis, 2017, 70(2): 7-8.

[24] Shin HS, Cho DH, Kang SK, et al. Patterns of renal disease in South Korea: a 20-year review of a single-center renal biopsy database. Ren Fail, 2017, 39(1): 540-546.

[25] Presta P, Minutolo R, Iodice C, et al. Renin-angiotensin system inhibitors reduce the progression of mesangioproliferative glomerulonephritis: 10 year follow-up. Eur J Intern Med, 2011, 22(6): 90-94.

[26] Choudhry SI, Bagga A, Hari P, et al. Efficacy and safety of ta-

crolimus versus cyclosporine in children with steroid-resistant nephrotic syndrome: a randomized controlled trial. Am J Kidney Dis,2009,53(5):760-769.

[27] Fukuma Y,Hisano S,Segawa Y,et al. Clinicopathologic correlaction of C1q nephropathy in children. Am J Kidney Dis,2006,47 (3):412-418.

[28] Luo C,Chen D,Tang Z,et al. Clinicopathological features and prognosis of Chinese patients with acute post-streptococcal glomerulonephritis. Nephrology(Carlton),2010,15(6):625-631.

[29] Gunasekaran K,Krishnamurthy S,Mahadevan S,et al. Clinical Characteristics and Outcome of Post-Infectious Glomerulonephritis in Children in Southern India: A Prospective Study. Indian J Pediatr,2015,82(10):896-903.

[30] Eison TM,Ault BH,Jones DP,et al. Post-streptococcal acute glomerulonephritis in children: clinical features and pathogenesis. Pediatr Nephrol,2011,26(2):165-180.

[31] Ali el-TM,Babikir AM,El-Assad S,et al. Prognosis of acute post-streptococcal glomerulonephritis in Sudanese children. Arab J Nephrol Transplant,2014,7(2):103-107.

[32] Conti G,De Vivo D,Vitale A,et al. Dense deposit disease in a child with febrile sore throat. Saudi J Kidney Dis Transpl,2017, 28(4):925-928.

[33] Rudnicki M. Rituximab for Treatment of Membranoproliferative Glomerulonephritis and C3 Glomerulopathies. Biomed Res Int, 2017,2017(9):1-7.

[34] Suryawanshi M,Karnik S,Roy S. Clinicopathological Analysis of Glomerular Disease of Adult Onset Nephrotic Syndrome in an Indian Cohort-A Retrospective Study. J Clin Diagn Res,2017,11 (5):25-30.

[35] Ravindran A,Fervenza FC,Smith RJH,et al. C3 glomerulonephritis with a severe crescentic phenotype. Pediatr Nephrol, 2017,32(9):1625-1633.

[36] Yurova VA,Bobrova LA,Kozlovskaya NL,et al. Changes in the complement system in membranoproliferative glomerulonephritis. Ter Arkh,2017,89(6):69-77.

[37] Han F,Chen L,Le J,et al. The Clinicopathologic Spectrum of Rapidly Progressive Glomerulonephritis Based on Glomerular Immune Deposition and Antineutrophil Cytoplasmic Antibody. Appl Immunohistochem Mol Morphol,2015,23(10):704-710.

[38] Jennette JC. Rapidly progressive crescentic glomerulonephritis. Kidney Int,2003,63(3):1164-1177.

[39] 赵明辉,于净,刘玉春,等. 100 例新月体性肾炎的免疫病理分型及临床病理分析. 中华肾脏病杂志,2001,(5):294-297.

[40] Parmar MS, Bashir K. Glomerulonephritis,Crescentic. StatPearls [Internet]. Treasure Island(FL):StatPearls Publishing,2017.

[41] Choudhry S,Bagga A,Hari P,et al. Efficacy and safety of tacrolimus versus cyclosporine in children with steroid-resistant nephrotic syndrome: a randomized controlled trial. Am J Kidney

Dis,2009,53(5):760-769.

[42] Syed R,Rehman A,Valecha G,et al. Pauci-Immune Crescentic Glomerulonephritis: An ANCA-Associated Vasculitis. Biomed Res Int,2015,(25):402826.

[43] 邹万忠,王海燕. 肾活检病理学. 北京:北京大学医学出版社, 2014.

[44] Hahn BH,McMahon MA,Wilkinson A,et al. American College of Rheumatology guidelines for screening, treatment, and management of lupus nephritis. Arthritis Care Res (Hoboken),2012,64 (6):797-808.

[45] Cameron JS. Lupus nephritis. J Am Soc Nephrol,1999,10(2): 413-424.

[46] 张明辉,刘艳辉,骆新兰,等. 狼疮性肾炎 144 例临床和病理分析. 广东医学,2009,30(3):453-456.

[47] 袁红. 狼疮性肾炎的研究进展. 国际检验医学杂志,2016,37 (4):523-526.

[48] 黎磊石,刘志红. 中国肾脏病学. 北京:人民军医出版社, 2008.

[49] Schwartz N,Goilav B,Putterman C. The pathogenesis, diagnosis and treatment of lupus nephritis. Curr Opin Rheumatol,2014,26 (5):502-509.

[50] 余英豪,郑智勇. 肾穿刺活检病理诊断彩色图谱. 福建:福建科技出版社,2008.

[51] 邹万忠,王海燕. 肾活检病理学. 北京:北京大学医学出版社, 2014.

[52] Roberts IS,Cook HT,Troyanov S,et al. The Oxford classification of IgA nephropathy:pathology definitions,correlations,and reproducibility. Kidney Int,2009,76(5):546-556.

[53] Cattran DC,Coppo R,Cook HT,et al. The Oxford classification of IgA nephropathy: rationale, clinicopathological correlations, and classification. Kidney Int,2009,76(5):534-545.

[54] Novak J,Rizk D,Takahashi K,et al. New Insights into the Pathogenesis of IgA Nephropathy. Kidney Dis(Basel),2015,1(1):8-18.

[55] 余英豪,郑智勇. IgA 肾病分类的国际共识:2009 牛津分类法介绍. 临床与实验病理学杂志,2011,27(3):227-229.

[56] Kiryluk K,Novak J. The genetics and immunobiology of IgA nephropathy. J Clin Invest,2014,124(6):2325-2332.

[57] 刘光陵,高远赋,夏正坤,等. 儿童肾小球疾病病理类型分析及其临床意义探讨. 医学研究生学报,2004,15:513-517.

[58] LS,Liu ZH. Epidemiologic data of renal disease from a single unit in China: analysis based on 13519 renal biopsies. Kidney Int, 2004,66:920-923.

[59] Lau KK,Wyatt RJ,Moldoveanu Z,et al. Serum levels of galactose-deficient IgA in children with IgA nephropathy and Henoch-Schönlein purpura. Pediatr Nephrol,2007,22(12):2067-2072.

[60] Kamei K,Ogura M,Sato M,et al. Evolution of IgA nephropathy into anaphylactoid purpura in six cases—further evidence that

IgA nephropathy and Henoch-Schonlein purpura nephritis share common pathogenesis. Pediatr Nephrol,2016,31(5):779-785.

[61] Jennette JC,Falk RJ,Bacon PA,et al. 2012 Revised International Chapel Hill Consensus Conference nomenclature of vasculitides. Arthritis Rheum,2013,65(1):1-11.

[62] Sun LJ,Shan JP,Cui RL,et al. Combination therapy with lamivudine and angiotensin-converting enzyme inhibitor/angiotensin receptor blocker for hepatitis B virus-associated glomerulonephritis with mild to moderate proteinuria:a clinical review of 38 cases. Int Urol Nephrol,2017,49(6):1049-1056.

[63] Salter T,Burton H,Douthwaite S,et al. Immune Complex Mediated Glomerulonephritis with Acute Thrombotic Microangiopathy following Newly Detected Hepatitis B Virus Infection in a Kidney Transplant Recipient. Case Rep Transplant, 2016, 2016: 3152495.

[64] Sun YH,Lei XY,Sai YP,et al. Relationship between genotypes and clinical manifestation, pathology, and cccDNA in Chinese children with hepatitis B virus-associated glomerulonephritis. World J Pediatr,2016,12(3):347-352.

[65] Wang C,Ye ZY,Zeng DH,et al. Clinicopathological features of cryoglobulinemic glomerulonephritis associated with HBV infection:a retrospective analysis of 8 cases in China. Int J Clin Exp Pathol,2015,8(9):10475-10481.

[66] McAdoo SP, Pusey CD. Anti-Glomerular Basement Membrane Disease. Clin J Am Soc Nephrol,2017,12:1162-1172.

[67] Prabhakar D,Rathi M,Nada R,et al. Anti-glomerular basement membrane disease:Case series from a tertiary center in North India. Indian J Nephrol,2017,27(2):108-112.

[68] Liu JH, Wei XX, Li A, et al. Novel mutations in COL4A3, COL4A4, and COL4A5 in Chinese patients with Alport Syndrome. PLoS One,2017,12(5):e0177685.

[69] Nozu K,Minamikawa S,Yamada S,et al. Characterization of contiguous gene deletions in COL4A6 and COL4A5 in Alport syndrome-diffuse leiomyomatosis. J Hum Genet, 2017, 62(7):733-735.

[70] Deng S,Xu H,Yuan J,et al. Identification of a novel collagen type IV alpha-4 (COL4A4) mutation in a Chinese family with autosomal dominant Alport syndrome using exome sequencing. Indian J Med Res,2016,144(2):200-205.

[71] Murata T,Katayama K,Oohashi T,et al. COL4A6 is dispensable for autosomal recessive Alport syndrome. Sci Rep, 2016, 6: 29450.

[72] Xu Y,Guo M,Dong H,et al. A Novel COL4A4 Mutation Identified in a Chinese Family with Thin Basement Membrane Nephropathy. Sci Rep,2016,6:20244.

[73] Deltas C,Savva I,Voskarides K,et al. Carriers of Autosomal Recessive Alport Syndrome with Thin Basement Membrane Nephropathy Presenting as Focal Segmental Glomerulosclerosis in

Later Life. Nephron,2015,130(4):271-280.

[74] Chinen Y,Nakamura S,Yoshida T,et al. A new mutation found in newborn screening for Fabry disease evaluated by plasma globotriaosylsphingosine levels. Hum Genome Var,2017,4:17002.

[75] Stephan F, Haber R. Fabry disease. Ann Dermatol Venereol, 2017,144(2):137-146.

[76] Di Martino MT,Scionti F,Sestito S,et al. Genetic variants associated with gastrointestinal symptoms in Fabry disease. Oncotarget, 2016,7(52):85895-85904.

[77] Cohen AH. Collagen Type III Glomerulopathies. Adv Chronic Kidney Dis,2012,19(2):101-106.

[78] Rørtveit R,Reiten MR,Lingaas F,et al. Glomerular Collagen V Codeposition and Hepatic Perisinusoidal Collagen III Accumulation in Canine Collagen Type III Glomerulopathy. Vet Pathol, 2015,52(6):1134-1141.

[79] Chen X,Wang H,Xu W,et al. Collagen type III glomerulopathy: case report and review of the literature. Clin Nephrol, 2017, 87 (1):39-46.

[80] Ishimoto I,Sohara E,Ito E,et al. Fibronectin glomerulopathy. Clin Kidney J,2013,6(5):513-515.

[81] Ohtsubo H,Okada T,Nozu K,et al. Identification of mutations in FN1 leading to glomerulopathy with fibronectin deposits. Pediatr Nephrol,2016,31(9):1459-1467.

[82] Yoshino M,Miura N,Ohnishi T,et al. Clinicopathological analysis of glomerulopathy with fibronectin deposits (GFND):a case of sporadic, elderly-onset GFND with codeposition of IgA,C1q, and fibrinogen. Intern Med,2013,52(15):1715-1720.

[83] 汪会琴,胡如英,武海滨. 2 型糖尿病报告发病率研究进展. 浙江预防医学,2016,28(1):37-39.

[84] 于琳华. 2 型糖尿病非糖尿病性肾病流行病学及病理变化研究. 中华内分泌代谢杂志,2005,21(1):61-62.

[85] 刘岩. 糖尿病患者合并肾脏损害的肾活检病理与临床研究. 中华肾脏病杂志,2006,22(1):19.

[86] 刘志红,黎磊石. 中国肾脏病学. 北京:人民军医出版社, 2008.

[87] 杨雁,余学锋. 糖尿病肾病机制的研究进展. 临床肾脏病杂志,2012,12(5):196-198.

[88] Mogensen CE,Schmitz O. The diabetic kidney:from hyperfiltration and microalbuminuria to end-stage renal failure. Med Clin North Am,1988,72(6):1465-1492.

[89] Tervaert TW,Mooyaart AL,Amann K,et al. Pathologic classification of diabetic neophropathy. J Am Soc Nephrol,2010,21(4): 556-563.

[90] Wada J,Makino H. Historical chronology of basic and clinical researchin diabetic nephropathy and contributions of Japanese scientists. ClinExp Nephrol,2009,13(5):405-414.

[91] Nakagawa T,Tanabe K,Croker BP,et al. Endothelial dysfunction as apotential contributor in diabetic nephropathy. Nat Rev Neph-

rol,2011,7(1):36-44.

［92］陈惠萍.肥胖相关性肾病的病理诊断.肾脏病与透析肾移植杂志,2005,14(4):341-342.

［93］陈惠萍,曾彩虹,刘志红,等.肥胖相关性肾病:临床表现、组织学及超微结构特征.肾脏病与透析肾移植杂志,2003,12(1):19-23.

［94］赵卫红,周昱辰.肥胖相关性肾病.临床肾脏病杂志,2013,13(4):148-150.

［95］Wahba IM,Mak RH. Obesity and obesity-initiated metabolic syndrome:mechanistic links to chronic kidney disease. Clin J Am Soc Nephrol,2007,2(3):550-562.

［96］Wu Y,Liu Z,Xiang Z,et al. Obesity-related glomerulopathy:insight from gene expression profiles of the glomeruli derived from renal biopsy samples. Endocrinology,2006,147(1):44-50.

［97］Maric-Bilkan C. Obesity and diabetic kidney disease. Med Clin North Am,2013,97(1):59-74.

［98］陈惠萍,刘志红,龚如军,等.脂蛋白肾病患者的临床表现及病理特征.中华肾脏病杂志,2002,18(6):403-407.

［99］Saito T,sATO h,Kudo K,et al. Lipoprotein glomerulopathy:glomerular lipoprotein thrombi in a patient hyperlipoproteinnmia. Am J Kidney Dis,1989,13(2):148-153.

［100］Saito T,Matsunaga A,Ito K. Topics in lipoprotein glomerulopathy:an overview. Clin Exp Nephrol,2014,18(2):214-217.

［101］Sam R,Wu H,Yue L,et al. Lipoprotein glomerulopathy:a new apolipoprotein E mutation with enhanced glomerular binding. Am J Kidney Dis,2006,47(3):539-548.

［102］Liao MT,Tsai IJ,Cheng HT,et al. A rare cause of childhood-onset neophrotic syndrome:lipoprotein glomerulopathy. Clin Neophrol,2012,78(3):237-240.

［103］曲利娟,余英豪,余毅,等.电子致密物沉积病的超微结构观察.电子显微学报,2002,21(6):879-884.

［104］王慧,郑智勇.C3肾小球病研究进展.临床与实验病理学杂志,2015,31(4):439-442.

［105］Fakhoufi F,Fremeaux-Bacchi V,Noel LH,et al. C3 glomerulopathy:a new classification. Nat Rev Nephrol,2010,6(8):494-499.

［106］Medjeral-Thomas NR,O'Shaughnessy MM,O'Regan JA,et al. C3 glomerulopathy:clinicopathologic features and predictors of outcome. Clin J Am Soc Nephrol,2014,9(1):46-53.

［107］Medjeral-Thomas N,Malik TH,Patel MP,et al. A novel CFHR5 fusion protein causes C3 glomerulopathy in a family without Cypriot ancestry. Kidney Int,2014,85(4):933-937.

［108］Lu DF,Moon M,Lanning LD,et al. Clinical features and outcomes of 98 children and adults with dense deposit disease. Pediatr Nephrol,2012,27(5):773-781.

［109］李娟.高尿酸血症肾病的临床表现与治疗现状.临床合理用药,2012,5(10A):120-121.

［110］顾勇,覃乔静.高尿酸血症肾病的临床处理策略.中国社区

医师,2011,(12):17.

［111］肖栋梅,牛建英,顾勇.高钙性肾病的诊断和治疗.临床肾脏病杂志,2011,11(9):396-398.

［112］Belostotsky R,Seboun E,Idelson GH,et al. Mutations in DHDPSL areresponsible for primary hyperoxaluria type Ⅲ. Am J Hum Genet,2010,87(3):392-399.

［113］程震,唐政,陈惠萍,等.原发性高草酸尿症误诊二例及文献复习.临床诊误误治,2013,26(2):18-21.

［114］荆焰,程震.原发性高草酸尿症.临床内科杂志,2012,29(10):719-720.

［115］陈惠萍,陈劲松,刘志红,等.肾移植术后肾草酸盐沉积.肾脏病与透析肾移植杂志,2008,17(1):90-93.

［116］George JN,Nester CM. Syndromes of thrombotic microangiopathy. N Engl J Med,2014,371(7):654-666.

［117］Campistol JM,Arias M,Ariceta G,et al. An update for atypical haemolytic uraemic syndrome:diagnosis and treatment. A consensus document. Nefrologia,2015,35(5):421-447.

［118］Zuber J,Fakhouri F,Roumenina LT,et al. Use of eculizumab for atypical haemolytic uraemic syndrome and C3 glomeru-lopathies. Nat Rev Nephrol,2012,8(11):643-657.

［119］Rodríguez-Pintó I,Espinosa G,Cervera R. Cata-strophic APS in the context of other thrombotic microangiopathies. Curr Rheumatol Rep,2015,17(1):1-10.

［120］Nester CM,Barbour T,de Cordoba SR,et al. Atypical aHUS:state of the art. Mol Immunol,2015,67(1):1-42.

［121］Moake JL. Thrombotic Microangiopathy. N Engl J Med,2002,347(8):589-600.

［122］Rock GA,Shumak KH,Buskard NA,et al. Comparison of plasma exchange with plasma infusion in the treatment of thrombotic thrombocytopenicpurpura. Kidney Int,2004,66(3):955-958.

［123］Grisaru S. Management of hemolytic-uremic syndromein children. Int J Nephrol Renovasc Dis,2014,6(7):231-239.

［124］Huaag D,Chi H,Lee HC,et al. T-antigen activation for prediction of pneumococcus induced hemolytic uremic syndrome and hemolyticanemia. Pediatr Infect Dis J,2006,25(7):608-610.

［125］Sartz L,Olin AI,Kristoferson AC,et al. A novel C3 mutation causing increased formation of the C3 convertase in familial atypical hemolyticuremic syndrome. J Immunol,2012,188(4):2030-2037.

［126］Pankhurst T,Savage CO. Pathogenic role of anti-neutrophil cytoplasmic antibodies invasculitis. Curr Opin Pharmacol,2006,6(2):190-196.

［127］Brinkmann V,Zychlinsky A. Beneifcial suicide:why neutrophils die to make NETs. Nat Rev Microbiol,2007,5(8):577-582.

［128］Clark SR,Ma AC,Tavener SA,et al. Platelet TLR4 activates neutro phil extracellular traps to ensnare bacteria in septicblod. Nat Med,2007,13(4):463-469.

［129］K esenbrock K,Krumbholz M,Sehonermarek U,et al. Neting-

nentrophils in autoim-mnne small-vesel vasculitis. Nat Med,
2009,15(6):623-625.

[130] Schuhz H,Weis J,Carroll SF,et al. The endotoxin-bindingbac-
teri cidal/permeability—increasing protein(BPI):a target anti-
gen of autoantibodies. Leukoc Biol,2011,69(4):5-12.

[131] Arias-Loster MT,Bonila G,Moraleja I,et al. Presence of anti-
proteinase 3 antineu-trophil cytoplasmic antibodies ( anti-PR3
ANCA) as serologic markers in inflammatory bowel disease. Clin
Rev Allerg Immn,2013,45(1):109-116.

[132] Padwal RJ,Hemmelgam BR,Khan NA,et al. The 2008 Canadi-
an Hypetension Education Program recommendations for the
management of hypertension:part 1-blood pressure meuremem,
diagnosis and assessment of risk. Can J Cardiol,2008,24(6):
455-463.

[133] Mazzali M,Hugles J,Kim YG,et al. Elevated uric acid increases
blood pressure in the rat by a novel crystal-independent mecha-
nism. Hypertension,2001,38(5):1101-1106.

[134] Peraha CA,Shlipak MG,Judd S,et al. Detection of chronic kid-
ney disease with ereatinine, eystatin C, and urine albumin to
cereatinine ratio and association with progression to end-stage
renal disease and mortality. JAMA,2011,305(15):1545-1552.

[135] Yashiro M,Kamata T,Segawa H,et al. Comparisons of cystatin
C with creatinine for evaluation of renal function in chronic kid-
ney disease. Clin Exp Nephrol,2009,13(6):598-604.

[136] Feig DI,Kang DH,Nakagawa T,et al. Uric acid and hyperten-
sion. Curt Hypertens Rep,2006,8(2):111-115.

[137] Kal HB,van Kempen-Harteveld ML. Renal dysfunction after to-
tal body irradiation:dose-effect relationship. Int J Radiat Oncol
Biol Phys,2006,65(4):1228.

[138] Cohen EP,Moulder JE,Robbins ME. Radiation nephropathy
caused by yttrium 90. Lancet,2001,358(9287):1102-1103.

[139] Zenz T,Schlenk RF,Glatting G,et al. Bone marrow transplanta-
tion nephropathy after an intensified conditioning regimen with
radioimmunotherapy and allogeneic stem cell transplantation. J
Nucl Med,2006,47(2):278-286.

[140] Lambert B,Cybulla M,Weiner SM,et al. Renal toxicity after ra-
dionuclide therapy. Radiat Res,2004,161(5):607-611.

[141] Juncos LI,Carrasco Dueñas S,Cornejo JC,et al. Long-term enal-
april and hydrochlorothiazide in radiation nephritis. Nephron,
1993,64(2):249-255.

[142] Grassegger A,Pohla-Gubo G,Frauscher M,et al. Autoantibodies
in systemic sclerosis ( scleroderma ) :clues for clinical evalua-
tion,prognosis and pathogenesis. Wien Med Wochenschr,2008,
158(1-2):19-28.

[143] Gussin HA,Ignat GP,Varga J,et al. Anti-topoisomerase Ⅰ( an-
ti-Scl-70) antibodies in patients with systemic lupus erythemato-
sus. Arthritis Rheum,2001,44(2):376-383.

[144] Cepeda E J,Reveille JD. Autoantibodies in systemic sclerosis

and fibrosing syndromes;clinical indications and relevance. Curt
Opin Rheumatol,2004,16(6):723-732.

[145] Henault J,Robitaille G,Senecal JL,et al. DNA topoisomerase
Ⅰ binding to fibroblasts induces monocyte adhesion and activa-
tion in the presence of anti-topoisomerase Ⅰ autoantibodies
from systemic sclerosis patients. Arthritis Rheum,2006,54(3):
963-973.

[146] Henault J,Tremblay M,Clement I,et al. Direct binding of anti-
DNA topoisomerase Ⅰ autoantibodies to the cell surface of fi-
bro-blasts in patients with systemic sclerosis. Arthritis Rheum,
2004,50(10):3265-3274.

[147] 余英豪,郑智勇. 肾穿刺活检病理诊断彩色图谱. 福州:福建
科技出版社,2008.

[148] 庹金丽,张玲. 肾小管间质性肾炎抗原的结构、功能及在肾
病中的研究. 国际移植与血液净化杂志,2015,13(2):10-12.

[149] 杨叶猗,肖力,刘伏友,等. 肾小管间质性肾炎抗原在肾脏研
究中的进展. 中华肾脏病杂志,2013,29(5):396-399.

[150] 章倩莹,潘晓霞,张文,等. 肾小球肾炎合并急性间质性肾炎
的临床病理分析. 中华肾脏病杂志,2008,24(5):319 323.

[151] 丁小强,傅辰生. 药物所致急性间质性肾炎. 中华肾脏病杂
志,2005,21(3):123-124.

[152] 孙岩,刘伏友,孙林. 急性间质性肾炎的病因与临床特点. 国
际泌尿系统杂志,2008,28(5):673-677.

[153] 王旭珍,尹爱萍. 急性间质性肾炎研究近况. 医学综述,
2009,15(20):2005-3117.

[154] Rej S,Elie D,Mucsi I,et al. Chronic kidney disease in lithium-
treated older adults:a review of epidemiology,mechanisms,and
implications for the treatment of late-life mood disorders. Drugs
aging,2015,32(1):31-42.

[155] Johnson G. Lithium early development,toxicity,and renal func-
tion. Neuropsychopharmacology,1998,19(3):200-205.

[156] Meyem CM. Acute and Chronic Tubulointerstitial Disease. In:
Arthur Greenberg. Primer on Kidney DiseasesM. 4th ed. Nation-
al Kidney Foundation,2005.

[157] Temiz Y,Tarcan T,Onol FF,et al. The efficacy of Tc99m dimer-
captosuccinic acid ( Tc-DMSA) scintigraphy and ultrasonogra-
phy in detecting renal scars in children with primary vesi-
coureteral reflux ( VUR). Int Urol Nephrol,2006,38(1):149-
152.

[158] Kamisawa T,Funata N,Hayashi Y,et al. A new clinicopatholog-
ical entity of IgG4-related autoimmune disease. J Gastroenterol,
2003,38(10):982-984.

[159] Shimosegawa T,Chari ST,Frulloni L,et al. International consen-
sus diagnostic criteria for autoimmune pancreatitis:guidelines of
the International Association of Pancreatology. Pancreas,2011,
40(3):352-358.

[160] Kawa S,Hamano H. Autoimmune pancreatitis and bile duct le-
sions. J Gastroenterol,2003,38(12):1201-1203.

［161］ Culver EL,Bateman AC. IgG4-related disease:can non-classical histopathological features or the examination of clinically uninvolved tissues be helpful in the diagnosis? J Clin Pathol,2012, 65(11):983-968.

［162］ Cortazar FB,Stone JH. IgG4-related disease and the kidney. Nat Rev Nephrol,2015,11(10):599-609.

［163］ Deshpande V,Zen Y,Chan JK,et al. Consensus statement on the pathology of IgG4-related disease. Mod Pathol, 2012, 25 (9):1181-1192.

［164］ Pradhan D,Pattnaik N,Silowash R,et al. IgG4-related kidney disease-A review. Pathol Res Pract,2015,211(10):707-711.

［165］ Vikram D,Wallace ZS,Crowe JL,et al. International Consensus Guidance Statement on the Management and Treatment of IgG4- Related Disease. Arthritis Rheumatol,2015,67(7):1688-1699.

［166］ 何同梅,曲利娟,谢飞来,等.累及肾和淋巴结的 IgG4 相关性疾病病理特点.诊断病理学,2013,20(6):340-343.

［167］ 谢飞来,梁萌,宋屿娜,等.IgG4 相关的小管间质性肾炎 1 例并文献复习.临床与实验病理学杂志,2012,28(5):576-577.

［168］ Kawano M,Saeki T,Nakashima H,et al. Proposal for diagnostic criteria for IgG4-related kidney disease. Clin Exp Nephrol, 2011,15(5):615-626.

［169］ Umehara H,Okazaki K Masaki Y,et al. Comprehensive diagnostic criteria for IgG4-related disease (IgG4-RD). Mod Rheumatol,2012,22(1):21-30.

［170］ Raissian Y,Nasr SH,Larsen CP,et al. Diagnosis of IgG4-related tubulointerstitial nephritis. J Am Soc Nephrol, 2011, 22 (7): 1343-1352.

［171］ 解放军肾脏病研究所学术委员会.恶性肿瘤相关性膜性肾病.肾脏病与透析肾移植杂志,2008,17(3):295-300.

［172］ 马大庆.肿瘤相关性肾小球肾炎.中华肾脏病杂志,1994,6 (10):180-182.

［173］ 王海燕.肾脏病学.2 版.北京:人民卫生出版社,1996.

第三篇

肾脏肿瘤

# 第一章

# 肾脏上皮来源肿瘤

## 第一节 透明细胞性肾细胞癌

**【定义】**

透明细胞性肾细胞癌(clear cell renal cell carcinoma, ccRCC)是临床最常见的肾细胞癌类型。肿瘤由胞质透明或嗜酸性的肿瘤细胞构成,肿瘤内有丰富纤细的血管网。

**【临床特征】**

**1. 流行病学**

(1) 发病率:占肾癌的65%~70%。

(2) 发病年龄:多发生于中老年人,发病年龄小者应警惕遗传性癌症综合征,如von Hippel-Lindau综合征等。

(3) 性别:男女无明显差异。

**2. 症状** 60%~80%的患者无临床症状,因影像学检查偶然发现肿瘤,最常见的临床症状是血尿和季肋部疼痛,晚期肿瘤患者可出现体重减轻和发热。双侧肾脏发病率相等,少数病例(小于5%)多中心或双侧发生。

**3. 治疗** 低级别肿瘤一般仅采取局部切除或根治性肾脏切除手术,术后密切随诊复查。高级别肿瘤则在肿瘤完整切除的基础上辅以免疫治疗或靶向治疗等。

**4. 预后** 尽管随着肿瘤体积增大,转移率也升高,但是肿瘤体积大小不能决定其恶性程度。ccRCC的预后主要取决于肿瘤的分期和核分级,新版WHO分类采用了在Furhman核分级基础上改良的WHO/ISUP分级系统,在核异型性的基础上加入了肉瘤样及横纹肌样形态分化的指标(表3-1-1),不同分期分级的肿瘤,预后差异悬殊,低级别透明细胞癌预后较好,而高级别肿瘤术后复发、转移率高,治疗效果并不理想,术后十年生存率约15%(图3-1-1),同时新版WHO也强调肿瘤坏死是独立的不良预后因素。

**【病理变化】**

**1. 大体特征** 典型的ccRCC呈实性(可伴有囊腔形成、出血、坏死和钙化),五彩状,通常起自肾皮质,呈圆形突出,肿块界限清楚,形成推挤式边界和假包膜。肿块较大时也可累及肾髓质及肾盂(图3-1-2)。

表 3-1-1 肾透明细胞癌 WHO/ISUP 核分级标准

| | |
|---|---|
| G1 | 400倍下瘤细胞无核仁或核仁不明显 |
| G2 | 400倍下瘤细胞可见清晰的核仁,但在100倍下核仁不明显或不清晰 |
| G3 | 100倍下可见清晰的核仁 |
| G4 | 瘤细胞显示明显多形性的核、瘤巨细胞、肉瘤样或横纹肌样分化 |

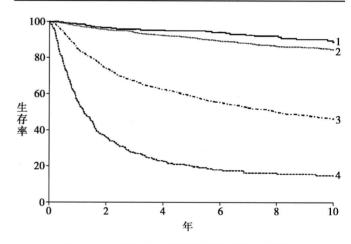

图 3-1-1 根据 ISUP 肾透明细胞癌核分级标准 G1~G4级肾透明细胞癌的生存曲线比较

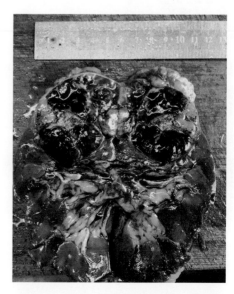

图 3-1-2 透明细胞性肾细胞癌大体特征 肿瘤起自肾皮质,界限清楚,切面呈五彩状

**2. 镜下特征**

（1）组织学特征：ccRCC 形态学结构多样，最经典的是巢状和腺泡状结构，肿瘤中包含丰富的、由小的薄壁血管构成网状间隔，这一特点有助于诊断。巢状结构中无腔，但在腺泡状结构中可形成扩张的腔，其内充以淡染的嗜酸性浆液或红细胞。有时肿瘤中可出现小管状或乳头状结构。

经典的（WHO/ISUP 1 级-2 级）ccRCC 细胞胞质空亮透明，细胞核圆形，大小一致，染色质呈均匀细颗粒状，无核仁或核仁不明显（图 3-1-3A、B）。随着核级别升高，肿瘤胞质常嗜酸性，核浆比增大，出现大小不等的核仁，甚至出现多形核、肉瘤样结构或横纹肌样分化（WHO/ISUP 4 级）。高级别肿瘤中，出血、坏死、间质淋巴细胞浸润尤为常见（图 3-1-3C、D）。

（2）免疫组化：肾透明细胞癌表达上皮标记 CK AE1/AE3、CAM5.2 和 EMA，同时也表达 vimentin。新版 WHO 分类在免疫表型中强调 VHL 和 HIF1 的下游调控基因碳酸酐酶Ⅸ（CA Ⅸ）在 75%~100% 的肾透明细胞癌中表达，有助于与其他肾癌鉴别。CK7 在肾透明细胞癌大多数阴性，而在嫌色细胞癌中阳性，可用于二者的鉴别。RCC maker 和 CD10 均属于近端小管标记，在大多数肾透明细胞癌表达，然而有时其阳性也会见于其他类型的肾癌。PAX8 和 PAX2 表达于肾小管上皮起源的肿瘤，PAX8 比 PAX2 更为敏感。

**3. 基因遗传学特征** 透明细胞癌的发生和 3 号染色体短臂 3p25 上的 *VHL* 基因失活密切相关，其最显著的分

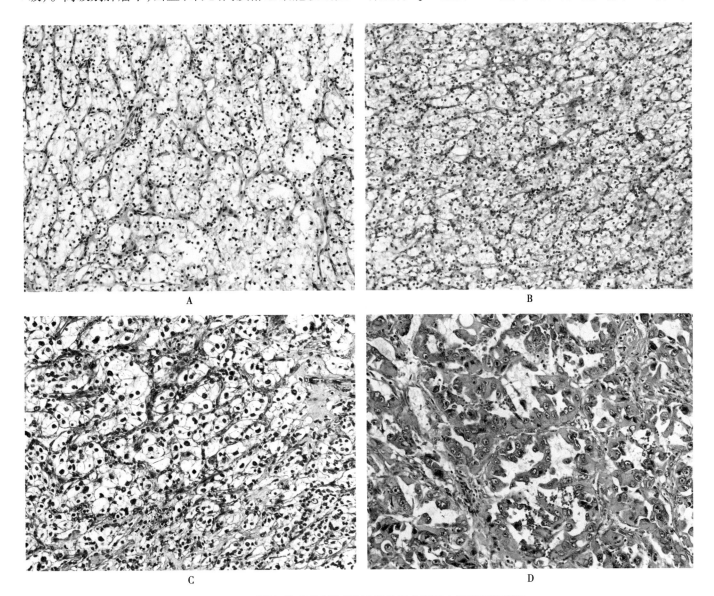

A　　　　　　　　　　　　　　　　B

C　　　　　　　　　　　　　　　　D

图 3-1-3　透明细胞癌 WHO/ISUP 核分级 1 级至 4 级形态学特征

A. WHO/ISUP 1 级肿瘤细胞核浆比小，核圆，胞质透明，400 倍下瘤细胞无核仁或核仁不明显；B. WHO/ISUP 2 级肿瘤细胞核浆比小，核圆或卵圆，核仁不明显；C. WHO/ISUP 3 级肿瘤细胞核浆比大，核大小不一，100 倍下可见核仁；D. WHO/ISUP 4 级肿瘤细胞胞质嗜酸，瘤细胞显示明显多形性的核、瘤巨细胞，伴横纹肌样分化

子病理特点是,*VHL* 基因的体系突变、启动子甲基化、3 号染色体短臂(3p)缺失(图 3-1-4),从而造成该基因的两条等位基因失活。目前已发现 3 号染色体短臂还包括其他抑癌基因,并和肾透明细胞癌有关,这些基因包括组蛋白赖氨酸甲基化酶基因 *KDM6A*(UTX)和 *KDM5C*(JARID1C)、组蛋白赖氨酸甲基转移酶基因 *SETD2* 以及 SWI/SNF 染色质重塑复合物基因 *PBRM1*。同时一部分肾透明细胞癌存在 *BAP1* 突变,并提示预后不良。

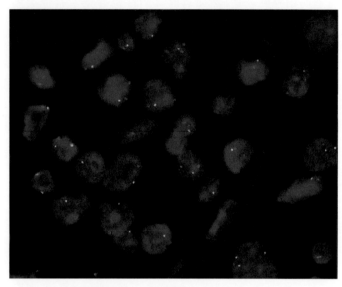

图 3-1-4 透明细胞癌存在 3p 缺失

FISH 检测示肿瘤细胞核内存在 2 个 3 号染色体着丝粒信号(红色)及 1 个 3p 信号(绿色)

【鉴别诊断】

1. **透明细胞乳头状肾细胞癌(CCPRCC)** 透明细胞癌有时亦可出现乳头状结构,与 CCPRCC 形态学类似。但 CCPRCC 为低级别肿瘤,瘤体较小,肿瘤细胞核级别低,大多为 WHO/ISUP 1 级或 2 级。部分区域可见肿瘤细胞核远离细胞基底部而朝向腔面分布现象,形成特征性的类似于分泌早期子宫内膜核下空泡。免疫组化示 CCPRCC 表达 CK7、CA Ⅸ 和 34βE12,但不表达 CD10 和 P504S。

2. **低度恶性潜能的多房囊性肾肿瘤** 该肿瘤完全由囊腔构成,囊腔间隔内有单个或小灶状透明细胞,无实性或膨胀性生长,瘤细胞核级别低。当肿瘤出现实性生长区域时不诊断。

3. **MiT 家族基因易位相关性肾细胞癌** 有时 TFE3/TFEB 易位性肾癌会出现以腺泡状、片状透明细胞为主的形态,不易与透明细胞癌鉴别。当出现以下特征时,可提示 MiT 家族相关性肾癌的诊断:患者年轻、肿瘤形态结构多样、可见沙砾体、单个嗜酸性细胞、色素颗粒或基底膜样物质。癌细胞核特征性表达 TFE3/TFEB 或 FISH 检测

TFE3/TFEB 基因易位可予以鉴别。

(夏秋媛 饶秋 周晓军)

## 第二节 乳头状肾细胞癌

【定义】

乳头状肾细胞癌是一种具有乳头状或小管乳头状结构、起源于肾小管上皮细胞的恶性肿瘤。

【临床特征】

1. **流行病学**

(1) 发病率:约占肾细胞癌的 10%~15%,其发病率仅次于透明细胞性肾细胞癌。

(2) 发病年龄:50~70 岁。

(3) 性别:男女发病率 1.8~3.8:1。

2. **症状** 症状和体征与透明细胞性肾细胞癌相似。

3. **影像学特点** 影像学无特异性,不过与多数肾细胞癌所特有的多血管不同,肾血管造影常显示肿瘤血管网稀少。

4. **预后** 乳头状肾细胞癌的预后好于透明细胞性肾细胞癌,但 10 年死亡率不低于 16%。多数学者认为,Ⅱ型乳头状肾细胞癌较 Ⅰ 型预后不良,嗜酸性乳头状肾细胞癌的预后类似 Ⅰ 型,且其生物学行为更为惰性。WHO/ISUP 核分级和 TNM 分期是最重要的预后指标。Pignot 等对 130 例乳头状肾细胞癌患者的预后进行单因素分析发现,肿瘤分型、TNM 分期、组织学分级、微血管侵犯、缺乏泡沫细胞、肉瘤样分化以及肿瘤坏死与乳头状肾细胞癌的预后有关;多因素分析结果显示,肿瘤分型和 TNM 分期是影响乳头状肾细胞癌预后的重要因素。

【病理变化】

1. **大体特征** 乳头状肾细胞癌边界多清楚,少数可见纤维性假包膜。大约 2/3 的病例具有明显地出血和坏死,切面灰红色或灰黄色,颗粒状,以实性为主,部分有囊性变(图 3-1-5A)。

2. **镜下特征**

(1) 组织学特征:乳头状肾细胞癌由比例不等的乳头状和小管状结构组成,少数病例可见实性、小梁状和肾小球样结构。乳头状结构具有纤维血管轴心,其中可有泡沫状巨噬细胞浸润,偶尔可见沙砾体。以往根据癌细胞形态特点分为两型(Ⅰ型和Ⅱ型),2016 年 WHO 泌尿和男性生殖系统肿瘤分类又新增了第三种亚型:嗜酸性乳头状肾细胞癌。

Ⅰ型:纤细的乳头表面被覆单层立方状小细胞,胞质浅染而不明显,核小而近圆形,核仁小或不见(图 3-1-5B)。

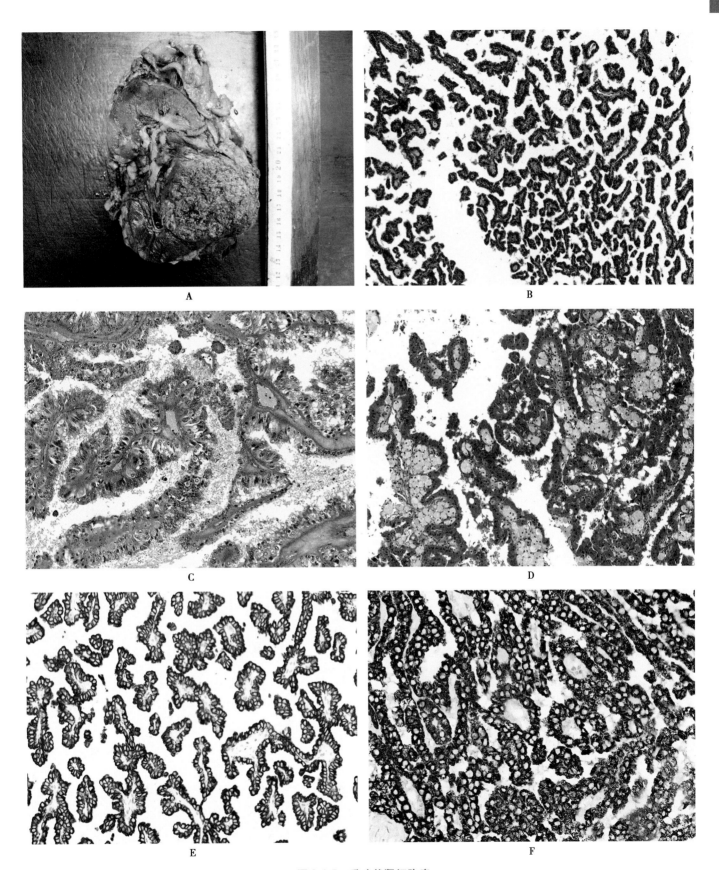

图 3-1-5　乳头状肾细胞癌

A.乳头状肾癌大体:瘤组织边界清楚,实性、灰黄色,颗粒状;B.HE×100　Ⅰ型乳头状肾细胞癌:纤细的乳头表面被覆单层立方状小细胞,胞质浅染而不明显;C.HE×100　Ⅱ型乳头状肾细胞癌:粗大的乳头表面被覆呈假复层的癌细胞,癌细胞体积较大,胞质丰富,嗜酸性;D.HE×100 嗜酸性乳头状肾细胞癌:乳头表面被覆单层、胞质丰富强嗜酸的瘤细胞,轴心内可见多量泡沫状组织细胞聚集;E.免疫组化×200 乳头状肾细胞癌:癌细胞 CK7 强阳性;F.免疫组化×100 乳头状肾细胞癌:癌细胞 P504s 强阳性

Ⅱ型:粗大的乳头表面被覆假复层柱状的癌细胞,癌细胞体积较大,胞质丰富,嗜酸性强,核大,圆形,常见明显的核仁(图3-1-5C)。约5%的病例出现肉瘤样分化。

嗜酸性乳头状肾细胞癌:形态学表现为纤细的乳头表面被覆单层、核级别低的嗜酸性瘤细胞,少数病例局部可呈实性排列(图3-1-5D)。

(2) 免疫组化:乳头状肾细胞癌 P504s、vimentin、CD10、CK7、EMA 均不同程度表达,Ⅰ型高表达 CK7(图3-1-5E)、P504s(图3-1-5F)、vimentin、EMA,低表达 CD10;Ⅱ型高表达 P504s、vimentin、CD10,低表达 CK7、EMA。嗜酸性乳头状肾细胞癌免疫组化结果与经典型乳头状肾细胞癌相似,且倾向于Ⅱ型 PRCC,高表达 P504s、vimentin、CD10,低表达 CK7。文献报道,P504s 和 CK7 高表达对乳头状肾细胞癌的诊断具有重要意义。

3. **基因遗传学特征** 乳头状肾细胞癌具有与其他类型肾细胞癌不同的遗传学异常。最常见的是出现7号和17号染色体呈三倍体或四倍体(图3-1-6),以及Y染色体缺失。有研究显示,Ⅰ型和Ⅱ型乳头状肾细胞癌在细胞遗传学上有差别,Ⅱ型 PRCC 除常见有7和17号染色体以及Y染色体异常外,尚有约1/3的病例出现1、8、11和18号染色体异常,提示Ⅰ型与Ⅱ型 PRCC 可能有共同的细胞遗传学基础,且Ⅱ型可能由Ⅰ型进一步转变而来。有关嗜酸性乳头状肾细胞癌的遗传学特征目前尚不确定。Park 等研究发现,该肿瘤存在3、11和17号染色体获得和4号染色体缺失。Han 等报道的14例分子检测结果显示,7例患者存在7号染色体三倍体,6例存在17号染色体三倍体,7例男性患者中,2例存在Y染色体缺失,倾向于Ⅰ型乳头状肾细胞癌的遗传学表现。

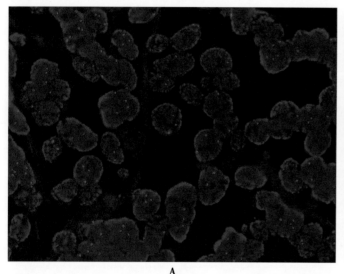
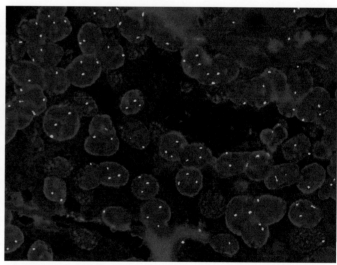

图3-1-6 乳头状肾细胞癌遗传学特征

A. FISH 检测示肿瘤细胞存在7号染色体三倍体(7号染色体着丝粒探针,标记红色荧光);B. FISH 检测示肿瘤细胞存在17号染色体三倍体(17号染色体着丝粒探针,标记绿色荧光)

**【鉴别诊断】**

1. **上皮为主型 Wilms 瘤** 当发生在青少年和成人的某些 Wilms 瘤表现为单形上皮成分时,必须与乳头状肾细胞癌鉴别。上皮为主型 Wilms 瘤充分取材常可见到未分化的胚芽成分,另外瘤细胞核细长呈楔形,与肾细胞癌的圆形核不同。免疫组化示 Wilms 瘤大多数表达 WT1、CD56,有助于与乳头状肾细胞癌鉴别。

2. **后肾腺瘤** 瘤组织由紧密排列的小腺管或小腺泡组成,瘤细胞大小较一致,核圆深染,核仁不明显;约50%的肿瘤有乳头状结构,可见管内有钝的乳头突起,似肾小球样结构。免疫组化示肿瘤细胞 WT1、S-100 蛋白和 CD57 均阳性,而 EMA、CK7 及 P504s 均阴性,有助于与乳头状肾细胞癌鉴别。

3. **具有乳头状结构的透明细胞性肾细胞癌** 透明细胞性肾细胞癌中的乳头状结构非常少见,常表现为典型实性片状排列的透明细胞中出现小灶状的乳头状结构,且在乳头状肾细胞癌中经常出现的泡沫样巨噬细胞,很少见于透明细胞性肾细胞癌。

(张伟 于文娟 李玉军)

## 第三节 嫌色性肾细胞癌

**【定义】**

嫌色性肾细胞癌(chromophobe renal cell carcinoma, ChRCC)是一种以细胞膜清楚,细胞核皱缩伴核周空晕,胞质淡染、嗜酸为主要特征的肾细胞癌。

**【临床特征】**

**1. 流行病学**

（1）发病率：占所有肾细胞癌的 5%～7%。大多数为散发性，罕见遗传性。

（2）发病年龄：发病高峰年龄 50 多岁，儿童到老年均有发生。

（3）性别：男性稍多于女性。

**2. 症状** 无特殊症状和体征，可出现腹痛，血尿等症状。

**3. 影像学特点** 影像学上可见大的瘤块，无坏死和钙化。

**4. 治疗** 首选手术切除。

**5. 预后** 预后好，5 年生存率 78%～100%。肿瘤分期、肉瘤样变、肿瘤性坏死及小脉管侵犯是独立的预后因素。

**【病理变化】**

**1. 大体特征** 肿瘤呈实性，体积大，平均直径 7.0cm，边界清楚，但无包膜。切面呈均一的浅棕色到褐色，无出血坏死（图 3-1-7）。中央疤痕少见。大多数肿瘤局限于肾内。

**2. 镜下特征**

（1）组织学特征：肿瘤细胞呈实性片状排列，被不完整的玻璃样变性的厚壁血管分隔，也可见小巢状、管状、微囊状、梁状排列（图 3-1-8A、B）。瘤细胞大而呈多角形，胞质透明呈网状，细胞膜非常清楚呈植物细胞样（图 3-1-8C）。这些细胞常与胞质呈嗜酸性颗粒状的较小的细胞混合存在，大的淡染的瘤细胞靠近血管，小的嗜酸性瘤细胞远离血管（图 3-1-8D）。瘤细胞核不规则，常有皱褶，呈葡萄干样外观，染色质粗糙，有时见核沟或双核，核仁小，常见核周空晕。部分病例以嗜酸性瘤细胞为主，称为嗜

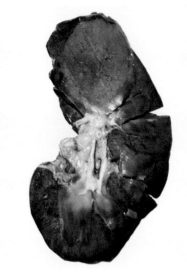

**图 3-1-7 嫌色性肾细胞癌**

大体肿瘤呈实性，边界清楚，切面呈均一的浅棕色到褐色

酸型 ChRCC，其肿瘤细胞小而一致，胞质呈嗜酸性细颗粒状，核圆形、规则，核周空晕明显（图 3-1-8E）。瘤细胞胞质内含有黏多糖，Hale 胶体铁染色弥漫阳性（图 3-1-8F）。2%～8% 的 ChRCC 可发生肉瘤样变（图 3-1-8G）。文献报道瘤细胞可伴有横纹肌样分化。WHO/ISUP 核级分级不适用于本肿瘤。

有一类少见的肿瘤，由具有嗜酸细胞瘤和 ChRCC 形态学特征的细胞混合组成，被称为杂合性嗜酸细胞/嫌色细胞肿瘤（hybrid oncocytic/chromophobe tumor, HOCT）（图 3-1-9）。该肿瘤通常见于 Birt-Hogg-Dubé 综合征和肾嗜酸细胞瘤病，也可以散发。共有三种变型：①经典的嗜酸细胞瘤和嫌色性肾细胞癌混合在一起，二者之间形态有过渡；②经典形态的嗜酸细胞腺瘤中散在分布具有核周空晕、偶有双核的嫌色细胞；③大的空泡状嗜酸性细胞，具有轻、中度的核多形性，呈嗜酸细胞瘤样巢状排列。

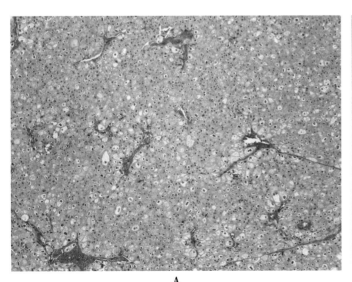

A

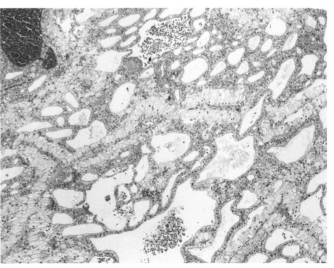

B

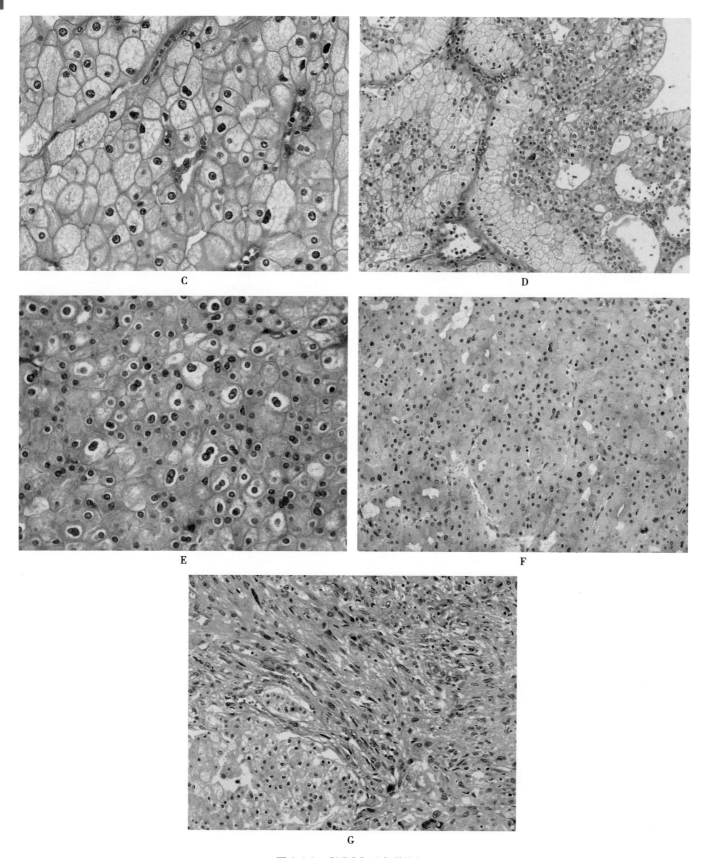

图 3-1-8　ChRCC 形态学特征

A. HE×100 肿瘤细胞呈实性片状排列,被不完整的玻璃样变性的厚壁血管分隔;B. HE×100 示微囊状结构;C. HE×400 肿瘤细胞大而呈多角形,胞质透明呈网状,细胞膜非常清楚;D. HE×200 大的淡染的瘤细胞靠近血管,小的嗜酸性的瘤细胞远离血管;E. HE×400 嗜酸型 ChRCC,肿瘤细胞小而一致,胞质呈嗜酸性细颗粒状,核圆形、规则,核周空晕明显;F. Hale 胶体铁染色×100 肿瘤细胞胞质弥漫阳性,呈湖蓝色,插图内正常肾小球和血管壁着色,可作为内对照;G. HE×200 右上角示肉瘤样变

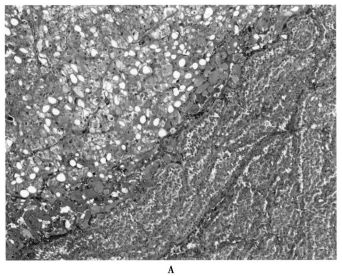

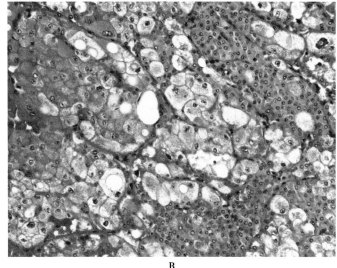

图 3-1-9 杂合性嗜酸细胞/嫌色细胞肿瘤

A. HE×100 经典的嗜酸细胞瘤(右下)和嫌色性肾细胞癌(左上)成分混合;B. HE×200 嗜酸细胞瘤中散在分布具有核周空晕、偶有双核的嫌色细胞

（2）免疫组化:肿瘤细胞 CK7 通常弥漫强阳性(图 3-1-10A),在嗜酸细胞区域可灶性阳性。肿瘤细胞还表达 CD117(图 3-1-10B)、EMA、微清蛋白(parvalbumin)和肾特异性钙黏蛋白(kidney-specificcadherin)。Claudin-7 弥漫阳性(图 3-1-10C),而 Claudin-8 阴性。vimentin、CD10、高分子量 CK、S-100A1 蛋白以及 RCC 阴性或局灶阳性。

**3. 超微结构特征** 细胞质内充满疏松的糖原和大量的微囊泡(直径 140~300nm),这些微囊泡可能与线粒体的缺陷有关,多见于淡染的瘤细胞,而嗜酸性瘤细胞内含有更多的线粒体。微囊泡易被乙醇和二甲苯破坏,释放黏多糖,可被 Hale 胶体铁染色。

**4. 基因遗传学特征** 嫌色性肾细胞癌以广泛地染色体缺失为特点,最常见的是-1、-2、-6、-10、-13、-17 和-21。

这在嗜酸型嫌色性肾细胞癌中少见或者缺乏。

**【鉴别诊断】**

**1. 嗜酸细胞瘤** 与嗜酸型嫌色性肾细胞癌较难鉴别。嗜酸细胞瘤常排列呈巢状、管状、腺泡状和微囊状,间质疏松水肿,核圆形,核仁不清楚,核周空晕不明显。瘤细胞 CD117 可阳性,但 CK7 一般阴性,仅在纤维化区域阳性。胶体铁染色阴性,可弱阳性或灶性阳性,局限于细胞腔面。

**2. 透明细胞肾细胞癌(CCRCC)** 该肿瘤瘤细胞呈巢状排列,被大量的薄壁血管间隔,而不是玻璃样变性的厚壁血管。免疫组化可用于鉴别,CCRCC 表达 CD10、vimentin 和 CA Ⅸ,而 CK7 阴性。遗传学方面 CCRCC 有 3p 缺失、VHL 基因突变,有助于二者鉴别。

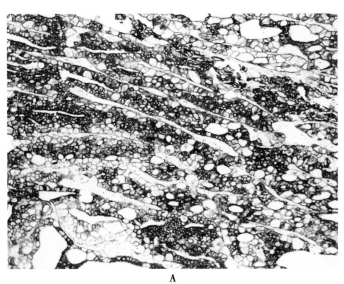

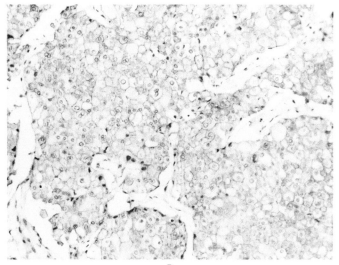

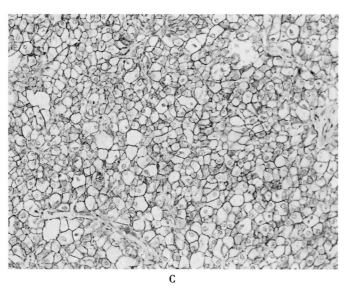

图 3-1-10　ChRCC 免疫组化特征

A. IHC×100 肿瘤细胞 CK7 通常弥漫强阳性；B. IHC×200 肿瘤细胞
CD117 阳性；C. IHC×200 肿瘤细胞 Claudin-7 阳性，细胞膜着色

（杨晓群）

# 第四节　低度恶性潜能的
# 多房囊性肾肿瘤

## 【定义】

低度恶性潜能的多房囊性肾肿瘤（multilocular cystic renal neoplasm of low malignant potential），旧称多房囊性肾细胞癌，是一种完全由囊腔构成的肿瘤，囊腔间隔内有单个或小灶状透明细胞，无实性或膨胀性生长，组织学形态上与低级别的透明细胞肾细胞癌不能区别，尚无复发和转移的报道。

## 【临床特征】

### 1. 流行病学

（1）发病率：占所有肾肿瘤的比例不到 1%，多为单侧肾孤立性病变。

（2）发病年龄：多见于中年人，20~76 岁，中位年龄约 60 岁。

（3）性别：男女发病率 1.2~2.1:1。

### 2. 症状
90% 的病例是因其他疾病行影像学检查偶然发现的。绝大多数没有症状，少数可出现腹痛、血尿和腹部肿块。

### 3. 影像学特点
复杂的囊性肿块伴局灶钙化，Bosniak Ⅱ级或Ⅲ级。

### 4. 治疗
保留肾单位完整切除肿瘤。

### 5. 预后
目前尚未见复发和转移的报道。

## 【病理变化】

### 1. 大体特征
肿瘤直径 2.5~13cm。肿瘤边界清楚，有纤维性包膜与周围正常肾组织分隔。肿瘤完全由大小不等的囊腔构成，其内充以浆液性或血性液体。囊壁间隔薄，无实性膨胀性结节。20% 以上肿瘤间隔内有钙化，可见骨化生。

### 2. 镜下特征

（1）组织学特征：囊壁内衬单层透亮或淡粉染的立方状或扁平上皮，上皮下富于毛细血管，多数血管内充满红细胞（图 3-1-11A、B）。部分囊壁内衬上皮细胞脱落或消失，但囊壁腔缘仍可见丰富、充满红细胞的毛细血管。偶见内衬上皮为复层，或有小乳头。瘤细胞核小而圆，染色质深染而致密（WHO/ISUP 核级 1 或 2 级）。囊壁间隔由纤维组织构成，常有致密的胶原，部分间隔内可见成簇的瘤细胞，但无膨胀性生长的瘤结节。肿瘤间隔内可有钙化或骨化生。

（2）免疫组化：肿瘤细胞弥漫表达 PAX8、CA Ⅸ、EMA，大多数表达 CK7，半数左右表达 CD10 和波形蛋白（vimentin），不表达 CD68（图 3-1-11C、D）。

### 3. 超微结构特征
与透明细胞肾细胞癌相似。

### 4. 基因遗传学特征
25% 的肿瘤存在 VHL 基因突变，74% 的肿瘤存在 3p 缺失，提示其与透明细胞癌在分子病理水平的相关性，有可能是透明细胞癌的一种低级别囊性组织学亚型或癌前病变。

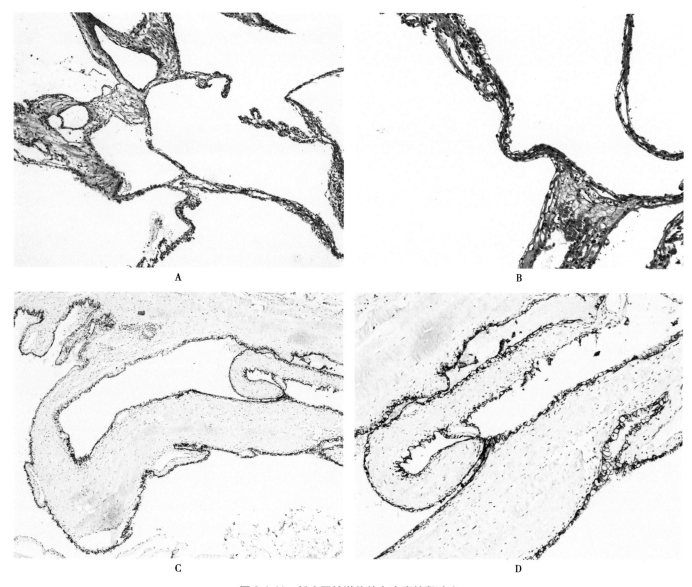

图 3-1-11　低度恶性潜能的多房囊性肾肿瘤

A. HE×100 肿瘤完全由大小不等的囊腔构成,囊壁间隔由纤维组织构成,部分间隔内可见成簇的瘤细胞,无膨胀性生长的瘤结节;
B. HE×200 囊壁内衬单层透亮或淡粉染的立方状或扁平上皮,上皮下富于毛细血管,肿瘤细胞核级别低;C. 肿瘤细胞 CA IX 阳性;
D. 肿瘤细胞 CK7 阳性

**【鉴别诊断】**

**1. 单纯性肾囊肿**　多为单个囊腔,囊壁腔面无胞质透亮或淡染的细胞衬覆,囊壁内缺少丰富、充满红细胞的毛细血管。囊壁内可见萎缩的肾小管,其胞质可能淡染或透明,但其腔内常常有蛋白管型。

**2. 透明细胞肾细胞癌**　显著囊性变的低级别核级的透明细胞肾细胞癌总是能查见实性瘤细胞区,瘤细胞一般不表达 CK7。

**3. 囊性肾瘤**　由囊性扩张的上皮和致密的梭形或卵巢样间质组成,囊壁衬覆的扁平/立方细胞或鞋钉样细胞,上皮性成分不会出现在囊壁间隔内。间质细胞表达雌、孕激素受体(ER 和 PR)。

**4. 管状囊性癌**　由比例及大小不等的小管及囊腔构成,其衬覆单层立方、鞋钉样至柱状的嗜酸性肿瘤细胞,核级别高,核仁明显,通常为 WHO/ISUP 3 级。

(杨晓群)

# 第五节　透明细胞乳头状<br>肾细胞癌

**【定义】**

透明细胞乳头状肾细胞癌(clear cell papillary renal cell carcinoma,CCPRCC)是一种由形态温和的透亮细胞组成的惰性肾上皮性肿瘤,瘤细胞主要排列呈管状、乳头状结构,往往可见肿瘤细胞核远离细胞基底部而朝向腔面分布。

【临床特征】

**1. 流行病学**

（1）发病率：占肾肿瘤的 1%～4%。肿瘤可散发，或发生于终末期肾病（ESRD）及 VHL（von Hippel-Lindau）综合征。

（2）发病年龄：18～88 岁。

（3）性别：无明显性别的倾向。

**2. 症状**　一般无症状，多是体检或偶然发现，少数患者出现腰部不适。

**3. 治疗**　完整切除肿瘤。

**4. 预后**　目前尚未见复发和转移的报道。

【病理变化】

**1. 大体特征**　肿块局限于肾皮质内，界限清楚，具有厚的包膜，囊性变常见。肿块体积小，95% 以上为 pT1 期。切面灰红或灰黄至黄褐色，质地中等，无明显出血及坏死（图 3-1-12）。大多数肿瘤发生于单侧肾脏，少数病例可多发或双侧发生，特别是有 ESRD 者。

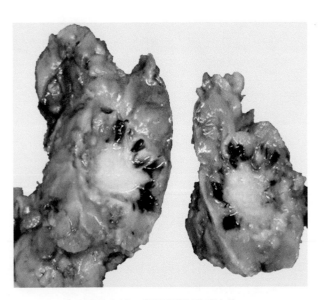

图 3-1-12　CCPRCC 肿瘤大体
肿瘤局限于肾内，囊实性，囊腔内含胶样分泌物

**2. 镜下特征**

（1）组织学特征：肿瘤细胞可排列成多种结构，包括管状、乳头状、腺泡状或巢状、微囊状、缎带状以及实性（图 3-1-13A、B）。在一个肿瘤中可以某一种结构为主，或多种结构相混合，但以广泛的真性乳头伴囊性结构为典型特点。乳头结构不同于乳头状肾细胞癌，多为 1 级或 2级（图 3-1-13C），乳头轴心及肿瘤间质丰富甚至硬化（图 3-1-13D），有的乳头甚至呈肾小球样结构（图 3-1-13E）。瘤细胞立方状或低柱状，胞质丰富、透明或淡粉染，核级

别低，大多为 WHO/ISUP 1 级或 2 级。部分区域可见肿瘤细胞核远离细胞基底部而朝向腔面分布现象，形成特征性的类似于分泌早期子宫内膜核下空泡（图 3-1-13F）。腔内或囊内常见粉红色液体。部分病例包膜内和/或间质内可出现局灶或广泛性的血管平滑肌瘤样/平滑肌瘤样成分。间质内及乳头轴心内无泡沫状组织细胞及含铁血黄素沉积，无沙砾体形成。肿瘤缺乏侵袭性的组织学特征，如肾窦浸润、血管累犯等，未见肿瘤性坏死及核多形性。

（2）免疫组化：肿瘤细胞弥漫表达 CK7（图 3-1-14A）和 CA Ⅸ（图 3-1-14B），但不表达 CD10、CD117 和 P504S，CA Ⅸ 常定位于肿瘤细胞膜的基底部侧面，而腔面不表达，产生特征性的"杯状"着色模式。此外，肿瘤细胞还表达 PAX2、PAX8、波形蛋白（vimentin）、34βE12 等，不表达 TFE3 及 TFEB。

**3. 基因遗传学特征**　目前还没有特征性遗传学改变，但所有的研究都显示该肿瘤无透明细胞肾细胞癌的 3p 缺失、VHL 基因突变以及乳头状肾细胞癌的第 7 和 17 号染色体获得和 Y 染色体缺失。

【鉴别诊断】

**1. 透明细胞肾细胞癌（CCRCC）**　该肿瘤大体上因癌细胞含丰富的脂质通常呈金黄色，出血和坏死也较常见。形态上虽可有二级乳头形成，但肿瘤细胞体积较大，胞质明显透亮，可有高级别的核、肿瘤性坏死、血管侵犯等，并具有特征性纤维血管网间质。两者免疫表型亦不同，CCPRCC 弥漫表达 CK7，不表达 CD10，CCRCC 则相反；CCPRCC 中 CA Ⅸ 的着色不同于 CCRCC，即呈现一种"杯状"着色模式。遗传学，CCPRCC 无 3p 缺失、VHL 基因突变。

**2. 乳头状肾细胞癌（PRCC）**　该肿瘤内的乳头有纤细的纤维血管轴心，其中可有泡沫样组织细胞和胆固醇结晶，间质内常见沙砾体。细胞核级较高，胞质多为嗜酸性。二者均可表达 CK7，但 CCPRCC 表达 CA Ⅸ，不表达 P504S。遗传学，PRCC 有特征性的第 7 和 17 号染色体获得和 Y 染色体缺失。

**3. Xp11.2 易位/TFE3 基因融合相关性肾细胞癌**　该肿瘤年轻人多见，肿瘤细胞较大，胞质丰富嗜酸性或透明，核级别较高，可见坏死，常见沙砾体形成。个别 Xp11.2 易位性肾癌亚型会出现类似 CCPRCC 特征性的核下空泡结构，但癌细胞核特征性表达 TFE3 可予以鉴别。另可通过 FISH 检测 TFE3 基因易位。

（杨晓群）

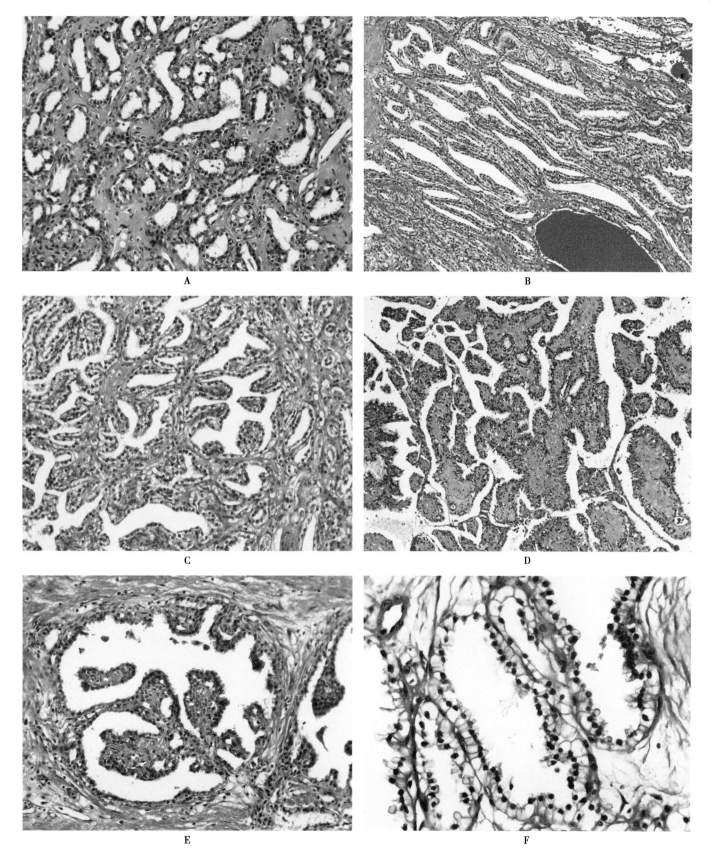

图 3-1-13　CCPRCC 形态学特征

A. HE×200 示腺管状结构；B. HE×100 示缎带状结构；C. HE×200 示乳头状结构，胞质透明；D. HE×100 乳头轴心硬化；E. HE×200 示肾小球样结构；F. HE×400 肿瘤细胞核远离细胞基底部而朝向腔面分布，类似于分泌早期子宫内膜

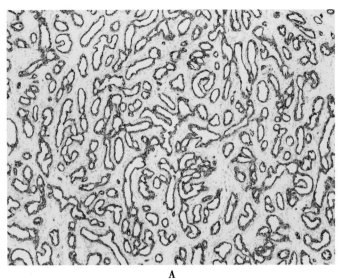
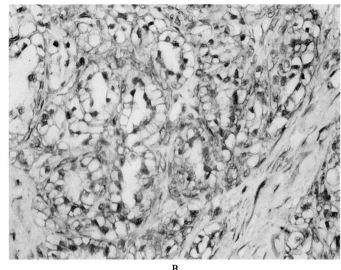

A                           B

**图 3-1-14　CCPRCC 免疫组化特征**

A. IHC×100 肿瘤细胞弥漫强阳性表达 CK7;B. IHC×400 肿瘤细胞表达 CA IX,呈"杯状"着色模式

# 第六节　集合管癌

## 【定义】

肾集合管癌(collecting duct carcinoma)是起源于或向肾 Bellini 集合管主细胞方向分化的上皮性恶性肿瘤。

## 【临床特征】

### 1. 流行病学

(1) 发病率:肾集合管癌罕见,约占所有肾细胞癌的 0.4%~2.1%。

(2) 发病年龄:肾集合管癌的发病年龄跨度大,13~85 岁不等,迄今为止文献报道的病例中,中位年龄为 50 岁。

(3) 性别:文献报道男性多于女性。

### 2. 症状

临床上 2/3 的肾集合管癌患者伴有疲惫、体重下降、后背或腰部疼痛及血尿等症状或体征。

### 3. 实验室检查

大部分病例可见镜下血尿。

### 4. 影像学特点

B 超、CT、MRI 等影像学检查示肿瘤边缘模糊,与正常肾组织分界不清,但因肿瘤生长迅速,常常在诊断时体积较大,且呈弥漫浸润性生长,影像学对于明确肿瘤的起源位置有一定困难,确诊还需进行病理学检查。

### 5. 治疗

肾集合管癌的治疗主要以根治性手术切除为主,对化疗不敏感,且缺乏相应的靶向治疗措施,目前手术后无明确有效的辅助治疗手段。

### 6. 预后

肾集合管癌具高度侵袭性,常生长迅速,易发生淋巴结及远隔脏器转移,预后极差,常见转移部位包括肺、肝、骨、肾上腺和脑等,约 2/3 的患者在诊断后 2 年内死亡。

## 【病理变化】

### 1. 大体特征

病理标本大体检查发现,肾集合管癌几乎均位于肾脏中心部髓质区,边界不清楚,向周围肾实质内浸润性生长,常侵犯肾窦脂肪组织,部分病例可累及肾盂;切面往往呈灰白色,质地中等,坏死较为常见。

### 2. 镜下特征

(1) 组织学特征:显微镜下见肿瘤细胞排列呈管状、腺样、筛网状、条索状或乳头状,细胞呈立方状或柱状,部分细胞核向腺腔内突出,呈鞋钉样。细胞质呈浅嗜酸性或透明状,偶尔呈颗粒状。细胞核大,异型性明显,核仁明显,核分裂象易见;间质内常常伴明显促纤维组织增生性反应及较多炎细胞浸润;部分病例可伴有肉瘤样分化(图 3-1-15)。

(2) 免疫组化:集合管癌缺乏特异性的免疫组化标记物,常表达的抗体包括高分子量的细胞角蛋白(CK19、34BE12)及 PAX-8,CK7 表达率偏低,几乎不表达 CK5、P63、CK20 及尿路上皮的标记 GATA-3 和 S-100P,病理诊断时往往需要多种抗体联用来综合评价(图 3-1-16)。

## 【鉴别诊断】

1986 年,Fleming 等首次提出肾集合管癌的诊断标准,并将其认为是一独立的肾细胞癌病理类型。2004 版 WHO 肾肿瘤分类中对诊断标准进行了修订,包括 6 条主要标准及 4 条次要标准,因其中部分标准相对来说不具有诊断特异性,因此 2016 版 WHO 肾肿瘤分类将诊断标准简化为 6 条,包括:①肿瘤位于肾髓质;②形态学上主要为管状结构;③促间质反应;④高级别肿瘤细胞;⑤浸润性生长方式;⑥缺乏肾细胞癌和/或尿路上皮癌成分。

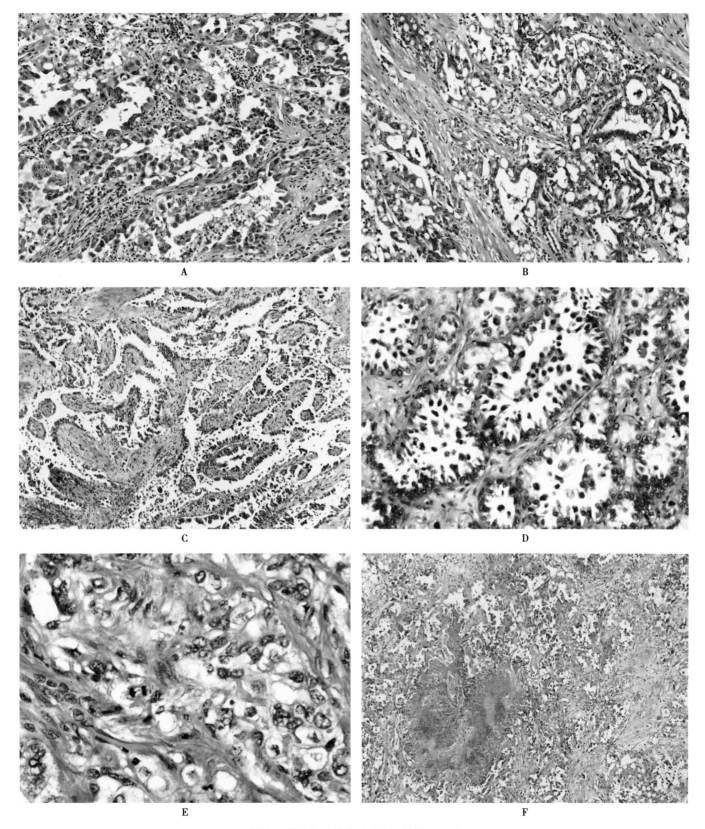

图 3-1-15　肾集合管癌肿瘤细胞排列方式

呈管状、腺样(A)、筛网状(B)或乳头状(C),瘤细胞呈立方状或柱状,部分呈鞋钉样(D);瘤细胞核异型性明显,核仁清晰,核分裂象易见(E);多数病例伴有肿瘤性坏死(F)

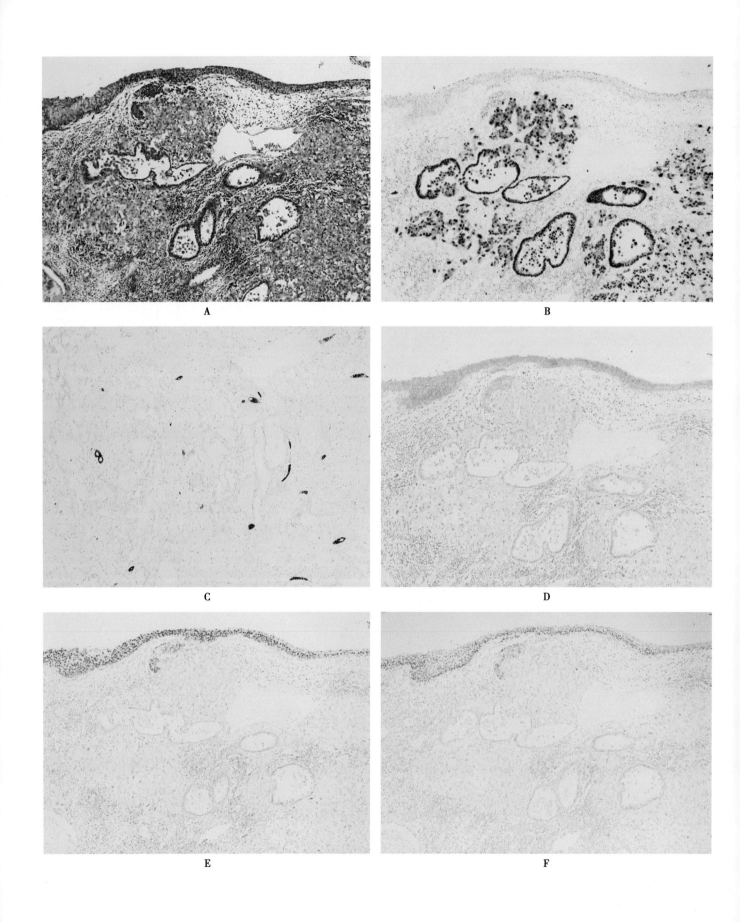

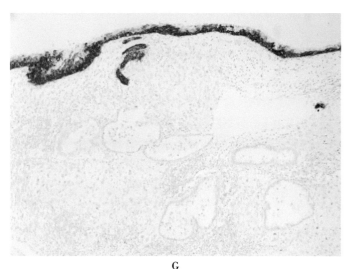
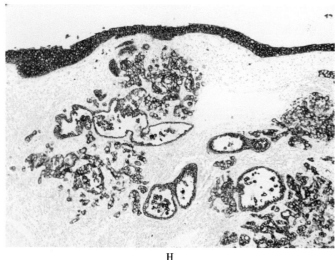

G　　　　　　　　　　　　　　　　　　　　　H

图 3-1-16　肾集合管癌肿瘤组织

位于肾髓质区肾实质内,紧邻肾盂黏膜(A);免疫组化染色显示肿瘤细胞表达 PAX-8(B),不表达 CK5(C)、S-100P(D)、P63(E)及 GATA-3(F),而肾盂衬覆的尿路上皮则均为阳性;大部分病例免疫组化 CK7 染色为阴性(G),偶有个别病例为阳性表达(H)

其中前 5 条依然不具有明显特征性,常规工作中重点还需参考第 6 条,即广泛取材的前提下缺乏明确肾细胞癌或尿路上皮癌的成分时才可以做出集合管癌的病理诊断。

**1. 肾盂/肾盏尿路上皮癌**　导致将尿路上皮癌误诊为肾集合管癌的原因主要有以下几点:①肉眼检查没有重视肿瘤与肾盂、肾盏的关系,甚至没有完全开放肾盂和肾盏;②取材时没有给予肿瘤和肾盂、肾盏黏膜移行处特别关注,甚至没有取材;③显微镜下检查时忽略了肾盂、肾盏黏膜地肿瘤性增生,包括原位癌成分;④免疫组化染色时选择抗体较为单调,没有联用多种抗体综合评价;⑤忽略临床信息。鉴于大部分尿路上皮癌的患者同时合并输尿管或膀胱尿路上皮肿瘤,对二者进行鉴别时病理医生需关注临床信息;大体检查时须充分开放肾盂、肾盏,仔细观察肿瘤与肾盂、肾盏的关系,并尽可能在移行处多取材;显微镜下注意观察肾盂、肾盏黏膜上皮,如存在肿瘤性增生时,提示可能为浸润性尿路上皮癌;同时仔细观察肿瘤的组织形态学,当肿瘤中出现巢团状结构时亦提示可能为尿路上皮癌;在形态学的基础上,免疫组化染色有一定的参考价值,单纯 PAX-8 阳性或 GATA3 及 S-100P 阴性均不足以除外尿路上皮癌,还需要联用一组抗体,包括 CK7、CK20、CK5 及 P63,集合管癌往往表达 PAX,CK7 表达欠佳,不表达 CK20、CK5、P63、GATA3 及 S-100P,而尿路上皮癌常常出现 CK7、CK5、P63、GATA3 及 S-100P 的多重阳性,部分病例表达 CK20;鉴于尿路上皮癌的预后要好于肾集合管癌,术后辅助治疗手段以及患者对化疗的反应性均不同于肾集合管癌,常规病理诊断中应将肾集合管癌和尿路上皮癌进行明确区分。

**2. 高级别乳头状肾细胞癌**　大体检查上乳头状肾细胞癌多位于肾皮质,通常呈膨胀性生长,边界较清楚,常有假包膜存在;形态学上以乳头状排列结构为主,间质内常出现泡沫细胞反应及含铁血黄素沉积,促纤维组织增生性反应和炎细胞浸润少见;免疫组化染色肿瘤细胞除 p504S 和 CK7 阳性外,还可以表达 CD10,而肾集合管癌 CK7 往往表达欠佳。但因二者免疫表型缺乏特异性,常规病理诊断时免疫组化结果仅作为参考,诊断还需依靠形态学。

**3. 肾髓质癌**　肾髓质癌在组织形态学上与肾集合管癌高度重叠,鉴别诊断主要依靠临床病史、免疫组化标记以及分子遗传学特征。肾髓质癌多发生于年轻人,平均年龄 22 岁,好发于非洲裔美国人,患者往往伴有镰状红细胞贫血。分子遗传学上表现为 *INI-1* 基因失活,从而在免疫组化染色时出现 INI-1 蛋白失表达。中文文献中关于肾髓质癌的相关报道不少,其中由病理医生报告的有 5 例,除山东省毓璜顶医院 2009 年报道 1 例伴有镰状红细胞贫血的 11 岁患者外,其余 4 例患者临床上无镰状红细胞贫血,且未行分子遗传学 *INI-1* 基因及免疫组化 INI-1 蛋白检查,其确切诊断尚需商榷。因为极其罕见,常规病理诊断中应非常慎重。

（郭爱桃）

## 第七节　管状囊性肾细胞癌

**【定义】**

管状囊性肾细胞癌(tubulocystic renal cell carcinoma, TCRCC)是一种完全由管状和囊性结构构成的肾细胞癌,在 2016 年世界卫生组织(WHO)分类中正式收录为肾细胞癌的一种独立亚型。

【临床特征】

**1. 流行病学**

（1）发病率：TCRCC 罕见，占所有肾细胞癌的比例不到 1%。

（2）发病年龄：发病年龄 30～94 岁，平均年龄约 58 岁。

（3）性别：肿瘤明显好发于男性，男女比约为 7∶1。

**2. 症状** 临床表现非特异，常见症状包括腹痛和血尿，约 60% 为体检或其他检查偶然发现，偶尔可发生于终末期肾病（ESRD）患者。

**3. 治疗及预后** 手术切除为主，辅助治疗价值尚待进一步明确。大多数 TCRCC 表现为惰性生物学行为，约

10% 出现复发或转移，转移常见部位包括骨、肝、肺和盆腔淋巴结。

【病理变化】

**1. 大体特征** 约 70% 的 TCRCC 发生于左肾，通常位于肾皮质或皮髓质交界处。TCRCC 多为单发，肿瘤界限清楚，包膜完整；切面灰白色，呈大小不等的多房囊性，囊壁菲薄，状似"塑胶纸"。瘤体直径 0.7～17cm（平均约 4.2cm）。

**2. 镜下特征**

（1）组织学特征：TCRCC 完全由小到中等大的小管和较大的囊肿组成（图 3-1-17A），被覆瘤细胞单层排列，呈扁平、立方状到柱状、鞋钉样不等（图 3-1-17B）。管腔或囊腔内容物空，有时可见浅染的嗜酸性分泌物或出血。瘤细胞胞质丰富，嗜酸性，核圆形或不规则，常见较明显

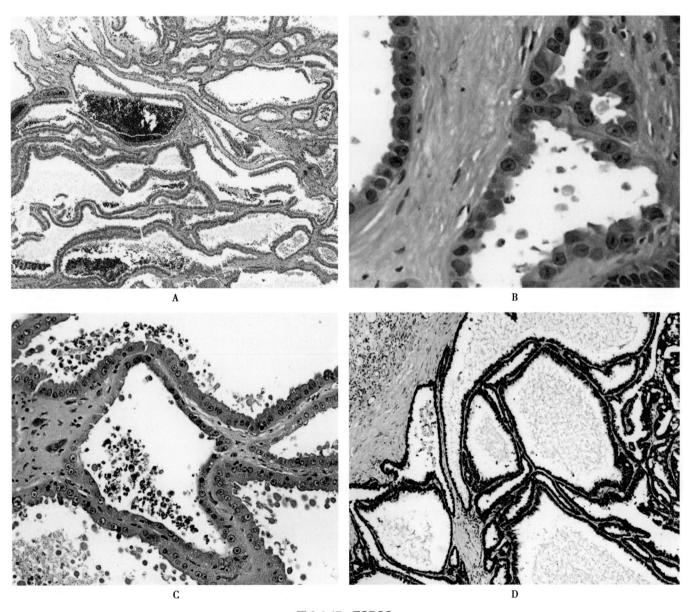

图 3-1-17 TCRCC

A. HE×4 肿瘤由大小不等的小管和囊肿组成；B. HE×10 小管或囊肿被覆单层立方上皮，囊肿之间为薄壁的少细胞纤维性间质；
C. HE×20 瘤细胞胞质丰富嗜酸性，核仁明显；D. IHC AMACR 瘤细胞弥漫强表达

的核仁（ISUP 核分级：3 级，图 3-1-17C）。小管或囊肿之间为薄壁的少细胞纤维性间质，一般无炎症浸润或水肿变性。有时在典型的 TCRCC 组织学背景中可混有少量的乳头状肾细胞癌成分。罕见的情况下，可见 TCRCC 样形态的肿瘤伴有局灶的肉瘤样分化或出现类似于集合管癌的低分化癌灶，这一类肿瘤诊断为 TCRCC 需谨慎，目前看来多数可能是遗传性平滑肌瘤病和肾细胞癌综合征相关的肾细胞癌（HLRCC-RCC）。

（2）免疫组化：TCRCC 一致性表达 PAX8、波形蛋白、低分子质量 CK（包括 CK8、CK18、CK19 等）以及微清蛋白。90% 以上表达 CD10 和 AMACR（图 3-1-17D）；不同程度表达 CK7，常为弱或局灶表达。肿瘤同时还可表达 kidney-specific cadherin（KSC）以及 PAX2，通常不表达高分子质量 CK（34βE12）。

3. **超微结构特征**　多数瘤细胞含有丰富的微绒毛和刷状缘，类似于近曲小管上皮。少数瘤细胞可见短的、稀疏的微绒毛以及复杂的胞质连接，类似于集合管的插入细胞。

4. **基因遗传学特征**　先前研究发现，TCRCC 常见 7 和 17 号染色体获得以及 Y 染色体丢失，提示其与乳头状肾细胞癌的密切关系，但新近的分子遗传学研究发现，具有纯的管囊状组织学形态的 TCRCC 并无 7 号和 17 号染色体获得，提示其为不同于乳头状肾细胞癌的一种独特类型的肾细胞癌亚型。

【鉴别诊断】

1. **低度恶性潜能的多房囊性肾细胞肿瘤**　为透明细胞肾细胞癌的一种组织学变异型，囊肿被覆为低核级的透明细胞或浅染的组织细胞，囊肿间隔亦可见簇状的透明细胞。

2. **囊性肾瘤（CN）**　与 TCRCC 相似，CN 常见多房囊肿和被覆的鞋钉样瘤细胞；与 TCRCC 不同，CN 几乎总是发生于围绝经期女性，囊壁厚薄不均，常见短梭形编织状的卵巢样间质，免疫组化染色表达雌、孕激素受体以及 WT1。

3. **嗜酸细胞腺瘤**　罕见情况下，嗜酸细胞腺瘤可表现为明显地管囊状特征，易与 TCRCC 混淆。与 TCRCC 不同，管囊状嗜酸细胞腺瘤瘤细胞核级别将对较低，一般无鞋钉样细胞衬里，间质为水肿性而非纤维性，常见局灶典型的嗜酸细胞岛状结构，免疫组化染色一般不表达波形蛋白和 CD10，强表达 CD117。

4. **获得性囊性肾病相关性肾细胞癌（ACD-RCC）**　该肿瘤常见于终末期肾病，组织学构型多样，可部分伴有管囊状和管乳头状结构与 TCRCC 混淆。与 TCRCC 不同，ACD-RCC 常见细胞内和细胞外的圆形空腔，使得肿瘤呈现一种筛状的低倍观，此外肿瘤内还可见特征性的草酸钙结晶物沉积。

（赵　明）

## 第八节　髓　质　癌

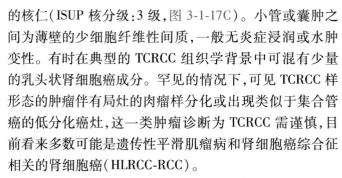

【定义】

肾髓质癌（renal medullary carcinoma）是肾髓质起源的高度恶性肿瘤，患者几乎均伴有镰状红细胞贫血。

【临床特征】

1. **流行病学**

（1）发病率：极其罕见，至今约有 200 例报道。

（2）发病年龄：患者为有镰状红细胞特征或患有镰状红细胞血液病的年轻人，文献报道多数发生在黑人。

（3）性别：主要发生于男性，男女比例约 2 : 1。

2. **症状**　临床常表现为季肋部疼痛、腹痛和血尿。

3. **影像学特点**　有镰状红细胞贫血的年轻人，结合影像学可做出正确诊断。典型者肿瘤位于肾脏中央，浸润性生长，侵及肾窦。

4. **预后**　髓质癌为高度侵袭性恶性肿瘤，患者的生存时间以月计算（1 天至 26 月）。

【病理变化】

1. **大体特征**　肾髓质癌发生于肾中央，边界不清，直径 4~12cm，平均 7cm，切面灰白色，常见坏死。

2. **镜下特征**

（1）组织学特征：髓质癌的组织学特征与集合管癌有较大交集，包括广泛浸润周围正常组织的高级别腺癌形态，管状、腺状、乳头状结构以及促纤维增生的炎性间质。有时该肿瘤呈现出一些较特殊的形态，如腺样囊性结构、网状或微囊状结构、实性片状结构伴横纹肌样形态。细胞内外的黏液皆可见到。瘤细胞异型性显著，核仁明显。肿瘤间质中观察到特征性的镰状红细胞有助于诊断（图 3-1-18）。

（2）免疫组化：免疫组化肿瘤细胞总是表达 PAX8，提示肾脏上皮来源。一半以上病例表达多克隆 CEA、CK7、CAM5.2 和荆豆凝集素 1（ulex europaeus agglutinin-1）。SMARCB1（INI-1）的失活是其重要的分子免疫表型。此外干细胞标记 OCT3/4 的表达也有助于诊断。如果肿瘤形态、免疫和分子表型都符合髓质癌，但患者没有镰状红细胞特征或镰状红细胞血液病，应诊断为伴有肾髓质癌表型的未能分类肾细胞癌。

【鉴别诊断】

1. **集合管癌**　集合管癌和髓质癌都是起源于肾髓质部位的高度恶性肿瘤，形态学常有交集，但髓质癌更常见到筛状结构。鉴别诊断主要依靠临床病史、免疫组化标记以及分子遗传学特征。肾髓质癌多发生于年轻人，平均年龄 22 岁，好发于非洲裔美国人，患者往往伴有镰状

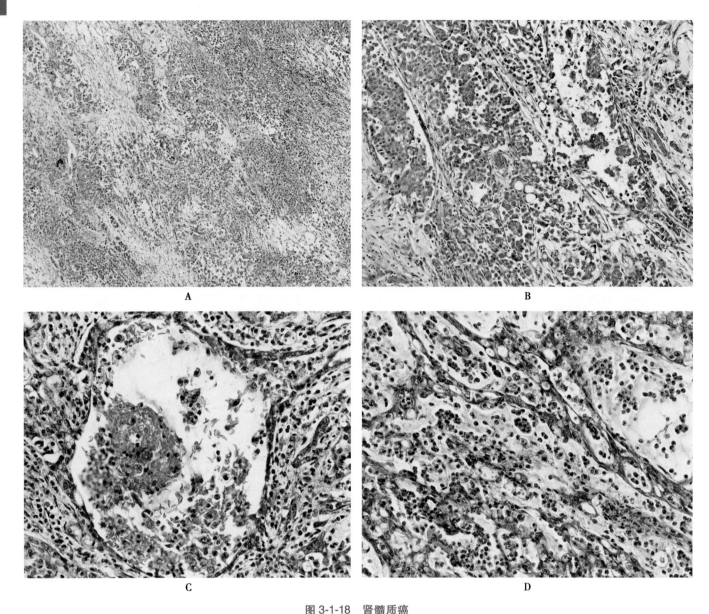

图 3-1-18　肾髓质癌

A. HE×100、B. HE×200 肿瘤结构多样,可见网状或微囊状结构、实性片状结构;C. HE×400 血管腔内可见特征性的镰状红细胞;
D. HE×400 可见黏液背景及肿瘤细胞横纹肌样分化

红细胞贫血。集合管癌往往高分子角蛋白(34βE12)阳性表达。

**2. ALK 易位相关性肾癌**　一部分 ALK 易位肾癌发生在儿童及青少年,瘤组织主要呈实性片状排列并可见网状生长方式,瘤细胞呈多角形、梭形,具有丰富的嗜酸性胞质和胞质内腔隙,核空泡状、核仁明显,与肾髓质癌形态学有重叠。但 ALK 易位肾癌核分裂象少见,生物学行为没有显著侵袭性,与髓质癌不同。临床特征和免疫组化表型可以辅助鉴别诊断,髓质癌患者伴镰状红细胞贫血,免疫表型 INI-1 失表达,ALK 易位性肾癌弥漫强阳性表达 ALK,分子检测存在 *ALK* 基因重排。

**(夏秋媛　饶秋　周晓军)**

## 第九节　黏液小管梭形细胞肾细胞癌

### 【定义】

肾黏液小管梭形细胞肾细胞癌(mucinous tubular and spindle cell carcinoma,MTSCC)是一种低级别的肾上皮性肿瘤,以小管形成和温和的梭形细胞相混合,具有黏液性间质。已经确定肿瘤的小管和梭形细胞成分为上皮属性,但肿瘤起源目前存在争议,最初的研究提示 MTSCC 起源于髓袢细胞或集合管上皮细胞。目前越来越多的证据显示肿瘤具有复杂的免疫表型,表达 CK7 和 P504S,提示其为近端肾小管起源,并与乳头状 RCC 关系密切。

**【临床特征】**

**1. 流行病学**

（1）发病率：占肾肿瘤的比例小于 1%。

（2）发病年龄：范围 13~81 岁，平均 58 岁。

（3）性别：以女性多发，男女比例为 1:3。

**2. 症状** 部分患者有季肋部疼痛或血尿，部分患者没有症状，于体检时超声或 CT 检查偶然发现。部分病例伴有结石症或终末期肾病。

**3. 影像学特点** MTSCC 的影像学表现并不特异，超声、CT 和 MRI 一般表现为肾实质内境界清楚的实性肿物，MRI $T_1$ 相为低信号，$T_2$ 相为中至高信号，增强扫描肿瘤大部分区域对比增强。体积 $<5cm^3$ 者均匀强化，体积大者通常不均匀强化。

**4. 治疗** 部分切除或根治术。

**5. 预后** 对于经典形态的 MTSCC，绝大多数生物学行为惰性，预后良好。少数病例可出现复发，局部淋巴结转移和远处转移，甚至死亡。出现转移者多具有肉瘤样变，但也可发生在经典形态的病例，因此均需要随诊。具有肉瘤样分化的肿瘤 5 年生存率从 79% 降至 22%，并较早出现转移。肉瘤样成分 >50% 的肿瘤预后更差。

**【病理变化】**

**1. 大体特征** 肿瘤多位于肾皮质，境界清楚，实性。大小 1~18cm。切面呈黄-棕褐色，灰白色或粉色，有光泽，部分呈黏液样。可有局灶出血，很少有坏死。

**2. 镜下特征**

（1）组织学特征：镜下由紧密排列的温和小管状结构组成，通常呈拉长的管状或相互交织，与梭形细胞移行。由数量不等的黏液样间质分隔。有时呈条索样结构甚至实性排列。肿瘤细胞可以呈小簇状突入管腔。肿瘤

细胞通常形态温和，体积一般较小，立方形或卵圆形，有少量浅染嗜酸性胞质，细胞界限不清。细胞核圆形一致，通常低级别，核仁不清，相当于 2016WHO/ISUP 2 级。核分裂象罕见，坏死少见。偶尔可以出现一些少见的形态学特征，如高级别的核、具有纤维血管轴心的乳头状结构、肉瘤样分化、黏液样基质很少或缺如、多量泡沫样巨噬细胞聚集、小管内出现嗜酸性细胞或透明细胞和胞质内空泡、沙砾体样钙化、结节状增生伴淋巴细胞袖套、异源性骨形成及坏死等。梭形细胞显著的病例，可以相似于间叶性肿瘤，如平滑肌瘤或肌纤维母细胞瘤（图 3-1-19A~E）。在光镜下，细胞外黏液很少或无时称为寡黏液型，阿尔新蓝染色可显示。

（2）免疫组化：免疫表型较复杂，CK 广谱、CK7、EMA、vimentin、P504S 和 PAX8 通常阳性，CD10 通常阴性（图 3-1-19F~H）。与乳头状 RCC 免疫表型有重叠。对于具有肉瘤样分化的 MTSCC，梭形细胞 CK7 或 P504S 阴性。NSE 阳性，绝大多数病例 CgA 和/或 Syn 阳性，提示具有神经内分泌分化。

**3. 基因遗传学特征** 通过比较基因组杂交（CGH）和 FISH 等方法分析显示 MTSCC 具有多个染色体丢失的组合，包括 1、4、6、8、9、13、14、15、22 号和 X 染色体丢失或部分丢失。没有 3p 染色体丢失或 *VHL* 基因缺陷，亦没有 7 号和 17 号染色体三体以及 Y 染色体丢失。因此基因水平上是不同于乳头状 RCC 的独特类型。

**【鉴别诊断】**

以梭形细胞为主，寡黏液型时需要鉴别诊断，特别是在活检标本中。

**1. 肉瘤样 RCC** 高级别核，核大、深染、多形，核分裂象活跃，可见坏死。MTSCC 也可以发生肉瘤样变，但至少可以找到局灶低级别肿瘤成分。

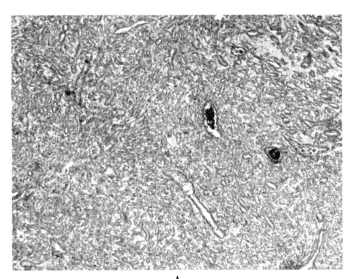

A

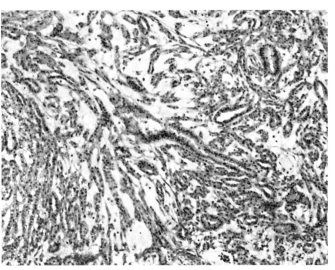

B

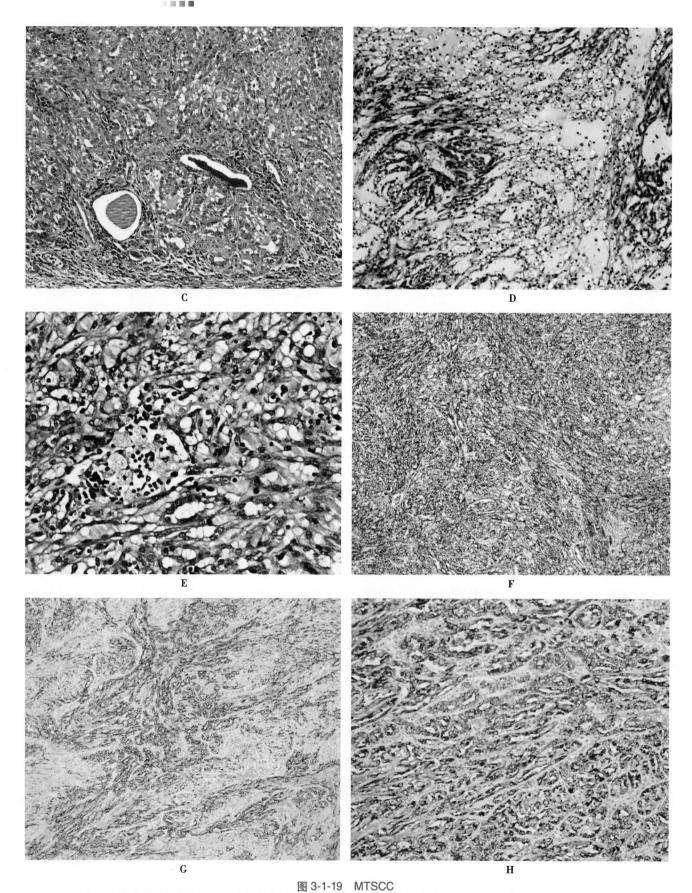

图 3-1-19 MTSCC

A. HE×4 肿瘤由密集排列的管状结构相互交织构成,部分小管拉长,并与梭形细胞移行,由数量不等的黏液样间质分隔,可见沙砾体沉积;B. HE×10 可见梭形细胞,拉长的小管和明显的黏液样间质,细胞形态温和,体积小,立方形,界限不清,细胞核圆形一致,低级别;C. HE×20 梭形细胞明显增生,少有小管和黏液样间质;D. HE×20 显著的黏液样间质,少量梭形细胞,伴有炎细胞浸润;E. HE×20 少见情况下出现明显的细胞内空泡和透明样细胞,间质中可见泡沫细胞聚集;F. IHC vimentin 呈弥漫阳性表达;G. IHC CK7 肿瘤细胞呈强阳性;H. IHC P504S 肿瘤细胞呈强而弥漫的颗粒状阳性

2. **间叶性肿瘤**　如平滑肌瘤和平滑肌肉瘤,炎症性肌纤维母细胞肿瘤呈束状排列,细胞核拉长,免疫组化SMA强阳性,而CK很少会阳性。

3. **乳头状RCC**　常有坏死,组织学上以管状乳头状结构为主,乳头具有形成良好的纤维血管轴心,很少出现黏液性间质,缺乏梭形细胞成分,除非伴肉瘤样变,但在这种情况下梭形细胞核级别较高,且CD10通常阳性。免疫组化对鉴别MTSCC与乳头状RCC帮助不大。近来有报道所谓的乳头状RCC伴有低级别梭形细胞灶,形态学上与MTSCC非常相似。但与MTSCC不同的是,该肿瘤以男性为主,温和的梭形细胞与经典形态的乳头状RCC相混合。对于鉴别困难的病例,可以借助基因学手段,MTSCC缺乏乳头状RCC的7号和17号染色体获得以及Y染色体缺失。

(贺慧颖)

# 第十节　获得性囊性肾病相关性肾细胞癌

## 【定义】

获得性囊性肾病相关性肾细胞癌(acquired cystic disease-associated renal cell carcinoma, ACD-RCC)是终末期肾病和获得性囊性肾病中最常见的肾细胞癌亚型。肿瘤组织学构型多样,特征性的表现为裂隙状的微囊性结构以及肿瘤内大量的草酸钙结晶沉积。在2016年世界卫生组织(WHO)分类中正式收录为肾细胞癌的一种独立亚型。

## 【临床特征】

1. **流行病学**　ACD-RCC占所有终末期肾病相关肾细胞癌的36%,约46%的获得性囊性肾病患者发生ACD-RCC。

2. **临床表现**　ACD-RCC几乎只发生于获得性囊性肾病背景中,患者常有肾衰竭或长期的血透病史,肿瘤通常在透析的影像学随访过程中发现。

3. **治疗及预后**　手术切除为主。由于ACD-RCC通常在慢性肾衰竭患者的定期随访中偶然发现,肿瘤常可早期诊断和切除,因而大多数表现为惰性的生物学进程,仅少数可出现转移。罕见情况下,ACD-RCC可伴有肉瘤样分化或横纹肌样细胞特征,从而表现出侵袭性的生物学行为。与发生于终末期肾病的其他RCC相比,ACD-RCC的侵袭性相对较强。

## 【病理变化】

1. **大体特征**　20%以上的ACD-RCC双侧发生,半数以上为多灶性。肿瘤通常界限清楚,可见假包膜伴营养不良性钙化,单个瘤体直径通常不超过3cm,切面灰黄、偶见出血、坏死。背景中肾组织常见多发性囊肿形成,部分肿瘤表现为起源于囊肿的附壁性结节。

2. **镜下特征**

(1) 组织学特征:ACD-RCC组织学构型多样,包括腺泡状、管状、乳头状、实性以及多房囊性等多种生长方式,大多数肿瘤通常表现为上述几种组织学类型的组合,偶尔以一种或两者构型为主,约67%的ACD-RCC似乎起源于先前的囊肿内。ACD-RCC最常见的组织学特征为瘤细胞之间或胞质内存在大小不等的空腔或空泡,使得肿瘤特征性的表现为筛状/微囊/裂隙状的低倍观(图3-1-20A、B)。瘤细胞胞质丰富,嗜酸性为主,有时可见局灶的透明胞质,核圆形,核仁明显(ISUP核分级:3级)。ACD-RCC另一特征性的组织学特征为肿瘤细胞内或间质中常见数量不等的草酸钙结晶沉积,见于约70%的病例中,一般无沙砾体形成(图3-1-20C、D)。罕见情况下,ACD-RCC可伴有肉瘤样分化或横纹肌样细胞特征。背景中肾组织常见许多大小不等的单房或多房性囊肿形成,囊肿被覆与ACD-RCC的瘤细胞具有相似的细胞特征,通常为单层排列,偶尔可见乳头状凸起,这些所谓的"非典型囊肿"可能是ACD-RCC的前驱病变。

(2) 免疫组化:肿瘤细胞大多数表达PAX8、CKAE1/3、肾细胞癌抗原(RCC marker)、CD10、纽带蛋白(vinculin)以及AMACR,一般不表达CK7、EMA以及高分子量CK(34βE12)。

3. **基因遗传学特征**　ACD-RCC常见多个染色体获得,包括1、2、3、6、7、16、17和Y染色体等,其中3号染色体获得最为常见。新近的病例经二代测序发现,ACD-RCC存在重现的*KMT2C*和*TSC2*基因突变。

## 【鉴别诊断】

1. **2型乳头状肾细胞癌(PRCC)**　ACD-RCC与2型PRCC均可见乳头状结构以及高核级的嗜酸性瘤细胞,因而易于混淆。与ACD-RCC不同,2型PRCC通常无胞质内空泡和筛状结构形成,间质内无草酸钙结晶沉积,乳头轴心常见泡沫细胞聚集,瘤细胞不同程度表达CK7,分子遗传学上特征性的表现为7号和17号染色体获得以及Y染色体丢失。

2. **高级别透明细胞肾细胞癌(CCRCC)**　ACD-RCC局灶可见透明细胞形成以及腺泡状结构,因而易与高级别CCRCC混淆。与ACD-RCC不同,高级别CCRCC通常无胞质内空腔和筛状结构,间质内无草酸钙结晶沉积,遗传学上特征性的表现为3号染色体丢失。

3. **琥珀酸脱氢酶缺陷相关型肾细胞癌(SDH-RCC)**　通常发生于SDH胚系突变的患者,瘤细胞核级别较低,胞质内可见特征性的半透明絮状包涵体,而非无内容物的

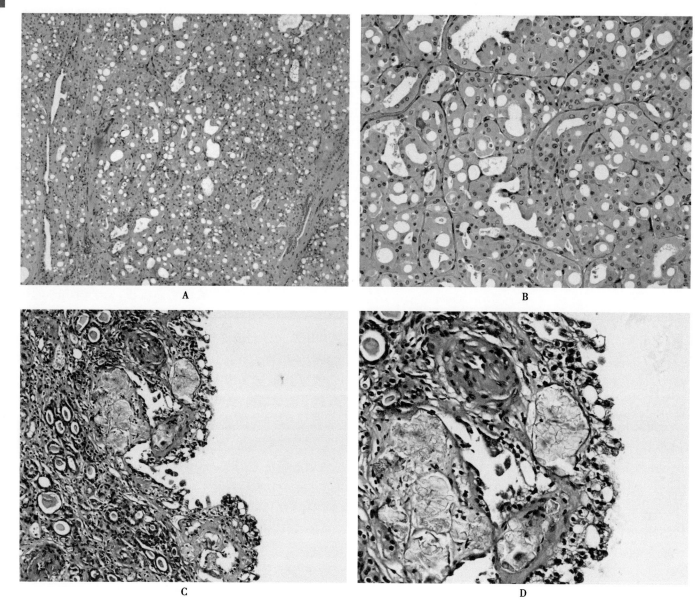

图 3-1-20　ACD-RCC

A. HE×4 ACD-RCC 的小管腺泡状结构,瘤细胞胞质内的空泡使得肿瘤呈现特征性的筛状低倍观;B. HE×10 ACD-RCC 瘤细胞胞质丰富,嗜酸性,核仁明显,可见明显的胞质内空泡;C. HE×20 ACD-RCC 的囊肿结构,被覆瘤细胞的胞质内空泡,间质内特征性的草酸钙结晶沉积;D. HE×40 ACD-RCC 间质内特征性的草酸钙结晶沉积

空腔或空泡。免疫组化染色特征性显示 SDHB 表达丢失。

（赵　明）

## 第十一节　MiT 家族易位相关性肾细胞癌

### 【定义】

MiT 家族易位性肾细胞癌（MiT family translocation renal cell carcinomas）均包含 MiT 转录因子家族成员 *TFE3/TFEB* 基因易位,包括 Xp11.2 易位/*TFE3* 基因融合相关性肾细胞癌（Xp11 RCC）和 t(6;11)(p21;q12)易位/*TFEB* 基因融合相关性肾癌两种类型。

### 【临床特征】

**1. 流行病学**

（1）发病率:Xp11 RCC 占儿童肾细胞癌的 40%,占成人肾细胞癌的 15%。t(6;11)RCC 发病率较 Xp11 RCC 更低,世界范围内仅有约 50 例文献报道。

（2）发病年龄:这类肿瘤好发于年轻人,平均发病年龄 31 岁。

**2. 症状**　无特异性症状,可出现腰痛、肉眼血尿等。

**3. 治疗**　靶向治疗如血管内皮生长因子受体（VEG-FR）靶向药物和 mTOR 抑制剂（雷帕霉素）已经越来越多地应用于转移性肾细胞癌的治疗,最新研究表明,这些药物也可能对 Xp11 易位性肾癌有益。

**4. 预后** 这类肾癌的临床生物学行为知之甚少。Xp11 RCC 出现远处转移或患者年龄大均是独立的致死因素，ASPSCR1-TFE3 型肾癌比 PRCC-TFE3 型更易出现区域淋巴结转移。部分文献报道，该肿瘤有延迟性复发的特点。另一些研究则提示 Xp11 RCC 预后要比非 Xp11 RCC 预后差，并且不同基因类型 Xp11 RCC 的预后有所区别，以 ASPSCR1-TFE3 肾癌最差。此外，有证据表明 Xp11 RCC 的患者对血管内皮生长因子受体(vascular endothelial growth factor receptor, VEGFR)或哺乳动物雷帕霉素靶蛋白(mammalian target of rapamycin, mTOR)靶向治疗敏感。因此根据基因型，精确诊断此类肿瘤显得十分重要。t(6;11)RCC 具有惰性生物学行为，50 例报道中仅 4 例出现转移，其中 3 例死亡。

**【病理变化】**

**1. 大体特征** Xp11 RCC 切面多为黄褐色，质地软，常见出血和坏死，有时切开有沙砾感(图 3-1-21)。t(6;11)RCC 切面多为黄褐色，实性质中。

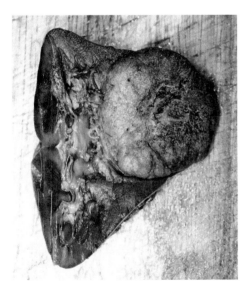

**图 3-1-21　Xp11 RCC 大体特征**
肿瘤位于肾皮质，切面黄褐色，可见出血坏死

**2. 镜下特征**

（1）组织学特征

1）Xp11.2 易位/*TFE3* 基因融合相关性肾癌：形态结构多样，常常为以乳头状形态为主的混合性形态。细胞边界不清，细胞质呈絮状，具有显著的核仁，间质伴有多量沙砾体。实际上，该肿瘤形态学谱系十分宽广，一些病例可能表现出与其他类型肾癌重叠的形态，如透明细胞肾细胞癌、乳头状肾细胞癌、低度恶性潜能多房性囊性肾肿瘤、嗜酸细胞腺瘤、上皮样血管平滑肌脂肪瘤、集合管癌和高级别尿路上皮癌等。此外，不同的融合基因亚型会有不同的形态学特征，据此可以帮助病理医师根据形态识别融合基因伴侣。ASPSCR1-TFE3 RCC 通常具有宽大的乳头状结构，细胞胞质宽大、丰富，同时伴有多量沙砾体(图 3-1-22A)。PRCC-TFE3 RCC 则更多地表现出巢状或实性片状结构，无明显乳头状结构，细胞胞质稀少，核级别较低，伴有少量沙砾体(图 3-1-22B)。SFPQ-TFE3 RCC 具有特征性的核下空泡形态，类似于透明细胞乳头状肾细胞癌(CCPRCC)(图 3-1-22C)，也可形成假菊形团样结构或小细胞的聚集，类似于 TFEB 易位性肾癌的形态，通常伴有多量泡沫细胞(图 3-1-22D)。NONO-TFE3 RCC 通常由成片的上皮样细胞和腺管状、乳头状结构混合组成(图 3-1-22E)，这些腺管状或乳头状结构内衬中等大小立方至高柱状细胞，胞质透明或絮状嗜酸性，细胞核圆形，形态均匀一致，并且整齐地排列在腔面，远离基底膜，出现核下空泡的现象，类似分泌期子宫内膜样腺体，也与 CCPRCC 相似，该肿瘤核下空泡比 SFPQ-TFE3 RCC 更为常见(图 3-1-22F)。RBM10-TFE3 RCC 较为罕见，目前报道的病例中大多数会出现双向结构，即上皮样细胞构成的腺管状和/或乳头状结构与小细胞区域形成的假菊形团样结构混合存在(图 3-1-22G)，另可见胞质空泡化、核沟和沙砾体等特点(图 3-1-22H)。MED15-TFE3 RCC 是近来新认识的一类肿瘤，其镜下形态极具特征性，通常呈现广泛的囊性结构，与低度恶性潜能的多房性囊性肾肿瘤极为相似，容易误诊(图 3-1-22I)。虽然在 Xp11 RCC 中不同的融合基因表现出各自独特的形态学特点，但不同基因亚型之间依然可能存在形态学上的交叉。其余融合基因亚型均为个案报道，特定的形态学特征尚未得到证实。

2）t(6;11)(p21;q12)易位/*TFEB* 基因融合相关性肾癌：*TFEB* 基因易位性肾癌典型的特征为双向形态，癌组织腺泡状或巢状排列，由大小两种上皮细胞组成，大细胞通常透明，位于腺泡周边，小细胞成簇排列于腺泡中央，并围绕圆形红染的基底膜样物质形成假菊形团样结构，肿瘤周边常见内陷的肾小管(图 3-1-23A、B)。但通过长时间地认识，发现 *TFEB* 易位性肾癌形态学谱系远比想象中宽广，其与 *TFE3* 易位性肾癌、血管周上皮样细胞肿瘤(PEComa)、肾透明细胞癌、嫌色细胞癌、乳头状肾细胞癌等均有一定形态学交叉，具有经典形态者不到 50%(图 3-1-23C、D)。对于形态不典型的病例，当患者较年轻，肿瘤内出现基底膜样物质，可见两种形态的上皮细胞、色素或沙砾体时，提示 TFEB 易位性肾癌的诊断，而明确诊断还要结合免疫组化尤其是分子病理检测结果。

（2）免疫组化

1）Xp11.2 易位/*TFE3* 基因融合相关性肾癌：由于

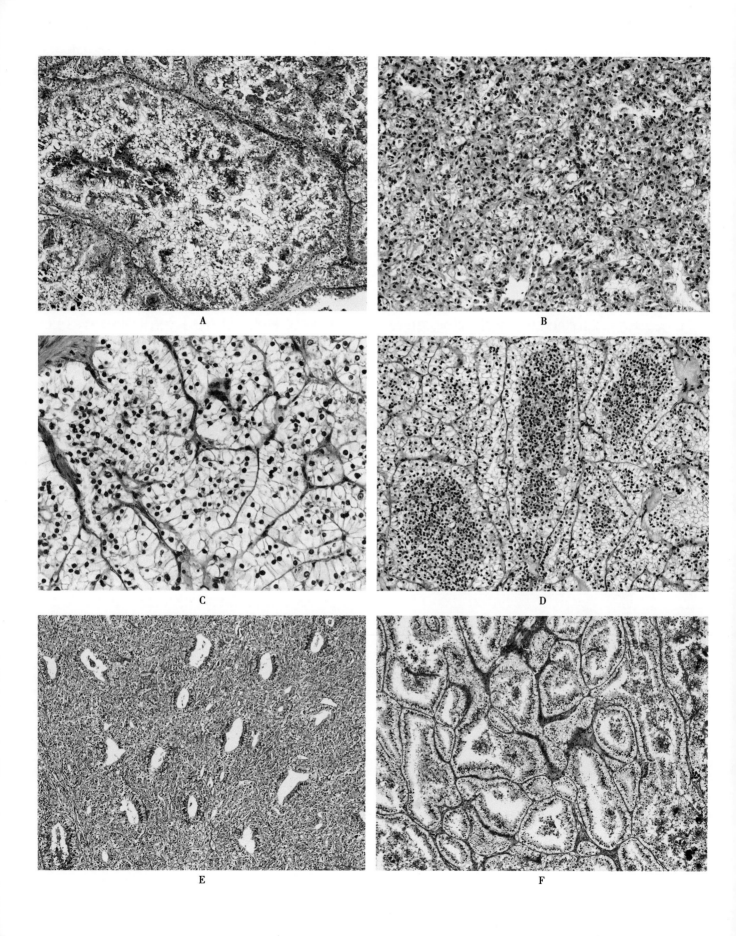

A

B

C

D

E

F

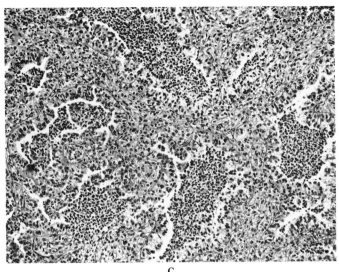

G

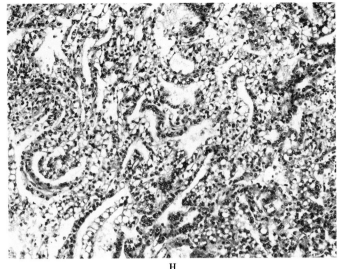

H

图 3-1-22 Xp11 RCC 各亚型形态学特征

A. ASPSCR1-TFE3 RCC 宽大的乳头状结构,细胞胞质宽大、丰富,同时伴有多量沙砾体;B. PRCC-TFE3 RCC 巢状或实性片状结构,无明显乳头状结构,细胞胞质稀少,核级别较低;C. SFPQ-TFE3 RCC 特征性的核下空泡形态,类似于透明细胞乳头状肾细胞癌;D. SFPQ-TFE3 RCC 假菊形团样结构或小细胞聚集,类似于 TFEB 易位性肾癌的形态;E. NONO-TFE3 RCC 通常由成片的上皮样细胞和腺管状、乳头状结构混合组成;F. NONO-TFE3 RCC 细胞核整齐地排列在腺管腔面,远离基底膜,出现核下空泡的现象,类似分泌期子宫内膜样腺体;G. RBM10-TFE3 RCC 常出现双向结构,即上皮样细胞构成的腺管状和/或乳头状结构与小细胞区域形成的假菊形团样结构混合存在;H. RBM10-TFE3 RCC 上皮样细胞可见胞质空泡化、核沟和沙砾体等特点;I. MED15-TFE3 RCC 呈现广泛的囊性结构,与低度恶性潜能的多房性囊性肾肿瘤极为相似

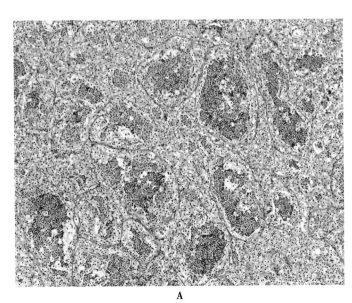

I

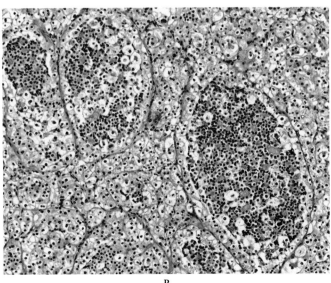

A

B

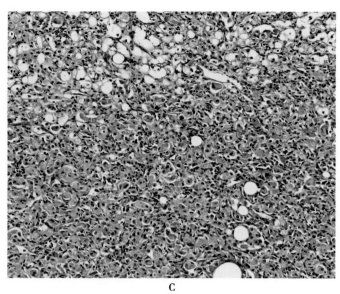

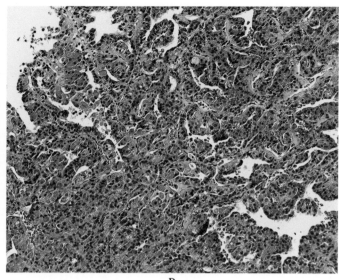

图 3-1-23 TFEB RCC 形态学特征

A. *TFEB* 基因易位性肾癌经典形态,特征性"假菊形团"结构;B."假菊形团"结构由大小两种上皮细胞组成,大细胞通常透明,位于腺泡周边,小细胞成簇排列于腺泡中央,并围绕圆形红染的基底膜样物质,有时可见色素颗粒;C. *TFEB* 易位相关性肾癌形态类似上皮样血管平滑肌脂肪瘤;D. *TFEB* 易位相关性肾癌形态类似乳头状肾细胞癌

启动子变换,*TFE3* 融合基因高表达 TFE3 融合蛋白。C 末端 TFE3 抗体被认为是 Xp11 RCC 的特征性标记物(图 3-1-24A)。此外部分 Xp11 RCC 可表达色素相关标记 Cathepsin-K、Melan-A 和 HMB45(图 3-1-24B)。Xp11 RCC CKpan 常弱阳性或阴性,但 Pax8 通常阳性,证明其肾脏上皮来源。

2)t(6;11)(p21;q12)易位/*TFEB* 基因融合相关性肾癌:由于启动子变换,*TFEB* 易位性肾癌高表达 TFEB 蛋白。可以利用免疫组化检测 TFEB 蛋白以及其下游的正向调控基因 Cathepsin-k、HMB45、Melan-A 来对其进行诊断。

3. **电镜** Xp11 RCC 存在和透明细胞癌相似的大量脂滴和糖原,此外还有和腺泡状软组织肉瘤类似的菱形结晶体,同时具有肾透明细胞癌和腺泡状软组织肉瘤的超微结构特点。有些肿瘤细胞胞质内可见黑色素颗粒。

TFEB 易位性肾癌的透明细胞区域存在和透明细胞癌相似的大量糖原,光镜下看到的色素在电镜下表现为脂褐素。

4. **基因遗传学特征**

(1)Xp11.2 易位/*TFE3* 基因融合相关性肾癌:所有

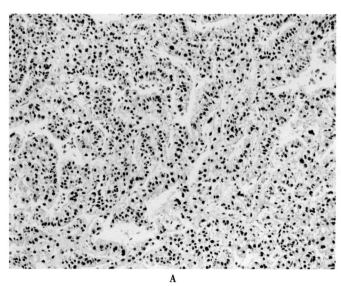

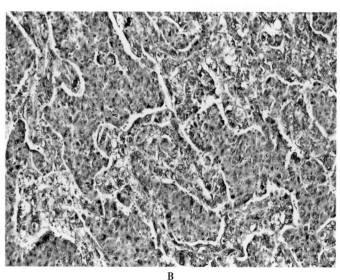

图 3-1-24 Xp11 RCC 免疫组化特征

A. TFE3 肿瘤细胞核呈现弥漫强阳性;B. 部分亚型 Xp11 RCC 可表达色素标记,图为一例 RBM10-TFE3 RCC 弥漫表达 Melan-A

肿瘤均存在 Xp11.2 染色体易位,并且每例肿瘤仅存在单一的易位形式。目前至少有 10 种不同的易位形式被报道,包括 ASPSCR1-TFE3、PRCC-TFE3、SFPQ-TFE3、NONO-TFE3、CLTC-TFE3、LUC7L3-TFE3、KHSRP-TFE3、PARP14-TFE3、DVL2-TFE3 和 RBM10-TFE3 等,此外还存在其他未报道的融合基因。采用 RT-PCR 方法检测 *TFE3* 融合基因,需要对具体的融合位点设计引物,操作难度大。FISH 方法使用 TFE3 分离探针,可以对大多数 Xp11 RCC 精确且便捷诊断,但是对于发生在 X 染色体内的基因易位(如 *NO-NO-TFE3* 和 *RBM10-TFE3*,*NONO* 基因、*RBM10* 基因和 *TFE3* 基因同样位于 X 染色体上),使用 FISH 方法 TFE3 分离探针进行检测,红绿信号分开距离小或几乎不分开,有时会判读为假阴性结果(图 3-1-25)。

(2) t(6;11)(p21;q12)易位/*TFEB* 基因融合相关性肾癌:TFE3 易位性肾癌中,*TFE3* 基因易位的对象具多样性,但目前 TFEB 易位性肾癌在 WHO 分类中只列入了 MALAT1-TFEB 一种基因易位模式,实际上根据文献报道证实,*TFEB* 基因存在新的融合基因伴侣,未来在

新一版的 WHO 中有可能不再将 TFEB 易位性肾癌单纯命名为 t(6;11)相关性肾癌,而是类似于 TFE3 易位性肾癌来命名。

(3) MiT 家族易位相关性肾癌的其他肿瘤:在临床诊断中,有一些肿瘤具有典型的 MiT 家族易位性肾癌形态,但免疫组化和 FISH 检测 TFE3 和 TFEB 均为阴性,这些肿瘤最终被诊断为不能分类的肾细胞癌。最近二代测序技术解开了这一谜团,除了 TFE3 和 TFEB 易位性肾癌以外,还存在 MiT 基因家族另一个成员 MITF 易位性肾细胞癌,这也填补了 MiT 家族肾细胞癌中 MITF 易位类型的空白。目前 MITF 易位性肾癌包括 *PRCC-MITF* 和 *CLTC-MITF* 两种基因易位模式。当肾细胞癌既具有 TFE3 易位性肾癌的组织学特征,又具有 TFEB 相关性肾癌的特点,免疫组化表达 PAX8,但不表达 TFE3/TFEB,同时 TFE3、TFEB 分离探针 FISH 检测阴性时,应该要考虑到 MITF 易位性肾细胞癌的可能性,可采用 MITF 分离 FISH 和更高敏感度的 RNA-seq 来确认 *MITF* 基因重排。更多临床病理特点、生物学行为及分子改变有待进一步发现和挖掘。

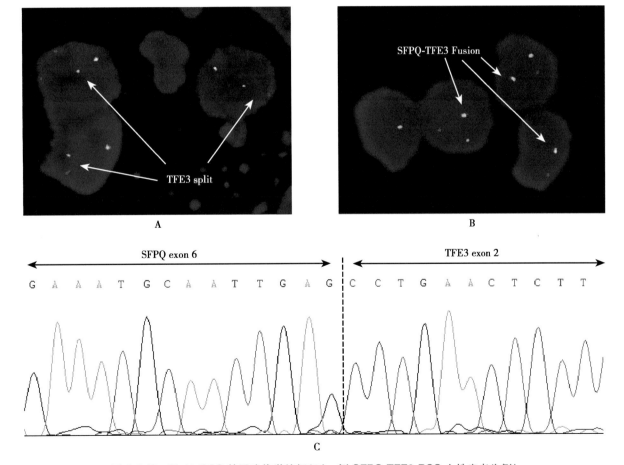

图 3-1-25　Xp11 RCC 基因遗传学特征(以一例 SFPQ-TFE3 RCC 女性患者为例)

A. TFE3 分离 FISH 检测,红绿信号分别标记 *TFE3* 基因两端,红绿信号分离视为阳性;B. SFPQ-TFE3 融合 FISH 检测,红绿信号分别标记 *TFE3* 基因端粒侧和 *SFPQ* 基因着丝粒侧,红绿信号融合视为阳性;C. 采用 RT-PCR 方法检测 *SFPQ-TFE3* 融合基因,测序发现基因融合发生在 *SFPQ* 基因 6 号外显子与 *TFE3* 基因 2 号外显子之间

**【鉴别诊断】**

MiT 家族易位相关性肾癌形态多样,不同的融合基因亚型亦会有不同的形态学特征,因此该肿瘤形态学谱系十分宽广,可能表现出与其他类型肾癌重叠的形态,如透明细胞肾细胞癌、乳头状肾细胞癌、低度恶性潜能多房性囊性肾肿瘤、嗜酸细胞腺瘤、上皮样血管平滑肌脂肪瘤、集合管癌和高级别尿路上皮癌等。

对 MiT 家族易位相关性肾癌的诊断有提示意义的特征包括:患者年轻、乳头状形态为主的混合性形态、细胞边界不清、细胞质呈絮状、间质可见色素或沙砾体。免疫组化 TFE3/TFEB 核阳性以及 FISH 探针检测 *TFE3/TFEB* 基因断裂是确诊的金标准。

(饶秋　夏秋媛　周晓军)

# 第十二节　遗传性平滑肌瘤病肾细胞癌综合征相关性肾细胞癌

**【定义】**

遗传性平滑肌瘤病肾细胞癌综合征(hereditary leiomyomatosis and renal cell carcinoma,HLRCC)是由延胡索酸水合酶(fumarate hydratase,FH)基因胚系突变导致的一种遗传性疾病,肾外表现为多发的平滑肌瘤,肾脏表现为早发的肾细胞癌。

**【临床特征】**

**1. 流行病学**

(1) 发病率:该肿瘤罕见。

(2) 发病年龄:患者一般较年轻。

**2. 症状**　临床表现为皮肤多发性平滑肌瘤(多发生于上肢及胸壁),女性患者除皮肤病变外,还可表现为多发、早发、有症状的子宫平滑肌瘤。肾脏受累的患者则表现为早发性的肾细胞癌。通常单侧肾脏单发,可伴背部疼痛、血尿。

**3. 影像学特点**　腹部 CT 或 MRI 可用作早期筛查,FDG-PET 可以作为肿瘤分期的辅助手段。

**4. 预后**　遗传性平滑肌瘤病肾细胞癌综合征倾向于发生早期转移,即使原发肿瘤很小的情况下,亦有远处转移的报道,预后较差。推荐伴有家族史的家庭成员进行基因检测筛查。

**【病理变化】**

**1. 大体特征**　肿瘤较易囊性变,亦可呈实性,或囊实性混合,直径 2.5~12cm,多位于肾皮质。

**2. 镜下特征**

(1) 组织学特征:镜下肿瘤常浸润性生长,与集合管癌的生长方式类似。肿瘤经典结构类似 2 型乳头状肾细胞癌,肿瘤细胞排列呈乳头状,胞质丰富(图 3-1-26A)。特征性的表现是肿瘤细胞核仁显著,大而红染,类似核内包涵体样,核仁周围可见一圈淡染空晕(图 3-1-26B、C)。

(2) 免疫组化:HLRCC 通常不表达 CK7、CK20 和高分子 CK,免疫组化检测出 FH 失表达(图 3-1-26D)和 S-(2-succino)-cysteine(2SC,一种改组的半胱氨酸,是因 FH 失活致延胡索酸异常富集而形成的产物)过表达可提示 HLRCC 诊断。特征性的临床病史和特异性 *FH* 基因突变有助于确诊。

**【鉴别诊断】**

**1. 2 型乳头状肾细胞癌**　HLRCC 经典结构为乳头状结构,核级别高,因此与 2 型乳头状肾细胞癌形态学有交集。但 HLRCC 具有显著的大核仁及核仁周围空晕,患者年轻且往往有平滑肌瘤病史或相关家族史,免疫组化 FH 失表达和分子检测出 *FH* 基因突变有助于确诊。

**2. 集合管癌**　HLRCC 常呈浸润性生长,与集合管癌

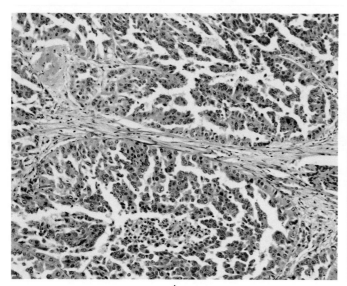

A

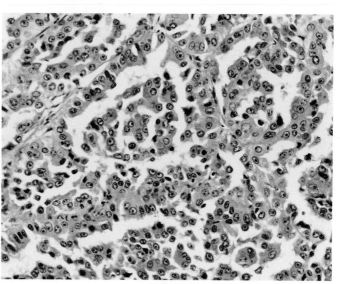

B

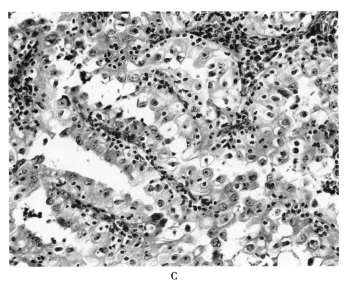
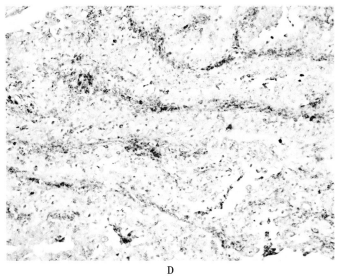

图 3-1-26 HLRCC

A. HE×200 肿瘤经典结构类似 2 型乳头状肾细胞癌,肿瘤细胞排列呈乳头状,胞质丰富;B、C. HE×400 特征性的表现是肿瘤细胞核仁显著,大而红染,类似核内包涵体样,核仁周围可见一圈淡染空晕;D. IHC 肿瘤细胞 FH 失表达

形态学有交集。但集合管癌经典结构为促纤维增生的间质及浸润其中的形态多样的导管,管腔衬覆单层上皮,多见鞋钉样细胞,腔内胞内常常伴有黏液,核多形性明显。免疫组化 FH 失表达和分子检测出 *FH* 基因突变有助于确诊。

(夏秋媛 饶秋 周晓军)

# 第十三节 琥珀酸脱氢酶缺乏 相关性肾细胞癌

## 【定义】

琥珀酸脱氢酶(succinate dehydrogenase,SDH)缺陷的肾细胞癌是由胞质空泡状嗜酸性的透明细胞组成的一种恶性肾脏上皮性肿瘤,免疫组化以 SDHB 的表达缺失为特征,大部分患者具有 *SDH* 基因胚系突变。

SDH 是连接三羧酸循环与电子转运链的一种线粒体酶复合物,由四个蛋白亚单位组成,包括 SDHA、SDHB、SDHC、SDHD,目前已知 *SDH* 亚单位编码基因突变可导致家族性嗜铬细胞瘤-副神经节瘤(PGL)综合征,其中 *SDHB* 编码基因胚系突变可导致 PGL4 综合征,该综合征的患者易罹患嗜铬细胞瘤或副节瘤,还可表现为 2 型胃肠道间质瘤(SDHB 缺陷的 GIST)以及肾肿瘤。

## 【临床特征】

### 1. 流行病学

(1)发病率:罕见,占所有肾细胞癌 0.05%~0.2%。

(2)发病年龄:好发于年轻成人,年龄范围在 14~76 岁,平均年龄 38 岁,中位年龄 35 岁。

(3)性别:男性稍多发,男女比例约为 1.8∶1。

### 2. 症状
常为体检偶然发现,有时表现为腹痛;患者及家属易罹患嗜铬细胞瘤或副节瘤,还可表现为 2 型胃肠道间质瘤。

### 3. 实验室检查
无特殊异常。

### 4. 影像学特点
CT 平扫密度稍高于肾皮质,T$_2$WI 与 T$_1$WI 呈均等信号,增强后强化程度低于肾皮质,肿瘤信号及强化较均匀,较少发生坏死。

### 5. 治疗
目前 SDH 缺陷的肾细胞癌的主要治疗方法手术肿瘤局部切除,在临床上需要长期随访,并监控患者及家属是否有 SDH 缺陷相关的其他肿瘤(副节瘤,SDHB 缺陷的 GIST)。

### 6. 预后
约 75%SDH 缺陷的肾细胞癌 ISUP 分级为 1 级或 2 级,局限于器官内,预后较好;少数为高级别,出现凝固性坏死或肉瘤样分化,提示预后差,常出现转移。

## 【病理变化】

### 1. 大体特征
SDH 缺陷的肾细胞癌通常境界清楚,切面灰褐色或灰红色,大部分呈实性,常见囊性变。长期随访约 30%的患者肿瘤呈双侧性或多灶性。

### 2. 镜下特征

(1)组织学特征:低倍镜下肿瘤界限清楚,呈分叶状或推挤状生长,周边常见内陷的良性肾小管,肿瘤细胞主要呈实性巢状排列,常见不同程度地微囊或多囊扩张以及小管形成。

肿瘤细胞胞质丰富,嗜酸性,典型者胞质内存在半透明或苍白的包涵体,内含嗜酸性或浅染的絮状物质,可造成肿瘤明显的空泡状外观,部分也可合并胞质透明的细胞(图 3-1-27)。

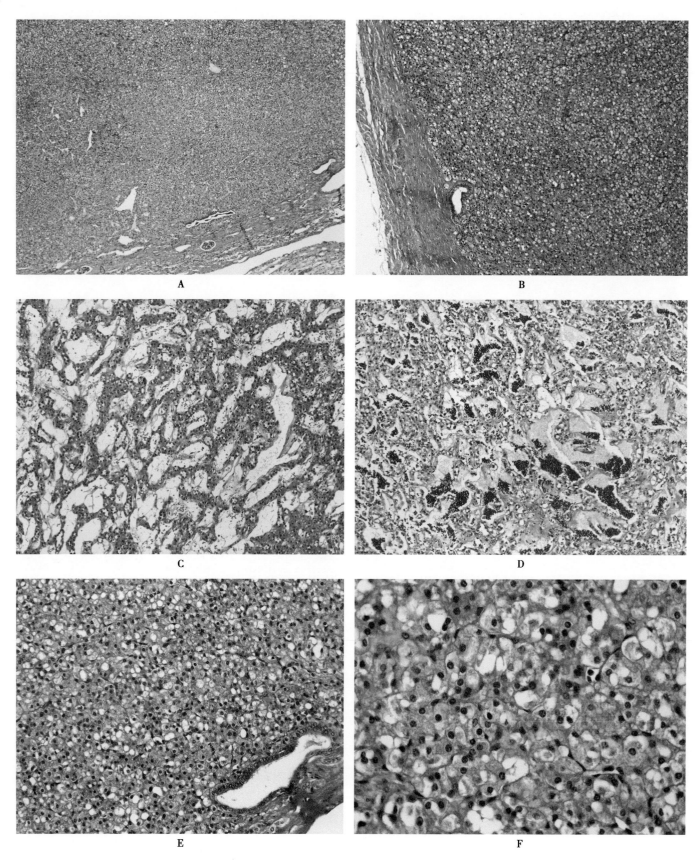

**图 3-1-27　SDH 缺陷的肾细胞癌形态学**

A. HE×4 肿瘤实性巢状，界限清楚，周边见数个内陷的良性肾小管；B. HE×10 胞质内见半透明或苍白的包涵体；C. HE×10 部分细胞稀疏呈小梁状结构，胞质嗜酸性；D. HE×10 局灶可见胞质透亮的细胞；E. HE×20 肿瘤细胞核圆形或卵圆形，ISUP 核级 2 级，具有神经内分泌样的细腻染色质；F. HE×40 核仁不明显，絮状染色质与胞质内包涵体可形成空泡状外观

　　肿瘤细胞核通常较温和,ISUP 核级一般为 1 级或 2 级,核仁不明显,常具有神经内分泌样的细腻染色质。少数病例可出现高级别核,出现凝固性坏死或肉瘤样分化时,提示预后较差。

　　(2) 免疫组化染色:SDHB 免疫表达缺失是诊断SDH 缺陷的肾细胞癌的必要条件。在判读 SDHB 染色时,一定需要周围正常组织的 SDHB 阳性表达做内对照;肿瘤细胞弥漫表达 PAX8 和肾特异性黏附蛋白,约 30%表达广谱 CK,不表达 CK7、CD117、vimentin、CD10 等(图3-1-28)。

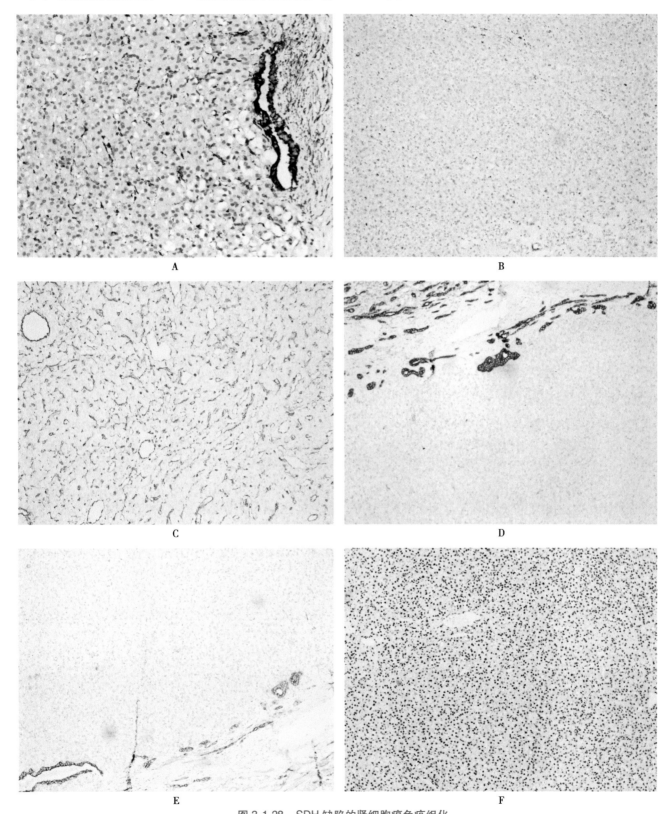

图 3-1-28　SDH 缺陷的肾细胞癌免疫组化
A. 肿瘤细胞 SDHB 失表达,内陷的肾小管为阳性内对照;B. CD10(-);C. vimentin(-);D. AE1/AE3(-);E. CAM5.2(-);F. PAX8(+)

**3. 基因遗传学特征**　目前报道的 SDH 缺陷肾细胞癌均无 *VHL*、*PIK3CA*、*AKT*、*MTOR*、*MET* 或 *TP53* 突变。

患者几乎都有 *SDH*（*SDHA*、*SDHB*、*SDHC*、*SDHD*）的胚系突变，但这种突变的双打击罕见。*SDH* 突变为常染色体显性遗传，有该突变的患者易罹患嗜铬细胞瘤或副节瘤，还可表现 SDHB 缺陷的 GIST。

**【鉴别诊断】**

**1. 嫌色性肾细胞癌**　细胞膜界限清楚，皱缩的葡萄干样细胞核，常见核旁空晕，免疫组化一般为 CK7、CD117 阳性，特殊染色胶体铁阳性可供鉴别。

**2. 嗜酸细胞腺瘤**　胞质弥漫嗜酸性，可见特征性的岛状结构，细胞核圆形卵圆形较温和，大体观约 1/3 可见中央疤痕，免疫组化大多数表达 CD117。

**3. 透明细胞肾细胞癌**　具有纤细的血管网，胞质透明或嗜酸性，形态多变，但出现嗜酸性胞质时多为高级别核，免疫组化 CD10、vimentin、CA9 阳性，分子遗传学多有 3p 缺失或 VHL 突变。

（甘华磊）

# 第十四节　尚未纳入 WHO 分类的肾细胞癌

## 一、肾甲状腺滤泡样肾细胞癌

**【定义】**

肾脏甲状腺样滤泡性肾细胞癌（thyroid-like follicular renal cell carcinoma，TLF-RCC）是一种发生于肾实质的罕见恶性上皮性肿瘤，瘤细胞排列呈类似甲状腺滤泡样的小管状或微囊结构，衬覆上皮似甲状腺滤泡上皮，腔内富含均匀、红染的甲状腺胶质样物质。

**【临床特征】**

**1. 流行病学**

（1）发病率：临床上 TLF-RCC 罕见，截至 2017 年 12 月，世界范围内共报道 40 例。

（2）发病年龄：现有的数据显示 TLF-RCC 好发于中青年人，中位年龄 36 岁（19~83 岁）。

（3）性别：女性多见。

**2. 症状**　现有的数据显示，50% 以上的 TLF-RCC 患者为偶然发现，其余伴有肉眼血尿或腰部疼痛等症状。

**3. 实验室检查**　部分病例见镜下血尿。

**4. 影像学特点**　部分病例 CT 平扫上呈高密度影，而在增强扫描中呈现微弱强化，不同于其他类型肾细胞癌在增强期的明显强化，同时在肿瘤周边可出现蛋壳样钙化。

**5. 治疗**　手术切除是 TLF-RCC 主要的治疗方法。

**6. 预后**　有限的数据显示，TLF-RCC 是一种低度恶性的肿瘤，手术切除后大部分病例不发生肿瘤进展。解放军总医院 2016 年总结了历史文献中报道的 31 例 TLF-RCC，其中 2 例在手术时发生了肾门淋巴结转移，1 例发生了腹膜后淋巴结和肺转移，1 例于根治性肾切除后 2 个月出现了左肺下叶转移，但分别随访 12、84、3 及 60 个月均存活，均未发生肿瘤进展。2017 年 Dong 等报道 1 例于手术 5 年发生颅骨及脑膜转移。

**【病理变化】**

**1. 大体特征**　肉眼观 TLF-RCC 界限清楚，切面呈黄白或灰白色，部分病例可见出血及坏死；个别病例手术时见肿物侵犯肾盂或肾周脂肪。

**2. 镜下特征**

（1）组织学特征：大部分病例显微镜下见肿瘤主要由大小不一的甲状腺滤泡样结构组成，部分病例可见乳头状或实性结构，滤泡腔内含嗜酸性甲状腺胶质样物，肿瘤细胞呈单层柱状或立方状，细胞质呈嗜酸性，核圆形或卵圆形，染色质均匀，可见毛玻璃样核及核沟（图 3-1-29）。

（2）免疫组化：现有数据表明，免疫组化染色 TLF-RCC 肿瘤细胞一致性表达转录因子 PAX8，不表达甲状腺特异性抗体 TTF1 及 Tg，对 PAX8、CK7 及 vimentin 呈不同程度阳性表达，CD10、AMACR、CD117 及 CA9 表达率较低。联合应用 CK7、波形蛋白、CD10、CA9、AMACR、CD117、PAX8、Tg 和 TTF1 对诊断有一定的参考价值（图 3-1-30）。

**【鉴别诊断】**

**1. 甲状腺滤泡癌或乳头状癌肾转移**　甲状腺滤泡癌和乳头状癌转移至肾脏非常罕见，文献报道不足 20 例，因二者组织形态学具有高度相似性，诊断时需要结合临床病史、甲状腺实验室及影像学检查来综合判断。目前所有文献报道的 TLF-RCC 病例中，仅 1 例曾于 3 年前行甲状腺乳头状癌切除术，但肾脏肿瘤反复多次行 Tg 及 TTF1 染色结果均为阴性，考虑到 Tg 及 TTF1 在甲状腺乳头状癌及滤泡状癌中的敏感性几乎可以达到 100%，因此认为该例为肾脏原发性 TLF-RCC。在对肾 TLF-RCC 和转移性甲状腺癌的鉴别诊断中，不能单纯依赖临床病史，尚需要结合免疫组化来协助诊断，PAX8 在肾源性和甲状腺源性的肿瘤中敏感性均较高，在二者的鉴别中无参考价值，但 Tg 及 TTF1 的免疫染色对二者的鉴别具有重要的参考意义。

**2. 管状囊性肾细胞癌**　该肿瘤大体上具有特征性的多囊性或海绵状外观，囊腔大小、形状相对较为一致，囊

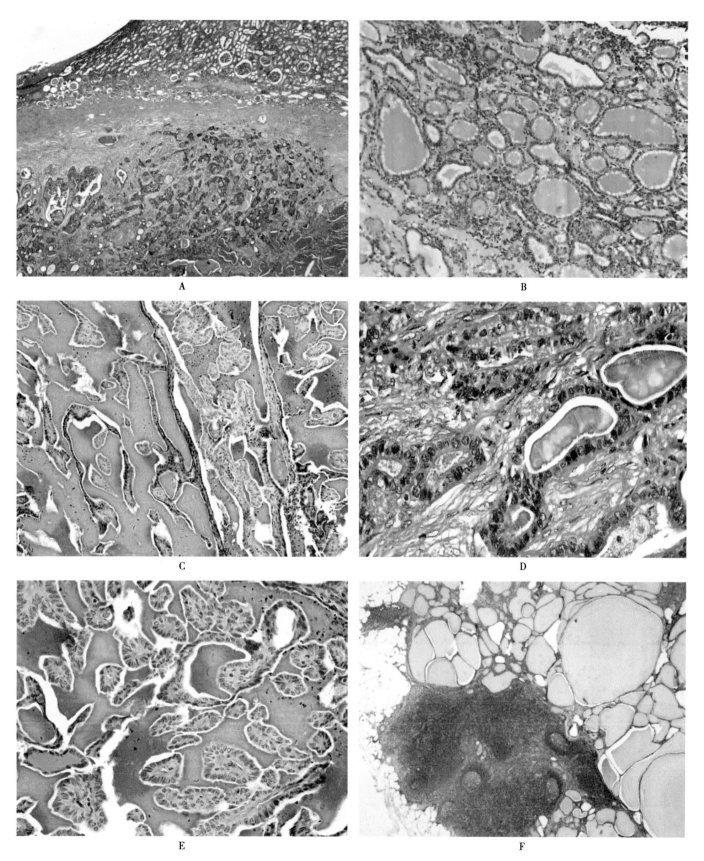

图 3-1-29　TLF-RCC

A. HE×4 肿瘤周围有厚薄不均的纤维性包膜与周围肾实质相分隔；B. HE×10 肿瘤由大小不一的甲状腺滤泡样结构组成，滤泡腔内均含嗜酸性胶质样物；C. HE×10 肿瘤细胞呈乳头状排列，乳头间可见大量嗜酸性甲状腺胶质样物；D. HE×20 肿瘤性滤泡结构衬覆单层柱状上皮，瘤细胞核异型性明显，可见核沟；E. HE×20 肿瘤性乳头状结构衬覆单层柱状上皮，核呈毛玻璃样改变，可见核沟；F. HE×4 肾门淋巴结内可见转移性肿瘤，肿瘤组织由大量大小不等的甲状腺滤泡样结构组成，内含粉红色均匀一致的甲状腺胶质样物

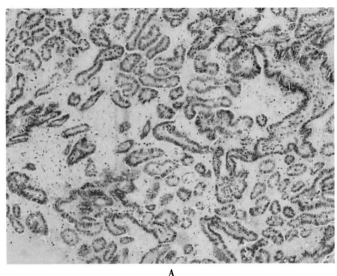
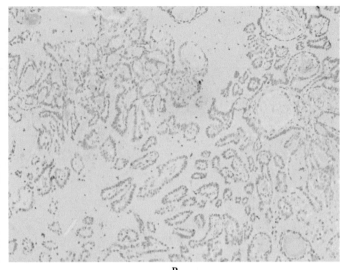

图 3-1-30 TLF-RCC 免疫组化
A. IHC Tg 阴性；B. IHC TTF-1 阴性

壁薄,显微镜下肿瘤由大小相对较为一致的管状或囊状结构组成,管腔衬覆鞋钉样细胞,均有别于 TLFRCC。

**3. 卵巢甲状腺肿肾转移** 卵巢甲状腺肿是一种罕见的、由单一甲状腺成分构成的卵巢畸胎瘤,约占卵巢肿瘤的 2%,文献报道 5%~10% 为恶性,约 5% 病例可以发生转移,主要转移至肝及腹膜,虽然目前尚未见转移至肾脏的报道,但是女性患者也需除外这种可能性。同甲状腺癌伴肾转移一样,鉴别时必须同时参考临床病史、影像学检查以及免疫组化 TTF1、Tg 来综合评价。

**4. 肾的甲状腺化** 肾的甲状腺化多继发于慢性肾盂肾炎、阻塞性尿路病变以及晚期肾病,为非肿瘤性病变,通常弥漫累及两侧肾脏,不形成局限性病灶,一般不难鉴别。

（郭爱桃）

## 二、ALK 易位相关性肾细胞癌

【定义】

ALK 易位相关性肾细胞癌(ALK rearragement-associated RCC)是最近几年才被认识的一种罕见肾细胞癌亚型。

【临床特征】

**1. 流行病学**

（1）发病率:目前文献报道仅 10 例。占所有肾细胞癌的比例小于 1%。

（2）发病年龄:6~61 岁

（3）性别:男女无明显差异。

**2. 预后** ALK 易位相关性肾细胞癌的生物学行为尚不清楚。目前报道的 10 例中,除 2 例有区域淋巴结转移 TNM 分期为Ⅲ期外,其余 8 例均为 Ⅰ 期。10 例随访 8

月~12 年,除 Sukov 等报道的 2 例乳头状肾癌(TNM 均为 Ⅰ 期)分别于术后 4 年和 1.4 年死亡外,均无瘤生存,未见复发或转移。Sukov 认为具有 ALK 易位的成人乳头状肾细胞癌可能代表了一种具有更加不良预后的独特病理实体。总结以往报道的 10 例病例,ALK 易位相关性肾细胞癌比 1 级、2 级和 3 级透明细胞癌和乳头状肾细胞癌预后差,但比 4 级透明细胞癌和乳头状肾细胞癌预后好。

【病理变化】

**1. 大体特征** 肿瘤大小不一,直径 3~6.5cm,结节状,切面灰白、灰褐色,可有明显出血、坏死,或与乳头状肾癌类似,粗糙、颗粒样。

**2. 镜下特征**

（1）组织学特征:ALK 易位相关性肾细胞癌的形态学特点表现不一,组织学上主要表现为两种形态,一种主要发生在儿童及青少年,瘤组织主要呈实性片状排列并可见网状生长方式,瘤细胞呈多角形、梭形,具有丰富的嗜酸性胞质和胞质内腔隙,核空泡状、核仁明显,核分裂象少见,间质常有明显地淋巴细胞及浆细胞浸润,此种组织形态的肾癌,以往多被诊断为未分类的肾细胞癌(图 3-1-31A、B)。另一种多发生在成人,主要呈乳头状生长,形态类似于乳头状肾细胞癌(图 3-1-31C)。

（2）免疫组化:瘤细胞弥漫强阳性表达 ALK(图 3-1-31D、E),且上皮性标记(AE1/AE3、EMA)和间叶性标记(vimentin)同时表达,并强阳性表达肾源性标记 PAX8、pax2,少数病例同时表达 Cyclin D1 和 TFE3。

**3. 基因遗传学特征** 基于有限的文献报道,ALK 易位相关性肾细胞癌的基因融合形式常表现为细胞骨架蛋白纽蛋白(VCL)与 ALK 基因融合,组织学常表现为未分

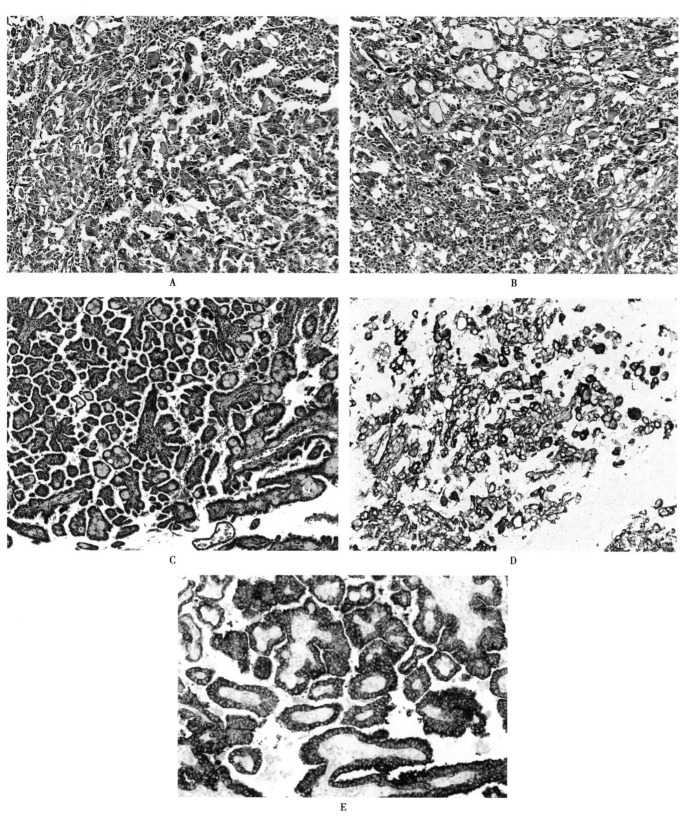

图 3-1-31　ALK 易位相关性肾细胞癌
A. HE×100 体积大、多角形、胞质丰富、嗜酸性,核有显著异型,瘤细胞弥漫排列,间质内可见多量淋巴细胞;
B. HE×100 瘤细胞呈腺泡状排列,腔内含黏液样物;C. HE×100 瘤组织呈典型的乳头状肾细胞癌结构;D. 免疫组化×100 弥漫排列的瘤细胞呈 ALK(D5F3)强阳性;E. 免疫组化×200 乳头状结构的癌细胞呈 ALK(D5F3)强阳性

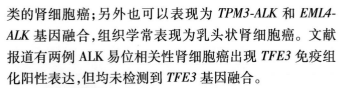

类的肾细胞癌;另外也可以表现为 *TPM3-ALK* 和 *EML4-ALK* 基因融合,组织学常表现为乳头状肾细胞癌。文献报道有两例 ALK 易位相关性肾细胞癌出现 *TFE3* 免疫组化阳性表达,但均未检测到 *TFE3* 基因融合。

**【鉴别诊断】**

**1. 肾髓质癌** 一部分 *ALK* 易位相关性肾癌可见网状结构,细胞有异型性,发生于青少年,与肾髓质癌有重叠。肾髓质癌患者伴镰状红细胞贫血,免疫表型 INI-1 失表达,ALK 易位性肾癌弥漫强阳性表达 *ALK*,分子检测存在 *ALK* 基因重排。

**2. 乳头状肾细胞癌** 一部分 ALK 易位相关性肾细胞癌呈乳头状结构,形态学特征与乳头状肾细胞癌难以鉴别,鉴别诊断主要依靠免疫组化和分子检测结果,ALK 易位性肾癌弥漫强阳性表达 *ALK*,分子检测存在 *ALK* 基因重排。

**(张伟　于文娟　李玉军)**

## 三、结节性硬化综合征相关性肾细胞癌

**【定义】**

结节性硬化综合征(tuberous sclerosis complex,TSC)是一种由 *TSC1* 或 *TSC2* 基因突变引起的常染色体显性遗传复合发育不良综合征,临床常以癫痫、发育延迟及面部血管纤维瘤为特征,常不同程度影响身体多个器官,如脑、皮肤、肾脏、心脏和肺等。

在患者临床诊断 TSC 基础上发生的肾细胞癌具有独特的病理特征,称之为结节性硬化综合征-相关性肾细胞癌(TSC-associated RCC),病理最常表现为 TSC-相关性乳头状肾细胞癌,典型的病理表现为复杂的乳头状结构,胞质透亮或嗜酸性,细胞核特征性地朝向乳头结构的基底部,呈极性排列,免疫组化表达 CK7、CA9,不表达 AM-ACR;其次是杂合性嗜酸细胞瘤/嫌色性肿瘤(HOCT),罕见未分类的肾细胞癌。

**【临床特征】**

**1. 流行病学**

(1)发病率:结节性硬化综合征患者发生肾细胞癌的概率约为 2%~4%,高于普通人群;而全球范围内结节性硬化综合征的患病率约为 1/10 000~1/6 000。

(2)发病年龄:文献报道年龄范围 7~59 岁,初诊中位年龄 30 岁。

(3)性别:女性多发,男女比率约为 1:2。

**2. 症状** 腰疼,腹部肿块,肾脏常合并血管平滑肌脂肪瘤,肾外常有癫痫、发育延迟及面部血管纤维瘤等 TSC 全身症状。

**3. 影像学特点** CT 平扫密度接近肾皮质,$T_2WI$ 与 $T_1WI$ 呈均等信号,增强后强化程度低于肾皮质。

**4. 治疗** 目前 TSC 相关性肾细胞癌的主要治疗方法是以手术为主的综合治疗,mTOR 通路抑制剂西罗莫司(Sirolimus)或依维莫司(Everolimus)有效。目前认为,肿瘤切除后辅助用西罗莫斯治疗效果好且副作用最小。

**5. 预后** TSC 相关性肾细胞癌一般 ISUP 分级为 2 级或 3 级,预后与同级别的肾细胞癌相仿,目前随访资料有限,生存期与 TSC 综合征的全身严重程度有关。

**【病理变化】**

**1. 大体特征** 肿瘤大小一般在 0.6~6.4cm,切面灰褐色,境界清楚者可有假包膜;较其他肾实质肿瘤而言,病变累及双侧肾脏和多灶性者多见,常合并血管平滑肌脂肪瘤。

**2. 镜下特征**

(1)组织学特征

1)TSC 相关性乳头状肾细胞癌(TSC-associated PRCC):最常见,约占 TSC 相关性肾细胞癌 52%;低倍镜下,肿瘤可见复杂分支的乳头状结构,部分病例呈局灶腺泡状、小管状或巢状,可见囊性变;高倍镜下,肿瘤细胞具有丰富且透明的胞质,部分具有纤细的颗粒状嗜酸性胞质,两种成分通常混合存在,透明胞质的细胞常包含细的嗜酸性颗粒,偶见嗜酸性小球;细胞核特征性的朝向乳头结构的基底部,呈极性排列,纤维血管轴心一般无泡沫样组织细胞聚集,缺乏沙砾体样钙化,可与乳头状肾细胞癌相鉴别(图 3-1-32)。免疫组化染色显示肿瘤细胞弥漫阳性表达 CK7、CD10、CA9,不表达 AMACR(图 3-1-33),文献报道该类肿瘤会有 SDHB 的失表达,其机制尚有待进一步研究。

2)杂合性嗜酸细胞瘤/嫌色性肿瘤(hybrid oncocytic/chromophobe tumor)发病率次之,约为 33%;该类肿瘤兼具嗜酸细胞瘤与嫌色性肾细胞癌的形态学特征,肿瘤细胞呈多边形,具有大量嗜酸性的胞质,细胞核圆形居中,类似嗜酸细胞瘤,部分肿瘤细胞又可以具有核旁空晕,类似嫌色性肾细胞癌。免疫组化检测提示肿瘤细胞表达 PAX8、CD117 和 CD10,不表达 CA9、HMB45 和 TFE3;所有肿瘤均保留 SDHB 的免疫反应性,而 AMACR、vimentin、RCC 表达不等。

3)未分类的肾细胞癌(unclassified RCC)依据现有 WHO 肾脏肿瘤分类,极少数 TSC 相关性肾细胞癌的形态学及免疫组化特征依据尚不能归入任何一种类型,称之为未分类的肾细胞癌。该类肿瘤有待病理认知地进一步拓展,建议按 ISUP 标准给肿瘤分级,为临床提供预后参考。

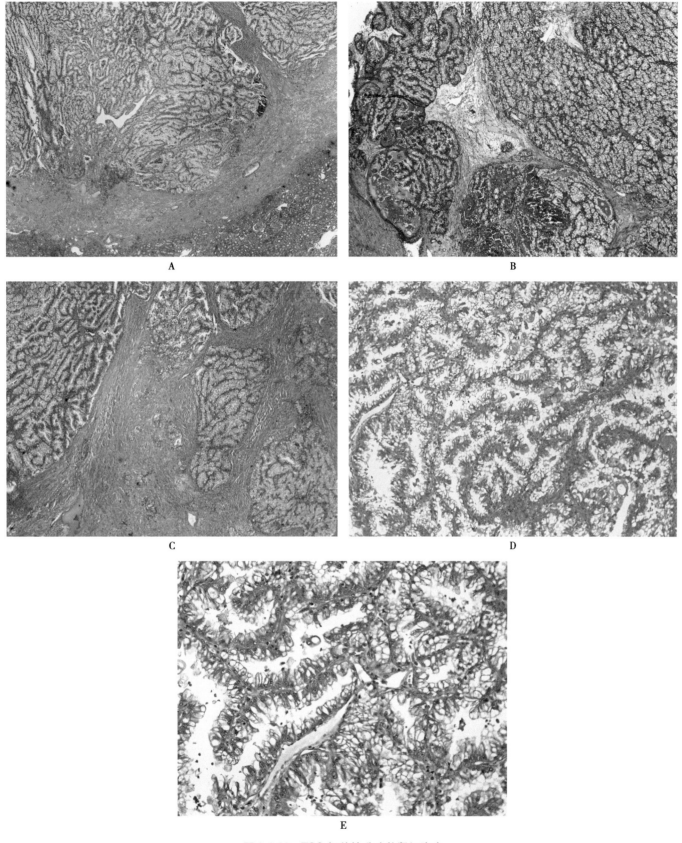

图 3-1-32　TSC 相关性乳头状肾细胞癌

A. HE×2 超低倍镜下,肿瘤境界清楚,有厚的纤维包膜;B. HE×4 乳头状与巢状结构并存,胞质透明或嗜酸性;C. HE×4 肿瘤间见纤维化的间质;D. HE×10 胞质透明或嗜酸性,可见小核仁,无泡沫状组织细胞及沙砾体;E. HE×20 乳头分支的肿瘤细胞核位于基底部呈极性排列

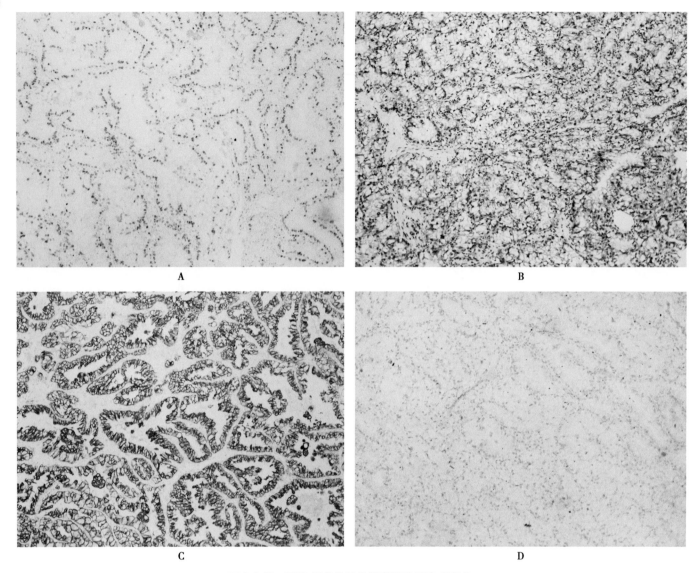

图 3-1-33　TSC 相关性乳头状肾细胞癌免疫组化
A. IHC Pax8(+)；B. IHC CA9(+)；C. IHC CK7(弥漫+)；D. IHC AMACR(−)

（2）免疫组化：TSC 相关性乳头状肾细胞癌具有区别于其他任何肾肿瘤的独特免疫表达谱，最常见免疫组化特征总结如下：CK7++/AMACR-/CA9++/CD10++/SDHB-/TFE3-/RCC-/vimentin++。

**3. 基因遗传学特征**　患者大部分有 TSC1 或 TSC2 的胚系突变，TSC1 位于染色体 9q34，编码 hamartin 蛋白，*TSC2* 位于染色体 16p13，编码 tuberin 蛋白。文献报道，多灶性 TSC 相关性乳头状肾细胞癌具有 *TSC2* 基因的二次打击。

目前 TSC 相关性乳头状肾细胞癌报道病例尚无染色体 3p 缺失，*TFE3* 易位等常见基因改变，仅个别病例 FISH 检测有 7 号和 17 号染色体多倍体。

**【鉴别诊断】**

**1. 透明细胞（管状）乳头状肾细胞癌**　细胞质透明，低级别的核，具有特征性的核远离细胞基底部的线性排列方式，多样性乳头状，管状/腺泡与囊性结构，免疫组化一般为 CK7、CA9（杯状型）阳性，CD10 阴性。

**2. I 型乳头状肾细胞癌**　纤细的乳头，单层上皮，大多数是低级别核且无极性排列方式，常见沙砾体钙化，免疫组化弥漫强表达 AMACR，多数表达 CK7，部分表达 CA9。

**3. Xp11 基因易位的肾细胞癌**　年轻患者多见，常见宽大的乳头状结构，细胞质透明或嗜酸性，细胞核多为高级别，常见沙砾体钙化，免疫组化特征性表达 TFE3，FISH 检测证实存在 *TFE*3 基因融合。

**4. 透明细胞肾细胞癌**　具有纤细的血管网，形态多变，与 TSC 相关性乳头状肾细胞癌有一定重叠，免疫组化 CD10、vimentin、CA9 阳性表达，但一般不弥漫表达 CK7，形态学没有细胞核的极性排列，分子遗传学多有 3p 缺失或 *VHL* 突变。

（甘华磊）

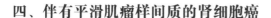

## 四、伴有平滑肌瘤样间质的肾细胞癌

### 【定义】

伴有平滑肌瘤样间质的肾细胞癌(renal cell carcinoma with leiomyomatous stroma, RCCLS)是一种由巢状、管状结构的透明细胞与平滑肌瘤样的间质共同组成的罕见肾细胞癌。然而与其他肾脏上皮性肿瘤之间的联系尚不清楚。

### 【临床特征】

**1. 流行病学** 主要发生于 37~79 岁,女性较男性多见。肿瘤多累及单侧肾,以右肾多见。

**2. 症状** 多数患者无明显症状,少数患者表现为典型的肾细胞癌症状,如血尿等,均无结节性硬化的临床证据。

**3. 治疗** 手术切除是主要的治疗方法。

**4. 预后** 手术切除后患者预后好,生存率高,目前无复发或转移病例。

### 【病理变化】

**1. 大体特征** 肿块边界清楚,可有包膜,中央有纤维性疤痕呈白色带状与包膜连续,其间的肿瘤组织呈多彩状,见棕红色、黄色、半透明白色区域,可见囊性变、坏死和局灶钙化。

**2. 镜下特征**

(1) 组织学特征:镜下 RCCLS 肿瘤由 2 种不同的成分混合,包括上皮透明细胞肿瘤和明显的血管平滑肌瘤样间质。肿瘤细胞大,胞质透明,胞膜清楚,核深染,位于细胞中央,Fuhrman 核分级 1~2 级。细胞轻度多形,多呈管状排列,伴有局灶的乳头状和实性区域,部分病例可见坏死;间质成分为均一的梭形细胞成束状排列,呈典型的成熟平滑肌细胞形态,与血管壁融合,细胞缺乏非典型性、凝固性坏死和核分裂,两种成分混合,围绕癌巢形成多结节样结构,在肿瘤周围尤其明显,构成上皮周围 5mm 以上的真性包膜,血管平滑肌瘤样增生区的外侧伸入正常肾实质或呈片状位于肾周成熟脂肪组织岛之间。可见灶性黏液样变和玻璃样变,化生性骨化罕见。

(2) 免疫组化:上皮成分表达 CK、EMA、vimentin,梭形细胞表达 actin(SMA 和 HHF35)、desmin、vimentin。分子遗传学检测无 3p 染色体缺失和 *VHL* 基因突变。

### 【鉴别诊断】

**1. 肾脏双相性肿瘤(如良性上皮间质混合性肿瘤)** RCCLS 与良性上皮间质混合性肿瘤均由两种不同成分组成,而后者中的上皮成分多为良性。

**2. 去分化透明细胞性肾细胞癌(肉瘤样癌)** 均由透明细胞与间质瘤样成分混合组成,但肉瘤样癌间质成分具有明显地多形性和异型性,恶性度高。

(夏秋媛 饶秋 周晓军)

# 第十五节 未能分类的肾细胞癌

### 【定义】

当肾细胞癌无法归入已知的任何一种肾细胞癌类型时,将之归为未能分类的肾细胞癌(unclassified renal cell carcinoma),但不属于一种独立亚型。

### 【临床特征】

**1. 流行病学**

(1) 发病率:文献报道有限,其真实发病率尚属未知。

(2) 发病年龄:发病年龄 21~91 岁不等。

(3) 性别:文献报道中有 55% 的病例发生于男性。

**2. 症状及影像学特点** 临床症状及影像学特点与其他肾细胞亚型相似,并无特异性。

**3. 治疗及预后** 手术切除为主。独立的预后影响因素包括核级别、TNM 分期、肿瘤凝固性坏死、肿瘤大小以及微血管侵犯。目前文献报道中其死亡率为 ccRCC 的 1.7 倍,可出现淋巴结转移或远处转移。

### 【病理变化】

**1. 大体特征** 未能分类的肾细胞癌通常肿瘤较大,大约有 60% 的肿瘤直径超过 7cm。

**2. 镜下特征**

(1) 组织学特征:未能分类的肾细胞癌中肿瘤组织学特征多样,包括具有多种肾细胞癌亚型特征、产生黏液、不能识别的上皮细胞亚型以及其他无法分类的肾肿瘤。肉瘤样癌并非一个独立亚型,因此将无可识别的上皮成分的肉瘤样肾细胞癌也划入未能分类的肾细胞中。脉管侵犯及肿瘤性坏死常见。

(2) 免疫组化:可利用 PAX8、PAX2、RCC 和 CD10 等抗体有效判断肾脏起源。

**3. 基因遗传学特征** 这类肿瘤具有明显地遗传不稳定性,目前尚无特征性的分子改变。

### 【鉴别诊断】

在将肾细胞癌归入未能分类的肾细胞之前,需要排除侵袭性尿路上皮癌及转移性癌。

(王小桐 饶秋 周晓军)

# 第十六节 乳头状腺瘤

### 【定义】

乳头状腺瘤(papillary adenoma)为无包膜的肾脏乳

头状肿瘤,肿瘤细胞核级别低,且肿瘤直径≤15mm。2015年前,乳头状腺瘤的标准为直径不大于5mm,新版WHO根据随访资料,将诊断标准调整为不大于15mm。穿刺活检标本不能展现肿瘤全貌,诊断乳头状腺瘤需十分谨慎。

**【临床特征】**

**1. 流行病学** 多于尸检病例中发现,21~40岁人群中检出率为10%,70~90岁人群中检出率达40%。常常继发于伴有肾脏血管疾病的患者,并与长期吸烟有关,好发于长期血透、获得性囊性肾病及终末肾患者。

**2. 症状** 通常肾皮质累及。无明显临床症状,多偶然发现。

**3. 影像学特点** 高分辨影像技术可以提示。

**4. 预后** 乳头状腺瘤通常偶然之中发现,不发生恶变、转移,供体肾伴有乳头状腺瘤不作为肾脏移植的禁忌证。

**【病理变化】**

**1. 大体特征** 大体上,肿瘤生长于肾皮质,通常位于包膜下,较大的乳头状腺瘤呈楔形。

**2. 镜下特征**

(1)组织学特征:肿瘤细胞呈乳头状、管状或管状乳头状排布,肿瘤胞质淡染、稀少,核圆形、卵圆形,染色质颗粒状、块状,细胞核低级别(ISUP 1~2级),核仁不可见,分裂象罕见。可见泡沫细胞或沙砾体。乳头状腺瘤通常无包膜,与周围正常肾小管混合生长。

(2)免疫组化:免疫组化 EMA、CK、AMACR 阳性。

**3. 基因遗传学特征** 常伴有Y染色体获得丢失以及7、17号染色体三体型。

**【鉴别诊断】**

**乳头状肾细胞癌** 肿块一般较大,肿瘤多数呈乳头状排列,往往可见泡沫样胞质的巨噬细胞及沙砾体,胞质嗜酸,具有一定的异型性。

(夏秋媛 饶秋 周晓军)

# 第十七节 嗜酸细胞瘤

**【定义】**

肾嗜酸细胞瘤是一种起源于集合管插入细胞的良性肾肿瘤。

**【临床特征】**

**1. 流行病学**

(1)发病率:约占原发性肾上皮性肿瘤的5%~9%。

(2)发病年龄:几乎所有患者均为成年人,发病高峰

年龄在60~70岁。

(3)性别:男性居多,男女比例为2:1。

**2. 症状** 多数患者无症状,常因体检偶然发现,有些患者出现血尿、腰痛或可触及的包块,约4%~6%的患者为多发、双侧性或异时性肿瘤,10%的病例与肾细胞癌同时发生。

**3. 影像学特点** CT或MRI显示肿瘤中央有疤痕,是嗜酸细胞瘤的特征性影像学表现。

**4. 预后** 诸多研究已经证实,嗜酸细胞瘤是良性肾上皮性肿瘤,预后极好。极少数病例可发生肾静脉血管侵犯(2.2%~5.4%)和包膜或肾周脂肪组织的侵犯(11.3%),然而随访发现这些改变对肿瘤的预后并无明显影响。以往报道的所谓转移性嗜酸细胞瘤,目前多认为可能是:①形态学上与嗜酸细胞瘤相类似的含有嗜酸细胞的肾细胞癌;②嗜酸细胞瘤同时合并其他类型的恶性成分发生了转移。

**【病理变化】**

**1. 大体特征** 肿瘤大小不等,直径0.9~27cm,界限清楚,部分病例可见纤维性包膜,切面实性,红褐色,约1/3的肿瘤中央可见纤维瘢痕(图3-1-34),有时可见灶状出血,但坏死罕见。

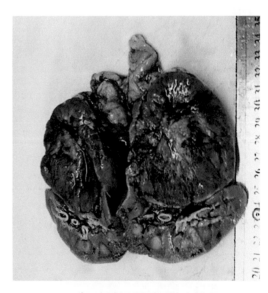

图 3-1-34 嗜酸细胞瘤肿瘤大体特征
瘤组织边界清楚,红褐色,中央可见纤维性瘢痕

**2. 镜下特征**

(1)组织学特征:实性巢状或岛状排列的嗜酸性瘤细胞分布于细胞稀少、疏松水肿的结缔组织间质中,是肾嗜酸细胞瘤的重要特征(图3-1-35A),也可见实性片状、腺泡状或管囊状排列(图3-1-35B)。个别病例在管囊状区域可见小灶状乳头状结构。大多数瘤细胞体积大、圆形、胞质丰富、嗜酸性、边界不清,核圆形,核仁不明显,罕

见核分裂象。偶尔可见小灶状、大而深染的异形细胞核（图3-1-35C），但不见核分裂象，可能是一种退变现象。少数病例在瘢痕周围或上皮岛的边缘可见胞质稀少、核染色深的小细胞，即嗜酸性母细胞，罕见情况下，瘤组织主要由此种细胞组成，即所谓小细胞型嗜酸细胞瘤。约5%的病例显微镜下可见向小静脉内蔓延，近10%的病例可出现肾周脂肪组织侵犯（图3-1-35D），这些改变似乎并无不良预后意义。

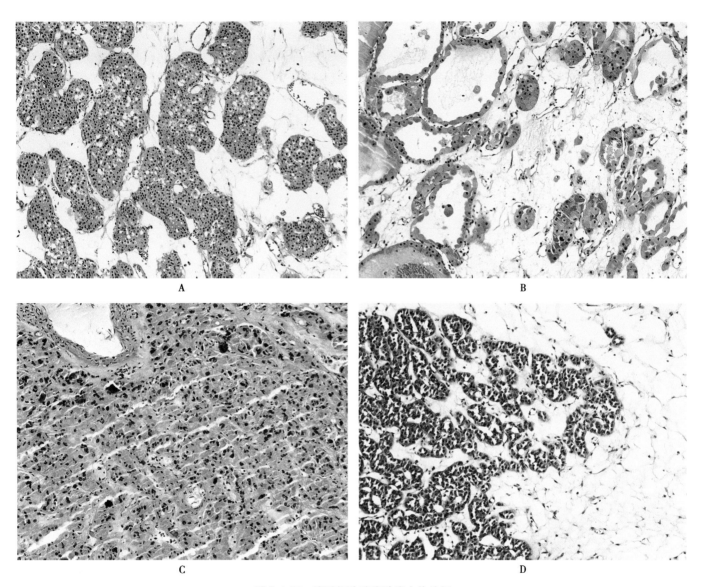

图 3-1-35　嗜酸细胞腺瘤肿瘤大体特征

A. HE×100 胞质丰富的嗜酸性瘤细胞排列呈巢团状，分布于疏松水肿的间质中；B. 瘤细胞呈管囊状排列；C. 瘤组织内可见灶状退变、大而深染的异形细胞核；D. 瘤组织局部侵犯肾周脂肪组织

（2）免疫组化：瘤细胞表达 CK18、EMA、E-cadherin 和 CD117，少部分病例阳性表达 CD10，定位于胞质；而 CK7 阴性或局灶阳性，vimentin 通常阴性。

**3. 超微结构特征**　瘤细胞质内有有大量密集排列的线粒体，其他细胞器和脂质空泡较少。

**4. 基因遗传学特征**　大多数嗜酸细胞瘤内核型正常与核型异常的细胞混合存在，报道过的核型异常包括1号、14 号和 Y 染色体缺失以及 t(5;11)(q35;q13)易位。

**【鉴别诊断】**

由于肾嗜酸细胞瘤肿瘤细胞质嗜酸，很容易误诊为其他具有嗜酸性胞质的肾上皮性肿瘤，需要鉴别的肿瘤主要有：

**1. 透明细胞性肾细胞癌（嗜酸性变型）**　肉眼观：肾嗜酸细胞腺瘤多为均质的棕褐色，而后者常呈多彩性，有明显出血、坏死；镜检：肾嗜酸细胞瘤瘤细胞为均匀一致的小圆形，而后者癌细胞胞质虽嗜酸，但大小不一，异型性明显，核分级多为高级别，广泛取材常可见到典型透明细胞癌区域。免疫组化癌细胞 vimentin 和 CD10 膜阳性，E-cadherin 和 CD117 阴性，有助于与肾嗜酸细胞瘤鉴别。

**2. 嫌色细胞癌（嗜酸细胞型）** 与嗜酸细胞瘤无论在组织形态、免疫表型及细胞遗传学方面都有很多相似之处，甚至两者有时可于一个肿瘤内出现，因此有人认为二者可能属于一个肿瘤谱系。嫌色细胞癌虽然癌细胞胞质也呈嗜酸性，但癌细胞间边界清楚，胞膜较厚，核不规则，有皱褶，常有核周空晕，疏松水肿的间质少见；而肾嗜酸细胞瘤肿瘤细胞形态单一，核小圆形，无核周空晕。文献报道，CK7有助于嗜酸细胞型嫌色细胞癌和嗜酸细胞瘤的鉴别，前者表现为CK7弥漫强阳性，而嗜酸细胞瘤表现为CK7阴性或散在单个细胞阳性。

**3. 嗜酸细胞性乳头状肾细胞癌** 是一种不同于普通型乳头状肾细胞癌的少见肾细胞癌，由大量衬覆单层嗜酸细胞的纤细乳头状结构组成，且免疫组化显示癌细胞常呈vimentin、RCC、p504s阳性，CD117阴性，与肾嗜酸细胞瘤不同。

（张伟 于文娟 李玉军）

# 第二章

## 第一节 透明细胞肉瘤

**【定义】**

肾透明细胞肉瘤（clear cell sarcoma of the kidney, CCSK）是一种少见的、好发于儿童的肾脏恶性肿瘤，易发生骨转移，也称为儿童骨转移性肾肿瘤。部分有家族史。

**【临床特征】**

1. **流行病学**

（1）发病率：肾透明细胞肉瘤占儿童肾脏恶性肿瘤的3%~4%。

（2）发病年龄：多发生于7个月至6岁儿童，平均年龄3岁，略低于肾母细胞瘤的发病年龄，发病年龄越大预后越差。成人几乎不发生。

（3）性别：男女比例2∶1，左右肾发病率相似，双侧肾同时受累者尚未见报道。

2. **症状** 最常见的症状为腹部肿块和肉眼血尿。

3. **实验室检查** 无特殊实验室检查。

4. **影像学特点** 肿瘤位于肾髓质内，瘤体较大，肿瘤内有不同程度的液化坏死，其信号为不均匀的中等强化，部分可见点状钙化，CT增强扫描后呈不均匀中等强化。常见远处转移。

5. **治疗** 临床上多采用手术、放疗和化疗等综合治疗，有报道使用阿霉素可提高其生存率，但总体效果比肾母细胞瘤差，复发率和病死率也高。

6. **预后** 肾透明细胞肉瘤具有高度侵袭性和广泛转移的特点，同时肾肿瘤位置深，一般发现时已属晚期，预后很差。最常见骨转移部位为颅骨，其次有脊柱、骨盆和肋骨。生存时间在29~202个月。影响预后的因素有肿瘤的大小、临床分期、患儿年龄、肿瘤有无坏死和有无转移。

**【病理变化】**

1. **大体特征** 肾透明细胞肉瘤多位于肾髓质或肾中央，体积较大，平均直径11cm。呈分叶状，瘤体边界较清楚，但包膜不明显，切面均质性，灰白色或略显棕色，鱼肉状，有黏液透明感，局部可有囊性变，有的区域质地较韧，常有黄色坏死灶，但出血不常见（图3-2-1）。

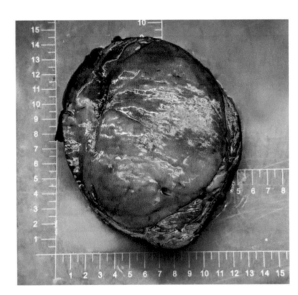

图3-2-1 肾透明细胞肉瘤大体
肿块边界较清，切面灰白淡黄色，鱼肉状

2. **镜下特征**

（1）组织学特征：典型的肾透明细胞肉瘤肿瘤细胞界限不清楚，大小一致，体积较小，胞质淡染或空泡状，胞核呈圆形或卵圆形，染色质细致，核仁不明显，核分裂象不定，细胞异型性不明显。瘤细胞排列呈巢状、条索状、腺泡状、梁状或栅栏状，由分支状纤维血管间质穿插于肿瘤细胞将其分隔。可见黏液样变、纤维化及玻璃样变性。其中特殊的腺泡样结构和纤维血管间质在本瘤的诊断中比透明细胞更有意义（图3-2-2A~C）。

除了经典型，该肿瘤还有多种形态，包括上皮样型、梭形细胞型、硬化型、黏液样型、囊肿型、血管周细胞型、富于细胞型、栅栏状型及多形细胞型（间变型），其中梭形细胞、多形性或间变型预后更差。

（2）免疫组化：肿瘤细胞尚无特异性分子标记物，通常肿瘤细胞表达vimentin、Cyclin D1，其他标记通常阴性

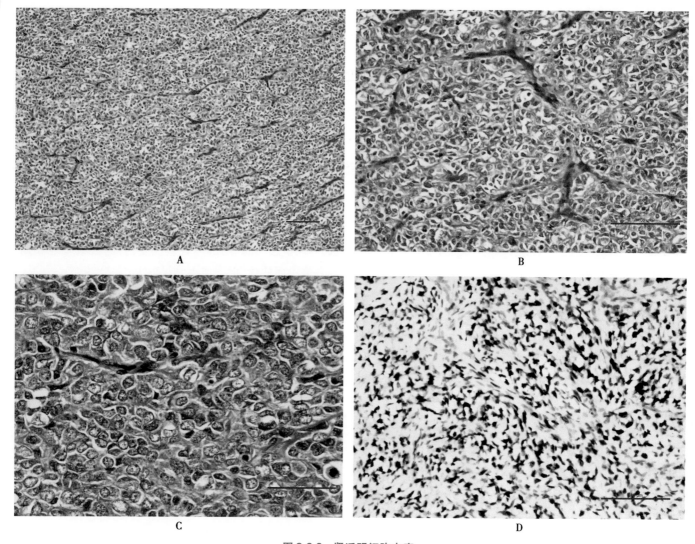

**图 3-2-2 肾透明细胞肉瘤**

A. HE×10 肿瘤细胞呈弥漫分布,细胞大小较一致,胞质浅染或空泡状;B. HE×20 瘤细胞边界不清,间质见多量分支状小血管;
C. HE×40 瘤细胞胞质浅染或空泡状,边界不清。核小圆形,染色质细颗粒状;D. IHC×20 Cyclin D1⁺

（图 3-2-2D）。

**3. 超微结构特征** 电镜下肾透明细胞肉瘤瘤细胞细胞器比较少,有稀疏的微丝、原始的细胞间连接、复杂的细胞质突起。

**4. 基因遗传学特征** 约 10% 的肿瘤具有 t（10；17）（q22；p13）易位,产生 *YWHAE-FAM22* 融合基因。*YWHAE-FAM22* 融合基因可激活 Cyclin D1 表达,因此肿瘤高表达 Cyclin D1 可作为其诊断标记。此外肿瘤存在 BCOR 基因的框内重复（in-frame duplication）可用于和其他幼年性肾脏肿瘤鉴别。

**【鉴别诊断】**

**1. 肾母细胞瘤（Wilms 瘤）** 富于细胞的肾透明细胞肉瘤与胚芽为主型肾母细胞瘤相似,但肾母细胞瘤细胞呈圆形或短梭形,核重叠,可见未分化肾胚芽成分、间叶成分和上皮成分,免疫组化 WT1 及 CK 阳性,Cyclin D1 阴性。

**2. 肾横纹肌样瘤** 是发生于低龄儿童的高侵袭性恶性肿瘤。瘤细胞弥漫排列,呈多边形,有丰富的嗜酸性胞质,部分细胞胞质内有嗜酸性包涵体,染色质空泡状,可见明显、大的嗜酸性核仁。免疫组化 INI-1 阴性。电镜显示包涵体由轮状排列的中间丝构成。

**3. 先天性中胚层肾瘤（CMN）** 梭形细胞的肾透明细胞肉瘤与 CMN 形态相似,CMN 一般见于出生 6 个月以内的婴儿。大体为实性肿块,切面有车辐状、束状排列纤维束。镜下主要由具有成纤维细胞、肌纤维母细胞特性的梭形细胞构成,瘤细胞胞质淡红染,胞核细长,两头稍钝圆。无明显透明细胞分化。

**4. 原始神经外胚层瘤（PNET）** 肾透明细胞肉瘤与 PNET 均可围绕血管排列,但免疫组化 PNET 的 CD99 阳性,S-100 蛋白和 NSE 等神经标志阳性,Cyclin D1 阴性。电镜瘤细胞可见神经内分泌颗粒。

（武海燕）

## 第二节　先天性中胚层肾瘤

### 【定义】

先天性中胚层肾瘤(congenital mesoblastic nephroma, CMN)是发生于婴儿肾和肾窦的低度恶性的纤维母细胞性肿瘤,又称为胎儿肾内错构瘤、平滑肌错构瘤、婴儿间叶性错构瘤等。

### 【临床特征】

**1. 流行病学**

(1)发病率:先天性中胚层肾瘤占儿童肾肿瘤的2%~4%。

(2)发病年龄:发病年龄较早,多发生于新生儿及婴儿早期。62%在出生3个月以内发现,约90%在1岁内发现,仅少数病例可发生于年长儿童及成人。

(3)性别:男女发病率相当。

**2. 症状**　临床上一般表现为腹部肿胀及包块。

**3. 影像学特点**　先天性中胚层肾瘤常呈巨大软组织密度团块影,推挤残肾,残肾仅见较薄肾皮质,呈抱球样环绕团块。CMN边界清楚,对周围脏器、血管、腹膜后结构仅推挤并不侵蚀,下腔静脉、门静脉、肾静脉内无癌栓形成,淋巴结无肿大。

**4. 治疗**　先天性中胚层肾瘤常能通过单纯瘤肾切除而治愈。

**5. 预后**　虽然细胞型先天性中胚层肾瘤具有潜在侵袭行为,也不断有复发或转移病例的报道,但大部分学者认为CMN是一种低度恶性病变,完整切除预后良好。复发病例可能与肿瘤未切净有关。

### 【病理变化】

**1. 大体特征**　先天性中胚层肾瘤主要发生于肾窦,大体为实性肿块,肿瘤质地较硬,切面呈灰白色或淡黄色,可见编织状或旋涡状纤维条索,细胞型CMN可见出血、囊性变和黏液样改变(图3-2-3A)。

**2. 镜下特征**

(1)组织学特征:组织学特征为一种以梭形间叶细胞占优势的肿瘤,可含有不同分化的纤维母细胞及肌纤维母细胞。根据其细胞特点可分为:①经典型,占24%,形态上与发生于肾窦的婴儿纤维瘤病相似,主要由长梭形纤维母细胞构成,排列呈旋涡状或编织状;瘤细胞胞质淡红染,胞核细长,核分裂象少见。②细胞型,占66%,形态上与婴儿纤维肉瘤相似,主要由密集短梭形、多边形或星形细胞构成,排列成条索状或片状,胞核椭圆或短梭形,核仁明显,核分裂象较多。③混合型,占10%,由经典型和细胞型混合组成。肿瘤边缘参差不齐,瘤细胞间可见不规则分布的残存肾小管和肾小球。有时可见玻璃样软骨小岛和灶状髓外造血现象(图3-2-3B~D)。

(2)免疫组化:瘤细胞具有肌纤维母细胞和纤维母细胞的特点,免疫组化vimentin及actin阳性,部分病例desmin阳性,CK、WT1、CD34阴性。

**3. 超微结构特征**　胞质宽大,核大切迹多,粗面内质网丰富发达,含有非束状的纤维样物质及丰富的微管。

**4. 基因遗传学特征**　有学者发现细胞型CMN与先天性纤维肉瘤一样均有t(12,15)(p13,q25)染色体易位,产生*ETV6-NTRK3*融合基因。提示两者可能具有共同病因。

### 【鉴别诊断】

**1. 肾母细胞瘤**　肾母细胞瘤好发于2~5岁儿童,由未分化肾胚芽组织(幼稚的肾小球或肾小管样结构)的间叶组织和上皮组织构成。而CMN发病年龄较早,多发生于新生儿及婴儿早期。组织学特征为不同分化的纤维母细胞及肌纤维母细胞构成的肿瘤,看不到肾胚芽和上皮成分。

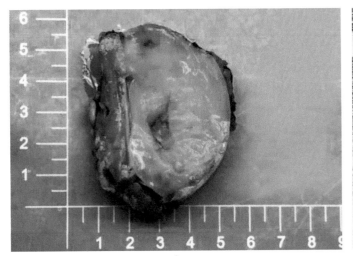

A

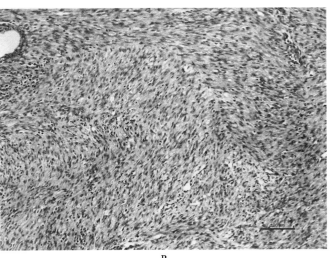

B

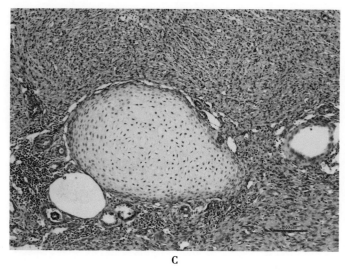
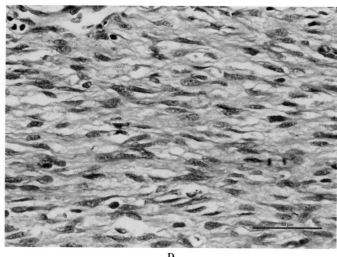

C          D

图 3-2-3 先天性中胚层肾瘤

A. 大体肿块靠近肾门,边界欠清,质韧,切面灰白色编织状;B. HE×10 肿瘤组织由束状排列的梭形细胞构成;C. HE×10 瘤细胞间可见软骨岛;D. HE×40 瘤细胞胞质淡红染,胞核细长,可见一个核分裂象

**2. 肾横纹肌样瘤** 是发生于低龄儿童的高侵袭性恶性肿瘤。瘤细胞弥漫排列,呈多边形,有丰富的嗜酸性胞质,部分细胞胞质内有嗜酸性包涵体,染色质空泡状,可见明显的大核仁。免疫组化 INI-1 阴性。电镜下可见瘤细胞胞质内有肌丝样结构。

**3. 肾透明细胞肉瘤** 梭形细胞为主的 CCSK 与 CMN 形态相似。CCSK 肿瘤细胞界限不清楚,大小一致,体积较小,胞质淡染或空泡状,胞核呈圆形或卵圆形,染色质细致,核仁不明显。瘤细胞排列成巢状、条索状、腺泡状、梁状或栅栏状,由分支状纤维血管间质("鸡爪样"血管)穿插于肿瘤细胞将其分隔。免疫组化 Cyclin D1+。

(武海燕)

## 第三节 肾恶性横纹肌样肿瘤

【定义】

肾恶性横纹肌样肿瘤(malignant rhabdoid tumor of kidney,MRTK)是一种好发于婴幼儿的高度恶性肿瘤,组织形态类似横纹肌母细胞,但不具备横纹肌母细胞的超微结构和免疫表型特征。与中枢神经系统的非典型畸胎样横纹肌样瘤(AT/RT)属于同一个肿瘤谱系。

【临床特征】

**1. 流行病学**

(1)发病率:肾横纹肌样瘤占儿童肾肿瘤的 2%。

(2)发病年龄:一般年龄小于 3 岁,80% 在 2 岁之前诊断,平均年龄 13 个月。5 岁以上基本不再诊断此病。

(3)性别:男女比例相似。

**2. 症状** 最常见的症状是血尿和腹部肿块,部分病例可合并因甲状旁腺激素水平升高所致的高钙血症,其他症状还有腹胀、腹痛、发热等。

**3. 影像学特点** CT 显示位于肾髓质紧邻肾门处不均质肿瘤,有分叶、细线样钙化、包膜下积液或出血,同时合并不同范围包膜增厚,呈小结节样改变时,应首先考虑为肾恶性横纹肌样肿瘤。如果术前高度怀疑肾恶性横纹肌样肿瘤,应加做头颅 CT 检查,因其可伴有后颅凹中线处的原发性肿瘤,影像及病理上均与髓母细胞瘤极为相似。

**4. 治疗** 肾恶性横纹肌样肿瘤的治疗应在明确诊断和确切分期的基础上,行手术、化疗和放疗的综合性治疗。MRTK 的分期采用肾母细胞瘤分期标准,彻底手术是 MRTK 治疗的重要基础,再辅以化疗、放疗。

**5. 预后** 该肿瘤具有高度侵袭性,发展迅速、预后较差,平均术后生存期 3~18 个月,80% 以上的患儿在诊断后 2 年内死亡。

【病理变化】

**1. 大体特征** 肿瘤通常较大,外观较柔软、苍白,切面呈鱼肉样,无包膜,常伴有出血坏死,呈灰红色或灰褐色,肿瘤边界不清,提示肿瘤具有高度侵袭性(图 3-2-4)。

**2. 镜下特征**

(1)组织学特征:肿瘤无包膜,浸润性生长,瘤细胞常侵入血管、包膜及肾实质。出血坏死常见。瘤细胞形态单一,中等大小,条索状或片状排列,呈多边形,有丰富的嗜酸性胞质,但无横纹,部分细胞胞质内有嗜酸性包涵体,细胞核呈泡状,有明显的嗜酸性核仁(图 3-2-5A~C)。

(2)免疫组化:肿瘤细胞表达 VIM,CK 及 EMA 也常见表达,而 Des、INI-1 阴性(图 3-2-5D)。文献认为 INI-1

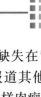
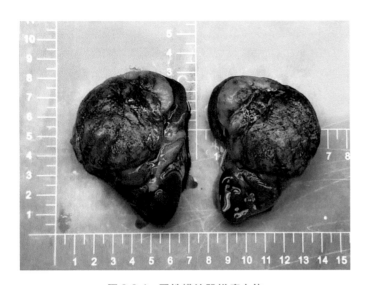

**图 3-2-4　恶性横纹肌样瘤大体**
肿块境界较清,灰白色鱼肉状,质嫩,部分暗红色,见大片坏死

免疫组化表达缺失在肾横纹肌样瘤具有特异的诊断价值,但最近有报道其他肿瘤如滑膜肉瘤、恶性神经鞘膜瘤、软组织上皮样肉瘤和肾髓质癌等 INI-1 也可核阴性。

**3. 超微结构特征**　电镜下可见瘤细胞胞质内嗜酸性包涵体是缠绕在一起的中间丝。

**4. 基因遗传学特征**　肾恶性横纹肌样肿瘤最具特征的分子病理改变是位于 22 号染色体上的 SWI 染色质重塑复合物核心亚基 SMARCB1(INI-1)的双等位基因失活,导致 INI-1 免疫组化表达缺失。

**【鉴别诊断】**

**1. 肾母细胞瘤**　肾母细胞瘤可见未分化肾胚芽成分、间叶成分和上皮成分,虽然可以某一种成分为主,常有一定数量的上皮样和间叶组织。而肾恶性横纹肌样肿瘤无上皮样和间叶组织,免疫组化 INI-1 表达阴性,电镜在细胞质内可见中间丝状结构,有助于恶性横纹肌样肿瘤诊断。

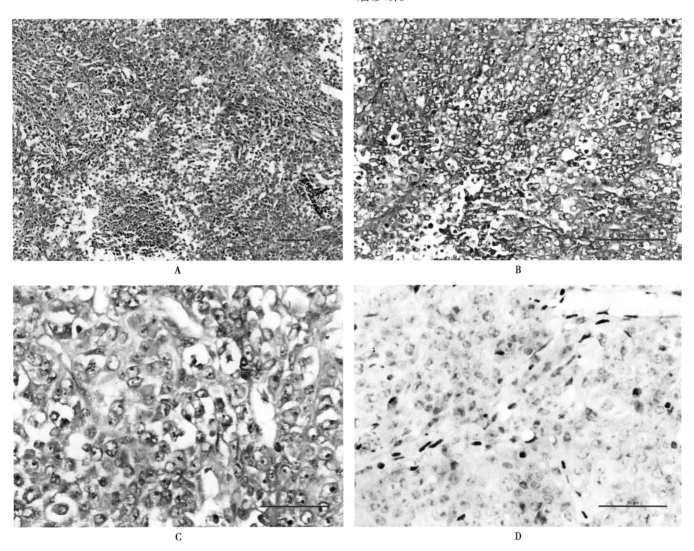

A

B

C

D

**图 3-2-5　恶性横纹肌样瘤**
A. HE×10 肿瘤组织内见大片出血坏死;B. HE×20 肿瘤细胞大多为圆形或多边形,核呈空泡状,核仁明显,胞质红染;C. HE×40 部分肿瘤细胞胞质内见包涵体;D. IHC×40 肿瘤细胞 INI-1 阴性

**2. 先天性中胚层肾瘤**　一般见于出生 6 个月以内的婴儿。大体为实性肿块,切面有车辐状、束状排列纤维束。镜下主要由具有成纤维细胞、肌纤维母细胞特性的梭形细胞构成。瘤细胞也没有空泡状细胞核和明显嗜酸性核仁的特点,免疫组化 INI-1 表达阳性。

**3. 肾透明细胞肉瘤**　肿块多位于肾髓质中央,边界清晰,可有囊性变。镜下肿瘤细胞呈巢状、索状排列,有明显呈树枝状分布的血管纤维间质分隔。肿瘤细胞胞质浅染或空泡状,细胞核圆形或卵圆形,核仁不清,核沟常见,肿瘤细胞内无包涵体样结构。易复发及发生骨、肺转移。Cyclin D1 及 Bcl-2 阳性。电镜下细胞质内可见散在的中间丝。

（武海燕）

## 第四节　血管平滑肌脂肪瘤

### 一、经典型血管平滑肌脂肪瘤

【定义】

经典型血管平滑肌脂肪瘤(angiomyolipoma,AML)是由多少不等的成熟脂肪组织、梭形细胞、上皮样平滑肌细胞和异常的厚壁血管组成的肾良性间叶性肿瘤。AML 最初被认为是错构瘤而不是真性肿瘤,后来的克隆分析证实了肿瘤性本质。分子水平、免疫组化和超微结构的研究都显示肿瘤向血管周上皮样细胞方向分化。病因学和发病机制不清。激素可能在性别差异发病中起作用,肿瘤多表达 PR。

【临床特征】

**1. 流行病学**

(1) 发病率:约占切除肾肿瘤的 1%,大部分为散发。

(2) 发病年龄:年龄范围 17～80 岁,平均 45 岁。少部分病例合并结节性硬化症,有结节性硬化症的 AML 属于常染色体显性遗传病,发病年龄较轻,范围 0～80 岁,平均 30 岁。

(3) 性别:散发者女性多见,男女比例为 1:4;有结节性硬化症者男女比例相等。

**2. 症状**　体积小的肿瘤多为影像学偶然发现;体积大者常常有肿瘤内出血,超过 4cm 的肿瘤往往引起腹痛、胁部疼痛、血尿。AML 的患者发生肾细胞癌和肺淋巴管肌瘤病的风险增高。

**3. 影像学特点**　典型者因有脂肪成分通过超声和 CT 容易诊断,脂肪成分少者称为乏脂型 AML,与肾细胞癌难以区分。MRI 对于鉴别有一定的意义,肾癌在 $T_2$ 像上呈高或稍高信号,信号多不均匀;而乏脂型 AML 则呈低或稍低信号,信号多较均匀。

**4. 治疗**

(1) 根据肿瘤大小、部位及有无症状综合考虑,确定治疗方案;体积小者不需要治疗,定期随访影像评估肿瘤大小;体积大的 AML 常常伴有自发性或创伤相关出血,需要手术;所有有症状的患者或无症状的肿瘤≥4cm 者都应该采取楔形切除或肾切除术治疗。

(2) 保留肾单位的手术是治疗肾 AML 安全有效的治疗方法,后腹腔镜下对直径较小的肾 AML 行单纯剜除术,创伤小、恢复快。

(3) 近年来发现 mTOR 抑制剂对缩小肿瘤体积有效。

**5. 预后**　AML 为良性肿瘤。个别病例伴有并发症者可以导致死亡。体积>4cm 或发生在妊娠的女性,可以发生后腹腔出血,危及生命。结节性硬化症患者的多发 AML 可能导致肾衰。

【病理变化】

**1. 大体特征**　肿瘤界限清楚,位于肾皮质或髓质内,也可发生在被膜。约 30% 病例可以多发,肿瘤平均直径 7～9cm。切面呈黄色-褐色,也可呈灰白色,根据脂肪成分的多少,质地软-实性。体积大的肿瘤常有明显出血。可以突入肾周脂肪,甚至延伸入肾静脉。AML 偶尔可以局部延伸至腹壁和盆腔。应仔细检查标本中的肾实质以免漏掉任何小的病变,多发性肿瘤提示患者可能有结节性硬化症。

**2. 镜下特征**

(1) 组织学特征:肿瘤界限清楚,无包膜。典型者含有 3 种成分,即多少不等的平滑肌细胞、脂肪组织和异常的厚壁血管(图 3-2-6A)。平滑肌细胞多为梭形,也可为圆形(图 3-2-6B)。可见局灶核增大深染,偶尔可有突出的核仁,但核分裂象罕见。脂肪成分多为成熟脂肪,偶见脂母细胞样细胞。血管主要为厚壁血管,管腔小,缺乏弹力层。血管常常聚集成簇状,周围有放射状排列的平滑肌。少数情况下伴有上皮性囊腔,甚至肿瘤肉眼可呈囊性外观。囊腔衬覆立方或鞋钉状上皮细胞,被认为是陷入的肾小管发生了扩张。上皮下可见致密的生发层样的间质细胞,被认为是一种血管周细胞的苗勒氏源性分化(图 3-2-6C)。偶尔局部淋巴结内可见肿瘤细胞团,被认为是一种多灶性的生长方式,并非恶性指征。

(2) 免疫组化:几乎所有的 AML 表达 HMB45 或 Melan-A,或二者均阳性(图 3-2-6D);cathepsin K 也几乎都阳性。平滑肌标记(SMA、MSA 和 Calponin)也往往阳性(图 3-2-6E)。MiTF、Tyrosinase 等其他的黑色素标记物部分阳性。也表达激素受体,ERβ、AR 阳性率高。肿瘤

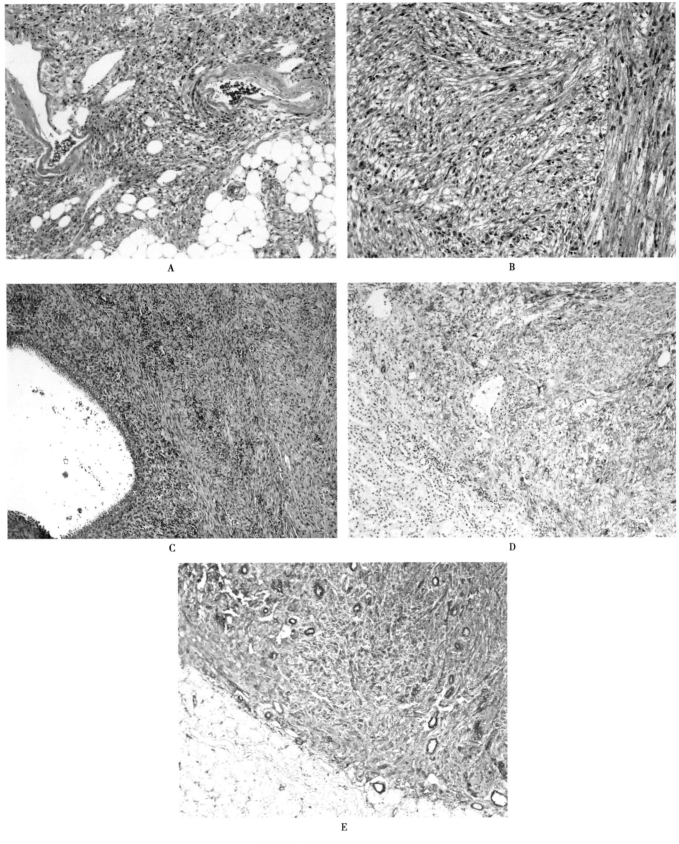

图 3-2-6 经典的血管平滑肌脂肪瘤

A. HE×10 肿瘤含有 3 种成分,即梭形的平滑肌细胞、成熟的脂肪组织和不规则的厚壁血管;B. HE×20 梭形平滑肌细胞,也可以是胞质丰富的上皮样细胞,或介于两者之间的中间型平滑肌细胞;C. HE×10 伴有上皮性囊腔的 AML,囊腔下方可见生发层样间质细胞;D. IHC Melan-A 阳性;E. IHC 平滑肌细胞 SMA 呈弥漫阳性表达

没有上皮标记物的表达,除非是伴有上皮性囊腔的病例。上皮性囊腔 CK 阳性,PAX2 和 PAX8 阳性,其下方的生发层样间质细胞 CD10、ER、PR 阳性。

**3. 超微结构特征** AML 显示梭形细胞具有平滑肌细胞的特征,部分梭形细胞包含脂滴,提示细胞为平滑肌细胞和脂肪细胞之间的转化形式。产生黑色素已有报道。胞质内膜包被的致密小体、晶体和颗粒,提示与肾素和前黑色素有关,但无确切证据。

**4. 基因遗传学特征** 结节性硬化症与位于染色体 9q34 上的 *TSC1* 基因突变、位于 16p13 上的 *TSC2* 基因突变有关。*TSC2* 基因突变也可见于散发性 AML。

**【鉴别诊断】**

1. 以平滑肌为主的肿瘤需要与肉瘤样肾细胞癌相鉴别。肉瘤样肾细胞癌广泛取材可找到上皮成分;角蛋白阳性,一半以上病例 PAX8 阳性。

2. 以脂肪为主的肿瘤需要与脂肪肉瘤相鉴别。上皮样细胞围绕血管排列易误认为是脂肪母细胞,从而误诊为高分化脂肪肉瘤。但充分取材,总能找到肿瘤三种成分,并且免疫标记 HMB45、Melan-A 有助于鉴别诊断。

3. 伴有上皮性囊腔的病例需要与混合性上皮间质肿瘤相鉴别。混合性上皮间质肿瘤无脂肪和异常血管成分;HMB45、Melan-A 和 cathepsin K 阴性。

## 二、上皮样血管平滑肌脂肪瘤

**【定义】**

上皮样血管平滑肌脂肪瘤(epithelioidangiomyolipoma,E-AML)是一种罕见的 AML 亚型,由至少 80% 的上皮样细胞组成。具有恶性潜能。

**【临床特征】**

**1. 流行病学**

(1)发病率:约占所有切除 AML 的 4.6%。可以散发,也可以见于结节性硬化症的患者。

(2)发病年龄:年龄范围 30~80 岁,平均 50 岁。

(3)性别:无明显的性别倾向。

**2. 症状** 约一半的患者无症状,为偶然发现。最常见的症状是出血、腹痛、胁部疼痛和肾脏肿块。

**3. 影像学特点** 影像学无特异性,与肾细胞癌难以区分。

**4. 治疗** 肾脏肿瘤根治术。

**5. 预后** E-AML 可以具有恶性生物学行为,但是出现的概率报道差别很大,从 5%~66% 不等。有研究提示具有结节性硬化症和/或同时伴有经典的 AML、肿瘤>

7cm、癌样的形态、累及肾周脂肪和/或肾静脉以及出现坏死,与疾病进展、复发、转移或死亡有关。另一篇文献提出的与恶性生物学行为相关的因素包括患者年龄大、肿瘤体积大、上皮成分比例高、异型性明显、核分裂活跃和累及肾静脉。因此在病理报告中需要指出以上可能提示预后不良的病理因素。

**【病理变化】**

**1. 大体特征** 肿瘤通常界限清楚。诊断时较经典的 AML 体积大,平均直径 8cm。切面呈褐色、灰白或黄色或斑驳状,有不同程度的出血和坏死灶。可以破坏肾被膜,突入肾周脂肪,浸润周围器官。偶尔延伸入肾静脉。

**2. 镜下特征**

(1)组织学特征:一种是癌样生长方式,大的多角形细胞,具有强嗜酸性胞质,核具有非典型性,有突出的核仁,呈巢状或密集的片状排列,富有血管性间质。核分裂象通常不多见,仅 0~1 个/50HPF,部分病例可有 ≥2 个/50HPF。常见多核瘤巨细胞和核内包涵体及不同程度的出血坏死(图 3-2-7A~E);另一种是由上皮样和胖梭形细胞组成,呈弥漫和片状排列,肿瘤细胞相对一致,较小,具有透明至颗粒性羽毛状嗜酸性胞质,无明显异型性,核内包涵体少见,多核巨细胞单个或呈小灶存在,通常无核分裂象(图 3-2-7F)。

通常没有脂肪组织或形成不明显的小巢状结构。异常血管罕见。约 1/4 病例中可见坏死。

(2)免疫组织化学:表达 HMB45、Melan-A、MiTF 和 cathepsin K(图 3-2-7G);平滑肌标记(SMA、MSA)不同程度阳性;有的病例表达 TFE3,但往往弱阳性。

**3. 基因遗传学特征** 分子基因谱有报道个别病例具有 *TSC2* 杂合性丢失,提示其与经典的 AML 可能存在相关性。TFE3 表达病例中仅个别经 FISH 证实具有 *TFE3* 易位。

**【鉴别诊断】**

有时会非常相似于肾细胞癌,需要进行免疫组化辅助诊断。肾细胞癌角蛋白阳性,PAX8、PAX2 阳性,HMB45、Melan-A 和 cathepsin K 阴性。特别需要注意的是与易位性肾细胞癌鉴别,易位性肾细胞癌可以出现 HMB45、Melan-A、cathepsin K 阳性,TFE3 或 TFEB 阳性,且角蛋白阴性或明显表达降低,必要时需进行 FISH-TFE3 或 FISH-TFEB 确诊。

有时肿瘤有弥漫出血和水肿,与高级别肾癌变性的改变非常相似。

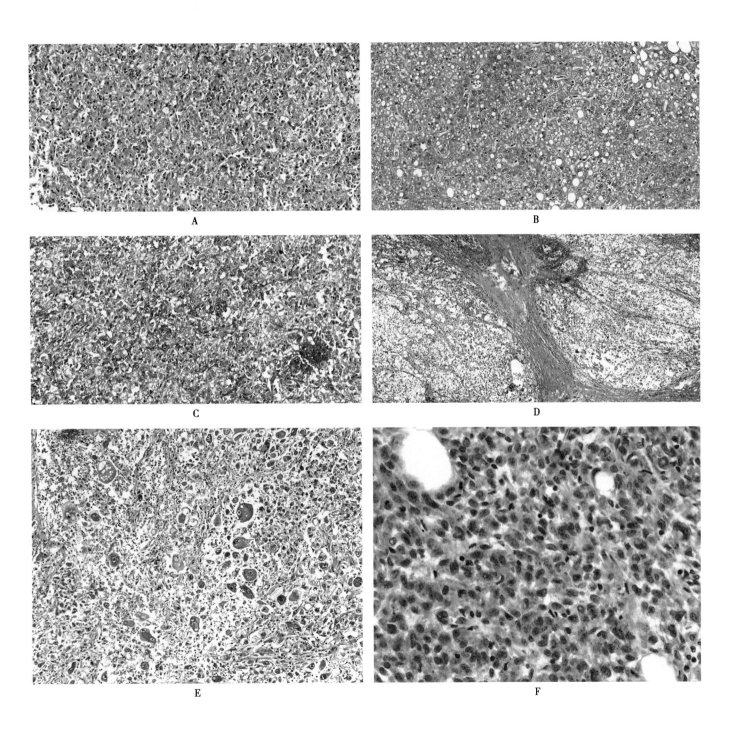

A

B

C

D

E

F

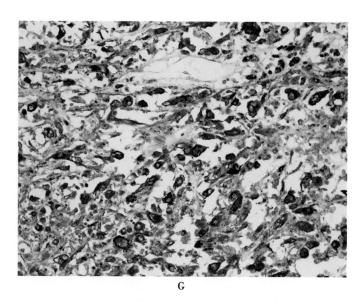

G

图 3-2-7　E-AML

A. HE×20 癌样生长方式,多角形细胞,胞质嗜酸,核具有非典型性;B. HE×20 癌样生长方式,细胞界限清楚,核仁突出,可见少量脂肪成分;C. HE×20 肿瘤可有明显出血,细胞有丰富的嗜酸性胞质,核仁突出;D. HE×10 肿瘤呈大的巢团状分布,胞质浅嗜酸性或透明,有灶状坏死;E. HE×20 肿瘤细胞异型性非常显著,可见多核瘤巨细胞;F. HE×20 肿瘤由上皮样和胖梭形细胞弥漫排列,肿瘤细胞相对一致,较小,胞质嗜酸性,无明显异型性;G. IHC 肿瘤 cathepsin K 阳性

（贺慧颖）

## 第五节　平滑肌来源的肿瘤

### 【定义】

肾脏平滑肌来源的肿瘤包括平滑肌瘤和平滑肌肉瘤,起源于肾被膜或肾静脉血管壁具有平滑肌分化的肿瘤。

### 【临床特征】

**1. 流行病学**　肾脏原发性平滑肌肿瘤非常罕见,占所有切除肾肿瘤的比例不到 0.5%。平滑肌肉瘤是成年男性肾脏最常见的肉瘤,占所有肾脏恶性肿瘤的比例不到 1%;而平滑肌瘤更为罕见,占所有肾肿瘤的比例约 0.000 1%~0.3%,以往报道的肾脏平滑肌瘤,现在看来大多数是以平滑肌为主的血管平滑肌脂肪瘤。平滑肌瘤几乎总是发生于女性,发病年龄 28~75 岁(平均年龄 58~63岁);偶尔可发生于免疫缺陷患者,与 EB 病毒相关。平滑肌肉瘤发病年龄 24~81 岁(平均年龄 61 岁),无男女好发倾向。

**2. 症状**　肾脏平滑肌瘤罕见引起症状,大多数为尸检或其他原因影像学检查而偶然发现。平滑肌肉瘤常见症状与其他肾脏恶性肿瘤相似,包括季肋部肿块、腹痛、血尿等。

**3. 治疗及预后**　平滑肌瘤为良性肿瘤,通常切除之后即可治愈。平滑肌肉瘤恶性程度高,预后差,约 65% 复发,35% 死于疾病。

### 【病理变化】

**1. 大体特征**　肾脏平滑肌瘤绝大多数起源于肾被膜或被膜下区,肿瘤通常界限清楚,切面灰白质韧,呈编织状,瘤体直径 0.3~20cm(平均 2.9~4.2cm)。平滑肌肉瘤瘤体较大,直径 2~25cm(平均约 9.8cm),肿瘤界限清楚或多结节状,切面鱼肉状,常见出血坏死,约 30% 起源于肾门和肾静脉壁。

**2. 镜下特征**

(1)组织学特征:肾脏平滑肌瘤组织学上与苗勒型(子宫或后腹膜)平滑肌瘤相似。肿瘤与周围肾实质分界清楚,梭形瘤细胞呈长束状和交错束状排列,半数左右可见厚壁血管和硬化性纤维间质分割瘤细胞束,呈结节状;瘤细胞胞质中等量,强嗜酸性,核伸展,两端钝圆,染色质细腻,可见细小核仁。间质常见玻璃样变性。肿瘤内无良性肾小管,无脂肪组织。瘤细胞胞质内无核端空泡,核无异型性,无包涵体样大核仁,核分裂象和坏死缺如。与平滑肌瘤相比,肾脏平滑肌肉瘤瘤细胞密度高,胞质嗜酸性到双嗜性不等,常见不同程度和范围的核多形性,核分裂象多见(平均约 9 个/10HPF),可见非典型核分裂象,常见坏死。间质可见局灶的黏液变性,无明显炎细胞浸润(图 3-2-8)。

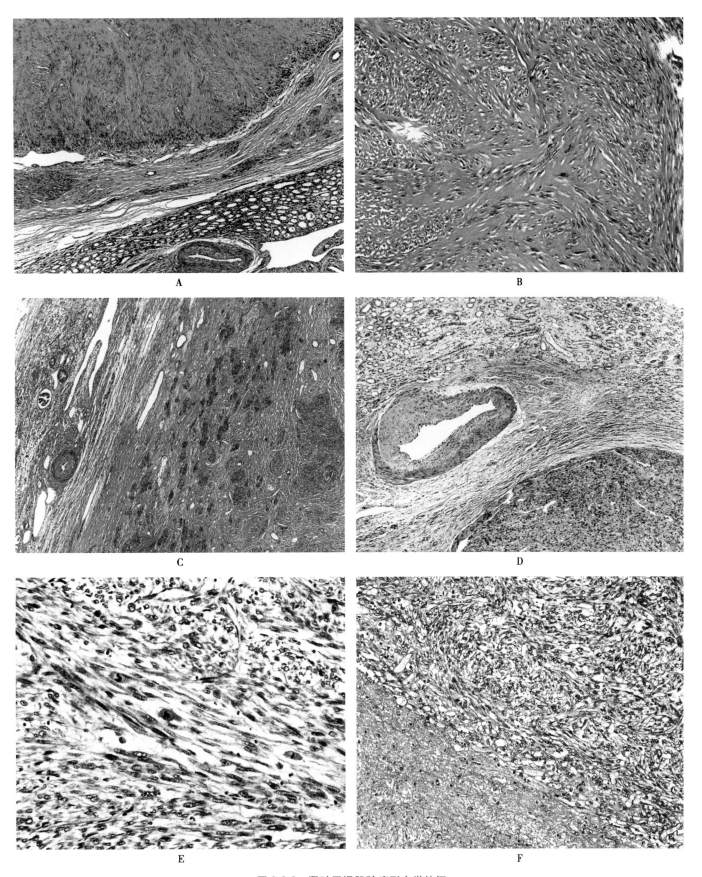

图 3-2-8　肾脏平滑肌肿瘤形态学特征

A. HE×4 平滑肌瘤界限清楚,呈长束状排列;B. HE×20 平滑肌瘤胞质强嗜酸性,间质玻璃样变性;C. HE×4 平滑肌瘤纤维性间质分割瘤细胞束;D. HE×4 平滑肌肉瘤界限清楚;E. HE×20 平滑肌肉瘤可见多形性核和核分裂象;F. HE×20 平滑肌肉瘤凝固性坏死

（2）免疫组化:肾脏平滑肌肿瘤弥漫表达平滑肌肌动蛋白(SMA)、肌特异性蛋白(MSA)、结蛋白(desmin)以及H-cadesmon等,平滑肌瘤约2/3表达雌、孕激素受体。不表达角蛋白、CD34、S-100、HMB45、Melan-A、组织蛋白酶K(cathepsin K)、MyoD1以及ALK等。Ki-67标记平滑肌瘤平均增殖指数约1.4%,平滑肌肉瘤平均增殖指数约20.4%(图3-2-9)。

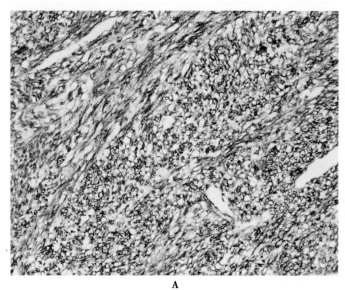
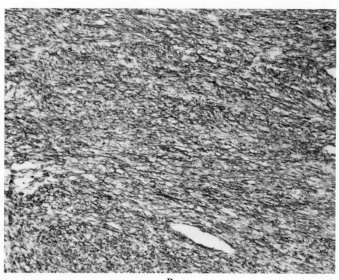

A          B

图3-2-9 肾脏平滑肌肿瘤免疫组化特征
A. IHC×20 SMA平滑肌肉瘤弥漫强表达;B. IHC×10 MSA平滑肌肉瘤弥漫强表达

**【鉴别诊断】**

**1. 以平滑肌为主的血管平滑肌脂肪瘤(AML)** 与平滑肌瘤相比,平滑肌为主的AML瘤细胞胞质更浅染而呈弱嗜酸性,胞质内常见颗粒状絮状物(所谓的"蜘蛛细胞"),瘤细胞常见围绕畸形厚壁血管呈放射状排列,仔细观察常可见局灶的脂肪组织;免疫组化染色除了表达平滑肌分化标志物外,常不同程度表达黑色素分化标志物和cathepsin K。

**2. 混合性上皮间质肿瘤(MEST)** 与平滑肌瘤相比,MEST内常见多少不等的卵巢样间质和上皮性成分,后者常见排列成分支小管状以及鞋钉样细胞特征。

**3. 良性血管周肌样细胞肿瘤/肌周细胞瘤** 起源于血管周具有肌样细胞分化的肿瘤,与平滑肌瘤不同,肌周细胞瘤常见瘤细胞围绕血管呈同心圆状或洋葱皮样排列,瘤细胞弥漫表达SMA和MSA,局灶表达结蛋白。

**4. 肉瘤样癌** 包括肉瘤样肾细胞癌和肉瘤样尿路上皮癌,免疫组化染色均可局灶表达SMA,因而可与平滑肌肉瘤混淆。与平滑肌肉瘤不同,肉瘤样癌通常局灶可见分化较好的癌过渡,免疫组化染色通常表达多个角蛋白,肉瘤样肾细胞癌表达PAX8或PAX2,肉瘤样尿路上皮癌表达P40和GATA3。此外,肉瘤样癌一般不表达结蛋白。

**5. 其他类型的软组织肿瘤** 包括炎性肌纤维母细胞肿瘤、恶性孤立性纤维性肿瘤、横纹肌肉瘤等,均可在肾脏发生,需要与肾平滑肌肉瘤区分,寻找各自独特的组织形特征并辅以免疫组化染色,可资鉴别。

（赵 明）

## 第六节 血管来源的肿瘤

**【定义】**

与软组织血管肿瘤的分类相似,肾脏原发的血管源性肿瘤组织学上分为良性血管瘤,中间型血管内皮细胞瘤以及侵袭性较强的血管肉瘤。

**【临床特征】**

**1. 流行病学** 肾脏原发的血管源性肿瘤少见,大多数为良性的血管瘤,血管内皮细胞瘤和血管肉瘤非常罕见。肾脏血管肿瘤绝大多数发生于成年人,极少发生于儿童和青少年。良性的血管瘤部分可发生于终末期肾病的基础之上,少数可与系统性的血管瘤病综合征相关,如Sturge-Weber综合征和Klippel-Trénaunay综合征等。肾脏原发性血管肉瘤罕见,目前仅有不超过40例报道,好发于成年男性,发病年龄29~95岁,无已知的易感因素。肾脏原发的血管内皮细胞瘤,如上皮样血管内皮细胞瘤和Kaposi型血管内皮细胞瘤等非常罕见,目前仅有零星的个例报道。

**2. 症状** 起源于肾被膜的血管瘤通常为体检或其他原因影像学检查偶然发现,位于肾门和肾髓质的肿瘤可表现为血尿。肾脏血管肉瘤临床上通常表现为腹痛和血尿。

3. **治疗及预后** 肾脏血管瘤为良性肿瘤,切除即可治愈。肾脏血管肉瘤侵袭性强,预后差,通常采用根治性肾脏切除并辅以术后放化疗;由于发病率低,预测预后和治疗反应的临床病理变量尚不十分清楚。有限的证据表明,当肾脏血管肉瘤的最大直径<5cm时预后较好。

【病理变化】

1. **大体特征** 肾脏血管瘤大体上界限清楚,无包膜;瘤体通常较小,平均直径约2cm,较大的肿瘤可达18cm,切面灰红海绵状;大多数位于肾门或近髓质处,少数位于肾皮质或肾被膜。肾脏血管肉瘤瘤体较大,10~30cm,肿瘤通常取代整个肾实质并侵入肾周软组织内,切面常见广泛坏死。

2. **镜下特征**

(1)组织学特征:肾脏血管瘤以毛细血管瘤和静脉型血管瘤为主,肿瘤界限清楚但无包膜,周围常见内陷的良性肾小管。毛细血管型血管瘤与软组织毛细血管瘤组织学相似,肿瘤低倍镜下呈分叶状结构,由密集增生的毛细血管组成,小叶周边常见较大的滋养型厚壁血管;内皮细胞形态温和,核分裂象罕见,无坏死。静脉型血管瘤由大小不等、扩张的薄壁静脉组成。交织状血管瘤是新近认识的一种好发于泌尿生殖器官(包括肾脏)的血管瘤亚型,组织学上肿瘤由交织网状的毛细血管腔隙组成,分布于多少不等的纤维性和水肿性基质之中;被覆内皮细胞局灶可见鞋钉样形态,肿瘤在低倍镜下类似于脾窦;较大的肿瘤在低倍镜下呈小叶状排列,常见肿瘤于较大的厚壁血管内生长,其他常见的组织学特征包括血管内血栓沉积、内皮细胞胞质内外玻璃样透明小滴形成以及髓外造血等。瘤细胞无异型性,核分裂象罕见,无坏死。肾脏血管肉瘤与软组织血管肉瘤相似,肿瘤呈浸润性生长,通常弥漫取代整个肾实质,组织学上以梭形细胞为主并混有数量不等的上皮样细胞,常见不同程度的管腔样结构和黏附性差的乳头状结构,偶尔由完全或大多数上皮样细胞组成时称为上皮样血管肉瘤。瘤细胞异型性明显,核分裂象活跃,常见广泛出血和坏死(图3-2-10)。

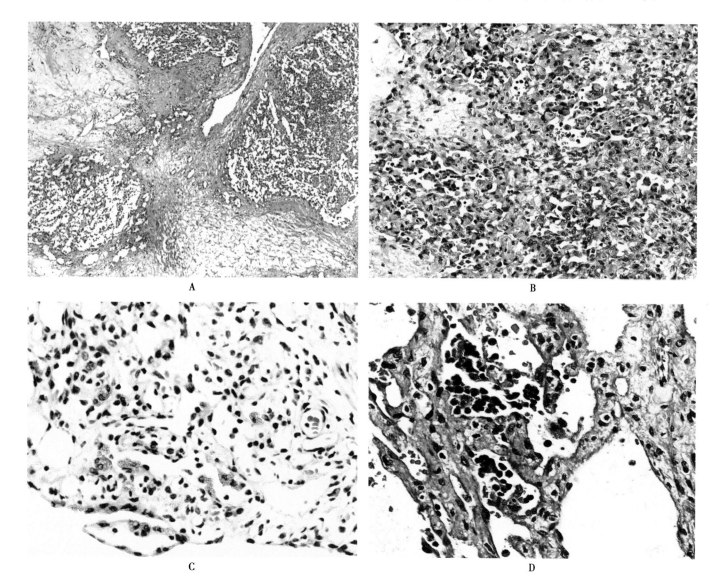

A

B

C

D

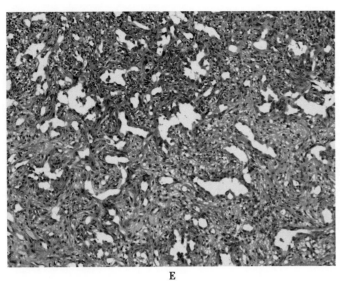

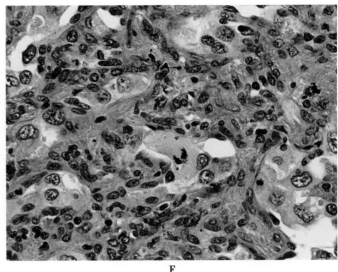

E          F

图 3-2-10 肾脏血管肿瘤形态学特征

A. HE×4 肾脏交织状血管瘤低倍镜下的分叶状结构,分布于纤维性和水肿性间质之中;B. HE×20 肾脏交织状血管瘤的交织网状腔隙,类似于脾窦,瘤细胞常见鞋钉样改变;C. HE×40 肾脏交织状血管瘤瘤细胞胞质内的嗜酸性小体;D. HE×40 肾脏交织状血管瘤间质髓外造血;E. HE×10 肾脏血管肉瘤内大小不等的血管样腔隙浸润肾实质;F. HE×40 肾脏血管肉瘤瘤细胞呈上皮样,核异型性明显,可见核分裂象

（2）免疫组化:肾脏血管源性肿瘤表达内皮细胞标志物,如 CD31、CD34、ERG、Fli-1 以及 F8 等(图 3-2-11),上皮样血管肉瘤常不同程度表达 CK,可引起鉴别诊断混淆。瘤细胞一般不表达 PAX8、CD10、CAIX、SMA、desmin、HMB45、Melan-A 以及 cathepsin K 等。

**【鉴别诊断】**

**1. 伴有血管瘤样间质的低级别透明细胞肾细胞癌** 透明细胞肾细胞癌有时可见广泛水肿、纤维化变性以及局灶毛细血管间质增生,在低倍镜下易于与肾脏血管瘤(特别是交织状血管瘤混淆),但仔细观察常见散在分布

的上皮样肿瘤细胞,免疫组化染色 PAX8、CK 以及 EMA 可勾勒出瘤细胞成分。

**2. 肾脏血管母细胞瘤** 常见丰富的血窦样或毛细血管瘤样间质以及富于细胞与少细胞交替分布生长,易与肾脏血管瘤混淆;肾脏血管母细胞瘤常见多泡状的肿瘤性间质细胞,免疫组化染色通常表达抑制素、S-100 蛋白以及 NSE,不表达血管内皮细胞标志物。

**3. 肾脏血管周肌样细胞肿瘤(肌周细胞瘤)** 肿瘤细胞常见围绕较大的血管呈同心圆状或洋葱皮样排列,瘤细胞表达 SMA、MSA,而不表达内皮细胞标志物。

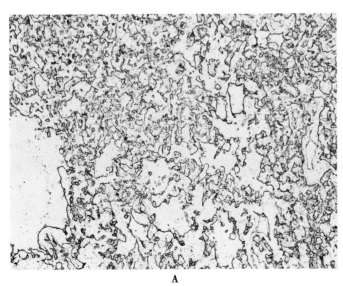

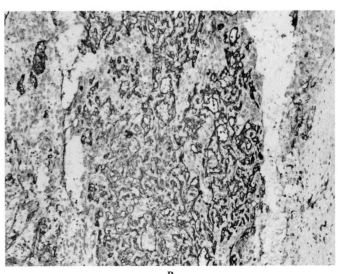

A          B

图 3-2-11 肾脏血管肿瘤免疫组化特征

A. IHC×10 CD31 肾脏交织状血管瘤弥漫表达;B. IHC×20 CD34 肾脏血管肉瘤弥漫表达

**4. 血管平滑肌脂肪瘤**　以血管瘤样结构为主的血管平滑肌脂肪瘤需要与肾脏血管瘤区分，前者常见梭形或上皮样瘤细胞围绕血管呈放射状分布，病变内可查见小灶的脂肪组织，免疫组化染色共表达黑色素和肌源性标志物，不表达内皮细胞标志物。

**5. 假血管肉瘤样尿路上皮癌或肾细胞癌**　需要与肾脏原发性血管肉瘤区分，假血管肉瘤样尿路上皮癌或肾细胞癌多取材，通常可查见低级别的尿路上皮癌或分化较好的肾细胞癌成分，免疫组化染色表达角蛋白、PAX8和CD10（肾细胞癌）、P40和GATA3（尿路上皮癌），而不表达血管内皮标志物可资鉴别。

（赵　明）

## 第七节　滑膜肉瘤

**【定义】**

肾脏滑膜肉瘤（synovial sarcoma of kidney）是一种原发于肾脏间叶源性的恶性肿瘤，相较于其他部位较少出现上皮分化。

**【临床特征】**

**1. 流行病学**

（1）发病率：低，目前文献报道百余例，<1%肾脏恶性肿瘤。

（2）发病年龄：13~78岁，多数为中青年。

（3）性别：男女发病差异不明显。

**2. 症状**　患者可表现为腰腹部痛，无痛血尿及腹部占位。

**3. 影像学特点**　边界清楚的实性或囊实性占位，有囊壁或假包膜，信号不均或局灶增强，实性区域增强模式呈"快进慢出"，肿瘤周围无淋巴结肿大。

**4. 治疗**　首选手术治疗，术后辅助放、化疗，疗效均不确切。舒尼替尼靶向药物治疗可能获得一定疗效。

**5. 预后**　预后较差，常出现复发转移，常见转移部位是肝脏和肺。

**【病理变化】**

**1. 大体特征**　肿瘤发生于单侧肾脏，常实性，也可呈囊实性，伴出血坏死。直径2~21cm，平均直径11cm。

**2. 镜下特征**

（1）组织学特征：滑膜肉瘤可以分为单相纤维型、单相上皮型、双相型及低分化型。不同于其他部位滑膜肉瘤，肾脏滑膜肉瘤通常显示明显的单相纤维型特点，几乎均由富于染色质的短梭形细胞构成，胞质稀少，细胞界限不清，排列为短交叉束状或片状（图3-2-12A）。可伴黏液样变、胶原沉积，可呈血管外皮瘤样/神经鞘瘤样/纤维

肉瘤样形态。肾脏滑膜肉瘤间质内也可以伴有肥大细胞及其他炎细胞浸润。滑膜肉瘤常见囊性变，囊壁内衬上皮细胞（图3-2-12B）。少数低分化型滑膜肉瘤形态上可分为小圆细胞型、大圆细胞型和胖梭细胞型。笔者单位曾诊断一例罕见肾脏滑膜肉瘤呈横纹肌样瘤形态。原发肾肿瘤中肿瘤细胞呈短梭形弥漫分布，胞质丰富，可见嗜伊红团块样胞质，形态非常类似横纹肌样瘤（图3-2-12C）。但在肝转移灶中，肿瘤细胞呈长梭形，细胞密集，交叉束状排列，细胞质较少，为经典滑膜肉瘤形态，胞质内未出现嗜酸性团块样物。

（2）免疫组化：阳性表达TLE1（图3-2-12D）、VIM、Bcl-2和CD99。阴性表达DES、CD34、MSA、S-100和WT1。瘤细胞可以局灶表达上皮标记AE1/AE3、CAM5.2、EMA和CK5/6。另外，INI-1表达缺失支持滑膜肉瘤的诊断。

**3. 基因遗传学特征**　FISH检测方法可检出>90%病例特征性基因异位t(X;18)(p11.2/q11.2)。该异位导致位于18号染色体上的*SYT*基因和X染色体上的*SSX*基因家族（*SSX1*、*SSX2*、*SSX4*）之一发生融合（图3-2-13）。

**【鉴别诊断】**

肾脏滑膜肉瘤为发病率很低的恶性间叶源性肿瘤，确诊前必须首先排除肉瘤样肾细胞癌及其他软组织肉瘤可能。成人肾脏最多见的软组织肉瘤为平滑肌肉瘤及脂肪肉瘤，其次是恶性纤维组织细胞瘤，其他肿瘤如横纹肌肉瘤、孤立性纤维性肿瘤/血管外皮细胞瘤、原始神经外胚层肿瘤、恶性外周神经鞘膜瘤均较罕见，儿童患者还需与透明细胞肉瘤、中胚层肾瘤、WILM'S瘤鉴别。

**1. 肉瘤样肾细胞癌**　差分化肾癌常出现梭形细胞及肉瘤样分化，但总能发现典型肾癌区域，免疫组化PAX-8、CK8、CK18、VIM和CD10阳性表达，TLE1阴性，*SYT/SSX*基因检测阴性。

**2. 转移性肉瘤**　详细询问临床相关病史及全面临床检查，复习原发部位肿瘤切片有助于明确诊断，转移性肉瘤无滑膜肉瘤特异性免疫组化及SYT/SSX分子检测阳性结果。

**3. 平滑肌或横纹肌肉瘤**　肌源性标记阳性有助于鉴别。

**4. 脂肪肉瘤**　肿瘤中能观察到脂肪母细胞，免疫组化表达S-100蛋白，FISH检测*MDM2*、*CDK4*、*CHOP-FUS*融合基因阳性有助于诊断脂肪肉瘤。

**5. 孤立性纤维性肿瘤/血管外皮瘤**　肿瘤间质内见多少不等胶原纤维束，CD34、GATA3免疫组化及FISH分子检测均阳性。无滑膜肉瘤特异性免疫组化及SYT/SSX分子检测阳性结果。

**6. 原始神经外胚层肿瘤**　好发于年轻人，常常中线

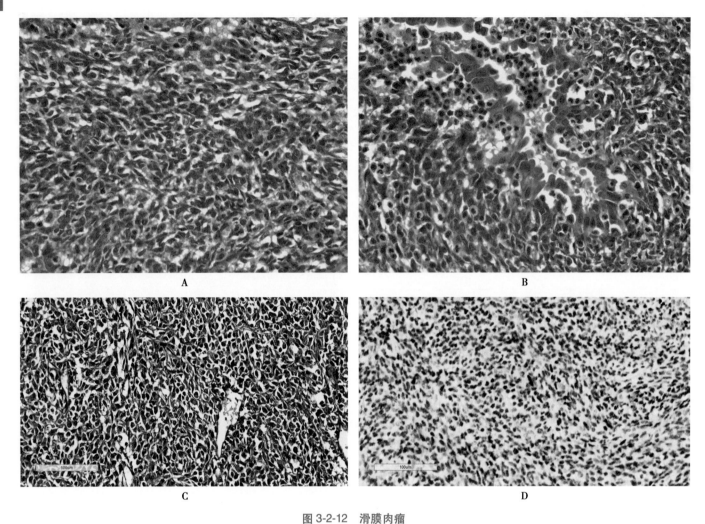

图 3-2-12 滑膜肉瘤

A. 富于染色质的短梭形细胞,胞质稀少,细胞界限不清,排列为短交叉束状或片状;B. 滑膜肉瘤常见囊性变,囊壁内衬上皮细胞;
C. 滑膜肉瘤呈横纹肌样瘤形态;D. 滑膜肉瘤弥漫腔表达 TLE-1

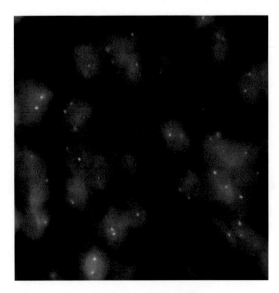

图 3-2-13 FISH 检测
查见 *SYT-SSX* 基因融合阳性

部位发病,与神经关系密切。经典的组织学形态为小圆细胞紧密排列呈片状或分叶状,细胞核呈圆形或卵圆形,核膜清晰,染色质细腻均匀,约 20% 病例中可出现 Homer Wright 菊形团。神经内分泌指标常阳性,CD99 阳性,上皮指标阴性,*EWS1-FLi1* 融合基因改变。

**7. 恶性外周神经鞘膜瘤** 肿瘤细胞来源于神经,具有施万细胞分化,肿瘤细胞丰富区和稀疏区交替,细胞核波浪状或逗点状,许多病例形态复杂多变。表达 S-100、SOX-10、Leu7、PGP9.5 等神经标记,50% 肿瘤 CDKN2A 纯合性缺失。无滑膜肉瘤免疫及分子检测特征。

**8. 纤维肉瘤及恶性纤维组织细胞瘤** 肿瘤细胞形态一致,呈束状或鱼骨样排列,无特异性阳性免疫组化指标及分子检测结果。

**9. 横纹肌样瘤** 横纹肌样瘤由黏附性差的巢状或实性片状的横纹肌样细胞组成,肿瘤细胞核大,圆形、卵圆形或肾形,核偏位,染色质空泡状,内见明显的大核仁,核分裂象易见,胞质丰富,嗜伊红色,PAS 染色阳性,横纹肌

样瘤存在特征性的 *SMARCB1* 基因突变,免疫组化 INI-1 缺失表达可协助诊断。重要的是没有滑膜肉瘤特异性免疫组化及分子检测特征。

**10. 透明细胞肉瘤**　肿瘤细胞 VIM、Bcl-2 阳性,其他指标 CD99、CK、EMA、CD34、S-100 和 DES 均阴性,也没有滑膜肉瘤特异性免疫组化及分子检测特征。

**11. 中胚层肾瘤**　瘤细胞 actin 常阳性,上皮标记阴性,滑膜肉瘤与其相反,CK 和 EMA 可呈灶性阳性,但 actin 阴性,另外滑膜肉瘤有特征性免疫及分子特点。

**12. Wilms 瘤**　可见特征性胚基结构,WT1 阳性,没有滑膜肉瘤特异性免疫组化及分子检测特征。

诊断典型的双向型和单相纤维型滑膜肉瘤相对较容易,诊断医生面对低分化滑膜肉瘤及罕见形态如类似横纹肌样瘤病例需要打开思路,运用免疫组化及分子检测进行诊断及鉴别。

（侯　君）

# 第八节　球旁细胞肿瘤

**【定义】**

球旁细胞瘤是一种分泌肾素的少见类型肾肿瘤,起源于肾球旁感受器内肾小球入球小动脉壁的特化性平滑肌组织。

**【临床特征】**

**1. 流行病学**　球旁细胞瘤通常发生于青少年和年轻成人,高峰发病年龄 20～40 岁,平均发病年龄约 27 岁,偶见于儿童和老年人,女性好发,男女比约 1：2。

**2. 症状**　绝大多数患者表现为因肾素分泌过多导致的相应症状,如血压升高、醛固酮增多症以及低血钾等,

高血压通常为重度,应用药物控制不佳。多数患者在肿瘤切除之后上述症状消失,仍有约 10% 表现为轻度的血压升高。极少数球旁细胞瘤为非功能性。

**3. 治疗及预后**　球旁细胞瘤通常为良性肿瘤,切除即可治愈。目前仅有 1 例恶性球旁细胞瘤发生肺转移的报道。

**【病理变化】**

**1. 大体特征**　球旁细胞瘤界限清楚,带部分或完整的纤维性包膜,瘤体直径 0.2～15cm,大多数直径在 3～5cm,切面灰黄灰褐,偶见出血和坏死。

**2. 镜下特征**

（1）组织学特征:球旁细胞瘤界限清楚,部分带包膜,约半数肿瘤周边可见内陷的良性肾小管。瘤细胞呈实性片状或围绕分支状血管呈血管外皮瘤样排列,常见间质水肿导致的微囊状结构,肿瘤周边可见瘤细胞围绕内陷的肾小管呈乳头状排列。瘤细胞大小较一致,多角形或胖梭形,胞质多少不等,弱嗜酸性,可见单个的中位核,核仁不明显,核分裂象罕见或缺如。偶见退行性变的核非典型性和局灶坏死,与肿瘤的生物学行为无关。肿瘤间质血管丰富,从大量的毛细血管到成簇的厚壁血管不等,后者常见管壁玻璃样变性（图 3-2-14）。

（2）免疫组化:球旁细胞瘤特征性的表达肾素蛋白（renin）,通常弥漫表达波形蛋白和 CD34,大多数表达 SMA（图 3-2-15）、CD117、核表达 β-catenin 等,一般不表达 PAX8、角蛋白、STAT6、HMB45、Melan-A、结蛋白以及 S-100 等。

**3. 超微结构特征**　电镜观察球旁细胞瘤胞质内存在具有诊断特征的肾素颗粒,后者通常位于细胞周围,表现

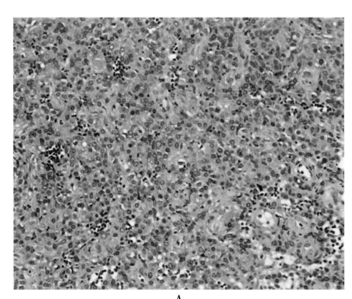

A

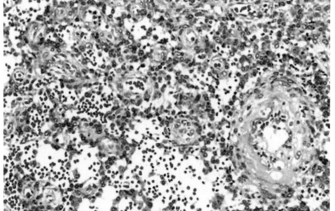

B

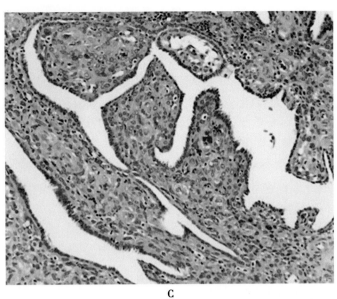

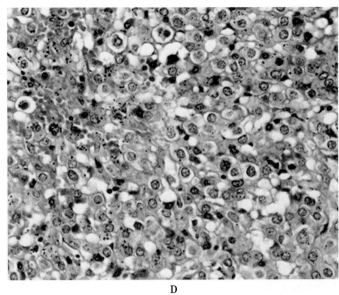

C                     D

图 3-2-14 球旁细胞瘤形态学特征

A. HE×4 球旁细胞瘤瘤细胞呈实性片状和血管外皮细胞瘤样排列；B. HE×10 常见间质水肿所致的微囊形成；C. HE×10 瘤细胞围绕内陷的良性肾小管呈乳头状排列；D. HE×20 瘤细胞上皮样，胞质丰富而浅染，核居中，形态温和

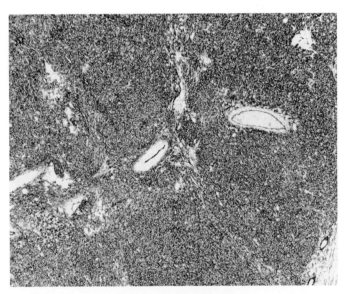

图 3-2-15 球旁细胞瘤

IHC×4 CD34 球旁细胞瘤弥漫表达

为锐利成角的棒状颗粒。

**4. 基因遗传学特征** 遗传学分析球旁细胞瘤常见 9 号和 11 号染色体丢失以及异倍体。

【鉴别诊断】

**1. 肾脏孤立性纤维性肿瘤（SFT）** SFT 常见明显的血管外皮细胞瘤样结构以及免疫组化染色弥漫表达 CD34 可与球旁细胞瘤混淆。与后者不同，SFT 一般不引起明显的高血压症状，镜下肿瘤常见粗大的胶原纤维间质沉积，免疫组化染色特征性表达 STAT6，较少表达 SMA，不表达肾素蛋白。

**2. 胃肠道外胃肠道间质肿瘤（GIST）** 原发于后腹膜的 GIST 在临床上有时可靠近肾脏而误认为肾脏原发，GIST 和球旁细胞瘤在形态学和免疫表型特征上存在明显重叠，需要仔细鉴别。此时免疫组化染色可帮助诊断，GIST 表达 DOG1 而不表达肾素蛋白，球旁细胞瘤则相反。

**3. 以平滑肌为主或上皮样细胞为主的血管平滑肌脂肪瘤** 与球旁细胞瘤不同，血管平滑肌脂肪瘤常见瘤细胞围绕畸形的血管呈放射状分布，免疫组化染色除了表达肌源性标志物（SMA 和结蛋白）之外，还表达黑色素细胞标志物（HMB45 和 Melan-A）等，一般不表达 CD34。

**4. 肾脏血管周肌样细胞肿瘤** 包括血管球瘤和肌周细胞瘤等（共同构成瘤谱），瘤细胞常见围绕血管呈同心圆状或血管外皮瘤样排列，免疫组化染色弥漫表达 SMA 和 MSA 等，因而可能误诊为球旁细胞瘤。与球旁细胞瘤不同，血管球瘤和肌周细胞瘤一般不引起高血压症状，免疫组化染色不表达肾素蛋白，较少表达 CD34。

（赵　明）

# 第九节　婴儿骨化性肾肿瘤

【定义】

婴儿骨化性肾肿瘤（ossifying renal tumor of infancy，ORTI）是罕见的发生于儿童的良性肾肿瘤。位于肾盏，由骨小梁、成骨样细胞和梭形细胞构成。

**【临床特征】**

**1. 流行病学**

（1）发病率：十分罕见，文献只有二十几例报告。

（2）发病年龄：本病以婴幼儿多见，就诊年龄6天到30个月，平均6.7个月。

（3）性别：男性多见。

**2. 症状**　临床常表现为大量肉眼血尿。

**3. 实验室检查**　血液常规及生化等实验室检查均未见明显异常。

**4. 影像学特点**　B超可见实性肿物向肾盂或肾盏生长，有钙化。IVP可见肾内团块状高密度影。CT检可见肾轮廓正常，肾盂、肾盏部位肿瘤内骨样钙化像鹿角状结石，且伴肾盂、肾盏扩张，CT增强提示境界清楚的肿块，强化不明显，中央见骨化灶（图3-2-16）。

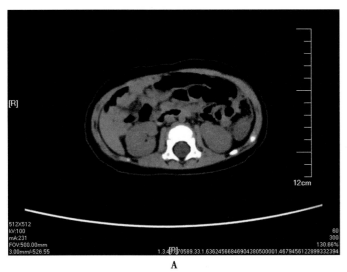
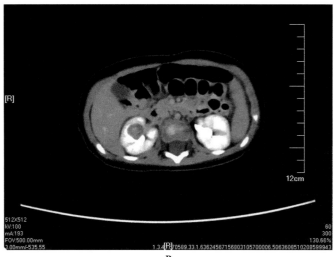

A

B

图3-2-16　婴儿骨化性肾肿瘤影像学特征

A. CT示右肾实质内类圆形占位，与肾实质分界欠清，低密度影，其内可见少许片状高密度；B. CT增强示肿块与肾实质分界清晰，大小约14mm×12mm

**5. 治疗**　治疗中应该最大限度保护肾脏功能，单纯肿瘤切除即可。但由于认识不足及术前诊断困难，大部分病例行一侧肾脏切除或部分肾脏切除。

**6. 预后**　随访资料中无术后复发或转移的病例，显示出ORTI的良性生物学行为。完整切除预后良好。

**【病理变化】**

**1. 大体特征**　病理学检查可见肿瘤呈结节状、鹿角状或不规则形，直径0.8～4cm，平均2.5cm，灰粉、灰白间淡褐色。切面肿物常位于肾盂、肾盏内，与肾乳头粘连，并从肾乳头尖端伸入肾盏内，质硬，局部质软或囊性变，可见出血，无坏死（图3-2-17A）。

**2. 镜下特征**

（1）组织学特征：肿瘤主要由骨样基质、骨母细胞样细胞以及梭形细胞组成。骨样基质为粗大的小梁状、网状相连，小梁间见灶状的骨母细胞样细胞，细胞肥胖，多角形，有卵圆形核，胞质丰富，间质见较多小血管。骨样基质位于核心，周围被多量梭形细胞包绕，梭形细胞大小一致，核呈卵圆形或梭形，深染，核分裂象很少。片状排列，可与肾小管混合存在（图3-2-17B～F）。

（2）免疫组化：肿瘤细胞尚无特异性分子标记物，通常梭形细胞vimentin阳性，WT1和SMA可阳性，骨母细胞vimentin、EMA、CK和STAB2可阳性；两者均不表达NSE、CgA、CD99、desmin。

**3. 超微结构特征**　梭形细胞有间叶细胞的特点，胞质少，内有少量的细胞器。大部分是粗面内质网，有一些线粒体。多角形细胞显示上皮分化的特征，包括微管形成、紧密连接并出现桥粒，并且多数细胞胞质内可见中间丝及扩张的粗面内质网。

**4. 基因遗传学特征**　近年来有报道其染色体核型发现有4号染色体三倍体。通过原位杂交探测出4染色体三倍体，认为是该肿瘤的特征，并可以与其他婴幼儿肾肿瘤相区别。

**【鉴别诊断】**

**1. 肾母细胞瘤（WT）**　WT发病高峰年龄在2岁左右，由未分化肾胚芽组织、间叶组织和上皮组织构成，偶有肿瘤伴钙化的个案报道。ORTI平均年龄6.7个月，1岁以内占92%。由骨样基质、骨母细胞样细胞以及梭形细胞组成。

**2. 肾透明细胞肉瘤（CCSK）**　硬化型CCSK透明变性的胶原似骨样组织，与ORTI形态相似。CCSK瘤体通常较大，肿瘤细胞界限不清楚，胞质淡染或空泡状，分支

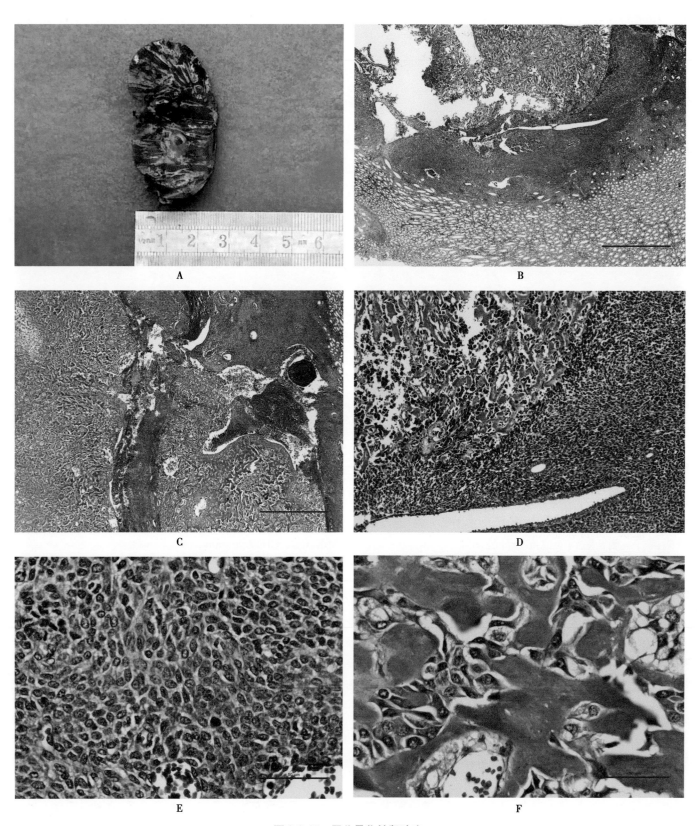

A

B

C

D

E

F

**图 3-2-17　婴儿骨化性肾肿瘤**

A. 大体示肿瘤 1cm×1cm×0.8cm，位于肾脏中部靠近肾门处，质地较硬；B. HE×2 病灶中央为粗大的网状相连的骨小梁，小梁间见多角形细胞，外周见片状增生的梭形细胞；C. HE×2 梭形细胞梁状伸入骨样组织中；D. HE×4 多角形细胞与梭形细胞间有移行；E. HE×40 梭形细胞密集，大小一致，形态温和，核圆形卵圆形；F. HE×40 骨样组织粉染均质，骨小梁见多角形细胞，胞质丰富，核卵圆形，核分裂象少见

状纤维血管间质("鸡爪样"血管)穿插于肿瘤细胞将其分隔,免疫组化 Cyclin D1 阳性。ORT1 由骨样基质、骨母细胞样细胞以及梭形细胞组成。

**3. 先天性中胚层肾瘤(CMN)** 也好发于 6 个月以内的婴儿。大体为实性肿块,体积较大,切面有车辐状、束状排列纤维束。镜下主要由具有成纤维细胞、肌纤维母细胞及平滑肌细胞特性的梭形细胞构成。但没有骨样基质及骨母细胞样细胞的成分,很少见到钙化。常有 *ETV6* 和 *NTRK3* 基因融合。

(武海燕)

## 第十节　其他少见的间叶来源的肿瘤

### 一、骨肉瘤

**【定义】**

骨肉瘤(osteosarcoma)是由形成骨样组织或骨组织的恶性细胞组成的肿瘤。

**【临床特征】**

**1. 流行病学**

(1)发病率:肾脏原发性骨肉瘤非常罕见,据报道不到 30 例。

(2)发病年龄:多发生于大于 40 岁的成年人。

(3)性别:男女比约 1.7:1。

**2. 症状**　无特殊症状和体征。

**3. 治疗及预后**　尽管手术切除和放化疗联合应用,其预后仍非常差,平均存活时间为 15 个月。早期局部复发和远处转移(转移至肺最为常见)很常见。

**【病理变化】**

**1. 大体特征**　肿瘤切面灰白,质实,伴有钙化、出血或坏死。骨肉瘤主要位于肾皮质,通常会延伸至肾周围或肾门处脂肪组织。

**2. 镜下特征**　组织学上,肾原发性骨肉瘤具有多形性,可见梭形细胞、多核巨细胞及肿瘤性成骨。

### 二、尤因肉瘤

**【定义】**

尤因肉瘤(Ewing sarcoma)和原始神经外胚叶肿瘤是两种密切相关的小圆细胞恶性肿瘤。几乎所有的病例都涉及 *EWSR1* 基因和 *ETS* 相关癌基因家族易位。

**【临床特征】**

**1. 流行病学**

(1)发病率:尤因肉瘤发生在肾脏很罕见。

(2)发病年龄:中位年龄 20 岁。

(3)性别:男女性别比 3:1。

**2. 症状**　无特异性,与其他肾脏肿瘤相似。

**3. 预后**　发生在肾脏的尤因肉瘤比在其他部位的更具侵袭性。大约 20%~50%的患者存在远处转移,5 年无病生存率约为 45%~55%。

**【病理变化】**

**1. 大体特征**　无特殊,与其他肾脏肿瘤相似。

**2. 镜下特征**

(1)组织学特征:肾脏尤因肉瘤在形态上与其他部位的肿瘤难以区分。肿瘤细胞由形态较为单一的小圆细胞组成,细胞核圆,浓染。少数病例中可见到菊形团样结构。核分裂象和坏死多见。

(2)免疫组化:肿瘤细胞特征性表达 CD99。FLI1 或 ERG 也会阳性表达,但不具有特异性。此外,30%的病例表达一些角蛋白标记。

**3. 基因遗传学特征**　多达 90%的病例存在 t(11;22)(q24;q12),形成 EWSR1-FLI1 融合基因。5%的病例存在 t(11;21)易位,形成 *EWSR1-ERG* 融合基因,其他基因伴侣均为 ETS 家族基因。特异性融合基因无预后意义。

### 三、淋巴管瘤

**【定义】**

淋巴管瘤(lymphangioma)是一罕见的良性肾肿瘤,由淋巴管引起或淋巴系统发育畸形导致。可位于肾被膜或肾皮质,更常见于肾盂、肾窦周围。

**【临床特征】**

肾脏淋巴管瘤多见于成人,儿童占 1/3。可出现单侧或双侧多发性淋巴管瘤,称之为淋巴管瘤病。有些病例存在核型异常,如 7 号染色体为等臂染色体,X 染色体缺失等。

**【病理变化】**

**1. 大体特征**　淋巴管瘤有包膜。肿瘤直径可从几厘米到 19cm 不等,切面呈单房或多房囊性病变。

**2. 镜下特征**

(1)组织学特征:肿瘤由大小不等的囊腔构成,囊腔之间相互沟通,有纤维间隔。囊内壁衬扁平内皮细胞。纤维间隔内可见小的包裹进去的正常肾小管和淋巴细胞。

(2)免疫组化:CD31、CD34、podoplanin 以及其他内皮细胞标记阳性,细胞角蛋白 CK 阴性。

### 四、血管母细胞瘤

**【定义】**

发生于肾脏的血管母细胞瘤(haemangioblastoma)在形态上和中枢神经系统的血管母细胞瘤类似。肿瘤由间质细胞和丰富的毛细血管构成。

【临床特征】

1. 流行病学

（1）发病率：血管母细胞瘤最常见于小脑，很少发生在颅外。迄今为止，仅报道过 8 例肾血管母细胞瘤。

（2）发病年龄：16~71 岁。

（3）性别：报道过的病例中 4 例男性，4 例女性，无明显性别倾向。

2. 症状 一般无症状，多是体检或偶然发现，少数患者出现腰背部不适及血尿等症状。

3. 预后 良性肿瘤。目前无复发或转移的报道。

【病理变化】

1. 大体特征 肿瘤直径 1.2~6.8cm，平均直径 4.1cm，界限清楚，包膜完整。切面灰白或棕黄色。

2. 镜下特征

（1）组织学特征：肿瘤组织主要由丰富的毛细血管和嗜脂质的间质细胞构成。间质细胞胞质丰富，呈空泡状，脂肪染色可显示空泡状胞质内含有大量的脂质。瘤组织内有时可见异型细胞，但不作为分化不良的指征。

（2）免疫组化：免疫组化 NSE、S-100 蛋白、GLUT1 和 vimentin 阳性表达，CD10 和 EMA 呈灶性膜染色，PAX8 阳性表达于细胞核。不表达 CK 和神经源性标记物。

3. 基因遗传学特征 肾血管母细胞瘤和 VHL 综合征无关，不存在 VHL 基因突变。目前认为肾血管母细胞瘤为散发性，无家族性或遗传性关联。

### 五、肾髓质间质细胞瘤

【临床特征】

1. 流行病学 16%~42% 的肾髓质间质细胞瘤在成人尸检时发现。很少见于儿童。

2. 症状 一般无症状，多是体检或偶然发现，少数患者形成肾脏肿块。

【病理变化】

1. 大体特征 大多数肾髓质间质细胞瘤直径在 1~10mm，呈白色或灰白色结节状，位于肾髓质椎体中，肿瘤较大时可以延伸至肾髓质并呈息肉状突入肾盂中。

2. 镜下特征 肿瘤由小的星芒状或纺锤状细胞构成，这些细胞分布于疏松淡染的嗜碱性间质中，似肾髓质间质。有些肾髓质间质细胞瘤中有淀粉样物质沉积，此时，肿瘤原有的间质消失，代之以不规则嗜酸性淀粉样物质沉积。此外，肿瘤周边常有正常的肾髓质小管陷入。

### 六、神经鞘瘤

【定义】

神经鞘瘤（Schwannoma）是发生于外周神经和听神经的常见良性肿瘤，罕见发生于肾脏。

【临床特征】

1. 流行病学

（1）发病率：罕见。

（2）发病年龄：目前报道的病例仅发生于成人。

（3）性别：无明显性别倾向。

2. 症状 患者无特殊的症状和体征，常见体重减轻、发热、腹痛或季肋部疼痛，常可触及腹部包块，也可出现血尿。

【病理变化】

1. 大体特征 肿瘤边界清楚，分叶状或圆形肿块，直径 4~16cm，平均 9.7cm，切面呈棕褐色或黄色。

2. 镜下特征

（1）组织学特征：肾神经鞘瘤由梭形细胞构成，部分呈栅栏状排列（Antoni A），部分细胞少而结构疏松（Antoni B）。有些肿瘤富于细胞型神经鞘瘤改变，即富于细胞区仅见明显的 Antoni A 区，并且无 Verocay 小体。

（2）免疫组化：肿瘤组织表达 S-100 蛋白，而缺乏上皮分化标志物。

### 七、孤立性纤维瘤

【定义】

孤立性纤维瘤（solitary fibrous tumor，SFT）是由增生一致的梭形细胞束状排列而成。

【临床特征】

1. 流行病学

（1）发病率：罕见，目前仅报道了约 40 例。

（2）发病年龄：28~83 岁（平均年龄 52 岁）。

（3）性别：无明显性别倾向。

2. 预后 大多数为良性，患者预后良好。少数肿瘤呈现侵袭性的生物学行为。

【病理变化】

1. 大体特征 通常肿瘤较大，直径 2~25cm，平均直径 8.75cm。

2. 镜下特征

（1）组织学特征：肾内孤立性纤维瘤的组织学形态和其他软组织部位发生的孤立性纤维瘤相同。梭形细胞呈不规则状、席纹状或短束状排列以及少细胞区的致密胶原带。

（2）免疫组化：免疫组化 CD34、CD99 和 Bcl-2 阳性。

3. 基因遗传学特征 SFT 存在特异性的染色体内易位 inv(12)(q13;q13)，形成 NAB2-STAT6 融合基因，并驱动 STAT6 核表达。STAT6 的表达对于鉴别诊断 SFT 具有较高的敏感性和特异性。

（王小桐 饶秋 周晓军）

# 第三章

# 混合性上皮和间叶来源的肿瘤

## 第一节　成人囊性肾瘤

【定义】

囊性肾瘤分为成人囊性肾瘤（adult cystic nephroma，ACN）和儿童囊性肾瘤（paediatric cystic nephroma，PCN）。ACN 以往与 PCN 归为一类，独立于肾脏混合性上皮间质肿瘤。ACN 为局灶性、边界清楚的多囊性肿物，囊肿之间相互独立。囊腔内衬鞋钉样细胞或扁平及立方上皮。囊腔间为纤维间质，常有部分细胞丰富区域残留卵巢样间质细胞。基于相似的发病年龄和性别分布、免疫组化表达、组织学特征表现，ACN 现在被归入肾脏混合性上皮间质肿瘤谱，有别于 PCN 这一独特的肿瘤类型。PCN 是一种多房性、完全囊性的儿童肿瘤，隔膜仅包含纤维组织和分化良好的小管。

【临床特征】

**1. 流行病学**

（1）发病率：约占 1%~2% 肾脏肿瘤。其中 PCN 约占 2/3，ACN 约占 1/3。

（2）发病年龄：PCN 年龄多小于 24 个月，ACN 多大于 30 岁，5%CN 患者为 5~30 岁。

（3）性别：ACN 多见于女性，PCN 男孩比女孩更常见。

**2. 症状**　表现为明显的肿块或非特异性症状，如腹痛、血尿和尿路感染等。

**3. 影像学特点**　彩超下 CN 表现为多房囊性病变，肿瘤周围有较薄的间隔，且无血管及绝大多数无钙化。PCN 的不常见彩超特征是见血管壁和间隔，血管壁扩张，彩超见间隔内有部分血流。ACN 的罕见特征是输尿管内陷和管壁钙化。

**4. 治疗**　通过完整手术切除可以治愈囊性肾瘤。

**5. 预后**　良性肿瘤，预后良好。

【病理变化】

**1. 大体特征**　ACN 剖面为多房囊性（图 3-3-1A），囊

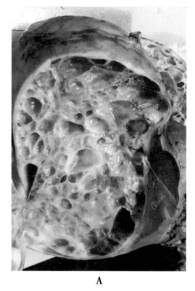
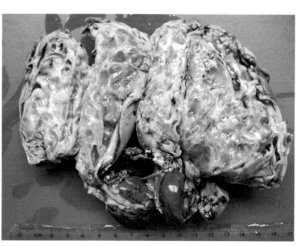

图 3-3-1　囊性肾瘤

A. 成人囊性肾瘤，局灶性、边界清楚的多囊性肿物，实性成分不明显；B. 儿童囊性肾瘤，多房囊性巨大肿瘤，无明显实性成分

壁薄,实性区较少或不明显。一些肿瘤表现为均匀一致的囊腔,有的肿瘤囊腔大小差异可以很大。PCN 体积通常相对较大(图 3-3-1B),平均直径约为 9cm。肿瘤完全由大小不同的囊肿构成。间隔薄,实性成分不明显。

### 2. 镜下特征

(1) 组织学特征:ACN 部分囊腔小至蜂窝状,部分囊腔扩大似囊肿形成。囊腔内衬上皮细胞从扁平、立方形至高柱状/复层上皮,部分细胞呈鞋钉样,间质可见散在卵巢样间质细胞(图 3-3-2A)。PCN 完全由薄的纤维间隔分离的囊肿组成。囊肿内衬细胞与 ACN 一样,部分区可见上皮脱落。间隔内含有纤维组织,局灶区细胞丰富并可见分化良好的小管结构(图 3-3-2B)。

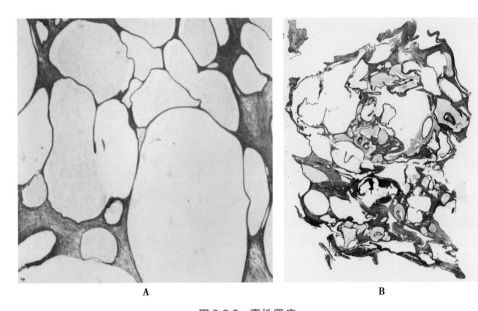

A                             B

图 3-3-2　囊性肾瘤
A. 成人囊性肾瘤,显著囊肿形成,间隔菲薄,局部间隔中见卵巢样间质细胞;B. 儿童囊性肾瘤,镜下见薄纤维组织间隔中有大小不一囊腔

(2) 免疫组化特点:ACN 和 PCN 间质均可表达 ER,但 ACN 间质细胞阳性表达 inhibin,而 PCN 间质细胞 inhibin 阴性。

### 3. 基因遗传学特征
大多数 PCN 都存在 *DICER 1* 突变,ACN 无此特点。

【鉴别诊断】

**1. 低度恶性潜能多房囊性肾肿瘤(multilocular cystic renal neoplasm of low malignant potential)**　低度恶性潜能多房囊性肾肿瘤,呈多囊性,巨检无实性区,类似成人型囊性肾瘤,囊壁内衬单层或多层透明细胞,纤维囊壁间散在少量透明细胞,免疫表型与普通型肾透明细胞癌相同。间质细胞表达不同于成人型囊性肾瘤。

**2. 单纯性肾囊肿(simple renal cysts)**　为单个圆形、壁薄而光滑的囊性肿块,囊肿内无分隔,无间质成分。既无儿童型囊性肾瘤的基因改变,也无成人性囊性肾瘤的间质细胞免疫组化表达特点。

**3. 成人型多囊肾(adult polycystic kidney)**　致病基因位于第 16 号染色体的常染色体显性遗传病,双肾弥漫性囊肿,成人发病年龄越早预后越差。一半左右患者可并发多囊肝,常有高血压。无 *DICER 1* 突变,间质细胞无

ER、PR、SMA 和 DES 表达。

**4. 囊性部分分化性肾母细胞瘤(cystic partially differentiated nephroblastoma)**　长期以来囊性部分分化性肾母细胞瘤与小儿囊性肾瘤被认为是一个连续的疾病谱,但分子检测结果显示囊性部分分化性肾母细胞瘤中无 *DICER 1* 突变,提示二者实际为不同的肿瘤。囊性部分分化性肾母细胞瘤中可见未成熟肾母细胞瘤成分。

**5. 家族性囊性肾瘤(familial cystic renal tumor)**　儿童性囊性肾瘤可以是家族性囊性肾瘤的局部表现,后者表现为双侧肾脏多发肿瘤,并与胸膜肺母细胞瘤有关。家族性病例与生殖细胞 *DICER 1* 突变有关,是 DICER 1 综合征的一部分,诊断 PCN 时应结合临床情况考虑其是否可能是家族性囊性肾瘤的局部表现。

**6. 婴儿型多囊肾(infantile polycystic kidney)**　常染色体隐性遗传病,双肾弥漫肿大,切面呈蜂窝状,肾内充满数毫米的囊肿,远端肾小管和集合管呈梭形束状扩张,放射状排列。本病主要发生在婴儿,尽管少数患儿可存活到儿童,甚至青年时期,但一般存活时间不长。免疫组化可协助诊断。

**（侯　君）**

## 第二节　肾脏混合性上皮和间质肿瘤

### 【定义】

肾脏混合性上皮和间质肿瘤(the mixed epithelial and stromal tumor family, MEST)现指一个肿瘤谱系,涵盖范围从明显囊性肿瘤(成人囊性肾瘤)到囊实性成分不等的混合性上皮间质肿瘤,肿瘤内见腺体及囊腔结构,包含上皮细胞、间质梭形细胞,也被称为肾上皮间质肿瘤。

### 【临床特征】

#### 1. 流行病学

(1)发病率:低,文献报道百余例。

(2)发病年龄:好发于中年及围绝经期妇女或老年女性,平均发病年龄 52 岁。男性发病平均年龄偏大。

(3)性别:男女比例约 1 : 7。这类肿瘤潜在病因可能与雌激素分泌失调或其他激素相关因素有关。大部分 MEST 有雌激素治疗史,提示雌激素可能与 MEST 存在相关性,但也有报道认为与激素治疗相关性不确定。

#### 2. 症状
临床症状包括腹痛、血尿、尿道感染症状,也可能没有任何症状偶然被发现。

#### 3. 影像学特点
CT 显示为囊实性占位,大部分病例出现实性增强成分,没有特征性影像学特点可与其他肾脏囊性肿瘤鉴别。

#### 4. 治疗
外科手术切除是 MEST 首选治疗方式。

#### 5. 预后
绝大部分 MEST 为良性肿瘤,单纯手术切除预后良好,但已见 10 余例具有恶性生物学行为及表现恶性病理形态的个案报道。

### 【病理变化】

#### 1. 大体特征
肿瘤表现为肾脏单侧囊实性肿块,常突向肾脏髓质靠近肾盂,有些肿瘤突向肾盂腔内呈息肉状(图 3-3-3A),因此曾经被称为肾盂囊性错构瘤。肿瘤周围界限清楚,常无纤维包膜,肿瘤平均直径 9.0cm。肿瘤剖面为囊实性,不同肿瘤囊腔区域和实性区比例差异可以很大,有的肿瘤巨检以囊腔为主(以往被归为成人囊性肾瘤),有的肿瘤以实性区为主,仅见少量细小囊腔(图 3-3-3B),大部分肿瘤囊腔和实性区均很明显。囊腔大小差异也很大,囊腔可以小到蜂窝状或仅在镜下可见;也可为巨大的囊腔,似囊肿形成;一些肿瘤表现为均匀一致的囊腔。实性区灰白色,在混合性上皮间质肿瘤中实性区明显,而在囊性肾瘤中则仅分布在囊腔间隔。

#### 2. 镜下特征

(1)组织学特征:肿瘤成分包括上皮和间质,上皮细胞扁平(图 3-3-4A)、立方形、高柱状/复层上皮(图 3-3-4B),部分细胞呈鞋钉样(图 3-3-4C),胞质可以空泡状透亮(图 3-3-4D),嗜双色性,也可以嗜伊红。特征性间质细胞为卵巢样间质(图 3-3-4E),间质细胞可以很丰富,也可以很稀疏,大部分间质类型为少细胞的纤维性间质,部分区域可见间质疏松水肿(图 3-3-4F),间质黏液样变及散在束状平滑肌组织,少数病例间质平滑肌成分明显,以往曾被命名为肾平滑肌瘤性错构瘤。肿瘤间质中脂肪组织罕见,作者曾诊断一例罕见 MEST(图 3-3-4G),间质以脂肪组织为主,腺体及囊腔均很少,局灶区见少量内衬立方上皮小囊腔(图 3-3-4H)。细胞异型不明显,少数细胞可见核仁,病理性核分裂象不易找到,坏死和出血很少见。近年来有少量文献报道间质成分肉瘤变,表现为癌肉瘤、横纹肌肉瘤、软骨肉瘤、未分化肉瘤形态。

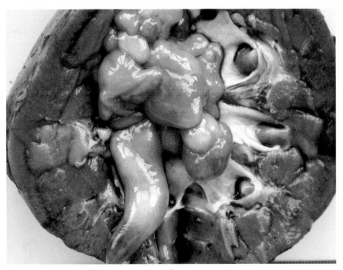

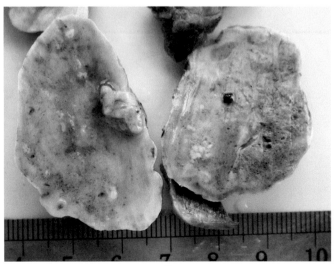

图 3-3-3　肾脏混合性上皮和间质肿瘤大体特征

A.肿瘤突向肾盂腔内,呈息肉状;B.肿瘤以实性区为主,仅见少量细小囊腔

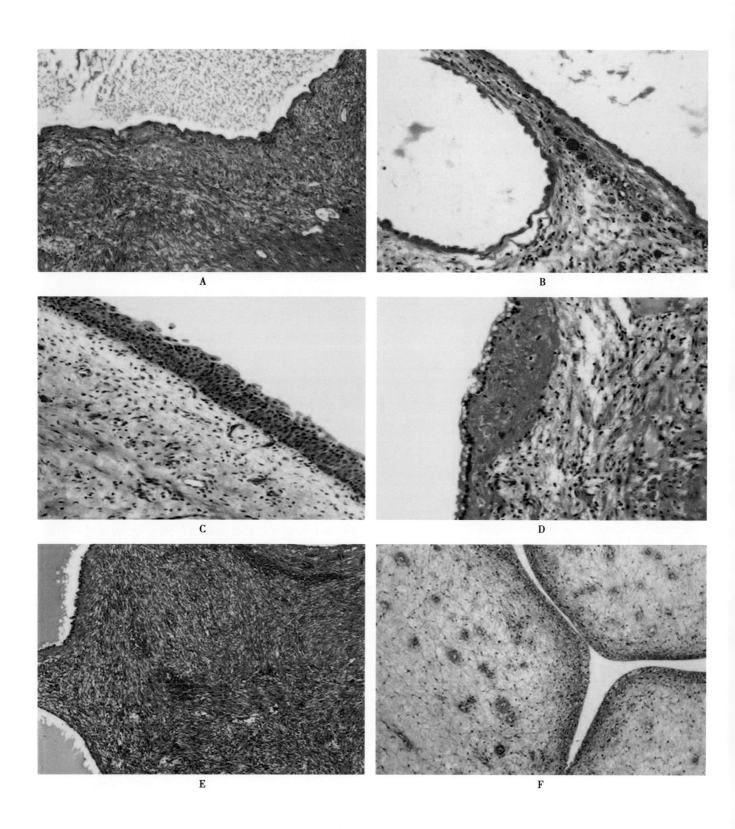

A

B

C

D

E

F

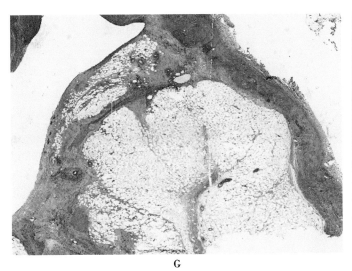

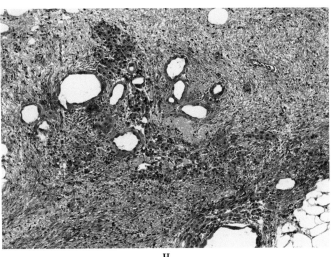

G　　　　　　　　　　　　　　　　　　　　　　H

图 3-3-4　肾脏混合性上皮和间质肿瘤镜下特征
A.囊腔内衬扁平上皮;B.囊腔内衬柱状/复层上皮细胞;C.囊腔内衬鞋钉样上皮细胞;D.内衬立方上皮细胞胞质透亮;E.间质富于卵巢样梭形间质细胞;F.间质疏松水肿;G.罕见以脂肪组织为主 MEST,界限清楚,囊腔不明显;H.仅镜下见小囊腔

（2）免疫组化特点:上皮细胞表达 EMA、AE1/AE3。间质细胞表达 SMA、DES、ER、PR、CD10、inhibin,不表达 WT1(图 3-3-5)。

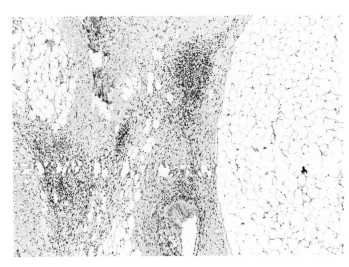

图 3-3-5　间质卵巢样梭形细胞表达 PR

【鉴别诊断】

1. 管状囊性肾癌（tubulocystic renal cell carcinoma）　MEST 首先需与管状囊性肾癌鉴别,管状囊性肾癌中老年男性发病居多,与 MEST 一样都表现为囊实性肿瘤,肿瘤边界较清楚,管状囊性肾癌镜下由囊状结构和小管组成,小管和囊腔内衬扁平、立方或柱状嗜酸性上皮细胞,可见鞋钉样细胞;部分上皮可呈乳头状结构,这是 MEST 中不易见到的。肿瘤细胞核规则,圆形或卵圆形,Fuhrman 核分级 3 级,多数细胞可见核仁,核分裂象可见。MEST 上皮细胞形态温和,无异型,Fuhrman 核分级 1~2 级。囊状结构和小管间有纤细的间隔或纤维性间质分隔,无平滑肌细胞及卵巢样间质细胞。间质细胞免疫组化不表达 ER、PR 及 SMA、DES,也可帮助鉴别。

2. 成人型肾母细胞瘤（adult nephroblastoma）　成人型肾母细胞瘤可呈多房囊性,但能观察到特征性的胚基细胞、原始肾小球、肾小管样结构及间叶组织。免疫组化表达 WT1、CD56。

3. 血管平滑肌脂肪瘤　少数血管平滑肌脂肪瘤可出现明显囊性改变,免疫组化 HMB45 和 Melan-A 阳性可帮助鉴别。

MEST 需要与大部分囊性肾肿瘤鉴别,最具特征性的是间质细胞同时表达激素受体标记和平滑肌标记。尽管目前绝大多数 MEST 临床转归为良性,WHO 泌尿生殖肿瘤分册中的 ICD 编码为 0,但近两年陆续见恶性 MEST 个例报道,表现为肿瘤复发、转移。恶性案例大多为女性,男性恶性 MEST 罕见。恶性 MEST 多数为间质细胞肉瘤转化。

（侯　君）

# 第四章

## 肾母细胞来源的病变

## 第一节　肾源性残余

【定义】

肾源性残余（nephrogenic rests，NR）是异常残存的灶性胚胎细胞，呈幼稚的胚芽组织和/或小管，可发展成肾母细胞瘤。肾母细胞瘤病（nephroblastomatosis，NS）是指弥慢性或多灶性分布的 NR。

【临床特征】

**1. 流行病学**

（1）发病率：约 1% 的尸检可以发现存在肾源性残余；25%~40% 的肾母细胞瘤可见肾源性残余；单侧肾母细胞瘤中有肾源性残余，另一侧肾母细胞瘤发生风险增加。90% 双侧肾母细胞瘤存在肾源性残余。

（2）发病年龄：肾源性残余可以退化消失，或数年保持不变（休眠型肾源性残余），或增殖转化成肾母细胞瘤。

（3）性别：男女无差别。

**2. 症状**　肾源性残余较小时没有临床症状，不易检出，往往因肾母细胞瘤发现。

**3. 影像学特点**　较大的肾源性残余影像学检查可见软组织密度影。弥慢性肾母细胞瘤病超声检查表现为双肾弥漫性增大。

**4. 治疗**　静止的小灶状肾源性残余可以观察，弥漫增生的肾源性残余发生肾母细胞瘤的概率非常高，常用化疗治疗。

**5. 预后**　肾源性残余可以退化消失，或数年保持不变（休眠型肾源性剩余），或增殖转化成肾母细胞瘤。多灶状和增殖性肾源性残余预后较差，全小叶型预后极差。伴有肾源性残余的肾母细胞瘤复发率为 50%，有作者认为 NR 或 NS 是癌前病变。

【病理变化】

**1. 镜下特征**　肾源性残余分为两种亚型：①叶周肾源性残余（perilobar nephrogenic rests，PLNR）肾胚组织位于肾边缘，界限清楚，由肾胚、小管组成，间质缺乏。多见

于胚芽型和上皮型 WT。②叶内肾源性残余（intralobar-nephrogenic rests，ILNR）肾胚组织位于肾叶皮质和髓质的任何部位，界限不清，与肾实质混杂存在。由间质、肾胚、不同分化程度的小管组成，间质常常较明显。多见于间质型 WT。

肾母细胞瘤病（nephroblastomatosis，NS）可见弥散性或多灶性分布的肾源性残余，根据肾源性残余的组成可分为：①叶周型；②叶内型；③混合型；④全小叶型。

**2. 基因遗传学特征**　许多肾母细胞瘤中的基因改变在肾源性残余也存在。

【鉴别诊断】

**肾母细胞瘤**　由未分化肾胚芽组织、间叶组织和上皮组织构成，肾源性残余出现异型性时（增殖性肾源性残余），与肾母细胞瘤难以鉴别。特别是在细针穿刺标本，更难在形态上鉴别。此时只能依靠肿瘤组织与正常肾组织之间有无纤维组织构成的假包膜鉴别。

（武海燕）

## 第二节　肾母细胞瘤

【定义】

肾母细胞瘤（nephroblastoma），又称 Wilms 瘤（Wilms tumor，WT），是起源于肾胚基细胞的恶性胚胎性肿瘤，也是小儿腹膜后最多见的实体瘤。

【临床特征】

**1. 流行病学**

（1）发病率：肾母细胞瘤在儿童中发病率约 1/8 000。占儿童肾脏肿瘤的 90%。

（2）发病年龄：肾母细胞瘤好发于 2~5 岁，98% 小于 10 岁，75% 小于 5 岁，中位年龄 3.5 岁。

（3）性别：肾母细胞瘤发病男女无性别差异，或女孩稍多见。

**2. 症状**　肾母细胞瘤常表现无痛性腹部包块、腹痛、血尿、高血压；其他非特征性症状有发热、泌尿道感染、便

秘、体重降低、呕吐、肠炎等;其他少见症状如肿瘤破裂引起的急腹症、红细胞增多等也有报道。WT 也可以是某些综合征的一部分,如 WAGR 综合征、Denys-Drash 综合征、Beckwith-Wiedemann 综合征。

3. **影像学特点** CT 平扫显示肿瘤呈球形和椭圆形,低密度改变,密度不均匀,肿瘤包膜与肾脏界限清晰或部分不清晰。增强扫描病灶内可见轻中度欠均匀强化,压迫肾脏,使残余肾组织呈"新月形""薄片状"强化。静脉肾盂造影(IVP)显示患侧肾盂肾盏被挤压、移位、拉长变形或破坏,也可表现为充盈缺损。B 超检查可见肾实质内中低不均匀混合回声,表现为囊实性、实性或完全囊性,偶见钙化,可见残肾与肿瘤呈"握球征"。

4. **治疗** 目前多采用以手术切除为主、辅以化疗或放疗等综合性的治疗方法。一般采用 COG(Children's Oncology Group)或 SIOP(Societe Internationale d'Oncologie Pediatrique)的治疗方案。二者的主要差别是对于手术切除肿瘤时期的选择,COG 主张首先手术切除肿瘤,明确病理诊断和临床分期后,再进行化疗等综合治疗,而 SIOP 则主张术前化疗,然后再手术切除肿瘤。两种治疗方案各有利弊。COG 方案有利于病理诊断、可选择精准的化疗方案;SIOP 方案可使肿瘤体积缩小、利于手术切除、减少或避免术中肿瘤破溃,但术前化疗可降低肿瘤的临床分期,化疗后肿瘤继发性改变有时会影响病理精确分型和诊断。经比较研究,两种方案治疗后 5 年生存率没有明显差别。

5. **预后** 大多数肾母细胞瘤为分期低和分化好的组织学类型,预后良好。预后差的最有意义指标是分期高和有间变。尽管 COG 和 SIOP 对于肾母细胞瘤手术切除时期的选择有差异,但二者治疗后 5 年生存率没有明显差别,WT 总体治愈率已超过 85%。

【病理变化】

1. **大体特征** 大多数肾母细胞瘤为单发,但有 7% 呈单侧肾脏多发,5% 累及双侧肾脏。典型的 WT 为单中心性边界清楚的球性肿物,周围有纤维性假包膜包绕,切面灰白或棕褐色,鱼肉状,常出血坏死和囊肿形成,周围肾实质受压萎缩或扭曲变形。当肿瘤呈息肉状突入肾盂肾盏时,肉眼可呈葡萄状。偶见肾母细胞瘤发生在肾外(图 3-4-1)。

2. **镜下特征**

(1)组织学特征:肾母细胞瘤属一种复合的胚胎性肾肿瘤,大多数肿瘤可以不同程度地观察到胚芽性、间叶性及上皮性细胞 3 种成分,也可见 2 种或 1 种成分的 WT,但原始肾胚芽是确诊肾母细胞瘤的最主要依据。WT 病理组织学分类:

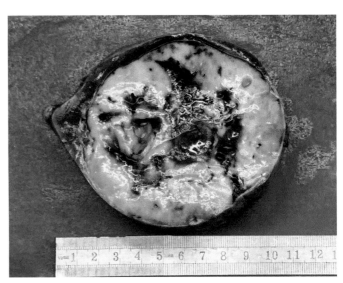

**图 3-4-1 肾母细胞瘤大体**
肿瘤较大,9cm×8.5cm×6cm,靠近肾门,境界较清,切面灰白、暗红色鱼肉状,质嫩,部分暗红色出血坏死囊性变

1)胚芽型:肿瘤中胚芽成分>65%。WT 的胚芽细胞小,排列紧密,核圆形、椭圆形,核染色质较粗,有小核仁,核分裂多,胞质少,嗜碱性。根据胚芽的排列分成四种类型:①弥漫性胚芽型,由形态单一、较为分散的片状肾胚细胞构成,细胞弥漫排列,细胞黏附性差。该型侵袭性较强,常常侵袭周围肾组织或血管。②蛇型胚芽,肾胚细胞排列呈束状、缎带样或波浪状,由疏松的纤维黏液样间质分隔。③结节样或器官样胚芽型,在黏液样间质背景上出现境界清楚的胚芽细胞巢,通常缺少侵袭性行为,呈推进式生长。④基底细胞样胚芽型,肾胚细胞结节的边缘可见呈栅栏样的基底细胞。

2)上皮型:肿瘤中上皮成分>65%,上皮成分包括各种不同分化程度的腺腔、腺管、菊形团及由上皮细胞团构成的肾小球样结构,罕见情况下也可出现异源性上皮如黏液细胞、鳞状细胞等。根据上皮成分的分化程度又可分为分化型和未分化型。①分化型:上皮细胞排列呈不同分化阶段的小管或小球状结构。②未分化型:上皮细胞分化较差,可排列呈菊形团样结构,常在伴随肾胚组织。

3)间质型:肿瘤中间质成分>65%,间质细胞主要为不成熟的黏液样或梭形细胞,骨骼肌是最常见的异源性细胞类型,其他如平滑肌、脂肪、骨、软骨、神经节细胞和神经胶质也可出现。

4)混合型:肿瘤由上述 2 种或 3 种组织形态混合构成,各成分均不大于 65%(图 3-4-2A~C)。

5)消退型:进行了术前化疗肿瘤,当整个肿瘤组织超过 2/3 发生坏死消退则为消退型。如果肿瘤细胞完全坏死,没有可供诊断的肿瘤细胞,为完全坏死型,说明对

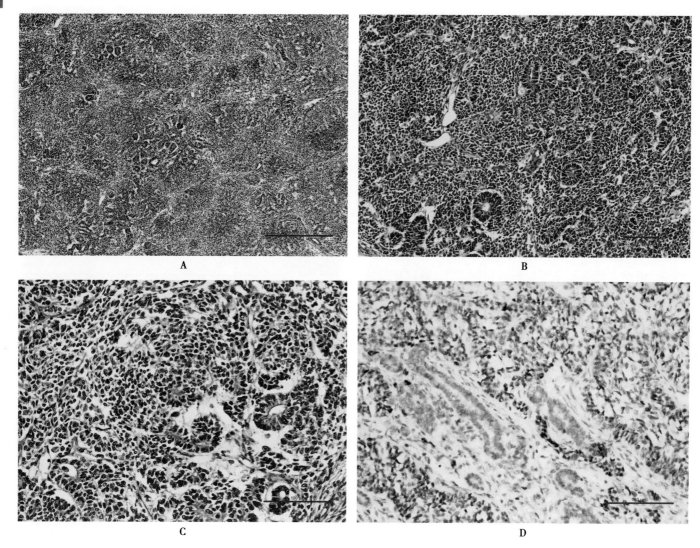

图 3-4-2 肾母细胞瘤

A. HE×4 肿瘤组织由大量胚芽、上皮及幼稚的间叶成分构成；B. HE×10 胚芽及上皮成分；C. HE×20 胚芽及上皮成分；D. IHC×20 WT1 阳性

化疗敏感，预后良好。

6）间变型：间变是指肿瘤组织出现显著的异型，包括：①肿瘤细胞核明显增大，直径大于相邻同类细胞的 3 倍；②细胞核染色质明显增多，核深染；③出现不典型或明显多倍体的核分裂象。根据间变数量的多少，可分为局灶性间变（间变细胞少于 10% 每高倍视野）和弥漫性间变（间变细胞多灶状分布，与周围非间变组织界限不清）。大约 5%～8% 肾母细胞瘤发生间变，5 岁以后间变发病率明显增高。间变的 WT 常转移至肺、肝，间变灶对化疗不起反应，预后差。

（2）免疫组化：胚芽细胞表达 vimentin、CD56、WT1、PAX2，也可灶状表达 NSE、CK、desmin，上皮细胞表达 CK、EMA、PAX2，横纹肌分化表达 vimentin、desmin、myogenin 和 MyoD1，Ki-67 表达在 30%～80%（图 3-4-2D）。

需要注意并不是所有的肾母细胞瘤都表达 WT1，其在胚芽和早期上皮分化区域多呈弥漫表达，分化的上皮细胞灶性表达，间质分化和高分化的上皮区域常常阴性表达。其他肿瘤也可表达 WT1。

3. 基因遗传学特征　WT 属于异质性肿瘤，和多种癌基因和抑癌基因的异常相关，但其实际临床意义有待多中心和大样本验证。①WT 基因是一种抑癌基因，位于 11p13，其突变以错义突变和无义突变为主，约 10%～15%，且和肾源性肾残余、WAGR 综合征、Denys-Drash 综合征的发病密切相关，甚至和病理分型、远期预后有关。②染色体 16q 和 1p 区的杂合性丢失提示预后较差。③染色体 1q 拷贝数增加是预后较差的因素。④其他基因异常如 CTNNB1、WTX、IGF2、CDKN1C 和 KCNQ1 等基因突变。

【鉴别诊断】

1. 透明细胞肉瘤　经典的 CCSK 细胞排列呈巢状、条索状，由分支状小纤维血管穿插于肿瘤细胞将其分隔。细胞核呈圆形或卵圆形，染色质细致，核仁不明显，细胞质呈透明或嗜酸性,异型性不明显。肿瘤中未见肾胚、上皮及间叶组织同时存在,可与 WT 鉴别;免疫组化表达 vimentin、Cyclin D1,而 CK、WT1、CD99 等阴性。

**2. 肾恶性横纹肌样瘤** 多见于 2 岁以内的儿童,肿瘤常较大,伴有出血、坏死。瘤细胞弥漫排列,并侵入血管、包膜及肾实质。细胞核呈空泡状,核仁清晰,胞质可见粉染玻璃样包涵体,无上皮和间叶组织。免疫组化 INI-1 表达阴性,电镜在细胞质内可见中间丝状结构,可与 WT 鉴别。

**3. 神经母细胞瘤** 肾内神经母细胞瘤在影像学难以和 WT 鉴别,组织学可见不同分化的神经母细胞和纤细的神经毡,当形成菊形团时,与分化差的小管类似,但没有肾胚、上皮及间叶组织成分。免疫组化仅表达神经分化的标记 TH、PGP9.5、CgA、Syn 等,不表达 WT1、CK、myogenin WT1 等。

**4. 先天性中胚叶肾瘤(CMN)** 多见于 1 岁以内婴儿。肿瘤质地较硬,切面呈编织状。镜下 CMN 主要由纤维母细胞交错状排列,呈车辐状、束状。瘤细胞核细长,核分裂象少见,胞质淡红染,肿瘤中可见少量残留的肾小管和肾小球,有时可见玻璃样软骨小岛和灶状髓外造血现象。无肾胚、上皮组织结构。免疫组化表达 desmin、actin,上皮标志和 WT 阴性;细胞型有特征性 t(12;15)(p13,q25)易位,FISH 检测有 *ETV6-NTRK3* 融合基因。

**5. 肾畸胎瘤** 可发生在各个年龄段,具有特征性的畸胎瘤所具有的三个胚层成分:鳞状上皮、纤毛上皮、神经、脂肪、软骨等成分。成熟及未成熟部分常混杂分布,其间叶成分和肾小球样结构,有时很难与肾脏畸胎瘤 WT 鉴别,但通过仔细寻找,无一致性肾胚组织成分,也缺乏胚胎期肾小管或肾小球结构,免疫组化 WT1 阴性表达。

(武海燕)

# 第三节 囊性部分分化型<br>肾母细胞瘤

## 【定义】

囊性部分分化型肾母细胞瘤(cystic partially differentiated nephroblastoma,CPDN)是罕见的发生于儿童的多囊性肾源性肿瘤,来自生后肾胚芽组织。为低度恶性或有恶性倾向的肿瘤

## 【临床特征】

### 1. 流行病学

(1)发病率:此瘤少见。至今文献报道不足 100 例。

(2)发病年龄:年龄多小于 24 个月。左右侧无明显差别,多局限于一侧肾脏。

(3)性别:男性多于女性。

**2. 症状** 表现为腹部肿块,或超声偶然发现的囊性肾肿块。

**3. 影像学特点** B 超和增强 CT 是术前诊断的主要辅助检查手段。其特征表现包括:单侧性、孤立性、多房性囊肿、囊肿与肾组织分界清晰,各小囊之间不相通,小囊间隔强化。

**4. 治疗** 术前囊性部分分化型肾母细胞瘤与其他囊性肾肿瘤较难鉴别,因此目前多采用肾及肿瘤全切除术。Ⅰ期病例经单纯切除可以治愈。保留肾脏的肿瘤剜除术或部分肾切除术适用于双侧病变或肿瘤位于肾脏一极。但有复发的可能,剜除术后需辅以长春新碱+更生霉素化疗。

**5. 预后** 囊性部分分化型肾母细胞瘤归为低度恶性倾向的肿瘤,预后较好。术后需密切随访。

## 【病理变化】

**1. 大体特征** 瘤体通常较大,发生于肾的一极或占据整个肾脏。肿瘤由假纤维被膜环绕,与周边肾组织界限清楚。切面由多数大小不等、互不相通的囊腔构成,囊腔间隔薄,囊的轮廓圆形规整,无膨胀性实性结节突入(图 3-4-3A)。

**2. 镜下特征**

(1)组织学特征:镜下肿瘤由多数囊腔构成,囊壁菲薄,内衬上皮细胞从扁平到立方状,并且通常呈"鞋钉"样,也可无内衬上皮。囊壁间隔内细胞含量多少不等,可有未分化或分化的间叶成分、胚芽组织、不成熟的腺管和肾小球组织。还可见到横纹肌、软骨、黏液样间质、脂肪等组织。间隔内含胚芽、胚胎性间质及上皮成分是诊断的关键,也是与囊性肾瘤鉴别的要点(图 3-4-3B~D)。

(2)免疫组化:肿瘤细胞尚无特异性分子标记物,通常肿瘤细胞弥漫表达 vimentin。

**3. 基因遗传学特征** 以前认为囊性肾瘤、囊性部分分化型肾母细胞瘤与肾母细胞瘤属于一个来源,最近的遗传学研究表明,囊性肾瘤具有 *DICER1* 基因突变,而囊性部分分化型肾母细胞瘤没有,表明这两个肿瘤是不同的起源。

## 【鉴别诊断】

**1. 肾母细胞瘤** 肾母细胞瘤可以囊性变,这时需与囊性部分分化型肾母细胞瘤鉴别。肾母细胞瘤是囊性加实性肿块,一定有实性区域。而囊性部分分化型肾母细胞瘤镜下囊壁有胚芽组织、不成熟的腺管和肾小球组织,但大体表现是囊性肿块,囊的轮廓圆形规整,无膨胀性实性结节突入。

**2. 囊性肾瘤** 囊性肾瘤囊壁间隔内没有胚芽成分,

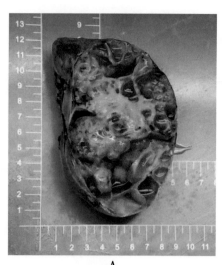
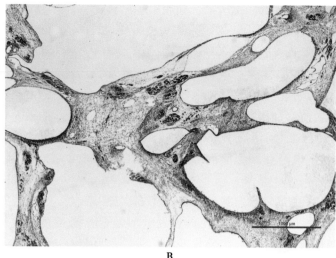

A
B

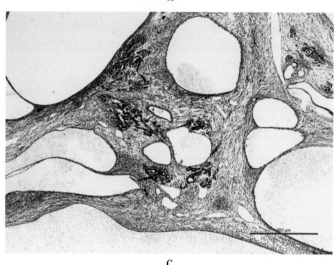
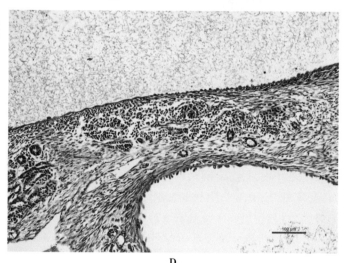

C
D

图 3-4-3　囊性部分分化型肾母

A. 大体切面见肿瘤 11cm×8cm×7cm,靠近肾门,境界较清,切面见大小不等的囊腔,直径 0.2~4cm,内含淡黄色液体;B. HE×2 肿瘤组织由大小不等的囊腔构成,囊壁厚薄不均;C. HE×4 囊壁内衬扁平或立方上皮,囊壁间隔内见幼稚的胚芽成分;D. HE×10 囊壁上皮呈鞋钉样凸起,间隔内见间叶成分及灶状分布的肾胚芽组织和幼稚的上皮成分

如果发现任何不成熟的肾母细胞瘤成分,应诊断为部分囊状分化的肾母细胞瘤。

（武海燕）

## 第四节　儿童囊性肾瘤

【定义】

儿童囊性肾瘤(paediatric cystic nephroma,PCN)是一种独立的发生于儿童的多囊性肾肿瘤,含有上皮和间质成分,其囊壁间隔仅含有纤维组织和分化小管。

【临床特征】

**1. 流行病学**

（1）发病率:儿童囊性肾瘤少见,至今文献报道不足 100 例。

（2）发病年龄:大部分患者小于 24 个月。

（3）性别:男性多于女性。

**2. 症状**　表现为腹部肿块,或超声偶然发现肾多囊性肿块。

**3. 影像学特点**　B 超和增强 CT 表现为单侧性、孤立性、多房性囊肿,囊肿与肾组织分界清晰,各小囊之间不相通,小囊间隔强化,但强化程度不如正常的肾组织以及未受累区的正常肾脏等。

**4. 治疗**　儿童囊性肾瘤的治疗以手术切除为主。根据肿瘤的位置、大小、对侧肾脏情况,可选择保留肾脏的肿瘤剜除术。

**5. 预后**　PCN 为良性病变,预后良好。完整切除肿瘤是避免肿瘤复发的关键。

【病理变化】

**1. 大体特征**　儿童囊性肾瘤大体为球形多囊性包块,有包膜,边界清楚,完全由囊腔及间隔构成。囊内含浆液性液体,偶尔伴血性液体。病变呈局灶性或占据全肾,偶见位于肾盂(图 3-4-4A)。

**2. 镜下特征**

(1) 组织学特征:肿瘤完全由大小不等的囊腔构成,囊壁间为纤细的纤维间隔,局灶可富于细胞,也可见分化

较好的小管。无膨胀性生长的实体结节。囊腔衬覆扁平、立方或鞋钉样上皮,细胞无核分裂象,也可无上皮衬覆。注意 PCN 囊壁间隔内没有胚芽成分,如果发现任何不成熟的肾母细胞瘤成分,应诊断为部分囊状分化的肾母细胞瘤(图 3-4-4B～D)。

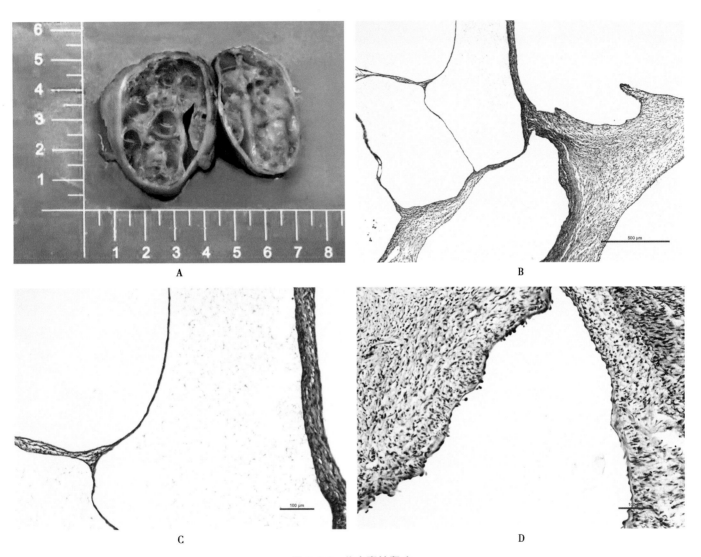

图 3-4-4　儿童囊性肾瘤

A. 大体示灰黄色肿块 5cm×4cm×4cm,包膜完整,切面见大小不等的囊腔,直径 0.2～1.3cm,内含透明液体,囊内壁光滑,囊壁无结节;B. HE×4 囊壁厚薄不均,内衬立方形或扁平状上皮;C. HE×10 囊壁菲薄,内衬扁平上皮;D. HE×10 囊壁内衬细胞呈鞋钉状凸起

(2) 免疫组化:肿瘤细胞尚无特异性分子标记物,通常肿瘤细胞弥漫表达 vimentin。

**3. 基因遗传学特征**　大部分幼年性囊性肾瘤具有 *DICER1* 基因突变,而部分囊状分化的肾母细胞瘤未见这种改变。因此现在认为 PCN 与部分囊状分化的肾母细胞瘤是不同的肿瘤类型。此外,PCN 也不同于成人性囊性肾瘤,新版 WHO 分类将成人性囊性肾瘤纳入混合性上皮间质肿瘤家族的范畴。

**【鉴别诊断】**

**1. 囊性部分分化性肾母细胞瘤**　两者均由大小不等

的囊腔构成,但 PCN 囊壁间隔为纤细的纤维间隔,局灶可富于细胞,也可见分化较好的小管,没有胚芽成分,如果发现任何不成熟的肾母细胞瘤成分,应诊断为部分囊状分化的肾母细胞瘤。

**2. 囊性肾发育不良**　是儿童常见的肾囊肿性疾病,属于非遗传性的肾发育异常,是后肾组织不正常分化造成的。常为偶然发现,可伴发其他泌尿系发育异常。表现为肾结构紊乱,可以为单侧、双侧、节段性或局灶性。镜下见大小不等的囊腔与肾实质混合分布。

(武海燕)

# 第五章

# 后肾来源的肿瘤

## 第一节 后肾腺瘤

### 【定义】

后肾腺瘤是由高度富于细胞、小而一致的胚胎样细胞组成的良性肾肿瘤。

### 【临床特征】

**1. 流行病学**

(1) 发病率:后肾腺瘤少见。

(2) 发病年龄:发病年龄宽广,从婴幼儿到老年人均可发生。在成人,后肾腺瘤中位发病年龄约 50 岁,大多数发生于 50~60 岁;在儿童,后肾腺瘤是最常见的肾脏原发的上皮性肿瘤。

(3) 性别:女性好发,男女比约为 1:2。

**2. 症状** 后肾腺瘤通常为偶然发现,较少引起症状(包括腹部肿块、发热、腹痛以及血尿等)。约 10% 的患者临床上可表现为红细胞增多症,推测可能是肿瘤诱导分泌的红细胞生成素和细胞因子所致,肿瘤切除之后该症状通常消失。

**3. 病因学特征** 后肾腺瘤最初认为起源于成熟肾组织内持续存在的胚基,但现在也有认为其为肾母细胞瘤的成熟,支持后一理论的证据在于后肾腺瘤与分化型肾母细胞瘤和肾源性残余具有相似的免疫表型特点,组织学上偶尔可见上皮细胞为主的肾母细胞瘤逐渐过渡为典型的后肾腺瘤形态。

**4. 治疗及预后** 后肾腺瘤是一种良性肾肿瘤,通常切除即可治愈,偶尔肿瘤可累及至肾门淋巴结,这一表现认为是肿瘤局限性种植而非转移性扩散所致。

### 【病理变化】

**1. 大体特征** 后肾腺瘤通常单侧发生,大体上界限清楚,直接与肾组织毗邻,偶尔可见薄而不连续的纤维性假包膜。瘤体最大直径通常 3~6cm,偶尔可达 15cm。切面实性灰黄色,质软或实,常见钙化;可见出血,较大的肿瘤可见局灶性梗死;约 10% 可见不同程度囊性变,偶尔肿

瘤可完全为囊性。

**2. 镜下特征**

(1) 组织学特征:后肾腺瘤无包膜,直接与周围肾组织毗邻。肿瘤由致密排列的小而一致的腺泡或小管组成,腺泡和小管的腔隙狭窄或紧闭,使得肿瘤在低倍镜下呈现一种高度富于细胞的实性小蓝圆细胞组织学假象。病变内常见伸展的、狭长或分支的小管,半数左右的后肾腺瘤可见不同比例的乳头状结构,乳头通常较小而顿挫,常见表现为轻度扩张的小管或腺泡内附壁的乳头状增生,类似于不成熟的肾小球样结构,乳头中央常见沙砾体形成。瘤细胞呈小立方状,大小较一致,仅比成熟的淋巴细胞略大,胞质稀少,核圆形或卵圆形,核染色质纤细,核仁不明显,核分裂象罕见或缺如。肿瘤间质多少不等,疏松至水肿状,血管结构不明显,10%~20% 的肿瘤内可见间质透明瘢痕、微囊形成或局灶钙化、骨化等(图 3-5-1A~D)。

(2) 免疫组化:后肾腺瘤弥漫核表达 WT1,大多数表达 CD57 和 Cadherin 17,部分可表达 CK(包括广谱 CK、Cam5.2 以及 CK18 等)和波形蛋白,不表达或仅仅局灶表达 CK7,阳性通常局限于伸展而狭长的小管。后肾腺瘤通常不表达 AMACR/P504s、上皮膜抗原(EMA)以及结蛋白等标志物(图 3-5-1E、F)。

**3. 基因遗传学特征** 分子遗传学分析后肾腺瘤无乳头状肾细胞癌特征性的 7 号和 17 号染色体三体性以及 Y 染色体丢失,新近发现约 90% 的后肾腺瘤存在 *BRAF* 基因 V600E 突变,免疫组化染色表达 BRAF V600E 特异性抗体 VE1。

### 【鉴别诊断】

**1. 上皮细胞为主性肾母细胞瘤** 与后肾腺瘤不同,上皮细胞为主性肾母细胞瘤的小管或腺泡的被覆上皮呈矮柱状垂直于基底膜分布,核异型性更明显,核染色质较粗糙,核分裂象较多见,仔细观察常见局灶的胚基或间叶性肿瘤成分。免疫组化染色,上皮细胞为主性肾母细胞瘤通常不表达 Cadherin 17,较少表达 CD57,遗传学上无

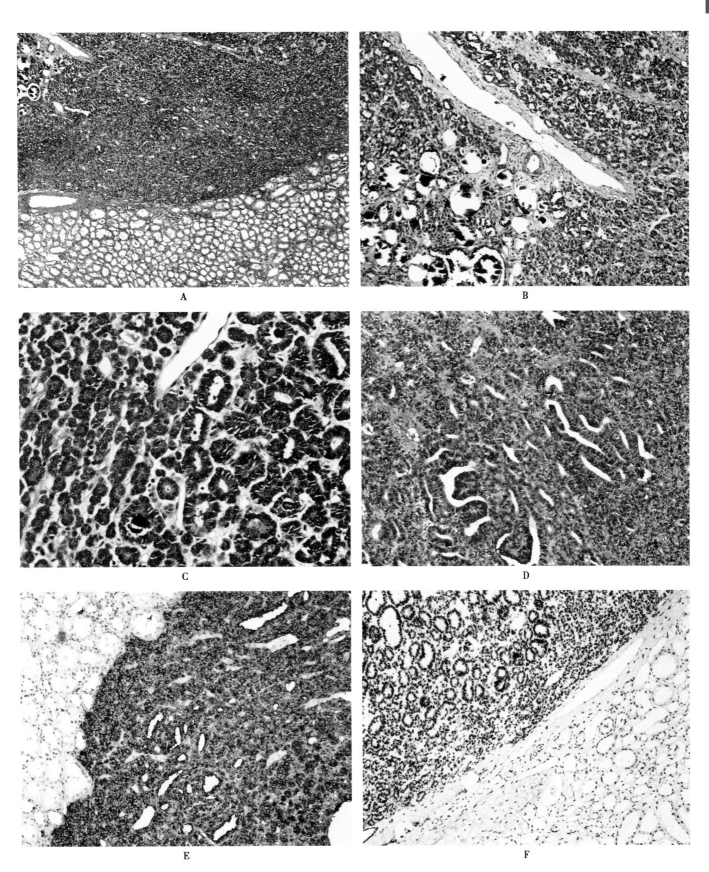

图 3-5-1 后肾腺瘤

A. HE×10 后肾腺瘤无包膜,直接与周围肾组织毗邻,呈小蓝细胞样;B. HE×20 后肾腺瘤呈致密的小管和腺泡排列,间质稀少,常见沙砾体形成;C. HE×20 后肾腺瘤局灶乳头状结构;D. HE×40 后肾腺瘤立方或矮柱状,大小一致,胞质稀少,核染色质纤细而均匀;E. IHC×20 CD57 后肾腺瘤弥漫膜表达;F. IHC×10 WT1 后肾腺瘤弥漫核表达

*BRAF* 基因 V600E 突变,可资鉴别。

**2. 实性乳头状肾细胞癌**　与后肾腺瘤不同,实性乳头状肾细胞癌的瘤细胞胞质较丰富,核较大,局灶常见发育更充分的乳头状结构(有纤维血管轴心),间质内常见泡沫样细胞和含铁血黄素沉积。免疫组化染色,乳头状肾细胞癌通常弥漫表达 EMA、CK7 和 AMACR,不表达 Cadherin 17、WT1 和 CD57,遗传学上特征性的表现为 7 号和 17 号染色体三体和 Y 染色体丢失,无 *BRAF* 基因 V600E 突变。

**3. 肾脏神经内分泌肿瘤/类癌**　与后肾腺瘤不同,肾脏类癌常见缎带和梁状排列,间质血窦丰富,核分裂象常见,免疫组化染色表达神经内分泌标志物(CgA、Syn 和 CD56 等),不表达 WT1。

(赵　明)

# 第二节　后肾腺纤维瘤

**【定义】**

后肾腺纤维瘤是一种由梭形间质成分和上皮性成分共同构成的双相型肿瘤,梭形间质成分组织学与后肾间质肿瘤相似,上皮性成分类似于后肾腺瘤。

**【临床特征】**

**1. 流行病学**　后肾腺纤维瘤发病年龄 13 个月~36 岁,中位年龄约 7 岁。偶尔肿瘤可伴随于肾母细胞瘤和肾细胞癌发生。

**2. 症状**　大多数肿瘤为偶然发现,少数可表现为血尿、高血压、尿路感染等,约 10% 可见红细胞增多症。

**3. 治疗及预后**　单纯的后肾腺纤维瘤通常为良性肿瘤,切除即可治愈。与乳头状肾细胞癌或肾母细胞瘤伴随发生者,癌性成分可发生淋巴结转移;偶尔,后肾腺瘤的间质成分可恶变为非特异性肉瘤,肿瘤表现出侵袭性的临床进程。

**【病理变化】**

**1. 大体特征**　后肾腺纤维瘤通常为单发,肿瘤无包膜,边界不清,瘤体平均直径 4cm,偶尔可达 10cm,切面灰褐,实性为主,偶尔可见囊性变和乳头样改变。

**2. 镜下特征**

(1) 组织学特征:后肾腺纤维瘤无包膜,边界不清,周围常见内陷的良性肾小管。肿瘤由上皮性成分和梭形间质细胞成分共同构成,两者的比例多少不等,混杂排列,偶尔可以某一种成分为主。上皮性成分组织学与后肾腺瘤相似,由致密排列的小腺泡、小管和乳头状结构组成,常见沙砾体形成,核分裂象罕见或缺如。间质成分为梭形的纤维母细胞样细胞,胞质浅染弱嗜酸性,核卵圆形呈纺锤状,核仁不明显。间质成分常见围绕内陷的良性肾小管呈同心圆状或洋葱皮样排列。肿瘤内常见数量不等的玻璃样变或水肿性基质,偶尔可见神经胶质样基质改变。典型的后肾腺纤维瘤偶尔可伴随于肾细胞癌和肾母细胞瘤发生(图 3-5-2)。

(2) 免疫组化:后肾腺纤维瘤的上皮性成分免疫表型特征与后肾腺瘤相同,弥漫表达 Cadherin 17、WT1 和 CD57,不表达或仅仅局灶表达 CK7,不表达 EMA 和 AMACR;梭形间质细胞约 80% 表达 CD34,一般不表达 S-100、SMA 和结蛋白。

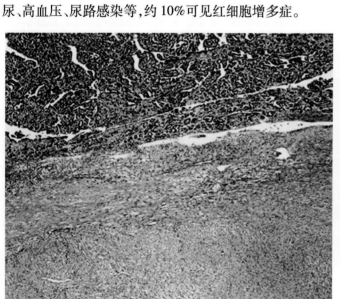

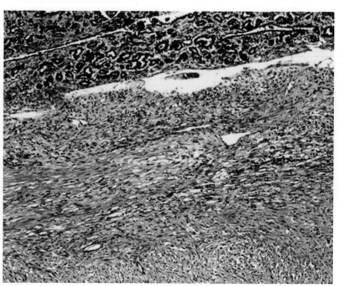

A　　　　　　　　　　　　B

**图 3-5-2　后肾腺纤维瘤**

A. HE×10 后肾腺纤维瘤可见分界清楚的后肾腺瘤样成分(上)和后肾间质肿瘤样成分(下);B. HE×20 后肾腺纤维瘤的梭形间质细胞呈长束状排列

**3. 基因遗传学特征**　与后肾腺瘤相似，后肾腺纤维瘤的上皮和间质成分均可见 *BRAF* 基因 V600E 突变，免疫组化染色表达 BRAF V600E 特异性抗体 VE1。

**【鉴别诊断】**

**1. 孤立性纤维性肿瘤**　形态学上可类似于间质成分为主的后肾腺纤维瘤，两者免疫组化染色均可表达 CD34，因而易于误诊。后肾腺纤维瘤多取材和仔细观察通常可查见局灶的后肾腺瘤样上皮性成分，此外，间质成分常围绕内陷的良性肾小管呈同心圆状或洋葱皮样排列。

**2. 肾母细胞瘤**　与后肾腺纤维瘤不同，肾母细胞瘤的上皮性成分瘤细胞异型性更明显，核分裂象更多见；间叶性成分通常为原始表现的未分化间充质细胞，瘤细胞核异型性明显，核分裂象多见，有时表现为横纹肌母细胞和软骨样细胞异源性分化。

**3. 后肾间质肿瘤**　与后肾腺纤维瘤相比，后肾间质肿瘤发病年龄较小（平均年龄约 2 岁），无前者可见的后肾腺瘤成分，梭形瘤细胞更丰富，组织学变化更多样化，肿瘤内常见肾小球球旁细胞增生、岛屿状的软骨以及神经胶质样结节形成。

（赵　明）

## 第三节　后肾间质肿瘤

**【定义】**

后肾间质肿瘤是一种中等富于细胞、组织学类似于后肾腺纤维瘤间质细胞成分的罕见肾肿瘤。

**【临床特征】**

**1. 流行病学**　后肾间质肿瘤主要发生于婴幼儿，罕见于成人，平均发病年龄约 24 个月，绝大多数发生于 11 岁以下儿童。

**2. 症状**　后肾间质肿瘤典型的临床表现为腹部肿物伴或不伴血尿，偶尔可伴有肾外的血管病变，如高血压和出血等，无红细胞增多症。

**3. 治疗及预后**　绝大多数后肾间质肿瘤生物学进程为良性，罕见复发和转移，通常切除即可治愈。罕见的情况下，因肿瘤诱导的肾外血管疾病可导致并发症或死亡。

**【病理变化】**

**1. 大体特征**　后肾间质肿瘤一般位于肾髓质，通常单发，偶见多灶发生，瘤体直径 3~10cm（平均约 5cm）。切面灰黄，质实，分叶状，半数左右可见不同程度囊性变，偶见出血，无坏死。

**2. 镜下特征**

（1）组织学特征：后肾间质肿瘤无包膜，通常界限清楚，少数可见瘤细胞局灶性扩散入周围肾实质内。瘤细胞呈伸展的梭形纤维母细胞样或上皮样，形态较温和，胞质弱嗜酸性，核浓染，可见细小核仁，核分裂象罕见。肿瘤常见富于细胞区与少细胞区结节状交替分布，两者之间常逐渐过渡和融合，少细胞区常见间质黏液变性；局灶区通常可见瘤细胞围绕内陷的良性肾小管或开放的血管呈同心圆状或洋葱皮样排列。肿瘤内常见发育不良的畸形动脉，表现为血管壁平滑肌细胞的上皮样转化和黏液变性。约 25% 的后肾间质肿瘤可见内陷肾小球的球旁细胞增生，20% 可见岛状异源性间质分化，如软骨、神经胶质和脂肪组织等（图 3-5-3）。

（2）免疫组化：后肾间质肿瘤弥漫表达波形蛋白，大多数局灶表达 CD34，少数局灶弱表达 SMA 或 MSA，一般不表达 CK、S-100 蛋白和结蛋白等。

**3. 基因遗传学特征**　65%~90% 的后肾间质肿瘤可见 *BRAF* 基因 V600E 突变，免疫组化染色表达 BRAF V600E 特异性抗体 VE1。

**【鉴别诊断】**

**1. 先天性中胚层肾瘤**　是一种低度恶性的肾肿瘤，与后肾间质肿瘤相比，先天性中胚层肾瘤发病年龄更轻（90% 以上发生于 1 岁以内婴儿），肿瘤浸润性生长更弥漫而广泛，无低倍镜下的分叶状结构，富于细胞区与少细胞区通常突然过渡，无后肾间质肿瘤特征性的瘤细胞围绕内陷的良性肾小管或畸形血管的同心圆状或洋葱皮样排列结构。免疫组化染色先天性中胚层肾瘤表达 SMA 和 desmin，不表达 CD34，细胞性先天性中胚层肾瘤遗传学上存在特征性的 *ETV6-NKRT3* 基因融合。

**2. 肾脏透明细胞肉瘤**　肾脏透明细胞肉瘤高度恶性，组织形态学变化多样，梭形细胞为主型的透明细胞肉瘤需要与后肾间质肿瘤区分。鉴别两者最有用的形态学特点为肾脏透明细胞肉瘤特征性的分支状毛细血管网，这一特点不见于后肾间质肿瘤，此外，肾脏透明细胞肉瘤无异源性间质分化和血管壁发育畸形。免疫组化染色，肾脏透明细胞肉瘤不表达 CD34，遗传学上的特征性表现为 *BCOR* 基因的框码重复，无 *BRAF* 基因 V600E 突变。

**3. 后肾腺纤维瘤**　肿瘤内存在后肾腺瘤样成分，不同于后肾间质肿瘤内陷的良性肾小管，后者一般散在分布于肿瘤的周边，常见伴随的肾小球结构，小管腔内存在 Tamm-Horsfall 蛋白分泌物。

**4. 孤立性纤维性肿瘤**　孤立性纤维性肿瘤有时可见肿瘤周边内陷的良性肾小管，免疫组化染色弥漫表达 CD34，因而易与后肾间质肿瘤混淆。然而，与后肾间质肿瘤不同，孤立性纤维性肿瘤主要发生于成人，组织学常见明显的血管外皮瘤样结构和间质内粗大胶原沉积，

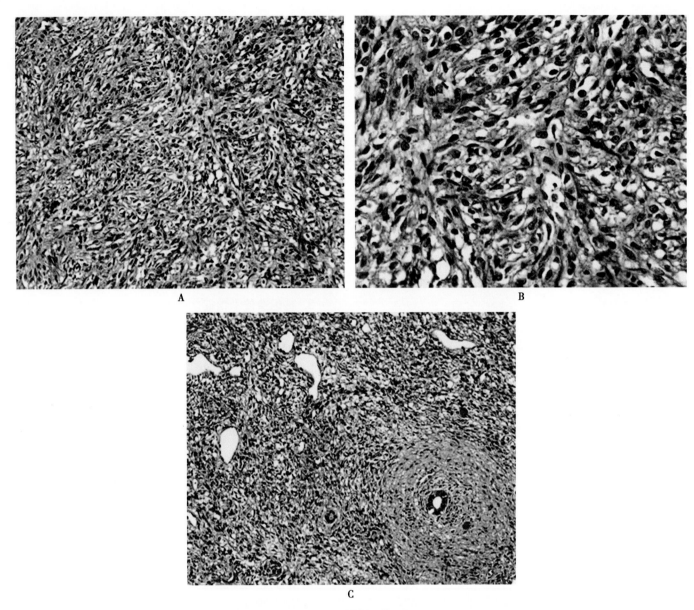

**图 3-5-3 后肾间质肿瘤**
A. HE×10 后肾间质肿瘤瘤细胞呈梭形纤维母细胞样束状排列；B. HE×20 后肾间质肿瘤瘤细胞胞质
浅染，核形态温和；C. HE×10 瘤细胞围绕内陷的良性肾小管呈同心圆状排列

免疫组化染色除了表达 CD34 之外，还特征性核表达 STAT6，此外孤立性纤维性肿瘤大多数还表达 Bcl-2 和 CD99。

**5. 肾脏血管周肌样细胞肿瘤/肌周细胞瘤** 肾脏肌周细胞瘤常见肿瘤围绕开放的血管呈同心圆或洋葱皮样排列，免疫组化染色偶尔可表达 CD34，因而可与后肾间质肿瘤混淆。与后肾间质肿瘤不同，肾脏肌周细胞瘤好发于成年人，肿瘤一般包膜完整，无内陷的良性肾小管或肾小球，无异源性间质分化和血管壁发育畸形，免疫组化染色通常弥漫强表达 SMA 和 MSA，不表达或仅局灶表达 CD34。

（赵 明）

# 第六章

# 其他杂类肿瘤

## 第一节　神经内分泌肿瘤

**【定义】**

肾脏神经内分泌肿瘤（neuroendocrine tumor of kidney）原发于肾脏实质，其形态和免疫组化显示神经内分泌肿瘤特征。这一肿瘤谱系包括分化好的肿瘤（类癌和不典型类癌），差分化高级别神经内分泌癌（大细胞和小细胞神经内分泌癌）以及副节瘤。由于肾盂尿路上皮来源的神经内分泌癌较肾脏原发神经内分泌肿瘤更常见，因此诊断肾脏原发神经内分泌肿瘤须首先除外尿路上皮来源可能。

副节瘤是发生在与自主神经节相关的特殊神经嵴组织中的一种神经内分泌肿瘤，诊断肾脏原发副节瘤之前也必须排除肾门神经节来源可能。

**【临床特征】**

**1. 流行病学**

（1）发病率：少见，文献报道肾脏原发类癌不超过百例，不典型类癌仅见数例报道。马蹄肾发生类癌的相关危险性是正常肾脏的 62 倍，大约 15% 类癌来源于马蹄肾。肾原发性类癌可能起源于肾上皮化生灶或畸形上皮灶内的神经内分泌细胞。肾原发性小细胞癌罕见，报道不足 20 例。文献报道肾脏副节瘤大部分位于肾门部，真正原发于肾实质的副节瘤病例不确切。

（2）发病年龄：发生于成人，发病年龄从 21~87 岁。

（3）性别：男女无明显差异。

**2. 症状**　部分患者可有血尿和腹痛，极少患者出现类癌综合征。

**3. 影像学特点**　术前 CT、MRI 等影像学检查很难将肾脏神经内分泌肿瘤与肾细胞癌区分。

**4. 治疗**　首选根治性肿瘤切除，对于差分化神经内分泌肿瘤，术后常予以顺铂化疗。

**5. 预后**　肾脏切除术后病理检查常发现分化好的神经内分泌肿瘤伴有局部淋巴结转移。这有可能导致远处

脏器转移，但这些患者生存时间较长。神经内分泌肿瘤的临床分期是预后的重要预测因素，组织学参数对预后评估意义不明确，一些研究显示核分裂和细胞不典型提示预后更差。差分化神经内分泌肿瘤（大细胞及小细胞神经内分泌癌）侵袭性很强，大多患者死于肿瘤转移。

**【病理变化】**

**1. 大体特征**　分化好神经内分泌肿瘤切面黄色，直径<8cm，可见出血，但无坏死。差分化神经内分泌肿瘤体积更大，基本都有坏死。副节瘤特点与其他部位相似。

**2. 镜下特征**

（1）组织学特征：分化好肿瘤（类癌和不典型类癌）大多为器官样结构，呈小梁状（图 3-6-1A），片状及巢状结构，细胞单一，胞核细颗粒状，核仁不明显，无肿瘤坏死，核分裂指数低（<4/10HPF）（图 3-6-1B）。

大细胞神经内分泌癌细胞核大，胞质丰富，核仁明显，坏死和核分裂明显。小细胞神经内分泌癌由具有丰富染色质的小细胞构成，坏死和核分裂明显（图 3-6-1C、D）。大、小细胞神经内分泌癌都可有部分区域呈分化好区域，如呈巢状、梁状或实性片状，伴玫瑰花环或小管形成。

副节瘤形态与肾上腺嗜铬细胞瘤相同。

（2）免疫组化：表达神经内分泌标记 SYN、CgA（图 3-6-2）、CD56、NSE 及部分上皮标记如 CKpan、CK8、CK18，部分可表达 CD99，不表达 WT1、CK7、CK20、TTF-1、LCA。

**3. 超微结构特征**　类似其他部位神经内分泌肿瘤，可观察到细胞内神经内分泌颗粒。

**4. 基因遗传学特征**　部分分化好肿瘤可检出 3p12-3p21 杂合性缺失，类似肾透明细胞癌。

**【鉴别诊断】**

由于肾脏神经内分泌肿瘤少见，确诊为肾脏原发之前首先需要除外转移可能，必须详细询问临床病史及全面临床检查。其次需要与以下肿瘤鉴别：

**1. 后肾腺瘤**　后肾腺瘤切面多为灰白、灰黄褐色，质

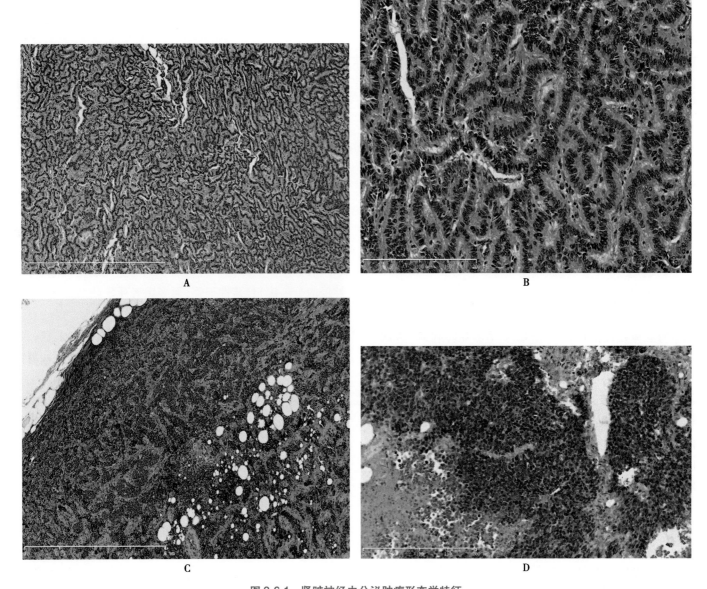

图 3-6-1 肾脏神经内分泌肿瘤形态学特征

A. 肾脏类癌,排列为小梁状结构,无肿瘤坏死;B. 肾脏类癌,细胞单一,胞核细颗粒状,核仁不明显,核分裂指数低;C. 肾脏小细胞神经内分泌癌,肿瘤弥漫浸润性生长,细胞丰富;D. 肿瘤由染色质丰富,胞质稀少的小细胞构成,坏死和核分裂明显

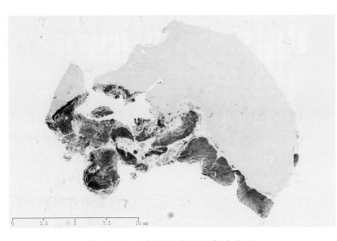

图 3-6-2 肿瘤细胞弥漫表达 CgA

地均匀较软,可见钙化,多数肿瘤无明显坏死出血,个别病例报道因瘤体巨大伴出血坏死及肿瘤囊性变。镜下该肿瘤由大小一致的肿瘤细胞排列成特征性密集小管状、腺样结构;部分病例可见乳头状和少量肾小球样结构,肿瘤间质弱嗜酸性半透明状,间质细胞很少,散在个别淋巴细胞,肿瘤组织间可见沙砾体结构,或钙盐沉积。后肾腺瘤表达 WT1、CD57 及 BRAF V600E,不表达 SYN、CgA。

**2. 乳头状肾细胞癌** 切面颗粒状,常伴坏死出血。一些病理形态表现为间质较少、乳头间质核心不明显、密集排列的乳头状肾细胞癌需要与神经内分泌肿瘤鉴别。鉴别诊断须注意乳头状肾细胞癌细胞异型及细胞核仁明显,常伴有明显出血坏死,间质和乳头核心内常可见泡沫细胞沉积。免疫组化 CK7、P504S 阳性,SYN、CgA 阴性。

同时常有特征性 7 号、17 号染色体获得和 Y 染色体缺失。

**3. 差分化肾细胞癌/尿路上皮癌**　这些肿瘤不伴有 SYN、CgA 表达,可帮助与差分化神经内分泌肿瘤(大、小细胞神经内分泌癌)鉴别。

**4. 肾母细胞瘤**　上皮性肾母细胞瘤中,少量病例表现为单一形态者需要鉴别,免疫组化表达 WT1、CD56,不表达 SYN、CgA。

**5. 小圆细胞恶性肿瘤**　包括神经母细胞瘤、原始神经外胚叶肿瘤(PNET)、淋巴瘤、恶性黑色素瘤、促纤维结缔组织增生的小圆细胞恶性肿瘤、横纹肌肉瘤等差分化肿瘤,通过免疫组化及相关分子检测基本可以鉴别诊断。

(侯　君)

## 第二节　淋巴造血系统肿瘤

**【定义】**

肾脏原发性淋巴瘤是指单独发生于肾脏,而非系统性发生的淋巴瘤累及肾脏。

**【临床特征】**

**1. 流行病学**

(1) 发病率:肾脏原发性淋巴瘤占所有淋巴瘤的比例不到 1%。大多数发生于肾脏的淋巴瘤多为系统性淋巴瘤继发性累及肾脏,并且与淋巴瘤的进展期有关。偶然情况下,肾细胞癌和淋巴瘤可同时发生。

(2) 发病年龄:患者年龄 20~80 岁。

(3) 性别:好发于男性。

**2. 病因学特征**　发生于肾脏的淋巴瘤几乎所有都是 B 细胞淋巴瘤。发生于移植肾的肾脏原发性淋巴瘤多为 EB 病毒相关的单形性或多形性 B 细胞增生,并且与患者使用免疫抑制剂有关。

**3. 症状**　典型的症状包括腰痛、腹痛、体重减轻、身体不适、食欲不振和血尿。由淋巴瘤受累导致的肾功能衰竭并不常见。经肾切除术后确诊的淋巴瘤通常是原发或偶发,在临床上往往怀疑为肾细胞癌。

**4. 预后**　肾脏原发性淋巴瘤是一种进展性疾病,中位生存为 5.5~34 个月。继发性肾脏淋巴瘤提示患者已到第Ⅳ期,预后差。

**【病理变化】**

**1. 大体特征**　原发性或继发性淋巴瘤的肾脏切除标本通常显示为肾脏弥漫性增大,或显示单个或多发结节。在继发性淋巴瘤中,大约 10%~40% 的病例会出现双侧和多灶性受累。肿瘤切面均匀而质韧,呈灰白色,可有坏死、出血、囊性变、钙化和肾静脉瘤栓形成。血管内大 B 细胞淋巴瘤常累及肾脏,但无大体改变。

**2. 镜下特征**　肾脏淋巴瘤有 2 种生长模式,一种是淋巴组织弥漫性浸润生长,另一种是瘤细胞在肾间质内生长而保留肾单位,后者在穿刺活检标本中更常见。发生于肾脏的淋巴瘤大多数为高级别淋巴瘤,其中弥漫性大 B 细胞淋巴瘤最常见,其他类型还包括伯基特淋巴瘤、浆母细胞性淋巴瘤和淋巴母细胞性淋巴瘤。此外,低级别淋巴瘤也已经被广泛报道,包括边缘区 B 细胞淋巴瘤、小淋巴细胞淋巴瘤、套细胞淋巴瘤、滤泡性淋巴瘤和淋巴浆细胞淋巴瘤。除滤泡性淋巴瘤外,这些亚型通常表现出弥漫性生长模式。发生于肾脏的血管内大 B 细胞淋巴瘤的病例可在肾小球和间质毛细血管中见到肿瘤细胞。霍奇金淋巴瘤很少发生于肾脏。在肾移植后发生的 B 细胞淋巴瘤是由 EBV 转化的 B 细胞不受控制的增殖所引起。免疫组化方法和分子遗传学研究对诊断肾脏的淋巴瘤是必要的。

1) 浆细胞瘤:肾脏浆细胞瘤(plasmacytoma)多数为晚期多发性骨髓瘤的髓外表现。肾脏原发的髓外浆细胞瘤极为罕见。因此在诊断肾脏原发性浆细胞瘤之前,应该进行全面的实验室检查、影像学检查及骨髓活检以除外其他部位的浆细胞瘤。肾脏原发性浆细胞瘤在组织学上、免疫表型、分子遗传学及预后均与其他部位浆细胞瘤相同。

2) 白血病:肾脏的白血病(leukaemia)是白血病细胞在肾间质浸润而不伴有结节形成。白血病细胞弥漫浸润肾组织在急性髓性白血病中常见,也可见于慢性淋巴性白血病,但后者少见。髓样肉瘤是髓母细胞或不成熟的髓性细胞肿瘤性增生并在髓外形成肿块。髓样肉瘤可独立发生,也可与急性髓性白血病、骨髓异常增生和骨髓增生异常综合征同时发生,并可以是治疗后患者白血病复发的首要指征。肾脏最常见的髓样肉瘤是肿瘤中有髓母细胞和前驱髓性细胞的粒细胞肉瘤。

(王小桐　饶秋　周晓军)

## 第三节　转移性肿瘤

**【定义】**

肾脏的转移性肿瘤(metastatic tumor)是指恶性的非肾脏起源的肿瘤通过血源性途径转移至肾脏的肿瘤。

**【临床特征】**

**1. 流行病学**

(1) 发病率:发生于肾脏的转移性肿瘤并不常见,细针穿刺的发病率占肾肿瘤的 11%。有研究表明,肾脏是非肾原发性恶性肿瘤转移性扩散的第 8 个最常见部位。

(2) 发病年龄:无明显年龄特征。

（3）性别:无明显性别倾向。

**2. 症状** 临床表现与其他肾脏原发肿瘤相似,腹痛和血尿是其常见症状。最常见的原发部位包括肺、乳腺、女性生殖道以及头颈部。胸腺、甲状腺、结肠、胃也可以为原发部位。

**【病理变化】**

**1. 大体特征** 肾脏的转移性肿瘤可以为孤立性结节,但必须与肾细胞癌及尿路上皮癌区分开来。

**2. 镜下特征** 镜下通常呈现原发肿瘤的形态。临床特征、原发肿瘤相关的组织学形态以及影像学检查都有助于做出正确诊断。免疫组化方法有助于明确模棱两可的病例。

（王小桐 饶秋 周晓军）

## 参考文献

[1] Delahunt B,McKenney JK,Lohse CM,et al. A novel grading system for clear cell renal cell carcinoma incorporating tumor necrosis. Am J Surg Pathol,2013,37:311-322.

[2] Moch H,Cubilla AL,Humphrey PA,et al. The 2016 WHO Classification of Tumors of the Urinary System and Male Genital Organs-Part A:Renal, Penile, and Testicular Tumors. Eur Urol,2016,70(1):93-105.

[3] Kadoch C,Hargreaves DC,Hodges C,et al. Proteomic and bioinformatic analysis of mammalian SWI/SNF complexes identifies extensive roles in human malignancy. Nat Genet,2013,45:592-601.

[4] Delahunt B,Eble JN,McCredie MR,et al. Morphologic typing of papillary renal cell carcinoma:comparison of growth kinetics and patient survival in66 cases. Hum Pathol,2001,32(6):590-595.

[5] Kosaka T,Mikami S,Miyajima A,et al. Papillary renal cell carcinoma:clinicopathological characteristics in 40 patients. Clin Exp Nephrol,2008,12:195-199.

[6] Tretiakova MS,Sahoo S,Takahashi M,et al. Expression of alpha-methylacyl-CoA racemase in papillary renal cell carcinoma. Am J Surg Pathol,2004,28:69-76.

[7] Kunju LP,Wojno K,Wolf JS Jr,et al. Papillary renal cell carcinoma with oncocytic cells and nonoverlapping low grade nuclei:Expanding the morphologic spectrum with emphasis on clinicopathologic,immunohistochemical and molecular features. Hum Pathol,2008,39:96-101.

[8] Park BH,Ro JY,Park WS,et al. Oncocytic papillary renal cell carcinoma with inverted nuclear pattern:distinct subtype with an indolent clinical course. Pathol Int,2009,59:137-146.

[9] Xia QY,Rao Q,Shen Q,et al. Oncocytic papillary renal cell carcinoma:a clincopathological study emphasizing distinct morphology, extended immunohistochemical profile and cytogenetic features. Int J Clin Exp Pathol,2013,6(7):1392-1399.

[10] Gobbo S,Eble JN,Delahunt B,et al. Renal cell neoplasms of oncocytosis have distinct morphologic, immunohistochemical, and cytogenetic profiles. Am J Surg Pathol,2010,34:620-626.

[11] Yu W,Zhang W,Jiang Y,et al. Clinicopathological,genetic,ultrastructural characterizations and prognostic factors of papillary renal cell carcinoma:New diagnostic and prognostic information. Acta Histochemica,2013,115:452-459.

[12] Amin MB,Paner GP,Alvarado-Cabrero I,et al. Chromophobe renal cell carcinoma:histomorphologic characteristics and evaluation of conventional pathologic prognostic parameters in 145 cases. Am J Surg Pathol,2008,32(12):1822-1834.

[13] Przybycin CG,Cronin AM,Darvishian F,et al. Chromophobe renal cell carcinoma:a clinicopathologic study of 203 tumors in 200 patients with primary resection at a single institution. Am J Surg Pathol,2011,35(7):962-970.

[14] Tickoo SK,Amin MB,Zarbo RJ. Colloidal iron staining in renal epithelial neoplasms, including chromophobe renal cell carcinoma:emphasis on technique and patterns of staining. Am J Surg Pathol,1998,22(4):419-424.

[15] Shannon BA,Cohen RJ. Rhabdoid differentiation of chromophobe renal cell carcinoma. Pathology,2003,35:228-230.

[16] Brčić I,Spajić B,Krušlin B. Chromophobe renal cell carcinoma with rhabdoid differentiation in an adult. Wien Klin Wochenschr,2012,124:419-421.

[17] Przybycin CG,McKenney JK,Reynolds JP,et al. Rhabdoid differentiation is associated with aggressive behavior in renal cell carcinoma:a clinicopathologic analysis of 76 cases with clinical follow-up. Am J Surg Pathol,2014,38:1260-1265.

[18] Mai KT,Dhamanaskar P,Belanger E,et al. Hybrid chromophobe renal cell neoplasm. Pathol Res Pract,2005,201(5):385-389.

[19] Delongchamps NB,Galmiche L,Eiss D,et al. Hybrid tumor 'oncocytoma-chromophobe renal cell carcinoma' of the kidney:a report of seven sporadic cases. BJU Int,2009,103(10):1381-1384.

[20] Waldert M,Klatte T,Haitel A,et al. Hybrid renal cell carcinomas containing histopathologic features of chromophobe renal cell carcinomas and oncocytomas have excellent oncologic outcomes. Eur Urol,2010,57(4):661-665.

[21] Petersson F,Gatalica Z,Grossmann P,et al. Sporadic hybrid oncocytic/chromophobe tumor of the kidney:a clinicopathologic, histomorphologic, immunohistochemical, ultrastructural, and molecular cytogenetic study of 14 cases. Virchows Arch,2010,456(4):355-365.

[22] Murakami T,Sano F,Huang Y,et al. Identification and characterization of Birt-Hogg-Dubé associated renal carcinoma. J Pathol,2007,211(5):524-531.

[23] Erlandson RA,Shek TW,Reuter VE. Diagnostic significance of mitochondria in four types of renal epithelial neoplasms:an ultrastructural study of 60 tumors. Ultrastruct Pathol,1997,21(5):

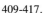 

409-417.

[24] Gerharz CD, Moll R, Störkel S, et al. Ultrastructural appearance and cytoskeletal architecture of the clear, chromophilic, and chromophobe types of human renal cell carcinoma in vitro. Am J Pathol, 1993, 142(3):851-859.

[25] Tickoo SK, Lee MW, Eble JN, et al. Ultrastructural observations on mitochondria and microvesicles in renal oncocytoma, chromophobe renal cell carcinoma, and eosinophilic variant of conventional(clear cell)renal cell carcinoma. Am J Surg Pathol, 2000, 24(9):1247-1256.

[26] Latham B, Dickersin GR, Oliva E. Subtypes of chromophobe cell renal carcinoma: an ultrastructural and histochemical study of 13 cases. Am J Surg Pathol, 1999, 23(5):530-535.

[27] Brunelli M, Eble JN, Zhang S, et al. Eosinophilic and classic chromophobe renal cell carcinomas have similar frequent losses of multiple chromosomes from among chromosomes 1, 2, 6, 10, and 17, and this pattern of genetic abnormality is not present in renal oncocytoma. Mod Pathol, 2005, 18(2):161-169.

[28] Schwerdtle RF, Störkel S, Neuhaus C, et al. Allelic losses at chromosomes 1p, 2p, 6p, 10p, 13q, 17p, and 21q significantly correlate with the chromophobe subtype of renal cell carcinoma. Cancer Res, 1996, 56(13):2927-2930.

[29] Speicher MR, Schoell B, du Manoir S, et al. Specific loss of chromosomes 1, 2, 6, 10, 13, 17, and 21 in chromophobe renal cell carcinomas revealed by comparative genomic hybridization. Am J Pathol, 1994, 145(2):356-364.

[30] Davis CF, Ricketts CJ, Wang M, et al. The somatic genomic landscape of chromophobe renal cell carcinoma. Cancer Cell, 2014, 26(3):319-330.

[31] Moch H. Cystic renal tumors: new entities and novel concepts. dv Anat Pathol, 2010, 17(3):209-214.

[32] You D, Shim M, Jeong IG, et al. Multilocular cystic renal carcinoma: clinicopathological features and preoperative prediction using multiphase computed tomography. BJU Int, 2011, 108(9):1444-1449.

[33] Hora M, Hes O, Michal M, et al. Extensively cystic renal neoplasms in adults (Bosniak classification Ⅱ or Ⅲ)—possible "common" histological diagnoses: multilocular cystic renal cell carcinoma, cystic nephroma, and mixed epithelial and stromal tumor of the kidney. Int Urol Nephrol, 2005, 37(4):743-750.

[34] Montironi R, Lopez-Beltran A, Cheng L, et al. Words of wisdom: re: multilocular cystic renal cell carcinoma with focus on clinical and pathobiological aspects. Eur Urol, 2013, 63(2):400-401.

[35] Eble JN, Bonsib SM. Extensively cystic renal neoplasms: cystic nephroma, cystic partially differentiated nephroblastoma, multilocular cystic renal cell carcinoma, and cystic hamartoma of renal pelvis. Semin Diagn Pathol, 1998, 15:2-20.

[36] Suzigan S, López-Beltrán A, Montironi R, et al. Multilocular cystic renal cell carcinoma, a report of 45 cases of a kidney tumor of low malignant potential. Am J Clin Pathol, 2006, 125:217-222.

[37] Williamson SR, Halat S, Eble JN, et al. Multilocular cystic renal cell carcinoma: similarities and differences in immunoprofile compared with clear cell renal cell carcinoma. Am J Surg Pathol, 2012, 36(10):1425-1433.

[38] von Teichman A, Compérat E, Behnke S, et al. VHL mutations and dysregulation of pVHL-and PTEN-controlled pathways in multilocular cystic renal cell carcinoma. Mod Pathol, 2011, 24(4):571-578.

[39] Tickoo SK, dePeralta-Venturina MN, Harik LR, et al. Spectrum of epithelial neoplasms in end-stage renal disease: an experience from 66 tumor-bearing kidneys with emphasis on histologic patterns distinct from those in sporadic adult renal neoplasia. Am J Surg Pathol, 2006, 30(2):141-153.

[40] Aydin H, Chen L, Cheng L, et al. Clear cell tubulopapillary renal cell carcinoma: a study of 36 distinctive low-grade epithelial tumors of the kidney. Am J Surg Pathol, 2010, 34(11):1608-1621.

[41] Gobbo S, Eble JN, Grignon DJ, et al. Clear cell papillary renal cell carcinoma: a distinct histopathologic and molecular genetic entity. Am J Surg Pathol, 2008, 32(8):1239-1245.

[42] Adam J, Couturier J, Molinié V, et al. Clear-cell papillary renal cell carcinoma: 24 cases of a distinct low-grade renal tumor and a comparative genomic hybridization array study of seven cases. Histopathology, 2011, 58:1064-1071.

[43] Rohan SM, Xiao Y, Liang Y, et al. Clear-cell papillary renal cell carcinoma: molecular and immunohistochemical analysis with emphasis on the von Hippel-Lindau gene and hypoxia-inducible factor pathwayrelated proteins. Mod Pathol, 2011, 24:1207-1220.

[44] Williamson SR, Eble JN, Cheng L, et al. Clear cell papillary renal cell carcinoma: differential diagnosis and extended immunohistochemical profile. Mod Pathol, 2013, 26(5):697-708.

[45] 饶秋, 沈勤, 时姗姗, 等. 透明细胞乳头状肾细胞癌的临床病理学分析. 中华病理学杂志, 2014, 43(11):728-731.

[46] 杨晓群, 苗娜, 甘华磊, 等. 透明细胞乳头状肾细胞癌的临床病理特征. 中华病理学杂志, 2015, 44(6):372-376.

[47] Mai KT, Faraji H, Desantis D, et al. Renal cell carcinoma with mixed features of papillary and clear cell cytomorphology: a fluorescent in situ hybridization study. Virchows Arch, 2010, 456(1):77-84.

[48] Vázquez-Lavista LG, Uribe-Uribe N, Gabilondo-Navarro F. Collecting Duct Renal Cell Carcinoma: Two Different Clinical Stages, Two Different Clinical Outcomes. Urologia Internationalis, 2008, 81(1):116-118.

[49] Antonelli A, Portesi E, Cozzoli A, et al. The Collecting Duct Carcinoma of the Kidney: A Cytogenetical Study. European Urology, 2003, 43(6):680-685.

[50] 李淼,宋国巍,邹亚斌,等.肾集合管癌 4 例临床病理观察及文献复习.诊断病理学杂志,2015(03):170-172.

[51] Kanayama HO, Fukumori T, Fujimoto H, et al. Clinicopathological characteristics and oncological outcomes in patients with renal cell carcinoma registered in 2007: The first large-scale multicenter study from the Cancer Registration Committee of the Japanese Urological Association. International Journal of Urology, 2015,22(9):S1-S7.

[52] 孔祥田,曾荔,宓培,等.肾集合管癌 10 例分析.中华肿瘤杂志,2001,23(2):162-164.

[53] 陈鑫,郭爱桃,田侠,等.肾集合管癌 4 例临床及病理特征分析.诊断病理学杂志,2017,24(2):81-85.

[54] Karakiewicz PI, Trinh QD, Rioux-Leclercq N, et al. Collecting Duct Renal Cell Carcinoma: A Matched Analysis of 41 Cases. European Urology,2007,52(4):1140-1146.

[55] Paner GP, Annaiah C, Gulmann C, et al. Immunohistochemical evaluation of novel and traditional markers associated with urothelial differentiation in a spectrum of variants of urothelial carcinoma of the urinary bladder. Human Pathology, 2014, 45(7):1473-1482.

[56] Fleming S, Lewi HJ. Collecting duct carcinoma of the kidney. Histopathology,1986,10(11):1131-1141.

[57] 苏丽丽,晋龙.肾集合管癌 10 例临床病理分析.临床与实验病理学杂志,2015,8(31):926-928.

[58] Tokuda N, Naito S, Matsuzaki O, et al. Collecting Duct (Bellini Duct) Renal Cell Carcinoma: A Nationwide Survey in Japan. The Journal of Urology,2006,176(1):40-43.

[59] Carvalho JC, Thomas DG, McHugh JB, et al. p63, CK7, PAX8 and INI-1: an optimal immunohistochemical panel to distinguish poorly differentiated urothelial cell carcinoma from high-grade tumors of the renal collecting system. Histopathology, 2012, 60(4):597-608.

[60] Albadine R, Schultz L, Illei P, et al. PAX8(+)/p63(-) Immunostaining Pattern in Renal Collecting Duct Carcinoma (CDC). Am J Surg Pathol,2010,34(7):965-969.

[61] Young A, Kunju LP. High-grade carcinomas involving the renal sinus: report of a case and review of the differential diagnosis and immunohistochemical expression. Arch Pathol Lab Med, 2012, 136(8):907-910.

[62] Calderaro J, Moroch J, Pierron G, et al. SMARCB1/INI-1 inactivation in renal medullary carcinoma. Histopathology, 2012, 61(3):428-435.

[63] Cheng JX, Tretiakova M, Gong C, et al. Renal medullary carcinoma: rhabdoid features and the absence of INI-1 expression as markers of aggressive behavior. Mod Pathol, 2008, 21(6):647-652.

[64] 蔡莉,曲桂梅,刘厚才.儿童肾髓质癌 1 例.中华病理学杂志,2009,38(7):486-487.

[65] 赵明,滕晓东,孙柯,等.新近认识的肾细胞癌.中华病理学杂志,2013,42(7):478-482.

[66] 赵明,李昌水,滕晓东.介绍国际泌尿病理协会 2012 肾肿瘤的专家共识.中华病理学杂志,2014,43(3):207-211.

[67] 赵明,余晶晶,马杰,等.肾脏管囊状嗜酸细胞腺瘤临床病理分析.中华病理学杂志,2016,45(9):644-645.

[68] 赵明,何向蕾,滕晓东.成人囊性肾肿瘤的诊断和鉴别诊断.中华病理学杂志,2015,44(11):815-820.

[69] Ordóñez NG, Mackay B. Renal cell carcinoma with unusual differentiation. Ultrastruct Pathol,1996,20(1):27-30.

[70] Lloreta J, Corominas JM, Munné A, et al. Low-grade spindle cell carcinoma of the kidney. Ultrastruct Pathol,1998,22(1):83-90.

[71] He Q, Ohaki Y, Mori O, et al. A case of renal cell tumor in a 45-year-old female mimicking lower portion nephrogenesis. Pathol Int,1998,48:416-420.

[72] Otani M, Shimizu T, Serizawa H, et al. Low-grade renal cell carcinoma arising from the lower nephron: A case report with immunohistochemical, histochemical and ultrastructural studies. Pathol Int,2001,51:954-960.

[73] Parwani AV, Husain AN, Epstein JI, et al. Low-grade myxoid renal epithelial neoplasms with distal nephron differentiation. Hum Pathol,2001,32:506-512.

[74] Rakozy C, Schmahl GE, Bogner S, et al. Low-grade tubular mucinous renal neoplasms: Morphologic, immunohistochemical, and genetic features. Mod Pathol,2002,15:1162-1171.

[75] Hes O, Hora M, Perez-Montiel DM, et al. Spindle and cuboidal renal cell carcinoma, a tumor having frequent association with nephrolithiasis: report of 11 cases including a case with hybrid conventional renal cell carcinoma/spindle and cuboidal renal cell carcinoma components. Histopathology,2002,41:549-555.

[76] Srigley JR, Eble JN, Grignon DJ, et al. Unusual renal cell carcinoma (RCC) with prominent spindle cell change possibly related to the loop of Henle. Mod Pathol,1999,12:107.

[77] Kuroda N, Nakamura S, Miyazaki E, et al. Low-grade tubularmucinous renal neoplasm with neuroendocrine differentiation: A histological, immunohistochemical and ultrastructural study. Pathol Int,2004,54:201-207.

[78] Billis A. Phenotypic, molecular, and ultrastructural studies of a novel low-grade renal epithelial neoplasm possibly related to the loop of Henle. Int Braz J Urol,2002,28(5):477-478.

[79] Weber A, Srigley J, Moch H. Mucinous spindle cell carcinoma of the kidney. A molecular analysis. Pathologe,2003,24(6):453-459.

[80] Srigley JR, Eble JN. Collecting duct carcinoma of the kidney. Semin Diagn Pathol,1998,15(1):54-67.

[81] 耿舰,丁彦青,朱梅刚,等.肾脏黏液性管状和梭形细胞癌临床病理学观察.临床与实验病理学杂志,2004,20(6):673-675.

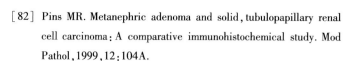
［82］ Pins MR. Metanephric adenoma and solid, tubulopapillary renal cell carcinoma: A comparative immunohistochemical study. Mod Pathol, 1999, 12:104A.

［83］ MacLennan GT, Farrow GM, Bostwick DG. Low-grade collecting duct carcinoma of the kidney: report of 13 cases of low-grade mucinous tubulocystic renal carcinoma of possible collecting duct origin. Urology, 1997, 50:679-684.

［84］ Martin SA, Mynderse LA, Lager DJ, et al. Juxtaglomerular cell tumor: a clinicopathologic study of four cases and review of the literature. Am J Clin Pathol, 2001, 116:854-863.

［85］ Srigley JR, Delahunt B, Eble JN, et al. The International Society of Urological Pathology(ISUP) Vancouver Classification of Renal Neoplasia. Am J Surg Pathol, 2013, 37(10):1469-1489.

［86］ 赵明, 杨泽然, 张欣, 等. 琥珀酸脱氢酶 B 缺陷相关的肾细胞癌一例. 中华病理学杂志, 2016, 45(11):799-800.

［87］ Argani P, Olgac S, Tickoo SK, et al. Xp11 translocation renal cell carcinoma in adults: expanded clinical, pathologic, and genetic spectrum. Am J Surg Pathol, 2007, 31:1149-1160.

［88］ Argani P, Zhong M, Reuter VE, et al. TFE3-Fusion Variant Analysis Defines Specific Clinicopathologic Associations Among Xp11 Translocation Cancers. Am J Surg Pathol, 2016, 40:723-737.

［89］ Xia QY, Wang XT, Zhan XM, et al. Xp11 Translocation Renal Cell Carcinomas(RCCs) With RBM10-TFE3 Gene Fusion Demonstrating Melanotic Features and Overlapping Morphology With t (6;11)RCC: Interest and Diagnostic Pitfall in Detecting a Paracentric Inversion of TFE3. Am J Surg Pathol, 2017, 41:663-676.

［90］ Rao Q, Liu B, Cheng L, et al. Renal cell carcinomas with t(6;11)(p21;q12): A clinicopathologic study emphasizing unusual morphology, novel alpha-TFEB gene fusion point, immunobiomarkers, and ultrastructural features, as well as detection of the gene fusion by fluorescence in situ hybridization. Am J Surg Pathol, 2012, 36:1327-1338.

［91］ Ugalde A, López JI. Papillary renal cell carcinoma spectrum. ACTAS UROL ESP, 2008, 32:799-805.

［92］ Mehrtens S, Veitch D, Kulakov E, et al. A Case of Hereditary Leiomyomatosis and Renal Cell Carcinoma. Case Rep Dermatol Med, 2016, 2016:3793986.

［93］ Yang Y, Valera V, Sourbier C, et al. A novel fumarate hydratase-deficient HLRCC kidney cancer cell line, UOK268: a model of the Warburg effect in cancer. Cancer Genet, 2012, 205(7-8): 377-390.

［94］ Martínek P, Grossmann P, Hes O, et al. Genetic testing of leiomyoma tissue in women younger than 30 years old might provide an effective screening approach for the hereditary leiomyomatosis and renal cell cancer syndrome(HLRCC). Virchows Arch, 2015, 467(2):185-191.

［95］ Linehan WM, Pinto PA, Bratslavsky G, et al. Hereditary kidney cancer: unique opportunity for disease-based therapy. Cancer, 2009, 115:2252-2261.

［96］ Schmidt LS, Linehan WM. Hereditary leiomyomatosis and renal cell carcinoma. Int J Nephrol Renovasc Dis, 2014, 7:253-260.

［97］ Udager AM, Alva A, Chen YB, et al. Hereditary leiomyomatosis and renal cell carcinoma(HLRCC): a rapid autopsy report of metastatic renal cell carcinoma. Am J Surg Pathol, 2014, 38(4): 567-577.

［98］ Chen YB, Brannon AR, Toubaji A, et al. Hereditary leiomyomatosis and renal cell carcinoma syndrome-associated renal cancer: recognition of the syndrome by pathologic features and the utility of detecting aberrant succination by immunohistochemistry. Am J Surg Pathol, 2014, 38:627-637.

［99］ Buelow B, Cohen J, Nagymanyoki Z, et al. Immunohistochemistry for 2-Succinocysteine(2SC) and Fumarate Hydratase(FH) in Cutaneous Leiomyomas May Aid in Identification of Patients With HLRCC(Hereditary Leiomyomatosis and Renal Cell Carcinoma Syndrome). Am J Surg Pathol, 2016, 40:982-988.

［100］ Sourbier C, Valera-Romero V, Giubellino A, et al. Increasing reactive oxygen species as a therapeutic approach to treat hereditary leiomyomatosis and renal cell carcinoma. Cell Cycle, 2010, 9(20):4183-4189.

［101］ Sudarshan S, Pinto PA, Neckers L, et al. Mechanisms of disease: hereditary leiomyomatosis and renal cell cancer—a distinct form of hereditary kidney cancer. Nat Clin Pract Urol, 2007, 4 (2):104-110.

［102］ Garg K, Tickoo SK, Soslow RA, et al. Morphologic features of uterine leiomyomas associated with hereditary leiomyomatosis and renal cell carcinoma syndrome: a case report. Am J Surg Pathol, 2011, 35(8):1235-1237.

［103］ Joseph NM, Solomon DA, Frizzell N, et al. Morphology and Immunohistochemistry for 2SC and FH Aid in Detection of Fumarate Hydratase Gene Aberrations in Uterine Leiomyomas From Young Patients. Am J Surg Pathol, 2015, 39(11):1529-1539.

［104］ Kamai T, Abe H, Arai K, et al. Radical nephrectomy and regional lymph node dissection for locally advanced type 2 papillary renal cell carcinoma in an at-risk individual from a family with hereditary leiomyomatosis and renal cell cancer: a case report. BMC Cancer, 2016, 16:232.

［105］ Crumley SM, Divatia M, Truong L, et al. Renal cell carcinoma: Evolving and emerging subtypes. World J Clin Cases, 2013, 1 (9):262-275.

［106］ Yang Y, Valera VA, Padilla-Nash HM, et al. UOK 262 cell line, fumarate hydratase deficient(FH-/FH-)hereditary leiomyomatosis renal cell carcinoma: in vitro and in vivo model of an aberrant energy metabolic pathway in human cancer. Cancer Genet Cytogenet, 2010, 196(1):45-55.

［107］ Gill AJ. Succinate dehydrogenase(SDH) and mitochondrial driven neoplasia. Pathology, 2012, 44:285-292.

[108] Gill AJ, Pachter NS, Chou A, et al. Renal tumors associated with germline SDHB mutation show distinctive morphology. Am J Surg Pathol, 2011, 35(10): 1578-1585.

[109] Gill AJ, Hes O, Papathomas T, et al. Succinate Dehydrogenase (SDH)-deficient Renal Carcinoma: A Morphologically Distinct Entity: A Clinicopathologic Series of 36 Tumors From 27 Patients. Am J Surg Pathol, 2014, 38(12): 1588-1602.

[110] Williamson SR, Eble JN, Amin MB, et al. Succinate dehydrogenase-deficient renal cell carcinoma: detailed characterization of 11 tumors defining a unique subtype of renal cell carcinoma. Modern Pathology, 2015, 28(1): 80-94.

[111] Sterlacci W, Verdorfer I, Gabriel M, et al. Thyroid follicular carcinoma-like renal tumor: a case report with morphologic, immunophenotypic, cytogenetic, and scintigraphic studies. Virchows Arch, 2008, 452(1): 91-95.

[112] 何春年, 李萍, 赵焕芬, 等. 甲状腺滤泡癌样肾细胞癌一例. 中华病理学杂志, 2008, 37(6): 428-430.

[113] Amin MB, Gupta R, Ondrej H, et al. Primary thyroid-like follicular carcinoma of the kidney: report of 6 cases of a histologically distinctive adult renal epithelial neoplasm. Am J Surg Pathol, 2009, 33(3): 393-400.

[114] 徐缓, 张文燕. 甲状腺滤泡癌样肾细胞癌临床病理观察. 诊断病理学杂志, 2010, 17(1): 46-49.

[115] Dhillon J, Tannir NM, Matin SF, et al. Thyroid-like follicular carcinoma of the kidney with metastases to the lungs and retroperitoneal lymph nodes. Hum Pathol, 2011, 42(1): 146-150.

[116] Vicens RA, Balachandran A, Guo CC, et al. Multimodality imaging of thyroid-like follicular renal cell carcinoma with lung metastases, a new emerging tumor entity. Abdom Imaging, 2014, 39(2): 388-393.

[117] Alessandrini L, Fassan M, Gardiman MP, et al. Thyroid-like follicular carcinoma of the kidney: report of two cases with detailed immunohistochemical profile and literature review. Virchows Arch, 2012, 461(3): 345-350.

[118] 唐坚清, 张声, 陈林莺, 等. 甲状腺滤泡癌样肾细胞癌1例临床病理观察及文献复习. 临床与实验病理学杂志, 2013, 29(4): 447-450.

[119] Wu WW, Chu JT, Nael A, et al. Thyroid-like follicular carcinoma of the kidney in a young patient with history of pediatric acute lymphoblastic leukemia. Case Rep Pathol, 2014, 2014: 313974.

[120] 陈鑫, 窦富贤, 程学斌, 等. 甲状腺样滤泡性肾细胞癌五例临床病理特征分析并文献复习. 中华病理学杂志, 2016, 45(10): 687-691

[121] Dong L, Huang J, Huang L, et al. Thyroid-Like Follicular Carcinoma of the Kidney in a Patient with Skull and Meningeal Metastasis: A Unique Case Report and Review of the Literature. Medicine(Baltimore), 2016, 95(15): e3314.

[122] Morris SW, Kirstein MN, Valentine MB, et al. Fusion of a kinase gene, ALK, to a nucleolar protein gene, NPM, in non-Hodgkin's lymphoma. Science, 1994, 263(5151): 1281-1284.

[123] Lin E, Li L, Guan Y, et al. Exon array profiling detects EML4-ALK fusion in breast, colorectal, and non-small cell lung cancers. Mol. Cancer Res, 2009, 7(9): 1466-1476.

[124] Soda M, Choi YL, Enomoto M, et al. Identification of the transforming EML4-ALK fusion gene in non-small cell lung cancer. Nature, 2007, 448(7153): 561-566.

[125] Kwak EL, Bang YJ, Camidge DR, et al. Anaplastic lymphoma kinase inhibition in non-small-cell lung cancer. N Engl J Med, 2010, 363(18): 1693-1703.

[126] Ou SH, Bazhenova L, Camidge DR, et al. Rapid and dramatic radiographic and clinical response to an ALK inhibitor (crizotinib, PF02341066) in an ALK translocation-positive patient with non-small cell lung cancer. J Thorac Oncol, 2010, 5(12): 2044-2046.

[127] Kimura H, Nakajima T, Takeuchi K, et al. ALK fusion gene positive lung cancer and 3 cases treated with an inhibitor for ALK kinase activity. Lung Cancer, 2012, 75(1): 66-72.

[128] Butrynski JE, D'Adamo DR, Hornick JL, et al. Crizotinib in ALK-rearranged inflammatory myofibroblastic tumor. N Engl J Med, 2010, 363(18): 1727-1733.

[129] Cerchietti L, Damm-Welk C, Vater I, et al. Inhibition of anaplastic lymphoma kinase(ALK) activity provides a therapeutic approach for CLTC-ALK-positive human diffuse large B cell lymphomas. PLoS ONE, 2011, 6(4): e18436.

[130] Argani P, Aulmann S, Illei PB, et al. A distinctive subset of PEComas harbors TFE3 gene fusions. Am J Surg Pathol, 2010, 34(10): 1395-1406.

[131] Sukov WR, Hodge JC, Lohse CM, et al. ALK alterations in adult renal cell carcinoma: frequency, clinicopathologic features and outcome in a large series of consecutively treated patients. Mod Pathol, 2012, 25(11): 1516-1525.

[132] Debelenko LV, Raimondi SC, Daw N, et al. Renal cell carcinoma with novel VCL-ALK fusion: new representative of ALK-associated tumor spectrum. Mod Pathol, 2011, 24(3): 430-442.

[133] Smith NE, Deyrup AT, Mariño-Enriquez A, et al. VCL-ALK Renal cell carcinoma in children with sickle-cell trait: the eighth sickle-cell nephropathy? Am J Surg Pathol, 2014, 38(6): 3858-3863.

[134] Ou SH, Kwak EL, Siwak-Tapp C, et al. Activity of crizotinib (PF02341066), a dual mesenchymal-epithelial transition (MET) and anaplastic lymphoma kinase (ALK) inhibitor, in a non-small cell lung cancer patient with de novo MET amplification. J Thorac Oncol, 2011, 6(5): 942-946.

[135] Adrián Mariño Enríquez, Wen Bin Ou, Christopher B. Weldon, et al. ALK rearrangement in sickle cell trait-associated renal

medullary carcinoma. Genes Chromosom. Cancer,2011,50(3):146-153.

[136] Sugawara E,Togashi Y,Kuroda N,et al. Identification of anaplastic lymphoma kinase fusions in renal cancer:largescale immunohistochemical screening by the intercalated antibody-enhanced polymer method. Cancer,2012,118(18):4427-4436.

[137] Lee C,Park JW,Suh JH,et al. ALK-positive renal cell carcinoma in a large series of consecutively resected Korean renal cell carcinoma patients. Korean J Pathol,2013,47(5):452-457.

[138] Hodge JC,Pearce KE,Sukov WR. Distinct ALK-rearranged and VCL-negative papillary renal cell carcinoma variant in two adults without sickle cell trait. Mod Pathol,2013,26(4):604-605.

[139] Yang P,Cornejo KM,Sadow PM,et al. Renal cell carcinoma in tuberous sclerosis complex. Am J Surg Pathol,2014,38(7):895-909.

[140] Bjornsson J,Short MP,Kwiatkowski DJ,et al. Tuberous sclerosisassociated renal cell carcinoma. Clinical,pathological,and genetic features. Am J Pathol,1996,149(4):1201-1208.

[141] Jimenez RE,Eble JN,Reuter VE,et al. Concurrent angiomyolipoma and renal cell neoplasia:a study of 36 cases. Mod Pathol,2001,14(3):157-163.

[142] Tyburczy ME,Jozwiak S,Malinowska IA,et al. A shower of second hit events as the cause of multifocal renal cell carcinoma in tuberous sclerosis complex. Hum Mol Genet,2015,24(7):1836-1842.

[143] Habib SL,Al-Obaidi NY,Nowacki M,et al. Is mTOR Inhibitor Good Enough for Treatment All Tumors in TSC Patients? J Cancer,2016,7(12):1621-1631.

[144] Kuhn E,De Anda J,Manoni S,et al. Renal cell carcinoma associated with prominent angioleiomyoma-like proliferation:Report of 5 cases and review of the literature. Am J Surg Pathol,2006,30(11):1372-1381.

[145] Canzonieri V,Volpe R,Gloghini A,et al. Mixed renal tumor with carcinomatous and fibroleiomyomatous components,associated with angiomyolipoma in the same kidney. Pathol Res Pract,1993,189(8):957-959.

[146] De Riese W,Reale E. The capsule of the renal cell carcinoma (clear cell phenotype) contains modified smooth muscle cells. J Submicrosc Cytol Pathol,1991,23(2):237-244.

[147] Honey RJ,Honey RM. Tuberose Sclerosis and Bilateral Renal Carcinoma. Br J Urol,1977,49(6):441-446.

[148] Michal M,Hes O,Havlicek F. Benign renal angiomyoadenomatous tumor:a previously unreported renal tumor. Ann Diagn Pathol,2000,4(5):311-315.

[149] Wojno K. Tumors of the Kidney,Bladder,and Related Urinary Structures. Human Pathology,1996,20(9):1431.

[150] Seemayer TA,Lagacé R,Schürch W,et al. The myofibroblast:biologic,pathologic,and theoretical considerations. Pathol Annu,1980,15(15):443-470.

[151] de Peralta-Venturina M,Moch H,Amin M,et al. Sarcomatoid differentiation in renal cell carcinoma:a study of 101 cases. Am J Surg Pathol,2001,25(3):275-284.

[152] Martignoni G,Brunelli M,Segala D,et al. Renal cell carcinoma with smooth muscle stroma lacks chromosome 3p and VHL alterations. Mod Pathol,2014,27(5):765-774.

[153] Vegunta RK,Morotti RA,Shiels WE 2nd,et al. Collision tumors in children:a review of the literature and presentation of a rare case of mesoblastic nephroma and neuroblastoma in an infant. J Pediatr Surg,2000,35(9):1359-1361.

[154] Cook PD,Czerniak B,Chan JK,et al. Nodular spindle-cell vascular transformation of lymph nodes. A benign process occurring predominantly in retroperitoneal lymph nodes draining carcinomas that can simulate Kaposi's sarcoma or metastatic tumor. Am J Surg Pathol,1995,19(19):1010-1020.

[155] George DJ,Kaelin WG Jr. The von Hippel-Lindau protein,vascular endothelial growth factor,and kidney cancer. N Engl J Med,2003,349(5):419-421.

[156] Lopez-Beltran A,Kirkali Z,Montironi R,et al. Unclassified renal cell carcinoma:a report of 56 cases. BJU Int,2012,110(6):786-793.

[157] Karakiewicz PI,Hutterer GC,Trinh QD,et al. Unclassified renal cell carcinoma:an analysis of 85 cases. BJU Int,2007,100:802-808.

[158] Kim SH,Yang HK,Moon KC,et al. Localized non-conventional renal cell carcinoma:prediction of clinical outcome according to histology. Int J Urol,2014,21(4):359-364.

[159] Zisman A,Chao DH,Pantuck AJ,et al. Unclassified renal cell carcinoma:clinical features and prognostic impact of a new histological subtype. J Urol,2002,168(3):950-955.

[160] Cheng L,Williamson SR,Zhang S,et al. Understanding the molecular genetics of renal cell neoplasia:implications for diagnosis,prognosis and therapy. Expert Rev Anticancer Ther,2010,10:843-864.

[161] Hu ZY,Pang IJ,Qi Y,et al. Unclassified renal cell carcinoma:a clinicopathological,comparative genomic hybridization,and whole-genome exon sequencing study. Int J Clin Exp Pathol,2014,7(7):3865-3875.

[162] Bai XJ,Yang M,Yu Q,et al. Renal papillary adenoma in transplant donor kidney:report of a case. Zhonghua Bing Li Xue Za Zhi,2009,38(5):353-354.

[163] Dey P,Radhika S,Das A,et al. Aspiration cytology of renal cell carcinoma and adenoma in childhood. Acta Cytol,1996,40(3):457-460.

[164] Simpson VR,Hargreaves J,Butler HM,et al. Causes of mortality and pathological lesions observed post-mortem in red squirrels

（Sciurus vulgaris）in Great Britain. BMC Vet Res,2013,9:229.

[165] Brunelli M,Eble JN,Zhang S,et al. Gains of chromosomes 7, 17,12,16,and 20 and loss of Y occur early in the evolution of papillary renal cell neoplasia:a fluorescent in situ hybridization study. Mod Pathol,2003,16(10):1053-1059.

[166] Can B,Uzuner HÖ,Selim Nural M,et al. Incidentally detected renal adenomatosis in a patient with urolithiasis:a case report. Turk J Urol,2013,39(1):56-60.

[167] Gokden N,Li L,Zhang H,et al. Loss of heterozygosity of DNA repair gene,hOGG1,in renal cell carcinoma but not in renal papillary adenoma. Pathol Int,2008,58(6):339-343.

[168] Val-Bernal JF,Pinto J,Gómez-Román JJ,et al. Papillary adenoma of the kidney with mucinous secretion. Histol Histopathol, 2001,16(2):387-392.

[169] Brack M. Renal papillary adenoma in a cotton-topped tamarin （Saguinus oedipus）. Lab Anim,1985,19(2):132-133.

[170] Ma SK,Kim SS,Kim SW. Renal papillary adenoma in autosomal dominant polycystic kidney disease. Iran J Kidney Dis,2013,7 (6):439.

[171] Wang KL,Weinrach DM,Luan C,et al. Renal papillary adenoma—a putative precursor of papillary renal cell carcinoma. Hum Pathol,2007,38(2):239-246.

[172] Kuroda N,Toi M,Hiroi M,et al. Review of renal oncocytoma with focus on clinical and pathobiological aspects. Histol Histopath,2003,18(3):935-942.

[173] Gudbjartsson T,Hardarson S,Petursdottir V,et al. Renal oncocytoma:a clinicopathological analysis of 45 onsecutive cases. BJU Int,2005,96(9):1275-1279.

[174] Leroy X,Moukassa D,Copin MC,el al. Utility of cytokeratin 7 for distinguishing chromophobe renal cell carcinoma from renal oncocyloma. Eur Urol,2000,37(4):484-487.

[175] Pan CC,Chen PC,Chiang H. Overexpression of KIT(CDll7) in chromophobe renal cell carcinoma and renal oncoeytoma. Am J Clin Pathol,2004,121(6):878-883.

[176] Hes O,Michal M,Síma R,et al. Renal oncocytoma with and without intravascular extension into the branches of renal vein have the same morphological,immunohistochemical and genetic features. Virchows Arch,2008,452(2):285-293.

[177] Argani P,Perlman EJ,Breslow NE,et al. Clear cell sarcoma of the kidney:a review of 351 cases from the National Wilms Turnout Study Group Pathology Center. Am J Surg Path,2000,24 (1):4-18.

[178] Anderson J,Gibson S,Sebire NJ. Expression of ETV6-NTRK in classical,cellular and mixed subtypes of congenital mesoblastic nephroma. Histopathology,2006,48(6):748-753.

[179] 饶秋,夏秋媛,周晓军,等. 2016WHO 肾脏肿瘤新分类解读. 中华病理学杂志,2016,45(7):435-441.

[180] 李莉,周晓军. INI-1 缺陷性肿瘤的临床病理特征. 中华病理

学杂志,2015,44(5):361-364.

[181] Miller JS,Zhou M,Brimo F,et al. Primary leiomyosarcoma of the kidney:a clinicopathologic study of 27 cases. Am J Surg Pathol,2010,34(2):238-242.

[182] Patil PA,McKenney JK,Trpkov K,et al. Renal leiomyoma:a contemporary multi-institution study of an infrequent and frequently misclassified neoplasm. Am J Surg Pathol,2015,39 (3):349-356.

[183] Gupta S,Jimenez RE,Folpe AL,et al. Renal leiomyoma and leiomyosarcoma:a study of 57 cases. Am J Surg Pathol,2016,40 (11):1557-1563.

[184] Zhao M,Williamson SR,Sun K,et al. Benign perivascular myoid cell tumor（myopericytoma）of the urinary tract:a report of 2 cases with an emphasis on differential diagnosis. Hum Pathol, 2014,45(5):1115-1121.

[185] Brown JG,Folpe AL,Rao,et al. Primary vascular tumors and tumor-like lesions of the kidney:a clinicopathologic analysis of 25 cases. Am J Surg Pathol,2010,34(7):942-949.

[186] Kryvenko ON,Haley SL,Smith SC,et al. Haemangiomas in kidneys with end-stage renal disease:a novel clinicopathological association. Histopathology,2014,65(3):309-318.

[187] 赵明,孔梅,余晶晶,等. 肾脏及肾上腺交织状血管瘤临床病理分析. 中华病理学杂志,2016,45(10):698-702.

[188] Zhao M,Williamson SR,Yu J,et al. PAX8 expression in sporadic hemangioblastoma of the kidney supports a primary renal cell lineage:implications for differential diagnosis. Hum Pathol, 2013,44(10):2247-2255.

[189] Iacovelli R,Altavilla A,Ciardi A,et al. Clinical and pathological features of primary renal synovial sarcoma:analysis of 64 cases from 11 years of medical literature. BJU Int,2012,110(10): 1449-1454.

[190] Kawahara T,Sekiguchi Z,Makiyama K,et al. Primary synovial sarcoma of the kidney. Case Rep Oncol,2009,2(3):189-193.

[191] Argani P,Faria PA,Epstein JI,et al. Primary renal synovial sarcoma:molecular and morphological delineation of an entity previously included among embryonal sarcomas of the kidney. Am J Surg Pathol,2000,24(8):1087-1096.

[192] Abbas M,Dämmrich ME,Braubach P,et al. Synovial sarcoma of the kidney in a young patient with a review of the literature. Rare Tumors,2014,6(2):5393.

[193] Ozkan EE,Mertsoylu H,Ozardali HI. A case of renal synovial sarcoma treated with adjuvant ifosfamide and doxorubicin. Intern Med,2011,50(15):1575-1580.

[194] 张海芳,王淑贞,张海萍,等. 原发性肾脏滑膜肉瘤 1 例并文献复习. 肿瘤基础与临床,2008,21(4):364-365.

[195] 袁伟,陈伶俐,侯英勇,等. 肾脏横纹肌样滑膜肉瘤 1 例并文献复习. 临床与实验病理学杂志,2017,33(7):773-776.

[196] 林健,张小平,黄炳伟,等. 17 例原发性肾肉瘤回顾性分析.

北京大学学报(医学版),2013,45(4):554-557.

[197] 宋彦,卜英波,姜贵康,等.肾原发性肉瘤附8例并文献复习.现代肿瘤医学,2007,15(5):691-693.

[198] 朱雄增,王坚.软组织肿瘤病理学.北京:人民卫生出版社,2008.

[199] Kuroda N, Maris S, Monzon FA, et al. Juxtaglomerular cell tumor: a morphological, immunohistochemical and genetic study of six cases. Hum Pathol, 2013, 44(1):47-54.

[200] 沈勤,梁伟,姜少军,等.肾球旁细胞瘤二例的临床病理学特点.中华病理学杂志,2013,46(1):46-47.

[201] Guan W, Yan Y, He W, et al. Ossifying renal tumor of infancy (ORIT): The clinicopathological and cytogenetic feature of two cases and literature review. Pathol Res Pract, 2016, 212(11): 1004-1009.

[202] Liu J, Guzman MA, Pawel BR, et al. Clonal trisomy 4 cells detected in the ossifying renal tumor of infancy: study of 3 cases. Mod Pathol, 2013, 26(2):275-281.

[203] Dell'Atti L. An unusual presentation of cystic nephroma in an adult man. Rare Tumors, 2015, 7(2):5860.

[204] Mehra BR, Thawait AP, Akther MJ, et al. Multicystic nephroma masquerading as Wilm's tumor: aclinical diagnostic challenge. Saudi J Kidney Dis Transpl, 2011, 22(4):774-777.

[205] Bahubeshi A, Bal N, Rio Frio T, et al. Germline DICER1 mutations and familial cystic nephroma. J Med Genet, 2010, 47(12):863-866.

[206] Slade I, Bacchelli C, Davies H, et al. DICER1 syndrome: Clarifying the diagnosis, clinical features and management implications of a pleiotropic tumor predisposition syndrome. J Med Genet, 2011, 48(4):273-278.

[207] Mehraein Y, Schmid I, Eggert M, et al. DICER1 syndrome can mimic different genetic tumor predispositions. Cancer Lett, 2016, 370(2):275-278.

[208] Greco F, Faiella E, Santucci D, et al. Ultrasound Imaging of Cystic Nephroma. J Kidney Cancer VHL, 2017, 4(3):1-9.

[209] Li Y, Pawel BR, Hill DA, et al. Pediatric cystic nephroma is morphologically, immunohistochemically, and genetically distinct from adult cystic nephroma. Am J Surg Pathol, 2017, 41(4): 472-481.

[210] Cyst. Source Stat Pearls [Internet]. Treasure Island(FL): StatPearls Publishing, 2017.

[211] Bahubeshi A, Bal N, Rio Frio T, et al. Germline DICER1 mutations and familial cystic nephroma. J Med Genet, 2010, 47(12):863-866.

[212] Delahunt B, Thomson KJ, Ferguson AF, et al. Familial cystic nephroma and pleuropulmonary blastoma. Cancer, 1993, 71(4): 1338-1342.

[213] Bahubeshi A, Bal N, Rio Frio T, et al. Germline DICER1 mutations and familial cystic nephroma. J Med Genet, 2010, 47(12):863-866.

[214] Michal M, Syrucek M. Benign mixed epithelial and stromal tumor of the kidney. Pathol Res Pract, 1998, 194(6):445-448.

[215] Turbiner J, Amin MB, Humphrey PA, et al. Cystic nephroma and mixed epithelial and stromal tumor of kidney: a detailed clinicopathologic analysis of 34 cases andproposal for renal epithelial and stromal tumor (REST) as a unifying term. Am J Surg Pathol, 2007, 31(4):489-500.

[216] Lane BR, Campbell SC, Remer EM, et al. Adult cystic nephroma and mixed epithelial and stromal tumor of the kidney: clinical, radiographic, and pathologic characteristics. Urology, 2008, 71(6):11428.

[217] Caliò A1, Eble JN, Grignon DJ, et al. Mixed Epithelial and Stromal Tumor of the Kidney: A Clinicopathologic Study of 53 Cases. Am J Surg Pathol, 2016, 40(11):1538-1549.

[218] Tickoo SK, Gopalan A, Tu JJ, et al. Estrogen and progesterone-receptor-positive stroma as a non-tumorous proliferation in kidneys: a possible metaplastic response to obstruction. Mod Pathol, 2008, 21(1):60-65.

[219] Mudaliar KM, Mehta V, Gupta GN, et al. Expanding the morphologic spectrum of adult biphasic renal tumors-mixed epithelial and stromal tumor of the kidney with focal papillary renal cell carcinoma: case report and review of the literature. Int J Surg Pathol, 2014, 22(3):266-271.

[220] Wang CJ, Lin YW, Xiang H, et al. Mixed epithelial and stromal tumor of the kidney: report of eight cases and literature review. World J Surg Oncol, 2013, 11(1):207.

[221] Bakavičius A, Barisienč M, Snicorius M, et al. Malignant mixed epithelial and stromal tumor of the kidney: a case report and a literature review. Acta Med Litu, 2018, 25(1):31-37.

[222] Zou L, Zhang X, Xiang H. Malignant mixed epithelial and stromal tumor of the kidney. Int J Clin Exp Pathol, 2014, 7(5): 2658-2663.

[223] Pawade J, Soosay GN, Delprado W, et al. Cystic hamartoma of the renal pelvis. Am J Surg Pathol, 1993, 17(11):1169-1175.

[224] Szychot E, Apps J, Pritchard-Jones K1. Wilms' tumor: biology, diagnosis and treatment. Transl Pediatr, 2014, 3(1):12-24.

[225] 冯杰雄.小儿外科学.北京:人民卫生出版社,2009.

[226] 杨文萍,武海燕,张文,等.儿童肾母细胞瘤病理诊断共识.中华病理学杂志,2017,46(3):149-154.

[227] Gadd S, Huff V, Huang CC, et al. Clinically Relevant Subsets Identified by Gene Expression Patterns Support a Revised Ontogenic Model of Wilms Tumor: A Children's Oncology Group Study. Neoplasia, 2012, 14(8):742-756.

[228] Blakely ML, Shamberger RC, Norkool P, et al. Outcome of children with cystic partially differentiated nephroblastoma treated with or without chemotherapy. J Pediatr Surg, 2003, 38(6): 897-900.

［229］ Udager AM,Pan J,Magers MJ,et al. Molecular and immunohistochemical characterization reveals novel BRAF mutations in metanephric adenoma. Am J Surg Pathol,2015,39（4）:549-557.

［230］ Yakirevich E,Magi-Galluzzi C,Grada Z,et al. Cadherin 17 is a sensitive and specific marker for metanephric adenoma. Am J Surg Pathol,2015,39（4）:479-486.

［231］ Arroyo MR,Green DM,Perlman EJ,et al. The spectrum of metanephric adenofibroma and related lesions. Am J Surg Pathol,2001,25（4）:433-434.

［232］ Picken MM1,Curry JL,Lindgren V,et al. Metanephric adenosarcoma in a young adult:morphologic,immunophenotypic,ultrastructural and fluorescence in situ hybridization analyses. Am J Surg Pathol,2001,25（11）:1451-1457.

［233］ Mangray S,Breese V,Jackson CL,et al. Application of BRAF V600E mutation analysis for the diagnosis of metanephric adenofibroma. Am J Surg Pathol,2015,39（9）:1301-1304.

［234］ Argani P,Beckwith JB. Metanephric stromal tumor:report of 31 cases of a distinctive pediatric renal neoplasm. Am J Surg Pathol,2000,24（7）:917-926.

［235］ Argani P,Lee J,Netto GJ,et al. Frequent BRAF V600E mutations in metanephric stromal tumor. Am J Surg Pathol,2016,40（5）:719-722.

［236］ Verma R,Gupta P. Atypical carcinoid presenting as dumb-bell-shaped tumor in the normal kidney. BMJ Case Rep,2013,2013:bcr2013008624.

［237］ Quinchon JF,Aubert S,Biserte J,et al. Primary atypical carcinoid of the kidney:a classification is needed. Pathology,2003,35（4）:353-355.

［238］ Aung PP,Killian K,Poropatich CO,et al. Primary neuroendocrine tumors of the kidney:morphological and molecular alterations of an uncommon malignancy. Hum Pathol,2013,44（5）:873-880.

［239］ Krishnan B,Truong LD,Saleh G,et al. Horseshoe kidney is associated with an increased relative risk of primary renal carcinoid tumor. J Urol,1997,157:2059-2066.

［240］ Mazzucchelli R,Morichetti D,Lopez-Beltran A,et al. Neuroendocrine tumors of the urinary system and male genital organs:clinical significance. BJu Int,2009,103（11）:1464-1470.

［241］ Rafique M,Bhutta RA,Muzzafar S. Case report:intra-renal paraganglioma masquerading as a renal cyst. Int Urol Nephrol,2003,35（4）:475-478.

［242］ 黄恒,郭爱桃,韦立新. 肾原发性神经内分泌肿瘤 6 例临床病理分析. 诊断病理学杂志,2012,19（5）:348-351.

［243］ Jain M,Rastogi A,Gupta RK. Atypical metanephric adenoma-a case report and review of literature. Int Urol Nephrol,2007,39（1）:123-127.

［244］ Brunelli M,Eble JN,Zhang S,et al. Metanephric adenoma lacks the gains of chromosomes 7 and 17 and loss of Y that are typical of papillary renal cell carcinoma and papillary adenoma. Mod Pathol,2003,16（10）:1060-1063.

［245］ 郭爱桃,黄恒,韦立新. 肾小细胞性神经内分泌癌的诊断与鉴别诊断. 中华病理学杂志,2012,41（8）:538-542.

［246］ Chen L,Richendollar B,Bunting S,et al. Lymphomas and lymphoproliferative disorders clinically presenting as renal carcinoma:a clinicopathological study of 14 cases. Pathology,2013,45（7）:657-663.

［247］ Wirnsberger GH,Ratschek M,Dimai HP,et al. Post-transplantation lymphoproliferative disorder of the T-cell/B-cell type:an unusual manifestation in a renal allograft. Oncol Rep,1999,6（1）:29-32.

［248］ Kose F,Sakalli H,Mertsoylu H,et al. Primary renal lymphoma:report of four cases. Onkologie,2009,32（4）:200-202.

［249］ Schniederjan SD,Osunkoya AO. Lymphoid neoplasms of the urinary tract and male genital organs:a clinicopathological study of 40 cases. Mod Pathol,2009,22（8）:1057-1065.

［250］ Wang BY,Strauchen JA,Rabinowitz D,et al. Renal cell carcinoma with intravascular lymphomatosis:a case report of unusual collision tumors with review of the literature. Arch Pathol Lab Med,2001,125（9）:1239-1241.

［251］ Gattuso P,Ramzy I,Truong LD,et al. Utilization of fine-needle aspiration in the diagnosis of metastatic tumors to the kidney. Diagn Cytopathol,1999,21（1）:35-38.

［252］ Patel U,Ramachandran N,Halls J,et al. Synchronous renal masses in patients with a nonrenal malignancy:incidence of metastasis to the kidney versus primary renal neoplasia and differentiating features on CT. AJR Am J Roentgenol,2011,197（4）:W680-W686.

［253］ Wu AJ,Mehra R,Hafez K,et al. Metastases to the kidney:a clinicopathological study of 43 cases with an emphasis on deceptive features. Histopathology,2015,66（4）:587-597.

［254］ Natella V,Varone V,Buonerba C,et al. Metastasis to the kidney from a B2 thymoma:report of a case. Int J Surg Pathol,2014,22（7）:656-658.

［255］ Dagnoni C,Granero LC,Rovere RK. Sigmoid adenocarcinoma with renal metastasis. Clin Pract,2011,1（4）:e88.

# 第四篇

泌尿道疾病

# 第一章

# 先天性发育异常、炎症及化生性病变

## 第一节 先天性发育异常

### 一、脐尿管残余

【定义】

脐尿管是胚胎时期尿囊管退化而形成的一条索状物,位于膀胱顶部和脐之间,属腹膜外结构,长约 3~10cm,直径约 8~10mm,一般在发育过程中能自行纤维化闭锁,如果先天发育异常造成脐尿管闭合障碍或后天脐尿管部分重新开放,则形成不同的脐尿管残余(urachal remnants)畸形。

【临床特征】

1. 流行病学

(1) 发病率:32% 的膀胱有管状脐尿管残余,其中脐尿管未闭畸型发病率约为 1/300 000。

(2) 发病年龄:多见于儿童,但也可见于成人。

(3) 性别:男性多见。

2. 症状 脐尿管瘘表现为脐部漏尿;脐尿管囊肿表现为下腹部肿物,可引起腹痛或肠道压迫症状。

3. 预后 脐尿管残余若手术未彻底切除,会发生反复感染,且残留的脐尿管任何部分均可发生癌变。

【病理变化】

1. 大体特征 分为四种类型:①完全开放,形成脐尿管瘘;②脐端关闭而膀胱端开放;③脐端开放而膀胱端关闭,形成脐尿管窦;④两端关闭而中间开放和扩张,形成脐尿管囊肿。

2. 镜下特征 脐尿管分为三层结构:内层为尿路上皮层,中层为黏膜下结缔组织,外层为平滑肌组织(图 4-1-1)。脐尿管闭合不全可能会形成不同类型的脐尿管瘘、囊肿或窦道,被覆的上皮可发生变性、坏死和脱落,间质纤维组织增生伴大量急慢性炎细胞浸润。

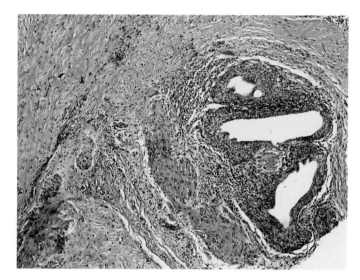

图 4-1-1 脐尿管残余

HE×10 残留的脐尿管从内到外分为三层结构:内层为尿路上皮层,中层为黏膜下结缔组织,外层为平滑肌组织,间质纤维组织增生伴大量急慢性炎细胞浸润

### 二、膀胱外翻

【定义】

膀胱外翻(bladder exstrophy)又称为泄殖腔外翻,是一种罕见而严重的泌尿系统畸形,源于胚胎期泄殖腔膜发育异常,阻碍间充质组织移行和下腹壁正常发育,导致膀胱外翻、尿道上裂等一系列先天性异常。

【临床特征】

1. 流行病学

(1) 发病率:属于一种罕见而严重的泌尿系统畸形,发病率为 1/50 000~1/10 000(约 3.3/100 000)。

(2) 发病年龄:患者常为足月婴儿。

(3) 性别:男女比例为 3~5:1。

2. 症状 患者常表现为尿失禁。

3. 预后 部分患儿因频发的泌尿系感染以及同时伴随其他上尿路畸形,在出生后常常夭折,大部分患者可因感染或肾功能不全于 20 岁前死亡,存活者其膀胱颈部松弛膨隆,无括约功能,尿液持续溢出导致尿失禁。成人患者可并发膀胱腺癌或者鳞状细胞癌。

**【病理变化】**

**1. 大体特征**　下腹壁正中软组织缺损,整个膀胱黏膜外翻并可发生腹外疝膨出于腹壁,双侧腹直肌分离,耻骨联合、膀胱前壁分裂,患儿常伴有泌尿生殖器官异常。

**2. 镜下特征**　膀胱黏膜呈充血、水肿等炎症表现,膀胱壁因纤维组织增生而增厚、变硬。

## 三、膀胱憩室

**【定义】**

膀胱憩室(bladder diverticulum)是由于膀胱内压力增高,使膀胱壁自逼尿肌束间凸出,形成囊袋样结构,分为先天性(真性)憩室和后天性(假性)憩室。

**【临床特征】**

**1. 流行病学**

(1) 发病率:先天性憩室少见,是由于胚胎时期膀胱肌肉发育缺陷所致。后天性憩室多见,多由前列腺增生症、尿路狭窄等下尿路梗阻性疾病导致膀胱内压长期增高,使膀胱壁自逼尿肌束间凸出而形成憩室。

(2) 发病年龄:先天性憩室多见于 10 岁以下儿童,后天性憩室多见于老年人。

(3) 性别:先天性憩室男性发病多于女性。后天性憩室男性多见。

**2. 症状**　主要表现为尿频、尿急、排尿不尽或"两次排尿"。合并感染时可出现膀胱刺激症状。当合并憩室内结石或肿瘤时,多伴有血尿。

**3. 影像学特点**　先天性憩室多位于膀胱侧壁、后壁或顶部,后天性憩室常位于膀胱三角区两侧及后壁或者输尿管口外侧。超声检查表现为膀胱壁外紧靠膀胱壁的囊状无回声区,呈圆形或椭圆形,囊壁薄,边界清晰、光滑,与膀胱囊腔相通,连通处为"憩室口"(诊断膀胱憩室的主要条件),但超声检查不能鉴别先天性和后天性憩室,需依靠病理检查。

**4. 预后**　由于膀胱憩室出口周围膀胱肌束较厚,膀胱收缩时使憩室口狭窄,导致引流不畅,尿液长期残留易继发感染与结石,约有 5% 合并憩室内结石,偶见憩室内有肿瘤生长,多为上皮性肿瘤。

**【病理变化】**

**1. 大体特征**　先天性憩室一般较大,常单发。后天性憩室常多发,大小不一,通常为 2~5cm。

**2. 镜下特征**　先天性憩室的囊壁与正常膀胱壁相连续,结构同膀胱壁,可见膀胱肌层(图 4-1-2A);后天性憩室的囊壁多由膀胱黏膜和固有层纤维结缔组织组成,缺乏肌层,伴有程度不等的炎症反应(图 4-1-2B)。

**【鉴别诊断】**

**间质性膀胱炎**　组织学有时较难与膀胱憩室鉴别,需结合患者临床、影像学与膀胱镜检查结果综合考虑。

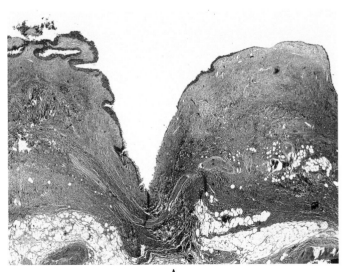
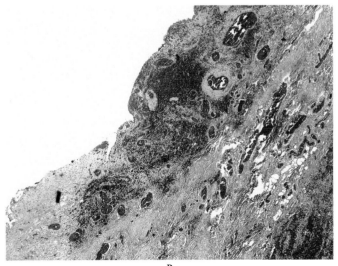

A

B

图 4-1-2　膀胱憩室

A. HE×10 先天性(真性)憩室壁与正常膀胱壁相连续,可见膀胱肌层;B. HE×10 后天性(假性)憩室壁多由黏膜和固有层构成,缺乏肌层,固有层内血管扩张、充血及出血,伴有多量炎细胞浸润

## 第二节　结　石　症

【定义】

尿路结石是泌尿外科的一种常见病和多发病,分为肾脏和输尿管的上尿路结石、膀胱和尿道的下尿路结石,临床上尤以肾结石(renal calculus)最多见。

【临床特征】

**1. 流行病学**

(1) 发病率:不同区域与不同国家之间,尿路结石的发病率也有所不同。总体而言,泌尿系结石发病率约为1%~5%。

(2) 发病年龄:我国泌尿系结石人群主要分布于50岁以上中老年人。

(3) 性别:男女比例为10:1。

**2. 症状**　典型的临床表现包括突发性腰腹绞痛、血尿及肾区叩击痛等,有时亦可无症状或仅出现尿频、排尿困难伴血尿或脓尿等尿路感染症状。

**3. 实验室检查**　临床主要进行尿液和血液生化检查。尿液检查包括尿pH测定、尿液晶体分析以及尿钙、尿酸、草酸等测定;血液生化检查主要包括血尿素、尿素氮和肌酐等测定。检测有助于肾功能评估以及血钙、血尿酸、甲状旁腺激素等测定。

**4. 影像学特点**　超声检查是输尿管结石的首选检查方法,但受人为因素、膀胱充盈不佳及肥胖等因素影响可导致误诊或漏诊;腹部X线、尿路造影可检测出大部分泌尿道结石,但对阴性结石及小结石的检出率较低;螺旋CT具有较高的灵敏度和特异性。

**5. 预后**　常引发尿路梗阻、感染及局部黏膜上皮损伤,且较易复发,10年复发率可达50%,严重而持久的尿路结石可引起肾实质萎缩进而影响肾功能。

【病理变化】

**1. 大体特征**　多数为单发,圆形、卵圆形或不规则形,一般呈灰白色,直径多为2~3cm,部分为沙砾状。

**2. 镜下特征**　草酸钙结石最常见(80%~94%),其次为磷酸钙结石(6%~9%)、磷酸铵镁结石(6%~9%)、尿酸盐结石(6%~9%),胱氨酸结石少见(1%~2%)。

**3. 超微结构特征**　草酸钙结石晶体呈长菱形多面体,形态一致,排列紧密,多自核心向边缘呈放射状排列;碳酸磷灰石呈小颗粒状,分散排列或由大量基质将其聚集,自核心向周围呈不规则云层状;羟基磷灰石呈小球形或葡萄状,晶体表面粗糙,大小不一;尿酸盐晶体多呈多面体形状,似冰糖块状,边缘整齐,晶体间有一定间隙;胱

氨酸晶体呈长方形岩层状,边缘整齐,排列紧密。

## 第三节　子宫内膜异位症

【定义】

子宫内膜异位症(endometriosis)是子宫内膜组织异位至膀胱、输尿管、肾脏和尿道等部位。

【临床特征】

**1. 流行病学**

(1) 发病率:较低,约为1%~3%,占子宫内膜异位症患者的1.2%。发病部位主要位于膀胱(85%),其他部位按发生率依次为输尿管(9%)、肾脏(4%)、尿道(2%)。

(2) 发病年龄:以30~40岁为高发。

(3) 性别:常见于育龄期女性患者。

**2. 症状**　大部分膀胱子宫内膜异位症患者在初次就诊时,主要表现为急性尿道综合征的症状,如尿频、尿道灼热感、尿急、尿痛、排尿困难和耻骨上区疼痛不适等,若病灶穿破膀胱黏膜,可发生血尿,上述症状多呈周期性,月经前症状加重,经期过后症状自行消失。输尿管异位症患者的临床症状取决于病变的范围以及类型(即腔内型或腔外型),腔内型输尿管异位症患者约15%有肉眼血尿或镜下血尿,症状可表现为周期性;腔外型往往合并广泛的盆腔子宫内膜异位症,以痛经、性交疼痛和盆腔包块为主要表现。

**3. 实验室检查**　血清CA125在子宫内膜异位症患者中呈高表达,对治疗后病情变化的监测有意义。

**4. 影像学特点**　膀胱子宫内膜异位症的超声表现为凸向膀胱内的不均质肿块,表面光滑,形态欠规则,内有细弱点状高回声,未见乳头状突起,局部可呈"筛网状"结构,团块内部可见少量条状血流信号,为低速低阻型动脉频谱。输尿管异位症超声可仅表现为输尿管狭窄,肾盂分离、扩张以及肾盂积水等。肾脏子宫内膜异位超声显示为肾脏占位,局部呈囊性病变伴肾积水,且病变随月经周期而改变。

**5. 治疗**　泌尿系统子宫内膜异位症因异位内膜反复出血,造成与周围组织致密粘连,病灶边界不清,应以手术切除治疗为主,育龄期妇女必要时应辅以术后药物治疗以防止复发。

**6. 预后**　多数患者预后较好,当伴有输尿管梗阻时,部分患者肾功能减退,预后差。

【病理变化】

**1. 大体特征**　该病变典型表现为经前增大隆起的黏

膜下肿块,呈紫色结节或暗红色囊性肿块,表面呈乳头状并有泡状物相间,基底宽;月经期后囊性凸起消退,蓝紫色肿块颜色变浅。

**2. 镜下特征** 膀胱或尿道的黏膜下、肌层内或浆膜下可查见子宫内膜间质及腺体(图 4-1-3),可伴有含铁血黄素沉积。

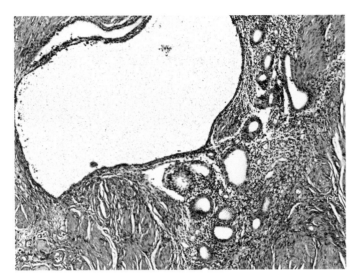

图 4-1-3 膀胱子宫内膜异位症
HE×20 膀胱肌层内可见子宫内膜间质及腺体

**【鉴别诊断】**

**泌尿道原发性与转移性高分化腺癌** 腺体形态不规则,细胞异型性明显,核分裂象易见,浸润性生长,间质常具有促纤维增生反应,缺乏子宫内膜间质结构。

# 第四节 淀粉样变性

**【定义】**

淀粉样变性(amyloidosis)是由多种原因诱发的以特异性糖蛋白纤维在泌尿道或全身各种组织和/或器官的细胞外沉积为特征的一种代谢性疾病。

**【临床特征】**

**1. 流行病学**

(1) 发病率:泌尿道淀粉样变性非常少见,文献报道不足 100 例,可发生在肾脏、膀胱、尿道等,约半数以上伴有系统性淀粉样变性。病变多位于膀胱两侧壁及后壁,很少发生于膀胱三角区。淀粉样变性亚型包括免疫球蛋白轻链型(AL 型)、淀粉样蛋白 A 型(AA 型)、$\beta_2$ 微球蛋白型($A\beta_2M$ 型)、转甲状腺素蛋白型(ATTR 型)等,其中 AL 型最常见,与浆细胞异常增生性疾病有关,AA 型与炎症反应有关,$A\beta_2M$ 型常见于血液透析患者,ATTR 型与老年性系统性淀粉样变性及家族性淀粉样多发性神经病

相关。

(2) 发病年龄:多在 50~80 岁。

(3) 性别:男女无明显差异。

**2. 症状** 输尿管、膀胱和尿道淀粉样变的临床表现常有刺激性排尿症状、骨盆痛和不同程度间歇性血尿。

**3. 实验室检查** 患者的血清总蛋白正常或偏高,白/球蛋白比例倒置,可有贫血、血小板增多等。部分患者通过免疫固定电泳和血清游离轻链分析等检查可检测到血清和尿中的 M 蛋白,其中 70% 的 M 蛋白为 λ 轻链;此外还可能出现心、肝脏、肾脏等功能障碍的各种实验室表现。

**4. 影像学特点** CT 平扫常表现为膀胱壁呈单个或者多个不规则结节状增厚或凸起,膀胱外壁光滑,膀胱三角区结构正常且盆腔内未见肿大淋巴结等特征,可与膀胱癌相鉴别。

**5. 治疗** 针对不同亚型的淀粉样变性,治疗方案也有所不同。

**6. 预后** 患者如早期诊断和及时治疗,预后可较好。

**【病理变化】**

**1. 大体特征** 膀胱黏膜呈红斑状,有时呈乳头状、充血或出血性改变,可继发糜烂或溃疡等,典型者为黏膜下黄色斑块(淀粉样瘤)。

**2. 镜下特征**

(1) 组织学特征:病变区域可见细胞外存在无定形、嗜酸性蛋白样物质沉积(图 4-1-4A),并伴有多少不等的慢性炎细胞浸润和多核巨细胞聚集。

(2) 组织化学特征:刚果红染色的淀粉样物质在光镜下呈砖红色(图 4-1-4B),在偏振显微镜下呈苹果绿色双折光(图 4-1-4C)。结合高锰酸钾氧化进行刚果红染色有助于鉴别 AL 型和 AA 型淀粉样变:如经高锰酸钾氧化处理后,在偏振光下苹果绿色双折光消失为 AA 型淀粉样变性,若双折光依然存在为 AL 型淀粉样变性,但该染色结果不够可靠。

(3) 免疫组化:通过染色可对不同亚型的 AL、AA、ATTR、$A\beta_2M$ 等致病蛋白进行确定。

**3. 超微结构特征** 淀粉样蛋白电镜下表现为直径约 10~15nm 的纤维状结构。

**【鉴别诊断】**

**泌尿道慢性炎症** 尿道黏膜纤维组织增生,可见慢性炎细胞及程度不同的急性炎细胞浸润,黏膜下无嗜酸性无定形物质沉积,刚果红染色阴性。

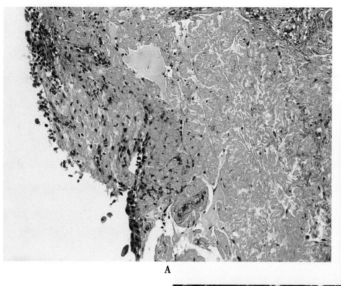

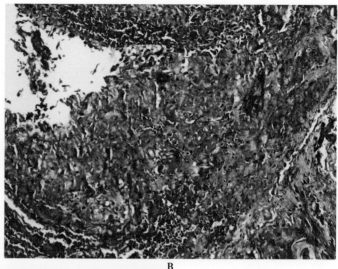

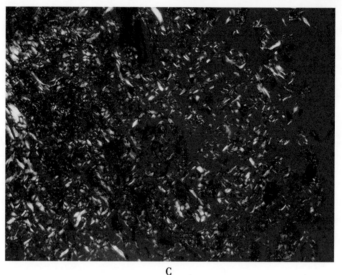

图 4-1-4 膀胱淀粉样变性

A. HE×20 黏膜固有层内可见大量红染无定形物质沉积;B. 刚果红×20 膀胱固有层内可见砖红色云絮状无结构状物;C. 刚果红×20 偏振光显微镜下可见到苹果绿色双折光反应

# 第五节 炎症性病变

## 一、急性膀胱炎

### 【定义】

急性膀胱炎(acute cystitis)是一种常见的尿路感染性疾病,常由细菌感染引起,病原菌常为大肠埃希菌、葡萄球菌和肠球菌等。

### 【临床特征】

**1. 流行病学**

(1) 发病率:较常见。

(2) 发病年龄:任何年龄均可发生,多见于育龄期。

(3) 性别:因女性尿道短,又接近肛门,细菌易侵入,

女性发病率显著高于男性(8:1)。

**2. 症状** 起病急,典型的症状有尿频、尿急、尿痛伴血尿和脓尿,常有腰骶部或耻骨上区疼痛不适。

**3. 实验室检查** 血常规检查可见白细胞计数升高、中性粒细胞比率增高以及血沉加快等,尿常规检查可见尿内白细胞增多,可有血尿和脓尿,尿细菌培养可检出病原菌。

**4. 影像学特点** 超声检查表现多样,主要特点包括:膀胱壁轻度局限性或弥漫性增厚,呈结节状增生,边界清晰、表面光滑、基底宽大,内部回声均匀,周围膀胱壁回声及厚度正常;当膀胱积脓时,其内可呈均匀的细点状低回声。

**5. 治疗** 根据病原菌感染的具体情况,进行相应抗生素治疗。

**6. 预后** 多数患者可痊愈,如不及时治疗可导致慢

性膀胱炎及肾盂肾炎等疾病。

【病理变化】

1. **大体特征** 早期膀胱黏膜充血、水肿,后期黏膜粗糙,表面呈颗粒状,易出血,严重时局部形成浅表溃疡。

2. **镜下特征** 膀胱壁全层大量嗜中性粒细胞浸润,黏膜上皮肿胀,黏膜下小血管扩张、充血(图4-1-5),炎症严重时,黏膜局部可脱落坏死,肉芽组织增生,溃疡形成。

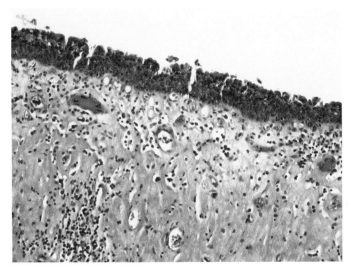

**图 4-1-5 急性膀胱炎**
HE×20 膀胱壁全层多量嗜中性粒细胞浸润,黏膜上皮变性和坏死,黏膜下小血管扩张、充血

【鉴别诊断】

1. **间质性膀胱炎** 患者血常规检查白细胞计数可升高,但中性粒细胞比率不高,且尿细菌培养通常为阴性。膀胱镜检示黏膜上有小裂隙或出现特征性 Hunner 氏溃疡,镜下黏膜层可见较多肥大细胞浸润。

2. **嗜酸细胞性膀胱炎** 最典型的特征为膀胱壁全层大量嗜酸性粒细胞浸润,伴间质纤维化。

3. **腺性膀胱炎** 黏膜固有层局灶上皮细胞巢、腺体和小囊肿形成,伴不同程度急慢性炎细胞浸润。

## 二、间质性膀胱炎

【定义】

间质性膀胱炎(interstitial cystitis)是一种以尿急、尿频、膀胱充盈后耻骨上区或盆腔疼痛,排尿后减轻为表现的临床综合征。

【临床特征】

1. **流行病学**

(1) 发病率:并不少见,据统计,在美国超过18岁的女性发病率约为2.7%~6.5%,在日本为每10万人中有1.2人发病。

(2) 发病年龄:可发生于任何年龄,平均发病年龄45岁。

(3) 性别:多见于女性,儿童极少见,女性患病率与男性相比为9:1。

2. **症状** 主要表现为与膀胱充盈相关的耻骨上区疼痛,可有肉眼血尿或镜下血尿,或伴有其他泌尿系症状,如尿频、尿急和夜尿增多等。

3. **实验室检查** 尿细菌培养通常为阴性。血常规白细胞计数可升高,但中性粒细胞比率不高,肥大细胞比例常可升高。如果患者同时患有系统性红斑狼疮等自身免疫性疾病时,血清抗 SSA 抗体通常为阳性。

4. **影像学特点** 超声或泌尿系 CT 检查示膀胱壁不规则增厚、膀胱容量减少,可有肾盂积水及输尿管扩张,但一般无明确病灶或结石等机械性梗阻征象。

5. **预后** 大多数患者能通过保守治疗取得效果,严重病例需行膀胱三角区以上的局部切除或全膀胱切除手术,手术治疗不当会导致膀胱挛缩、输尿管反流甚至肾功能障碍。

【病理变化】

1. **大体特征** 可发生于膀胱的任何部位。膀胱黏膜多发性点状出血,充盈膀胱后出血明显,黏膜上有小裂隙或具有特征性 Hunner 氏溃疡形成(发生率约10%),小血管曲张。

2. **镜下特征** 膀胱黏膜表面可见纤维素性渗出和坏死物溃疡,黏膜下固有层和肌层水肿、出血,肉芽组织形成伴有多种急慢性炎细胞浸润,黏膜层肥大细胞浸润,肥大细胞体积较大,圆形或椭圆形,胞核较小,胞质内可见嗜碱性颗粒(图4-1-6)。溃疡周围的尿路上皮常可发生鳞状上皮化生。

3. **超微结构特征** 透射电镜下可见膀胱黏膜的伞状细胞间出现裂隙或缺失,细胞内局部不对称的单位膜变成了对称单位膜,细胞内梭形小泡减少等。

【鉴别诊断】

1. **结核性膀胱炎** 患者尿沉渣涂片可检测到结核杆菌。镜下典型表现为结核性肉芽肿形成。

2. **放射性膀胱炎** 患者有盆腔肿瘤如子宫颈癌、前列腺癌、直肠癌或膀胱癌等放射治疗病史,常表现为显著血尿合并泌尿系感染。

3. **膀胱憩室** 主要通过影像学确诊,且膀胱镜检黏膜一般无小裂隙或特征性 Hunner 氏溃疡形成。

## 三、嗜酸细胞性膀胱炎

【定义】

嗜酸细胞性膀胱炎(eosinophilic cystitis)是一种少见的、与变态反应相关的、以嗜酸性粒细胞浸润膀胱壁为主

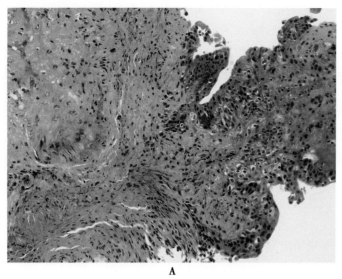
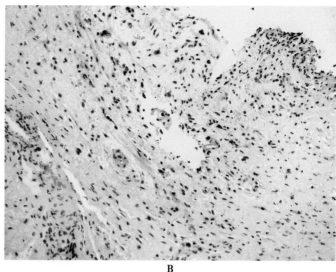

图 4-1-6　间质性膀胱炎

A. HE×20 膀胱黏膜及固有层内可见出血及肥大细胞浸润；B. IHC×20 CD117 染色显示浸润的肥大细胞

要病理改变的膀胱炎症性疾病。

【临床特征】

**1. 流行病学**

（1）发病率：罕见，多为个案报道。

（2）发病年龄：5 天~87 岁，平均 41.6 岁。

（3）性别：男性患者略多于女性，21% 的病例发生于儿童。

**2. 症状**　患者多出现下尿路刺激症状或梗阻表现，如血尿或脓尿、尿频、尿急、尿痛、排尿困难，严重者可出现尿潴留。

**3. 实验室检查**　部分患者可出现外周血嗜酸性粒细胞增多及嗜酸性粒细胞尿，尿常规检查常见血尿和蛋白尿。

**4. 影像学特点**　超声及 CT 检查发现患者膀胱壁增厚或占位性病变、上尿路积水等改变。

**5. 治疗**　联合抗感染和抗过敏治疗。

**6. 预后**　能够治愈，但可复发，偶尔发展为恶性病变。

【病理变化】

**1. 大体特征**　膀胱黏膜遍布红斑、水肿或伴溃疡形成；当增生显著时可呈细颗粒状凸起或表现为广基的息肉状肿物。

**2. 镜下特征**　膀胱壁全层有大量以嗜酸性粒细胞为主的炎细胞浸润，间质纤维化（图 4-1-7），伴有平滑肌细胞变性及萎缩等改变。

## 四、腺性膀胱炎

【定义】

腺性膀胱炎（glandular cystitis）是一种膀胱黏膜增生

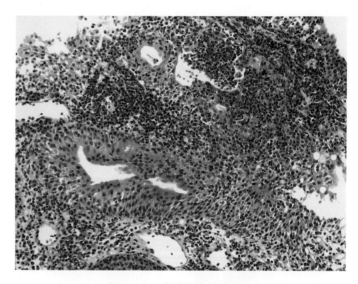

图 4-1-7　嗜酸细胞性膀胱炎

HE×20 膀胱壁黏膜层及固有层大量嗜酸性粒细胞浸润，间质纤维组织增生

性疾病，其病因尚不明确，一般认为多与膀胱感染、梗阻、结石等慢性刺激相关。

【临床特征】

**1. 流行病学**

（1）发病率：较低，约占膀胱疾病的 1%。

（2）发病年龄：不同性别的成人和儿童均可患病。

（3）性别：中年女性多见。

**2. 症状**　主要临床表现为尿频、尿急、尿痛、排尿困难、肉眼或镜下血尿，如并发肾积水可出现腰部酸胀等不适症状。

**3. 实验室检查**　部分患者可出现外周血象升高，尿常规检查常见肉眼血尿及镜下血尿。

**4. 影像学特点**　超声检查为诊断的首选方法,患者常出现膀胱内占位或膀胱壁增厚等非特异性改变。

**5. 预后**　复发率较高。较多学者认为该病是膀胱腺癌的癌前病变,有研究发现 RAS 表达的强弱可能与进展为腺癌的概率呈正相关,伴有肠上皮化生的腺性膀胱炎更具有癌变潜能。因此对此类患者应进行长期随访。

**【病理变化】**

**1. 大体特征**　常见发病部位是膀胱三角区、膀胱颈部及输尿管开口周围。病变为多中心性黏膜粗糙或不规则凸起,可呈片状、簇状、滤泡状或乳头状,亦可无异常改变,输尿管口常显示不清晰。

**2. 镜下特征**　黏膜固有层上皮细胞巢、腺体和小囊肿形成,伴有不同程度的浆细胞、淋巴细胞浸润(图 4-1-8)。有学者将腺腔的被覆上皮分成以下 4 种类型:①尿路上皮型腺体;②肠腺型或黏液样型腺体,腺上皮呈柱状;③前列腺型腺体,腺上皮为单层或双层立方细胞;④混合型。

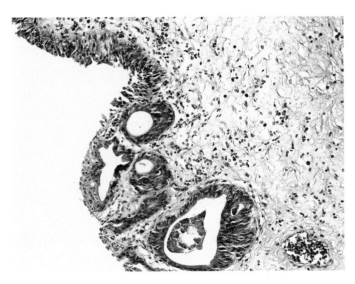

**图 4-1-8　腺性膀胱炎**
HE×20 黏膜固有层可见囊腔形成,间质少量浆细胞及淋巴细胞浸润

**【鉴别诊断】**

**1. 膀胱腺癌**　影像学检查常不易与腺性膀胱炎区分,需要依靠组织学观察与免疫组化染色方法进行鉴别,鉴别要点包括膀胱腺癌组织结构、细胞形态具有显著异型性,浸润性生长。

**2. 尿路上皮癌伴腺性分化**　腺性膀胱炎可合并尿路上皮癌,因此二者需要注意鉴别。尿路上皮癌伴腺性分化中的腺性成分通常具有肠型形态,腺体形态类似结肠腺癌,伴或不伴有印戒细胞特征的黏液腺癌,细胞形态及组织学结构具有异型性,且常常浸润性生长并伴有促纤维增生性反应。

**3. 囊性膀胱炎( cystitis cystica )**　与腺性膀胱炎是同一疾病的不同发展阶段,常累及膀胱颈部和三角区,因腺腔的被覆上皮分泌黏液,逐渐聚积导致囊肿形成。

**4. 囊-腺性膀胱炎( cystitis glandularis cystica )**　即腺性和囊性膀胱炎合并发生,该病既可以发展为膀胱癌,又常与膀胱癌同时存在(此种情况更为常见)。文献报道约 20%~40%囊-腺性膀胱炎与膀胱的尿路上皮癌共同存在,近 50%的膀胱腺癌中存在囊-腺性膀胱炎。

## 五、滤泡性膀胱炎

**【定义】**

滤泡性膀胱炎( follicular cystitis )是一种膀胱慢性增生性炎症,主要以淋巴细胞、浆细胞和单核细胞增生为特征,病因尚不明确。

**【临床特征】**

**1. 流行病学**

(1) 发病率:较低,比较罕见。

(2) 发病年龄:多见于老年。

(3) 性别:女性多见。

**2. 症状**　患者主要表现为尿频、尿急、尿痛和血尿等膀胱刺激征。

**3. 实验室检查**　部分患者血常规出现淋巴、单核细胞比例升高,尿常规检查红细胞及白细胞等多为阳性。

**4. 影像学特点**　超声检查显示病变范围常较广泛,局部膀胱壁内可出现向腔内凸起的蜂窝状、小囊泡状回声。

**5. 治疗**　控制感染,消除易感因素,对症处理。

**6. 预后**　预后良好。

**【病理变化】**

**1. 大体特征**　常发生于膀胱三角区或膀胱底部。主要表现为黏膜充血,黏膜上可见灰黄色不规则隆起性结节,结节之间有时也可见到正常黏膜,与肿瘤性病变不易区分。

**2. 镜下特征**　膀胱固有层内可见大量淋巴滤泡(常具有生发中心)形成,同时伴大量浆细胞和淋巴细胞等炎细胞浸润(图 4-1-9),偶伴有尿路上皮增生,细胞核可出现一定异型性,但多为反应性异型。

**【鉴别诊断】**

**1. 膀胱尿路上皮癌**　尿路上皮细胞显著异型,细胞排列紊乱,伞细胞可缺失,部分病例可见浸润。

**2. 腺性膀胱炎**　黏膜固有层局部可见上皮细胞巢、腺体和小囊肿形成,细胞无异型性,结构尚可,可伴有不同程度急慢性炎细胞浸润。

**3. 结核性膀胱炎**　常见特征性慢性肉芽肿性炎,伴或不伴有坏死,尿路上皮异型性不明显。

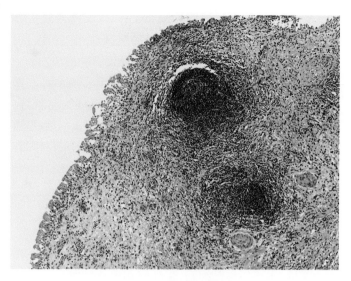

**图 4-1-9　滤泡性膀胱炎**
HE×10 膀胱固有层内可见多个伴有生发中心的淋巴滤泡形成,间质内大量浆细胞、淋巴细胞及嗜酸性粒细胞浸润

## 六、气肿性膀胱炎

【定义】

气肿性膀胱炎(emphysematous cystitis)是一种由产气细菌感染所致的罕见膀胱炎症,病变特点为膀胱病灶内存在大量气体,气体可弥散于膀胱壁内或经破裂的膀胱壁逸出至腔内及膀胱外。

【临床特征】

1. **流行病学**

(1) 发病率:非常罕见,常发生于糖尿病患者。

(2) 发病年龄:平均年龄为 60~70 岁。

(3) 性别:老年女性多见。

2. **症状**　多为非特异性临床表现,最常见的症状是腹痛,其他症状包括血尿、气尿、排尿困难、尿潴留、恶心、呕吐等,严重者可导致上尿路积水,甚至邻近器官梗死。

3. **影像学特点**　X 线典型的表现是可见膀胱呈"气球"样及膀胱内液气平面;超声检查早期可见膀胱壁改变,气体较多时则膀胱壁病变显示不佳;CT 检查可较好地显示膀胱壁、膀胱内及膀胱周围病变的程度和范围,如膀胱壁增厚程度、膀胱壁内气体范围、膀胱周围改变,可作为本病诊断的首选检查方法。

4. **治疗**　一般通过引流尿液、解除梗阻和控制感染等治疗后气体即可消失。

5. **预后**　取决于感染的严重程度,早期诊治十分关键。

【病理变化】

1. **大体特征**　典型表现为膀胱内壁充血,可见弥漫性破溃,黏膜层布满大小不等气泡,气泡常较小、圆形、稍隆起于黏膜面,挤压气泡可呈"沼泽样"释放气体。

2. **镜下特征**　覆盖气泡表面的黏膜上皮可完整、变薄或缺失,形成浅表溃疡,固有层内可见多少不等的圆形或椭圆形气泡,部分气泡壁周围伴有炎细胞和多核巨细胞浸润,有时肌层内亦可见气泡形成。

## 七、结核性膀胱炎

【定义】

结核性膀胱炎是由结核分枝杆菌引起的泌尿道慢性肉芽肿性炎,常继发于肾结核下行感染。

【临床特征】

1. **流行病学**

(1) 发病率:文献报道的膀胱发病率约为 1.9%~4.5%,约 36.5% 的患者以前曾确诊为结核病。

(2) 发病年龄:平均发病年龄约 41 岁(5~88 岁)。

(3) 性别:男女均可发病,男女发病比率为 2:1。

2. **症状**　膀胱刺激症状长期存在,且反复发作。

3. **实验室检查**　尿沉渣涂片检测结核分枝杆菌(抗酸染色)或行 TB-DNA 分子检测是诊断本病的特异性方法。

4. **影像学特点**　CT 检查表现泌尿道管壁或囊壁弥漫性增厚,膀胱容积缩小。

5. **治疗**　抗结核治疗,必要时行手术切除病灶。

6. **预后**　疾病发展缓慢,对药物治疗的反应不佳,预后较差。

【病理变化】

1. **大体特征**　多数病变位于膀胱三角区,特别是输尿管开口附近,也可见于肾盂、输尿管等部位。黏膜表面粗糙不平,可形成表浅结节,底部有干酪样物,周围有充血带。疾病进展时黏膜破溃导致溃疡形成。严重者膀胱或肾盂僵硬、变形,输尿管狭窄,膀胱容量减少。

2. **镜下特征**　典型表现为结核性肉芽肿(结核结节)形成,该病变中央为干酪样坏死,周围围绕类上皮细胞、朗格汉斯巨细胞及淋巴细胞(图 4-1-10)。间质大量纤维组织增生,可波及肌层。病变严重时,男性患者可播散至前列腺,女性患者可形成膀胱阴道瘘。

【鉴别诊断】

1. **滤泡性膀胱炎**　膀胱固有层内常见大量具有生发中心的淋巴滤泡,同时伴大量浆细胞和淋巴细胞等炎症细胞浸润,但缺乏特征性结核结节改变,抗酸染色阴性。

2. **慢性放射性膀胱炎**　膀胱黏膜溃疡形成,小动脉内膜增厚、管腔变窄,小血管壁玻璃样变性,出现缺血和坏死,纤维组织增生导致膀胱壁变硬增厚、挛缩,缺乏特征性结核结节改变,抗酸染色阴性。

3. **软斑病**　膀胱黏膜固有层大量组织细胞聚集,组

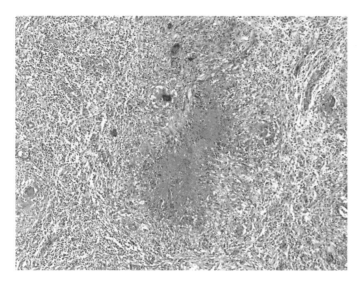

**图 4-1-10　膀胱结核**
HE×10 膀胱壁内结核性肉芽肿/结核结节形成,该病变中央为干酪样坏死,周围围绕类上皮细胞、朗格汉斯巨细胞及淋巴细胞

织细胞的胞质内富含嗜酸性颗粒,一些胞质内可出现同心圆层状包涵体(Michaelis-Gutmann 小体),该小体 PAS、铁和钙染色呈阳性。

## 八、放射性膀胱炎

### 【定义】

放射性膀胱炎(radiation cystitis)是一种较常见与放射性因素相关的并发性疾病,常因盆腔肿瘤如宫颈癌、前列腺癌、直肠癌或膀胱癌放射治疗后所致。

### 【临床特征】

**1. 流行病学**

(1)发病率:最常见于接受放射治疗的宫颈癌和直肠癌患者。据报道,宫颈癌放射治疗后并发放射性膀胱炎的发生率约为 2%~8%,且至少约半数的患者经辐照后的初期即可出现膀胱急性炎症表现。

(2)发病年龄:任何年龄,儿童少见。

(3)性别:男女无差别。

**2. 症状**　常出现尿频、尿急、尿痛或排尿困难、血尿等。血尿可有镜下血尿、肉眼血尿、甚至全程血尿等,可合并泌尿系感染,导致患者发热、下腹部坠胀痛等症状。

**3. 预后**　急性期放射性膀胱炎多可控制,经积极处理后多可逐渐自行恢复正常。慢性期放射性损伤虽短期内症状不易消除,但经过治疗亦可逐渐得到恢复。

### 【病理变化】

**1. 大体特征**　急性期膀胱黏膜充血,局部黏膜脱落伴浅表溃疡形成;慢性期溃疡多为单个,体积较大、溃疡较深,界限清楚,周围黏膜呈不同程度的水肿和充血。

**2. 镜下特征**　急性期膀胱黏膜固有膜充血、水肿,以嗜中性粒细胞为主的炎细胞浸润,尿路上皮可局部脱落或增生,重度炎症时可出现反应性异型(图 4-1-11)。慢性期膀胱溃疡处可见肉芽组织增生,小动脉内膜增厚、管腔变窄,小血管壁玻璃样变性,形成缺血和坏死,纤维组织增生导致膀胱壁变硬增厚、挛缩。

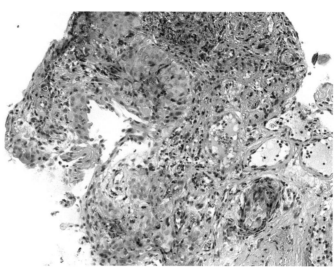

**图 4-1-11　放射性膀胱炎**
HE×20 膀胱固有层充血、水肿,以嗜中性粒细胞为主的炎细胞浸润,尿路上皮可见反应性异型

### 【鉴别诊断】

**1. 急性膀胱炎**　与急性期放射性膀胱炎较难鉴别,临床病史极为重要,患者缺乏接触放射性治疗或照射病史。

**2. 间质性膀胱炎**　膀胱黏膜上有小裂隙或出现特征性 Hunner 氏溃疡,镜下黏膜层可见较多肥大细胞浸润。患者缺乏接触放射性治疗或照射病史。

**3. 滤泡性膀胱炎**　需要与慢性期放射性膀胱炎鉴别。膀胱黏膜大量淋巴滤泡形成,很少有溃疡形成、小动脉内膜增生及变窄以及小血管壁玻璃样变性。

## 九、黄色肉芽肿性炎

### 【定义】

黄色肉芽肿性炎(xanthogranulomatous inflammation)是一种少见的以富含脂质的巨噬细胞浸润为主要特征的炎症性病变。

### 【临床特征】

**1. 流行病学**

(1)发病率:罕见,其发生与长期泌尿系统梗阻和感染有关,最常见的致病菌为大肠杆菌和变形杆菌。

(2)发病年龄:发病年龄广泛(2~84 岁)。

(3)性别:女性多于男性。

**2. 症状**　常见的临床症状包括腹痛、下尿路症状

（尿急、尿频及排尿困难）、发热、腹腔包块、肉眼血尿及体重减轻。

**3. 治疗**　首选广谱抗生素治疗，如弥漫性或进展性疾病可进行肾脏或膀胱切除术，术前及术后广谱抗生素治疗、术后对症治疗。

**4. 预后**　成功治疗是决定患者预后的关键。

**【病理变化】**

**1. 大体特征**　泌尿道中最常发生于膀胱、肾盂。病变可呈弥漫性或局灶性改变，出现单发或多发性息肉或肿物，易被误诊为肿瘤性病变。

**2. 镜下特征**

（1）组织学特征：病灶内大量富含脂质的泡沫样组织细胞聚集，浆细胞和淋巴细胞浸润，部分病例可见多核巨细胞和淋巴滤泡形成（图 4-1-12A）。

（2）免疫组化：泡沫样细胞 CD68（图 4-1-12B）和 CD163 阳性，上皮细胞标记物（AE1/AE3 等）阴性。

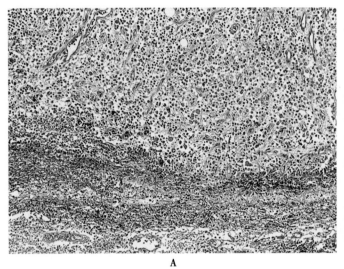
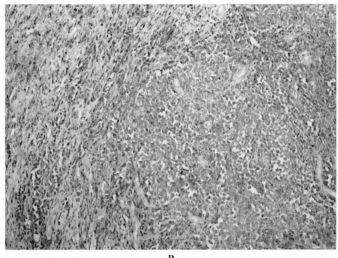

图 4-1-12　黄色肉芽肿性炎
A. HE×20 病灶内可见大量泡沫样组织细胞聚集，浆细胞和淋巴细胞浸润；B. IHC×20 显示泡沫样组织细胞 CD68 染色阳性

**【鉴别诊断】**

**1. 泌尿道结核**　典型表现为慢性肉芽肿性炎伴干酪样坏死，缺乏大量泡沫样组织细胞浸润，抗酸染色阳性。

**2. 软斑病**　具有特征性 Michaelis-Gutmann 小体。

**3. 高级别癌（原发或转移性）**　细胞异型性明显，免疫组化染色上皮细胞标记物（AE1/AE3 等）阳性。

## 十、软斑病

**【定义】**

软斑病（malakoplakia）是一种罕见的慢性非特异性肉芽肿性炎症。

**【临床特征】**

**1. 流行病学**

（1）发病率：罕见，免疫缺陷功能不全（如艾滋病患者、移植受体）易发生此病。

（2）发病年龄：各年龄组均可发生（6~85 岁），儿童少见。

（3）性别：女性多见，男女比例约为 1:4。

**2. 症状**　患者多出现腹痛、右下腹肿块或尿路刺激症状。

**3. 治疗**　多采取长期抗生素或电灼疗法。

**4. 预后**　一般较好，但易复发，需长期随访观察。

**【病理变化】**

**1. 大体特征**　泌尿道以膀胱最为常见，发生于肾盂少见。常表现为单发或多发性包块，可被误诊为肿瘤性病变。

**2. 镜下特征**

（1）组织学特征：黏膜固有层大量组织细胞聚集（图 4-1-13A），胞质内富含嗜酸性颗粒，一些胞质内可出现同心圆层状包涵体，称为 Michaelis-Gutmann 小体，这种特殊包涵小体的形成机制尚不清楚，推测是由于巨噬细胞溶酶体功能障碍，导致进入细胞内的细菌不能及时分解所致。此外，还可见淋巴细胞浸润，偶见巨细胞。

（2）组织化学特征：PAS（图 4-1-13B）、铁和钙染色 Michaelis-Gutmann 小体呈阳性反应，该染色结果具有诊断意义。

（3）超微结构特征：Michaelis-Gutmann 小体由圆形无结构的物质组成，中央有 1 个致密的核心，周围有界膜包绕。

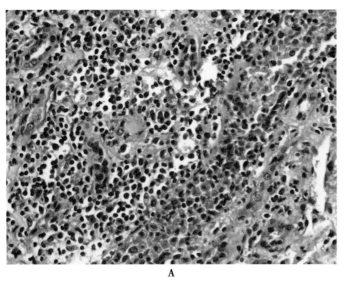
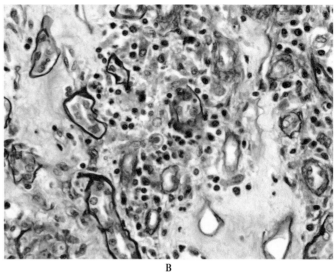

图 4-1-13　软斑病

A. HE×20 病灶内可见大量泡沫样组织细胞聚集,浆细胞、淋巴细胞及中性粒细胞浸润;B. PAS×40 病灶内组织细胞内可见 PAS 染色阳性的 Michaelis-Gutmann 小体

**【鉴别诊断】**

1. **间质性膀胱炎**　患者血常规白细胞计数可升高,但中性粒细胞比率不高,且尿细菌培养通常为阴性。膀胱镜检示黏膜上有小裂隙或出现特征性 Hunner 氏溃疡,镜下黏膜层可见较多肥大细胞浸润,缺乏大量组织细胞浸润和 Michaelis-Gutmann 小体。

2. **滤泡性膀胱炎**　血常规常表现为淋巴、单核细胞比例升高,镜下典型的表现为大量淋巴滤泡形成,缺乏大量组织细胞浸润和 Michaelis-Gutmann 小体。

3. **泌尿道结核**　典型表现为慢性肉芽肿性炎伴干酪样坏死,缺乏大量组织细胞浸润和 Michaelis-Gutmann 小体,抗酸染色阳性。

4. **泌尿道黄色肉芽肿性炎**　黏膜固有层含有大量泡沫样组织细胞弥漫或灶状聚集,其间混杂较多中性粒细胞、淋巴细胞和浆细胞,并伴有淋巴滤泡形成,间质纤维组织显著增生。缺乏 Michaelis-Gutmann 小体,PAS 及六胺银染色均为阴性。

## 第六节　化生性病变

泌尿道黏膜可以出现各种类型的上皮化生性病变(metaplastic lesions),多数是由慢性炎症所致,当刺激因素消除时,化生性病变大多可以消失。

### 一、肾源性化生

**【定义】**

肾源性化生(nephrogenic metaplasia)又称为中肾样化生,多认为是尿路上皮对慢性炎症、结石或长期放置导尿管等所致的一种局限或弥漫性化生性病变。

**【临床特征】**

1. **流行病学**

(1) 发病率:较少见,迄今为止国内外报道仅数百例。

(2) 发病年龄:可发生于任何年龄(3~83 岁)。

(3) 性别:男性多发,男女之比约为 2:1。

2. **症状**　常无典型的临床症状,可有血尿、尿频或尿痛等,亦可无症状。

3. **治疗**　以往一直被认为是一种良性肿瘤并被命名为肾源性腺瘤(nephrogenic adenoma),但目前大多数研究认为其为尿路上皮对慢性炎症、结石或长期放置导管等损伤反应所致的一种局部或弥漫的化生性病变。常用的治疗方法是经尿道电切术。

4. **预后**　37%(0.5%~80%)的病例会复发,需要长期密切随访,现有病例均未发现转移。反复复发的肾源性化生可以恶变为透明细胞腺癌。

**【病理变化】**

1. **大体特征**　泌尿系统各个部位均可发生,最常发生于膀胱(约80%,多发生于膀胱三角区及其附近),其次为尿道(15%),输尿管和肾盂(5%)少见。病变多呈乳头状、息肉状,约60%的病变直径小于1cm,约10%的病例直径超过4cm。病灶常为单发,亦可多发。

2. **镜下特征**

(1) 组织学特征:病变主要位于黏膜固有层,由增生的上皮细胞形成小管状(最常见)、小管状-囊性、乳头状

（可具有分支）结构。小管呈圆形、椭圆形或不规则形,局部可呈囊性扩张,管腔内可有嗜酸或嗜碱性分泌物。细胞呈单层立方状、柱状或扁平状,胞质弱嗜酸性或含有空泡,细胞核无或者仅有轻度异型,核仁不明显,核分裂象罕见,有时可见特征性"鞋钉"样细胞(细胞核较大,染色较深);

间质内常出现不同程度慢性炎细胞浸润(图 4-1-14A)。

（2）免疫组化:大多数细胞表达 CK7、EMA、PAX2 及 PAX8(图 4-1-14B),部分表达 p504S,而 P63、CEA、CA125 及前列腺特异性蛋白抗原( prostate specific antigen、PSA)大部分病例为阴性表达。

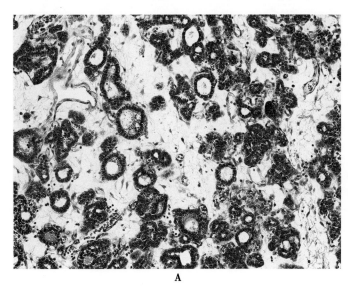
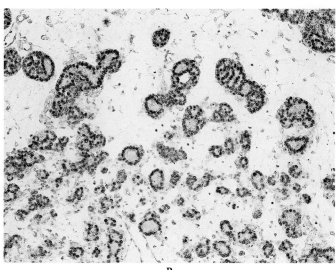

图 4-1-14　肾源性化生

A. HE×20 黏膜固有层水肿,其间可见腺管样结构,腺管呈圆形、椭圆形或不规则形,管腔内可见嗜酸或嗜碱性分泌物。上皮细胞呈单层立方状、柱状或扁平状,胞质嗜酸性,细胞核无明显异型性,核仁不明显,无核分裂象;B. IHC×20 PAX8 染色显示上皮细胞核阳性

【鉴别诊断】

1. **乳头状尿路上皮癌**　肿瘤细胞层数超过 1 层,具有异型性,通常表达 CK20、uroplakin Ⅰ ~ Ⅲ、P63,而 PAX2、PAX8、CK7 等为阴性。

2. **前列腺腺癌**　肿瘤细胞具有异型性,尽管表达 p504S,但前列腺特异性抗原 PSA 和前列腺特异性酸性磷酸酶( prostatic-specific acid phosphatase, PSAP )阳性,PAX2 及 PAX8 阴性。

3. **卵巢透明细胞癌**　仅见于女性患者。肿瘤体积大,肿瘤细胞具有中至重度异型性,细胞质丰富,透亮或嗜酸性,常见核分裂象和鞋钉样细胞,肿瘤常发生肌层浸润、局灶性坏死和出血。免疫组化染色 Napsin A、HNF1β 及 p53 阳性,Ki-67( MIB-1) 细胞增殖指数高。

## 二、黏膜白斑

【定义】

黏膜白斑(leukoplakia)是一种少见的膀胱内良性病变,可能为长期慢性炎症刺激导致鳞状上皮化生所致。

【临床特征】

1. **流行病学**

（1）发病率:比较少见,常发生于泌尿道慢性炎症或结石、长期留置导尿管、膀胱血吸虫病患者。

（2）发病年龄:各年龄段均可发生,但以中年人多见。

（3）性别:女性患者相对多见。

2. **症状**　大部分患者有尿急、尿频、尿痛、下腹不适,少见肉眼或镜下血尿。

3. **预后**　一般被认为黏膜白斑是癌前病变,约15%～20%的病例可进展为鳞状细胞癌,因此对此类患者建议定期随访观察。

【病理变化】

1. **大体特征**　可见于下尿道的各个部位,但以膀胱(尤其是膀胱三角区)最多见。黏膜表面的单发或多发性散在突起,略高于正常黏膜表面,病变呈灰白色或灰色,形态不规则,边界较清楚。

2. **镜下特征**　尿路上皮出现鳞状上皮化生,伴有显著角化,黏膜固有层大量炎细胞浸润(图 4-1-15)。

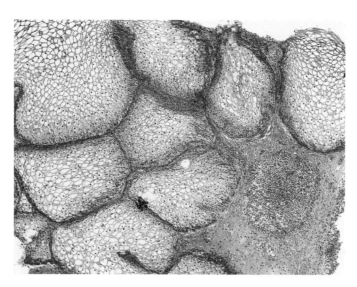

图 4-1-15 黏膜白斑
HE×20 黏膜尿路上皮鳞状上皮化生伴过度角化,黏膜固有
层大量炎细胞浸润并淋巴滤泡形成

（徐玉乔 张静）

# 第二章

# 泌尿道瘤样病变

## 第一节　术后梭形细胞结节

### 【定义】

术后梭形细胞结节(postoperative spindle cell nodule)是术后数周至数月发生于经尿道切除前列腺(男性)或膀胱病变手术部位的一种反应性、非肿瘤性病变。

### 【临床特征】

**1. 流行病学**

(1) 发病率:较为罕见,多发生于外科手术部位,尤其多见于经尿道的各种切除手术,术后 5 周 ~ 3 月内形成。

(2) 发病年龄:好发年龄 40~85 岁,平均 65 岁。

(3) 性别:男女发病比例约为 1.6:1。

**2. 症状**　临床表现缺乏特异性,大多表现为肉眼血尿,有明确的手术史。

**3. 预后**　良好。

### 【病理变化】

**1. 大体特征**　大部分病变无包膜,呈结节状,与周围组织界限不清,红白相间,易出血,被覆的黏膜常发生溃疡,体积较小,平均直径约 1cm,切面灰白、灰褐色,质地中等、偏韧。

**2. 镜下特征**

(1) 组织学特征:病变由纵横交错的梭形细胞组成,浸润性生长,有时可破坏肌层,细胞肥胖或长梭形,排列稀疏或紧密,核分裂象多见,但没有病理性核分裂象。间质水肿或呈黏液样、胶原化,大部分病例可见小血管显著增生伴急性和慢性炎细胞浸润,血管外及梭形细胞间散在红细胞外渗。无明确坏死及明显细胞异型。

(2) 免疫组化:梭形细胞 vimentin、actin 及 desmin 阳性,CAM5.2 及 AE1/AE3 可阳性表达,但 EMA 阴性。

**3. 超微结构特征**　细胞质内具有肌丝,提示为成纤维细胞及肌纤维分化。

**4. 基因遗传学特征**　部分病例存在 7 号染色体畸变。

### 【鉴别诊断】

**1. Kaposi 肉瘤**　一种具有局部侵袭性的内皮细胞肿瘤,与人类疱疹病毒 8 型(human herpesvirus 8,HHV-8)感染有关,根据形态学可分为三期,即斑点期、斑块期和结节期,其中结节期表现为轻度异型的梭形细胞交错排列,形成界限清楚的结节,肿瘤内有大量含红细胞的裂隙状腔隙,需要与术后梭形细胞结节鉴别。Kaposi 肉瘤阳性表达血管标记物(如 CD34、CD31 和 ERG 等)及HHV-8。

**2. 黏液性平滑肌肉瘤**　肿瘤组织内一般无炎症细胞浸润,无血管外及梭形细胞间散在红细胞外渗,可见病理性核分裂象、坏死及明显的细胞异型。肿瘤细胞弥漫性阳性表达 h-caldesmon,患者无近期手术史。

**3. 假肉瘤性肌纤维母细胞性增生(pseudosarcomatousmyofibroblastic proliferations)**　一种肌纤维母细胞增生的假肉瘤性病变,好发于膀胱,属于反应性病变,组织学特点及免疫表型均与膀胱术后梭形细胞结节相似,既往有无手术史对二者的鉴别尤为重要。

**4. 尿路上皮癌肉瘤样亚型**　肿瘤细胞异型性显著,可见病理性核分裂象,常出现异源性成分,如骨肉瘤、软骨肉瘤、横纹肌肉瘤或平滑肌肉瘤等。

## 第二节　前列腺型息肉

### 【定义】

前列腺型息肉(prostatic type polyps)是类似于前列腺尿道的息肉。

### 【临床特征】

**1. 流行病学**

(1) 发病率:少见。

（2）发病年龄：不同部位病变好发年龄不同。尿道前列腺型息肉多见于年轻或中年患者，发病年龄36～49岁；膀胱前列腺型息肉多见于中、老年男性，最有可能是一种化生性改变，也可能是由于受伤所致。输尿管口附近的病例发生在年轻患者，平均年龄21岁，可能与发育异常有关。

（3）性别：男性多见。

2. **症状**　多以血尿为首发症状，个别患者可有排尿困难。

3. **预后**　良好，极少见复发及恶变。

【病理变化】

1. **大体特征**　多见于膀胱颈、尿道开口周围、前列腺尿道部。病变呈绒毛状、乳头状。

2. **镜下特征**

（1）组织学特征：以乳头状结构为主，部分可围成腺样结构，乳头轴心为纤维血管，由高柱状上皮细胞和扁平的基底细胞构成双层结构，类似于前列腺结构，常伴有炎症性病变（图4-2-1A）。

（2）免疫组化：上皮细胞PSA（图4-2-1B）和PSAP阳性，基底细胞34βE12或P63阳性。

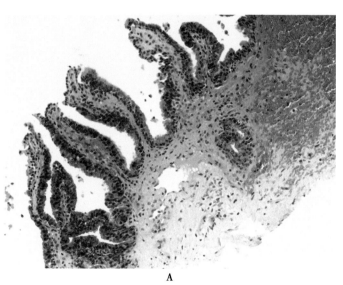
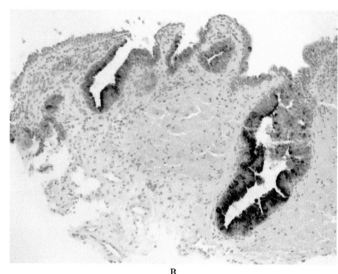

A　　　　　　　　　　　　　　　　　　　　　B

图 4-2-1　前列腺型息肉

A. HE×20 病变由类似前列腺的上皮围绕纤维血管轴心呈乳头状生长，局部呈腺样结构，间质少量炎细胞浸润；B. IHC×20 上皮细胞 PSA 染色呈细胞质阳性

【鉴别诊断】

1. **异位前列腺**　多位于脐尿管残余、膀胱三角区、阴茎根部和结肠周围脂肪组织中，较少发生于后尿道部，细胞多排列成腺样结构，很少形成息肉样或具有纤维血管轴心的乳头状结构。

2. **息肉样膀胱炎**　由膀胱慢性炎症引发的息肉样或乳头状病变，无前列腺上皮。

# 第三节　纤维上皮性息肉

【定义】

纤维上皮性息肉（fibroepithelial polyps）是在管腔内呈外生性生长的肿块，含血管结缔组织及不同数量的炎细胞，表面被覆正常尿路上皮。

【临床特征】

1. **流行病学**

（1）发病率：罕见。属于非肿瘤性病变，可能与炎症、损伤、慢性刺激、激素失调、致癌物质等有关。

（2）发病年龄：常发生于儿童。成人患者好发年龄17～70岁，中位年龄44岁。

（3）性别：成人患者多为男性。

2. **症状**　多无临床症状，为偶尔发现。

3. **治疗及预后**　治疗多采用息肉切除术，复发率低。

【病理变化】

1. **大体特征**　可发生于肾盂至输尿管的任何部位，但多发生于近端输尿管（62%），特别是肾盂、输尿管连接处。病变为灰白色、外生性肿块。

2. **镜下特征**　表面被覆正常的尿路上皮细胞或少许柱状上皮，间质为纤维结缔组织、毛细血管及少量肌束（图4-2-2），无明显水肿或炎症反应，可出现退变的非典型细胞。

【鉴别诊断】

1. **泌尿道炎症**　大体上无外生性肿块形成，间质纤维组织常发生水肿，可伴有显著急性和/或慢性炎

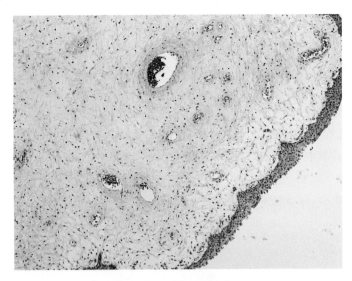

**图 4-2-2　纤维上皮性息肉**
HE×10 病变表面被覆正常的尿路上皮,间质可见纤维结缔组织及毛细血管,伴有轻度水肿及少量炎细胞浸润

反应。

**2. 内翻性乳头状瘤**　分化良好的尿路上皮呈内生性生长,表现为尿路上皮巢索向黏膜下推挤性生长,巢索中央为胞质丰富的表层细胞,周边为胞质极少的基底细胞,黏膜表面可见正常的尿路上皮,间质无明显增生。

## 第四节　尖锐湿疣

**【定义】**

尖锐湿疣(condyloma acuminatum)是与人类乳头状瘤病毒(human papillomavirus,HPV)感染相关的鳞状上皮病变。

**【临床特征】**

**1. 流行病学**

(1) 发病率:通常由外生殖器病变直接蔓延所致。约20%的病例可迁延至尿道,以舟状窝多见,迁延至膀胱甚至输尿管者罕见。

(2) 发病年龄:好发于成人。

(3) 性别:男女无明显差别。

**2. 症状**　患者可具有血尿及膀胱刺激性症状,伴有外生殖器反复发作的尖锐湿疣病史。

**3. 治疗**　单个病变可经尿道切除,但弥漫性病变通常需要进行根治性手术。

**4. 预后**　手术后可治愈,但易复发,有癌变的可能性,可发展为疣状癌或浸润性鳞状细胞癌。

**【病理变化】**

**1. 大体特征**　病变多为弥漫性分布,但也可散在分布,呈光滑、粉褐色乳头状或天鹅绒样外观。

**2. 镜下特征**

(1) 组织学特征:尿路上皮鳞状化生并形成乳头状结构,其间可见挖空细胞,表现为核皱缩或双核,有时可见角化亢进。

(2) 免疫组化特征:HPV6、HPV11 及 p53 阳性。

**【鉴别诊断】**

**鳞状上皮乳头状瘤**　常为单发、有蒂的肿物。鳞状上皮围绕纤细血管轴心呈乳头状增生,表面有角化过度,但无角化不全;无典型的挖空样细胞,HPV 及 p53 阴性。

## 第五节　尿道肉阜

**【定义】**

尿道肉阜(urethral caruncle)是发生于尿道口的一种良性息肉样病变,又称为尿道肉芽肿、血管性息肉、毛细血管瘤或尿道痔。

**【临床特征】**

**1. 流行病学**

(1) 发病率:较少见,多位于尿道口后壁。可能与局部慢性炎症、损伤、黏膜下静脉曲张及尿道黏膜脱垂外翻等原因有关。

(2) 发病年龄:多见于中年以上患者。

(3) 性别:女性多见。

**2. 症状**　患者可以完全没有症状,或表现为局部烧灼样疼痛,常因排尿、行走、性交或衣物摩擦而加剧。

**3. 治疗**　无症状者不必处理,有症状的应行手术治疗,首选的方法是将肉阜完全切除后缝合缺损的黏膜。

**4. 预后**　预后较好,很少发生恶变。

**【病理变化】**

**1. 大体特征**　有蒂或广基的肿物,颜色鲜红,表面光滑或有皱纹,质软而脆,易受损伤而引起出血,大小约为0.5~1cm。

**2. 镜下特征**　由上皮、血管和肉芽组织组成,分为三种病理类型:①乳头状瘤型以上皮增生为主,多数呈分叶状或树枝状增生;②血管瘤型以血管增生为主,病变含有丰富的基质血管(图 4-2-3A);③肉芽肿型以肉芽组织增生为主(图 4-2-3B)。

**【鉴别诊断】**

**腺性或囊性膀胱炎**　尿道肉阜的上皮细胞也可呈内翻性生长,形成圆形巢,并扩展至间质,巢中央具有囊腔或腺体,类似腺性或囊性膀胱炎,但与尿道肉阜相比,腺腔或囊腔缺乏肠上皮化生。

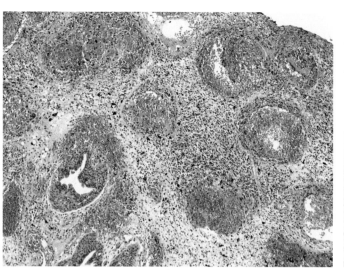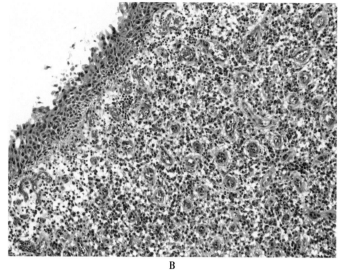

图 4-2-3　尿道肉阜

A. HE×10 血管瘤型尿道肉阜,黏膜表面尿路上皮缺失,间质疏松、水肿伴大量炎细胞浸润,血管增生,扩张、充血,局部尿路上皮细胞呈内翻性生长,中央可见囊腔形成;B. HE×20 肉芽肿型尿道肉阜,黏膜表面被覆正常尿路上皮,间质肉芽组织增生伴大量炎细胞浸润

（韩铭　张静）

# 第三章

# 尿路上皮肿瘤

## 第一节 浸润性尿路上皮癌及亚型

### 一、浸润性尿路上皮癌

【定义】

浸润性尿路上皮癌(infiltrating urothelial carcinoma)是泌尿道最常见的恶性肿瘤,具有朝不同方向分化的倾向特征,浸润至黏膜尿路上皮基底膜以下。

【临床特征】

**1. 流行病学**

(1)发病率:膀胱癌位居全世界肿瘤第7位,其发病率为癌症总数的3.2%。发病率最高的地区是西欧、北美和澳大利亚。超过90%的浸润性尿路上皮癌发生于膀胱,5%~10%发生于上尿道,男性尿道的尿路上皮癌常见于尿道前列腺部,很少发生在尿道球膜部和阴茎部。膀胱癌的发生是多因素的,部分病例发生与遗传性癌症综合征有关,如Lynch综合征。环境因素也起到重要作用。在大多数国家中,吸烟是主要原因;其他致癌因素还包括:饮用水和土壤中的砷剂污染、止痛剂滥用、盆腔放疗诱变、职业接触及慢性血吸虫性膀胱炎。此外,先天性膀胱外翻引起的黏膜慢性炎症也可增加肿瘤发生的风险。

(2)发病年龄:多数患者发病年龄超过50岁,中位年龄65~70岁。输尿管及肾盂肿瘤多见于老年患者(平均70岁)。

(3)性别:尿路上皮癌多发于男性患者,膀胱肿瘤男女发病比例为3.5∶1,输尿管及肾盂肿瘤男女发病比例为1.7∶1。

**2. 症状** 最常见的临床表现是无痛性肉眼血尿,还可出现血凝块和膀胱刺激症状,如尿频、尿急、排尿困难。女性患者多表现为排尿困难。一些体积较大的肿块,晚期可能导致尿路堵塞,或出现可扪及的盆腔肿块或下肢水肿,转移性疾病可能导致体重下降和/或局部骨痛。最

常见的转移部位是肝、肺和骨组织。

**3. 治疗** 低级别、低分期的膀胱浅表性尿路上皮癌一般行经尿道膀胱肿瘤切除术或膀胱部分切除术,术后给予膀胱灌注化疗。膀胱肌层浸润性尿路上皮癌、反复复发的非肌层浸润性膀胱癌,需要做化疗和/或根治性膀胱切除术。

**4. 预后** 与患者的治疗情况、肿瘤的组织学分期和分级、组织学类型及遗传因素等有关,多灶性肿瘤、肿瘤直径>3cm、合并原位癌被认为是肿瘤复发和进展的危险因素。肿瘤浸润超过浆膜层、淋巴结转移,提示患者预后不佳。

【基因遗传学特征】

浸润性膀胱肿瘤中存在多种染色体异常,最常见 *FHIT*(3q14)、*CDKN2A*(9q21)、*PTCH*、*DBC1*、*TSC1*(9q22-34)、*PTEN*(10q23)、*RB1*(13q14)及 *TP53*(17p13)抑癌基因缺失,促癌基因 *ERBB2*(17q)、*CCND1*(11q13)、*MDM2*(12q13)和 *E2F3*(6q22)获得,基因测序结果也证实 *TP53*、*FGFR3*、*PIK3CA*、*RB1* 和 *HRAS* 等基因存在突变,其中以 *FGFR3* 激活性突变、*TP53* 失活性突变以及端粒酶反转录酶(telomerase reverse transcriptase,TERT)基因启动子突变最常见(70%~79%)。TERT 启动子基因突变常发生于巢状尿路上皮癌,与经典型尿路上皮癌相比,微乳头型尿路上皮癌常见 ERBB2/HER2 过表达或扩增。此外,信号通路的异常也与尿路上皮性肿瘤发生相关,如 FGFR3/RAF/RAS 信号通路的激活可存在于膀胱肿瘤的各种级别,但以低级别非浸润性肿瘤最为常见(约77%),*TP53* 基因突变或缺失最常见于原位癌及高级别浸润癌。PI3K/AKT/mTOR 信号通路与肿瘤细胞增殖和存活相关。与 NOTCH 信号通路相关的基因突变以及调控染色体重建的基因突变在尿路上皮癌的发生中也较为常见。

【病理变化】

**1. 大体特征** 肿瘤呈乳头状、息肉样、结节状、实性、溃疡性或弥漫透壁性生长,病变为孤立性或多灶性,周围

的黏膜可正常或充血。

**2. 镜下特征**　根据肿瘤组织学的特点,浸润性尿路上皮癌分为不同的亚型,每个亚型的定义、临床特征、病理变化及鉴别见下文叙述。

## 二、浸润性尿路上皮癌伴异源性分化

### (一)鳞状分化

**【定义】**

鳞状分化(squamous differentiation)是最常见的尿路上皮伴异源性分化的类型,特征性表现为细胞具有细胞间桥和/或角化。

**【临床特征】**

**1. 流行病学**　占浸润性尿路上皮癌的40%,其发生与HPV感染无关,但有文献报道伴有基底样特征的病例与HPV16感染相关。

**2. 预后**　在活检或经尿道切除的标本中,鳞状分化可能与疾病向高级别进展相关,但在膀胱切除术标本中,鳞状分化与癌症相关生存无关。有限的数据显示,鳞状分化会减低患者对放疗和化疗的敏感性。伴有基底样特征的病例对放疗反应差,癌症相关生存率低。

**【病理变化】**

(1)组织学特征:鳞状分化的细胞具有细胞间桥或角化,可表现为基底样或透明细胞特征。常与尿路上皮癌(浸润性或非浸润性)以不同比例混合存在(图4-3-1)。基底样鳞状细胞癌由小的基底样细胞巢组成,瘤细胞胞质少,核/质比高,癌巢周围细胞呈栅栏状排列,部分区域可见伴有中央坏死的大细胞巢和假腺样排列的小细胞

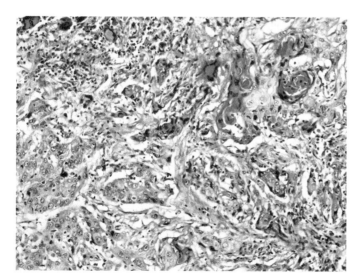

**图 4-3-1　浸润性尿路上皮癌伴鳞状分化**
HE×20 左下角为经典型浸润性尿路上皮癌,右上角为鳞状分化区域,可见角化珠形成,间质呈促纤维增生性改变伴炎细胞浸润

巢,间质为促纤维增生性改变。

(2)免疫组化:CK14和L1抗原可以作为鳞状分化的标记物,而uroplakins仅在尿路上皮癌中表达。基底样鳞状细胞癌成分表达CK5,但不表达CK20。

**【鉴别诊断】**

**泌尿道鳞状细胞癌**　肿瘤为单一型鳞状上皮成分,以出现角化珠和细胞间桥为特征,如果病灶同时存在尿路上皮原位癌或尿路上皮癌(包括其他亚型),均应诊断为尿路上皮癌伴鳞状分化。

### (二)腺性分化

**【定义】**

腺性分化(glandular differentiation)是指肿瘤内出现腺性成分。

**【临床特征】**

**1. 流行病学**　占浸润性尿路上皮癌的18%。

**2. 预后**　目前尚不明确。

**【病理变化】**

(1)组织学特征:肿瘤内具有真性腺体形成,以肠型腺癌最为常见,其组织学形态类似结肠腺癌(图4-3-2A),也可为伴或不伴有印戒细胞特征的黏液腺癌。

(2)免疫组化:部分病例可同时表达尿路上皮标记物,如P63(图4-3-2B)、GATA-3、uroplakin Ⅲ(图4-3-2C)和高分子角蛋白,腺性分化区域表达肠型标记物,如CDX2(图4-3-2D)和CK20。有文献报道MUC-5AC阳性可作为腺性分化的标记物。

**【鉴别诊断】**

**1. 尿路上皮癌伴黏液化生**　表现为尿路上皮细胞内出现黏液,但缺乏真性腺体形成。

**2. 膀胱腺癌**　肿瘤为单一型腺癌,如同时存在尿路上皮癌(包括原位癌及浸润癌),则属于尿路上皮癌伴腺性分化。

**3. 呈假腺样改变的尿路上皮癌**　因人为因素或坏死等导致尿路上皮癌形成类似腺腔及囊腔改变。

### (三)滋养细胞分化

**【定义】**

滋养细胞分化(trophoblastic differentiation)是具有类似合体滋养细胞的肿瘤巨细胞性肿瘤,罕见情况下与绒毛膜癌无法鉴别。

**【临床特征】**

**1. 流行病学**　罕见。

**2. 实验室检查**　约20%~76%发生尿路上皮癌转移的患者血清β-人类绒毛膜促性腺激素(human chorionic gonadotropinβ,β-hCG)升高。

**3. 预后**　较差。

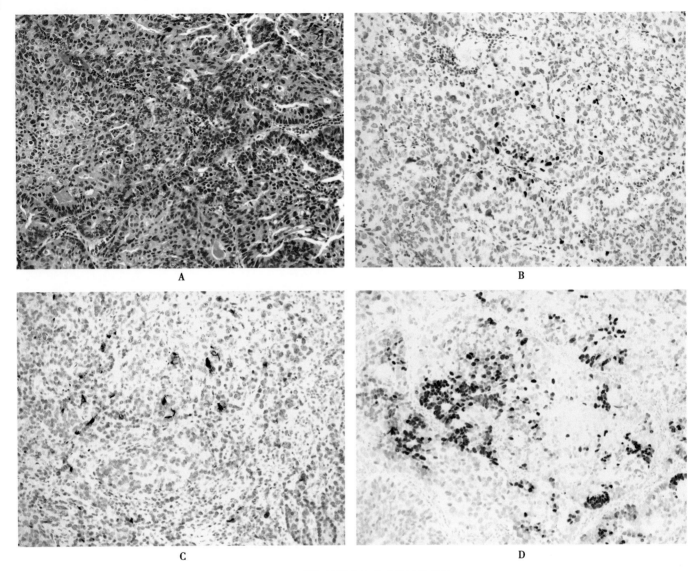

图 4-3-2 浸润性尿路上皮癌伴腺性分化

A. HE×20 大部分肿瘤细胞呈腺样排列,腺腔内可见坏死,类似结肠腺癌;B. IHC P63 少数肿瘤细胞呈细胞核阳性表达;C. IHC×20 uroplakinⅢ肿瘤细胞散在细胞质阳性表达;D. IHC×20 CDX2 腺性分化的肿瘤细胞呈细胞核阳性表达

【病理变化】

(1)组织学特征:滋养细胞分化可表现为界限清楚、小圆形或多角形的细胞滋养细胞和/或胞质丰富、多核的类似合体滋养细胞的肿瘤巨细胞(图 4-3-3A、B),肿瘤组织内常发生广泛出血及坏死。

(2)免疫组化:肿瘤细胞表达高分子角蛋白(如34βE12)、CK7(图 4-3-3C),滋养细胞可出现 β-hCG 不同程度表达(图 4-3-3D),β-hCG 表达与高级别和高分期的肿瘤有关。

【鉴别诊断】

1. 原发性或转移性绒毛膜癌 泌尿道原发性绒毛膜癌十分罕见,文献报道 1 例发生于膀胱的绒毛膜癌,患者为 19 岁男性,其染色体分析显示 12p 等臂染色体高拷贝数,支持生殖细胞起源。转移性绒毛膜癌主要源自性腺

(睾丸/卵巢)和子宫,大体上表现为多灶性结节,且多位于脏器表面,血清 β-hCG 高于正常。

2. 巨细胞型尿路上皮癌 肿瘤由类似于肺巨细胞癌的奇异型、多形性肿瘤巨细胞构成。免疫组化染色 β-hCG 阴性表达。

3. 伴破骨细胞样巨细胞的低分化肿瘤 组织学形态类似于骨巨细胞瘤,由梭形、卵圆形或纺锤形的单核细胞以及均匀散在分布的破骨细胞样多核巨细胞组成,两种细胞异型性较小,通常伴发低级别或高级别尿路上皮癌。免疫组化染色显示单核细胞及多核细胞 CD45、CD68 及 S-100 蛋白阳性,单核细胞 P63 也可阳性。

(四)巢状尿路上皮癌

【定义】

巢状尿路上皮癌(nested urothelial carcinoma)是一种

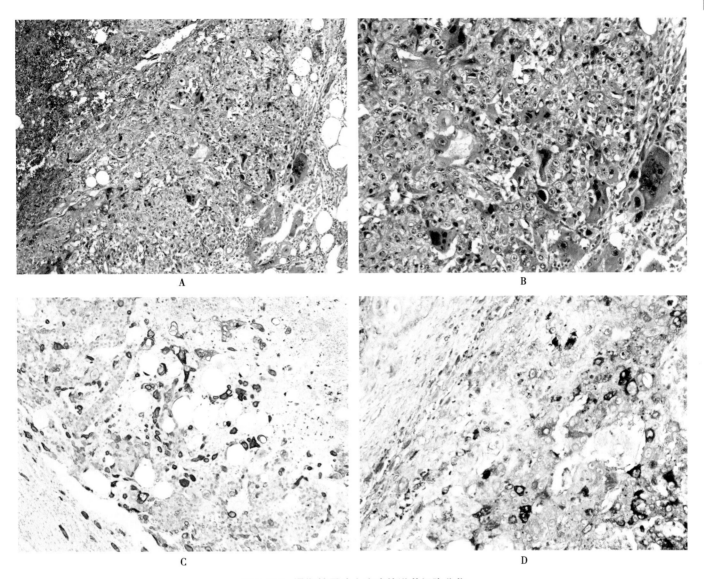

**图 4-3-3 浸润性尿路上皮癌伴滋养细胞分化**

A. HE×10 肿瘤由小圆形或多角形的细胞滋养细胞及散在分布、胞质丰富、多核的类似合体滋养细胞的肿瘤巨细胞构成,左上角可见间质出血;B. HE×20 高倍镜下细胞滋养细胞核呈卵圆形、多边形、空泡状,核膜清楚,核仁明显,合体滋养细胞胞质丰富、嗜酸性,具有多个细胞核;C. IHC×20 CK7 细胞滋养细胞及合体滋养细胞均为细胞质阳性;D. IHC×20 β-hCG 滋养细胞不同程度的细胞质阳性

高级别尿路上皮肿瘤,肿瘤细胞形态温和,形成密集排列的小巢或大巢状结构,浸润性生长。

**【临床特征】**

**1. 流行病学**

(1) 发病率:少见。最常发生于膀胱,少数也可发生于肾盂及输尿管。

(2) 发病年龄:好发于中老年男性,平均年龄 68 岁(范围 45~97 岁)。

**2. 预后** 肿瘤侵袭性强,70% 的患者在经尿道切除标本中即发现固有肌层浸润;大部分患者在诊断时已出现淋巴结转移,70% 的病例于诊断后 4~40 月内死于肿瘤转移。

**【病理变化】**

(1) 组织学特征:肿瘤细胞形态温和,在病变表层,

细胞核通常仅显示轻度异型,甚至缺乏异型性,但在病变基底部,部分细胞可出现异型性及核分裂象。该肿瘤最经典的生长模式:在尿路黏膜下,可见融合且拥挤的小巢无序性增生,有时也可见小管状、微囊及大巢等变异型(图 4-3-4);在病变的基底部,肿瘤细胞巢不规则浸润于间质内,间质常发生黏液变,局灶纤维组织增生,但也可缺乏间质反应。巢状尿路上皮癌通常为单一型,也可与经典型尿路上皮癌混合存在。

(2) 免疫组化:具有经典型尿路上皮癌的免疫表型,即 GATA-3、34βE12、P63、CK7 和 CK20 表达阳性,而 Ki-67 和 P53 染色也无助于区分巢状尿路上皮癌与其他亚型。

**【鉴别诊断】**

**1. 肾源性化生** 病变常位于黏膜固有层,由立方、

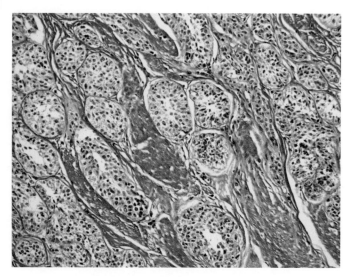

图 4-3-4 巢状尿路上皮癌

HE×20 瘤细胞呈小巢状分布,排列拥挤,侵及膀胱固有肌层,少数癌巢中央可见囊腔,细胞形态温和,轻度异型

柱状或鞋钉样细胞单层排列呈小管状、小管状-囊性、乳头状(可具有分支)结构,而不是巢状。间质内常出现不同程度慢性炎细胞浸润。免疫组化染色显示,细胞表达 PAX2 及 PAX8,而 P63 及 GATA-3 大部分病例为阴性表达。

**2. von Brunn 巢** 病变常位于黏膜固有层,不会侵及固有肌层,细胞缺乏异型性,间质常具有炎症反应。对于取材表浅的活检标本,如缺乏尿路上皮原位癌和浸润癌成分,不建议诊断巢状尿路上皮癌。

**3. 非浸润性尿路上皮癌伴内翻性生长** 尤其需要与大巢状尿路上皮癌进行鉴别。此类肿瘤细胞常具有异型性,缺乏固有肌层浸润,巢周边界规则,不伴有间质反应。

**4. 内翻性乳头状瘤** 病变位于黏膜固有层,表面被覆形态正常的尿路上皮细胞,增生的尿路上皮细胞向黏膜固有层凹陷,呈条索状或小梁状内生性生长,条索或小梁的宽度较为一致(细胞层数常约为 5~10 层)。外周区细胞深染,多为呈栅栏状排列的基底细胞,缺乏固有肌层浸润。

### (五)微囊型尿路上皮癌

**【定义】**

微囊型尿路上皮癌(microcystic urothelial carcinoma)的肿瘤细胞呈圆形或卵圆形微囊状(大小 1~2mm)排列,浸润性生长。

**【临床特征】**

**1. 流行病学** 罕见。

**2. 预后** 有关微囊型尿路上皮癌的生物学行为及预后资料较少。与经典型尿路上皮癌相比,微囊型尿路上皮癌诊断时常为较高的临床分期。有文献报道,该类型肿瘤更具有侵袭性,预后更差。

**【病理变化】**

(1)组织学特征:肿瘤细胞形成圆形或卵圆形微囊,微囊直径不超过 1~2mm,囊内衬覆尿路上皮、扁平或低柱状上皮,甚至上皮缺失,但缺乏肠型上皮和杯状细胞。囊腔内可见淡粉色分泌物或钙化(图 4-3-5)。肿瘤浸润性生长,常侵及固有肌层。大多数病例缺乏促纤维增生的间质反应。

(2)免疫组化:肿瘤细胞表达尿路上皮标记物,如 GATA-3、S-100P、CK7、CK20、P63 和高分子量细胞角蛋白、uroplakin Ⅲ和血栓调节素。

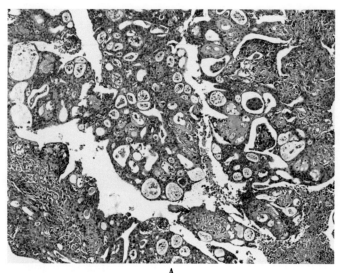

A

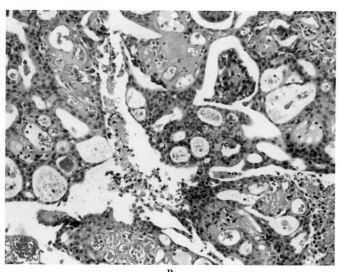

B

图 4-3-5 微囊型尿路上皮癌

A. HE×10 肿瘤细胞排列成较规则的圆形或卵圆形、大小不等的微囊,囊壁衬覆低柱状或扁平上皮,囊腔内可见淡粉色分泌物;
B. HE×20 肿瘤细胞形态温和,细胞核圆形,核分裂象少见

**【鉴别诊断】**

**1. 腺性或囊性膀胱炎**　属于膀胱黏膜在慢性炎症或长期刺激的基础上发生的一种化生性改变,组织学特征为圆形或卵圆形 von Brunn 巢中心出现囊性变,囊壁衬覆尿路上皮或柱状肠型上皮,病变局限于黏膜固有层内,无固有肌层浸润。

**2. 浸润性尿路上皮癌伴腺性分化**　腺性分化的肿瘤细胞常为肠型上皮,细胞呈柱状,具有顶浆分泌,异型性明显,核分裂象易见,有文献报道 MUC-5AC 可作为腺性分化的免疫组化标记物。

**3. 前列腺腺癌**　肿瘤细胞核增大,核仁明显。免疫组化染色 PSA 和 p504S 阳性,CK7、CK20 和 34βE12 阴性。

### (六) 微乳头型尿路上皮癌

**【定义】**

微乳头型尿路上皮癌(micropapillary urothelial carcinoma)是一种高级别尿路上皮肿瘤,肿瘤细胞排列呈小巢状或簇状,周边具有裂隙,类似脉管侵犯,浸润性生长。

**【临床特征】**

**1. 流行病学**　占尿路上皮癌的 0.6%~2.2%。发病高峰为 50~60 岁,男女比例为 3:1。

**2. 预后**　侵袭性生长,属于高级别肿瘤,具有很高的转移率和复发率。该亚型与高癌症死亡风险率有关,病理分期是疾病相关生存率的预测因素。若能及早行根治性膀胱切除术,$T_1$ 期患者可预后较好。

**【病理变化】**

(1) 组织学特征:肿瘤细胞排列呈小巢状或簇状,周边可见大小相对一致的裂隙,类似脉管侵犯。瘤细胞核常位于小巢周边,具有异型性(图 4-3-6A),细胞质可呈空泡状或出现细胞核偏位(即印戒样)。常见血管及淋巴结侵犯。该亚型常与经典型尿路上皮癌或其他亚型混合存在,尽管目前缺乏对诊断微乳头状结构占所有肿瘤成分比例的界定,但普遍认为无论其比例多少,均具有临床意义,需在病理报告中注明。

(2) 免疫组化:肿瘤细胞表达 GATA-3(88%)、S-100P(96%)、uroplakin Ⅱ(91%)、uroplakin Ⅲ(33%)、thrombomodulin(49%)、CK7(95%)、CK20(61%)、P63(69%)及高分子量角蛋白(96%)。尽管 MUC1(图 4-3-6B)及 CA125 也可显著表达,但缺乏特异性。

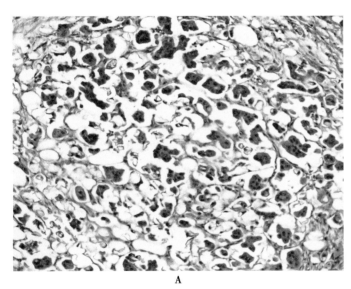
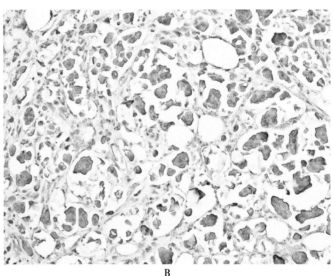

图 4-3-6　微乳头型尿路上皮癌

A. HE×20 肿瘤细胞排列呈小巢状或簇状,周边可见大小相对一致的裂隙,有时单个裂隙内可见多个瘤细胞巢;B. IHC MUC-1 癌细胞巢表面呈强阳性表达

**【鉴别诊断】**

**1. 非浸润性尿路上皮癌伴微乳头样形态**　微乳头型尿路上皮癌属于高级别浸润性尿路上皮癌,肿瘤细胞排列呈小巢状或簇状,缺乏纤维血管轴心,周边具有裂隙,类似血管侵犯。如果该形态仅存在于非浸润性肿瘤中,则应诊断为非浸润性尿路上皮癌伴微乳头样形态。

**2. 经典型尿路上皮癌**　因人为因素等导致肿瘤间质出现显著收缩现象时,易被误诊为微乳头型尿路上皮癌。

一般认为微乳头型尿路上皮癌裂隙内肿瘤细胞仅为簇状或小巢状排列,如果为大的、具有分支或融合的细胞巢时,不应诊断为微乳头型尿路上皮癌。此外免疫组化染色 MUC1、CA125、Her-2 和 KL-6 对判断微乳头亚型可能具有鉴别意义。

**3. 转移性微乳头状癌**　许多器官如乳腺、肺、胰腺、胃肠道及唾液腺等均存在微乳头状癌,因该类型肿瘤侵袭性较强,常发生脉管侵犯及远隔转移,因此在诊断微乳头型尿路上皮癌时,需排除转移性肿瘤的可能性,患者临床及影像学资料可提供有用的诊断线索。与转移性微乳头癌相同,微乳头型尿路上皮癌在形态学上,缺乏纤维血管轴心。此外,联合多种免疫组化标记物染色有助于肿瘤的鉴别诊断。如联合尿路上皮标记物,如CK20、GATA-3和uroplakinⅢ提示肿瘤来源于尿路上皮;结直肠来源的肿瘤常出现CK20和CDX2阳性;联合TTF-1、ER、mammaglobin、GATA-3、WT1和PAX8可协助鉴别转移性肺、乳腺和卵巢微乳头癌。

### (七)淋巴上皮瘤样尿路上皮癌

**【定义】**

淋巴上皮瘤样尿路上皮癌(lymphoepithelioma-like urothelial carcinoma)是一种形态学类似鼻咽部淋巴上皮瘤样癌的尿路上皮癌。

**【临床特征】**

**1. 流行病学**　常发生于老年男性,年龄44~90岁(平均69岁),发生于膀胱的淋巴上皮癌与EBV感染无关。

**2. 预后**　大部分患者诊断时已是$T_{2~3}$期。单一型或以淋巴上皮瘤样尿路上皮癌为主的肿瘤对化疗敏感,患者预后较好。如果肿瘤仅为局灶性,其预后与混合存在的尿路上皮癌亚型有关。也有学者认为该亚型的肿瘤生物学行为与经典型尿路上皮癌无明显差异。

**【病理变化】**

(1) 组织学特征:肿瘤由合体样外观的未分化细胞呈巢状、片状及条索状排列,这些细胞具有大且多形性的细胞核,核仁显著,背景具有显著炎细胞浸润,包括T细胞、B细胞、浆细胞及组织细胞,偶尔可见嗜中性粒细胞

或嗜酸性粒细胞(图4-3-7A)。部分病例还可见非浸润尿路上皮癌成分。

(2) 免疫组化:肿瘤细胞表达CK7(图4-3-7B)、CK20、P63和GATA-3。

**【鉴别诊断】**

**泌尿道炎症伴淋巴组织显著增生**　病变内有显著的炎细胞浸润,表现为淋巴细胞、浆细胞及组织细胞等混合性增生,甚至出现具有生发中心的淋巴滤泡形成。部分病例可见淋巴上皮性病变以及黏膜上皮组织结构的破坏,但上皮细胞一般无或仅出现轻度反应性不典型。此外,病灶中不会出现具有显著核仁、呈合体样的异型大细胞,细胞角蛋白及P63、GATA-3等标记物染色有助于显示这些上皮细胞的存在。

### (八)浆细胞样尿路上皮癌

**【定义】**

浆细胞样尿路上皮癌(plasmacytoid urothelial carcinoma)是尿路上皮癌的一种罕见亚型,肿瘤细胞类似浆细胞和/或单核细胞。

**【临床特征】**

**1. 流行病学**　罕见。

**2. 预后**　大多数肿瘤为高分期,弥漫性浸润膀胱全层及周围软组织,有较高的腹腔扩散的风险,患者预后差,复发率和死亡率较高。

**【病理变化】**

(1) 组织学特征:肿瘤以印戒样、黏附性差的单个恶性细胞分布于疏松或黏液变的间质内为组织学特征。瘤细胞胞质透亮或嗜酸,细胞核位于中央或偏位,染色质深

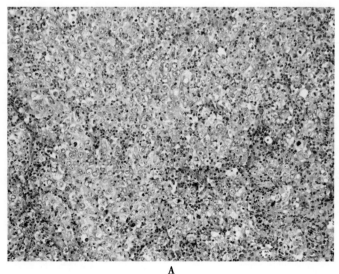
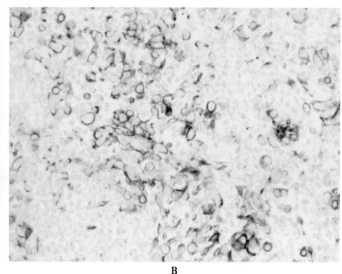

A　　　　　　　　　　　　　　　　B

**图4-3-7　淋巴上皮瘤样尿路上皮癌**

A. HE×20 肿瘤细胞呈合体样外观,巢状或梁索状排列,细胞核空泡状,核仁明显,核分裂象易见,间质可见以中性粒细胞为主的炎细胞浸润;B. IHC CK7 显示肿瘤细胞散在或呈巢状分布

染,可见小核仁,细胞异型性可以较小,类似于浆细胞样形态或者印戒样细胞(伴或不伴有细胞内黏液)(图 4-3-8A)。一些病例可见非浸润尿路上皮癌成分,约半数的病例伴有高级别尿路上皮癌成分。

（2）免疫组化:肿瘤细胞表达细胞角蛋白,如广谱CK、CK7(图 4-3-8B)、CK20 和 34βE12 等,P63、GATA-3(图 4-3-8C)和 uroplakins(Ⅱ 和Ⅲ)阳性,大部分细胞缺失E-cadherin 的细胞膜表达模式(常发生基因截断突变)。淋巴瘤相关标记物均为阴性,但需要注意的是,该亚型肿瘤 CD138 阳性。

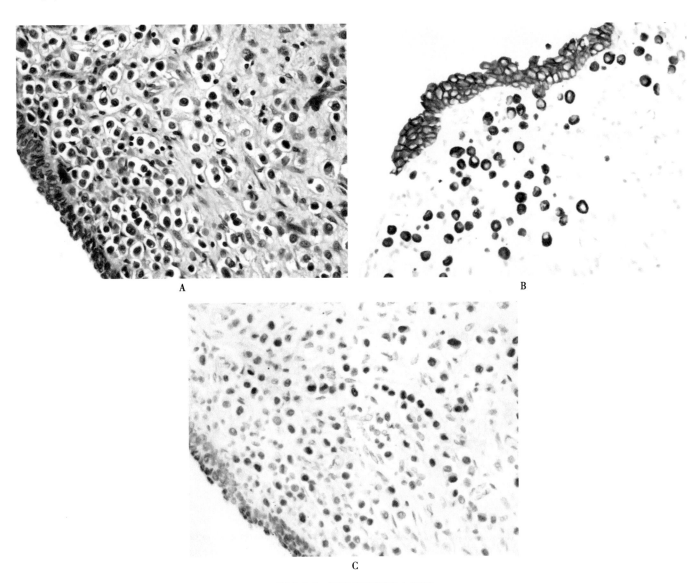

A

B

C

图 4-3-8　浆细胞样尿路上皮癌

A. HE×40 黏膜固有层内见肿瘤细胞散在分布,细胞缺乏黏附性,胞质嗜酸,核偏位,类似浆细胞;B. IHC CK7 显示肿瘤细胞及黏膜表面尿路上皮细胞均呈细胞质强阳性表达;C. IHC GATA-3 显示肿瘤细胞及黏膜表面尿路上皮细胞均呈胞核阳性表达

**【鉴别诊断】**

**1. 伴大量浆细胞浸润的泌尿道慢性炎症**　浆细胞无明显异型性,且免疫组化染色不表达上皮性或尿路上皮标记物。

**2. 淋巴瘤和浆细胞瘤**　泌尿道原发性淋巴瘤和浆细胞瘤非常罕见,免疫组化染色肿瘤细胞 LCA 阳性,浆细胞瘤染色显示κ和λ轻链限制性表达,P63、CK7 及 CK20 阴性表达。

**3. 含有印戒样细胞的黏液腺癌(原发性及转移性)**

肿瘤缺乏细胞外黏液。

**4. 胚胎型横纹肌肉瘤**　该肿瘤典型表现为黏液样间质中含有原始的梭形或圆形细胞,分化较好的肿瘤细胞可见横纹;部分肿瘤含有大量梭形或上皮样横纹肌母细胞,或者仅含有原始梭形细胞。免疫组化染色 desmin、myogenin 及 MoyD1 阳性。

（九）肉瘤样尿路上皮癌

**【定义】**

肉瘤样尿路上皮癌(sarcomatoid urothelial carcinoma)

是一种罕见的、形态学无法与肉瘤区分的高级别尿路上皮癌。

【临床特征】

1. 流行病学 罕见，仅为所有膀胱肿瘤的 0.6%，好发于老年男性，平均发病年龄 66 岁，男女发病比例约为 3∶1，其发病与放疗和环磷酰胺治疗有关。

2. 预后 患者确诊时常已发生淋巴结及脏器转移，膀胱切除术后的 5 年癌症相关生存率为 20%，中位总生存期为 14 个月，有文献报道伴异源性成分的肿瘤患者较缺乏异源性成分者预后差。

【病理变化】

1. 大体特征 肿瘤常常体积巨大，呈息肉样，边缘有浸润，肉质样外观，可伴出血、坏死和空洞形成。

2. 镜下特征

（1）组织学特征：肿瘤特征性表现为具有上皮及间叶的双相分化，即由经典型尿路上皮癌、鳞状细胞癌、腺癌或小细胞癌与肉瘤样成分（常占主要成分）混合存在。肉瘤样成分为高级别梭形或多形性细胞，也可以出现异源性成分，如骨肉瘤、软骨肉瘤、横纹肌肉瘤、平滑肌肉瘤、脂肪肉瘤及血管肉瘤等（图 4-3-9A、B）。如果肿瘤出现异源性成分，应在病理诊断中注明具体类型。

（2）免疫组化：在 80% 的病例中，上皮细胞表达 vimentin；肉瘤样成分可以表达 P63（图 4-3-9C）和 GATA-3，至少局灶表达细胞角蛋白，其中最常见高分子量角蛋白 34βE12（图 4-3-9D）阳性。

3. 超微结构特征 肉瘤样表型的肿瘤细胞具有上皮细胞特征。

【鉴别诊断】

1. 术后梭形细胞结节 属于一种反应性、非肿瘤性病变，表现为术后数周至数月发生于经尿道切除前列腺

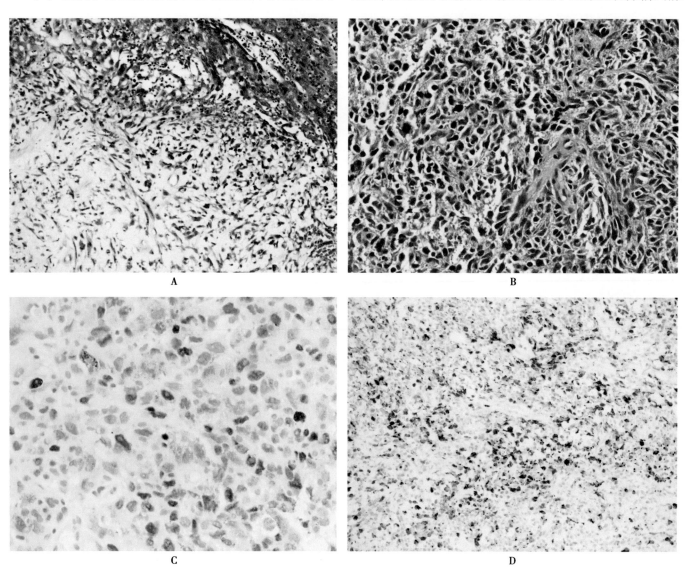

图 4-3-9 肉瘤样尿路上皮癌

A. HE×20 高级别尿路上皮癌（右上角）伴异源性软骨肉瘤成分；B. HE×40 肉瘤区域由梭形或多角形细胞组成，细胞异型性显著，核分裂象易见；C. IHC P63 梭形细胞或多角形细胞散在阳性；D. IHC 34βE12 显示肿瘤细胞呈阳性表达

或膀胱病变手术部位的结节。稀疏或密集的梭形细胞纵横交错排列,间质水肿或呈黏液样、胶原化,大部分病例可见小血管显著增生伴急性和慢性炎细胞浸润,无明确坏死、显著细胞异型性及病理性核分裂象。

2. **尿路上皮癌伴假肉瘤样间质反应**　经典型尿路上皮癌伴有间质显著水肿或黏液样变,间质内梭形细胞核大、核仁明显,但缺乏病理性核分裂象。免疫组化染色上皮标记物阴性。

3. **炎症性肌纤维母细胞瘤**　属于一种纤维母细胞或肌纤维母细胞肿瘤。肿瘤细胞可呈星芒状,散在分布于黏液样及炎细胞浸润背景中,或者表现为梭形细胞密集排列或出现显著纤维化,核分裂象可能较多,但少见病理性核分裂象,免疫组化染色 vimentin、SMA、desmin、ALK1 常为阳性,有时 CK 也可阳性,但不表达尿路上皮性标记(如 P63 及 GATA-3)。

4. **原发性或转移性间叶组织恶性肿瘤**　常为单一型组织学改变,缺乏尿路上皮癌(浸润性或非浸润性)成分,寻找分化较好的尿路上皮癌区域或者尿路上皮原位癌向浸润癌过渡的区域有助于进行鉴别诊断,必要时可进行

尿路上皮标记物(如 P63 及 GATA-3)免疫组化染色进行鉴别。

**(十)巨细胞型尿路上皮癌**

**【定义】**

巨细胞型尿路上皮癌(giant cells urothelial carcinoma)是一种罕见的高级别尿路上皮癌,肿瘤由超过 20% 的类似于肺巨细胞癌的多形性瘤巨细胞构成。

**【临床特征】**

1. **流行病学**　罕见,好发于老年男性。

2. **预后**　肿瘤具有侵袭性,患者预后较差。

**【病理变化】**

(1) 组织学特征:常与经典型尿路上皮癌混合存在。巨细胞癌细胞(占肿瘤 20%~100%)形态类似于肺巨细胞癌细胞,形态奇异、显著多形性,可见瘤巨细胞,常见核分裂象(包括病理性核分裂象)、固有肌层侵犯及广泛坏死(图 4-3-10A)。

(2) 免疫组化:AE1/AE3、CK7 和 GATA-3(图 4-3-10B)常阳性表达,CK20、uroplakin Ⅲ 和 thrombomodulin 可阳性表达。

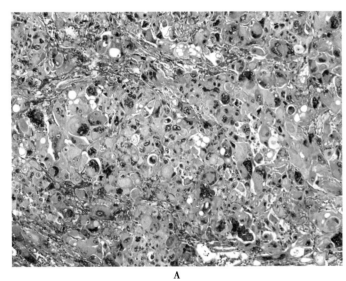
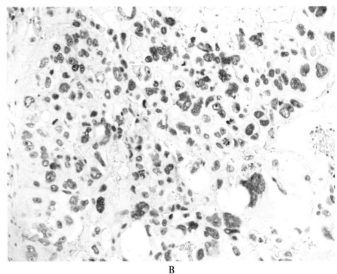

A

B

图 4-3-10　巨细胞型尿路上皮癌

A. HE×10 肿瘤细胞体积大,异型性显著,可见瘤巨细胞及病理性核分裂象;B. IHC GATA-3 部分肿瘤细胞呈阳性表达

**【鉴别诊断】**

1. **尿路上皮癌伴滋养细胞分化**　由类似于绒毛膜癌的细胞滋养细胞和合体滋养细胞组成。细胞滋养细胞体积较小,圆形或多角形,界限清楚,含有单个核仁。合体滋养细胞胞质丰富,含有多个细胞核,核深染、多形,异型性明显。滋养细胞不同程度表达 β-hCG。

2. **伴破骨细胞样巨细胞的低分化肿瘤**　组织学形态类似于骨巨细胞瘤,由梭形、卵圆形或纺锤形的单核

细胞及均匀散在分布的破骨细胞样多核巨细胞组成,两种细胞异型性较小,通常伴发低级别或高级别尿路上皮癌。免疫组化染色显示单核细胞及多核细胞 CD45、CD68 及 S-100 蛋白通常阳性,单核细胞 P63 也可阳性。

**(十一)富于脂质型尿路上皮癌**

**【定义】**

富于脂质型尿路上皮癌(lipid-rich urothelial carcinoma)是一种以胞质内含有一个或多个脂肪空泡的脂母细胞样细胞为特点的尿路上皮癌。

**【临床特征】**

1. **流行病学** 罕见,文献报道约 37 例。

2. **预后** 该亚型肿瘤诊断时常已为高分期,患者预后差,45%患者诊断时即有淋巴结转移,60%患者在 16~58 个月内死亡。

**【病理变化】**

**1. 镜下特征**

(1)组织学特征:肿瘤细胞呈脂母细胞样,细胞质丰富,含有一个或多个脂肪空泡,细胞核受脂肪空泡挤压(图 4-3-11)。常与经典型或其他亚型尿路上皮癌混合存在,富含脂质的肿瘤细胞通常占肿瘤全部成分的 10%~50%。尿脱落细胞中有时也可查到特征性的肿瘤细胞。

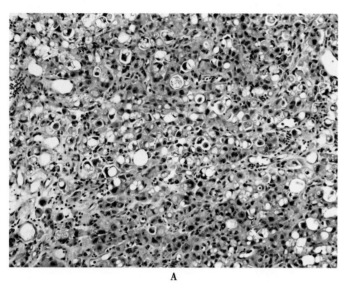
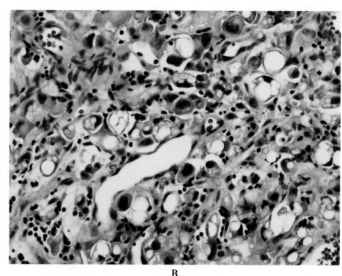

图 4-3-11 富于脂质型尿路上皮癌

A. HE×20 肿瘤细胞胞质丰富,部分细胞可见胞质内空泡挤压细胞核,似脂母细胞样改变;B. HE×40 肿瘤细胞胞质内脂肪空泡挤压核位于细胞一侧

(2)组织化学特征:冰冻切片脂肪染色(如苏丹Ⅲ、油红 O 染色)阳性。

**2. 超微结构特征** 电镜证实肿瘤细胞胞质空泡为脂质成分。

**【鉴别诊断】**

1. **脂肪肉瘤** 除典型的脂母细胞外,还可见到数量及大小不等的成熟脂肪细胞,肿瘤表达 S-100 蛋白、MDM2、CDK4 及 p16,不表达上皮标记物,缺乏尿路上皮癌(浸润性或非浸润性)成分。

2. **含有印戒样细胞的黏液腺癌(原发性及转移性)** 因肿瘤细胞胞质内含有黏液,而非脂质,黏液卡红染色阳性,脂肪染色阴性。

**(十二)透明细胞(富于糖原)型尿路上皮癌**

**【定义】**

透明细胞(富于糖原)型尿路上皮癌[clear cell(glycogen-rich)urothelial carcinoma]是一种肿瘤细胞胞质内富含糖原的尿路上皮癌。

**【临床特征】**

1. **流行病学** 罕见,目前文献报道不超过 25 例。

2. **预后** 因病例数过少,患者预后不详。

**【病理变化】**

(1)组织学特征:肿瘤细胞胞质内富含糖原,类似透明细胞型肾细胞癌。常与尿路上皮原位癌、非浸润性尿路上皮乳头状癌或经典型浸润性尿路上皮癌混合存在,具有经典型浸润性尿路上皮癌的生长模式。

(2)免疫组化:类似于经典型尿路上皮癌,表达 GATA-3、S-100P、p63、CK7、CK20 和 thrombomodulin。

(3)组织化学特征:肿瘤细胞质内糖原 PAS 染色阳性,经碘消化后消失。

**【鉴别诊断】**

1. **膀胱透明细胞癌** 属于一种 Müllerian 型腺癌。好发于女性(男:女 = 1:2)。组织学形态类似于女性生殖系统的透明细胞癌。组织学结构为管-囊状、乳头状以及弥漫型,以管-囊状最常见,上述组织学结构可单一或混合性存在。免疫组化染色显示肿瘤细胞 PAX8、HNF1β、AMACR 及 CA125 阳性,CD10、Leu-M1 及 PAX2 也可呈阳性表达,但 P63、34βE12 及 GATA-3 通常是阴性。

2. **转移性透明细胞性肾细胞癌** 组织学形态表现多样,常见泡巢状和腺泡状结构,肿瘤细胞巢间具有小且薄壁的血管网,缺乏浸润性或非浸润性尿路上皮癌成分。

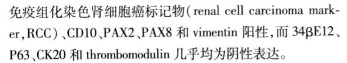

免疫组化染色肾细胞癌标记物(renal cell carcinoma marker,RCC)、CD10、PAX2、PAX8 和 vimentin 阳性,而 34βE12、P63、CK20 和 thrombomodulin 几乎均为阴性表达。

### (十三)低分化肿瘤(包括伴破骨细胞样巨细胞)

#### 【定义】

低分化肿瘤(包括伴破骨细胞样巨细胞)[poorly differentiated tumor(including those with osteoclast-like giant cells)]是不能被归类为上述尿路上皮癌亚型的一系列低分化尿路上皮恶性肿瘤。

#### 【临床特征】

1. **流行病学**　罕见。

2. **预后**　因病例少,患者预后不详。

#### 【病理变化】

(1)组织学特征:该类型包括一系列形态学谱系的肿瘤,如小细胞未分化癌、肉瘤样癌、巨细胞癌和非特指型未分化癌(图 4-3-12)。其中富含破骨细胞样巨细胞的低分化癌具有显著的破骨巨细胞样细胞反应,形态非常类似发生于骨的巨细胞瘤,由单核的恶性未分化细胞和多核的破骨细胞样巨细胞所构成。所有低分化癌均可与其他亚型的尿路上皮癌混合存在。

(2)免疫组化:富含破骨巨细胞的低分化癌,单核细胞上皮性标记阳性,破骨细胞样巨细胞 CD45、CD68 和 S-100 蛋白阳性。

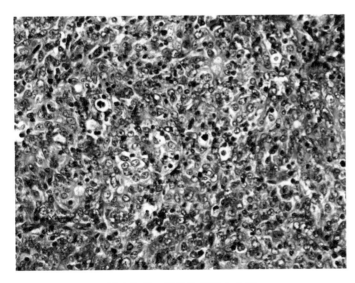

**图 4-3-12　低分化尿路上皮癌**
HE×40 肿瘤细胞异型性明显,核分裂象多见,缺乏明确分化

#### 【鉴别诊断】

1. **巨细胞型尿路上皮癌**　肿瘤细胞体积常常巨大,多型性明显,呈多角形,含一个或多个核仁,可相互呈巢状或散在分布,形态类似肉瘤。

2. **尿路上皮癌伴有滋养细胞分化**　由类似于绒毛膜癌的细胞滋养细胞和合体滋养细胞组成。细胞滋养细胞体积较小,圆形或多角形,界限清楚,含有单个核仁。合体滋养细胞胞质丰富,含有多个细胞核,核深染、多形,有异型性。滋养细胞不同程度表达 β-hCG。

## 第二节　非浸润性尿路上皮肿瘤

### 一、尿路上皮原位癌

#### 【定义】

尿路上皮原位癌(urothelial carcinoma in situ)是一种平坦型的恶性尿路上皮病变,肿瘤细胞局限于黏膜上皮内,未侵犯黏膜固有层。

#### 【临床特征】

1. **流行病学**

(1)发病率:尿路上皮原位癌占尿路上皮肿瘤的 1%~3%,45%~65% 的病例伴发浸润性尿路上皮癌。发病部位以膀胱最常见;6%~60% 的病例累及远端输尿管;20%~67% 的病例发生在尿道前列腺部,超过 40% 的病变累及前列腺导管和腺泡;该病变也可见于肾盂和近端输尿管。

(2)发病年龄:常发生于 50~60 岁的中年人。

(3)性别:男性多见。

2. **症状**　患者常发生血尿,也可以缺乏临床症状或出现尿路刺激症状;如果原位癌伴发浸润性尿路上皮癌,临床症状同尿路上皮癌。

3. **治疗**　化疗或卡介苗膀胱内灌注治疗。

4. **预后**　尽管相当数量的尿路上皮原位癌患者对膀胱内灌注卡介苗治疗敏感,但几乎所有病例均会复发,约 20% 的病例会进展为浸润性肿瘤。原发性尿路上皮原位癌较继发性原位癌更容易进展为浸润性癌;尿路上皮原位癌伴发浸润癌患者的死亡率达到 45%~65%,具有多个非整倍体细胞克隆的尿路上皮原位癌有较高的进展率,伴有明显症状的弥漫性尿路上皮原位癌病变需要密切观察,影响患者预后的因素包括多灶性肿瘤、是否累及前列腺尿道部和对卡介苗治疗的反应。

#### 【病理变化】

1. **大体特征**　膀胱黏膜无明显改变或呈颗粒状、鹅卵石样斑片,表面可有充血、出血及糜烂。

2. **镜下特征**

(1)组织学特征:肿瘤细胞核增大、不规则、深染,核仁大、明显,核/质明显增高,细胞核分裂象(包括病理性核分裂象)多见,并可扩展到黏膜上皮的中间层到表层;癌细胞胞质嗜酸性或嗜碱性,细胞排列极向消失、拥挤,肿瘤改变可以累及/未累及整个黏膜厚度,伞细胞可存在(图 4-3-13)。在正常尿路上皮中,如果出现散在孤立的恶性肿瘤细胞可形成"派杰样(pagetiod)"扩散。由于癌细胞常出现细胞黏附性下降、脱落,可导致黏膜固有层裸露,形成"剥脱性"外观(即剥脱性尿路上皮原位癌),或者出现残余的单个癌细胞贴附在黏膜表面,即黏附性

尿路上皮原位癌;尿路上皮原位癌可以小细胞为主(小细胞亚型)或大细胞(体积相当于 5~6 淋巴细胞小大)为主(大细胞亚型),病变常为多灶性或弥漫性,可在多部位同时发生或先后发生,细胞异型程度也可随部位不同而不同。黏膜固有层常出现炎性浸润、不同程度水肿充血。

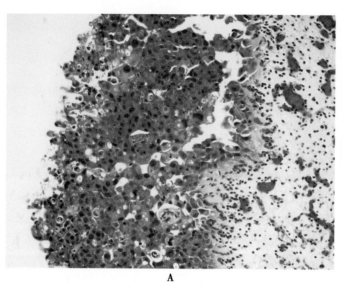 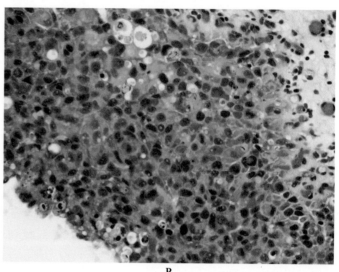

图 4-3-13 尿路上皮原位癌

A. HE×20 肿瘤细胞位于尿路上皮全层,细胞异型性明显,排列紊乱、极向消失;B. HE×40 肿瘤细胞胞质嗜酸性,核型不规则,核仁显著,核分裂象多见

(2)免疫组化:CK20 可在黏膜上皮全层阳性表达,CD44 表达常缺失;Ki-67 增殖细胞指数较高;p53 弥漫强阳性表达和 RB 缺失表达常预示患者预后不佳;核基质蛋白 NMP22 表达阳性。

**3. 基因遗传学特征** DNA 分析显示尿路上皮原位癌为非整倍体细胞,甚至在部分病例中,同一病变也可出现不同的非整倍体细胞,此外肿瘤还常出现 *TP53* 突变导致 p53 蛋白过表达。

**【鉴别诊断】**

**1. 尿路上皮反应性不典型增生** 发生于炎症背景,细胞核轻度异常,细胞排列存在极向,核分裂象罕见,推测细胞核的异常改变可能源于尿路上皮的修复和再生。免疫组化染色可见 CK20 伞细胞阳性,CD44 弥漫或灶状表达,p53 弱阳性或阴性表达。

**2. 尿路上皮异型增生** 二者鉴别诊断较为困难。尿路上皮异型增生在组织结构和细胞形态上的异常改变低于原位癌,尽管出现细胞核大、变圆、拥挤,细胞排列失去极性,但是程度比尿路上皮原位癌要轻。在尿路上皮异型增生中,CK20 在伞细胞和中间细胞中均可呈阳性表达,p53 散在阳性;而尿路上皮原位癌 CK20 和 p53 在黏膜上皮全层均呈强阳性表达,且 Ki-67 增殖指数明显增

高;CD44 染色对鉴别诊断没有帮助,因为 CD44 在两种病变中均为阴性表达。

## 二、非浸润性乳头状尿路上皮癌

**【定义】**

非浸润性乳头状尿路上皮癌(non-invasive papillary urothelial carcinoma)是一种乳头状的恶性尿路上皮病变。在低、中倍镜下,肿瘤细胞存在不同程度的细胞和结构异常,病变局限于黏膜上皮内,未突破基底膜。

根据 2016 版 WHO 泌尿系统及男性生殖器官肿瘤分类,该类型肿瘤包括非浸润性低级别乳头状尿路上皮癌、非浸润性高级别乳头状尿路上皮癌、非浸润性乳头状尿路上皮癌伴内翻性生长三种组织学类型。

**【临床特征】**

**1. 流行病学**

(1)发病率:发病率为 5/100 000。超过 50% 的病例为非浸润性低级别乳头状尿路上皮癌。发病部位最常见于膀胱后壁或侧壁。

(2)发病年龄:平均发病年龄 70 岁,范围 28~90 岁。

(3)性别:男女发病比例约为 3:1。

**2. 症状**　大多数患者出现无痛性间歇性肉眼或镜下血尿。

**3. 预后**　总体上有较高的复发率,但进展为浸润癌的患者少于 15%。非浸润性低级别乳头状尿路上皮癌复发率及分期进展率分别为 36% 和 4%;非浸润性高级别乳头状尿路上皮癌复发率及进展为浸润癌的概率分别为 60% 和 30%。与肿瘤复发相关的高风险因素包括多发性肿瘤、肿瘤体积较大(超过 5cm)、既往复发、伴发尿路上皮原位癌、无疾间隔缩短;伴有细胞核间变的高级别癌,肿瘤复发和进展期均显著缩短。

## 三、非浸润性低级别乳头状尿路上皮癌

【定义】

非浸润性低级别乳头状尿路上皮癌(non-invasive low grade papillary urothelial carcinoma)是指恶性尿路上皮肿瘤具有轻度细胞及组织结构异型,呈纤细且广泛分支乳头状结构,肿瘤生长未突破基底膜。

【病理变化】

**1. 大体特征**　大多数肿瘤为单发的外生性肿物。

**2. 镜下特征**

(1)组织学特征:肿瘤由纤细、广泛分支或微小融合的乳头组成,在中倍镜下能辨别出肿瘤的组织学结构和细胞学改变。细胞核形状和染色质分布发生轻度改变,表现为细胞核不规则增大,可见小核仁,核分裂象少见且常远离黏膜上皮的基底层,缺乏病理性核分裂象(图 4-3-14)。

(2)免疫组化:CK20 可在黏膜上皮全层阳性表达,CD44 表达常缺失;Ki-67 增殖细胞指数升高。

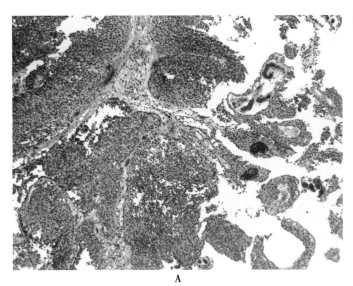
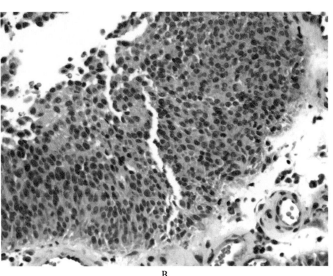

图 4-3-14　非浸润性低级别乳头状尿路上皮癌

A. HE×10 肿瘤细胞围绕纤细的纤维血管轴心呈乳头状增生,细胞层数增加、排列紊乱,具有轻至中度异型性;B. HE×40 肿瘤细胞胞核不规则增大,可见小核仁,核分裂象少见

**3. 基因遗传学特征**　常见 9 号染色体缺失、FGFR3 和 TERT 催化亚基突变。

【鉴别诊断】

**1. 低度恶性潜能乳头状尿路上皮肿瘤**　乳头无融合,尿路上皮细胞在组织学结构上仅具有轻微异型,细胞排列有极向,垂直于基底膜,细胞无异型性,无细胞核形及大小改变,无核仁及核分裂象;CK20 阳性细胞局限在黏膜上皮表层。

**2. 非浸润性高级别乳头状尿路上皮癌**　乳头常出现融合,低倍镜下即可察觉显著组织结构和细胞异型,细胞核多形,核仁明显,核分裂象常见,可出现病理性核分裂象。免疫组化染色对判断非浸润性乳头状尿路上皮癌的级别没有帮助。

## 四、非浸润性高级别乳头状尿路上皮癌

【定义】

非浸润性高级别乳头状尿路上皮癌(non-invasive high grade papillary urothelial carcinoma)是指具有中度至显著组织学结构和细胞异型的恶性乳头状尿路上皮肿瘤,肿瘤生长未突破基底膜。

【病理变化】

**1. 大体特征**　单发或多发外生的乳头状或结节状肿物,表面可伴充血、坏死及溃疡性改变。

**2. 镜下特征**

(1)组织学特征:肿瘤细胞围绕纤维血管轴心呈乳头状排列,乳头可出现融合呈较为实性的外生性改变,低

倍镜下即可察觉组织学结构和细胞显著异型,表现为细胞排列紊乱,细胞核不规则、具有多形性,核仁明显,核分

裂象多见(包括病理性核分裂象),部分病例的肿瘤组织内可见细胞核明显间变(图 4-3-15)。

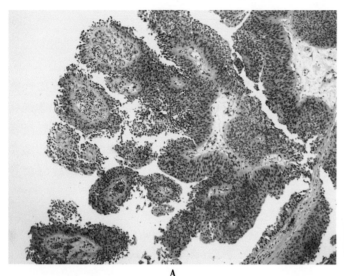 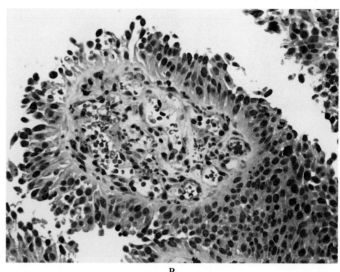

图 4-3-15　非浸润性高级别乳头状尿路上皮癌

A. HE×10 肿瘤细胞围绕纤细的纤维血管轴心呈乳头状增生,细胞异型性明显,形态大小不一,排列显著紊乱;B. HE×40 细胞形态大小不一致,核形不规则,核仁明显,细胞核分裂象多见

（2）免疫组化:CK20 全层黏膜上皮阳性表达,CD44 表达缺失;Ki-67 增殖细胞指数显著升高。

**3. 基因遗传学特征**　常见 *TP53* 基因或 TP53 调控基因如 *CDKN2A* 突变。

【鉴别诊断】

**非浸润性低级别乳头状尿路上皮癌**　细胞及组织结构的异型性较非浸润性高级别乳头状尿路上皮癌轻,在中倍镜下方能辨别出异型性改变。表现为细胞核轻度不规则增大,核仁小,核分裂象少见且常远离黏膜上皮基底层,缺乏病理性核分裂象。免疫组化染色对判断非浸润性乳头状尿路上皮癌的分级没有帮助。

## 五、伴内翻性生长方式的乳头状尿路上皮癌

【定义】

伴内翻性生长方式的乳头状尿路上皮癌( papillary urothelial carcinoma with an inverted growth pattern )是指细胞学和结构特征类似于低级别或高级别非浸润性乳头状尿路上皮癌,但同时伴有明显内翻/内生性生长方式。

【病理变化】

**1. 大体特征**　同低级别或高级别非浸润性乳头状尿路上皮癌。

**2. 镜下特征**　特征性表现为非浸润性高级别或低级别乳头状肿瘤伴有显著内翻性生长方式。内翻性生长的肿瘤细胞在黏膜固有层内呈分支状、相互吻合的条索状,部分病例推挤周围组织呈膨胀性生长,上皮-间质界面光

滑、保留纤细的血管结构,无间质反应,不累及肌层(图 4-3-16)。细胞形态同高级别或低级别尿路上皮癌。

**3. 基因遗传学特征**　同低级别或高级别非浸润性乳头状尿路上皮癌。

【鉴别诊断】

**1. 内翻性尿路上皮乳头状瘤**　肿瘤细胞均为内生性生长,几乎不存在外生性乳头,表现为增生的尿路上皮细胞向黏膜固有层凹陷,呈内生性条索状或小梁状生长,条索或小梁的宽度较一致,外周的细胞深染,多为呈栅栏状排列的基底细胞,细胞无异型或仅表现为轻微异型,核分裂象罕见,如果出现也仅见于小梁或条索的外周细胞。

**2. 浸润性尿路上皮癌**　很难与伴内翻性生长方式的高级别乳头状尿路上皮癌鉴别。浸润性尿路上皮癌在黏膜固有层内不呈分支、相互吻合的条索状排列,癌巢的形状常不规则,大小不一,上皮-间质界面不光滑,可见浸润性生长,间质常呈促纤维增生性反应,可累及肌层。

## 六、低度恶性潜能的乳头状尿路上皮肿瘤

【定义】

低度恶性潜能的乳头状尿路上皮肿瘤( papillary urothelial neoplasm of low malignant potential )是指被覆肿瘤细胞的厚度超过正常尿路上皮且伴有轻微细胞异型的尿路上皮乳头状肿瘤。

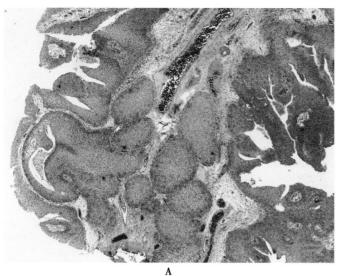
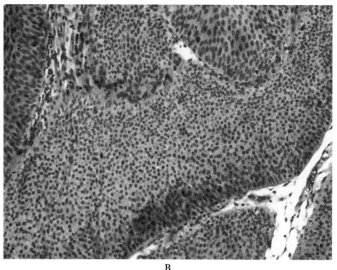

A                                    B

**图 4-3-16  伴内翻性生长方式的乳头状尿路上皮癌**

A. HE×4 伴内翻性生长方式的非浸润性低级别乳头状癌,尿路上皮细胞层数增多,细胞密度增加,排列轻度紊乱,内翻性生长的肿瘤细胞在黏膜固有层内推挤周围组织呈膨胀性生长,上皮-间质界面光滑,无间质反应;B. HE×20 细胞排列紊乱,拥挤,具有轻至中度异型性

【临床特征】

1. **流行病学**

（1）发病率:为 3/100 000。超过 50%的病例为非浸润性低级别乳头状尿路上皮癌。发病部位最常见于膀胱后壁、侧壁及尿道口处。

（2）发病年龄:平均年龄 65 岁,范围 29~99 岁,有文献报道43.5%的罹患尿路上皮乳头状肿瘤的年轻患者(小于 20 岁)病理类型为低度恶性潜能的乳头状尿路上皮肿瘤。

（3）性别:男女发病比例约为 5∶1。

2. **症状**  多数患者出现肉眼或镜下血尿,部分有尿路刺激症状,少数患者可出现下尿路不全梗阻。

3. **预后**  10 年生存率超过 95%,复发率及进展率均低于非浸润性低级别乳头状尿路上皮癌。有文献报道对 112 例患者进行长年随访,17 例复发,16 例进展为尿路上皮癌(包括 4 例浸润性尿路上皮癌)。

【病理变化】

1. **大体特征**  单发或多发的外生性肿物,直径多为 1~2cm,膀胱镜检查肿瘤似"漂浮的水草"。

2. **镜下特征**

（1）组织学特征:乳头状结构被覆的尿路上皮细胞厚度和/或细胞数目超过正常尿路上皮,无结构异型性,细胞排列保持极向,与基底膜垂直。细胞形态较一致、无异型,至多出现细胞核轻度增大,缺乏核仁或核仁不清晰,染色质均匀,核分裂象极为罕见,中间层及表层细胞无核分裂象;细胞较正常尿路上皮相对拥挤(图 4-3-17)。

（2）免疫组化:类似正常尿路上皮,92%的病例 CK20 阳性细胞局限在黏膜上皮表层(伞细胞)。

3. **基因遗传学特征**  常见 *FGFR3* 点突变。

【鉴别诊断】

1. **尿路上皮乳头状瘤**  伞细胞完整保存,被覆正常尿路上皮的细胞层数(3~6 层),细胞形态及组织结构无异型。

2. **低级别非浸润性乳头状尿路上皮癌**  肿瘤由纤细、广泛分支或微小融合的乳头组成,在中倍镜下能辨别出肿瘤的组织学结构和细胞学改变,可见细胞极向轻度紊乱,细胞核不规则增大,具有小核仁,核分裂象少见且远离基底层。

## 七、尿路上皮乳头状瘤

【定义】

尿路上皮乳头状瘤(urothelial papilloma)是指具有纤细的纤维血管轴心并被覆正常尿路上皮细胞形态及厚度的良性乳头状尿路上皮肿瘤。

【临床特征】

1. **流行病学**

（1）发病率:占膀胱肿瘤的 1%~4%。发病部位最常位于膀胱三角区。

（2）发病年龄:患者发病年龄广泛,多数患者年龄小于 50 岁,包括青年人和儿童。

（3）性别:男女发病比例约为 2.4∶1。

2. **症状**  大多数患者症状为间断性无痛性血尿。

3. **预后**  良性肿瘤,复发率低于 2%,几乎不会进展。

【病理变化】

1. **大体特征**  大多数病例为单发,少于 5%的病例为多发。单发性肿瘤表现为膀胱黏膜表面淡红色半透明状、柔软而纤细的乳头状肿物;多发性肿瘤可呈小簇状或苔藓状、大者直径可达数厘米。

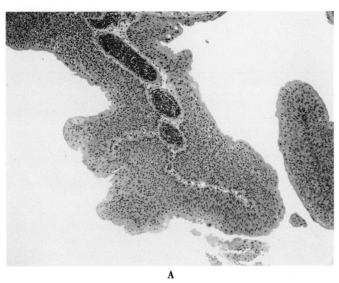
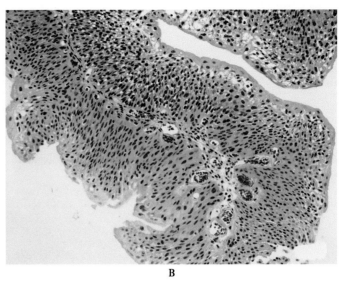

图 4-3-17　低度恶性潜能的乳头状尿路上皮肿瘤

A. HE×10 尿路上皮围绕纤维血管轴心呈乳头状增生,细胞层数增加,极向保存完好;B. HE×20 细胞密度较正常尿路上皮增加,无明显核拥挤现象,细胞核轻度增大,核仁不清晰,染色质均匀,缺乏核分裂象

### 2. 镜下特征

（1）组织学特征:简单的乳头状结构,偶尔可见分支,间质可有水肿或散在炎细胞浸润。尿路上皮细胞形态、层数（3~6 层）及排列极向正常,伞细胞明显且常出现细胞核增大、分叶及细胞质空泡（图 4-3-18）。尿路上皮乳头状瘤很少广泛累及黏膜,如果出现,则称弥漫性尿路上皮乳头状瘤病。

（2）免疫组化:通常不需要进行免疫组化染色,CK20 免疫组化表型同正常尿路上皮,仅在伞细胞中表达,Ki-67 增殖细胞指数低（少于 5%）。

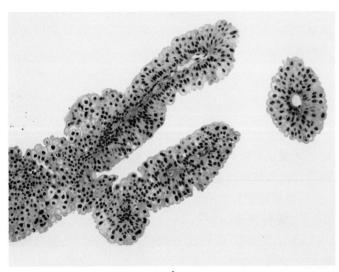
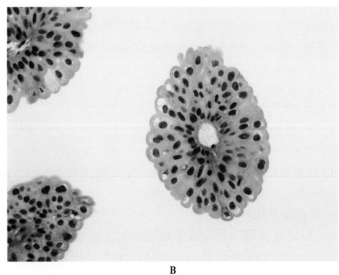

图 4-3-18　尿路上皮乳头状瘤

A. HE×20 尿路上皮围绕纤维血管轴心呈乳头状排列,细胞层数正常,排列具有极向;B. HE×40 细胞缺乏异型性,部分伞细胞空泡变性

### 3. 基因遗传学特征　常见 *FGFR3* 点突变。

【鉴别诊断】

**1. 低度恶性潜能乳头状尿路上皮肿瘤**　乳头被覆的肿瘤细胞数目/层数超过正常尿路上皮,细胞相对拥挤,可缺乏明显的伞细胞。

**2. 恶性潜能未定的尿路上皮增生**　尿路上皮细胞层数增多,形成波浪状、起伏的黏膜皱襞,但缺乏真性纤维血管轴心。

## 八、内翻性尿路上皮乳头状瘤

【定义】

内翻性尿路上皮乳头状瘤（inverted urothelial papilloma）是一种良性尿路上皮肿瘤,表现为缺乏或轻微异型的尿路上皮细胞呈复杂且相互吻合的内生性生长。

【临床特征】

**1. 流行病学**

（1）发病率:不足尿路上皮肿瘤的1%。发病部位依次为膀胱(41%位于颈部)、输尿管、肾盂、尿道。

（2）发病年龄:以50~79岁居多。

（3）性别:男女发病比例约为6:1。

**2. 症状**　患者主要表现为间歇性无痛性肉眼血尿及尿路刺激症状,肿瘤位于膀胱颈部或前列腺尿道时可出现排尿困难。

**3. 预后**　复发率不足2%。

【病理变化】

**1. 大体特征**　表面光滑的隆起、有蒂或息肉样肿物,

多数肿瘤直径不足3cm,但个别病例肿瘤可超过8cm,切面呈实性,灰白色,有散在小的腔隙。

**2. 镜下特征**

（1）组织学特征:肿瘤表面被覆形态正常的尿路上皮细胞,增生的尿路上皮细胞向黏膜固有层凹陷,呈条索状或小梁状内生性生长,条索或小梁的宽度较为一致(细胞层数常约为5~10层),外周区细胞深染,多为呈栅栏状排列的基底细胞,细胞无异型或仅表现为轻微异型,核分裂象罕见,如果出现也仅见于小梁或条索的外周区,缺乏或仅具有极少许外生性乳头状结构(图4-3-19)。

（2）免疫组化:CK20染色阴性,Ki-67增殖细胞指数极低(<2%),p53偶见阳性。

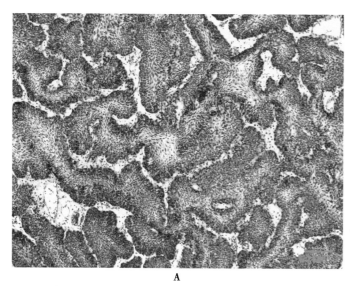
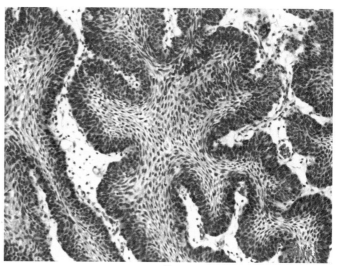

A                                                                                              B

图4-3-19　内翻性尿路上皮乳头状瘤

A. HE×10 增生的尿路上皮细胞向黏膜固有层凹陷,呈小梁状内生性生长,小梁的宽度较为一致,外周区基底细胞呈栅栏状排列;
B. HE×20 细胞具有轻微异型性,小梁中央区尿路上皮细胞呈"流水样"改变,外周区为深染的、栅栏状排列的基底细胞

**3. 基因遗传学特征**　部分病例有*FGFR3*突变、9号和17号染色体缺失。

【鉴别诊断】

**1. 浸润性尿路上皮癌**　肿瘤常呈外生性生长,细胞异型性明显,可见病理性核分裂象。肿瘤组织具有显著的浸润现象,尤其是浸润肌层,间质存在促纤维组织增生性反应。

**2. 伴内翻性生长方式的乳头状尿路上皮癌**　肿瘤主要具有纤细的纤维血管轴心,呈外生性生长,其间可见内翻性生长区域,细胞形态具有异型性。

**3. 腺性膀胱炎**　病变主要位于固有膜内,具有被覆柱状上皮的腺腔,间质内炎症反应较重。

## 九、恶性潜能未定的尿路上皮增生

【定义】

恶性潜能未定的尿路上皮增生(urothelial proliferation

of uncertain malignant potential)是指尿路上皮明显增厚,但无或轻度细胞学非典型,无真性乳头形成。

【临床特征】

**1. 流行病学**　少见,近2/3的患者具有曾经、同时或随后发生尿路上皮肿瘤的病史。

**2. 症状**　患者通常无临床症状,但也可发生镜下血尿或尿路梗阻症状。

**3. 预后**　进展为尿路上皮肿瘤的5年风险率近40%。

【临床特征】

**1. 大体特征**　特征性表现为黏膜局灶隆起型改变,也可呈水疱样、乳头状、凸起、广基、分叶状或不规则形肿物,甚至部分病例黏膜上皮可大致正常。

**2. 镜下特征**

（1）组织学特征:尿路上皮细胞可具有轻微异型性,具有两种形态学改变:①黏膜被覆上皮增厚,细胞层次增加(通常超过10层),细胞密度增加(图4-3-20);②增厚

的黏膜上皮呈高低不等的波浪状皱褶,缺乏真性的乳头状结构,基底部宽阔,可见薄壁扩张的血管,与黏膜固有层相连。

(2) 免疫组化:同正常尿路上皮,表现为伞细胞 CK20、基底层细胞 CD44 阳性;p53 染色阴性。

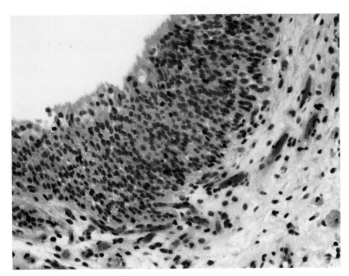

图 4-3-20　恶性潜能未定的尿路上皮增生
HE×40 尿路上皮细胞层数超过 10 层,细胞密度增加,排列存在极向

**3. 基因遗传学特征**　有研究认为该病变属于一种克隆性改变(如 9 号染色体缺失、*FGFR3* 突变或扩增),可能是低级别乳头状尿路上皮肿瘤的非常早期的表现。

【鉴别诊断】

**1. 非浸润性低级别尿路上皮乳头状肿瘤(包括非浸润性低级别癌和低度恶性潜能的乳头状肿瘤)**　上述类型的肿瘤具有完整的乳头状结构,乳头中央为纤维血管轴心,被覆上皮表现出不同程度异型性。

**2. 乳头状/息肉样膀胱炎**　乳头结构宽窄不等,可为长而纤细的指状突起或宽基的球茎样棒状突起,乳头中央常为水肿性间质伴有不同程度慢性炎细胞浸润。

## 十、尿路上皮异型增生

【定义】

尿路上皮异型增生(urothelial dysplasia/atypia)是指细胞形态和组织结构异常的平坦型尿路上皮病变,但缺乏诊断为 CIS 的形态学标准,被认为是一种癌前病变。

【临床特征】

**1. 流行病学**　缺乏相关文献报道,多见于膀胱肿瘤的周围黏膜。

**2. 症状**　通常没有临床表现和异常的膀胱镜检查,偶尔可出现膀胱刺激症状,有时伴有血尿。

**3. 预后**　尿路上皮癌进展率约为 15%～19%。

【病理变化】

**1. 大体特征**　黏膜正常或充血。

**2. 镜下特征**

(1) 组织学特征:形态学缺乏统一的标准,可重复性差。主要表现为细胞核轻度增大、不规则,细胞层数增加,可出现核重叠,但表面的伞细胞仍然存在,间质常缺乏炎症反应(图 4-3-21)。在大部分病例中,异型细胞仅出现在基底层和中间层。

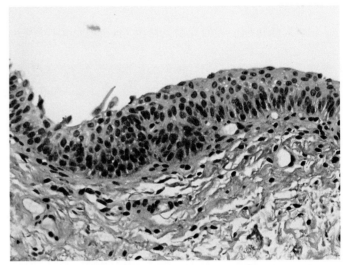

图 4-3-21　尿路上皮异型增生
HE×40 尿路上皮细胞胞核轻度增大、不规则,部分细胞具有小核仁,细胞层数增加,局部可见核重叠,间质缺乏炎症反应

(2) 免疫组化:CK20 异常表达(不仅限于伞细胞);p53 可呈阳性反应;Ki-67 增殖指数升高。

**3. 基因遗传学特征**　有文献报道该病变存在 9 号染色体及 *TP53* 异常改变。

【鉴别诊断】

**1. 反应性不典型增生常伴有急性或慢性炎症**　细胞呈轻度不典型改变(细胞增大,核染色质分布均匀,核型规则),细胞排列保持极向。

**2. 尿路上皮增生**　细胞层数增加,细胞形态无异型,组织学结构正常。

**3. 意义不明的尿路上皮不典型增生**　黏膜固有层及上皮层常见急性或慢性炎症反应。

**4. 尿路上皮原位癌**　鉴别诊断较为困难,形态学缺乏统一的标准,可重复性差。尿路上皮原位癌细胞异型性更为显著,表现为肿瘤细胞核增大、不规则、深染,核仁大、明显,核/质明显增高,细胞核分裂象(包括病理性核分裂象)多见。

(韩铭　张微晨　张静)

# 第四章

# 鳞状细胞肿瘤

## 第一节　鳞状细胞癌

【定义】

鳞状细胞癌(squamous cell carcinoma)是发生于尿路上皮的恶性上皮性肿瘤,其组织学为单一的鳞状细胞表型。

【临床特征】

**1. 流行病学**

(1) 发病率:不足膀胱肿瘤的3%,约占男性膀胱肿瘤患者的1.3%、女性患者的3.4%。在病因方面,血吸虫或HPV感染、吸烟以及职业接触与膀胱鳞状细胞癌密切相关;尿道鳞状细胞癌与HPV感染有关。发病部位以膀胱后壁、顶部及三角区最常见。

(2) 发病年龄:不详。

(3) 性别:约2/3的病例为女性患者。

**2. 症状**　主要临床表现为血尿和膀胱刺激症状。

**3. 预后**　肿瘤分期、淋巴结受累和肿瘤分级是患者生存的独立预后因素,pT1/2期患者5年生存率为67%,pT3期仅为19%。血吸虫感染相关性鳞状细胞癌预后较非血吸虫感染相关性癌好;手术根治的患者较放疗和/或化疗的预后更好,若辅助放疗更有助于改善预后。目前膀胱鳞状细胞癌依旧根据角化数量及细胞核多形性程度进行分级。

【病理变化】

**1. 大体特征**　多数肿瘤体积较大,呈息肉样或实性,伴有坏死,充填于膀胱腔内;少数呈边缘不规则的浸润性和溃疡性平坦型病变,肿瘤表面常见坏死物及角化碎片。

**2. 镜下特征**

(1) 组织学特征:诊断标准强调肿瘤的组织学类型为单一的鳞状细胞癌成分,其特征为存在角化珠和细胞间桥。如果出现明确的包括尿路上皮原位癌在内的尿路上皮癌成分时,应诊断为尿路上皮癌伴鳞状分化。高分化鳞状细胞癌可见界限清楚的鳞状细胞巢伴有角化及细胞间桥(图4-4-1),轻度的细胞核多形;低分化鳞状细胞

癌具有显著多形性细胞核,仅见局灶鳞状分化。此外,也有基底细胞样鳞状细胞癌的报道,肿瘤常累及肌层。

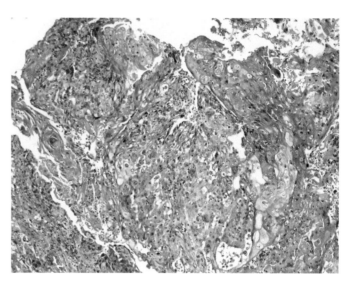

图 4-4-1　鳞状细胞癌
HE×10 肿瘤细胞异型性显著,呈实性巢团状生长,可见明显角化现象,且缺乏尿路上皮癌成分

(2) 免疫组化:桥粒芯蛋白-3(desmoglein3)、CK14以及MAC387表达阳性。

**3. 基因遗传学特征**　遗传学研究主要集中在血吸虫相关性鳞状细胞癌中,发现5p、6p、7p、8q、11q、17q和20q染色体获得,3p、4q、5q、8q、13q、17p和18q染色体缺失,3、8、10、13及17号染色体重排。与非血吸虫相关性鳞状细胞癌相比,血吸虫相关性癌更常见17p和18p染色体缺失。与其他尿路上皮癌相似,血吸虫相关性癌也常发生9p及CDKN2缺失。据文献报道,尽管血吸虫相关性鳞状细胞癌的*TP53*突变率同尿路上皮癌,然而突变类型却有所不同。

【鉴别诊断】

**1. 高级别尿路上皮癌伴鳞状分化**　膀胱原发性鳞状细胞癌少见,对可疑的病例必须充分取材、详细排查尿路上皮成分,如发现尿路上皮癌(包括尿路上皮原位癌)

则应诊断为尿路上皮癌伴鳞状分化。当紧邻癌组织周围膀胱黏膜上皮发生角化型鳞状化生,特别是出现异型增生时,则高度支持鳞状细胞癌的诊断。

**2. 转移性鳞状细胞癌** 常为邻近膀胱的宫颈或阴道的鳞状细胞癌直接蔓延,应密切结合患者的临床情况。

**3. 尿路上皮伴鳞状化生** 鳞状细胞缺乏细胞异型性。

# 第二节 疣 状 癌

【定义】

疣状癌(verrucous carcinoma)是一种高分化鳞状细胞癌细胞被覆多分支的突起,呈外生性生长,肿瘤基底部向深部呈膨胀性而非浸润性生长。

【临床特征】

**1. 流行病学** 发生于膀胱的疣状癌很少见,与血吸虫感染密切相关,约占此类膀胱癌患者的3%~4.6%。有文献报道长期罹患尖锐湿疣的病例可发展为疣状癌,提示其发病可能与HPV感染相关。

**2. 症状** 可表现为尿路刺激症状,肿瘤体积较大者可引起泌尿道梗阻。

**3. 预后** 良好,罕见局灶浸润及转移。

【病理变化】

**1. 大体特征** 外生性、乳头状或疣状肿物。

**2. 镜下特征**

(1)组织学特征:肿瘤细胞呈乳头状或棘状增生,表面过度角化,癌巢基底部呈圆形,向深部挤压性生长,具有细胞和组织结构异型性(图4-4-2)。

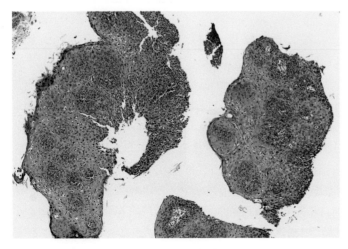

**图4-4-2 疣状癌**

HE×10 肿瘤细胞围绕纤维结缔组织轴心呈乳头状排列,部分瘤细胞具有轻至中度异型性

(2)免疫组化:同鳞状细胞癌,高分子角蛋白(如34βE12)、P63和p40阳性。

**3. 基因遗传学特征** 因较为罕见,缺乏相关文献报道。

【鉴别诊断】

**鳞状细胞癌** 较疣状癌常见,具有显著的细胞及组织结构异型性,肿瘤向间质浸润性生长。诊断疣状癌必须将肿瘤全部取材以彻底排除鳞状细胞癌。

# 第三节 鳞状细胞乳头状瘤

【定义】

鳞状细胞乳头状瘤(squamous cell papilloma)是源自于泌尿道黏膜上皮的良性增生性鳞状上皮肿瘤,表现为纤维结缔组织轴心被覆具有角化的良性鳞状细胞。

【临床特征】

**1. 流行病学**

(1)发病率:极为罕见。

(2)发病年龄:常见于老年患者,中位发病年龄为65岁。

(3)性别:男女发病比例约为1∶1.5。

**2. 症状** 患者通常无明显临床症状,少数可发生血尿。

**3. 预后** 良性肿瘤,手术完整切除后不易复发。

【病理变化】

**1. 大体特征** 常表现为黏膜红斑、斑块状病变或乳头状赘生物。

**2. 镜下特征**

(1)组织学特征:纤维结缔组织轴心被覆具有角化的良性鳞状上皮。

(2)免疫组化:鳞状细胞标记物(如P63、CK5/6)阳性。

**3. 基因遗传学特征** 因较为罕见,缺乏相关文献报道。

【鉴别诊断】

**尖锐湿疣** 膀胱尖锐湿疣常伴发外生殖器的尖锐湿疣,原位杂交分析显示HPV DNA或RNA阳性,而鳞状细胞乳头状瘤与HPV感染无关。

(张微晨 张静)

# 第五章

## 第一节 腺 癌

【定义】

腺癌(adenocarcinoma)是起源于尿路上皮的恶性肿瘤,组织学为单一腺性表型。

【临床特征】

**1. 流行病学**

(1)发病率:原发性膀胱腺癌少见,约占膀胱所有恶性肿瘤的0.5%~2%。与长期的尿路上皮肠上皮化生有关,尤其多见于膀胱外翻患者。其他致病因素包括慢性刺激和阻塞,如无功能膀胱和血吸虫病,盆腔脂肪瘤病也被认为是一项危险因素。主要发生在膀胱,也可以发生在泌尿道的任何部位。

(2)发病年龄:好发于成人,60岁组高发。

(3)性别:男女发病比例约为2.7:1。

**2. 症状** 最常见血尿,可能伴有膀胱刺激症状,一些患者可出现黏液尿。

**3. 预后** 预后差,5年生存率为40%~50%。TNM病理分期系统有助于评估患者预后。

【病理变化】

**1. 大体特征** 肿瘤呈外生性、乳头状或溃疡性肿物,浸润性生长,部分肿瘤切面具有黏液样外观。

**2. 镜下特征**

(1)组织学特征:肿瘤具有不同的组织学类型,包括肠型、黏液型和混合型。肠型腺癌类似于胃肠道腺癌,腺体由分泌黏液的假复层上皮细胞构成,伴有不同程度的细胞异型性和腺腔内坏死(图4-5-1);黏液型腺癌表现为肿瘤细胞巢漂浮在丰富的细胞外黏液湖中,有时可见单个印戒细胞;混合型(肠型和黏液型)腺癌最多见。如腺体形态不符合上述组织学类型,则需归类为非特指型(not otherwise specified,NOS)。

(2)免疫组化:免疫表型与胃肠道原发性腺癌重叠,表达caudal type homeobox 2(CDX-2)、CK20、CK7和

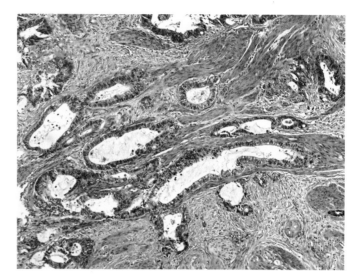

图4-5-1 肠型腺癌
HE×10 肿瘤细胞异型性显著,呈腺样排列,在膀胱固有肌层浸润性生长

villin。

【鉴别诊断】

**1. 转移性结直肠腺癌或直接蔓延** 组织学形态与膀胱原发性腺癌重叠,免疫组化染色无助于二者的明确鉴别,因为二者均同样表达CK20、CDX-2和villin,且出现β-catenin的细胞核表达。如CK7阳性或阳性细胞数超过CK20,提示有膀胱原发性腺癌可能,需要进一步结合患者临床病史及影像学所见综合评估。

**2. 转移性前列腺腺癌或直接蔓延** 根据Gleason分级不同,前列腺腺癌的组织学形态可以为分化良好的腺体、分化差的实性细胞集或单个肿瘤细胞。免疫组化染色显示肿瘤细胞表达PSA、PSAP、NKX 3.1和prostein,结合PSA和PSAP单克隆抗体染色对于诊断高级别前列腺腺癌的敏感率为90%~95%,而膀胱腺癌为阴性表达;CDX-2、villin、CEA(单克隆抗体)在膀胱腺癌表达阳性,敏感率为47%~65%,而仅在不超过5%的前列腺腺癌表达。

## 第二节　绒毛状腺瘤

### 【定义】

绒毛状腺瘤(villous adenoma)是一种罕见的发生在泌尿道和脐尿管的良性肿瘤,组织学类似于结肠绒毛状腺瘤。

### 【临床特征】

**1. 流行病学**

(1) 发病率:罕见。肿瘤主要发生在膀胱和脐尿管。

(2) 发病年龄:发生于成人,平均年龄为65岁(范围23~93岁)。

(3) 性别:男女无明显差异。

**2. 症状**　患者常出现血尿和/或膀胱刺激症状,黏液尿罕见。

**3. 预后**　预后较好,切除后不复发、不进展。

### 【病理变化】

**1. 大体特征**　肿瘤为乳头状肿物,膀胱镜下与乳头状尿路上皮肿瘤不易区分。

**2. 镜下特征**

(1) 组织学特征:肿瘤具有伸长的绒毛状结构,表面被覆肠型上皮(图4-5-2)。大多数肿瘤呈低级别上皮内瘤变,也可以出现高级别上皮内瘤变,35%的病例合并浸润性腺癌。部分病例可完全或部分缺乏绒毛状结构,类似管状或管状-绒毛状腺瘤。常伴有肠上皮或鳞状上皮化生和腺性膀胱炎。

(2) 免疫组化:肿瘤细胞常表达CK7、CK20和CDX-2,不表达GATA-3、PSA、PSAP,但有文献报道该肿瘤可以

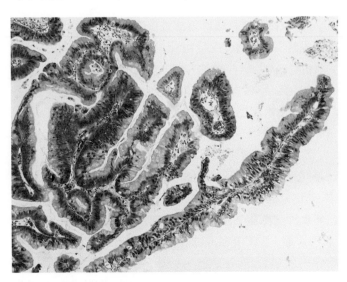

**图4-5-2　绒毛状腺瘤**

HE×10肿瘤细胞呈假复层肠型上皮,围绕伸长的纤维血管轴心呈绒毛状生长方式,瘤细胞核增大、深染,排列拥挤

出现异常的前列腺抗原(prostein和PSMA)表达。

### 【鉴别诊断】

**膀胱原发性腺癌**　由于该肿瘤常合并腺癌,因此需要对整个标本进行检查,以排除存在浸润性腺癌的可能。

## 第三节　脐尿管癌

### 【定义】

脐尿管癌(urachal carcinoma)是起源于脐尿管残余的恶性上皮性肿瘤,多数为腺癌,也可以发生尿路上皮癌、鳞状细胞癌和其他类型癌。

### 【临床特征】

**1. 流行病学**

(1) 发病率:罕见,发病率低于非脐尿管腺癌。肿物可位于膀胱顶部、前壁或后壁,也可以延伸到脐部。

(2) 发病年龄:多数发生于50岁或60岁年龄组。

(3) 性别:男女发病比例为2~3:1。

**2. 症状**　患者最常发生血尿,其他症状按发生率依次为疼痛、膀胱刺激症状、脐部排液、耻骨上包块。约25%的病例出现黏液尿。

**3. 预后**　对该肿瘤预后是否好于非脐尿管腺癌尚存在争议,患者5年和10年肿瘤特异性生存率分别为40%~64%、31%~49%。肿瘤分期(常用Sheldon分期系统)和肿瘤完全切除是患者生存的独立预后因素。此外,组织学分级、淋巴结累及和远隔转移也是预后因素。黏液性囊性肿瘤伴微浸润或不伴间质浸润的肿瘤患者预后较好,但有罕见引发腹膜假黏液瘤的可能;肿瘤增殖活性不是预后因素。

### 【病理变化】

**1. 大体特征**　肿物多位于膀胱顶部和/或前壁,大部分侵及固有肌层或更深层组织,包括耻骨后间隙。典型的大体改变为固定的灰白色浸润性肿块,也可表现为散在的囊性或伴有囊腔的肿物。肿瘤含有大量黏液,具有折光性淡褐色外观,部分病例可见脐尿管残余或囊肿。

**2. 镜下特征**

(1) 组织学特征:脐尿管癌与脐尿管残余相关,脐尿管残余被覆尿路上皮、肠型上皮、鳞状上皮或混合型上皮,甚至无上皮衬覆。在脐尿管肿瘤的各种类型中,最常见的组织学类型是非囊性腺癌(约为83%),其次是囊腺癌(约17%),罕见非腺性脐尿管癌(包括尿路上皮癌、鳞状细胞癌、神经内分泌癌,可以单独或与腺癌成分混合性存在)。膀胱黏膜层可形成溃疡,常见坏死及营养不良性钙化。

非囊性腺癌包括肠型(图4-5-3A)、黏液(胶样)型、

印戒细胞型、NOS 型以及混合型,组织学类似于原发性膀胱腺癌。囊腺癌具有显著的囊性结构,形态学类似于卵巢黏液性囊腺癌,含有黏液性囊腺瘤、低度恶性潜能的黏液性囊性肿瘤和黏液性囊腺癌成分。黏液性囊腺瘤表现为囊壁衬覆缺乏异型性的单层黏液柱状上皮;低度恶性潜能的黏液性囊性肿瘤表现为上皮细胞增生,出现低级别异型及乳头形成,如在此基础上出现显著复层上皮结构且存在细胞显著异型,则称为黏液性囊性肿瘤伴上皮内癌,如间质浸润线径<2mm 且不超过 5% 的肿瘤组织,则称为黏液性囊性肿瘤伴微浸润。

诊断脐尿管癌具有严格的标准:①肿瘤位于膀胱顶部和/或前壁;②肿瘤的中心(epicentre)位于膀胱壁;③在膀胱顶部和/或前壁之外,缺乏广泛分布的囊性膀胱炎和/或腺性膀胱炎;④缺乏任何已知部位的原发性肿瘤。

需要注意的是,如果存在脐尿管残余支持上述诊断,但缺乏脐尿管残余也不能除外脐尿管起源。

(2)免疫组化:肿瘤表达 CK20(图 4-5-3B)、CDX2(图 4-5-3C)、Reg Ⅳ、34βE12。约半数病例表达 CK7 和 Claudin18。β-catenin 的细胞核往往阴性或非弥漫性着色。

【鉴别诊断】

1. 膀胱腺癌 形态学及免疫表型与非囊性脐尿管腺癌重叠,鉴别主要是依据上述脐尿管癌的诊断标准,大体检查一般不存在脐尿管残余,常伴有囊性膀胱炎和/或腺性膀胱炎。

2. 转移性腺癌 以结肠癌转移或直接扩散最常见,其次为前列腺腺癌、直肠腺癌和子宫颈癌,胃、皮肤、乳腺和肺的肿瘤很少转移到膀胱。需要结合患者临床病史、

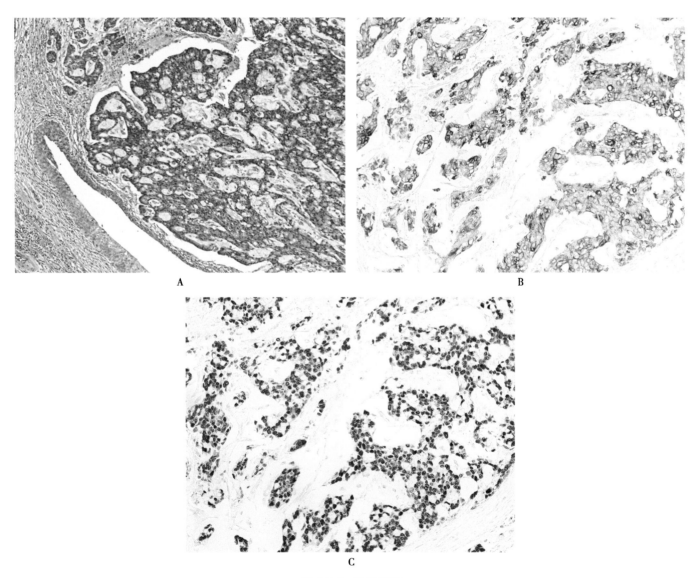

A

B

C

图 4-5-3 脐尿管癌

A. HE×10 膀胱黏膜固有层内可见筛状排列、浸润性生长的腺癌成分;B. IHC CK20 肿瘤细胞弥漫阳性表达;C. IHC CDX-2 肿瘤细胞核弥漫阳性表达

大体表现及组织学形态、免疫组化染色结果综合判断肿瘤起源。

# 第四节 Müllerian 型肿瘤

## 【定义】

Müllerian 型肿瘤(Müllerian type tumor)起源于已存在于膀胱的 Müllerian 上皮,通常是子宫内膜异位,罕见 Müllerian 腺体异位,包括透明细胞癌和子宫内膜样癌,其组织学特征类似于女性生殖道 Müllerian 源性的透明细胞癌和子宫内膜样癌。

## 【临床特征】

### 1. 流行病学

(1) 发病率:罕见,透明细胞癌较子宫内膜样癌多见,其发生与尿路上皮癌有关,属于尿路上皮癌的一种特殊腺性分化形式,偶尔透明细胞癌来源于 Müllerian 上皮,如子宫内膜异位。子宫内膜样癌起源于子宫内膜异位。透明细胞癌常发生在膀胱颈或三角区;子宫内膜样癌常发生在膀胱三角区或后壁,此处子宫内膜异位症多见。

(2) 发病年龄:年龄跨度大,平均年龄约 60 岁。

(3) 性别:透明细胞癌主要发生于女性患者,男女发生比例约为 1:2。子宫内膜样癌仅发生于女性患者。

### 2. 症状

患者最常发生血尿、尿频、排尿困难以及尿潴留。

### 3. 预后

尽管缺乏长期随访资料,目前认为低分期透明细胞癌($T_1 \sim T_2$),尤其是外生性生长方式,如果积极治疗,预后较好,类似于尿路上皮癌,高分期肿瘤预后差,透明细胞癌可转移至淋巴结及远隔器官。子宫内膜样癌因缺乏随访资料,其预后无法评估。

## 【病理变化】

### 1. 大体特征

透明细胞癌常为息肉样、乳头状肿块(平均直径 3~4cm),肿瘤常位于黏膜固有层及固有肌层,而子宫内膜样癌很少累及黏膜固有层,因为子宫内膜异位症常发生在膀胱浆膜面。

### 2. 镜下特征

(1) 组织学特征:透明细胞癌具有 3 种典型的生长方式,即管-囊状(图 4-5-4A)、乳头状和弥漫型(图 4-5-4B),这 3 种结构可单一或混合存在。管-囊状结构最常见,腺管的形状及大小不一,内含嗜酸性和/或嗜碱性分泌物;在乳头状结构中,乳头常较小,呈圆形,具有发生广泛透明变性的纤维血管轴心,而弥漫型生长方式最少见。肿瘤细胞呈扁平、立方状、柱状,中至重度异型,胞质丰富,透亮或嗜酸性,鞋钉细胞常见但不显著,核分裂象常见。肿瘤常见局灶性坏死和出血,部分肿瘤可同时发生尿路上皮原位癌及 NOS 型腺癌(罕见);部分透明细胞癌毗邻子宫内膜异位症病灶。

子宫内膜样癌形态学类似原发性子宫或卵巢子宫内膜样癌,根据分化程度,形态学各异。高分化子宫内膜样癌由子宫内膜样腺体组成,可伴有鳞状、黏液或其他上皮化生。

(2) 免疫组化:透明细胞癌阳性表达 CAM5.2、CK7、EMA、PAX8(图 4-5-4C)、HNF1β、AMACR(p504S)、CA125;CD10、uroplakins、CK20、Leu-M1、PAX2 及 CEA 也可呈阳性表达,但 PSA、PSAP、P63、34βE12、ER、PR 和 GATA-3 为阴性表达,p53 常为弥漫强阳性表达;Ki-67(MIB-1)细胞增殖指数高。子宫内膜样癌 ER 和 PR 阳性表达。

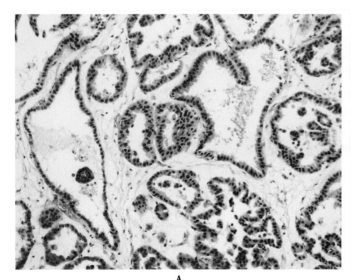

A

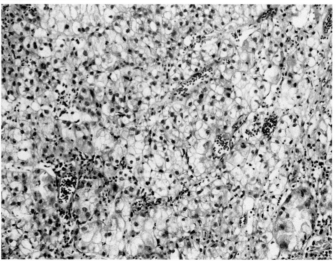

B

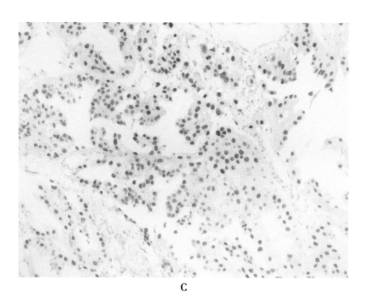

C

图 4-5-4　透明细胞癌

A. HE×20 肿瘤细胞呈管状、管-囊状生长方式,间质水肿,细胞胞质嗜酸性,局部可见鞋钉样细胞;B. HE×20 肿瘤细胞呈弥漫型生长方式,细胞呈多角形,胞质丰富、透亮,核居中,部分细胞可见核仁;C. IHC×20 PAX8 染色显示肿瘤细胞弥漫阳性表达

**【鉴别诊断】**

**1. 肾源性化生**　一种罕见的良性病变,发生于泌尿道任何部位,以男性患者居多(男:女=2:1)。病变常<1cm,局限于黏膜固有层,很少累及固有肌层。组织学特征为小管状、小管状-囊性和乳头状结构,细胞形态温和,罕见透明细胞,缺乏坏死及核分裂象,而透明细胞癌常广泛浸润固有肌层。利用 Ki-67 和 p53 免疫组化染色有助于二者的鉴别诊断,肾源性化生 Ki-67 低(平均 2%),p53 为阴性表达,而透明细胞癌 Ki-67 显著增高(平均 33%),p53 常弥漫阳性表达。

**2. 尿路上皮癌透明细胞亚型**　尿路上皮癌的罕见亚型,常与其他类型尿路上皮癌混合存在,肿瘤细胞的胞质内富含糖原。免疫组化染色 GATA-3、S-100P、P63、CK7、CK20 阳性,而膀胱透明细胞癌不表达 GATA-3 和 P63。

**3. 转移性透明细胞性肾细胞癌**　肿瘤细胞被纤细的薄壁血管分隔,呈腺泡状或泡巢状排列,腺泡腔内可见嗜酸性浆液或红细胞,细胞胞质透亮,核居中,核仁可见或明显。免疫组化染色碳酸酐酶 9(carbonic anhydrase 9,CA-9)、CD10、RCC、vimentin 阳性。

**4. 子宫颈或阴道透明细胞腺癌转移或直接蔓延**　罕见,形态学及免疫组化表型与膀胱透明细胞癌相似,鉴别诊断需结合患者的临床资料。

**5. 前列腺腺癌转移或直接蔓延**　前列腺腺癌的组织学形态可以为分化良好的腺体、分化差的实性细胞巢或单个肿瘤细胞,缺乏典型的透明细胞的管-囊状和乳头状结构,免疫组化染色显示肿瘤细胞表达 PSA、PSAP、NKX 3.1 和 prostein,PAX8 及 HNF1β 为阴性表达。

（颜临丽　张静）

## 第一节　小细胞神经内分泌癌

【定义】

小细胞神经内分泌癌(small cell neuroendocrine carcinoma)是一种起源于尿路上皮、伴有神经内分泌分化的恶性肿瘤,组织学类似于肺小细胞癌。

【临床特征】

1. 流行病学

(1) 发病率:罕见,大多数泌尿道小细胞癌发生在膀胱,膀胱小细胞癌不足膀胱恶性肿瘤的1%。多数患者有吸烟史。发病部位以膀胱侧壁和顶部多见。

(2) 发病年龄:患者年龄常在60或70岁年龄组。

(3) 性别:男女发病比例约为3:1。

2. 症状　最常见肉眼血尿,其次是排尿困难和阻塞性症状。极少数患者可出现电解质紊乱(如高钙血症、低磷酸盐血症)以及促肾上腺皮质激素异位分泌等副肿瘤性综合征的临床表现。

3. 预后　侵袭性临床经过,患者5年生存率低(8%~25%)。肿瘤常为高分期并发生转移,转移部位以区域淋巴结及内脏(如骨、肝、肺)多见,脑转移率低于肺小细胞癌。年龄超过65岁、高TNM分期和发生转移的患者预后差。新辅助化疗能够降低肿瘤的病理分期并延长患者的生存时间,辅助放疗也具有一定疗效。目前缺乏能够预测患者预后和疗效的基因或分子标记物。

【病理变化】

1. 大体特征　肿瘤表现为体积大、实性、孤立性息肉样或结节状肿块,伴或不伴溃疡,可广泛浸润膀胱壁。

2. 镜下特征

(1) 组织学特征:诊断小细胞神经内分泌癌要求肿瘤必须以小细胞成分为主,一些肿瘤可伴发少量浸润或非浸润性尿路上皮癌(图4-6-1A)或其他组织变异型(如鳞状、腺样或肉瘤样分化)成分。所有肿瘤均呈浸润性生长,大多数病例至少浸润至固有肌层。肿瘤由片状排列

的小细胞组成,其间仅有极少量间质分隔。瘤细胞体积小(不超过3倍静止小淋巴细胞),细胞质稀少,含有小的圆形或卵圆形、相互重叠的细胞核,无显著细胞核特征或明显的核仁,常见大量核分裂象和坏死(以局灶性凝固性坏死或凋亡小体形式存在,图4-6-1B、C)。

(2) 免疫组化:突触素(synaptophysin,Syn)、嗜铬素(chromogranin,CgA)、神经特异性烯醇(neuron-specific enolase,NSE)或CD56(图4-6-1D)阳性表达,但缺乏这些抗体表达也不能完全排除小细胞癌的诊断。需要注意的是,泌尿道小细胞神经内分泌癌也可表达TTF-1。

3. 超微结构特征　肿瘤细胞胞质内含有电子致密、圆形、有界膜的神经内分泌颗粒。

【鉴别诊断】

1. 转移性小细胞神经内分泌癌　形态学同泌尿道原发性小细胞神经内分泌癌,鉴别诊断必须依靠临床病史和检查,TTF-1阳性表达并不能诊断肿瘤源自肺脏。

2. 淋巴瘤　主要为小细胞淋巴瘤(如套细胞淋巴瘤、小淋巴细胞性淋巴瘤等),淋巴瘤表现为大小一致的细胞弥漫片状排列或形成模糊的结节状结构,免疫组化染色表达LCA(CD45),缺乏神经内分泌标记物表达。

3. 低分化尿路上皮癌　该肿瘤少见,常具有与尿路上皮癌或其他组织学亚型(如鳞状或腺性分化)合并存在的混合性组织学改变,其中的小细胞未分化癌类型尤其需要与小细胞神经内分泌癌鉴别,免疫组化染色有助于鉴别诊断,因为该类型肿瘤不表达神经内分泌标记物。

4. 原始神经外胚层肿瘤(primitive neuroectodermal tumor,PNET)　肿瘤由形态相对单一的小圆形细胞组成,细胞核圆形、染色质细腻,细胞质稀少、透亮或嗜酸性,细胞膜不清晰。肿瘤细胞的胞质内常含有PAS阳性的糖原。免疫组化染色CD99呈弥漫一致地细胞膜强阳性表达,vimentin、CD56及FLI-1阳性表达;荧光原位杂交(fluorescence in situ hybridization,FISH)可检测到*EWSR1*基因断裂。

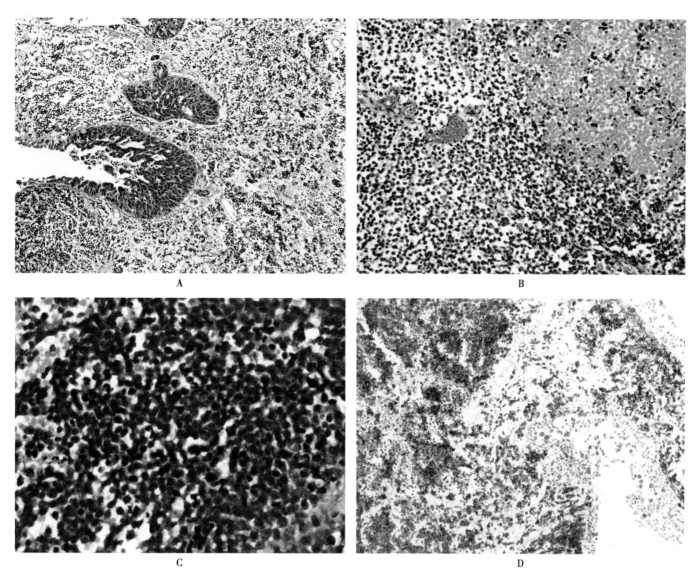

图 4-6-1　小细胞神经内分泌癌

A. HE×10 小细胞癌合并尿路上皮癌;B. HE×20 小细胞癌伴有广泛肿瘤细胞凝固性坏死(右上);C. HE×40 高倍镜观,肿瘤细胞小而一致,胞质稀少,细胞核染色质细腻,可见较多凋亡小体;D. IHC×20 CD56 肿瘤细胞弥漫阳性表达,尿路上皮癌细胞为阴性

# 第二节　大细胞神经内分泌癌

## 【定义】

大细胞神经内分泌癌(large cell neuroendocrine carcinoma)是一种伴有神经内分泌分化的恶性肿瘤,组织学类似于肺大细胞神经内分泌癌。

## 【临床特征】

### 1. 流行病学

(1) 发病率:罕见,目前仅有十几例个案报道。约半数的膀胱大细胞神经内分泌癌与其他肿瘤(尿路上皮癌、腺癌、鳞状细胞癌、癌肉瘤)混合存在,提示其可能起源于膀胱黏膜的多向潜能干细胞。

(2) 发病年龄:平均年龄约 60 岁。

(3) 性别:男性好发。

### 2. 症状
最常见肉眼血尿,其次是排尿困难。

### 3. 预后
侵袭性临床病程,常发生肿瘤转移。

## 【病理变化】

### 1. 大体特征
肿瘤为实性广基的肿物,大小不等,最大线径约 9cm。

### 2. 镜下特征

(1) 组织学特征:具有典型的神经内分泌肿瘤排列方式,如菊形团、梁状或栅栏状等。肿瘤细胞体积大(超过 3 倍静止小淋巴细胞),形态多样,核/质比例低,染色质粗糙,核仁明显,核分裂象易见(≥10/10HPF),常见广泛坏死(图 4-6-2A)。

(2) 免疫组化:上皮标记物 AE1/AE3、CK7(图 4-6-2B)等阳性;神经内分泌标记物 Syn、CgA、NSE 或 CD56

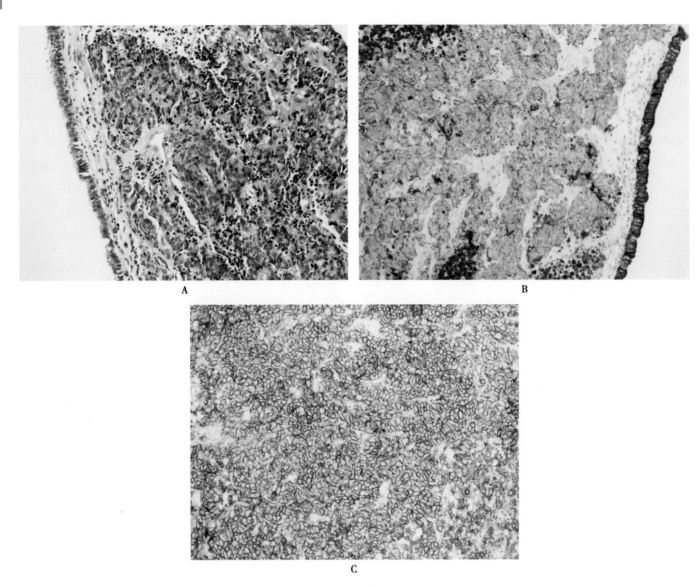

图 4-6-2 大细胞神经内分泌癌

A. HE×20 肿瘤细胞在膀胱黏膜固有层呈巢状生长,细胞异型性明显,可见局灶凝固性坏死;B. IHC×20 肿瘤细胞及尿路上皮细胞 CK7 均呈弥漫阳性表达;C. IHC×20 CD56 弥漫阳性表达

(图 4-6-2C)阳性。

**3. 超微结构特征** 肿瘤细胞胞质内含有大量电子致密、圆形、有界膜的神经内分泌颗粒。

**【鉴别诊断】**

**1. 转移性大细胞神经内分泌癌(来自肺或消化道)** 形态学同泌尿道原发性大细胞神经内分泌癌,鉴别诊断必须依靠临床病史和检查,如合并尿路上皮癌,提示有原发性肿瘤可能。

**2. 高级别前列腺腺癌(Gleason 评分为 4 或 5 分)侵及膀胱** 肿瘤呈筛状或实性结构,可类似于神经内分泌肿瘤的排列方式,细胞形态单一,细胞核增大,核仁明显,细胞质呈双嗜性。免疫组化染色 PSA、PSAP、NKX 3.1 和 prostein 阳性,一般不表达神经内分泌标记物。

**3. 高级别尿路上皮癌** 可表现为大细胞呈实性排列并伴有坏死,核分裂象多见,与大细胞神经内分泌癌形态相似。免疫组化染色肿瘤细胞表达 GATA-3,但不表达神经内分泌标记物。

**4. 小细胞神经内分泌癌** 肿瘤细胞呈片状排列,间质稀少。瘤细胞体积小,常小于 3 个静止小淋巴细胞,细胞质少,细胞核小、圆形到卵圆形、相互重叠,缺乏多形性,染色质细腻,核仁不明显。除神经内分泌标记物阳性外,还可表达 TTF-1。

**5. 淋巴瘤** 需与大细胞淋巴瘤(如弥漫大 B 细胞淋巴瘤、间变性大细胞淋巴瘤)鉴别,淋巴瘤细胞呈弥漫片状排列,细胞黏附性差,排列松散,免疫组化染色肿瘤细胞 LCA 阳性,神经内分泌标记物阴性。

## 第三节　高分化神经内分泌肿瘤

### 【定义】

高分化神经内分泌肿瘤（well-differentiated neuroendocrine tumor）是一种起源于尿路上皮基底层、散在神经内分泌细胞的神经内分泌肿瘤，又称类癌。

### 【临床特征】

**1. 流行病学**

（1）发病率：真正原发膀胱的类癌罕见。常发生于膀胱颈和三角区。

（2）发病年龄：平均年龄约 55 岁。

（3）性别：男性好发。

**2. 症状**　最常见血尿，其次是膀胱刺激症状，尚无类癌综合征的文献报道。

**3. 预后**　局限于黏膜固有层、体积小的类癌预后好。

### 【病理变化】

**1. 大体特征**　肿物体积较小（直径平均 5mm），呈息肉状。

**2. 镜下特征**

（1）组织学特征：具有经典的类癌组织学特征，包括细胞形态及大小一致，细胞核圆形，染色质斑点状，细胞质嗜酸性颗粒状，类似于 Paneth 细胞。肿瘤细胞常排列呈假腺样结构，少见相互吻合的小梁状、巢状和束状结构（图 4-6-3A、B）。小的表浅肿瘤常缺乏假腺样结构且更具有侵袭性。

（2）免疫组化：上皮标志物 AE1/AE3（图 4-6-3C）、CK7 等阳性；除表达神经内分泌标记物 Syn（图 4-6-3D）、

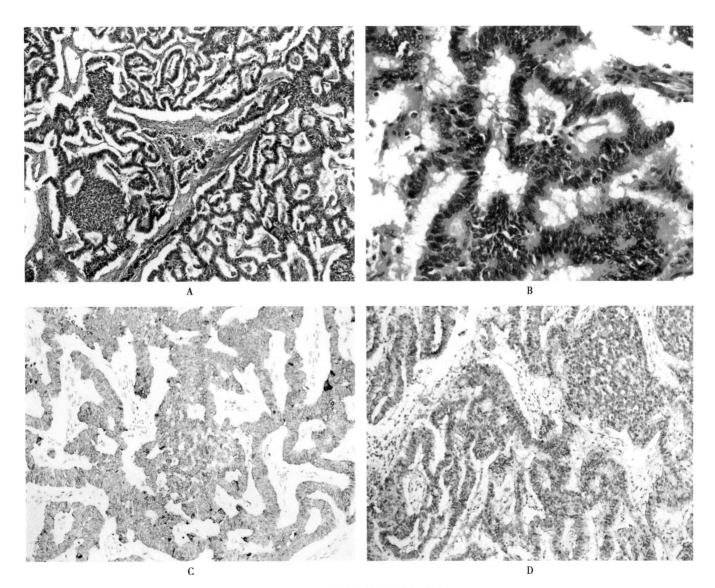

图 4-6-3　高分化神经内分泌肿瘤

A. HE×10 肿瘤细胞大小及形态较一致，呈小梁状、巢状排列；B. HE×40 高倍镜观，肿瘤细胞胞质嗜酸性，细胞核染色质细腻；C. IHC ×20 AE1/AE3 呈弥漫阳性表达；D. IHC×20 Syn 呈弥漫弱阳性表达

CgA、NSE、CD56 之外，PSAP 也可呈阳性表达，但不表达其他前列腺标记物（如 PAP、NKX 3.1 and prostein）。

**3. 超微结构特征**　肿瘤细胞胞质内含有电子致密、圆形、有界膜、形态一致的神经内分泌颗粒。

**【鉴别诊断】**

**1. 转移性类癌**　形态学与泌尿道原发性类癌类似，鉴别诊断必须依靠临床病史和检查。此外膀胱类癌偶尔发生肌层浸润，也需要与其他邻近部位（如结直肠和阑尾）蔓延的肿瘤鉴别。

**2. 副神经节瘤**　瘤细胞排列成特征性的巢状结构（即 Zellballen），瘤细胞巢被纤细的血管网或纤维间隔分隔。肿瘤细胞体积较大、多角形，含有嗜双色或嗜酸性胞质，细胞核居中或偏位，有时具有多形性或深染。神经内分泌标记物如 CgA、Syn 阳性，瘤细胞巢周围的支持细胞 S-100 蛋白阳性，上皮标记物阴性。

**3. 尿路上皮癌巢状亚型**　肿瘤细胞形态温和，呈巢状排列，肿瘤-间质界面常见不规则浸润，间质为黏液样、促纤维组织增生或缺乏反应，常侵及固有肌层。免疫组化染色 GATA-3、34βE12、P63、CK7 和 CK20 阳性，神经内分泌标记物阴性。

**4. 原发性或转移性腺癌**　因类癌细胞常排列呈假腺样结构，具有类似于 Paneth 细胞的嗜酸性颗粒状胞质，需要与泌尿道原发性与转移性腺癌（如前列腺腺癌、胃肠道腺癌）鉴别。免疫组化染色有助于进行鉴别诊断，因为类癌表达神经内分泌标记物。

**5. 泌尿道非肿瘤性病变**　由于类癌细胞形态温和，多数小类癌会出现假腺样结构，并与囊性和腺性膀胱炎共存，可能会导致漏诊。免疫组化染色有助于进行鉴别诊断，因为类癌成分表达神经内分泌标记物。

# 第四节　副神经节瘤

**【定义】**

副神经节瘤（paraganglioma）是起源于泌尿道管壁或囊壁副神经节细胞的肿瘤，又称肾上腺外嗜铬细胞瘤。

**【临床特征】**

**1. 流行病学**

（1）发病率：约 10% 的副神经节瘤发生在肾上腺外，其中发生于膀胱壁者为 10%，发病率约占膀胱肿瘤的

0.05%。肿瘤最多见于膀胱顶部及三角区，尽管膀胱壁的任何部位均可发生，但以膀胱逼尿肌多见。

（2）发病年龄：任何年龄人群均可发生，平均年龄为 43.3 岁。

（3）性别：多见于女性和白种人。

**2. 症状**　部分患者临床表现为分泌儿茶酚胺相关性症状，如高血压、排尿期间高血压危象、头疼、视力模糊、间断性肉眼血尿。

**3. 预后**　所有肿瘤均具有复发或转移风险。

**【病理变化】**

**1. 大体特征**　肿瘤为外生性、单发或多发性肿物，平均直径 3.9cm（最大线径 9cm），有时黏膜面会发生溃疡。

**2. 镜下特征**

（1）组织学特征：肿瘤细胞排列成典型的巢状结构（即 Zellballen），表现为细胞巢被纤细的血管网或纤维间隔分隔，少部分病例为弥漫性生长，可有假菊形团形成。瘤细胞体积较大，呈多角形，含有嗜双色或嗜酸性胞质，细胞核居中或偏位，有时具有多形性或深染的染色质。罕见核分裂象、局灶性出血及坏死（图 4-6-4A、B）。肿瘤可侵及膀胱深部，伴有血管侵犯。

（2）免疫组化：瘤细胞上皮标记物阴性、神经内分泌标记物如 CgA（图 4-6-4C）、Syn 阳性，瘤细胞巢周围的支持细胞 S-100 蛋白阳性。需要注意的是，约 80% 的膀胱副神经节瘤（包括转移性病灶）GATA-3 表达阳性。

**3. 超微结构特征**　肿瘤细胞胞质内含有神经内分泌颗粒，常为典型的分泌儿茶酚胺的肿瘤形态，即具有偏心的致密核心。

**【鉴别诊断】**

**1. 尿路上皮癌巢状亚型**　细胞形态温和，呈大巢或小巢状浸润性生长，肿瘤-间质界面具有不规则浸润，间质为黏液样、促纤维组织增生或缺乏反应。免疫组化染色显示上皮标记物（34βE 12、CK7 和 CK20）及 P63 阳性，但不表达神经内分泌标记物。

**2. 高分化神经内分泌肿瘤**　具有经典的类癌组织学特征，包括形态及大小一致的细胞，圆形细胞核，斑点状染色质，类似于 Paneth 细胞的嗜酸性颗粒状胞质。肿瘤细胞常排列呈假腺样结构，少见相互吻合的小梁状、巢状和束状结构。

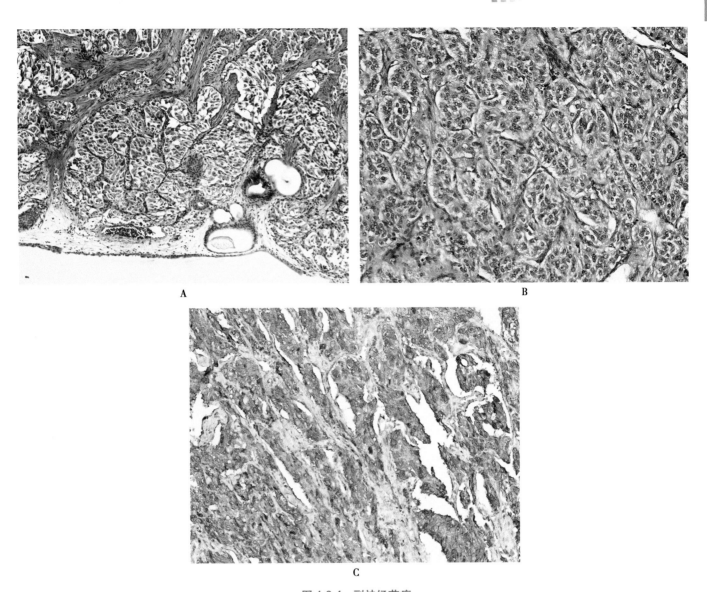

图 4-6-4　副神经节瘤

A. HE×10 副神经节瘤与腺性膀胱炎并存；B. HE×20 肿瘤呈典型的 Zellballen 结构，表现为细胞巢被纤细的血管网或纤维间隔分隔；
C. IHC×20 CgA 肿瘤细胞呈弥漫强阳性表达

（颜临丽　张静）

## 第一节 恶性黑色素瘤

【定义】

恶性黑色素瘤(malignant melanoma)是一种黑色素细胞起源的恶性肿瘤。

【临床特征】

**1. 流行病学**

(1) 发病率:不足黑色素肿瘤的 1%。泌尿道转移性黑色素瘤较原发性肿瘤更多见,一些发生在阴茎(男性)及外阴(女性)的皮肤黑色素瘤可能沿着尿道蔓延至膀胱。原发性黑色素瘤少见,可能来源于异位的黑色素细胞,多见于尿道,膀胱、肾盂及输尿管罕见。原发性泌尿道恶性黑色素瘤的诊断标准为无并发的或先前存在的皮肤黑色素瘤,无退行性黑色素瘤证据,具有泌尿道原发性肿瘤的扩散方式。

(2) 发病年龄:中位年龄为 66 岁(44~81 岁)。

(3) 性别:男女发病比例约为 1:3。

**2. 症状** 主要临床表现是血尿。

**3. 预后** 整体预后差,约 2/3 的患者在诊断后 3 年内死于疾病。

【病理变化】

**1. 大体特征** 绝大多数肿瘤为深黑色息肉状、实性肿物,直径 1~8cm。

**2. 镜下特征**

(1) 组织学特征:同皮肤原发性恶性黑色素瘤。经典的细胞形态学为大的、显著异型的上皮样或梭形细胞,有时可含有黑色素颗粒(图 4-7-1A、B)。有透明细胞黑色素瘤的个案报道。

(2) 免疫组化:SOX-10(图 4-7-1C)、HMB45、S-100蛋白和 Melan-A(图 4-7-1D)阳性,上皮标记物细胞角蛋白(cytokeratin,CK)阴性。

**3. 超微结构特征** 肿瘤细胞具有黑色素小体。

【鉴别诊断】

**1. 高级别癌和癌肉瘤** 癌细胞间具有黏附性,上皮标记物细胞角蛋白阳性,HMB45、S-100 蛋白、Melan-A、SOX-10 阴性。

**2. 其他类型间叶组织恶性肿瘤** 免疫组化染色有助于进行鉴别诊断。恶性黑色素瘤表达 HMB45、S-100 蛋白、Melan-A 和 SOX-10。

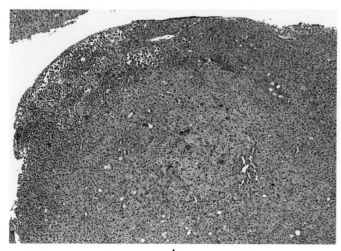

A

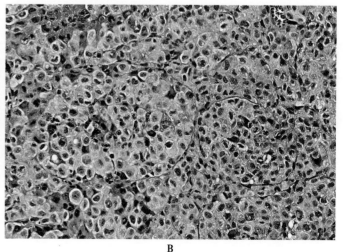

B

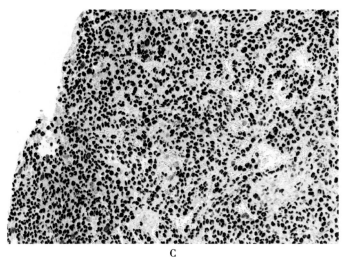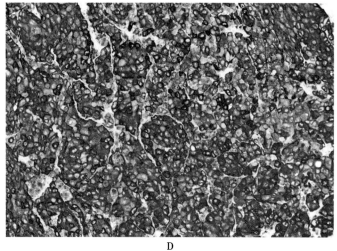

C                                D

**图 4-7-1　恶性黑色素瘤**

A. HE×10 肿瘤细胞在膀胱黏膜固有层弥漫性生长,其间可见散在黑色素颗粒沉积;B. HE×40 肿瘤细胞呈多角形,细胞质丰富,细胞核大小不一,部分细胞可见核仁,少数细胞胞质内有黑色素颗粒沉积;C. IHC×20 SOX-10 肿瘤细胞弥漫性细胞核阳性;D. IHC×20 Melan-A 肿瘤细胞弥漫性细胞质阳性

## 第二节　痣

### 【定义】

痣(naevus)是一种黑色素细胞的良性增生。

### 【临床特征】

**1. 流行病学**　罕见,仅有 1 例报道,患者为 72 岁女性,有乳腺癌病史,位于膀胱。

**2. 症状**　临床表现为血尿。

**3. 预后**　术后随访 9 个月,无复发及转移。

### 【病理变化】

**1. 大体特征**　膀胱黏膜下结节。

**2. 镜下特征**

(1) 组织学特征:该病例呈细胞性蓝痣表现。痣细胞呈卵圆形、梭形及上皮样,有丰富弱嗜酸性的细胞质和较为一致的细胞核,部分细胞可见纵行核沟。细胞呈实性片状排列或被纤细的纤维血管分隔呈巢状,具有推挤性边界。在病灶外周和部分细胞巢的周围可见中等量的噬黑素细胞。无显著核仁、核分裂象、坏死、黏膜受累、表浅溃疡以及血管或神经侵犯。

(2) 免疫组化:S-100、HMB45、Melan-A、CD117 阳性,Ki-67 增殖指数约为 2%。

**3. 基因遗传学特征**　无 *BRAF*、*NRAS*、*C-KIT* 突变。

### 【鉴别诊断】

**1. 恶性黑色素瘤**　肿瘤膨胀性或浸润性生长,细胞异型性显著,细胞核染色质深,核仁明显,核/质比高,核分裂象多见,并可伴有坏死。免疫组化染色无鉴别意义,

Ki 67 增殖细胞指数较高(常>10%)。部分病例可出现 *BRAF*、*NRAS*、*C-KIT* 突变。

**2. 软组织透明细胞肉瘤**　多见于年轻人,发病部位多位于肌腱和腱膜。肿瘤细胞呈多角形或梭形,有丰富的嗜酸性或透明的细胞质,细胞核空泡状,核仁明显。罕见黑色素沉积。细胞遗传学存在特征性平衡易位 t(12;22)(q13;q12),FISH 检测发现 *EWSR1* 基因断裂。

**3. 伴黑色素沉积的副神经节瘤**　瘤细胞排列成有典型的巢状结构(即 Zellballen),细胞巢被纤细的血管网或纤维间隔分隔。神经内分泌标记物如 CgA、Syn 阳性,瘤细胞巢周围的支持细胞 S-100 蛋白阳性。黑色素细胞标记物(HMB45、Melan-A)阴性。

## 第三节　黑　变　病

### 【定义】

黑变病(melanosis)为泌尿道黏膜上皮内出现含有黑色素颗粒的上皮细胞和巨噬细胞或固有层内出现含有黑色素颗粒的巨噬细胞。

### 【临床特征】

**1. 流行病学**

(1) 发病率:罕见,仅有 18 例报道,其中 11 例为孤立性病变,3 例伴有恶性黑色素瘤,3 例伴有尿路上皮癌,1 例伴有尿路上皮异型增生。

(2) 发病年龄:儿童到老年人均可发病。

(3) 性别:男女无明显差异。

**2. 症状**　大部分病例为偶然发现,临床表现无特征

性,可出现血尿、尿路梗阻、疼痛、输尿管结石病。

**3. 预后** 尽管被认为良性病变,但因病例数很少,建议随访。

**【病理变化】**

**1. 大体特征** 平坦型或间断性深黑色病变。

**2. 镜下特征**

(1)组织学特征:泌尿道黏膜上皮内出现含有黑色素颗粒的上皮细胞和巨噬细胞,或者固有层内出现含有黑色素颗粒的巨噬细胞,二者情况常同时发生。黑色素颗粒为棕色至黑色、无折光性、粉末状,可以形成大小各异的球状结构。

(2)免疫组化:S-100、HMB45 阴性,提示病变不存在黑色素细胞。黑色素颗粒 Fontana Masson 染色阳性,PAS 及 Gomori's 铁染色阴性。

**【鉴别诊断】**

**1. 恶性黑色素瘤** 细胞异型性显著,色素沉积不均一,可见坏死及核分裂象。免疫组化染色 S-100、HMB45 阳性;而黑变病是上皮细胞或巨噬细胞内黑色素颗粒沉积,非黑色素细胞。

**2. 痣** 属于黑色素细胞良性增生,免疫组化染色 S-100、HMB45 阳性。

**3. 含铁血黄素或脂褐素沉积的病变** 含铁血黄素是血色素经吞噬细胞消化后产生,呈金黄色到棕色颗粒,位于细胞内或细胞外,Gomori's 铁染色阳性。脂褐素是脂质过氧化反应未能降解的物质,与年龄有关,常位于细胞核周围,呈棕色细颗粒,PAS 染色阳性,且漂白后不消失(即漂白抵抗)。

(颜临丽 张静)

# 第八章

# 第一节　横纹肌肉瘤

## 【定义】

横纹肌肉瘤（rhabdomyosarcoma）是一种呈骨骼肌分化的间叶组织恶性肿瘤。

## 【临床特征】

### 1. 流行病学

（1）发病率：少见，发病率不足膀胱肿瘤的 0.5%。组织学类型以胚胎性多见，腺泡型病例不足 10%。发病部位以膀胱三角区最多见。

（2）发病年龄：最常发生于儿童和青少年，腺泡型多见于年龄较大的儿童和成人，梭形细胞/硬化性横纹肌肉瘤通常见于成人。

（3）性别：男女无显著差异。

### 2. 症状

最常见血尿，其次是膀胱刺激症状。儿童可出现盆腔或腹腔包块。

### 3. 预后

儿童膀胱患者 5 年生存率为 73%，提示不良预后的因素包括腺泡型组织学类型、*PAX-FOXO*1 基因融合、肿瘤转移、浸润性生长方式。成人患者的肿瘤多为进展性，超过 80% 的患者预后不良。

## 【病理变化】

### 1. 大体特征

儿童的胚胎性横纹肌肉瘤常表现为多发性息肉状凸起，形似"葡萄状"外观，表面常被覆正常黏膜，也可见表面溃疡形成。成人的肿瘤常为体积较大的外生性肿物，可向深部浸润性生长，累及整个膀胱壁及邻近脏器。

### 2. 镜下特征

（1）组织学特征：胚胎性横纹肌肉瘤典型表现为黏液样间质中含有原始的梭形或圆形细胞，分化较好的肿瘤细胞可见横纹；部分肿瘤含有大量梭形或上皮样横纹肌母细胞，或者仅含有原始的梭形细胞（罕见横纹肌母细胞）；其葡萄状亚型常见瘤细胞聚集在黏膜上皮下形成"生发层"，间质显著黏液样变性并可见形态貌似温和的

梭形细胞。腺泡状横纹肌肉瘤多由小圆形原始细胞构成，呈巢状或假腺样排列，偶见横纹肌母细胞或多核瘤巨细胞，间质含有大量血管及纤维组织。极少数肿瘤为混合性胚胎性和腺泡状横纹肌肉瘤，这类肿瘤常缺乏腺泡状横纹肌肉瘤相关的融合基因，临床行为类似胚胎性横纹肌肉瘤。梭形细胞/硬化性横纹肌肉瘤通常见于成人，由纤维肉瘤样梭形细胞和原始圆形细胞巢组成，背景为致密的、透明变性的胶原，可类似于骨或软骨。多形性横纹肌肉瘤由显著多形性和核分裂活跃的梭形或上皮样细胞组成，胞质丰富、嗜酸性（图 4-8-1A、B）。

（2）免疫组化：desmin（图 4-8-1C）和 pan-actin 绝大多数病例阳性；myogenin（图 4-8-1D）和 MyoD1 肿瘤细胞的胞核阳性，其中腺泡亚型肿瘤更常见弥漫性 myogenin 表达，而高分化肿瘤 myogenin 可阴性。肌球蛋白（myosin）和肌红蛋白（myoglobin）仅在高分化肿瘤细胞阳性表达。在腺泡状横纹肌肉瘤中可出现细胞角蛋白和神经内分泌标志物 CgA 和 Syn 异常表达。

### 3. 基因遗传学特征

超过半数以上的腺泡状横纹肌肉瘤可见 2 号染色体 *PAX3* 或者 1 号染色体 *PAX7* 的 DNA 结合结构域与 13 号染色体 *FOXO1* 的转录激活结构域发生融合，这些易位多见于高级别肿瘤且提示患者预后不良。胚胎性横纹肌肉瘤主要为基因组不稳定和等位基因失衡，目前尚未发现特定染色体改变。梭形细胞/硬化性横纹肌肉瘤可见 *MyoD1* 和/或 *PIK3CA* 频发突变。

## 【鉴别诊断】

### 1. 癌（尿路上皮癌或小细胞癌）伴横纹肌肉瘤样分化

肿瘤具有恶性上皮成分。

### 2. 恶性黑色素瘤

详见本章第七节恶性黑色素瘤。泌尿道原发性恶性黑色素瘤罕见，多为转移性肿瘤。肿瘤细胞胞质丰富，具有大的嗜酸性核仁及核内假包涵体；可呈上皮样和梭形细胞混合生长，部分肿瘤组织内可见黑色素颗粒沉积。免疫组化染色肿瘤细胞 S-100、HMB45、Melan-A、SOX-10 弥漫阳性（尤其是梭形细胞黑色素瘤），而肌源性标记物阴性。

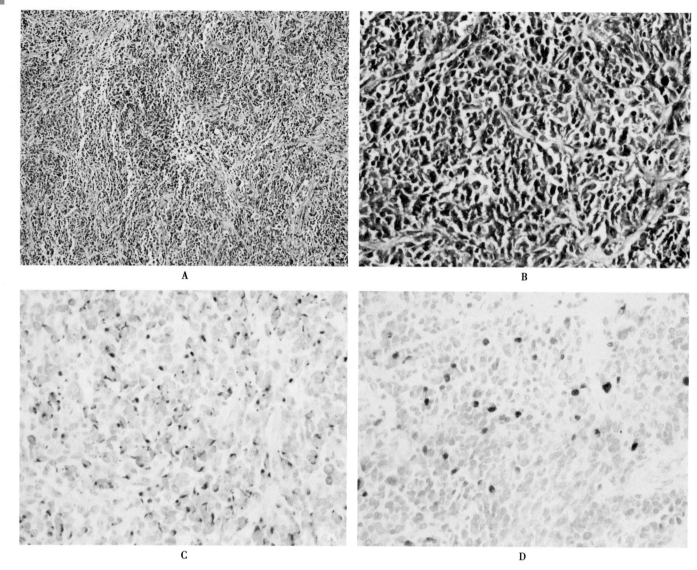

**图 4-8-1 横纹肌肉瘤**

A. HE×10 肿瘤细胞呈小圆形或形态不规则,弥漫分布,其间可见散在分布的多核瘤巨细胞;B. HE×40 瘤细胞异型性明显,胞质少、嗜酸性,细胞核形态不规则;C. IHC×40 desmin 肿瘤细胞散在细胞质阳性;D. IHC×40 myogenin 瘤细胞显示散在细胞核阳性

**3. 神经母细胞瘤** 多为腹腔或盆腔肿瘤侵及泌尿道。该肿瘤常见于儿童(尤其婴幼儿),部分患者具有家族史,表现为常染色体遗传方式。肿瘤大体常呈分叶状,平均6~8cm,质软,灰红或灰白色,质地细腻、鱼肉状,可见出血、坏死及囊性变,多数肿瘤有部分或完整的包膜。肿瘤细胞镜下呈未分化样,细胞形态单一,小圆形,核圆形~多边形、深染,核仁不明显,常被纤细的纤维血管间质分隔成分叶状或片块状,低分化型和分化型可见节细胞分化、神经纤维网、菊形团样结构和施万细胞性间质。神经母细胞瘤一般表达 NSE、Syn 和 CgA,但不表达肌源性标记物(desmin、myogenin 和 MyoD1)。遗传学改变具有 N-myc 基因扩增。

**4. Ewing 肉瘤** 多为骨盆肿瘤侵及膀胱。该肿瘤好发于男性,男女比例为 1.5:1,约 90% 的患者发病年龄为5~25 岁(10~20 岁更常见)。镜下可见典型的小圆细胞,细胞核大小较一致,胞质稀少,色苍白、有空泡,在坏死区有大量多形核白细胞浸润。肿瘤细胞常表达 CD99 及 FLI-1,部分表达 vimentin,不同程度表达神经标记物,部分病例可表达细胞角蛋白;不表达 desmin、MyoD1 和 myogenin。遗传学上有特异性 *EWSR1-FLI-1* 基因融合。

## 第二节 平滑肌肉瘤

**【定义】**

平滑肌肉瘤(leiomyosarcoma)是一种少见的起源于膀胱平滑肌的恶性间叶肿瘤。

**【临床特征】**

**1. 流行病学**

(1) 发病率:成人最常见的膀胱肉瘤,占所有膀胱恶性肿瘤的1%。可发生于膀胱的任何部位,输尿管和肾盂少见。

（2）发病年龄:多发生于60~80岁成人。

（3）性别:男女比例为2:1。

2. **症状** 大多数患者有血尿,偶尔可扪及盆腔包块,此外也可以发生腹痛或尿路阻塞。

3. **预后** 患者5年及10年的生存率分别为47%和35%。预后不良因素包括年龄增长、高分期、高分级肿瘤及患者未能接受根治性切除术。

【病理变化】

1. **大体特征** 肿瘤平均直径7cm(范围2~15cm),表面被覆的尿路黏膜常有溃疡,肿瘤呈浸润性生长,体积较大的高级别肿瘤常发生坏死。

2. **镜下特征**

（1）组织学特征:经典的平滑肌肉瘤由浸润性、交错排列的梭形细胞束组成。肿瘤细胞的胞质嗜酸性,细胞核呈"雪茄"样,可见核周空泡。肿瘤细胞具有中~重度异型性和有丝分裂活性,可呈上皮样或间质发生黏液样变性,凝固性肿瘤细胞坏死常见(图4-8-2A、B)。显著间变的肿瘤可以缺乏或极少显示平滑肌分化。分级依据肿瘤分化程度(细胞异型性、核分裂活性)及坏死:低级别平滑肌肉瘤表现为细胞轻~中度异型,核分裂象<5/10HPF,肿瘤细胞坏死<25%;高级别平滑肌肉瘤有显著(中~重度)细胞异型性,多数病例核分裂象≥5/10HPF,伴有广泛坏死,大多数膀胱平滑肌肉瘤为高级别。

（2）免疫组化:平滑肌标记物 SMA、desmin 和 h-caldesmon(图4-8-2C)染色阳性,myogenin、MyoD1 和上皮标记物阴性,Ki-67 染色显示肿瘤细胞具有高增殖活性(图4-8-2D)。

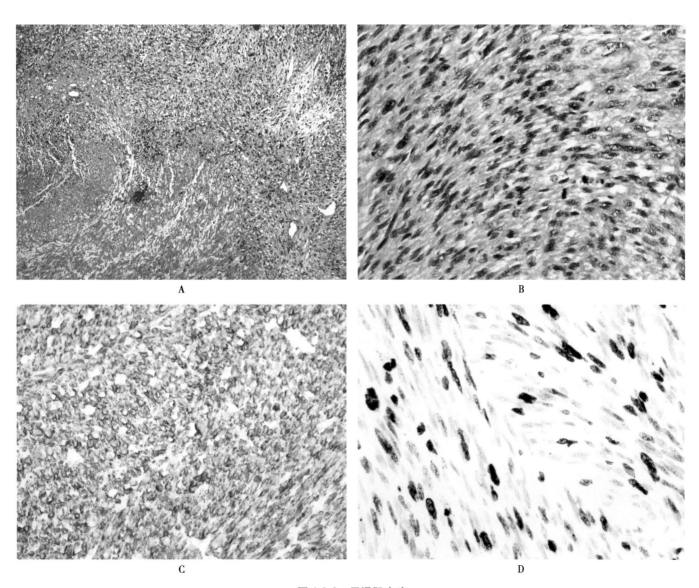

A

B

C

D

图 4-8-2 平滑肌肉瘤

A. HE×10 肿瘤细胞密度增高,束状排列,可见肿瘤性凝固性坏死(左下);B. HE×40 肿瘤细胞胞质嗜酸性,细胞核呈"雪茄样"、深染,核分裂象多见;C. IHC×20 h-caldesmon 染色肿瘤细胞显示胞质阳性;D. IHC×40 Ki-67 染色显示肿瘤细胞高增殖活性

**3. 基因遗传学特征**　缺乏特定的遗传学改变。

【鉴别诊断】

**1. 胃肠道间质瘤**　多见于胃肠道,但也可发生于胃肠道外组织或器官,成年人多见。肿瘤界限相对清楚,大小不等,切面灰白或灰红,质地嫩,可见出血、坏死及囊性变等。根据细胞形态,胃肠道间质瘤组织学主要分为3型:梭形细胞为主型、上皮样细胞型和混合细胞型。梭形细胞为主型的瘤细胞呈短梭形或梭形,多排列成条索状或旋涡状;上皮样细胞为主型多发生于胃和大网膜,瘤细胞呈巢状、片状,细胞质透亮、空泡状或嗜酸性。免疫表型几乎所有的病例表达 CD117 和/或 DOG1,必要时需进行分子检测 *C-KIT* 和 *PDGFRA* 基因的突变情况来辅助诊断。

**2. 恶性外周神经鞘瘤**　泌尿道罕见。该肿瘤多发生于成年人,约一半的病例与 1 型神经纤维瘤病相关。肉眼观肿物一般呈结节或分叶状,浸润性生长,切面灰白,可见黏液变、出血及坏死。镜下瘤肿瘤细胞疏密相间,细胞呈梭形,细胞核呈波浪状,可见地图样坏死,部分病例可见异源性成分。肿瘤细胞表达 S-100(核阳性)、GFAP,可不同程度表达 SOX-10(约 65%),约一半的病例可出现 H3K27me3 表达缺失。

**3. 横纹肌肉瘤**　胚胎性横纹肌肉瘤表现为黏液样间质中含有原始的梭形或圆形细胞,分化较好的肿瘤细胞可见横纹;部分肿瘤含有大量梭形或上皮样横纹肌母细胞,或者仅含有原始梭形细胞;腺泡状横纹肌肉瘤多由小圆形的原始细胞构成,呈巢状或假腺样排列,偶见横纹肌母细胞或多核瘤巨细胞;梭形细胞横纹肌肉瘤由纤维肉瘤样梭形细胞和原始圆形细胞巢组成,背景为致密的透明变性胶原;多形性横纹肌肉瘤由显著多形性和核分裂活跃的梭形或上皮样细胞组成。免疫组化染色 myogenin 和 MyoD1 肿瘤细胞的胞核阳性。

**4. 炎症性肌纤维母细胞肿瘤**　详见本章节炎症性肌纤维母细胞肿瘤。肿瘤可呈星芒状细胞散在分布于黏液样及炎细胞浸润背景中、密集的梭形细胞密集排列或出现显著纤维化,缺乏经典的胞质嗜酸性、细胞核呈“雪茄”样的平滑肌形态,核分裂象可能较多,但病理性核分裂象少见,免疫组化染色尽管 vimentin、SMA、ALK、desmin 常为阳性,但 h-caldesmon 为阴性。

**5. 恶性黑色素瘤**　详见本篇第七章第一节恶性黑色素瘤。肿瘤细胞胞质丰富,具有大的嗜酸性核仁及核内假包涵体;可呈上皮样和梭形细胞混合生长,部分肿瘤组织内可见黑色素颗粒沉积。免疫组化染色示肿瘤细胞 S-100、HMB45、Melanin-A、SOX-10 弥漫阳性(尤其是梭形细胞黑色素瘤),而平滑肌源性标记物阴性。

**6. 癌(尿路上皮癌或小细胞癌)伴平滑肌肉瘤样分化**　肿瘤具有恶性上皮成分。

# 第三节　血管肉瘤

【定义】

血管肉瘤(angiosarcoma)是一种罕见的具有血管内皮分化的膀胱肿瘤。

【临床特征】

**1. 流行病学**

(1) 发病率:罕见,仅有 25 例文献报道。部分肿瘤的发生与前列腺癌或子宫内膜癌的盆腔放疗有关,另外与乙烯基氯化物暴露也有相关性。可发生于膀胱的任何部位,输尿管和肾盂少见。

(2) 发病年龄:好发于老年患者。

(3) 性别:男女无显著差异。

**2. 症状**　最常见症状为血尿,有时表现为肿块,也可出现膀胱刺激症状和盆腔疼痛。

**3. 预后**　高度侵袭性的肿瘤,预后极差,近 70% 的患者在肿瘤诊断后 24 个月内死亡。

【病理变化】

**1. 大体特征**　肿瘤大小从 1~14cm 不等,常浸润膀胱周围软组织及邻近器官并发生出血和坏死。

**2. 镜下特征**

(1) 组织学特征:恶性血管内皮细胞排列呈实性和/或相互吻合的血管区域,大多数肿瘤以梭形细胞为主,但少数肿瘤也可由梭形细胞和上皮样细胞混合或完全上皮样细胞组成。在上皮样亚型中,肿瘤可能完全呈实性结构而无血管形成的区域(图 4-8-3A、B)。

(2) 免疫组化:血管内皮细胞标记物如 CD31(图 4-8-3C)、CD34、FLI-1 及 ERG(图 4-8-3D)阳性表达,CK 表达为阴性。

【鉴别诊断】

**1. 上皮样血管内皮瘤**　常见于年轻人,以皮肤、软组织和肺等多见。镜下肿瘤细胞常以血管为中心呈巢状或条索状排列,细胞核圆形、空泡状,核仁明显,核分裂象少见,胞质丰富、嗜酸性,内有大小不一的空泡,有的空泡内可见红细胞;间质黏液样变或玻璃样变。免疫表型常表达血管内皮标记物及 CK。该肿瘤大部分区域分化较好,无坏死及显著细胞异型性。若出现显著细胞异型、浸润,甚至发生转移,应诊断为血管肉瘤。

**2. Kaposi 肉瘤**　多发生于老年男性,病变常见于下肢皮肤,泌尿道罕见,部分病例与获得性免疫缺乏综合征相关。镜下主要为异型血管和嗜酸性梭形细胞增生、炎

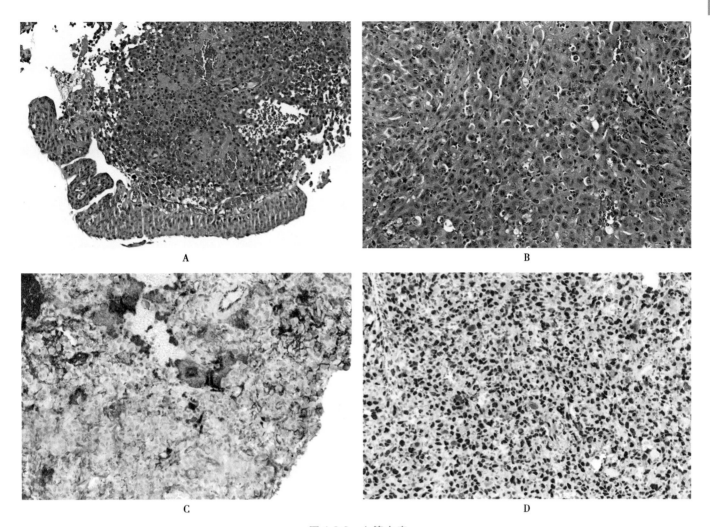

图 4-8-3　血管肉瘤

A. HE×20 黏膜固有层上皮样肿瘤细胞呈实性排列,其间可见血管裂隙及出血;B. HE×40 肿瘤细胞呈上皮样,胞质丰富,细胞核圆形或椭圆形,核仁显著,少数细胞内可见红细胞;C. IHC×20 CD31 肿瘤细胞阳性表达;D. IHC×20 ERG 肿瘤细胞胞核阳性表达

细胞浸润、红细胞外溢、含铁血黄素沉积和玻璃样小体。Kaposi 肉瘤增生的异型血管不呈筛网状结构,瘤组织内有较多的含铁血黄素沉着,血管周围纤维化呈洋葱样结构,免疫组化表达血管内皮源性标记及 HHV-8,而血管肉瘤 HHV-8 阴性。

**3. 腺泡状横纹肌肉瘤**　肿瘤具有不规则裂隙,腔隙内含肿瘤细胞,而非红细胞,肌源性标记物阳性,不表达血管内皮源性标记物。

**4. 低分化癌**　当肿瘤细胞分化程度低时,可出现血管样裂隙,但低分化癌上皮标记物阳性,血管内皮源性标记物阴性。

## 第四节　炎症性肌纤维母细胞肿瘤

### 【定义】

炎症性肌纤维母细胞肿瘤(inflammatory myofibroblastic tumor)为来源于纤维母细胞或肌纤维母细胞的肿瘤。

### 【临床特征】

**1. 流行病学**

(1)发病率:无明显的诱发因素,好发于膀胱底部、侧壁,发生于三角区者少见。

(2)发病年龄:发病年龄范围广,大部分为儿童和年轻人。

(3)性别:女性患者稍多见。

**2. 症状**　以血尿、尿痛或尿路阻塞为最常见症状。

**3. 预后**　炎症性肌纤维母细胞肿瘤属于交界性或生物学行为未定的肿瘤,主要治疗方法是膀胱部分切除或经尿道切除,多达 25% 的患者切除后会复发,但很少转移。据文献报道,个别膀胱炎症性肌纤维母细胞肿瘤具有显著的肉瘤区域,属于恶性肿瘤。

### 【病理变化】

**1. 大体特征**　肿瘤大小不一,直径从 1~17cm 不等,大部分病变为广基的肿块,表面呈菜花状或不规则,可有溃疡形成,切面质软伴黏液样变。

## 2. 镜下特征

（1）组织学特征：肿瘤可以三种模式共存：星芒状细胞散在分布于黏液样及炎细胞浸润背景中（图 4-8-4A、B）、梭形细胞密集型及纤维化型，黏膜表面常见溃疡伴坏死，但肿瘤内坏死非常罕见。核分裂象可能较多，但少见病理性核分裂象。肿瘤常浸润膀胱固有肌层。

（2）免疫组化：超过 90% 的病例 vimentin、SMA 表达阳性，desmin（<69%）和 CK（20%~40%）阳性，间变性淋巴瘤激酶-1（anaplastic lymphoma kinase，ALK1）表达阳性率为 33%~89%（图 4-8-4C）。

## 3. 基因遗传学特征

约 50%~60% 的肿瘤存在 ALK 激活的克隆性染色体重排。ALK 阴性的肿瘤常发生在老年患者，往往表现出更显著地多形性和更多病理性核分裂象。目前发现侵袭性上皮样亚型常显示 ALK 核膜或核周阳性并具有 *RANBP2-ALK* 基因融合。

## 【鉴别诊断】

**1. 纤维瘤病**　属于成纤维细胞性肿瘤，可以局部复发但不发生转移。肿瘤由分化良好的成纤维细胞和肌成纤维细胞组成，通常浸润性生长，可见胶原纤维沉积，无明显细胞异型性。肿瘤常具有 β-catenin 点突变导致 Wnt/β-catenin 信号通路异常，无 ALK 激活的克隆性染色体重排。免疫组化染色 β-catenin 细胞核常阳性，ALK 染色阴性。

**2. 未分化多形性肉瘤（恶性纤维组织细胞瘤）**　泌尿道极为罕见。与本病最容易混淆，组织学上可见梭形细胞及炎症细胞浸润，但瘤细胞较炎症性肌纤维母细胞具有更加显著的多形性及异型性，且异型的纤维母细胞及组织细胞常形成特征性的车辐状结构，伴有多少不等

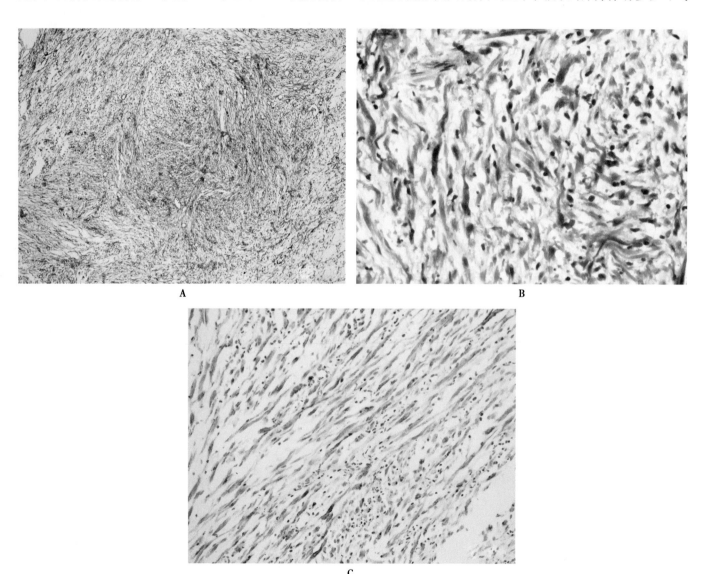

图 4-8-4　炎症性肌纤维母细胞肿瘤

A. HE×4 肿瘤细胞散在分布于黏液样及炎症性背景中；B. HE×40 梭形瘤细胞分布于黏液样背景中；C. IHC×40 ALK 肿瘤细胞呈阳性表达

的黄色瘤细胞,核分裂活跃。免疫组化可表达组织细胞标记物(CD68、CD163),而肌源性标记物(desmin、MyoD1等)及 ALK 阴性。

3. **平滑肌肉瘤** 详见本章平滑肌肉瘤。肿瘤组织内一般无炎症细胞浸润,肿瘤细胞弥漫性强阳性表达平滑肌源性标记物(desmin、h-caldesmon),无特异性 ALK 遗传学改变。

## 第五节 血管周上皮样细胞肿瘤

【定义】

血管周上皮样细胞肿瘤(perivascular epithelioid cell tumor)是一组由所谓血管周上皮样细胞来源的具有黑色素细胞和平滑肌分化的肿瘤。

【临床特征】

1. **流行病学**

(1)发病率:极其少见,目前仅有 14 例报道,无 1 例与结节性硬化症相关。可以发生于膀胱的任何部位。

(2)发病年龄:常发生于成人,患者年龄范围为 16~48 岁。

(3)性别:男女无显著差异。

2. **症状** 常表现为血尿或盆腔包块。

3. **预后** 发生于泌尿道的例数极少且随访资料有限,大部分肿瘤为良性,少数病例为恶性肿瘤,但仅有 1 例患者在膀胱切除术后出现肿瘤转移并导致死亡。

【病理变化】

1. **大体特征** 肿瘤最大径约 0.6~9.2cm,界限清楚或呈浸润性生长,可发生坏死。

2. **镜下特征**

(1)组织学特征:肿瘤细胞呈梭形和上皮样两种形态,可以其中一种为主或呈混合型。肿瘤细胞呈束状或巢状排列,胞质透亮或嗜酸性。肿瘤组织富含血管,血管周可见硬化。目前对判断良、恶性肿瘤尚缺乏统一标准,一般认为良性肿瘤最大径<5cm,核级别低,细胞密度低,无浸润、坏死和血管浸润,如果出现≥2 个上述特征时,应考虑为恶性肿瘤。

(2)免疫组化:肿瘤表达 actin、HMB-45、Melan-A、酪氨酸酶(tyrosinase),MiTF 和 Cathepsin K。TFE3 弥漫强阳性常与 *TFE3* 基因重排相关。

【鉴别诊断】

1. **恶性黑色素瘤** 详见本篇第七章第一节恶性黑色素瘤。泌尿道原发性恶性黑色素瘤罕见,多为转移性肿瘤。细胞异型性显著,缺乏丰富的血管成分。免疫组化

染色显示肿瘤细胞 S-100、SOX-10 弥漫阳性(尤其是梭形细胞黑色素瘤),TFE3 阴性。

2. **软组织透明细胞肉瘤** 又称软组织恶性黑色素瘤,多见于青年。肿瘤主要位于深部软组织。肿瘤间质常呈胶原化且缺乏血管。肿瘤细胞弥漫表达 S-100,但不表达 SMA。

3. **平滑肌肿瘤** 包括平滑肌瘤及平滑肌肉瘤。肿瘤细胞具有典型的嗜酸性细胞质和雪茄样细胞核;免疫组化染色黑色素细胞标记物(如 HMB45、Melan-A)阴性。

## 第六节 孤立性纤维性肿瘤

【定义】

孤立性纤维性肿瘤(solitary fibrous tumor)是一种具有恶性潜能的纤维母细胞性间叶肿瘤,常含有特异性的 *NAB2-STAT6* 基因融合及 STAT6 过表达。

【临床特征】

1. **流行病学** 大部分患者为男性,确诊年龄为 42~67 岁。无明确诱发因素。肿瘤可位于膀胱的任何部位。

2. **症状** 大部分肿瘤为偶然发现,一些患者常表现为盆腔胀痛。

3. **预后** 大多数孤立性纤维性肿瘤为良性肿瘤,仅有 1 例恶性肿瘤的报道,但该病例随访资料有限。

【病理变化】

1. **大体特征** 肿瘤最大线径为 4~11cm,呈实性,灰黄色,切面呈编织状。

2. **镜下特征**

(1)组织学特征:梭形肿瘤细胞呈不规则旋涡状分布,其间穿插胶原带,可见细胞密集及稀疏区,可见"血管外皮细胞瘤"样血管(图 4-8-5A、B)。文献报道的恶性孤立性纤维性肿瘤表现为在经典良性肿瘤的背景下,同时存在恶性肿瘤特征,包括增高的细胞密度和增殖活性、细胞异型。

(2)免疫组化:肿瘤细胞特异性表达 STAT6(图 4-8-5C),此外 CD34(90%~95%)、CD99(70%)、Bcl-2(约35%)、EMA 和 actin 也呈阳性表达,S-100、desmin 和角蛋白为阴性表达。

3. **基因遗传学特征** 肿瘤常具有特异性 *NAB2-STAT6* 基因融合,导致 STAT6 表达显著升高。

【鉴别诊断】

1. **神经鞘瘤** 源自神经鞘膜(Schwann)细胞的良性肿瘤,好发于 40~60 岁,肿瘤呈球形,具有包膜,界限清

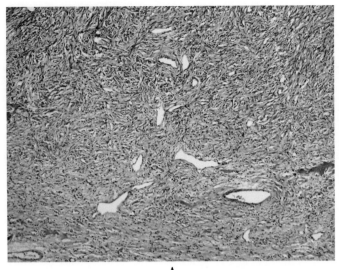
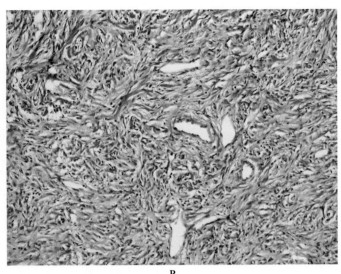

A

B

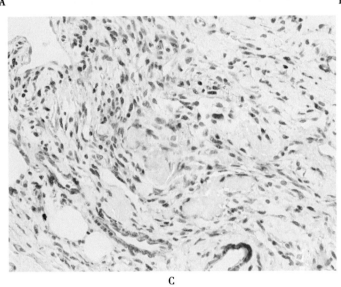

C

图 4-8-5 孤立性纤维性肿瘤

A. HE×10 梭形肿瘤细胞呈不规则旋涡状分布,可见"鹿角状"血管及穿插其间的胶原带;B. HE×20 肿瘤细胞呈梭形,细胞核梭形,两头钝尖,间质纤维组织透明变性;C. IHC×20 STAT6 肿瘤细胞胞核阳性

楚,切面质韧,可见出血及囊性变。镜下肿瘤具有 Antoni A(细胞密集区)和 Antoni B(细胞稀疏区)两种不同的组织结构,瘤细胞多呈栅栏状排列。免疫组化染色瘤细胞 S-100 蛋白(细胞核)、GFAP 阳性。

**2. 神经纤维瘤** 详见本章神经纤维瘤,可分为丛状或弥漫型,前者几乎均与神经纤维瘤病相关。瘤细胞主要呈长梭形,胞质淡染,核细长,核端尖细,间质可见胶原纤维或富含黏液。免疫表型瘤细胞 S-100 蛋白细胞核阳性。

**3. 单相型滑膜肉瘤** 肿瘤常缺乏宽厚的胶原带。免疫组织化显示 CK 和 EMA 阳性,而 CD34 阴性,该肿瘤常有特异性染色体异位 t(X;18)。

**4. 平滑肌肿瘤** 包括平滑肌瘤及平滑肌肉瘤。此类肿瘤常具有典型的嗜酸性细胞质、"雪茄样"细胞核,平滑

肌源性标记物(h-caldesmon、desmin)阳性,CD34 阴性。

## 第七节 平滑肌瘤

**【定义】**

平滑肌瘤(leiomyoma)是一种起源于平滑肌的良性间叶肿瘤。

**【临床特征】**

**1. 流行病学**

(1)发病率:最常见的良性间叶肿瘤,尽管发病率不足所有膀胱肿瘤的 1%。无明确诱发因素。肿瘤可位于膀胱的任何部位。

(2)发病年龄:发病年龄宽泛(21~80 岁)。

(3)性别:以女性为主。

**2. 症状** 多为偶然发现,一些患者表现为尿路梗阻或刺激性排空症状,偶尔有血尿或疼痛。

**3. 预后** 良性肿瘤,所有病例都能经手术完全切除治愈,但肿瘤手术切除不全可能导致复发。

**【病理变化】**

**1. 大体特征** 大多数平滑肌瘤体积小(平均直径<2cm),个案报道肿瘤直径可大于25cm。肿瘤界限清楚,呈实性,灰白色,无坏死及出血。

**2. 镜下特征**

(1)组织学特征:肿瘤由低细胞密度、缺乏核分裂象、细胞形态温和的平滑肌束组成(图4-8-6A)。偶尔有少数病例可见散在奇异型细胞,这些细胞表现为细胞核增大、深染,类似退行性变,对此类病例要仔细取材,评估肿瘤有无浸润及核分裂象。

(2)免疫组化:肿瘤细胞表达SMA(图4-8-6B)、desmin及h-caldesmon。

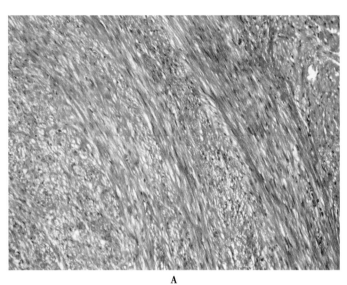
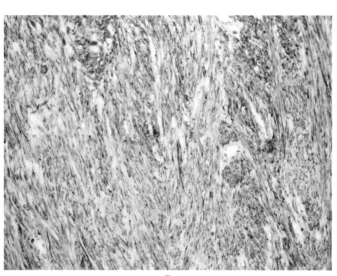

A        B

图4-8-6 平滑肌瘤
A. HE×20 肿瘤细胞呈梭形,束状或旋涡状排列,细胞形态温和,缺乏核分裂象;B. IHC×20 SMA瘤细胞呈弥漫胞质强阳性表达

**【鉴别诊断】**

**1. 神经鞘膜瘤** 镜下肿瘤具有Antoni A(细胞密集区)和Antoni B(细胞稀疏区)两种不同的组织结构,瘤细胞多呈栅栏状排列。免疫组化染色瘤细胞S-100蛋白(细胞核)、GFAP阳性。

**2. 神经纤维瘤** 详见本章神经纤维瘤。瘤细胞主要呈长梭形,胞质淡染,核细长,核端尖细,间质可见胶原纤维或富含黏液。免疫表型瘤细胞S-100蛋白细胞核阳性。

**3. 平滑肌肉瘤** 详见本章平滑肌肉瘤。肿瘤浸润性生长,与周围组织无明显界限,细胞异型性明显,核分裂象多见,常见肿瘤性凝固性坏死。

**4. 胃肠道间质瘤** 详见本章平滑肌肉瘤的鉴别诊断。该肿瘤的组织学类型主要分为梭形细胞为主型、上皮样细胞型和混合细胞型,其中梭形细胞为主型中瘤细胞呈短梭形或梭形,与平滑肌瘤形态较为类似,但几乎所有病例的免疫表型均表达CD117和/或DOG1,具有*C-KIT*和/或*PDGFRA*基因突变。

**5. 炎症性肌纤维母细胞肿瘤** 详见本章炎症性肌纤维母细胞肿瘤。肿瘤细胞呈不规则旋涡状分布,其间穿插胶原带,可见细胞密集及稀疏区,扩张的血管与血管外周细胞瘤相似。免疫组化染色肿瘤细胞STAT6和CD34阳性,平滑肌标记物(desmin、h-caldesmon)为阴性。

# 第八节 血 管 瘤

**【定义】**

血管瘤(haemangioma)是一种由血管形成的良性肿瘤。

**【临床特征】**

**1. 流行病学**

(1)发病率:无明确诱发因素,可与血管瘤病(如Klipel-Trenaunnay-Weber或Sturge-Weber综合征)相关,且常为多发性肿瘤。肿瘤可位于膀胱任何部位。

(2)发病年龄:大多数肿瘤发生于成人,发病年龄19~85岁。与血管瘤病相关,在幼年即可发病。

(3)性别:男性常见。

**2. 症状** 患者常出现肉眼血尿。

**3. 预后** 良性肿瘤,预后好。

**【病理变化】**

**1. 大体特征** 常表现为单发、无蒂、蓝色、多腔隙的包块,大小为1~3cm。

**2. 镜下特征**　组织学改变常以海绵状结构为主(图4-8-7)，毛细血管瘤及动静脉血管瘤少见，肿瘤缺乏血管肉瘤样的浸润性生长方式及细胞异型性。

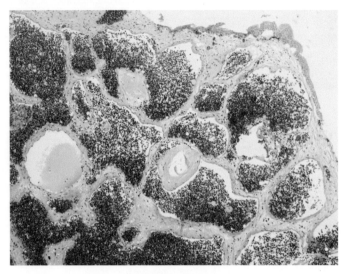

图 4-8-7　血管瘤
HE×10 膀胱黏膜固有层血管增生，管腔扩张、充血

**【鉴别诊断】**

**1. 血管肉瘤**　详见本章血管肉瘤。肿瘤细胞异型性明显，核分裂活跃，呈实性和/或相互吻合的血管排列，大多数肿瘤以梭形细胞为主，但少数肿瘤也可由梭形细胞和上皮样细胞混合或完全上皮样细胞组成。

**2. 上皮样血管内皮瘤**　详见本章血管肉瘤鉴别诊断。肿瘤细胞常以血管为中心呈巢状或条索状排列，细胞核圆形、空泡状，核仁明显，核分裂象少见，胞质丰富、嗜酸，内有大小不一的空泡，部分空泡内可见红细胞；间质黏液样变或玻璃样变。免疫表型 CK 阳性。该肿瘤大部分区域分化较好，无坏死及显著细胞异型性。

## 第九节　神经纤维瘤

**【定义】**

神经纤维瘤(neurofibroma)是发生于膀胱的良性间叶肿瘤，由 Schwann 细胞、神经束膜细胞和纤维母细胞等混合细胞成分组成。

**【临床特征】**

**1. 流行病学**

(1) 发病率：约半数患者有家族史，另半数患者有新的基因突变，儿童患者常与 1 型和 2 型神经纤维瘤病相关。膀胱是泌尿道神经纤维瘤病最好发的部位。

(2) 发病年龄：发病年龄宽泛(3~69 岁)。

(3) 性别：男女无显著差异。

**2. 症状**　常见血尿、膀胱刺激性排空症状、盆腔包块或反复感染，并发症包括神经性膀胱功能障碍及肾功能衰竭。神经纤维瘤病患者可能伴有皮肤红斑或其他部位的神经纤维瘤病(如 café-au-lait 斑点或 Lisch 结节)。

**3. 预后**　良性肿瘤，但是若肿瘤体积较大或多发，仍需要行膀胱部分或完全切除。

**【病理变化】**

**1. 大体特征**　肿瘤常累及膀胱全层，界限较清楚，质地软，灰白色。

**2. 镜下特征**

(1) 组织学特征：瘤细胞核呈梭形或卵圆形，可见 Wagner-Meissner 小体，细胞密度可较高(又称细胞型神经纤维瘤)，但无明显核分裂象及细胞异型性。组织学类型分为丛状或弥漫型，前者几乎均与神经纤维瘤病相关。丛状神经纤维瘤特征表现为梭形瘤细胞在富含胶原的间质内呈融合性结节状生长；弥漫型神经纤维瘤常从黏膜固有层延伸至固有肌层。

(2) 免疫组化：S-100 蛋白细胞核染色阳性。

**3. 基因遗传学特征**　1 型神经纤维瘤病具有 *NF1* 突变及杂合性缺失。

**【鉴别诊断】**

**1. 恶性外周神经鞘瘤**　详见本章平滑肌肉瘤鉴别诊断。约半数病例为 1 型神经纤维瘤病恶性转化。肿瘤浸润性生长，细胞异型性明显，核分裂活跃，常见地图样坏死，部分病例可见异源性成分。

**2. 平滑肌瘤**　详见本章平滑肌瘤。肿瘤细胞核梭形，呈雪茄样改变；细胞质嗜酸性，常见核周空泡。免疫组化染色 SMA、desmin 及 h-caldesmon 呈阳性表达。

**3. 胃肠道间质瘤**　详见本章平滑肌肉瘤鉴别诊断。该肿瘤的组织学类型主要分为梭形细胞为主型、上皮样细胞型和混合细胞型，其中梭形细胞为主型的瘤细胞呈短梭形或梭形，需要与神经纤维瘤鉴别，但几乎所有病例的免疫表型均表达 CD117 和/或 DOG1，具有 *C-KIT* 和/或 *PDGFRA* 基因突变。

## 第十节　颗粒细胞瘤

**【定义】**

颗粒细胞瘤(granular cell tumor)是一种由来源于 Schwann 细胞的肿瘤，表现为具有颗粒状细胞质(含有大量溶酶体)的多边形大细胞呈巢状排列。

**【临床特征】**

**1. 流行病学**

(1) 发病率：少见。

（2）发病年龄：常发生与成年人，发病年龄 14～70 岁。

（3）性别：男女无显著差异。

**2. 症状**　患者可出现血尿。

**3. 预后**　大多数为良性肿瘤，切除后很少复发。仅有 2 例膀胱恶性颗粒细胞瘤的报道。

**【病理变化】**

**1. 大体特征**　肿瘤常为实性，界限清楚，大小不等，最大者可达 12cm。

**2. 镜下特征**

（1）组织学特征：肿瘤细胞具有丰富的颗粒状、嗜酸性细胞质和泡状核，PAS 染色阳性。

（2）免疫组化：S-100 蛋白阳性。

**【鉴别诊断】**

**1. 具有颗粒细胞样改变的肿瘤**　平滑肌瘤、平滑肌肉瘤、血管肉瘤、未分化多形性肉瘤及恶性黑色素瘤中均可出现细胞质颗粒样改变，要注意仔细寻找各种肿瘤的

证据，必要时做免疫组化染色协助诊断。

**2. 鳞状细胞癌**　癌细胞内偶见嗜酸性颗粒，免疫组化染色上皮标记物阳性，S-100 阴性。

**3. 颗粒细胞基底细胞癌**　该类型肿瘤细胞核偏向一侧；瘤细胞巢团周边基底样细胞排列成栅栏状。

**4. 富含组织细胞的炎症性病变**　如黄色肉芽肿性膀胱炎、软斑病等。组织细胞免疫组化染色 CD68 阳性，S-100 阴性。

## 第十一节　其他间叶肿瘤

已报道的膀胱恶性间叶肿瘤还包括恶性外周神经鞘瘤、脂肪肉瘤、软骨肉瘤、骨肉瘤、多形性肉瘤（既往又称恶性纤维组织细胞瘤）和 Kaposi 肉瘤。诊断膀胱原发性软骨肉瘤、骨肉瘤和多形性肉瘤时，必须排除肉瘤样癌（癌肉瘤）。

（范林妮　张静）

# 第九章

# 淋巴造血组织肿瘤

## 第一节 淋巴瘤

【定义】

淋巴瘤（lymphoma）是原发性或继发于系统性病变的泌尿道恶性淋巴系统肿瘤。

【临床特征】

1. **流行病学** 原发性淋巴瘤少见，不足所有结外淋巴瘤5%、泌尿道原发肿瘤的1%。继发性肿瘤以进展期系统性非霍奇金淋巴瘤累及膀胱最常见。

2. **症状** 最常见肉眼血尿，其次是排尿困难、尿频、无尿、腹部或背部疼痛。

3. **预后** 原发性MALT淋巴瘤局部切除后，患者预后好，平均生存时间为9年，而其他类型淋巴瘤预后差，膀胱"非局限性淋巴瘤"和继发性（复发性）淋巴瘤患者平均生存时间为0.6年。

【病理变化】

1. **大体特征** 膀胱淋巴瘤可形成孤立性（70%）或多发性（20%）包块，或表现为膀胱壁弥漫性增厚（10%），继发性淋巴瘤可见溃疡。输尿管淋巴瘤可引起管壁结节状或弥漫性增厚，呈肉阜样改变。

2. **镜下特征** 在原发性淋巴瘤中，膀胱最常发生低级别的MALT淋巴瘤，罕见伯基特淋巴瘤、T细胞淋巴瘤、Hodgkin淋巴瘤、间变大细胞淋巴瘤和浆细胞瘤；输尿管和肾盂可发生MALT淋巴瘤、弥漫大B细胞淋巴瘤和移植后淋巴组织增生性疾病；尿道可发生弥漫大B细胞淋巴瘤、MALT淋巴瘤、套细胞淋巴瘤、T细胞淋巴瘤NOS、浆细胞瘤。在继发性淋巴瘤中，最常见弥漫大B细胞淋巴瘤（图4-9-1），其次为滤泡性淋巴瘤、小淋巴细胞淋巴瘤、低级别MALT淋巴瘤、套细胞淋巴瘤、伯基特淋巴瘤和Hodgkin淋巴瘤。

3. **基因遗传学特征** 同其他部位原发性淋巴瘤。

【鉴别诊断】

1. **小细胞神经内分泌癌** 肿瘤细胞呈巢团状，大小一致，细胞染色质细腻，免疫表型神经内分泌标记物（Syn、CgA和CD56）阳性，而淋巴细胞标记物阴性。

2. **未分化癌** 因细胞黏附性较差，需与淋巴瘤鉴别。免疫表型上皮标记物阳性，而淋巴细胞标记物阴性。

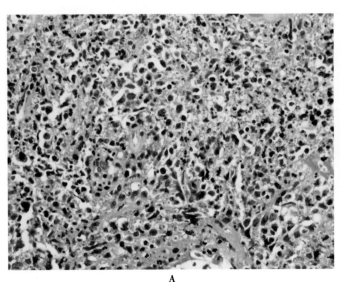

A

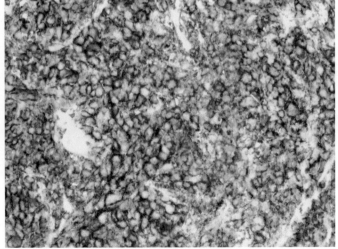

B

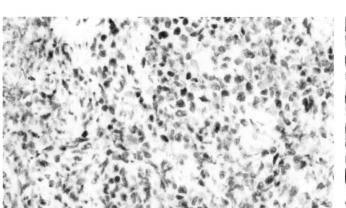
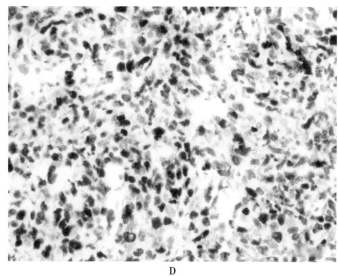

图 4-9-1  膀胱弥漫大 B 细胞淋巴瘤

A. HE×40 显著异型的淋巴样细胞弥漫分布,细胞黏附性差,可见大量细胞凋亡及坏死;B. IHC×40 CD20 显示肿瘤细胞弥漫胞膜阳性;C. IHC×40 Bcl-6 显示部分瘤细胞阳性表达;D. IHC×40 MUM-1 显示大多数肿瘤细胞呈核阳性表达

# 第二节  浆细胞瘤

## 【定义】

浆细胞瘤(plasmacytoma)是由恶性浆细胞克隆性增生形成的肿瘤,其形态和免疫表型与浆细胞骨髓瘤相同。诊断原发性肿瘤时,必须有完整的临床和影像学资料以除外发生于其他部位的浆细胞瘤,骨髓检查必须排除浆细胞增多症或浆细胞单克隆性。

## 【临床特征】

### 1. 流行病学

(1) 发病率:十分罕见,不足浆细胞肿瘤的 5%,个别病例合并尿路上皮癌。原发性浆细胞瘤可以发生在膀胱、尿道、肾盂及输尿管。

(2) 发病年龄:患者为成年人,平均年龄 55 岁。

(3) 性别:男女比例为 2:1。

### 2. 症状

患者可出现血尿,如果膀胱伴发淀粉样变性,症状可能更明显。部分患者出现排尿困难或尿频。

### 3. 预后

与治疗方案有关,对于高危患者(如肿瘤体积大、高级别以及对放疗不敏感等)可采用化疗。手术切除病灶结合早期放疗可改善患者预后,放疗后局部复发率<5%,远处复发常在初步诊断 2~3 年内出现。

## 【病理变化】

### 1. 大体特征

表现为膀胱壁单发或多发结节性肿块。

### 2. 镜下特征

(1) 组织学特征:肿瘤由成熟和不成熟的浆细胞样细胞组成,细胞质丰富,核圆形、常偏位,可含有异型的瘤巨细胞。

(2) 免疫组化:CD138、CD38、CD79 α 阳性;CD20 常为阴性;EMA 及 CD56 可阳性表达;轻链限制性表达(κ或λ阳性);角蛋白阴性。

## 【鉴别诊断】

### 1. 浆细胞样尿路上皮癌

常伴有经典型尿路上皮癌原位癌或浸润癌成分。免疫表型上皮标记物(CK7、AE1/AE3、CK20)及 P63 阳性,尽管 CD138 常呈阳性表达;但 CD79 α 等淋巴细胞标记物阴性,轻链蛋白(κ、λ)阴性表达。

### 2. 神经内分泌肿瘤

肿瘤细胞呈巢团状,大小一致,染色质细腻,免疫表型神经内分泌标记物(Syn、CgA 和 CD56)阳性,而淋巴细胞标记物阴性。

### 3. 其他 B 细胞型淋巴瘤

浆细胞瘤 CD20 常为阴性、轻链呈限制性表达。

(范林妮  张静)

# 第十章

## 杂类肿瘤

### 第一节　尿道旁腺、尿道球腺、尿道腺癌

#### 【定义】

分别发生于女性尿道旁腺(Skene腺)和男性尿道球腺(Cowper腺)和尿道腺(Littre腺)的恶性上皮性肿瘤。

#### 【临床特征】

1. **流行病学**　非常罕见。尿道腺腺癌通常源自阴茎尿道海绵体部,尿道球腺腺癌发生在尿道球膜部(近端)尿道。尿道旁腺腺癌常见于尿道远端。

2. **症状**　常表现为血尿、排尿困难及尿梗阻。

3. **预后**　病理分期是最好的预后预测因素。前列腺特异性抗原是评估Skene腺腺癌治疗反应的可靠标志物。

#### 【病理变化】

1. **大体特征**　肿瘤通常体积较大,呈外生性或结节溃疡性包块,具有浸润性或膨胀性边缘,切面呈胶冻状或囊性。

2. **镜下特征**

(1) 组织学特征:男性尿道腺和尿道球腺腺癌组织学类似尿道黏膜起源的腺癌,具有乳头状、微乳头状、腺泡状、管状以及混合性生长模式。肿瘤细胞呈立方形或柱状,细胞质嗜酸性或透亮,核大、深染,少见胞质内黏液或显著黏液成分。女性尿道旁腺腺癌,肿瘤细胞为柱状或立方形,胞质嗜酸性或透亮,细胞核大、深染,核仁显著,排列成乳头状、微乳头状或腺样结构,腺腔内常见黏液,个别病例表现为腺样囊性癌伴有神经侵犯。

(2) 免疫组化:部分尿道旁腺腺癌表达前列腺特异性抗原;有文献报道尿道旁腺腺癌CK7、CK20及PAX8阳性,CDX-2、GATA-3及S-100阴性。

#### 【鉴别诊断】

**周围邻近器官或组织起源的腺癌**　女性患者需排除前庭大腺、皮肤附属器等起源的腺癌。由于肿瘤常常破坏解剖结构,其鉴别诊断较为困难,如肿瘤仅部分累及尿道周围腺体,可以很好辨别肿瘤起源。男性患者需除外前列腺腺癌和结直肠腺癌,免疫组化有助于鉴别诊断。

### 第二节　转移性及扩散性肿瘤

#### 【定义】

起源于泌尿道外的肿瘤通过直接蔓延或转移形成的泌尿道继发性肿瘤。

#### 【临床特征】

1. **流行病学**　转移性肿瘤占膀胱外科手术切除标本的2%,最常发生于膀胱颈部和三角区。70%的病例为直肠(图4-10-1)、前列腺和宫颈等部位的肿瘤直接蔓延至膀胱,余者为血源性转移。已知起源部位包括胃肠道、皮肤(黑色素瘤)、乳腺、肾脏和肺。

2. **症状**　患者常表现为血尿或排尿困难。

3. **预后**　预后及预测因素取决于原发性肿瘤类型。

#### 【病理变化】

1. **大体特征**　常表现为单发性肿物,类似于泌尿道原发性肿瘤。

2. **镜下特征**

(1) 组织学特征:同原发部位肿瘤。

(2) 免疫组化:同原发部位肿瘤。

#### 【鉴别诊断】

**泌尿道原发性肿瘤**　如果肿瘤不具备常见的泌尿道肿瘤形态学特征,且为多灶性或明显侵犯血管,应考虑转移性肿瘤可能。

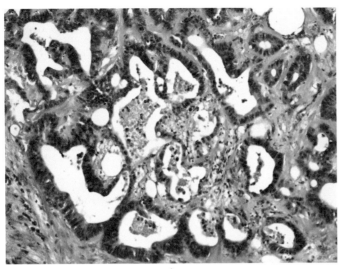
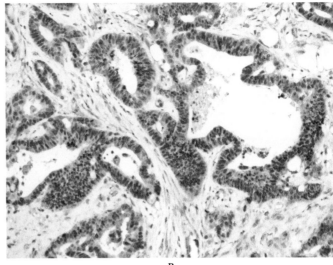

图 4-10-1 膀胱转移性结肠腺癌

A. HE×20 肿瘤细胞呈腺样或筛状排列,细胞核/质比增高,可见核分裂象,腺腔内可见坏死;B. IHC×20 SATB2 肿瘤细胞呈弥漫一致的胞核阳性

（范林妮　张静）

## 参考文献

[1] Catanzaro D, Mirk P, Carbone A, et al. Amebic abscess of urachal remnants. Eur J Radiol, 2001, 38:219-224.

[2] Boyadjiev SA, Dodson JL, Radford CL, et al. Clinical and molecular characterization of the bladder exstrophy-epispadias complex: analysis of 232 families. BJU Int, 2004, 94:1337-1343.

[3] 刘艳, 徐春, 李剑白. 膀胱憩室的超声诊断价值. 中国医药指南, 2015, 13:179-180.

[4] 叶章群, 邓耀良, 董诚. 泌尿系结石. 北京: 人民卫生出版社, 2005.

[5] Coe FL, Evan A, Worcester E. Kidney stone disease. J Clin Invest, 2005, 115:2598-2608.

[6] 孙晓亮, 张建军. 泌尿系统结石形成机制的研究进展. 泌尿外科杂志, 2014, 6:1-6.

[7] 曹泽毅. 中华妇产科学. 北京: 人民卫生出版社, 2000.

[8] Westney OL, Amundsen CL, McGuire EJ. Bladder endometriosis: conservative management. J Urol, 2000, 163:1814-1817.

[9] Pastor-Navarro H, Gimenez-Bachs JM, Donate-Moreno MJ, et al. Update on the diagnosis and treatment of bladder endometriosis. Int Urogynecol J Pelvic Floor Dysfunct, 2007, 18:949-954.

[10] 叶伟青, 林婉君. 泌尿系子宫内膜异位症的诊断. 临床医学, 2010, 30:112-113.

[11] 高德轩, 吕家驹, 丁克家. 泌尿系统子宫内膜异位症 11 例报告并文献复习. 临床泌尿外科杂志, 2005, 20:663-665.

[12] 宋宁宏, 张炜, 吴宏飞. 泌尿系统淀粉样变性病. 临床泌尿外科杂志, 2004, 19:125-127.

[13] Auge BK, Haluszka MM. Primary amyloidosis of the bladder. J Urol, 2000, 163:1867-1868.

[14] Chan ES, Ng CF, Chui KL, et al. Primary bladder amyloidosis—case report of a patient with delayed upper urinary tract obstruction 3 years after the diagnosis. Amyloid, 2010, 17:36-38.

[15] 孟宇宏. 原发性淀粉样变性病的病理诊断. 诊断病理学杂志, 2013, 20:321-326.

[16] 董传江, 张路生, 胡敬祖, 等. 原发性局限性膀胱淀粉样变性临床诊断与治疗. 局解手术学杂志, 2015, 24:622-624.

[17] Ruffion A, Valignat C, Champetier D, et al. Long-term recurrence of primary amyloidosis of the bladder. Urology, 2002, 59:444.

[18] 叶任高, 陆再英. 内科学. 北京: 人民卫生出版社, 2006.

[19] Smith AK, Hansel DE, Jones JS. Role of cystitis cystica et glandularis and intestinal metaplasia in development of bladder carcinoma. Urology, 2008, 71:915-918.

[20] 杨宝峰, 苏定冯. 药理学. 北京: 人民卫生出版社, 2015.

[21] Hanno PM. Interstitial cystitis-epidemiology, diagnostic criteria, clinical markers. Rev Urol, 2002, 4 Suppl 1:S3-S8.

[22] Berry SH, Elliott MN, Suttorp M, et al. Prevalence of symptoms of bladder pain syndrome/interstitial cystitis among adult females in the United States. J Urol, 2011, 186:540-544.

[23] 王旭, 韩瑞发. 间质性膀胱炎的研究进展. 天津医药, 2005, 22:124-126.

[24] 张卫, 史刚刚, 韩瑞发. 间质性膀胱炎膀胱黏膜组织病理和超微病理的相关研究. 天津医药, 2010, 38:750-754.

[25] Clark T, Chang SS, Cookson MS. Eosinophilic cystitis presenting as a recurrent symptomatic bladder mass following intravesical mitomycin C therapy. J Urol, 2002, 167:1795.

[26] 黄滔, 周文龙, 张志伟, 等. 腺性膀胱炎的诊断与治疗. 临床泌尿外科杂志, 2008, 23:460-463.

[27] 汤昊, 孙颖浩. 腺性膀胱炎及其诊治. 临床泌尿外科杂志,

2008,23:715-719.

[28] Riaz A, Casalino DD, Dalton DP. Cystitis cystica and cystitis glandularis causing ureteral obstruction. J Urol, 2012, 187: 1059-1060.

[29] Mateos BJ, Lallave MF, Ramirez ZA, et al. Follicular cystitis. Case report and bibliographic review. Arch Esp Urol, 2007, 60: 77-80.

[30] 曹会彦,易文发,刘智明,等. 气肿性膀胱炎的诊断与治疗. 山东医药,2015,55:76-77.

[31] Thomas AA, Lane BR, Thomas AZ, et al. Emphysematous cystitis: a review of 135 cases. BJU Int, 2007, 100: 17-20.

[32] 崔二峰,唐永强,李瑞,等. 气肿性膀胱炎的 CT 表现. 临床放射学杂志,2010,29:1561-1563.

[33] Figueiredo AA, Lucon AM. Urogenital tuberculosis: update and review of 8961 cases from the world literature. Rev Urol, 2008, 10:207-217.

[34] Yousef GM, Naghibi B, Hamodat MM. Malakoplakia outside the urinary tract. Arch Pathol Lab Med, 2007, 131:297-300.

[35] Gorgel SN, Balci U, Sari AA, et al. Malakoplakia of the prostate diagnosed by elevated PSA level and transrectal prostate biopsy. Kaohsiung J Med Sci, 2011, 27:163-165.

[36] Rahemtullah A, Oliva E. Nephrogenic adenoma: an update on an innocuous but troublesome entity. Adv Anat Pathol, 2006, 13: 247-255.

[37] Hartmann A, Junker K, Dietmaier W, et al. Molecular evidence for progression of nephrogenic metaplasia of the urinary bladder to clear cell adenocarcinoma. Hum Pathol, 2006, 37:117-120.

[38] 陈铌,徐苗,聂玲,等. 肾源性腺瘤临床病理和免疫组化分析. 临床与实验病理学杂志,2012,28:883-887.

[39] Lopez JI, Schiavo-Lena M, Corominas-Cishek A, et al. Nephrogenic adenoma of the urinary tract: clinical, histological, and immunohistochemical characteristics. Virchows Arch, 2013, 463: 819-825.

[40] Young RH. Tumor-like lesions of the urinary bladder. Mod Pathol, 2009, 22 Suppl 2: S37-S52.

[41] Conces MR, Williamson SR, Montironi R, et al. Urethral caruncle: clinicopathologic features of 41 cases. Hum Pathol, 2012, 43: 1400-1404.

[42] Green DA, Rink M, Xylinas E, et al. Urothelial carcinoma of the bladder and the upper tract: disparate twins. J Urol, 2013, 189: 1214-1221.

[43] van Rhijn BW, Burger M, Lotan Y, et al. Recurrence and progression of disease in non-muscle-invasive bladder cancer: from epidemiology to treatment strategy. Eur Urol, 2009, 56:430-442.

[44] Cancer Genome Atlas Research N. Comprehensive molecular characterization of urothelial bladder carcinoma. Nature, 2014, 507:315-322.

[45] Allory Y, Beukers W, Sagrera A, et al. Telomerase reverse transcriptase promoter mutations in bladder cancer: high frequency across stages, detection in urine, and lack of association with outcome. Eur Urol, 2014, 65:360-346.

[46] Blochin EB, Park KJ, Tickoo SK, et al. Urothelial carcinoma with prominent squamous differentiation in the setting of neurogenic bladder: role of human papillomavirus infection. Mod Pathol, 2012, 25:1534-1542.

[47] Kim SP, Frank I, Cheville JC, et al. The impact of squamous and glandular differentiation on survival after radical cystectomy for urothelial carcinoma. J Urol, 2012, 188:405-409.

[48] Moch H HP, Ulbright TM, Reuter V. WHO Classification of Tumors of the Urinary System and Male Genital Organs. 4th ed. Lyon: IARC, 2014.

[49] 颜临丽,王映梅,杨巧,等. 具有绒毛膜癌样特征的肾盂尿路上皮癌 1 例临床病理分析. 现代肿瘤医学,2014,22(7): 1630-1633.

[50] Amin MB, Trpkov K, Lopez-Beltran A, et al. Best practices recommendations in the application of immunohistochemistry in the bladder lesions: report from the International Society of Urologic Pathology consensus conference. Am J Surg Pathol, 2014, 38: e20-e34.

[51] Paner GP, Annaiah C, Gulmann C, et al. Immunohistochemical evaluation of novel and traditional markers associated with urothelial differentiation in a spectrum of variants of urothelial carcinoma of the urinary bladder. Hum Pathol, 2014, 45: 1473-1482.

[52] Zhong M, Tian W, Zhuge J, et al. Distinguishing nested variants of urothelial carcinoma from benign mimickers by TERT promoter mutation. Am J Surg Pathol, 2015, 39:127-131.

[53] Volmar KE, Chan TY, De Marzo AM, et al. Florid von Brunn nests mimicking urothelial carcinoma: a morphologic and immunohistochemical comparison to the nested variant of urothelial carcinoma. Am J Surg Pathol, 2003, 27:1243-1252.

[54] 张伟,刘燕,庄洁,等. 膀胱微囊型尿路上皮癌临床病理观察. 诊断病理学杂志,2013,20(11):682-684,689.

[55] 龚静,陈铌,周桥. 膀胱尿路上皮癌的病理诊断进展. 现代泌尿外科杂志,2016,21(9):661-666.

[56] Comperat E, Roupret M, Yaxley J, et al. Micropapillary urothelial carcinoma of the urinary bladder: a clinicopathological analysis of 72 cases. Pathology, 2010, 42:650-654.

[57] Sangoi AR, Beck AH, Amin MB, et al. Interobserver reproducibility in the diagnosis of invasive micropapillary carcinoma of the urinary tract among urologic pathologists. Am J Surg Pathol, 2010, 34:1367-1376.

[58] Shah RB, Montgomery JS, Montie JE, et al. Variant (divergent) histologic differentiation in urothelial carcinoma is under-recognized in community practice: impact of mandatory central pathology review at a large referral hospital. Urol Oncol, 2013, 31:

1650-1655.

[59] Wang Z, Lu T, Du L, et al. Plasmacytoid urothelial carcinoma of the urinary bladder: a clinical pathological study and literature review. Int J Clin Exp Pathol, 2012, 5: 601-608.

[60] Wang J, Wang FW, Lagrange CA, et al. Clinical features of sarcomatoid carcinoma (carcinosarcoma) of the urinary bladder: analysis of 221 cases. Sarcoma, 2010, pii: 454792.

[61] Cheng L, Zhang S, Alexander R, et al. Sarcomatoid carcinoma of the urinary bladder: the final common pathway of urothelial carcinoma dedifferentiation. Am J Surg Pathol, 2011, 35: e34-e46.

[62] Samaratunga H, Delahunt B. Recently described and unusual variants of urothelial carcinoma of the urinary bladder. Pathology, 2012, 44: 407-418.

[63] Lopez-Beltran A, Amin MB, Oliveira PS, et al. Urothelial carcinoma of the bladder, lipid cell variant: clinicopathologic findings and LOH analysis. Am J Surg Pathol, 2010, 34: 371-376.

[64] Knez VM, Barrow W, Lucia MS, et al. Clear cell urothelial carcinoma of the urinary bladder: a case report and review of the literature. J Med Case Rep, 2014, 8: 275.

[65] Kamat AM, Hegarty PK, Gee JR, et al. ICUD-EAU International Consultation on Bladder Cancer 2012: Screening, diagnosis, and molecular markers. Eur Urol, 2013, 63: 4-15.

[66] 陈晓亮, 陈林莺. 伴破骨巨细胞的低级别尿路上皮癌 1 例. 诊断病理学杂志, 2013, 20 (11): 728-729.

[67] 张巍, 冯砵锦. 伴破骨细胞样巨细胞间质反应的膀胱尿路上皮癌 1 例报道. 诊断病理学杂志, 2016, 23 (11): 872-874.

[68] Williamson SR, Montironi R, Lopez-Beltran A, et al. Diagnosis, evaluation and treatment of carcinoma in situ of the urinary bladder: the state of the art. Crit Rev Oncol Hematol, 2010, 76: 112-126.

[69] Sexton WJ, Wiegand LR, Correa JJ, et al. Bladder cancer: a review of non-muscle invasive disease. Cancer Control, 2010, 17: 256-268.

[70] Requena MJ, Alvarez-Kindelan J, Blanca A. Immunohistochemical markers in the evaluation of tumors of the urinary bladder: a review. Anal Quant Cytol Histol, 2007, 29: 380-382.

[71] Palmeira C, Lameiras C, Amaro T, et al. CIS is a surrogate marker of genetic instability and field carcinogenesis in the urothelial mucosa. Urol Oncol, 2011, 29: 205-211.

[72] Cheng L, Cheville JC, Neumann RM, Bostwick DG. Flat intraepithelial lesions of the urinary bladder. Cancer, 2000, 88: 625-631.

[73] Cordon-Cardo C, Cote RJ, Sauter G. Genetic and molecular markers of urothelial premalignancy and malignancy. Scand J Urol Nephrol Suppl, 2000, (205): 82-93.

[74] Gontero P, Gillo A, Fiorito C, et al. Prognostic factors of 'high-grade' Ta bladder cancers according to the WHO 2004 classification: are these equivalent to 'high-risk' non-muscle-invasive bladder cancer? Urol Int, 2014, 92: 136-142.

[75] Sung MT, Maclennan GT, Lopez-Beltran A, et al. Natural history of urothelial inverted papilloma. Cancer, 2006, 107: 2622-2627.

[76] Cheng CW, Chan LW, Chan CK, et al. Is surveillance necessary for inverted papilloma in the urinary bladder and urethra? ANZ J Surg, 2005, 75: 213-217.

[77] Jones TD, Zhang S, Lopez-Beltran A, et al. Urothelial carcinoma with an inverted growth pattern can be distinguished from inverted papilloma by fluorescence in situ hybridization, immunohistochemistry, and morphologic analysis. Am J Surg Pathol, 2007, 31: 1861-1867.

[78] Hodges KB, Lopez-Beltran A, Maclennan GT, et al. Urothelial lesions with inverted growth patterns: histogenesis, molecular genetic findings, differential diagnosis and clinical management. BJU Int, 2011, 107: 532-537.

[79] Porter MP, Voigt LF, Penson DF, et al. Racial variation in the incidence of squamous cell carcinoma of the bladder in the United States. J Urol, 2002, 168: 1960-1963.

[80] Shaker OG, Hammam OA, Wishahi MM. Is there a correlation between HPV and urinary bladder carcinoma? Biomed Pharmacother, 2013, 67: 183-191.

[81] Zaghloul MS, Nouh A, Nazmy M, et al. Long-term results of primary adenocarcinoma of the urinary bladder: a report on 192 patients. Urol Oncol, 2006, 24: 13-20.

[82] Ploeg M, Aben KK, Hulsbergen-van de Kaa CA, et al. Clinical epidemiology of nonurothelial bladder cancer: analysis of the Netherlands Cancer Registry. J Urol, 2010, 183: 915-920.

[83] Edge S BD, Compton C. AJCC Cancer Staging Manual. 7th ed. New York: Springer-Verlag, 2010.

[84] Amin MB, Smith SC, Eble JN, et al. Glandular neoplasms of the urachus: a report of 55 cases emphasizing mucinous cystic tumors with proposed classification. Am J Surg Pathol, 2014, 38: 1033-1045.

[85] Thomas AA, Stephenson AJ, Campbell SC, et al. Clinicopathologic features and utility of immunohistochemical markers in signet-ring cell adenocarcinoma of the bladder. Hum Pathol, 2009, 40: 108-116.

[86] Epstein JI, Egevad L, Humphrey PA, et al. Best practices recommendations in the application of immunohistochemistry in the prostate: report from the International Society of Urologic Pathology consensus conference. Am J Surg Pathol, 2014, 38: e6-e19.

[87] Seibel JL, Prasad S, Weiss RE, et al. Villous adenoma of the urinary tract: a lesion frequently associated with malignancy. Hum Pathol, 2002, 33: 236-241.

[88] Kao CS, Epstein JI. Tubular adenoma of the urinary tract: a newly described entity. Hum Pathol, 2013, 44: 1890-1894.

[89] Lane Z, Hansel DE, Epstein JI. Immunohistochemical expression of prostatic antigens in adenocarcinoma and villous adenoma of the urinary bladder. Am J Surg Pathol, 2008, 32: 1322-1326.

[90] Gopalan A, Sharp DS, Fine SW, et al. Urachal carcinoma: a clinicopathologic analysis of 24 cases with outcome correlation. Am J Surg Pathol, 2009, 33: 659-668.

[91] Ashley RA, Inman BA, Sebo TJ, et al. Urachal carcinoma: clinicopathologic features and long-term outcomes of an aggressive malignancy. Cancer, 2006, 107: 712-720.

[92] Paner GP, Barkan GA, Mehta V, et al. Urachal carcinomas of the nonglandular type: salient features and considerations in pathologic diagnosis. Am J Surg Pathol, 2012, 36: 432-442.

[93] Paner GP, McKenney JK, Barkan GA, et al. Immunohistochemical analysis in a morphologic spectrum of urachal epithelial neoplasms: diagnostic implications and pitfalls. Am J Surg Pathol, 2011, 35: 787-798.

[94] Bates AW, Baithun SI. Secondary neoplasms of the bladder are histological mimics of nontransitional cell primary tumors: clinicopathological and histological features of 282 cases. Histopathology, 2000, 36: 32-40.

[95] Kurosaka S, Irie A, Mizoguchi H, et al. Advanced clear-cell adenocarcinoma of the bladder successfully treated by radical surgery with adjuvant chemoradiotherapy. Int J Clin Oncol, 2005, 10: 362-365.

[96] Lah K, Desai D, Hadway P, et al. Primary vesical clear cell adenocarcinoma arising in endometriosis: a rare case of mullerian origin. Anticancer Res, 2013, 33: 615-617.

[97] Allen D, O'Brien T, Pingle P, et al. Endometrioid adenocarcinoma of the bladder. Histopathology, 2005, 46: 232-233.

[98] Oliva E, Amin MB, Jimenez R, et al. Clear cell carcinoma of the urinary bladder: a report and comparison of four tumors of mullerian origin and nine of probable urothelial origin with discussion of histogenesis and diagnostic problems. Am J Surg Pathol, 2002, 26: 190-197.

[99] Moinzadeh A, Latini J, Hamawy KJ. Clear cell adenocarcinoma of the urinary bladder within a diverticulum. Urology, 2003, 62(1): 145.

[100] Brimo F, Herawi M, Sharma R, et al. Hepatocyte nuclear factor-1beta expression in clear cell adenocarcinomas of the bladder and urethra: diagnostic utility and implications for histogenesis. Hum Pathol, 2011, 42: 1613-1619.

[101] Herawi M, Drew PA, Pan CC, et al. Clear cell adenocarcinoma of the bladder and urethra: cases diffusely mimicking nephrogenic adenoma. Hum Pathol, 2010, 41: 594-601.

[102] Tong GX, Weeden EM, Hamele-Bena D, et al. Expression of PAX8 in nephrogenic adenoma and clear cell adenocarcinoma of the lower urinary tract: evidence of related histogenesis? Am J Surg Pathol, 2008, 32: 1380-1387.

[103] Tudor J, Cantley RL, Jain S. Primary small cell carcinoma arising from a bladder diverticulum. J Urol, 2014, 192: 236-237.

[104] Shin SL, Outwater EK. Benign large cell calcifying Sertoli cell tumor of the testis in a prepubescent patient. AJR Am J Roentgenol, 2007, 189: W65-W66.

[105] Cheng L, Pan CX, Yang XJ, et al. Small cell carcinoma of the urinary bladder: a clinicopathologic analysis of 64 patients. Cancer, 2004, 101: 957-962.

[106] Choong NW, Quevedo JF, Kaur JS. Small cell carcinoma of the urinary bladder. The Mayo Clinic experience. Cancer, 2005, 103: 1172-1178.

[107] Mukesh M, Cook N, Hollingdale AE, et al. Small cell carcinoma of the urinary bladder: a 15-year retrospective review of treatment and survival in the Anglian Cancer Network. BJU Int, 2009, 103: 747-752.

[108] Lynch SP, Shen Y, Kamat A, et al. Neoadjuvant chemotherapy in small cell urothelial cancer improves pathologic downstaging and long-term outcomes: results from a retrospective study at the MD Anderson Cancer Center. Eur Urol, 2013, 64: 307-313.

[109] Mattes MD, Kan CC, Dalbagni G, et al. External beam radiation therapy for small cell carcinoma of the urinary bladder. Pract Radiat Oncol, 2015, 5: e17-e22.

[110] Radovic N, Turner R, Bacalja J. Primary "Pure" Large Cell Neuroendocrine Carcinoma of the Urinary Bladder: A Case Report and Review of the Literature. Clin Genitourin Cancer, 2015, 13: e375-e377.

[111] Chen YB, Epstein JI. Primary carcinoid tumors of the urinary bladder and prostatic urethra: a clinicopathologic study of 6 cases. Am J Surg Pathol, 2011, 35: 442-446.

[112] Beilan JA, Lawton A, Hajdenberg J, et al. Pheochromocytoma of the urinary bladder: a systematic review of the contemporary literature. BMC Urol, 2013, 13: 22.

[113] Zhou M, Epstein JI, Young RH. Paraganglioma of the urinary bladder: a lesion that may be misdiagnosed as urothelial carcinoma in transurethral resection specimens. Am J Surg Pathol, 2004, 28: 94-100.

[114] Kimura N, Takayanagi R, Takizawa N, et al. Pathological grading for predicting metastasis in phaeochromocytoma and paraganglioma. Endocr Relat Cancer, 2014, 21: 405-414.

[115] Pacella M, Gallo F, Gastaldi C, et al. Primary malignant melanoma of the bladder. Int J Urol, 2006, 13: 635-637.

[116] El-Safadi S, Estel R, Mayser P, et al. Primary malignant melanoma of the urethra: a systematic analysis of the current literature. Arch Gynecol Obstet, 2014, 289: 935-943.

[117] Kim J, McCarthy SW, Thompson JF, et al. Cellular blue naevus involving the urinary bladder. Pathology, 2012, 44: 664-668.

[118] Patel P, Gotto G, Kavanagh A, et al. Urinary bladder melanosis associated with urothelial dysplasia and invasive urothelial carcinoma: a report of two cases. Anal Quant Cytopathol Histpathol, 2013, 35: 294-300.

[119] Jin B, Zaidi SY, Hollowell M, et al. A unique case of urinary

bladder simple melanosis：a case report and review of the literature. Diagn Pathol，2009，4：24.

[120] Leuschner I，Harms D，Mattke A，et. al. Rhabdomyosarcoma of the urinary bladder and vagina：a clinicopathologic study with emphasis on recurrent disease：a report from the Kiel Pediatric Tumor Registry and the German CWS Study. Am J Surg Pathol，2001，25：856-864.

[121] Paner GP，McKenney JK，Epstein JI，et al. Rhabdomyosarcoma of the urinary bladder in adults：predilection for alveolar morphology with anaplasia and significant morphologic overlap with small cell carcinoma. Am J Surg Pathol，2008，32：1022-1028.

[122] Rudzinski ER，Anderson JR，Lyden ER，et al. Myogenin，AP2beta，NOS-1，and HMGA2 are surrogate markers of fusion status in rhabdomyosarcoma：a report from the soft tissue sarcoma committee of the children's oncology group. Am J Surg Pathol，2014，38：654-659.

[123] Agaram NP，Chen CL，Zhang L，et al. Recurrent MYOD1 mutations in pediatric and adult sclerosing and spindle cell rhabdomyosarcomas：evidence for a common pathogenesis. Genes Chromosomes Cancer，2014，53：779-787.

[124] Elzi DJ，Song M，Houghton PJ，et al. The role of FLI-1-EWS，a fusion gene reciprocal to EWS-FLI-1，in Ewing sarcoma. Genes & cancer，2015，6：452-461.

[125] Rodriguez D，Preston MA，Barrisford GW et al. Clinical features of leiomyosarcoma of the urinary bladder：analysis of 183 cases. Urol Oncol，2014，32：958-965.

[126] Lee TK，Miyamoto H，Osunkoya AO，et al. Smooth muscle neoplasms of the urinary bladder：a clinicopathologic study of 51 cases. Am J Surg Pathol，2010，34：502-509.

[127] Lindberg MR，Fisher C，Thway K，et al. Leiomyosarcoma of the urinary bladder：a clinicopathological study of 34 cases. J Clin Pathol，2010，63：708-713.

[128] Kang Y，Pekmezci M，Folpe AL，et al. Diagnostic utility of SOX10 to distinguish malignant peripheral nerve sheath tumor from synovial sarcoma，including intraneural synovial sarcoma. Mod Pathol，2014，27：55-61.

[129] Pekmezci M，Reuss DE，Hirbe AC，et al. Morphologic and immunohistochemical features of malignant peripheral nerve sheath tumors and cellular schwannomas. Mod Pathol，2015，28：187-200.

[130] Cleven AH，Sannaa GA，Briaire-de Bruijn I，et al. Loss of H3K27 tri-methylation is a diagnostic marker for malignant peripheral nerve sheath tumors and an indicator for an inferior survival. Mod Pathol，2016，29：582-590.

[131] Kulaga A，Yilmaz A，Wilkin RP，et al. Epithelioid angiosarcoma of the bladder after irradiation for endometrioid adenocarcinoma. Virchows Arch，2007，450：245-246.

[132] Montgomery EA，Shuster DD，Burkart AL，et al. Inflammatory myofibroblastic tumors of the urinary tract：a clinicopathologic study of 46 cases，including a malignant example inflammatory fibrosarcoma and a subset associated with high-grade urothelial carcinoma. Am J Surg Pathol，2006，30：1502-1512.

[133] Coffin CM，Hornick JL，Fletcher CD. Inflammatory myofibroblastic tumor：comparison of clinicopathologic，histologic，and immunohistochemical features including ALK expression in atypical and aggressive cases. Am J Surg Pathol，2007，31：509-520.

[134] Marino-Enriquez A，Wang WL，Roy A，et al. Epithelioid inflammatory myofibroblastic sarcoma：An aggressive intra-abdominal variant of inflammatory myofibroblastic tumor with nuclear membrane or perinuclear ALK. Am J Surg Pathol，2011，35：135-144.

[135] Sukov WR，Cheville JC，Amin MB，et al. Perivascular epithelioid cell tumor（PEComa）of the urinary bladder：report of 3 cases and review of the literature. Am J Surg Pathol，2009，33：304-308.

[136] Williamson SR，Bunde PJ，Montironi R，et al. Malignant perivascular epithelioid cell neoplasm（PEComa）of the urinary bladder with TFE3 gene rearrangement：clinicopathologic，immunohistochemical，and molecular features. Am J Surg Pathol，2013，37：1619-1626.

[137] Westra WH，Grenko RT，Epstein J. Solitary fibrous tumor of the lower urogenital tract：a report of five cases involving the seminal vesicles，urinary bladder，and prostate. Hum Pathol，2000，31：63-68.

[138] Cheah AL Billings SD，Goldblum JR，et al. STAT6 rabbit monoclonal antibody is a robust diagnostic tool for the distinction of solitary fibrous tumor from its mimics. Pathology，2014，46：389-395.

[139] Doyle LA，Vivero M，Fletcher CD，et al. Nuclear expression of STAT6 distinguishes solitary fibrous tumor from histologic mimics. Mod Pathol，2014，27：390-395.

[140] Chmielecki J，Crago AM，Rosenberg M，et al. Whole-exome sequencing identifies a recurrent NAB2-STAT6 fusion in solitary fibrous tumors. Nat Genet，2013，45：131-132.

[141] Robinson DR，Wu YM，Kalyana-Sundaram S，et al. Identification of recurrent NAB2-STAT6 gene fusions in solitary fibrous tumor by integrative sequencing. Nat Genet，2013，45：180-185.

[142] Tavora F，Montgomery E，Epstein JI. A series of vascular tumors and tumorlike lesions of the bladder. Am J Surg Pathol，2008，32：1213-1219.

[143] Wang W，Montgomery E，Epstein JI. Benign nerve sheath tumors on urinary bladder biopsy. Am J Surg Pathol，2008，32：907-912.

[144] Abbas F，Memon A，Siddiqui T，et al. Granular cell tumors of the urinary bladder. World J Surg Oncol，2007，5：33.

[145] Schniederjan SD，Osunkoya AO. Lymphoid neoplasms of the uri-

nary tract and male genital organs：a clinicopathological study of 40 cases. Mod Pathol，2009，22：1057-1065.

［146］ Bates AW，Norton AJ，Baithun SI. Malignant lymphoma of the urinary bladder：a clinicopathological study of 11 cases. J Clin Pathol，2000，53：458-461.

［147］ Takahashi R，Nakano S，Namura K，et al. Plasmacytoma of the urinary bladder in a renal transplant recipient. International journal of hematology，2005，81：255-257.

［148］ Khaliq W，Uzoaru I，Konchanin RP，et al. Solitary extramedullary plasmacytoma of the bladder：a case report and literature. Oncology（Williston Park），2010，24：832-835.

［149］ Wadhwa K，Singh R，Solomon LZ. Bladder extramedullary plasmacytoma and synchronous bladder urothelial transitional cell carcinoma：A case report and review of the literature. Open Access J Urol，2011，3：25-27.

［150］ Alcorn SR，Gocke CD，Woodard CA，et al. Solitary plasmacytoma of the penile urethra treated with primary radiotherapy. J Clin Oncology，2014，32：e95-e97.

［151］ Klein T，Holz A，Neid M，et al. The first description of an extramedullary plasmacytoma of the ureter. Urol Int，2010，84：122-124.

［152］ Soutar R，Lucraft H，Jackson G，et al. Guidelines on the diagnosis and management of solitary plasmacytoma of bone and solitary extramedullary plasmacytoma. Clin Oncol（R Coll Radiol），2004，16：405-413.

［153］ Korytko TP，Lowe GJ，Jimenez RE，et al Prostate-specific antigen response after definitive radiotherapy for Skene's gland adenocarcinoma resembling prostate adenocarcinoma. Urol Oncol，2012，30：602-606.

［154］ Massari F，Ciccarese C，Modena A，et al. Adenocarcinoma of the paraurethral glands：a case report. Histology and histopathology，2014，29：1295-1303.

［155］ Furlong MA，Mentzel T，Fanburg-Smith JC. Pleomorphic rhabdomyosarcoma in adults：a clinicopathologic study of 38 cases with emphasis on morphologic variants and recent skeletal muscle-specific markers. Mod Pathol，2001，14：595-603.

［156］ Gatti G，Zurrida S，Gilardi D，et al. Urinary bladder metastases from breast carcinoma：review of the literature starting from a clinical case. Tumori，2005，91：283-286.

［157］ Zhang M，Wah C，Epstein JI. Metastatic renal cell carcinoma to the urinary bladder：a report of 11 cases. Am J Surg Pathol，2014，38：1516-1621.

# 第五篇

前列腺和精囊腺疾病

# 第一章

# 前列腺的非肿瘤性疾病

## 第一节 前列腺炎

前列腺炎是男性常见疾病。流行病学资料显示,前列腺炎样症状的发病率为 2.2%~9.7%,平均发病率为 8.2%。1995 年美国国立卫生研究院(NIH)推荐的前列腺炎分类为急性细菌性前列腺炎(ABP)、慢性细菌性前

列腺炎(CBP)、慢性非细菌性前列腺炎/慢性盆腔疼痛综合征(CPPS)、无自觉症状性前列腺炎(表 5-1-1)。此外,还有一类比较少见的类型,即肉芽肿性前列腺炎。临床易误诊为前列腺癌,包括感染性、医源性、软斑症、全身系统性肉芽肿性病变和不明原因的特发性(非特异性)肉芽肿性前列腺炎(表 5-1-2)。

表 5-1-1 NIH 推荐的前列腺炎分类

| 类型 | 特征 |
|---|---|
| Ⅰ型 急性细菌性前列腺炎(ABP) | 急性前列腺感染 |
| Ⅱ型 慢性细菌性前列腺炎(CBP) | 慢性反复发作的前列腺感染 |
| Ⅲ型 慢性非细菌性前列腺炎/慢性盆腔疼痛综合征(CPPS) | 缺乏明显感染的慢性前列腺炎 |
| ⅢA 炎症型 CPPS | 前列腺液(EPS)白细胞计数(+) |
| ⅢB 非炎症型 CPPS | EPS 白细胞计数(-) |
| Ⅳ型 无症状性炎症性前列腺炎(AIP) | EPS 或活检中有炎症表现 |

表 5-1-2 肉芽肿性前列腺炎的分类

| | | | |
|---|---|---|---|
| Ⅰ非特异性(由于腺管/腺泡破裂) | 通常类型<br>黄色肉芽肿<br>结节性组织细胞性前列腺炎<br>黄色瘤 | Ⅲ医院性 | 手术后:经尿道前列腺电切术、膀胱镜后<br>放疗后<br>卡介苗(BCG)膀胱灌注治疗<br>前列腺内药物注射 |
| Ⅱ感染性 | A. 细菌感染:结核杆菌、布氏杆菌<br>B. 螺旋体:梅毒<br>C. 真菌感染:球孢子菌病、隐球菌病、芽孢杆菌病、组织胞浆菌病、副球孢子菌病、念珠菌病、曲霉病<br>D. 寄生虫感染:血吸虫病、包虫病、蛲虫病、舌形虫病等<br>E. 病毒感染:带状疱疹 | Ⅳ软斑症<br>Ⅴ系统性肉芽肿病<br><br><br><br>Ⅵ异物 | 变态反应过敏(嗜酸性)<br>结节病<br>类风湿病<br>自身免疫性血管炎,Wegener 肉芽肿<br>特氟隆<br>头发 |

## 一、急性细菌性前列腺炎

### 【定义】

由非特异性细菌引起前列腺组织的急性炎症。如炎

症进一步发展形成脓肿则称为前列腺脓肿。

### 【临床特征】

#### 1. 流行病学

(1)发病率:急性细菌性前列腺炎的发病率较低。

其发病率和患病率目前尚不十分清楚。在所有前列腺炎的患者中少于 0.02%。

（2）发病年龄：50 岁以下的成年男性患病率较高。

（3）发病机制：病原体感染是主要致病因素。由于机体抵抗力低下，毒力较强的细菌或其他病原体感染前列腺并迅速大量生长繁殖，多为血行感染、经尿道逆行感染。病原体主要为大肠埃希菌，其次为肺炎克雷伯菌、变形杆菌、假单胞菌属、金黄色葡萄球菌等，绝大多数为单一病原菌感染。

2. **症状** 急性细菌性前列腺炎发病急，临床表现有突然发热、寒战、全身酸痛、乏力等全身症状和会阴部、肛门胀痛不适，尿频、尿急、尿痛等局部症状。

3. **实验室检查**

（1）前列腺液检查：大量白细胞或脓细胞以及巨噬细胞，细菌培养有大量细菌生长。

（2）尿常规检查：较多白细胞及红细胞。尿培养常能发现致病菌。

（3）尿三杯试验阳性。

4. **影像学特点** B 超检查可正常或轻度增大，形态尚对称。前列腺周围因前列腺静脉充血、肿胀，出现无回声区。包膜增厚但无中断，腺实质回声不均匀，出现多个低回声区。当出现脓肿时，脓肿区呈边缘不齐、后壁的无回声区或低回声区，无回声区内可有分隔。

5. **治疗** 主要是广谱抗生素、对症治疗和支持治疗。伴尿潴留者可采用细管导尿或耻骨上膀胱穿刺造瘘引流尿液，伴前列腺脓肿者可采取外科引流。

6. **预后** 如果得到及时诊断及正确治疗，预后良好。治疗不及时或治疗不当，急性细菌性前列腺炎可发展为前列腺脓肿或转为慢性前列腺炎。

【病理变化】

1. **大体特征** 急性前列腺炎大体标本很难见到。

2. **镜下特征** 组织学特征：前列腺腺泡周围间质多量中性粒细胞浸润，并渗入腺泡腔内，呈腺泡炎表现。腺泡常遭破坏，形成许多细胞碎屑，可形成小脓肿（图 5-1-1）。急性细菌性前列腺炎如未能有效治疗可发展为前列腺脓肿，致使前列腺弥漫性增大。脓肿可单发或多发，甚至脓腔可占据整个前列腺。脓腔内组织大片坏死，脓腔周围前列腺腺泡内也充满脓液，脓肿壁由炎性肉芽组织和纤维组织构成。

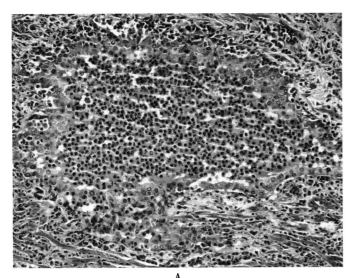
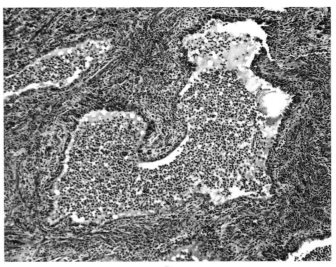

A        B

图 5-1-1　急性前列腺炎

A. HE×20；B. HE×10 腺上皮破坏，腺腔及周围间质可见大量中性粒细胞浸润，可有微脓肿或脓肿形成

【鉴别诊断】

1. **慢性细菌性前列腺炎** 与急性前列腺炎如出一辙，也是细菌侵犯前列腺引起，但不同的是细菌入侵后，由于机体抵抗力较强和/或病原体毒力较弱，因而起病较慢。另外，如果急性前列腺炎治疗不彻底也能转成慢性前列腺炎。

2. **淋菌性尿道炎** 临床表现相似，根据细菌检测无细胞内革兰阴性双球菌，可与淋菌性尿道炎相鉴别。

3. **非细菌性前列腺炎** 其临床症状与体征与细菌性前列腺炎相类似。尽管在非细菌性前列腺炎患者的前列腺分泌物中有大量的炎症细胞，但分段尿细菌培养和其他检查方法均未发现致病菌。X 线和内镜检查仅作为排除其他疾病的手段，但对诊断无帮助。

## 二、慢性细菌性前列腺炎

【定义】

由一种或数种病原菌引起的前列腺慢性细菌感染。

**【临床特征】**

**1. 流行病学**

（1）发病率：在前列腺相关疾病中较少见。约占慢性前列腺炎的 5%～10%。

（2）发病年龄：50 岁以下的成年男性患病率较高。

（3）发病机制：致病因素主要为病原体感染，但机体抵抗力较强和/或病原体毒力较弱，以逆行感染为主，病原体主要为葡萄球菌属，其次为大肠埃希菌、棒状杆菌属及肠球菌属等。前列腺内尿液反流、生物膜、前列腺结石等可能是病原体持续存在和感染复发的重要原因。

**2. 症状**　慢性前列腺炎的症状复杂。某些患者无症状，其诊断是根据偶尔发现的无症状性细菌尿而获得。大部分患者有不同程度的膀胱刺激症状（如尿频、尿急、夜尿增多和尿痛）和腰骶部或会阴部不适或疼痛。少见畏寒及发热，如有则提示慢性前列腺炎急性发作。偶尔出现肌痛和关节痛。

**3. 实验室检查**　在无急性附睾炎存在或慢性感染急性发作时，外周血检查白细胞计数不升高，前列腺特异性抗原可升高。前列腺按摩液中常可发现大量的炎症细胞。当有继发性膀胱炎时，中段尿可为脓尿和细菌尿，其致病菌与感染前列腺的病原菌一致。

**4. 影像学特点**　尽管前列腺炎患者 B 超检查可以发现前列腺回声不均、前列腺结石或钙化、前列腺周围静脉扩展等表现，但目前仍然缺乏 B 超诊断前列腺炎的特异性表现，也无法利用 B 超对前列腺炎进行分型。

**5. 治疗**　对于慢性细菌性前列腺炎的治疗，常见的方法有一般治疗以及药物治疗，而一般治疗就是从自己的生活习惯入手，而治疗前列腺炎的药物有抗生素、α-受体阻滞剂、植物制剂等。除了这些方法外还可以用手术治疗、前列腺注射治疗/经尿道前列腺灌注治疗等方法。

**6. 预后**　慢性细菌性前列腺炎很难获得根治，但通过抗生素治疗一般可缓解其症状，并可控制其引起尿路感染反复发作的因素。

**【病理变化】**

**镜下特征**　组织学特征：慢性细菌性前列腺炎可由急性炎症转变而来，但大部分没有明显的急性过程而潜隐发生。炎症大多发生于前列腺周围带，常累及输精管壶腹部或精囊腺。镜下表现为前列腺组织内淋巴细胞和单核细胞浸润为主的非特异性炎症伴不同程度间质纤维化。病变区域的正常腺泡可萎缩、囊状扩张或伴有基底细胞增生，腺泡内有淀粉样小体或钙化的前列腺石形成。

**【鉴别诊断】**

**1. 膀胱炎**　前列腺感染时也易并发膀胱炎。以上提到的分段尿标本和前列腺分泌物标本微生物检查和培养可鉴别感染的部位。

**2. 肛门疾病（如肛裂、血栓性痔疮）**　这类疾病可引起会阴部疼痛甚至尿频，但体格检查能将它们区别开来。

## 三、慢性非细菌性前列腺炎

**【定义】**

指常规细菌培养阴性的慢性前列腺炎，会导致男性盆腔疼痛，是最常见的一种前列腺炎综合征，其病因尚不清楚。

**【临床特征】**

**1. 流行病学**

（1）发病率：前列腺炎的主要类型，约占慢性前列腺炎的 90% 以上。

（2）发病年龄：可在任何年龄的男性中发现，35～45 岁为发病高峰。

（3）发病原因：发病机制未明，病因学复杂，存在广泛争议，多数学者认为其主要病因可能是病原体感染、炎症、异常的盆底神经肌肉活动和免疫、心理、神经内分泌异常等共同作用的结果。

**2. 症状**　慢性非细菌性前列腺炎主要表现为骨盆区域疼痛，可见于会阴、阴茎、肛周部、尿道、耻骨部或腰骶部等部位。排尿异常可表现为尿急、尿频、尿痛和夜尿增多等。由于慢性疼痛久治不愈，患者生活质量下降，并可能有性功能障碍、焦虑、抑郁、失眠、记忆力下降等。

**3. 实验室检查**

（1）前列腺按摩液常规检查：白细胞>10 个/HPF，卵磷脂小体数量减少，有诊断意义。慢性前列腺炎/慢性骨盆疼痛综合征（CPPS）可以根据前列腺液分泌物中的脓细胞水平，分为炎症（分类ⅢA）或是非炎症（分类ⅢB），但这些子类别在临床上用途有限。

（2）尿常规分析及尿沉渣检查：排除尿路感染，诊断前列腺炎的辅助方法。

（3）其他实验室检查：前列腺炎患者可能出现精液质量异常，在部分慢性前列腺炎患者中也会出现 PSA 升高。尿细胞学检查在与膀胱原位癌等鉴别方面具有一定价值。

**4. 影像学特点**　目前仍然缺乏 B 超诊断前列腺炎的特异性表现，也无法利用 B 超对前列腺炎进行分型。

**5. 治疗**　慢性骨盆疼痛综合征很难治疗，单一疗法治疗 CPPS 未取得令人满意的效果，特别是传统使用的一线用药，疗效并不理想，反而是一些新药如植物制剂显示出了确切疗效。

**6. 预后**　非细菌性前列腺炎可引起间歇性令人烦恼的症状，但迄今为止尚未见有严重的并发症发生。

**【病理变化】**

**镜下特征**　组织学特征:慢性非细菌性前列腺炎的病理组织学改变也是非特异性慢性炎症的表现,以腺泡和间质内淋巴细胞和单核细胞浸润为主(图 5-1-2)。与

慢性细菌性前列腺炎的区别仅在于常规细菌培养和前列腺液涂片检查均为阴性。在穿刺活检中很难鉴别慢性细菌性前列腺炎和慢性非细菌性前列腺炎,通常仅作"前列腺组织慢性炎"的描述性诊断。

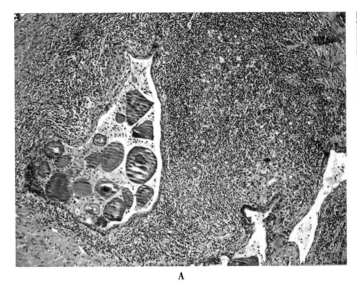
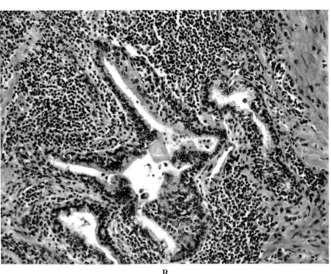

图 5-1-2　慢性前列腺炎
A. HE×10;B. HE×20 腺体周围及间质慢性炎细胞浸润

**【鉴别诊断】**

慢性非细菌性前列腺炎缺乏客观、特异性的诊断依据,临床诊断时应与可能导致骨盆区域疼痛和排尿异常的疾病,如良性前列腺增生、睾丸附睾和精索疾病、膀胱过度活动症、间质性膀胱炎、膀胱肿瘤、前列腺癌、肛门直肠疾病、腰椎疾病、中枢和外周神经病变等进行鉴别诊断。

## 四、肉芽肿性前列腺炎

**【定义】**

形态上是以肉芽肿为特点的慢性前列腺炎。

**【临床特征】**

**1. 流行病学**

(1) 发病率:肉芽肿性前列腺炎在临床上比较少见,约占前列腺疾病的 0.4%~4%。

(2) 发病年龄:发病年龄 18~86 岁,约 2/3 的患者年龄在 50~70 岁。

(3) 发病机制:肉芽肿性前列腺炎的发病与局部强烈的异物反应有关。此病变可以是感染性,也可以是由治疗措施所引起,或是全身性疾病的局部表现。肉芽肿性炎症可能是局限的,也可能累及整个前列腺。此病病因十分复杂,大致可分为感染性肉芽肿性前列腺炎、非特异性肉芽肿性前列腺炎、过敏性肉芽肿性前列腺炎(系统性肉芽肿性前列腺炎)以及术后肉芽肿四种类型。

**2. 症状**　大部分表现为刺激性排尿症状或梗阻症状,极少数可无任何不适。约 71% 的患者确诊前有过近期的急性下尿路感染和寒颤高热,表现为急性膀胱炎或前列腺炎,可并发急性尿潴留,一般持续 3~4 周,可有肉眼血尿,但以镜下血尿多见,其他还可表现为腰骶、膀胱区、腹股沟及会阴等处胀痛不适,睾丸、附睾炎等。上述症状均可在短期内呈加重趋势。

**3. 实验室检查**　实验室检查通常无助于确诊。急性炎症时可有血白细胞增加及脓尿。血酸性磷酸酶可升高。血嗜酸性细胞计数增加非常罕见。尿培养可见革兰阴性菌,血清 PSA 升高也很常见,甚至可达正常值的 3 倍,但一般低于 10ng/ml,且呈短暂、一过性升高,并随着炎症的好转或消退而迅速回落。

**4. 影像学特点**　B 超可见前列腺内低回声结节,或前列腺回声不均,与前列腺癌相似。其他 B 超所见有前列腺增大、形态不规则但包膜完整等。MRI 对诊断帮助不大。前列腺穿刺活检能明确诊断。

**5. 治疗**　根据不同病因,应用抗生素、抗组胺、抗结核、类固醇激素及免疫抑制剂等药物。除非有严重的尿路梗阻,一般无需手术。大多数肉芽肿性前列腺炎均可自发缓解而无需特殊治疗,因此若症状轻或无症状,可不用任何治疗,仅需密切随访。约 2/3 患者的前列腺数年后仍会遗有硬结。

**6. 预后**　肉芽肿性前列腺炎预后良好,但过敏性者

预后不乐观。绝大多数患者在几个月内症状缓解，硬结可消失，如不消失可能与病灶纤维化有关。本病极少复发。有患者在本病症状缓解数年后发生前列腺癌，需引起注意。

【病理变化】

1. **大体特征** 前列腺大体标本表面可呈结节状，切面呈结节分叶状，部分腺体有小囊腔，或可见灰白色致密区域。所有肉芽肿性前列腺炎中，结节性和弥漫性病变分别占40%和60%。肉眼可见小而坚韧的黄色颗粒状结节。

2. **镜下特征** 组织学特征：非特异性肉芽肿性前列腺炎(nonspecific granulomatous prostatitis，NSGP)是其中最常见的一种，病因不明，但多数学者认为是由于导管或腺泡上皮破坏腺泡，内容物外漏而引起的一种非感染性反应性肉芽肿。NSGP的病理形态特征是以导管或腺泡为中心的肉芽肿性炎症，典型病例在低倍镜下呈多结节性或分叶状结构，严重时也可以呈弥漫性肉芽肿性炎症。病灶内细胞成分复杂、非单一性炎症细胞浸润是NSGP的特征之一。早期往往以淋巴细胞、浆细胞、中性粒细胞和嗜酸性粒细胞浸润为主。腺泡上皮变性、坏死、脱落明显，上皮内常有中性粒细胞浸润并可出现泡沫状细胞和异物巨细胞(图5-1-3)。免疫组化显示上皮样组织细胞及其他炎细胞LCA和CD68阳性，上皮标记和PSA均阴性。

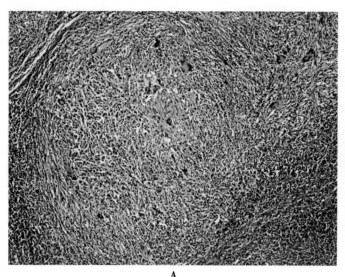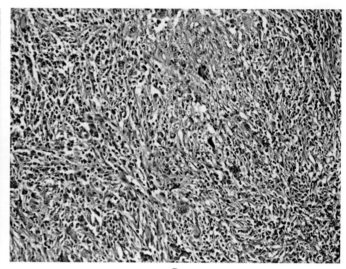

A          B

**图5-1-3 非特异性肉芽肿性前列腺炎**

A. HE×10 前列腺间质内弥漫性肉芽肿性炎症，腺泡萎缩，大量淋巴细胞、浆细胞、中性粒细胞和嗜酸性粒细胞浸润；B. HE×20 上皮样组织细胞增生形成结节，易误诊为低分化前列腺癌

术后肉芽肿常见于行尿道前列腺电切术(TURP)和前列腺穿刺活检后的前列腺标本中。在术后9天至5个月，出现肉芽肿结节，大小不等，形状不一，中心部为纤维素样坏死，周边有栅栏状排列的上皮样组织细胞及多核巨细胞，炎症轻微，周边区常散在少许淋巴细胞、浆细胞和嗜酸性粒细胞。

感染性肉芽肿性前列腺炎，如结核性肉芽肿、各种病原微生物引起的肉芽肿、梅毒性树胶等应与非特异性肉芽肿性前列腺炎相鉴别。一般来讲，感染性肉芽肿中炎症细胞成分复杂，并伴有小血管慢性炎症。在结核性肉芽肿中，前列腺上皮样肉芽肿性结节中常有干酪样坏死，抗酸染色可找到结核杆菌，用PCR方法可检测到结核杆菌DNA。在其他感染性肉芽肿时，病灶内有致病性微生物，如各种细菌、螺旋体、真菌等，但肉芽肿常围绕在完整的腺体周围。

浅表性膀胱癌或顽固性腺性尿道炎患者，临床常用卡介苗(Bacille Calmette Guerin vaccine，BCG)免疫治疗，由于BCG治疗采用活的减毒结核菌株，如剂量过高、使用不当或患者免疫力过低，偶尔可诱发医源性感染，引起肉芽肿性膀胱炎和前列腺炎，使前列腺组织内正常腺泡结构破坏，发生干酪样或非干酪样肉芽肿病变，侵犯前列腺尿道周围部或移行区，甚或弥漫性破坏前列腺(图5-1-4)。切片抗酸染色常呈阴性，偶尔可查见少许结核杆菌。

过敏性肉芽肿性前列腺炎，也称为系统性肉芽肿性前列腺炎，是一种全身性过敏反应性疾病，很少见。几乎所有病例都同时伴有哮喘或其他的系统性过敏反应症状，而且大多数患者末梢血中嗜酸性粒细胞比例增高。过敏性肉芽肿性前列腺炎常为多发、体积较小、椭圆形、中心呈渐进性坏死的肉芽肿，周围有大量的嗜酸性粒细胞浸润。

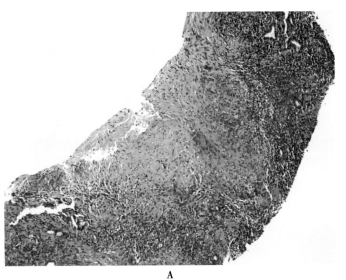
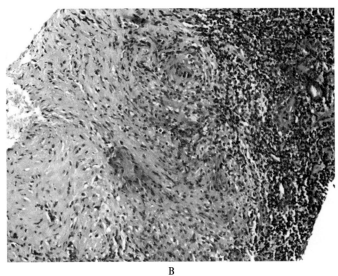

**图 5-1-4 卡介苗膀胱灌注后感染性肉芽肿性前列腺炎**

A. HE×10;B. HE×20 前列腺组织内正常腺泡结构破坏,结核结节形成,结节由类上皮细胞、朗格汉斯巨细胞、淋巴细胞及浆细胞构成,结节中央可有或无干酪样坏死

## 【鉴别诊断】

本病需与前列腺癌、细菌性或非细菌性前列腺炎相鉴别。诊断需依靠病理学检查。早期前列腺癌直肠指检时,结节一般深在,中晚期浸润扩大或成块,一般呈弥散性,高低不平,无弹性。

## 五、其他炎症

软斑症可以累及前列腺,通常伴有膀胱疾病,迄今只有约 30 例报道。像在膀胱一样,这一病变被看做是组织对细菌感染反应的一种特殊形式。炎症浸润通常位于前列腺导管周围,并且是一种混合成分浸润。可见大量组织细胞聚集,胞质内有丰富的嗜酸性颗粒(von Hansemann 组织细胞),有些细胞胞质内出现同心圆层状的圆形包含体,称软斑小体(Michaelis-Guttmann 小体)。PAS 染色及钙铁特染均呈阳性反应。软斑症也可见于其他部位有癌的前列腺腺体。

黄色肉芽肿性前列腺炎(xanthogranulomatous prostatitis,XP)临床罕见,是一种非细菌性、伴有黄色肉芽肿形成的前列腺炎,是非特异性肉芽肿性前列腺炎的少见类型,其临床症状、影像学及血液学表现难以与前列腺肿瘤相鉴别,病理表现酷似前列腺高级别肿瘤,极易误诊为前列腺癌。XP 病理的典型特征是镜下可见大量的泡沫细胞(黄瘤细胞),其实质是含有大量脂滴的巨噬细胞,并可伴有其他慢性炎性细胞浸润,如淋巴细胞、浆细胞等。炎性细胞与增生的纤维组织共同形成瘤样结节,这些结节样结构常存在于膨胀的腺管或腺泡周围,此种表现酷似前列腺高级别腺癌。免疫组化显示 CD68 阳性,CKβE12 和

CK5/6、P63 和 AMACR 均为阴性,偶尔 AMACR 可以弱阳性。

# 第二节 前列腺结节性增生

## 【定义】

良性前列腺增生(benign prostatic hyperplasia,BPH)是引起中老年男性排尿障碍原因中最为常见的一种良性疾病。主要表现为前列腺间质和腺体成分增生、前列腺增大、下尿路症状以及膀胱出口梗阻。

## 【临床特征】

### 1. 流行病学

(1)发病率:组织学上 BPH 的发病率随年龄增长而增加,最初通常发生在 40 岁以后,到 60 岁时大于 50%,80 岁时高达 83%。与组织学特征相类似,随着年龄增长,排尿困难等症状也随之增加。大约有 50% 组织学诊断 BPH 的男性有中度到重度下尿路症状。有研究表明,似乎亚洲人较美洲人更易于产生中至重度 BPH 相关症状。

(2)发病年龄:此病变在 40 岁以下很少见,随着年龄增长而增加,直至 70~80 岁。

(3)发病机制:BPH 的发生必须具备年龄增长及有功能的睾丸两个重要条件。但 BPH 发生的具体机制尚不明确,可能是由于上皮和间质细胞增殖和细胞凋亡的平衡性破坏引起。相关因素有:雄激素及其与雌激素的相互作用、前列腺间质—腺上皮细胞的相互作用、生长因子、炎症细胞、神经递质及遗传因素等。

### 2. 症状
由于前列腺逐渐增大对尿道及膀胱出口产

生压迫作用,临床上表现为尿频、尿急、夜间尿次增加和排尿费力,尿潴留,并能导致泌尿系统感染、膀胱结石和血尿等并发症。前列腺增生合并感染时,可有尿频、尿急、尿痛等膀胱炎现象。有结石时症状更为明显,并可伴有血尿及尿流中断现象。前列腺增生晚期可出现肾积水和肾功能不全征象。

**3. 实验室检查**

(1)前列腺特异性抗原(PSA)测定:对排除前列腺癌,尤其是前列腺有结节或质地较硬时十分重要。血清PSA正常值为4ng/ml。PSA敏感性高,特异性有限,许多因素都可以影响PSA的测定值,比如前列腺增生也可导致PSA增高,并非PSA升高都是前列腺癌。

(2)直肠指诊:可发现前列腺增大,中央沟消失或隆起,应注意有无坚硬结节,是否存在前列腺癌。

(3)尿流率检查:可以确定前列腺增生患者排尿的梗阻程度。

**4. 影像学特点** B超可经腹壁、直肠或尿道途径进行。经腹壁超声检查时膀胱需充盈,扫描可清晰显示前列腺体积大小,增生腺体是否突入膀胱,还可以测定膀胱残余尿量。经直肠超声扫描对前列腺内部结构分辨度更为精确,目前已经普遍采用。CT及MRI有助于鉴别前列腺癌。

**5. 治疗** 前列腺增生未引起明显梗阻者一般无需处理,可观察等待。梗阻较轻或不能耐受手术者可采用药物治疗或非手术微创治疗。排尿梗阻症状严重、膀胱残余尿量超过50ml或既往出现过急性尿潴留、药物治疗疗效不佳而全身状况能耐受手术者,应争取早日手术治疗。

**6. 预后** 良性前列腺增生症一般经过治疗,预后良好。如不治疗,严重影响生活质量,慢性下尿路梗阻可致肾功能衰竭而威胁生命。

**【病理变化】**

**1. 大体特征** 正常前列腺约栗子大(重约20g),发病时可增大2~4倍。大体呈结节状增大(少数为弥漫性),增生的结节因压迫周围组织可形成一个灰白色致密的假包膜,使结节容易剥出。增生多位于移行区。以中叶为主,其次为2个侧叶,偶见前叶,后叶极少。切面形态依腺体与间质增生的比例而异。以腺体增生为主者,呈淡黄色,质地较软,切面可见大小不一的蜂窝状腔隙,挤压可见奶白色前列腺液体流出,而以纤维平滑肌增生为主者,色灰白,质地较韧,和周围正常前列腺组织界限不清。

**2. 镜下特征** 增生的结节包括前列腺本身的原有成分,腺体、纤维组织及平滑肌,但增生是不均匀的,最早的前列腺增生结节是间质增生,结节的间质内平滑肌增多而弹力纤维减少,随后为腺体成分增生,结节的外周并无明显的纤维包膜,与正常的前列腺无界限。此外,可见鳞状上皮化生和小灶性梗死,化生的上皮常位于梗死灶周边。根据结节内组织是以腺体增生为主还是以间质增生为主,可以分为腺体增生和间质增生两种:

(1)腺体增生(图5-1-5A):增生的腺体主要是正常的大腺泡,主要由分泌细胞和基底细胞构成,有腔内乳头和梅花状腺腔,有时腺腔内有淀粉样小体和前列腺石形成。在腺上皮增生活跃的区域可以出现两级乳头和乳头内纤维血管轴心形成,部分区域腺上皮堆积呈假复层,腺体也可以分支、出芽,也有的增生腺体呈囊状扩张,使上皮细胞呈立方甚至扁平状。明显的腺体增生往往使间质成分减少。

(2)间质增生(图5-1-5B):可以是纤维组织、纤维肌

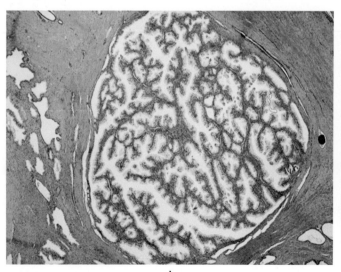

A

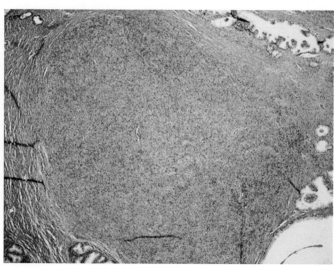

B

图 5-1-5 良性前列腺增生
A. HE×4 腺体增生结节;B. HE×4 间质增生结节

肉组织或平滑肌组织增生,而其中腺体成分往往减少、萎缩或消失。在间质增生性结节中,除了成纤维细胞和平滑肌细胞外还有一种 CD34 和 PR 标记阳性的间质细胞,这种细胞被认为是前列腺间质性肿瘤的起源细胞。

**【鉴别诊断】**

1. **膀胱颈挛缩**　也称膀胱颈纤维化。多为慢性炎症所致,发病年龄较轻,多在 40~50 岁出现排尿不畅症状,但前列腺体积不增大,膀胱镜检查可以确诊。

2. **前列腺癌**　前列腺有结节,质地坚硬或血清 PSA 升高,鉴别需行 MRI 和系统前列腺穿刺或组织检查。

3. **尿道狭窄**　多有尿道损伤及感染病史,行尿道膀胱造影与尿道镜检查,不难确诊。

4. **神经源性膀胱功能障碍**　临床表现与前列腺增生相似,有排尿困难、残余尿量较多、肾积水和肾功能不全,前列腺不增大,为动力性梗阻。患者常有中枢或周围神经系统损害的病史和体征,如有下肢感觉和运动障碍,会阴皮肤感觉减退、肛门括约肌松弛或反射消失等。静脉尿路造影常显示上尿路有扩张积水,膀胱常呈"圣诞树"形,尿流动力学检查可以明确诊断。

## 第三节　前列腺梗死

**【定义】**

前列腺梗死(infarction of prostate)是指部分前列腺腺泡和间质因局部缺血而发生凝固性坏死。

**【临床特征】**

1. **流行病学**　多见于良性前列腺增生的老年患者。在经仔细检查的前列腺中,梗死见于 18%~25% 的病例。

2. **症状**　梗死灶的大小和数量与前列腺增生的程度直接相关。大多数梗死是无症状的,偶尔由于伴有水肿而引起急性尿潴留。另外,由于梗死常常靠近尿道,可以发生肉眼血尿。膀胱镜检查可以看到黏膜下弥漫渗血。

3. **实验室检查**　梗死可以引起血清 PAP 和 PSA 升高,切除梗死区域可以使其迅速回到正常水平,否则,就需要进一步检查。

4. **发病机制**　机制尚不清楚,可能与由保留的导尿管引起的前列腺感染或创伤、膀胱炎或前列腺炎有关,所有这些因素都可能导致尿道动脉前列腺部血栓形成。

**【病理变化】**

1. **大体特征**　大体检查,前列腺梗死灶大小不同,从几毫米到 5cm 不等,梗死灶呈斑点状,灰黄色并常含有血痕,边界通常明显,可有出血、梗死可以侵犯尿道。

2. **镜下特征**　梗死常为缺血型,为累及腺体和间质、轮廓清楚的凝固性坏死区。坏死组织呈嗜酸性颗粒状,

早期可保留细胞和组织轮廓,晚期细胞和组织轮廓消失并伴有钙化和机化。在梗死灶周围有出血和炎症反应带,周围导管可以发生明显鳞状上皮化生,应与高分化鳞癌相鉴别。

（谢玲　章宜芬）

## 第四节　瘤样病变

### 一、前列腺萎缩性病变

**【定义】**

前列腺萎缩主要指前列腺腺体萎缩,胞质减少。是一种常见、与年龄相关的良性病变过程,但在形态上易被误诊为癌。

**【临床特征】**

前列腺萎缩作为一种生理性改变,最常见于老年男性,但其发生的年龄跨度较大。有调查显示,19~29 岁的男性前列腺萎缩发病率可达 60% 以上,而在年龄超过 70 岁的男性中,发病率则接近于 100%。萎缩多发生于外周区,在细针穿刺活检中,萎缩的检测率可达 90%。临床和影像上无特异性表现。

**【病理变化】**

1. **大体特征**　大体上,只有当囊腔形成时萎缩方能肉眼可见。根据分布范围的不同,可以分为局灶性萎缩和弥漫性萎缩。局灶萎缩通常呈局灶分布,但有时范围也可较大,主要由多种局部因素如缺血、炎症、激素水平下降等引起;弥漫性萎缩常常由较严重的雄性激素缺乏引起,通常均匀累及整个前列腺。

2. **镜下特征**　组织学特征:按照 2006 年前列腺萎缩病变工作小组分类,将前列腺萎缩分为单纯性萎缩、单纯性萎缩伴囊腔形成、萎缩后增生及部分萎缩四种形式。这几种形式常混合存在。各种形式萎缩的共同特征是上皮细胞胞质减少。

1) **单纯性萎缩**:单纯性萎缩最常见,可以合并其他形式的萎缩。镜下,萎缩可呈局灶性,仅累及几个小叶,也可以累及整个外周区。由于细胞胞质减少,上皮细胞呈立方形或扁平,核浆比升高,染色质浓聚,因此腺体低倍镜下呈嗜碱性,表现为小而深染的小腺泡聚集(图 5-1-6)。腺泡也可以分散排列,形态不规则或成角,也可看到萎缩导管分支进入萎缩腺泡。萎缩腺体中常可见淀粉样小体。小叶间间质可有纤维化改变,有时伴有腺泡周围红染的胶原带。可以合并急慢性炎症。外层的基底细胞HE 切片中可见,不明显时可用高分子量角蛋白和 P63 免疫组化标记帮助识别。

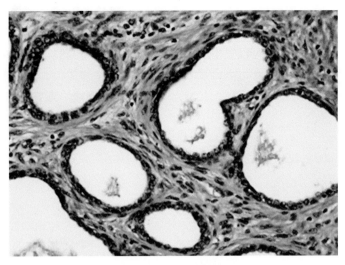

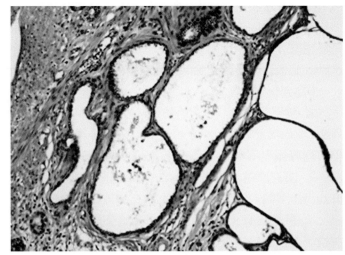

图 5-1-6　单纯性萎缩
HE×40 上皮细胞呈立方形或扁平,小而深染的小腺泡聚集

图 5-1-7　单纯性萎缩伴囊性变
HE×40 萎缩的小腺体周围的部分腺体扩张,形成囊腔

　　2) 单纯性萎缩伴囊性变:伴有囊性变,在单纯性萎缩中很常见,常常出现在单纯性萎缩腺体的周边,腺腔扩张,大小不一,多为圆形,有时可形成直径>1mm 的囊腔,也可出现多个腺腔背靠背的情况。腺腔上皮细胞呈扁平状,核小,无显著核仁。基底层细胞连续(图 5-1-7)。

　　3) 萎缩后增生:萎缩后增生也曾被称为增生性萎缩或分叶状增生。低倍镜下形态与乳腺小叶相似。典型表现为一个中央导管周围围绕小而规则、排列紧密的腺泡,由于这些腺泡排列拥挤,因此给人以增生的印象。中央的导管可伴轻微囊性变,被覆扁平萎缩上皮。其周围成簇排列的腺泡数量多在 10~20,有些似为中央导管出芽所致。腺泡通常较小,呈圆形、卵圆形,形状和大小不一;少数腺泡呈囊性改变,腺泡上皮呈扁平立方样,胞质常嗜碱性,胞核轻度增大,可见较小颗粒状核仁,有时也可见显著核仁,尤其是

伴有急性炎症时。基底细胞在 HE 切片中通常可见,但偶尔有些病例免疫组化无法标记出基底层细胞。

　　4) 部分性萎缩:部分性萎缩是指萎缩腺体胞质相对减少的一种萎缩亚型,与其他类型萎缩细胞胞质在细胞核两侧和顶端均减少不同,部分性萎缩的胞质减少主要发生在细胞核顶端,而胞核两侧胞质透明,因此低倍镜下表现为一种淡染腺体而非深染腺体聚集。造成酷似腺癌的印象。部分性萎缩中,腺腔形状有直腔、波形腔和乳头状突起型。部分腺体可呈星形。约 1/3 的病例中可见到管腔内灰白不整的碎片样物。细胞核也可轻度到中度增大,但很少见到腺癌中显著增大的核仁。与其他萎缩类型不同,不完全性萎缩间质硬化和炎症都很少见。基底层细胞在 HE 切片上可以不明显,但免疫组化标记可以显示基底层细胞,但有时呈现断续的表现(图 5-1-8A)。

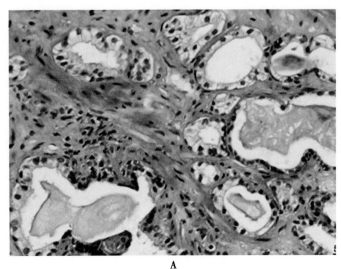

A

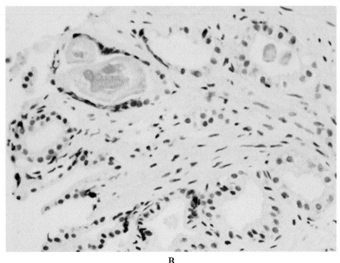

B

图 5-1-8　部分性萎缩
A. HE×40 胞质部分减少,透明,基底细胞不明显;B. IHC×40 34βE12 标记基底细胞部分缺失,不连续

**【鉴别诊断】**

**前列腺癌** 前列腺萎缩与前列腺癌的鉴别诊断是前列腺病理诊断中一个常见的陷阱,尤其是在小的穿刺活检标本上。鉴别点主要依赖于光镜下表现。单纯性萎缩可出现小腺泡不规则分布,高倍镜下小腺泡可扭曲成角,伴随纤维间质中萎缩的导管形成条索样结构,类似浸润。萎缩后增生中密集排列的腺体有时也容易被误诊为腺癌。而部分性萎缩的小腺泡结构、淡染的胞质和增大的核仁更容易和Gleason3的小腺泡腺癌混淆。尤其是免疫组化特征,有时候也会对诊断造成困扰,例如部分性萎缩的腺上皮有时会出现AMACR弱或中等程度阳性,而基底细胞标记物P63、34βE12也常常表现为断续或部分丢失(图5-1-8B)。反之,萎缩亚型的前列腺腺泡细胞癌表现出萎缩和微囊的特点,要与良性萎缩鉴别,注意其显著增大的核仁和完全缺失的基底细胞是鉴别的关键。总之,在诊断时将各项指标综合考虑,必要时结合免疫组化,可以使大多数病例得到明确诊断。

## 二、前列腺基底细胞增生

**【定义】**

前列腺基底细胞增生(basal cell hyperplasia,BCH)是前列腺腺泡周围的正常基底细胞数量增多的良性病变。

**【临床特征】**

BCH最常见于因诊断前列腺良性增生症进行TURP手术的标本,主要发生在移行带,也可见于外周带。与炎症、缺血性梗死及抗雄激素治疗相关。

**【病理变化】**

**镜下特征**

(1)组织学特征:BCH常表现为多灶状,由两层或多层数量增多的基底细胞构成,外周可形成典型的栅栏状排列。周围可以有增生的间质包绕,也可以在正常或增生的腺体之间混杂生长。增生的基底细胞呈圆形、卵圆形、梭形,胞质少,染色质深,核仁不明显。根据增生程度的不同,可以形成实性、筛状、管状等多种结构(图5-1-9)。完全性增生时,形成实性细胞巢,外周可呈栅栏样排列;不完全增生时,管腔内层仍衬覆分泌上皮,而外层是多层增生的基底细胞。腔内的微钙化和淀粉样小体常见。

(2)免疫组化:免疫组化染色显示出与正常基底细胞相似的免疫表型,P63和34βE12阳性,AMACR阴性。

**【鉴别诊断】**

BCH的形态特征比较明确,较容易诊断。鉴别诊断主要是和高级别上皮内瘤变(HGPIN),尤其是出现核仁时,但基底细胞增生的细胞分布均匀,没有HGPIN成簇

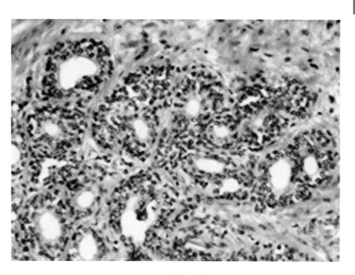

图5-1-9 基底细胞增生
HE×20 前列腺基底细胞增生

或乳头状结构。基底细胞癌虽然也会有BCH典型的巢状结构和栅栏状排列,但前者所表现出的细胞明显异型性、浸润生长、前列腺外扩散、神经侵犯等特点是BCH不具备的。

## 三、前列腺化生性病变

**【定义】**

良性前列腺上皮细胞或前列腺尿道上皮化生,主要包括以下几种:鳞状上皮细胞化生、尿路上皮化生、黏液化生、潘氏细胞化生。

**【临床特征】**

通常继发于炎症、损伤或激素水平的改变。也可以发生在治疗后,如激素治疗、放疗、经尿道前列腺电切术(TURP)和冷冻治疗后。

**【病理变化】**

**1. 鳞状上皮化生** 最常发生于前列腺炎和良性前列腺增生症。手术、药物(去势治疗)、放疗都可以导致鳞状细胞化生。低倍镜下,鳞状细胞化生常常是局灶表现,但治疗后也会出现广泛鳞化。通常可以累及中央导管,腺体可能部分或全部受累,有时只有一个小腺腔残存,表现为实性集团结构(图5-1-10)。高倍镜下,细胞间桥、嗜酸性胞质是鳞状细胞化生的特点,不成熟的鳞状上皮化生胞质减少,可出现角化珠,但并不常见。鳞状细胞化生的腺腔内也可以发现淀粉样小体和分泌物结晶。鉴别诊断主要是尿路上皮癌和鳞状细胞癌,这两种恶性肿瘤的显著细胞异型性是鉴别的要点。

**2. 尿路上皮化生** 通常沿着前列腺尿道分布,发生于中央带靠近尿道的大导管,常常和炎症和激素治疗(去势)有关。低倍镜下,通常呈灶状,几个腺体受累,也可沿着导管向远处延伸。导管或腺泡内衬多层细胞,形成尿

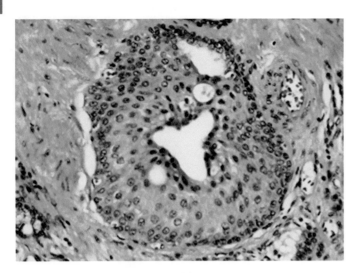

图 5-1-10　鳞状上皮化生
HE×40 前列腺鳞状上皮化生

路上皮外观,但中央经常保留腺腔(图 5-1-11)。增生的上皮细胞呈椭圆形,染色质深,没有明显的核仁,但可见到核沟。最主要的鉴别诊断是前列腺上皮内瘤变(PIN)。但 PIN 一般不会出现实性细胞巢。另一个需要鉴别的是尿路上皮肿瘤,但大多数尿路上皮肿瘤具有细胞学异型性,不太可能被误认为尿路上皮化生。基底细胞增生和鳞状细胞化生也可能和移行细胞化生混淆,但是基底细胞增生的细胞核是典型的圆形轮廓,缺少核沟;鳞状上皮化生有细胞间桥,且胞质嗜酸。

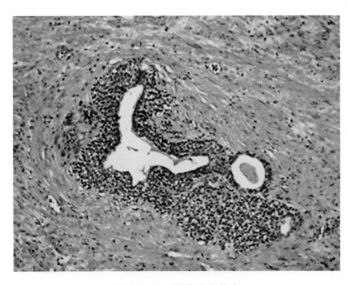

图 5-1-11　尿路上皮化生
HE×20 前列腺尿路上皮化生

**3. 黏液化生**　常见于外周带,是比较少见的化生形式,常常是偶然发现的局灶病变。镜下,化生的黏液上皮细胞成簇出现,构成小腺泡或小腺体结构,有时也能看到孤立化生的腺体或细胞。化生的细胞呈立方形或高柱状,胞质充满淡蓝色黏液,胞核小而深染,位于细胞基底

部(图 5-1-12)。尽管化生细胞胞核位于基底侧,但基底细胞通常很容易看到。鉴别诊断主要包括 Cowper 腺和泡沫细胞亚型的前列腺腺泡癌。Cowper 腺也是黏液腺,但形成小叶结构,周围可见骨骼肌纤维包绕;泡沫细胞亚型的前列腺腺泡癌胞质呈泡沫样,但细胞核往往居中,可见核仁,黏液染色阴性,缺乏基底层细胞。

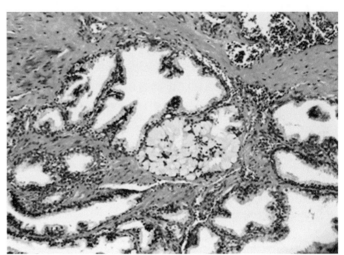

图 5-1-12　黏液化生
HE×20 黏液化生

**4. 潘氏细胞样化生**　化生的细胞增大、胞质丰富、具有嗜酸性颗粒,形态类似小肠的潘氏细胞。这种改变可能代表了一大类形态变化,包括神经内分泌分化、伴有溶酶体样颗粒外分泌分化或潘氏细胞化生。这种化生既可以出现在良性腺体中,也可以出现在前列腺癌中。目前认为在良性上皮中,其可能由具有类溶酶体样颗粒的外分泌腺分化造成,而在 PIN 和肿瘤中,似乎反映神经内分泌分化。出现在前列腺癌中的潘氏细胞化生主要是和伴有嗜酸性颗粒的神经内分泌癌进行鉴别。

**四、前列腺腺病**

**【定义】**

也被称为非典型腺瘤样增生( atypical adenomatous hyperplasia,AAH),是一种以小腺泡增生为主的良性病变,由于具有小叶生长方式、密集排列的腺体及相对边界清楚的结节而可能被误认为癌。目前对 AAH 是否属于癌前病变还没有统一意见。

**【临床特征】**

通常是偶然发现,没有特殊临床变现。诊断时的年龄在 64~70 岁。AAH 的体积和病灶数目随着年龄增长而增加。大部分 AAH 病灶体积微小,是否可以使血清 PSA 升高目前还不清楚。大部分 AAH 病灶( 86% ~ 100%)发生在尿道周围或者移行带,少数发生在外周带

和中央带。因此在根治切除标本中更常见。

**【病理变化】**

**镜下特征**

（1）组织学特征：低倍镜下，典型的 AAH 通常边界较清楚，呈圆形，但也有小部分病例中，小腺泡以浸润样的方式延伸入周围间质。病变由小而密集、大小较一致的腺泡构成，其中也可以融入体积较大、形态复杂的腺体。多数小腺泡呈圆形或椭圆形，形态规则，可见管腔。可以观察到小腺体和较大的伴有腔内突起、分支和乳头增生的腺体之间存在移行。细胞核异型性不明显，核仁也不大。基底层细胞在较大的腺体中较易见到，但在多数情况下，通常不明显或减少，造成难以识别（图 5-1-13A、B）。

（2）免疫组化：基底细胞标记物一般呈片状或不连续阳性。多数 AAH 中 AMACR 不表达，小部分可呈局灶弱阳性（图 5-1-13C、D）。

**【鉴别诊断】**

AAH 的鉴别诊断主要是高分化的前列腺腺泡癌（Gleason 评分为 2~4 分），尤其是在穿刺标本上，两者的区分非常困难，最有帮助的鉴别指标是核仁大小是否显著以及基底细胞是否完全丢失。其他有鉴别意义的特征还包括腺体的一致性、腺腔的外形以及管腔内的类晶体和黏液。AAH 的腺体一致性不如腺癌；腺腔的外形呈波浪形，非直而僵硬；管腔内的类晶体和黏液也不如腺癌常见。诊断时通常要结合多项指标综合考虑。但目前在穿刺标本中鉴别两者的压力有所减少，因为最新版 WHO 前列腺肿瘤分类中已经明确提出在穿刺活检标本中不再诊断 Gleason 评分 2~5 分的前列腺腺癌。

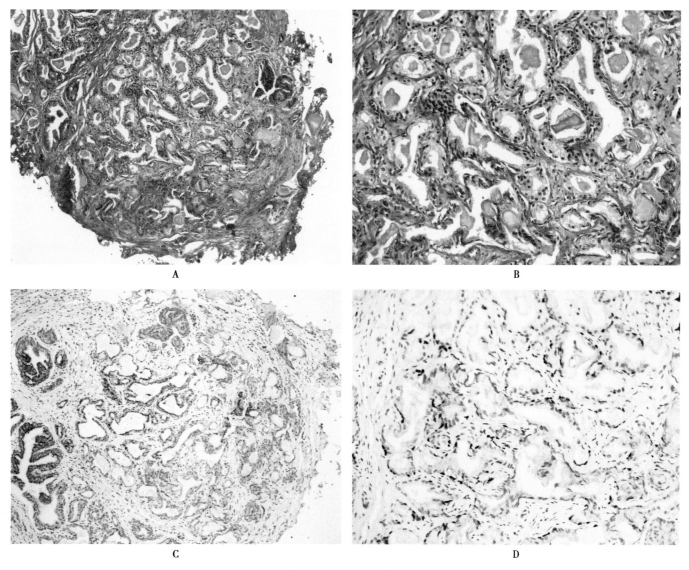

图 5-1-13 前列腺腺病

A. HE×10；B. HE×20 腺体呈非典型腺瘤样增生，增生的小腺泡排列拥挤，边界清楚，腔内见淀粉样小体及结晶体形成；C. IHC×10 AAH 中部分分泌细胞胞质及腔缘 AMACR 阳性；D. IHC×20 AAH 中基底细胞标记物（P63）一般呈片状或不连续阳性

## 五、放射性改变

### 【定义】

放射性治疗造成的正常前列腺腺体及间质发生一些非典型性改变。

### 【临床特征】

放射性治疗是目前前列腺癌非手术治疗方式中的一种重要选择,主要包括体内粒子植入放射治疗和体外放射治疗。无论何种方式均会对前列腺的正常组织形态造成影响。在放射性治疗后的根治切除或姑息切除标本中可以看到这种放射性改变。

### 【病理变化】

射线对正常组织的影响既包括上皮成分,也包括间质。低倍镜下最显著的改变是腺体数量相对减少,造成间质增生的印象。正常上皮细胞会出现异型性改变,包括细胞体积增大、胞质增多、染色质深染、细胞核增大、核仁明显等(图 5-1-14),也可以使正常的腺体缩小或萎缩,而鳞状上皮化生和基底细胞增生也很常见。射线对间质细胞的影响主要体现在间质细胞的非典型改变、泡沫样改变以及出现多核巨细胞。同时放疗还会造成血管壁增厚、纤维素样变性以及血管内皮增生。

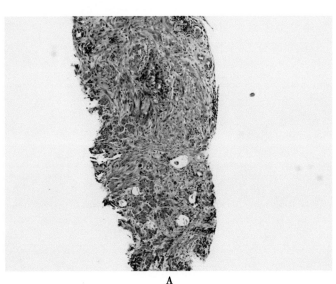
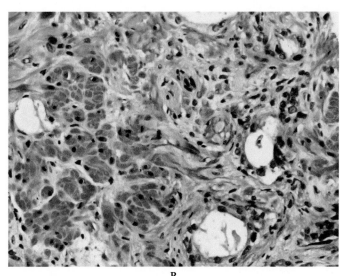

图 5-1-14 前列腺放射治疗后改变

A. HE×4 低倍镜下腺体数量相对减少;B. HE×20 正常上皮细胞会出现异型性改变,细胞体积增大、胞质增多、染色质深染、细胞核增大、核仁明显等,间质细胞也出现非典型改变

### 【鉴别诊断】

在放疗后的前列腺癌标本中,最重要的鉴别诊断是避免将正常组织的放射性改变误认为癌。由于放疗造成的异型改变主要是细胞形态改变,因此在鉴别诊断时更要注重癌的结构特点,包括浸润的生长方式、神经侵犯、管腔内的类晶体等。基底细胞辨认也对鉴别很有帮助。间质细胞空泡变性也很容易被误认为残存的肿瘤细胞,可以用 PSA 免疫组化染色帮助鉴别。

(滕梁红)

## 第五节　其他良性病变

### 一、肾源性腺瘤

肾源性腺瘤(nephrogenic adenoma)多见于成年男性,可发生于任何年龄,常发生于尿路上皮损伤后,多见于膀胱,也可见于肾盂、输尿管、尿道等部位,见于前列腺者罕见。患者常有排尿困难和经尿道器械检查或手术史,如膀胱镜检、膀胱镜手术或经尿道前列腺切除等。肾源性腺瘤由小腺体、导管或乳头构成,腺体和乳头被覆扁平、立方或柱状上皮细胞,可有细胞学不典型性和明显的核仁(图 5-1-15)。可见特征性的"鞋钉"样细胞,核较大,染色较深,位于细胞顶端,而免疫组化示肿瘤细胞 CK7、PAX2、EMA 和 P504S 均阳性,但与前列腺癌不同的是 PSA、PAP 阴性,CK 高分子标记灶性阳性。

肾源性腺瘤的常用治疗手段是经尿道电切手术。肾源性腺瘤有复发可能,也可发生肿瘤性转化,恶变为膀胱腺癌、透明细胞腺癌等,这些病例多见于免疫抑制患者,如肾移植患者。

### 二、前列腺囊肿

前列腺囊肿系前列腺腺体由于先天性或后天性的原

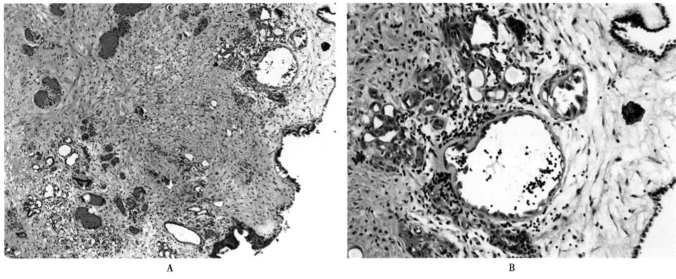

图 5-1-15 前列腺肾源性腺瘤
A. HE×10；B. HE×20 肿瘤呈腺管状结构，腺上皮呈立方或扁平状，部分核呈鞋钉样

因发生囊性改变。近年来随着超声、CT 等检查诊断水平提高，前列腺囊肿的报道逐渐增多。前列腺囊肿大多数分布在膀胱与直肠之间的前列腺外侧。可见于从 2 个月到 75 岁的患者，中位数是 26 岁。先天性前列腺囊肿一般并发泌尿系畸形，此类囊肿一般较小，在 2cm 以下，不出现临床症状，大的囊肿压迫尿道才出现梗阻症状。此类患者幼年即可发病。真性前列腺囊肿属后天性，是由于前列腺腺泡阻塞、分泌物潴留所致。系因炎症、结石或增生等病变致腺管发生阻滞形成囊肿，其中有皮样囊肿、炎症性囊肿、寄生虫性囊肿如包虫囊肿、前列腺癌退行性变形成的囊肿等。

光镜观察：囊壁可以有柱状、立方、尿路上皮，少见有鳞状上皮被覆，也可无上皮被覆。免疫组化示部分囊壁上皮 PSA 阳性，说明这是前列腺单纯性囊肿或者囊腺瘤。但是也有部分囊肿来自苗勒管残留。还有一种潴留性囊肿由前列腺腺泡扩张而成，内含清亮液体。在成年人前列腺标本中，经常可见小的、无症状的、扩张的前列腺腺泡。"潴留囊肿"这一名称应该定义那些有症状、直径大小为 1~2cm、一般为单发性的囊肿，部位接近尿道，组织学上囊壁被覆扁平上皮或尿路上皮。

### 三、前列腺囊腺瘤

前列腺囊腺瘤（prostatic cystadenoma，PC）是一种罕见的前列腺组织来源的良性肿瘤。迄今为止，国内外文献仅报道 30 余例。文献报道该肿瘤的发病年龄为 20~80 岁，平均年龄 64.5 岁。肿瘤较小时无症状，一般发病隐匿，可由体检时偶尔发现，只有当肿瘤较大、压迫周围器官及组织时，可引起相应的临床症状。该病的典型症状为泌尿系统梗阻、血尿、伴或不伴有腹部包块。术前检查几乎所有患者血清 PSA 均高于正常值。与 1~2cm 的单房性前列腺囊肿不同，前列腺囊腺瘤是体积巨大、多房性良性囊性肿瘤。肿瘤位于膀胱与直肠之间，直径可达 7.5~20cm，重量最大可达 6.5kg。肿瘤可与前列腺相连，也可不连，后一种囊腺瘤可能来自膀胱后异位的前列腺组织。

肿瘤境界清楚，切面呈多房性囊性肿瘤，囊壁被覆前列腺上皮细胞，立方或扁平，部分腺体呈筛状排列，无细胞不典型性、无核分裂象，不侵犯邻近结构。伴上皮内瘤变或腺癌的病例罕见。免疫组化染色示上皮细胞内含有前列腺特异性抗原（PSA）和前列腺酸性磷酸酶（PSAP），据此可确定其来源于前列腺。

本病预后良好，生物学行为呈非侵袭性，手术完整切除最有效的治疗手段。完整切除通常不复发，但若切除不完整则可能复发。

### 四、前列腺蓝痣

前列腺蓝痣（blue nevus）在前列腺黑色素细胞病变中占 65%，肉眼可见界限不清的小型黑色病灶。光镜观察蓝痣表现为纤维肌肉间质内大量的黑色素性梭形细胞。免疫组化 S-100 阳性，HMB45 和 CD68 阴性。电镜下，显示是黑色素细胞，有不同分化时期的黑色素小体。

鉴别诊断：在少数前列腺癌的病例中，也可见含有黑色素的小灶。含有黑色素的非肿瘤性和肿瘤性的前列腺上皮细胞，如果只含有成熟的黑色素小体，被认为是间质黑色素细胞的色素移向上皮的结果。这种黑色素病变是良性的。前列腺恶性黑色素瘤极其罕见。

## 五、淀粉样变性

前列腺淀粉样变性较常发生在多发性骨髓瘤、肾源性淀粉样变性或慢性消耗性疾病。在良性前列腺增生或前列腺癌的病例中,有 2%~10% 可见血管壁淀粉样物质沉积。淀粉样物质沉积的部位一般是血管壁或上皮下。

## 六、结石与钙化

前列腺结石是指发现在前列腺腺体或组织内的结石,应与前列腺尿道部结石相鉴别,后者可能来源于膀胱、输尿管或肾盂。可见于大约 7% 的前列腺结节状增生病例。一般无症状,常常因其他原因做前列腺手术才被发现。大多数为 50 岁以上的男性。大体检查可见前列腺结石通常是多发性的,体积较小,平均直径 5mm,较大的可达 4cm。大体棕灰色,圆形或椭圆,表面光滑。较常发生在前列腺中央的大导管,若在外周部则多在囊状扩张的腺腔内。

光镜观察:组织学所见为向心性排列的条纹,类似沙砾体。研究认为前列腺结石由淀粉样物质浓缩和钙化而

形成,后者由沉淀的前列腺分泌物钙化而成。结石的主要无机成分是磷酸盐(钙、镁、氨基镁、钾)、碳酸钙和草酸钙。前列腺结石引起脓肿是少见的合并症。这种情况可发生在对抗生素治疗耐受的尿道感染,尿道感染是前列腺脓肿的源泉。

## 七、筛状增生

筛状增生(cribriform hyperplasia)是一种良性前列腺上皮增生性病变,又称为透明细胞筛状增生,可在约 8% 未经治疗的前列腺腺体中发现。常见于有基底细胞增生的区域,因此有人认为它可能是基底细胞增生伴胞质透明变。镜下增生的大腺泡呈筛状或乳头状结构,细胞形态单一,有丰富的透明胞质,核圆而规则,核仁不明显,不同于筛状结构 PIN(图 5-1-16)。缺乏细胞学不典型性和明显增大的核仁,也不同于筛状癌。因不是浸润性生长,腺泡周围有基底细胞标记阳性的基底细胞层存在。透明细胞筛状增生与前列腺癌没有明显的因果关系。

除上述病变外,还有报道罕见的前列腺子宫内膜异位症、Wegener 肉芽肿和结节性多动脉炎、炎性假瘤等。

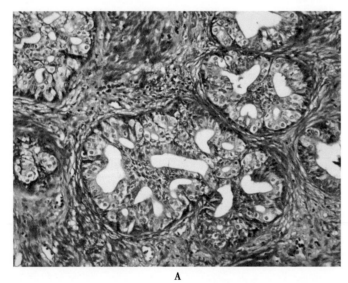
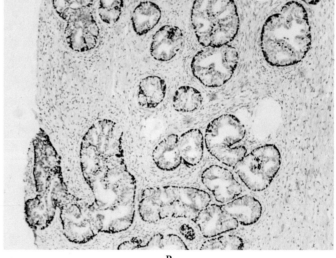

A

B

图 5-1-16 前列腺筛状增生

A. HE×20 镜下增生的大腺泡呈筛状或乳头状结构,细胞形态单一,有丰富的透明胞质,核圆而规则,核仁不明显;B. IHC×10 腺泡周围有基底细胞标记阳性(P63)的基底细胞层存在

(谢玲 章宜芬)

# 第二章

## 第一节 上皮性肿瘤

### 一、腺泡腺癌

【定义】

前列腺腺泡腺癌(acinar adenocarcinoma)是一种起源于前列腺腺泡分泌上皮的浸润性癌,癌细胞形成多种组织结构(腺泡、融合腺泡、筛状、乳头状、条索状、实性片状等),一般缺乏基底细胞。

【临床特征】

1. 流行病学

(1) 发病率:前列腺癌是老年男性常见的恶性肿瘤,90%以上为普通型前列腺腺癌(即前列腺腺泡腺癌)。其发病率具有明显的地理和种族差异,在欧美国家是最常见的恶性肿瘤,也是美国男性因肿瘤死亡的第二大原因。据美国癌症协会统计,2018年美国大约有164 690新发前列腺癌,预计29 430将死于前列腺癌。中国2015年的数据显示,2016年大约有60 300新发前列腺癌,预计26 600将死于前列腺癌。

(2) 发病年龄:前列腺癌是老年男性最常见的恶性肿瘤之一,50岁以前男性发生前列腺癌较少见,但50岁以后发病率随着年龄增长而增加。

2. 症状 前列腺癌临床症状常常和良性前列腺增生症类似,以排尿障碍为主,如尿频、夜尿增多、排尿费力、尿线变细、排尿不尽感、排尿困难或尿失禁等。晚期前列腺癌患者以局部浸润或远处转移症状为主,如血尿、会阴部疼痛、勃起功能障碍、转移性骨痛等症状。直肠指诊(DRE)可发现不对称硬结或多个质硬结节,但其敏感性不高,且阳性预测值仅为22%~36%。

3. 实验室检查 前列腺特异性抗原(prostate specific antigen,PSA)于1986年应用于临床,并被美国FDA批准用于前列腺癌早期筛查及治疗后常规监测。大量研究表明前列腺癌患者血清PSA水平一般都高于健康男性,最常用的阈值为4ng/ml。

4. 影像学特点 经直肠超声(TRUS)是前列腺癌常用的影像学检查,前列腺癌多表现为低回声,也可表现为强回声或等回声。CT、磁共振(MRI)及多参数磁共振(mpMRI)如弥散加权成像(DWI)、动态增强(DCE)成像等对发现前列腺癌病灶、局限性前列腺癌患者的临床分期均有明显价值。目前认为,MRI是评估前列腺癌范围、局部浸润及局部复发最准确的影像学方法。PET/CT及放射性核素全身骨显像用于评价前列腺癌的转移情况,有助于临床分期。

5. 治疗 前列腺癌的临床生长发展的自然病程目前还难以预测,但研究表明,综合患者的临床分期及预后因子等各种因素,可对前列腺癌患者采取观察等待、根治性前列腺切除术、放射治疗、内分泌治疗、化学药物治疗、冷冻治疗、高能聚焦超声治疗、组织内肿瘤射频消融、免疫治疗、基因治疗等手段。

6. 预后 前列腺癌的TNM分期、PSA水平、Gleason评分和术后切缘情况等是前列腺癌显著的独立肿瘤相关性预后因子。

【病理变化】

1. 大体特征 前列腺癌主要发生于外周带,最常累及外周带后侧及后外侧区,少部分发生于移行带,中央带十分罕见。大体改变常不明显,大多呈多灶性生长。有时可形成较大的肿瘤结节从而在切面上可以识别,呈灰白或灰黄色,质地较韧或硬,很少出现出血、坏死、明显间质反应等改变。但这种改变缺乏特异性,很难与炎性结节、增生性结节等鉴别。

2. 镜下特征

(1) 组织学特征:在显微镜下,前列腺腺泡腺癌与其他部位的癌一样,具有组织结构、细胞学异常等病理形态特点。

1) 组织结构异常:①肿瘤性腺体大小、形态异常;②浸润性生长;③其他结构异常包括胶原小结(collagenous microceules)或称黏液性纤维增生(mucinous fibro-

plasia）、肾小球样结构、腺腔内物质（如嗜酸性类结晶体、嗜碱性黏液、粉染的颗粒状分泌物）。

肿瘤性腺体大小、形态异常：前列腺为复管泡状腺，为中等至大的腺泡，腺腔内缘因乳头状内折而呈不规则梅花状，有分支。前列腺腺泡腺癌约70%以小腺泡结构为主，大多呈圆形、卵圆形，腺腔内缘因缺乏乳头状内折而比较平直。增生的小腺泡背靠背、共壁、搭桥形成筛状、乳头状、肾小球样及大片融合性腺泡群；或腺样结构基本消失，形成实性巢状、片状、条索状或单细胞性结构（图5-2-1A）。这些结构模式构成了Gleason分级系统的基础。

浸润性生长：低倍镜下正常前列腺呈小叶状结构，小叶间为纤维平滑肌间质所分隔。前列腺腺泡癌的浸润性生长方式以间质浸润最常见，即各种结构异常的肿瘤性腺体或细胞、细胞巢在正常腺泡间的纤维平滑肌间质内浸润，穿插于较大的良性前列腺腺体之间，结构松散、分布随意、缺乏边界（图5-2-1B），但促纤维增生性间质反应不明显。Gleason评分2~4分的前列腺腺泡腺癌中，肿瘤性腺泡增生可形成结节状结构，无明显浸润。但Gleason评分2~4分的癌一般仅出现于移行区，通常是在尸检或因良性前列腺增生症而切除的前列腺组织中由病理医师偶然发现的，被认为是一种生物学行为惰性的前列腺偶发癌或T₁期癌。

除间质浸润外，前列腺外组织如前列腺外脂肪及横纹肌组织、膀胱和精囊腺组织、血管和淋巴管、神经浸润（图5-2-2），对前列腺癌的预后有重要价值。

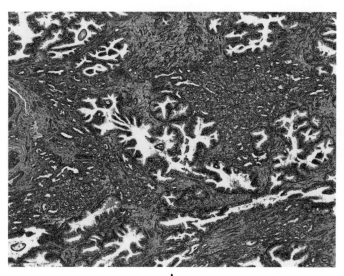
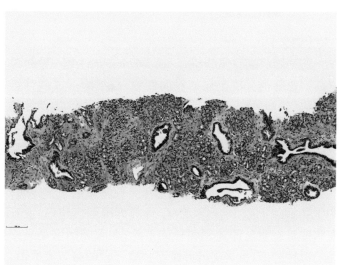

A　　　　　　　　　　　　　　　　　　B

**图5-2-1　前列腺腺泡腺癌**
HE×4 前列腺癌组织呈小腺泡结构，部分腺体互相融合，穿插于良性前列腺腺体间，浸润前列腺纤维肌性间质

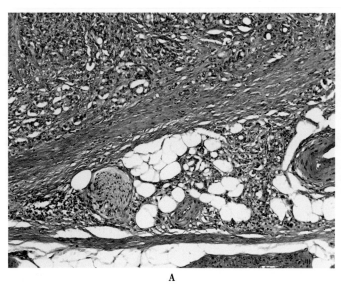
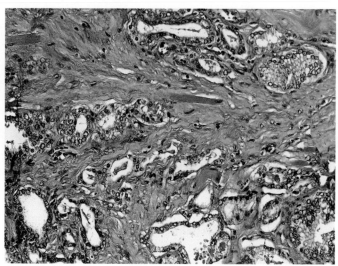

A　　　　　　　　　　　　　　　　　　B

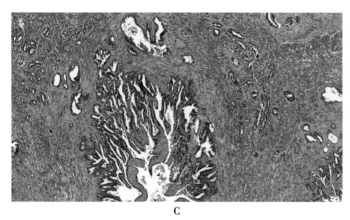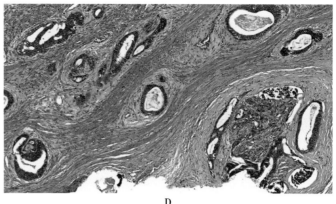

图 5-2-2　前列腺腺癌癌组织浸润
A. HE×10 浸润脂肪组织；B. HE×20 浸润横纹肌组织；C. HE×10 浸润精囊腺；D. HE×4 浸润神经纤维及神经节

其他结构异常（图 5-2-3）：胶原小结（collagenous micronodules）或称黏液性纤维增生（mucinous fibroplasia），为腺腔内疏松的嗜酸性纤维结节，纤维母细胞少，腺腔结构变形，腔内可见黏液，可能是由于酸性黏蛋白外渗到前列腺间质中形成。肾小球样结构为恶性上皮细胞在腺腔内呈筛状排列，一端黏附于腺体的一侧，形成肾小球样结构。腺腔内嗜酸性类结晶体呈长条状、菱形。以上两种结构异常与环状神经束膜浸润被认为是前列腺腺泡腺癌的特异性结构，而腺腔内物质（如嗜酸性类结晶体、嗜碱性黏液、粉染的颗粒状分泌物）则具有提示作用，对前列腺腺泡腺癌的诊断有帮助。

2）细胞异常：①肿瘤细胞的单一性；②细胞核异常；③细胞质异常。

肿瘤细胞的单一性（图 5-2-4）：良性前列腺腺泡主要由分泌细胞和基底细胞构成，分泌细胞呈立方或柱状，胞质淡染至透明；基底细胞位于分泌细胞的下方，细胞核呈雪茄烟样或类似纤维母细胞核，与基底膜平行。前列腺腺泡腺癌是由前列腺腺泡分泌细胞发生而来，为单一的肿瘤细胞构成，正常的基底细胞消失。

细胞核异常：前列腺腺泡腺癌的细胞核常增大（图 5-2-4），深染或染色质细腻，核仁常明显。核仁大小（≥1μm）对前列腺腺泡腺癌的诊断很有帮助，如在 10 倍物镜下见到圆形红色核仁则应怀疑前列腺腺癌，大核仁周围往往有空晕。当然有些前列腺腺癌可能见不到核仁，并不是每个癌细胞均具有明显核仁，仔细查找大多可以找到。明显增大的核仁也可见于前列腺炎的上皮细胞。前列腺腺癌的细胞核多形性常不明显，只有少数的前列腺腺癌如高级别前列腺腺泡腺癌、经治疗后复发或已广泛播散的终末期病例具有明显恶性的细胞学特征，如细胞核多形性、核分裂象等。因此 Gleason 分级系统对肿瘤的细胞学异型性几乎忽略不计，完全按低倍镜下肿瘤细胞的排列方式、腺泡分化程度和浸润程度进行分级。

细胞质异常：细胞质的异常对于前列腺腺泡腺癌的诊断价值相对降低。在低倍镜下见到胞质染色较深、嗜双色性小腺体（图 5-2-4），提示腺癌可能。有些癌细胞胞质呈透明或颗粒状、泡沫状。前列腺腺泡腺癌的胞质内几乎总是缺乏脂褐素，而正常前列腺上皮内常常可见。

（2）免疫组化：基底细胞消失是诊断前列腺腺泡腺癌的重要形态学依据。在苏木素-伊红染色切片中判断基底细胞是否存在有时很困难，因此采用基底细胞的标记物进行免疫组化染色就成为前列腺良恶性鉴别诊断的重要手段之一。基底细胞的标记物有多种，如高分子量细胞角蛋白（HMWCK，常用的是 34βE12、CK5/6）及 P63。值得注意的是，一部分良性前列腺病变如腺病和部分萎缩的腺泡周围基底细胞可以部分甚至完全消失。因此，基底细胞免疫组化标记结果必须结合苏木素-伊红染色切片中的其他形态特征来综合判断。另外，极少数前列腺腺癌细胞可表达 34βE12 或 P63，判断这些标记物的时候要仔细观察其阳性定位的细胞，并结合其他标记物如 α-甲酰基辅酶 A 消旋酶（AMACR/P504S）综合判断（图 5-2-5）。

α-甲酰基辅酶 A 消旋酶（AMACR/P504S）是一种支链脂肪酸和胆汁酸代谢中间体酶。2002 年 Jiang 等首先将 AMACR 用于前列腺良恶性上皮性病变的鉴别诊断。前列腺腺泡腺癌 AMACR 的阳性率达 80% 以上，某些类型前列腺癌如泡沫状腺癌、萎缩性癌、假增生性癌和治疗后前列腺癌的阳性率比较低。AMACR 结合基底细胞标记物已广泛用于前列腺穿刺活检标本，尤其是困难病例的

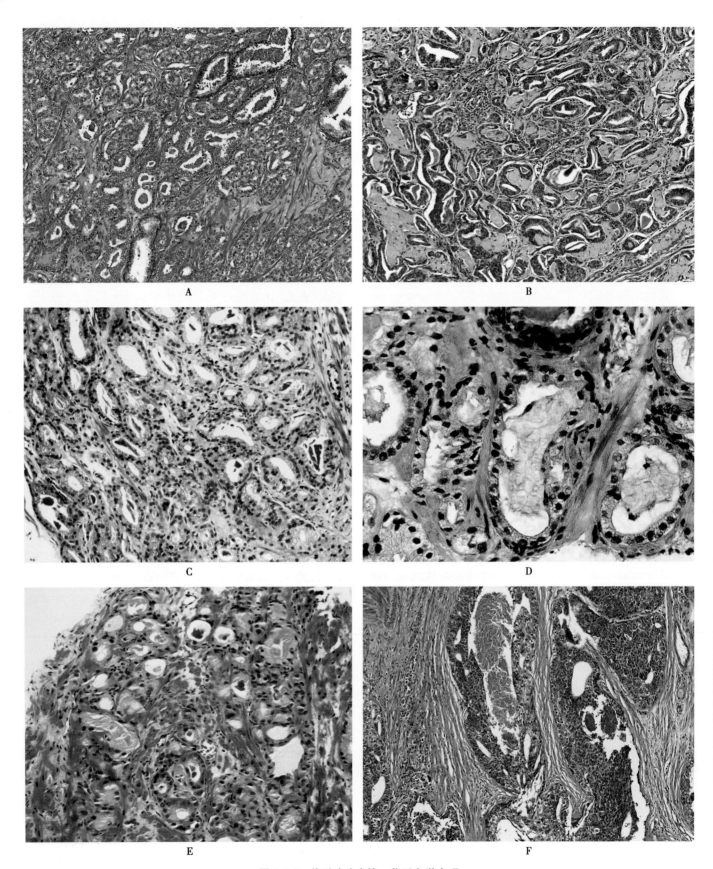

图 5-2-3　前列腺腺癌的一些形态学表现

A. HE×10 肾小球样结构；B. HE×10 胶原小结；C. HE×10 腔内嗜酸性结晶体；D. HE×40 嗜碱性黏液；E. HE×10 腔内粉染颗粒状分泌物；F. HE×10 凝固性坏死

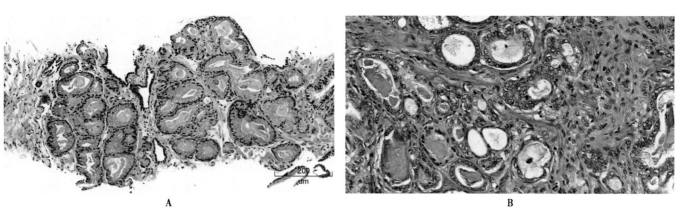

图 5-2-4 前列腺腺癌细胞
HE×20 前列腺腺癌细胞胞质嗜双色性,基底细胞消失,核仁明显

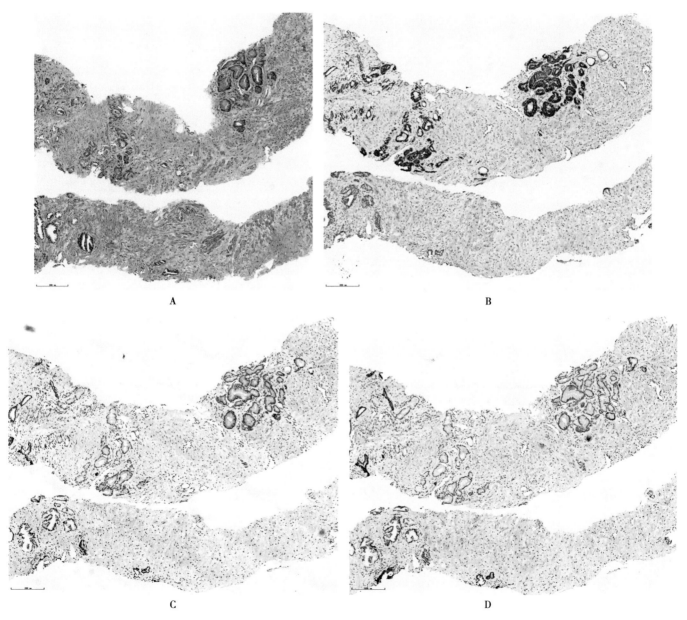

图 5-2-5 前列腺腺癌的免疫组化
A. HE×4 HE 染色;B. IHC×4 前列腺癌细胞 AMACR 阳性;C. IHC×4 前列腺癌腺管周围 P63 阴性,而良性腺体周围 P63 阳性;D. IHC×4 前列腺癌腺管周围 34βE12 阴性,而良性腺体周围 34βE12 阳性

病理诊断中。需要注意的是,AMACR 阳性表达可见于12% 的良性前列腺结节性增生、17.5% 的前列腺腺病或萎缩中,同时前列腺以外的肿瘤如膀胱癌、结肠癌、肾癌(尤其是乳头状肾细胞癌)、卵巢癌、乳腺癌、肺癌、淋巴瘤、恶性黑色素瘤以及良性的肾源性腺瘤,AMACR 也可以阳性。AMACR 在前列腺病变中的标记结果可以鉴别前列腺腺癌与前列腺良性病变,不能鉴别是否为前列腺来源的癌。

*ERG* 基因为 ETS 相关基因,由雄激素相关启动子启动,导致 ERG 蛋白过表达。国外文献报道,>50% 的前列腺腺癌存在 *TMPRSS2* 与 *ERG* 基因重复融合,>40% 的前列腺腺癌 ERG 免疫组化阳性表达,但在中国人群中 ERG 的免疫组化阳性率不足 20%,该抗体的特异性高达 99.9%。

鉴别是否为前列腺来源的腺癌需要前列腺特异性标记物,如前列腺特异性抗原(prostate specific antigen,PSA)、前列腺酸性磷酸酶(prostate acid phosphatase,PAP)、人腺体激肽释放酶 2(human kinase 2,hK2)、前列腺特异性膜抗原(prostate specific membrane antigen,PSMA)、P501S(也称 prostein)及 NKX3.1(一种雄激素相关肿瘤抑制基因或前列腺特异性雄激素调节同源异形盒基因)蛋白,这些标记物可提示肿瘤来自前列腺。

(3)前列腺腺癌的 Gleason 分级及 ISUP/WHO 分级分组:Gleason 分级系统是目前前列腺腺癌应用最广泛的组织病理学分级系统。美国 Donald F. Gleason 于 1966 年仅根据低倍镜下肿瘤的形态结构(腺体分化和浸润程度)提出了 Gleason 分级系统(5 级 10 分制)。1993 年 WHO 推荐 Gleason 分级系统作为前列腺癌的标准病理分级系统,认为该分级系统与前列腺癌的生物学行为和预后有良好的相关性,2004 年 WHO 泌尿与男性生殖系统肿瘤分类正式将 Gleason 分级纳入其中,2016 年 WHO 泌尿与男性生殖系统肿瘤分类采用了国际泌尿病理学会对 Gleason 分级系统的修订及提出的基于 Gleason 分级系统的预后分级分组,目前成为前列腺腺癌最常用最重要的组织病理学分级系统。

Gleason 分级系统根据低倍镜下肿瘤腺体结构的分化程度,分为 5 种结构(pattern)/5 个级别(grade),即 1~5 级(1 级分化最好,5 级分化最差)。为了准确反映前列腺癌的生物学行为,Gleason 提出了联合分级(Gleason 评分),即将常规 HE 切片中肿瘤的主要结构及次要结构分别分级,二者相加得出 Gleason 评分。Gleason 评分范围包括完全由 Gleason 1 级构成的肿瘤即 Gleason 评分 2(1+1=2)到完全未分化的肿瘤构成的 Gleason 评分 10(5+5=10),共 9 个等级。

Gleason 分级系统于 1966 年提出后,医学的发展对前列腺癌的研究及认识均发生了非常巨大变化。血清 PSA 筛查、影像学的发展、前列腺穿刺技术、免疫组化的应用,使人们认识到原来的 Gleason 分级系统存在局限性。2005 年国际泌尿病理学协会(ISUP)对前列腺癌 Gleason 评分标准化问题进行了讨论并达成了新的共识(图 5-2-6A),对原有的 Gleason 分级标准作了一些必要的修改和补充。随后于 2014 年及 2017 年再次对 2005 共识会议上的一些问题进行了讨论,达成了新的共识(图 5-2-6B),提出了基于 Gleason 分级系统的预后分级分组。

Gleason 分级系统的显微镜下形态(图 5-2-7):

Gleason 1 级:肿瘤结节界限清楚、膨胀性生长,结节内腺体排列紧密但不融合,圆形、卵圆形中等大小(比 Gleason 3 级的腺体大),大小形状均匀一致,不浸润周围良性前列腺组织。

Gleason 2 级:与 Gleason 1 级相似,肿瘤结节边界比较清楚,但边缘可有微小浸润。与 Gleason 1 级相比,2 级的腺体排列较为松散,腺体大小形态较不一致,腺体圆形、卵圆形,不融合。1 级及 2 级癌大多发生在移行区,很少位于外周区。

Gleason 3 级:完全独立分散的腺体,单个腺体轮廓清楚,一般比 Gleason 1 或 2 级的腺体小,腺体大小形态各异,腺腔开放,浸润于良性腺体之间的间质。

Gleason 4 级:包括融合性小腺泡群,呈不规则、互相吻合的筛状或乳头状结构;低分化腺癌由成簇细胞构成,腺腔形成不良,腺体界限欠清;筛状结构腺体;肾上腺样结构,表现为胞质透亮、核小而深染的肿瘤细胞形成片状结构,似肾透明细胞癌。

Gleason 5 级:无明确腺体分化,肿瘤呈实性片状、条索状结构或单细胞排列;粉刺型癌中央有粉刺状坏死,周围为乳头状、筛状或实性结构。

由于 Gleason 评分的范围是 2~10 分,而通过大量研究得出的共识认为前列腺穿刺标本的评分最低为 6 分,应避免患者误认为 6 分的肿瘤具有中度侵袭性。尽管均为 Gleason 评分 7 分的前列腺腺癌,Gleason 3+4 及 Gleason 4+3 者预后有差异,且 Gleason 评分 8 分与 Gleason 评分 9 分或 10 分的前列腺腺癌预后也明显不同,因此,ISUP 提出了基于 Gleason 分级系统的预后分级分组(表 5-2-1)。

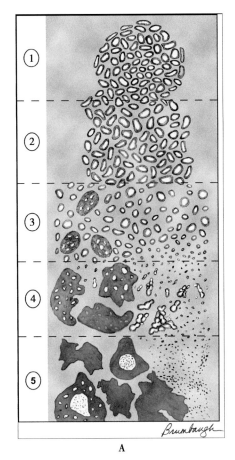

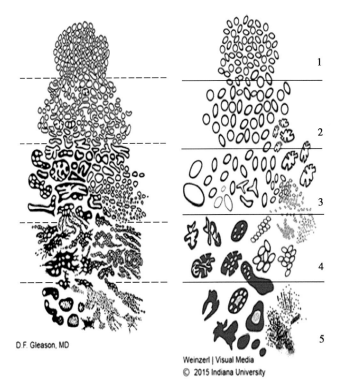

D.F. Gleason, MD

Weinzerl | Visual Media
© 2015 Indiana University

**FIGURE 2.** Prostatic adenocarcinoma (histologic patterns): original (left) and 2015 Modified ISUP Gleason schematic diagrams.

A

B

图 5-2-6　分级系统模式图

A. 2005 年修订的 Gleason 分级系统模式图（引自 Epstein JI et al,2005）；B. 2014 年 ISUP 修订的 Gleason 分级系统模式图（引自 Epstein JI et al,2016）

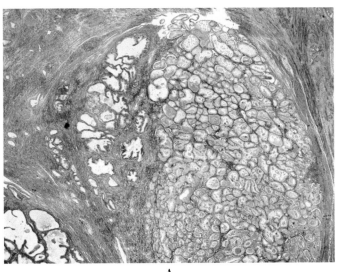

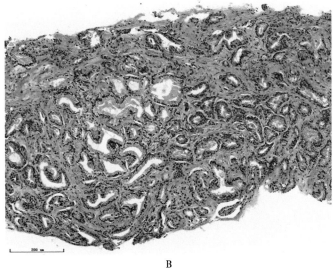

A

B

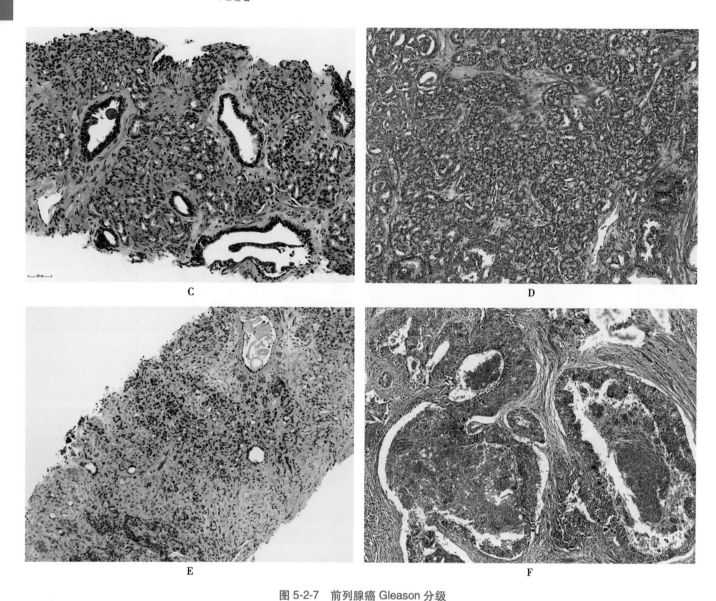

图 5-2-7 前列腺癌 Gleason 分级

A. HE×4 Gleason 1 级及 2 级;B. HE×10 Gleason3 级;C. HE×10 Gleason 4 级;D. HE×4 Gleason 4 级;E. HE×10 Gleason 5 级;F. HE×10 Gleason 5 级

表 5-2-1  WHO/ISUP 前列腺腺癌的预后分级分组

| 分级分组 | Gleason 评分 |
|---|---|
| 1 | ≤3+3=6 分 |
| 2 | 3+4=7 分 |
| 3 | 4+3=7 分 |
| 4 | 4+4=8 分,3+5=8 分,5+3=8 分 |
| 5 | 5+4=9 分,4+5=9 分,5+5=10 分 |

【鉴别诊断】

1. **良性前列腺小腺体增生**  如不典型腺瘤样增生(腺病)、硬化性腺病、基底细胞增生、透明细胞筛状增生、部分萎缩等。这些良性病变中基底细胞均存在,但可能明显减少甚至部分腺体基底细胞完全消失。对比有基底细胞的腺体与基底细胞消失的腺体形态,如二者细胞形态一致,则考虑为良性病变。

2. **良性其他病变及组织结构**  如肾源性腺瘤、射精管、尿道球腺、中肾管残留、精阜黏膜腺体增生等。前列腺腺癌表达前列腺特异性标记物如 PSA、PSAP、NKX3.1 等,结合病变的分布区域等可加以鉴别。

3. **尿路上皮癌**  高级别前列腺腺癌有时与尿路上皮癌在 HE 染色中难以鉴别,前列腺腺癌表达前列腺特异性标记物如 PSA、PSAP、NKX3.1 等,而尿路上皮癌则表达高分子角蛋白(34βE12)、CK20、CK7、血栓调节素(thrombomodulin)及 uroplakin。

(章宜芬)

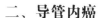 

## 二、导管内癌

### 【定义】

前列腺导管内癌（intraductal adenocarcinoma of prostate，IDC-P）是一类发生在前列腺腺泡或导管内的肿瘤，具有前列腺高级别上皮内瘤变（high grade prostatic intra-epithelial neoplasia，HGPIN）的某些特征，并表现出比 HGPIN 更明显的结构和/或细胞异型性，通常与高级别、高分期的前列腺浸润性癌并存。2016 年 WHO 泌尿系统肿瘤最新分类已将 IDC-P 列为独立的诊断实体（diagnostic entity）。

### 【临床特征】

#### 1. 流行病学

（1）检出率：IDC-P 的检出率与样本类型和临床分期有关。根治标本和晚期病例中 IDC-P 的检出率高于穿刺活检样本和低分期病例。一组 312 例前列腺癌穿刺活检标本中，33 例（10.6%）检出 IDC-P，而一组晚期转移性前列腺癌穿刺活检标本中，IDC-P 的检出率为 20.5%（57/278）。根治标本中 IDC-P 的检出率比穿刺活检标本更高。一组 901 例根治标本中，有 155 例检出 IDC-P（17.2%），而另一组高风险前列腺癌根治标本中，IDC-P 检出率高达 50.5%（104/206）。

（2）与浸润癌的关系：IDC-P 常与高级别浸润癌共存，偶见活检标本中仅有 IDC-P 而无浸润癌存在。Guo 和 Epstein 报道 45 000 例穿刺活检中，只有 27 例仅见 IDC-P 而无浸润性癌（0.06%）。

#### 2. 实验室检查
与普通腺泡腺癌相似，血清 PSA 水平升高。

#### 3. 治疗
目前 IDC-P 的主要治疗方法是内分泌治疗，出现去势抵抗后进行辅助化疗或新型内分泌治疗。

#### 4. 预后
无论前列腺穿刺活检标本或是根治标本中，存在 IDC-P 均提示预后不良。前列腺根治标本中，IDC-P 与高级别浸润癌共存，与 Gleason 评分、肿瘤容积、前列腺外扩散、精囊腺侵犯和淋巴结转移均密切相关。穿刺活检标本和根治标本中存在 IDC-P 均为前列腺癌总生存率的独立预测指标。IDC-P 的存在还提示患者更易进展为去势抵抗型或者对放化疗不敏感。

### 【病理变化】

#### 1. 镜下特征

（1）IDC-P 的病理诊断标准：2006 年 Guo 和 Epstein 提出 IDC-P 的特点是在具有基底细胞的导管内，出现以下任意一种模式：①实性结构；②致密筛状结构；③疏松筛状或微乳头状结构伴明显核异型性（至少达正常前列腺上皮细胞核的 6 倍），或伴粉刺状坏死。这也是 2016

版 WHO 所使用的诊断标准。

2007 年 Cohen 等提出诊断 IDC-P 的 5 个主要标准和 3 个次要标准。主要标准为：①导管直径为正常的 2 倍以上；②基底细胞存在；③具有明显恶性特征的肿瘤细胞；④肿瘤细胞在导管腔内生长、播散；⑤粉刺状坏死。前 4 条改变几乎总是存在，但粉刺状坏死仅见于部分病例。次要标准包括：①腺体分支，常呈直角状；②导管有平滑、圆形轮廓；③常见两群细胞，位于外层的高柱状细胞，有多形性，核分裂多，PSA 染色弱；位于中央的立方形细胞，形态较单一，核分裂不活跃，PSA 染色强。偶见细胞外黏液。

虽然各研究小组提出的诊断标准各有侧重，观察者间一致性也有待提高，但从实用的角度出发，应强调最主要的两条诊断依据：①明显恶性的腺癌细胞在导管内生长；②导管基底细胞至少部分保存。

（2）IDC-P 的形态学亚型：包括疏松筛状、致密筛状和实体状，各种亚型可并存（图 5-2-8）。不同的亚型预后不同。

#### 2. 免疫组化
肿瘤细胞通常弥漫表达甲基辅酶 A 消旋酶（AMACR），肿瘤周围的基底细胞表达基底细胞标记如 P63、34βE12 等（图 5-2-8）。

#### 3. 前列腺穿刺活检中 IDC-P 的报告
虽然上述研究显示 IDC-P 是前列腺癌重要的预后指标之一，但部分病理医师和临床医师对其认识尚不充分，实际诊断工作中 IDC-P 可能被低估。多数情况下，IDC-P 常伴随浸润性癌，这些癌通常为 Gleason 分级 4 或 5，故一些学者对报告浸润性癌时是否仍需报告 IDC-P 存疑。研究显示，即使晚期转移性前列腺癌，IDC-P 仍是 CRPC 和预后不良的独立预测指标。故在伴有高级别浸润性癌的病例中，仍有必要指出 IDC-P 的存在。

穿刺活检中仅见 IDC-P 而未见浸润性癌的情况罕见，这时病理医师宜对 IDC-P 进行描述，泌尿外科医师应注意这些病变通常与高级别和进展期的前列腺癌相关，应进行必要的治疗，或对这种病例再活检。另一种很罕见的情况是，IDC-P 存在于仅有 Gleason 分级 3 的前列腺癌穿刺活检标本中，此时可通过两种方式报告：①将 IDC-P 按浸润性癌标准进行 Gleason 分级；②仅将浸润性癌分级为 Gleason3，在备注中指出存在 IDC-P 及其临床意义。

如不典型细胞构成的筛状病变不能满足 IDC-P 的诊断标准但超过 HGPIN 的标准，应报告为不典型筛状病变，不除外 IDC-P，并建议进行再活检。

### 【鉴别诊断】

#### 1. 筛状 HGPIN
筛状 HGPIN 是常见的前列腺导管内病变，有与 IDC-P 相似之处，但生物学行为迥异，为前

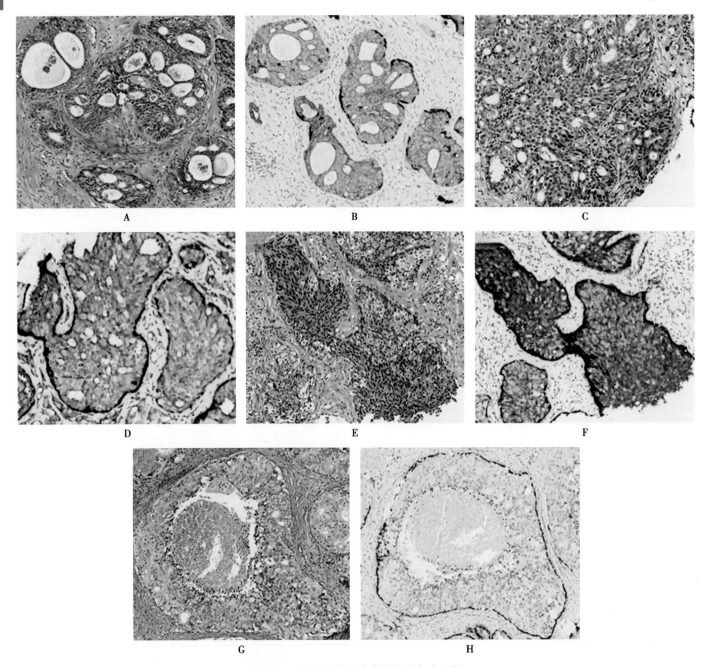

图 5-2-8 IDC-P 的形态学特征及免疫组化

A. HE×20 为疏松筛状型 IDC-P；C. HE×20 为致密筛状亚型 IDC-P；E. HE×20 为实体型 IDC-P；G. HE×20 为实体型 IDC-P 伴粉刺状坏死；B、D、F 和 H 为对应的免疫组化染色,棕色示前列腺癌细胞表达 AMACR,红色示基底细胞表达 P63 和 34βE12

列腺癌的前驱病变,因此二者的鉴别具有重要临床意义。二者均表现为导管和腺泡内上皮不典型增生,IDC-P 的细胞和结构异型性更明显,而筛状 HGPIN 的腺体较小,细胞相对一致,无明显多形性,几乎不见致密筛状和实体状生长方式以及粉刺状坏死。HGPIN 和 IDC-P 均可见疏松筛状和微乳头结构,只有同时具备其他特征,如明显增大、多形性核(至少为邻近非肿瘤性腺上皮细胞核的 6 倍)或非局灶性粉刺状坏死等,才可诊断 IDC-P。二者免疫表型相似,均表达 PSA、AMACR 及基底细胞标志物(P63、HCK)等。

**2. 浸润性筛状癌** 浸润性筛状癌(Gleason 分级为 4 级,如伴粉刺状坏死则为 5 级)形态非常类似筛状型 IDC-P,但没有基底细胞。某些情况下,识别正常导管轮廓和分支有助于区分浸润性筛状癌与筛状型 IDC-P。但如果不进行基底细胞免疫组化染色,大多数筛状型 IDC-P 可能被诊断为浸润性筛状癌。虽然 IDC-P 多伴有 Gleason 分级较高的浸润性癌,但我们最近的研究显示,即使在 Gleason 分级较高的转移性前列腺癌中,有 IDC-P 的病例预后依然明显差于无 IDC-P 的病例,提示通过基底细胞免疫组化区分浸润性筛状癌和筛状型 IDC-P 具有重要临床意义。

3. **前列腺导管腺癌（ductal adenocarcinoma，DA）**　导管腺癌是一种侵袭性前列腺癌亚型，常发生于尿道前列腺部或尿道周的导管。肿瘤细胞常呈假复层高柱状，形成乳头状或筛状结构，形态类似宫内膜样腺癌，坏死常见。导管腺癌中的乳头常有真正的纤维血管轴心，细胞核异型性明显，核大，核仁明显，核分裂易见。IDC-P细胞则常呈立方状，排列呈筛状、微乳头状或簇状，没有真正的纤维血管轴心。导管腺癌也易出现导管内播散，可与IDC-P共存，部分病例可见残留的基底细胞。部分学者曾提出将导管腺癌归入导管内癌的范畴，但导管腺癌有特殊形态特点，大部分没有基底细胞，二者仍应分开。

4. **尿路上皮癌播散入前列腺导管**　发生于膀胱的尿路上皮癌，或罕见的前列腺原发的尿路上皮癌，也可扩散至前列腺导管，形态与实体型IDC-P相似，但其肿瘤细胞多形性更明显，免疫组化染色有助于鉴别诊断。IDC-P表达前列腺特异性标志物如前列腺特异性抗原（PSA）、前列腺特异性酸性磷酸酶（PSAP）、前列腺特异性膜抗原（PSMA），而HCK、P63等基底细胞标记仅表达于肿瘤腺体周围的基底细胞。相反，尿路上皮癌不表达PSA、PSAP和PSMA，多数表达GATA-3、P63和CK7，亦常表达CK20，二者可通过免疫组化进行区别。

IDC-P的鉴别诊断详见表5-2-2。

表5-2-2　IDC-P的鉴别诊断

| | IDC-P | 筛状HGPIN | 浸润性筛状癌 | 尿路上皮癌（导管内播散） |
|---|---|---|---|---|
| **结构特征** | | | | |
| 基底细胞层 | 存在 | 存在 | 消失 | 常存在 |
| 腺体大小 | 正常2倍以上 | 正常 | | 增大 |
| 腺体轮廓 | 常不规则 | 通常规则 | 常不规则 | |
| 腺体分支 | 常见 | 通常不见 | 通常不见 | |
| 生长模式 | 疏松/致密筛状，实体状 | 平坦、簇状、微乳头、疏松筛状 | 筛状 | 实体状 |
| **细胞特征** | | | | |
| 核大小 | 大，正常6倍以上 | 稍增大 | 不同程度增大 | 不同程度增大 |
| 核异型性 | 明显 | 不明显 | 明显 | 明显 |
| 核分裂象 | 可见 | 基本不见 | 可见 | 可见 |
| 粉刺状坏死 | 可见 | 基本不见 | 可见 | 可见 |
| 基底细胞 | 存在 | 存在 | 消失 | 存在 |
| **免疫组化** | | | | |
| 肿瘤细胞 | AMACR（+），PSA（+），P63（-） | AMACR（+），PSA（+），P63（-） | AMACR（+），PSA（+），P63（-） | P63（+），PSA（-），AMACR（-/+） |
| 基底细胞 | P63（+），HCK（+） | P63（+），HCK（+） | 无 | P63（+），HCK（+） |
| *ERG*基因重排 | 较常见 | 无或少见 | 较常见 | 通常不见 |
| *PTEN*缺失 | 常见 | 无或少见 | 常见 | 通常不见 |

AMACR：甲酰基辅酶A消旋酶；PSA：前列腺特异性抗原；HCK：高分子量CK

### 三、导管腺癌

**【定义】**

前列腺导管腺癌（ductal adenocarcinoma，DAC）是一种较少见的前列腺癌组织学亚型。由于其形态学类似子宫内膜癌，最早的文献描述其为"宫内膜样癌"。现已经明确导管腺癌是一种起源于前列腺导管、具有特殊形态特征的前列腺癌，其主要形态学特征为假复层高柱状细胞组成的乳头状或筛状结构，细胞异型性明显。

**【临床特征】**

1. **流行病学**　纯的导管腺癌罕见，约占前列腺癌0.2%~0.4%；混合性导管腺癌和腺泡腺癌相对常见，约占前列腺癌3.0%。

2. **症状**　前列腺导管腺癌常发生于尿道前列腺部或

尿道周导管,也可累及外周带。发生在尿道周的患者常有尿路梗阻、尿急、尿频和血尿等症状。发生在外周带的导管腺癌与普通腺泡腺癌临床表现相似。

**3. 实验室检查**  混合性导管腺癌患者血清 PSA 水平常升高,单纯导管腺癌血清 PSA 水平可正常或升高。

**4. 治疗**  目前导管腺癌的主要治疗方法是手术,辅以内分泌治疗,出现去势抵抗后进行辅助化疗。

**5. 预后**  导管腺癌是一种侵袭性较强的前列腺癌亚型,易出现前列腺包膜外累及、切缘阳性、精囊腺侵犯和淋巴结转移,且易出现远处转移。其转移部位除骨以外,还可出现如肺、脑、肝、直肠及阴茎等器官转移。由于PSA 水平不一定升高,直肠指检也不易发现,早期诊断较困难。

导管腺癌对传统治疗如内分泌治疗和放疗不如腺泡腺癌敏感,因此手术根治尤其重要。与混合性导管腺癌相比,纯的导管腺癌根治切除后局部复发率更高。

**【病理变化】**

**1. 镜下特征**  肿瘤由假复层高柱状上皮细胞组成,胞质丰富,常呈双嗜性,偶尔淡染。核伸长成卵圆形,多位于基底部,异型性明显。染色质较粗糙,核大、核仁明显,可见核分裂象。坏死常见。肿瘤排列呈乳头状、筛状、实体状、腺样或 PIN 样(prostatic intraepithelial-like)结构,多种结构可并存,乳头状和筛状结构最常见。筛状结构由背靠背的大腺体构成,形成裂隙状腔隙,乳头状结构中央具有纤维血管轴心(图 5-2-9)。乳头状结构是诊断导管腺癌最重要的特征之一,高级别异型性核、高柱状上皮和伸长的核也有助于导管腺癌的诊断。筛状结构和坏死对诊断导管腺癌没有特异性。对于一些缺乏典型特征的病例,诊断比较困难。

除了纯的导管腺癌,导管腺癌常表现为一种异质性疾病,常与其他类型前列腺癌相混合。最常见的并存组织学类型是腺泡腺癌,另外还包括尿路上皮癌、黏液腺癌、肉瘤样癌等。由于这些类型的癌具有不同的生物学行为,病理报告中需明确所有共存的肿瘤类型,并需估计这些肿瘤类型的比例。

**2. 分级**  导管腺癌通常为 Gleason 4 级。与腺泡腺癌相似,如果出现粉刺状坏死则为 Gleason 5 级,而由于PIN 样导管腺癌预后类似于 Gleason 分级 3+3=6,故定为 Gleason3 级。

**3. 免疫组化**  前列腺导管腺癌与普通腺泡腺癌的免

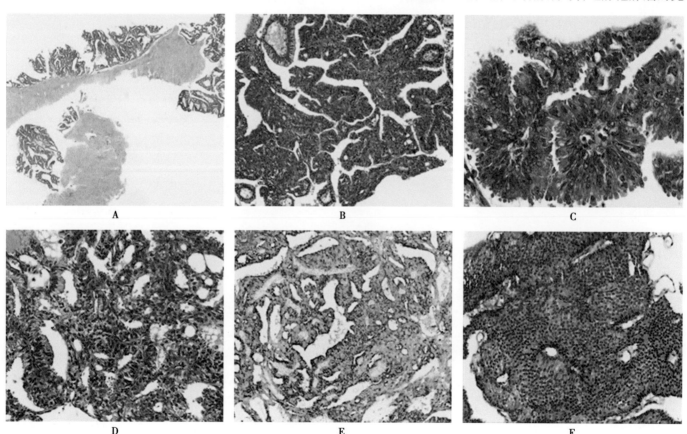

**图 5-2-9  前列腺导管腺癌的形态学特征及免疫组化**
A. HE×4 低倍镜下见导管腺癌导管起源的生长模式;B. HE×4 导管腺癌的乳头状结构(低倍);C. HE×20 导管腺癌的纤维血管轴心(高倍);D. HE×10 筛状型导管腺癌;E. IHC AMACR、P63 和 HCK 三标免疫组化染色示肿瘤细胞 AMACR(+),P63 和 34βE12 为阴性提示肿瘤周无基底细胞存在;F. HE×10 实体型导管腺癌

疫表型相似,常表达 PSA 和 PSAP,需注意导管腺癌中 PSA 和 PSAP 的染色强度常比普通腺泡腺癌弱,或呈灶状分布。大多数肿瘤细胞表达 AMACR。导管腺癌中 Ki-67 指数常明显高于普通导管腺癌。另外,导管腺癌常表达雄激素受体 AR。导管腺癌偶尔可表达胃肠道腺癌标记如 CK20、CDX2 等。因此在诊断前列腺导管腺癌时需同时染前列腺来源标记 PSA 和 PSAP,以排除转移性肿瘤。

**【鉴别诊断】**

**1. 腺泡腺癌** 传统的腺泡腺癌通常由立方形或低柱状细胞构成分化良好或分化差的腺样结构,一般没有乳头状结构或核复层化。似乎很容易与导管腺癌区别开。

然而,一些腺泡腺癌可能具有导管腺癌的某些病理学特征,如伸长的核和高柱状上皮、核不典型性、筛状生长模式、腺腔内坏死、位于前列腺导管周围等,此类病变与导管腺癌难以鉴别。由高柱状细胞构成具有纤维血管轴心的乳头结构被认为是诊断导管腺癌最有用的线索,普通的腺泡腺癌不具备这种结构。此外,筛状结构中不规则的裂隙样腔隙更支持导管腺癌的诊断,而立方细胞或低柱状细胞形成的打孔样圆形腔隙更支持普通腺泡腺癌。间质促纤维增生反应和含铁血黄素沉积在导管腺癌更常见。需注意的是,免疫组化染色在鉴别导管腺癌和腺泡腺癌上帮助不大。二者鉴别诊断参见表5-2-3。

表 5-2-3 导管腺癌的鉴别诊断

| | 导管腺癌 | 腺泡腺癌 | 导管内癌 | HGPIN |
|---|---|---|---|---|
| **结构特征** | | | | |
| 筛状结构 | 裂隙样腔隙 | 圆形腔隙 | 圆形腔隙 | 少见 |
| 乳头状结构 | 有纤维血管轴心 | 无纤维血管轴心 | 无纤维血管轴心 | 无纤维血管轴心 |
| **细胞特征** | | | | |
| 细胞形态 | 柱状 | 立方状 | 立方状 | 立方状 |
| 核形 | 伸长或卵圆形 | 圆形 | 圆形 | 圆形 |
| 核大小 | 通常 2 倍正常腺泡细胞以上 | 通常 2 倍正常腺泡细胞以上 | 筛状型导管内癌核至少 6 倍于正常腺泡细胞 | 通常 2 倍于正常细胞以上 |
| **免疫组化** | | | | |
| 肿瘤细胞 | AMACR(+) PSA(+),P63(-) | AMACR(+),PSA(+) P63(-) | AMACR(+) PSA(+),P63(-) | AMACR(+/-) PSA(+),P63(-) |
| 基底细胞 | 无 | 无 | P63(+),HCK(+) | P63(+),HCK(+) |

AMACR:甲酰基辅酶 A 消旋酶;PSA:前列腺特异性抗原;HCK:高分子量 CK

**2. 前列腺导管内癌(IDC-P)** IDC-P 常为立方状细胞排列成实体状、致密筛状、疏松筛状或微乳头状结构,不伴纤维血管轴心。筛状排列的 IDC-P 形成的腔隙通常为圆形。疏松筛状或微乳头状 IDC-P 中,肿瘤细胞核大小至少 6 倍于周围正常腺体。IDC-P 常与高级别浸润性腺泡腺癌伴行,具有沿导管生长的特性,免疫组化染色显示基底细胞总是存在或部分存在。导管腺癌也可出现导管内播散,少数病例可见残留的基底细胞。部分学者曾提出将导管腺癌归入导管内癌的范畴,但导管腺癌有其特征性的形态特点,表现为假复层伸长核的柱状细胞排列成乳头状和筛状结构,乳头中央可见纤维血管轴心。导管腺癌的核大概 2~3 倍于正常腺泡上皮。与 IDC-P 相比,导管腺癌大部分没有基底细胞,免疫组化可帮助鉴别。二者鉴别诊断参见表5-2-3。

**3. 转移癌或邻近器官肿瘤累及前列腺** 原发或转移性膀胱癌、肺癌或胃肠道癌都可表现为高柱状细胞、乳头状或筛状结构。因此在经尿道切除的标本中诊断前列腺导管腺癌一定要排除转移。不同的免疫组化标记组合可帮助鉴别这些肿瘤。需注意前列腺导管腺癌偶尔也可以表达 TTF-1、CDX-2、villin 等,因此需结合 PSA 和 PSAP 来确定前列腺来源。同样,PSA 或 PSAP 阳性而 GATA-3、uroplakin 和 thrombomodulin 阴性可帮助区分前列腺导管腺癌和膀胱尿路上皮癌。部分导管腺癌仅弱阳性或局灶表达 PSA 或 PSAP,需进行仔细评估。因为导管腺癌常为混合性,如果同时存在普通腺泡腺癌成分,则更支持前列腺导管腺癌而不是转移癌。二者鉴别诊断参见表5-2-3。

**4. HGPIN** 是前列腺腺泡腺癌的前驱病变,可排列呈乳头状、筛状、簇状或扁平状结构,乳头状 HGPIN 没有纤维血管轴心。而导管腺癌通常表现为具有纤维血管轴心的乳头状结构。HGPIN 的腺体大小和分布类似于正常前列腺的腺体,而导管腺癌范围通常较大,形成腺体背靠背的复杂结构。此外,导管腺癌比 HGPIN 具有更明显的

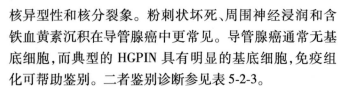

核异型性和核分裂象。粉刺状坏死、周围神经浸润和含铁血黄素沉积在导管腺癌中更常见。导管腺癌通常无基底细胞，而典型的 HGPIN 具有明显的基底细胞，免疫组化可帮助鉴别。二者鉴别诊断参见表 5-2-3。

（陈　铌）

## 四、其他组织学类型

### （一）神经内分泌肿瘤

**【定义】**

前列腺神经内分泌肿瘤原发于前列腺，包括前列腺癌伴潘氏细胞样神经内分泌分化、分化好的神经内分泌肿瘤（类癌）、小细胞癌和大细胞神经内分泌癌。

**【临床特征】**

**1. 前列腺腺癌伴潘氏细胞样神经内分泌分化**　其确切的发生率尚无报道，其预后意义目前也不清楚，有的认为其预后由前列腺腺癌决定。

**2. 前列腺类癌**　真正的前列腺类癌极为罕见，到2014 年止，文献报道中真正符合诊断的仅有 5 例，其中 2例患者三十多岁，其余 3 例患者更为年轻，分别为 7 岁、19 岁和 22 岁，这 3 例前列腺类癌是多发性内分泌肿瘤 ⅡB 综合征的一部分。临床无 PSA 升高。有限的资料显示，尽管发现时已是进展期，甚至有淋巴结转移，但预后较好。

**3. 前列腺小细胞癌**　在初诊为前列腺小细胞癌的病例中，有 50%～60% 为单一的纯小细胞癌，其余的为混合性前列腺小细胞癌和腺癌，其中又以与普通前列腺腺泡腺癌混合最常见。国外病例资料中约 40%～50% 前列腺小细胞癌既往有前列腺腺癌病史。经治疗，尤其是内分泌治疗后发生小细胞癌，其间隔时间 1～300 个月（平均25 个月）。前列腺小细胞癌是一侵袭性强的恶性肿瘤，发现时往往有脏器转移，但是少有副肿瘤综合征。2 年和 5年生存率分别为 27.5% 和 14.3%。

**4. 前列腺大细胞神经内分泌癌**　极为罕见，尤其是单纯的大细胞神经内分泌癌。既往报道的病例常与普通的前列腺腺泡腺癌混合。现有的有限病例提示其为快速进展的恶性肿瘤，但因病例少，其治疗及预后尚需进一步探索和观察。

**【病理变化】**

**1. 大体特征**　与普通的前列腺腺癌相似，肉眼难以区分。

**2. 镜下特征**

（1）组织学特征

1）前列腺腺癌伴潘氏细胞样神经内分泌分化：经典的表现为肿瘤细胞胞质嗜酸性颗粒状，或呈散在细胞团

分布，或散在分布于分化好的、Gleason 评分为 3 分的腺体中，或细胞温和呈条索状分布。神经内分泌标记物阳性，电镜下可见神经内分泌颗粒。此外，潘氏细胞样神经内分泌分化可有变异型，即肿瘤细胞温和，罕见或缺乏胞质内嗜酸性颗粒，代之以双染性细胞质，局灶呈条索状排列，常与经典型潘氏细胞样神经内分泌分化共存，两者肿瘤细胞核仁不明显，PSA 阳性率不等，不参与 Gleason评分。

2）前列腺类癌：前列腺类癌的诊断极为严格，除了形态学上和其他部位（如：肺）的类癌一样外，尚需满足以下条件：①如果同时存在前列腺腺癌，类癌不能与之相邻；②免疫组化神经内分泌标记物阳性，而 PSA 阴性；③发生于前列腺实质内。

普通的前列腺腺癌可以出现类癌样结构，不应诊断为类癌。PSA 阴性的肿瘤细胞呈巢状和条索状，与普通的前列腺腺癌混合存在时，也不应诊断为类癌。

3）前列腺小细胞癌：总体而言，前列腺小细胞癌与肺小细胞癌形态学相似，大部分表现为"燕麦细胞"样，即细胞质稀少，圆形、卵圆形或梭形细胞核的大小小于 3 倍的淋巴细胞，染色质细腻，核仁不明显或无，细胞核挤压变形，核/浆比大，细胞边界不清，核分裂象和凋亡小体易见，切除标本中常见地图样坏死。约 30%～40% 病例中可见中间细胞型肿瘤细胞，偶见瘤巨细胞和瘤细胞呈单行排列。

前列腺小细胞癌常与前列腺腺泡腺癌混合存在，多数病例中两者界限分明，少见情况下两者混合存在。前列腺小细胞癌不给予 Gleason 评分，在与前列腺腺癌混合的病例中，仅对普通的腺癌成分评分。有报道显示，约85% 病例 Gleason 评分>8，并且建议在病理报告中显示混合成分的百分比。

4）前列腺大细胞神经内分泌癌：肿瘤细胞大而多角形，胞质丰富，核染色质粗颗粒状，核仁明显，核分裂易见。肿瘤细胞呈不规则大巢状分布，巢周围肿瘤细胞呈栅栏状排列，常伴地图样坏死。

（2）免疫组化：与发生于其他脏器的神经内分泌肿瘤一样，神经内分泌标记物（突触素、嗜铬素和 CD56）有助于诊断和鉴别诊断。此外，研究显示，在前列腺小细胞癌中，一半以上病例 TTF-1 阳性，17%～25% 病例 PSA 灶状阳性。

**【鉴别诊断】**

无论哪种神经内分泌肿瘤，都应首先除外邻近部位或脏器侵及前列腺。其次，在普通的前列腺腺癌中可有散在的、神经内分泌标记物阳性的细胞，其临床意义不明，多数研究认为与预后无关，故不建议常规染神经内分

泌标记物。

**1. 前列腺腺癌伴潘氏细胞样神经内分泌分化** 当潘氏细胞样神经内分泌分化成分呈条索样排列时,尤其是变异型,因肿瘤细胞质嗜酸性颗粒不明显或无,勿将其诊断为 Gleason 评分 5 分。

**2. 前列腺类癌** 要需与前列腺腺癌中类癌样结构相鉴别。这种类癌样结构呈巢状,细胞核一致,偶有免疫组化和/或电镜显示神经内分泌分化。多数情况下,类癌样结构与普通的前列腺腺癌混合存在,或 PSA 阳性,可助鉴别,少数情况下 PSA 阴性,此为上面提到的变异型潘氏细胞样神经内分泌分化,而非类癌。

**3. 前列腺小细胞癌和大细胞神经内分泌癌** 除了两者之间相互鉴别外,两者均需与 Gleason 评分 5+5=10 分的前列腺腺癌相鉴别,尤其是在混合性前列腺小细胞癌/大细胞神经内分泌癌和普通前列腺腺癌。

（二）黏液癌

**【定义】**

前列腺黏液腺癌是指肿瘤内细胞外黏液占 25% 以上。

**【临床特征】**

前列腺黏液腺癌约占前列腺癌的 0.2%,早期报道此为侵袭性肿瘤,但近来资料显示前列腺黏液腺癌与普通的前列腺腺癌生存期相似,并好于前列腺其他亚型。

**【病理变化】**

**1. 大体特征** 当肿瘤黏液成分多时,切面可呈黏液样。

**2. 镜下特征**

（1）组织学特征:在大的黏液湖中漂浮有单个腺体、融合腺体或筛状癌巢(图 5-2-10),单个肿瘤细胞具有普

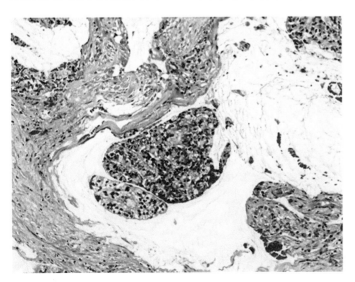

**图 5-2-10 前列腺黏液腺癌**
HE×10 实性前列腺腺泡细胞癌巢漂浮于黏液湖中

通的前列腺腺泡腺癌的特点。Gleason 评分时需除外黏液成分,然后根据实际结构评分,多数病例为 7 分或 8 分。根据定义,前列腺黏液腺癌的诊断仅用于前列腺全切标本。在全切标本中,黏液成分不到 25% 时,可诊断为"前列腺腺泡腺癌伴灶状黏液特点",在穿刺标本中可诊断为"前列腺腺泡腺癌伴黏液特点"。

（2）免疫组化:PSA、NKX3.1 等前列腺特异性标记物阳性。

**【鉴别诊断】**

在前列腺全切标本中,与黏液腺癌同时存在的普通前列腺腺泡腺癌有助于诊断和鉴别诊断。在穿刺组织中,需与发生于膀胱、尿道和直肠的黏液腺癌相鉴别,除了临床病史外,免疫组化有助于鉴别诊断。

（三）印戒样细胞癌

**【定义】**

前列腺印戒细胞样癌是指空泡状、不含黏液的单个肿瘤细胞(相当于 Gleason 评分 5)至少占肿瘤的 25%。

**【临床特征】**

真正的前列腺印戒样细胞癌罕见,是一高度侵袭性的恶性肿瘤,平均生存期只有 29 个月。

**【病理变化】**

**1. 大体特征** 因病例少,经验不足,可能与普通的前列腺腺泡腺癌相似。

**2. 镜下特征**

（1）组织学特征:前列腺腺泡腺癌中肿瘤细胞内的空泡可见于 Gleason 评分中的任何一种结构,而前列腺印戒样细胞癌是指无黏液的空泡存在于单个肿瘤细胞内,呈 Gleason 评分 5 分结构,且这种印戒样细胞占肿瘤的 25% 以上。

（2）免疫组化:PSA、NKX3.1 等前列腺特异性标记物阳性。

**【鉴别诊断】**

前列腺印戒样细胞癌需与胃肠转移或泌尿道尿路上皮癌侵及前列腺相鉴别。除了前列腺特异性标记物外,当与胃肠印戒细胞癌相鉴别时,需根据形态学,即胃肠印戒细胞癌通常可见细胞内黏液以及临床病史相鉴别。当与呈印戒样的尿路上皮癌相鉴别时,需增加 GATA-3、P63 等免疫组化指标以及临床血 PSA 及相关影像学等检查。

（四）鳞状细胞肿瘤

**【定义】**

前列腺鳞状细胞肿瘤包括鳞状细胞癌和腺鳞癌。

**【临床特征】**

鳞状细胞癌占所有前列腺癌不到 0.6%,腺鳞癌更少见。国外约 50% 的患者发生于前列腺腺癌患者内分泌治

疗或放疗后。两者发病年龄与前列腺腺癌相似,有报道平均年龄为72.8岁。发现时常伴有转移,临床进展迅速,预后差,平均生存期1~2年。

【病理变化】

1. **大体特征**　与普通的前列腺癌相同。

2. **镜下特征**

(1) 组织学特征:在形态学上,前列腺鳞状细胞癌与发生于其他部位(如肺)的鳞状细胞癌一样。腺鳞癌是前列腺腺泡腺癌和鳞状细胞癌混合,鳞状细胞癌可以是低至高不同分化,排列既可以是巢状,也可以是单个细胞。鳞状细胞癌不参与Gleason评分。

(2) 免疫组化:鳞状细胞癌高分子量角蛋白和P63阳性。腺鳞癌中,腺癌成分PSA、NKX3.1等前列腺特异性标记物阳性。

【鉴别诊断】

鳞状细胞癌需与鳞状细胞化生相鉴别。

（五）尿路上皮癌

【定义】

前列腺尿路上皮癌包括前列腺原发性或继发性尿路上皮癌。

【临床特征】

1. **流行病学**　原发于前列腺而无膀胱尿路上皮癌的前列腺原发性尿路上皮癌非常罕见,绝大多数是膀胱尿路上皮癌累及前列腺所致。在因膀胱癌而行膀胱前列腺切除术患者中,前列腺尿道部受累者占15%~48%。在膀胱癌患者中,约有4%患者的前列腺尿道部受累,也有患者在膀胱癌诊断和治疗后以前列腺尿路上皮癌形式复发。原发者,平均年龄66岁(45~91岁)。

2. **症状**　无论是原发性还是继发性前列腺尿路上皮癌,均可出现血尿、尿路刺激和排尿困难等症状。

3. **预后**　因原发性前列腺尿路上皮癌患者发现时往往已是进展期,因此,总体预后差,平均生存期为17~29个月。继发者预后与TNM分期相关,其中值得注意的是,膀胱癌从膀胱直接侵犯前列腺者,为pT4a,而以原位癌形式累及前列腺尿道部后再浸润至前列腺间质者,为pT2,而非pT4。

【病理变化】

1. **大体特征**　根据肿瘤范围不同而表现不同,临床上,由于原发性前列腺尿路上皮癌罕见,加之部分病例为先期行前列腺电切术发现为尿路上皮癌后再行根治术,故较难观察到完整的大体标本。一般而言,原发性前列腺尿路上皮癌主要累及前列腺尿道部和大导管,可有前列腺尿道部黏膜粗糙、不规则隆起,尿道周围前列腺实质内可见灰白色、边界欠清的浸润性病变。继发性前列腺

尿路上皮癌如果以原位癌为主,黏膜可无异常,或有红斑,如果在原位癌基础上出现浸润,肉眼是否能观察到,视病变范围而定。

2. **镜下特征**

(1) 组织学特征:肿瘤细胞主要呈高级别尿路上皮癌改变,可有两种生长方式。①癌沿原位播散,癌沿前列腺尿道部、导管和腺泡播散,导管和腺泡内充以高级别癌,呈实性圆形或长柱状膨胀性生长,中央可有粉刺样坏死;局灶偶见原位受累的前列腺腺体可无膨胀或略膨胀生长,也可仅是腺体的一部分受累(图5-2-11A~C);在良性前列腺组织,癌细胞可以在腺泡上皮和基底细胞之间播散,或呈派杰样;②浸润性生长,癌细胞呈不规则巢状或条索状在前列腺内浸润性生长(图5-2-11D、E),形态学与发生于膀胱等部位的尿路上皮癌相似,可有各种组织学类型。癌细胞核级别高,或核大而具多形性,或细胞核深染,细胞质少,核浆比大,或细胞质略嗜酸呈鳞状细胞样。核分裂象易见。

(2) 免疫组化:可用于诊断和鉴别诊断的尿路上皮癌标记物有GATA-3、P63、uroplakin-Ⅱ。

【鉴别诊断】

对于以原位播散为主的病变,尤其是在前列腺电切术和穿刺标本,需与前列腺高级别上皮内肿瘤、前列腺导管内癌等鉴别;对于浸润性尿路上皮癌,尤其是分化差且原位癌难以找见的病例,需与分化差的前列腺腺泡腺癌、基底细胞癌、PNET/EWING肉瘤等相鉴别,结合形态学和免疫组化有助于鉴别诊断。

（六）基底细胞癌

【定义】

前列腺基底细胞癌是前列腺基底细胞的恶性肿瘤。

【临床特征】

患者平均年龄42~89岁(平均69岁),最常见的症状是尿路梗阻,常见于经尿道前列腺电切标本中。血清PSA正常,个别病例同时伴有前列腺腺泡腺癌时PSA升高。目前报道的病例中有前列腺外侵犯和转移等,提示前列腺基底细胞癌是具有潜在侵袭性的肿瘤,而且具有实性巢状结构的前列腺基底细胞癌更具侵袭性。

【病理变化】

1. **大体特征**　因病例少见,且多由前列腺电切标本诊断,完整的前列腺根治标本更少见,肉眼特点尚不清楚。

2. **镜下特征**

(1) 组织学特征:肿瘤细胞胞核较一致,细胞质稀少。可有多种形态学结构:腺样囊性/筛状结构,因与腺样囊性癌相似,以往曾用名称为"腺样囊性癌";大巢状伴

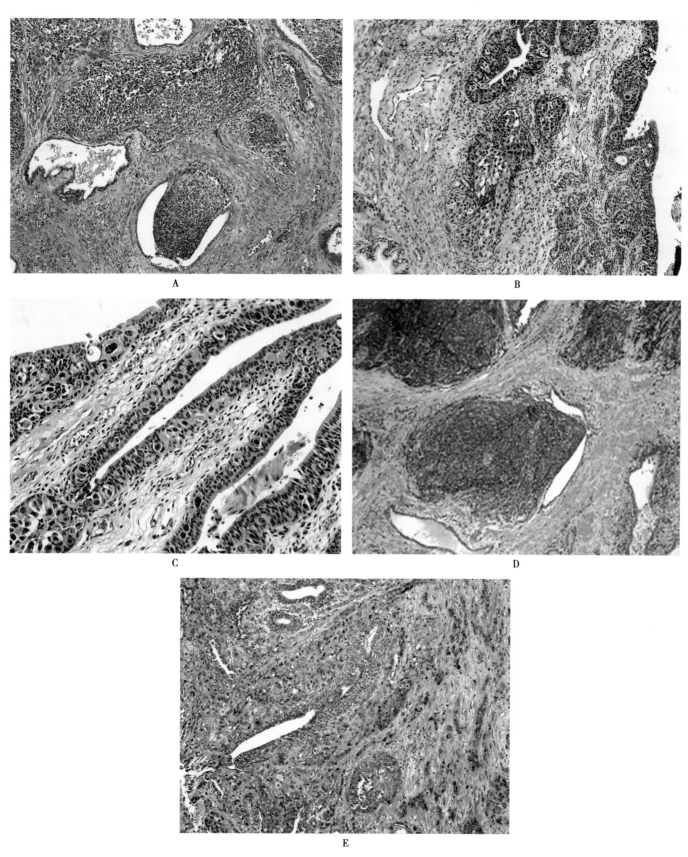

图 5-2-11　尿路上皮癌

A. HE×10 原发性尿路上皮癌。癌细胞局限于前列腺腺泡中,并凸向腺腔;B. HE×10 继发性前列腺尿路上皮癌。高级别尿路上皮癌以原位癌形式在前列腺尿道部播散,左下角为前列腺腺泡;C. HE×20 继发性前列腺尿路上皮癌,图 B 放大,癌细胞原位呈 Pagetoid 播散;D. HE×10 浸润性前列腺尿路上皮癌。此例为原发性高级别前列腺尿路上皮癌,癌细胞核深染,细胞质稀少,核浆比大,在原位病变基础上出现浸润;E. HE×10 前列腺尿路上皮癌。分化差的尿路上皮癌呈巢状、条索状或单个细胞浸润于前列腺实质中,此例为膀胱高级别尿路上皮癌直接累及前列腺

周围细胞呈栅栏状排列,中央有坏死;基底细胞样细胞排列呈不规则、小至中等大小的实性巢;偶见条索状或小管状结构,内衬嗜酸性细胞(图5-2-12)。可见多少不等的核分裂象(0~60/10HPF)。间质促纤维化或水肿。

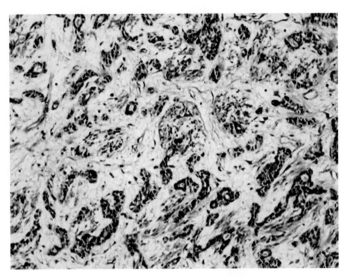

**图5-2-12　前列腺基底细胞癌**
HE×20 基底细胞样细胞排列呈不规则条索样浸润于前列腺实质中,个别条索中有小管结构

(2) 免疫组化:P63 和 34βE12 可阳性,尤其是外层细胞,反之,CK7 靠腔面细胞阳性,CK20 阴性,P504s 阴性至弱阳性。有研究显示,HER2 在基底细胞癌中膜强阳性。Bcl-2 强阳性和 Ki-67 指数升高达 50% 以上,可用于与基底细胞增生相鉴别。

【鉴别诊断】

在 2004 版 WHO 泌尿系统及男性生殖器官肿瘤病理学和遗传学分类中尚有基底细胞腺瘤,2016 版 WHO 泌尿系统及男性生殖器官肿瘤分类中取消此病种,因此,前列腺基底细胞癌主要需与基底细胞增生相鉴别。除了上述光镜下所见的基底细胞癌形态结构外,癌在前列腺内广泛浸润性生长,侵犯神经、前列腺外,坏死和间质促结缔组织增生性反应等有助于鉴别。

**（七）肉瘤样癌**

【定义】

前列腺肉瘤样癌是既有上皮分化,又有间叶分化的双相分化的前列腺恶性肿瘤。

【临床特征】

患者平均发病年龄为 68 岁(范围 32~91 岁),半数患者有前列腺内分泌治疗或放疗病史。患者预后差,5 年癌症特异生存率是 40%。

【病理变化】

**1. 大体特征**　与经典的前列腺腺癌相同。

**2. 镜下特征**

(1) 组织学特征:前列腺肉瘤样癌的上皮成分通常是高 Gleason 评分的前列腺腺癌,间叶成分包括骨肉瘤、软骨肉瘤、横纹肌肉瘤、平滑肌肉瘤、脂肪肉瘤、血管肉瘤等。

(2) 免疫组化:前列腺肉瘤样癌的上皮成分表达角蛋白和 PSA,间叶成分根据相应的成分而表达相应的免疫标记物。

【鉴别诊断】

当前列腺肉瘤样癌中上皮成分不明显或没有时,需与真正的肉瘤相鉴别,取材足够和免疫组化广谱 CK 有助于鉴别诊断。

**（八）多形性巨细胞癌**

【定义】

前列腺多形性巨细胞癌是指前列腺腺癌中出现巨大、奇异、间变的细胞,细胞核多形性,肿瘤中无梭形细胞成分。

【临床特征】

前列腺多形性巨细胞癌是前列腺腺泡腺癌非常罕见的类型,患者平均诊断年龄是 65 岁,目前已报道的病例不足 10 例,是高度侵袭性的前列腺癌。有些患者有前列腺癌内分泌治疗或放疗病史。

【病理变化】

**1. 大体特征**　与前列腺腺癌相似。

**2. 镜下特征**

(1) 组织学特征:5%~70% 肿瘤有显著的多形性,可见非典型性核分裂象,与其混合存在的普通的前列腺腺泡腺癌 Gleason 评分一般 9 分以上。可有灶状小细胞癌,鳞状细胞癌和导管腺癌。

(2) 免疫组化:多形性巨细胞 AE1/AE3 阳性,约 50% 病例 PSA 阳性。

【鉴别诊断】

前列腺多形性巨细胞癌需与多形性明显的前列腺肉瘤样癌相鉴别。

**（九）其他罕见组织学类型**

前列腺其他罕见的上皮性肿瘤包括良性的囊腺瘤和恶性的透明细胞癌,均极为罕见。

(陆　敏)

## 第二节　前列腺上皮内瘤变

【定义】

前列腺上皮内瘤变(prostatic intraepithelial neoplasia,PIN)指的是前列腺腺体上皮(分泌)细胞在导管内或腺腔内增殖引起的上皮不典型改变,涵盖了前列腺上皮由正常演进到浸润性前列腺癌之前的整个病变过程（图5-2-13）。按病变程度通常分为：低级别前列腺上皮内瘤变（low-grade prostatic intraepithelial neoplasia，LGPIN）和高级别前列腺上皮内瘤变（high-grade prostatic intraepithelial neoplasia，HGPIN）。分别对应曾经的3级分类法中的PIN1级（LGPIN）和PIN2、3级（HGPIN）。

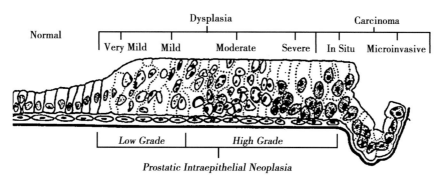

图5-2-13　前列腺上皮癌变演进图

**【临床特征】**

**1. 流行病学**　单纯的PIN没有明显的临床症状或体征，通常是在进行前列腺癌排查的穿刺活检组织中偶然发现的，但常常可以在前列腺癌根治手术标本中轻松发现。和前列腺癌一样，HGPIN通常出现于前列腺外周带，可以呈多灶性生长。PIN随年龄和人种以及地理位置而差异分布，随年龄增长而发病率增高，调查显示非裔美国人发病率最高，而在亚裔人群中发病率较低。

**2. 实验室检查**　由于高级别前列腺上皮内瘤变通常伴随前列腺癌出现，因此可出现不同程度的PSA水平异常，明显不同于良性前列腺增生或LGPIN（参见前列腺癌章节）。

**3. 影像学特点**　理论上PIN是基于显微镜下观察所见的早期病变，尚无法被B超或MRI有效辨识。由于PIN常伴随前列腺癌出现，在临床超声检查中，PIN或可能呈现类似于前列腺腺癌样的低回声影。

**4. 治疗及预后**　首次穿刺发现HGPIN后，后继确诊前列腺腺癌的概率大约30%。仅有HGPIN通常推荐积极的临床随访或再次活检。LGPIN缺乏明确的临床意义，通常无需进一步临床处理，因此一般在临床病理报告中无需进行评价。

**【病理变化】**

**1. 大体特征**　肉眼观察PIN病变本身与周围正常组织并无明显差异，病变的大体标本通常是由前列腺癌进行根治性全切除获取，因此，整体外观与前列腺癌所引起的改变相关（请参见前列腺癌章节）。

**2. 镜下特征**

（1）组织学特征：HGPIN常见四种主要结构模式：簇状（tufting，约占97%以上）、微乳头型（micropapillary）、筛状型（cribriform）及平坦型（flat）；很多HGPIN可以见到两种以上的混合性模式（图5-2-14）。

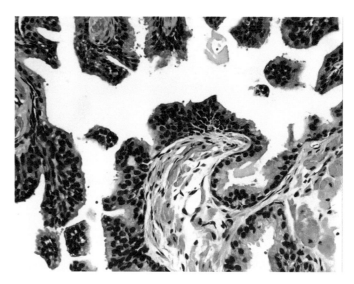

图5-2-14　PIN
HE×40 簇状型

1）低倍：整体形态呈较为良性而温和的结构模式；病变由中等大或大的腺体构成，腺体嗜碱性（偏蓝色），这是由于（尤其是HGPIN）病变的细胞形态呈不典型改变所导致。

2）高倍：高倍镜下可见这些细胞不典型改变主要为胞核增大、染色质加深、出现复层核、显著的核仁等。仔细观察可以在腺体外圈见到散在、扁平的基底细胞。此外，和前列腺癌中一样，在HGPIN的腺腔内可以出现嗜酸性结晶。

3）LGPIN和HGPIN：组织学上，LGPIN主要表现为结构正常的前列腺导管及腺泡，被覆轻度不典型增生上皮，细胞学无明显核仁，需要在高倍镜下仔细查找才能发现少数核仁。而HGPIN的核仁非常显著，且偶尔可以看到核分裂。

（2）免疫组化：前列腺癌中鸡尾酒三重标记同样适用PIN；通常选取高分子CK（CK-HW）及P63来标记基底

层细胞是否缺失。可以很好地显示出 HGPIN 中仍旧有完整或者欠连续的基底细胞,而前列腺癌中这些标记物呈阴性。AMACR/P504S 是另一个非常有用的抗体。AMACR/P504S 在 HGPIN 病例中表达率约 90%,但其表达程度较前列腺癌稍低,而在良性前列腺腺体中呈阴性表达(图 5-2-15、表 5-2-4)。值得注意的是,一些良性病变(如炎性腺体、萎缩性腺体等)同样也可以出现基底细胞不同程度缺失,须仔细甄别以免误判。

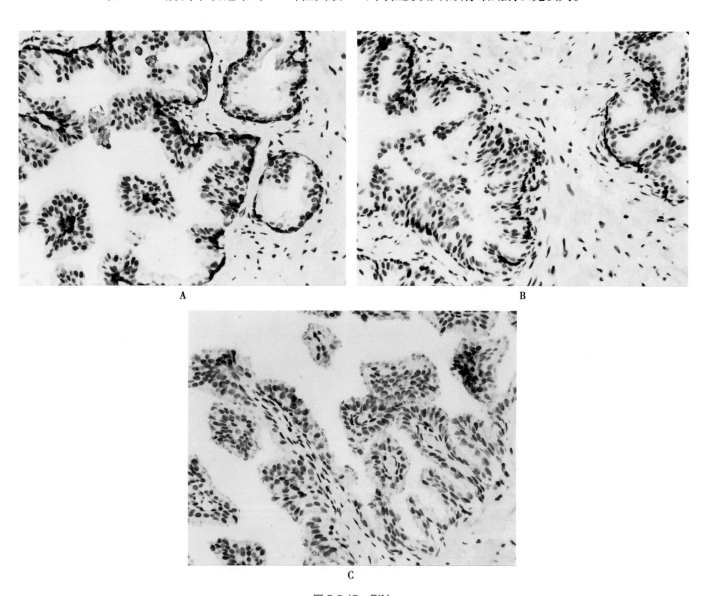

图 5-2-15　PIN

A. IHC×40 高分子 CK 勾勒出基底膜;B. IHC×40 P63 标记的基底细胞;C. IHC×40 P504s 弱表达于腺上皮细胞

表 5-2-4　免疫组化标记物在良恶性前列腺组织中的表达

|  | CK-HW/P63 | AMACR/P50 4S |
| --- | --- | --- |
| 良性前列腺腺体 | +++ | 无 |
| HGPIN | + | + |
| 前列腺腺癌 | 无 | +++ |

**3. 超微结构特征**　HGPIN 超微形态介于良性上皮和癌之间,出现数量不等的胞质内分泌囊泡、腺腔大汗腺囊泡,核大、染色质增粗、核仁明显,显著的顶端微绒毛,完整或者欠连续的基底细胞层,完整的基底膜。

**4. 基因遗传学特征**　HGPIN 和前列腺癌共享了多种基因异常改变。研究显示,约 20% 的 HGPIN 病例中可见 *TMPRSS2* 基因与 ETS 转录家族基因(*ERG*、*ETV1*、*ETV4* 等)融合。HGPIN 常常出现 *MYC* 基因和 *EZH2* 过表达,以及 *CDKN1B* 下调表达。此外,HGPIN 还可以见到 *GSTP1* 基因超甲基化等。

【鉴别诊断】

组织形态学上需要和 PIN 进行仔细鉴别的良性病变包括不典型基底细胞增生(增生的基底细胞通常表达 CK-HW、P63 等)、前列腺萎缩(胞核无明显异形,核仁无增大)、萎缩后增生以及放疗、梗死或前列腺炎引起的化生性改变。尤其在小标本活检中,这些病变带来的组织结构或细胞形态学异常改变(如:细胞核增大等),需仔细鉴别。值得注意的是,一些正常的组织结构,如精囊腺/射精管(显著的多形性核;染色质模糊、淡染;可见典型的胞质脂褐素)、前列腺中央区组织、尿道球腺等(带中央管的小叶型结构;胞质黏液丰富,缺乏核异型性或明显核仁)也会和PIN形态较为接近,对于经验不足的年轻医师来说往往会形成陷阱。同样,一些恶性病变也需要和PIN仔细鉴别,其中包括筛状腺癌、导管内癌、尿路上皮癌累犯前列腺。

除了对形态学细微差异的仔细评估,熟练运用免疫组化及基因分子检测等手段,也非常有助于鉴别诊断。如利用基底细胞标记物结合AMACR来综合判断高级别还是低级别前列腺上皮内瘤变亦或前列腺癌;利用肿瘤增殖活性(Ki-67)来辅助前列腺导管内癌诊断(在前列腺导管内癌中约33%,明显高于HGPIN中的6%)。一些基因异常也可以用于辅助鉴别诊断,比如:ERG重排较少见于孤立的筛状结构HGPIN,但通常出现在大多数前列腺导管内癌中。同样,胞质PTEN丢失罕见于孤立的筛状结构HGPIN,但通常出现在大多数导管内癌中。

(王良哲)

## 第三节　前列腺间叶源性肿瘤

发生于前列腺的良性间叶性肿瘤有平滑肌瘤、颗粒细胞瘤、炎性成肌纤维细胞瘤、纤维瘤、孤立性纤维性肿瘤、血管瘤、副神经节瘤和软骨瘤等。发生于前列腺的恶性间叶性肿瘤有前列腺特异性间质肿瘤、平滑肌肉瘤、横纹肌肉瘤、纤维肉瘤、恶性纤维组织细胞瘤、骨肉瘤、血管肉瘤、恶性周围神经鞘膜瘤、脂肪肉瘤、滑膜肉瘤、胃肠道外的间质瘤、恶性淋巴瘤、髓外浆细胞瘤、神经母细胞瘤和肾母细胞瘤等。

### 一、前列腺间质肿瘤

前列腺特异性间质肿瘤,是一种来源于前列腺激素依赖性特异性间质细胞的肉瘤及其相关的增生性病变。曾用名有囊腺平滑肌纤维瘤、分叶状肿瘤、分叶状非典型间质增生等。根据肿瘤的异型性可分为两类:恶性潜能未定的间质性肿瘤(stromal tumor of uncertain malignant potential,STUMP)和前列腺间质肉瘤(prostatic stromal sarcomas,PSS)。

#### (一)恶性潜能未定的间质性肿瘤

【定义】

由前列腺特化性间质细胞发生的、恶性潜能未定的肿瘤。

【临床特征】

1. 流行病学

(1) 发病率:发病率很低,所占比例不足前列腺恶性肿瘤的0.1%。

(2) 发病年龄:发病年龄为27~83岁,中位年龄为58岁,发病高峰为60~70岁。

2. 症状　临床主要表现为下尿路症状,以排尿困难最常见,血尿、血精和直肠外肿块。肿瘤体积较大,可伴有便秘、会阴不适、坠胀、疼痛等症状。

3. 实验室检查　直肠指诊是发现病变的最基本手段,可触及前列腺异常硬结。值得注意的是,血清PSA作为前列腺肿瘤的特异性标志物,在STUMP患者中,大多处于正常范围或轻度升高。

4. 影像学特点　影像学检查对于诊断前列腺间质肿瘤很重要,它能显示局部侵袭和远处转移情况。经直肠超声(TRUS)能够显示前列腺增生及肿块的大体范围,还能发现微小肿块或者易被漏诊的肿块,敏感性达90%。盆腔CT可以精确显示前列腺肿块的大小、形态、周围浸润及转移情况,并且能够指导肿瘤临床分期,但是,其早期病变诊断检出率不及MRI。

5. 治疗　由于STUMP在临床中十分罕见,所以尚无统一的标准治疗方案。治疗方案包括前列腺部分切除术、前列腺全切术、前列腺根治术、放疗、化疗、内分泌治疗以及综合治疗。目前认为影响治疗方案选择的因素包括患者年龄、直肠指诊或影像学检查得到的肿瘤形态和大小、肿瘤的扩散程度等。

6. 预后　STUMP是一种潜在的恶性肿瘤性病变。多数为惰性肿瘤,预后较好;偶可复发,甚至进展为前列腺间质肉瘤。

【病理变化】

1. 大体特征　大体检查肿瘤呈灰白-褐色,切面实性或囊实性,囊内充满血性、黏液或清亮液体;肿瘤发生部位以前列腺外周带最多见。肿块可侵犯至前列腺包膜外,与周围组织粘连。

2. 镜下特征

(1) 组织学特征:Herawi等人根据肿瘤的组织学特点将单纯STUMP分为四种亚型:①退变的非典型性,间质细胞圆形或卵圆形,胞质透明或嗜伊红,出现退变引起不典型性细胞核,表现为染色质深染,多型性,但核结构不清,缺乏核分裂,类似正常前列腺腺体周围的间质细胞,但细胞更丰富。②细胞丰富型,间质细胞中-高度增生,缺乏细胞异型性。间质细胞围绕在良性前列腺腺体周围,胞质嗜伊红,类似良性前列腺增生,无核分裂。

③黏液样型,表现为黏液性间质中见形态温和的间质细胞,常缺乏腺体结构,无结节性增生病变中的结节和厚壁血管。④叶状肿瘤型,由细胞密度不一的间质增生及被覆良性腺上皮的裂隙样腺体构成,似乳腺的叶状肿瘤。这4种亚型并非孤立存在,常常出现混合型,如非典型变性型和黏液样型的混合型STUMP。这种分型有助于识别肿瘤损伤,但是与肿瘤的局部复发及远处转移没有相关性。

（2）免疫组化:vimentin、CD34阳性;PR常阳性;SMA、desmin、MSA不同程度阳性;ER偶阳性;S-100、CD117一般阴性。

### （二）间质肉瘤

**【定义】**

间质肉瘤(PSS)为来源于前列腺特异性间质的肉瘤。

**【临床特征】**

**1. 流行病学**

（1）发病率:PSS发病率非常低,不足前列腺恶性肿瘤的0.1%。

（2）发病年龄:与STUMP相比,发病人群较年轻,25～86岁,其中一半<50岁。

**2. 症状**　以前列腺肿大引起的逐渐加重的排尿梗阻为主要临床表现。瘤体大或恶性者压迫、浸润或破坏膀胱颈、精囊腺、直肠等周围器官,可出现尿频、尿急、血尿或血精、尿潴留、肾积水、大便困难、便血、会阴部隐痛等症状,这些表现均无特异性。

**3. 实验室检查**　血清PSA基本正常。直肠指检前列腺肿大,中央沟消失,质硬,边界不清,部分可呈囊性感。

**4. 影像学特点**　直肠B超、CT及MRI等影像学检查对于诊断前列腺间质肿瘤很重要,它能显示局部侵袭和远处转移情况。

**5. 治疗**　PSS治疗一般采用手术切除,根治性前列腺切除是最可靠的治疗方案,化疗、放疗有一定疗效。因其有激素依赖性,可辅以激素治疗,治疗后丰富的间质细胞可减少。

**6. 预后**　PSS预后总体较差,确诊后生存期较少超过1年,易发生局部复发和远处转移,可在诊断后几个月内发生肺、淋巴结、骨、脑等广泛转移,其中肺转移最常见。

**【病理变化】**

**1. 大体特征**　大体检查肿瘤以实质性肿块为主,直径2～18cm,局部可见囊腔,切面粉红色、白色或棕黄色。偶见水肿、出血、坏死及小囊区域。肿瘤多为单发,瘤体大者压迫、浸润或破坏膀胱颈、精囊、直肠等周围器官。

**2. 镜下特征**

（1）组织学特征:PSS是一种前列腺特异性间质细胞性肿瘤,显微镜下由梭形细胞或短梭形细胞构成,呈旋涡状、短簇状、车辐状或片状弥漫排列,丰富的异型间质细胞从圆形、胖圆形到梭形,瘤组织内常伴有良性前列腺腺体,类似于乳腺的叶状囊肉瘤。腺体因受增生的间质挤压呈裂隙状或分叶状结构,有时腺上皮可表现为不同程度地增生性改变。在间质过度生长明显时,肿瘤内良性腺体成分可消失,表现为单一间质细胞构成的肉瘤样结构。根据肿瘤细胞中至高度的多形性、细胞丰富伴核分裂增多及偶见坏死分为低级别和高级别肿瘤。

（2）免疫组化:免疫组化对诊断PSS具有重要的参考意义,但却不是唯一诊断标准。PSS肿瘤细胞常表达vimentin、CD34,大部分病例肿瘤细胞PR呈阳性表达,ER阳性者少见。desmin、MSA、SMA、S-100、CD117可均阴性。PSA、PAP阴性。良性腺体广谱CK、PSA、PAP阳性,基底细胞标记CK5/6、CK34βE12、P63显示良性腺体基底细胞阳性。

**【鉴别诊断】**

**1. 间质肉瘤**　STUMP和间质肉瘤两者有时在形态学上难以区分,特别是STUMP和低级别间质肉瘤的鉴别。间质肉瘤细胞更丰富,异型性更大,出现坏死、核分裂多且出现病理性核分裂、血管浸润有助于诊断。两者可同时出现在同一病例中。

**2. 良性前列腺增生**　STUMP发生部位以外周带或同时累及外周带移行带为多,肿瘤体积较大,边界不清,无结节状结构,发病年龄比前列腺良性增生轻,与周围组织粘连有助于STUMP的诊断。

**3.** 前列腺特异性间质肿瘤与其他间质肿瘤鉴别包括发生在前列腺的胃肠道间质肿瘤、横纹肌肉瘤、平滑肌肉瘤、手术后梭形细胞结节、孤立性纤维性肿瘤和前列腺癌肉瘤。

前列腺特异性间质肉瘤有对激素反应的特异性间质,PR阳性、CD117阴性是与发生在前列腺的胃肠道间质瘤鉴别最有价值的依据。

横纹肌肉瘤主要见于儿童,胞质嗜酸性,可有横纹,CD34及PR阴性,而横纹肌标记阳性。

平滑肌肉瘤组织学改变类似于间质肉瘤,但胞质偏红,核两头钝圆,有核旁空泡和胞质内纵纹,常有栅栏状结构。免疫组化SMA、desmin、钙调蛋白等平滑肌源性标记阳性。

手术后梭形细胞结节是前列腺经尿道切除几周或几个月后出现的一种富于细胞的间质反应,病变表面类似于肉芽组织,间质疏松、水肿、黏液样变性,伴丰富的肉芽样血管增生,深部细胞丰富,有核分裂。有时和前列腺特异性间质肿瘤同时存在,明确的手术史和成肌纤维细胞免疫表达,有助于鉴别。

发生在前列腺的孤立性纤维性肿瘤较罕见,组织学特征为梭形细胞增生,类似于前列腺特异性间质肿瘤,但孤立性纤维性肿瘤中增生梭形细胞间伴多少不等的胶原纤维。虽然两者免疫组化 CD34 均可阳性表达,但孤立性纤维性肿瘤 PR 阴性,CD99、Bcl-2 阳性也有助于判断。

前列腺癌肉瘤为一种分化差的特殊类型的前列腺癌,肿瘤以梭形细胞增生为主,类似于间质肉瘤,但癌肉瘤多见于老年人,梭形细胞异型性大,免疫标记梭形肿瘤细胞广谱 CK、PSA、PAP、P504S 阳性,CD34 阴性可以鉴别。

## 二、其他间叶性肿瘤

### (一)平滑肌肿瘤

前列腺平滑肌瘤(leiomyoma)来源于间叶组织,是由增生的平滑肌包绕形成的孤立肿瘤,直径≥1.0cm,迄今为止报道约 30 余例。临床表现主要是前列腺增大引发的尿路梗阻症状。另外也可出现前列腺增大导致的顽固性便秘,严重时可出现肠道梗阻症状。与发生在其他部位的平滑肌瘤组织学特征相同,其中为数量不等、被胶原分割的梭形细胞。与平滑肌肉瘤的鉴别在于体积小、界限清楚、细胞密度低、无核分裂及坏死;免疫组化示 SMA、desmin 强阳性,CD34、CD117 阴性。治疗可采用经尿道前列腺电切术或耻骨上经膀胱前列腺摘除术。原则上手术彻底切除,切除后极少复发。

平滑肌肉瘤(leiomyosarcoma)是成人前列腺肉瘤中最常见的一种肉瘤,绝大多数患者为 40~70 岁,肿瘤大小 2~24cm。前列腺平滑肌肉瘤呈局部占位、浸润性生长,累及邻近器官或转移的临床表现为进行性尿路梗阻症状、血尿、疼痛、PSA 正常。组织学上与其他部位平滑肌肉瘤相似,从具有中度不典型性的平滑肌肿瘤到具有高度多形性的肉瘤均可见到。组织结构上可呈束状、席纹样、栅栏状排列;典型的细胞呈梭形,胞质嗜酸性,核梭形,两端钝圆;部分病例可呈上皮样分化,可见多少不等的核分裂象及坏死;部分平滑肌肿瘤可表现为局部细胞不同程度的核非典型性及散在核分裂象,分别称为前列腺非典型平滑肌瘤、前列腺巨大平滑肌瘤或前列腺局限性平滑肌肉瘤。前列腺平滑肌肉瘤的诊断标准按 Chvile 定义为细胞密集,核分裂>2 个/10HPF;有坏死和浸润性生长。免疫标记 SMA 和波形蛋白阳性,desmin 在不到 50% 的病例中局灶阳性表达。S-100 和 CK(AE1/AE3)通常阴性,但有少数报道其可呈局灶阳性表达。前列腺平

滑肌肉瘤对放疗较敏感,预后差。常局部复发和远处转移,以肺和骨转移最常见。生存期一般在 3 年左右。

前列腺平滑肌肉瘤与其他间叶性梭形细胞肿瘤的鉴别诊断是难中之难。梭形细胞性肿瘤的鉴别诊断:此类肿瘤包括平滑肌肉瘤、横纹肌肉瘤、纤维肉瘤、梭形细胞肉瘤、恶性潜能未定的间质性肿瘤(STUMP)、恶性间质瘤及恶性纤维组织细胞瘤等,其组织学形态大致与其起源组织相似,当其分化较好时常能找见较明确的、相应起源组织的形态学特征。

### (二)横纹肌肉瘤

横纹肌肉瘤(rhabdomyosarcoma)是儿童最常见的前列腺间叶性肿瘤,高峰年龄在幼儿期至成年早期。临床表现为慢性尿路梗阻、膀胱移位和直肠压迫症状,血清 PSA 和 PAP 水平正常。肿瘤体积较大,平均 9cm。组织学类型可以分为胚胎型横纹肌肉瘤(占 60% 的前列腺横纹肌肉瘤)、腺泡状横纹肌肉瘤、葡萄状横纹肌肉瘤、梭形细胞横纹肌肉瘤。腺泡状横纹肌肉瘤预后较差。横纹肌肉瘤起源于中胚层间叶的横纹肌细胞,大体病理标本呈半透明葡萄状;通常由未分化的间叶组织、结缔组织、横纹肌、平滑肌组成,典型者可见横纹状结构与横纹肌细胞。免疫组化标记波形蛋白、结蛋白、肌红蛋白等骨骼肌源性标记阳性,MyoD1 和 myogenin 核阳性,PSA、PAP 阴性。但本病与其他间叶性梭形细胞肿瘤的鉴别较为困难,包括纤维肉瘤、梭形细胞肉瘤、恶性间质瘤及恶性纤维组织细胞瘤等,组织学形态大致与其起源组织相似,故最终确诊还要靠组织学、免疫组化及电镜等检查方法。

前列腺肉瘤进展快,预后差,横纹肌肉瘤恶性程度高,患者几乎均于 1 年内死亡。前列腺横纹肌肉瘤的治疗是以手术、放疗和化疗为主的综合性治疗,手术前、后辅以化疗和放疗可以显著提高疗效。化疗对儿童横纹肌肉瘤较成人效果好。

### (三)血管肿瘤

原发于前列腺的血管瘤(haemangioma)极为罕见,只有少数病例报道。前列腺血管瘤临床表现无特异性,可出现血尿、血精和下尿道症状。常规检查如膀胱镜或标准直肠超声检查等诊断前列腺血管瘤非常困难,在报道的病例中,主要根据术后组织病理学确诊。血管瘤属于良性,生长缓慢,很少恶变。

原发于前列腺血管肉瘤(angiosarcoma)是非常罕见的,目前只有 10 余例文献报道,患者年龄变化较大,平均为 40 岁(2~80 岁)。形态学与其他部位的血管肉瘤相似;前列腺血管肉瘤的主要症状包括排尿困难、血尿和疼痛。具有侵袭性,对综合性治疗没有良好反应。大多数人在诊断第一年死亡。

## （四）滑膜肉瘤

滑膜肉瘤（synovial sarcoma）是一种具有间叶和上皮双相性分化的恶性肿瘤，在遗传学上具有特异性的 t(X;18)(p11;q11)染色体易位，并产生 *SYT-SSX* 融合性基因。原发于前列腺的滑膜肉瘤临床罕见。本病早期常无明显症状，出现症状时已属晚期，因肿瘤对尿道及直肠的压迫程度不同而有不同临床表现：合并上尿路梗阻、积水可致肾功能损害，严重时压迫直肠引起排便困难及会阴部坠胀不适、里急后重感甚至肠梗阻；随病情进展可出现会阴部剧烈疼痛；瘤体坏死时可出现血尿，易发生肺、肝、骨等远处脏器转移。实验室检查示血碱性磷酸酶、酸性磷酸酶及 PSA 均正常；B 超检查示前列腺体积增大，肿块呈不均质混合性回声，正常前列腺组织回声少见等表现有助于本病与前列腺癌相鉴别。组织学分型：依据癌组织内幼稚的瘤细胞、梭形细胞和上皮细胞数量及分化程度不同可分为双相型、单相纤维型、单相上皮型、低分化型。双相分化（即向间叶和上皮两个方向分化）是滑膜肉瘤的主要组织学特征。免疫组化上皮标记局灶阳性；CD99 阳性；SMA、desmin、CD34、CD117 阴性。应用荧光原位杂交或 RT-PCR 法检测 *SYT-SSX* 融合基因来诊断滑膜肉瘤现已逐步应用于临床。根治性手术是本病治疗的基本手段，放化疗对提高患者的生存期可能有一定帮助。

诊断原发性前列腺滑膜肉瘤首先必须排除转移性滑膜肉瘤累及前列腺，两者的治疗及预后有所不同，也需要参考临床表现和 X 线等检查。此外还应与前列腺腺癌相鉴别，以下几点有助于肉瘤诊断：①患者较年轻；②PSA 水平不高；③肿瘤体积大，与前列腺分界尚清。此外，单相型滑膜肉瘤易误诊为其他梭形细胞肿瘤，如梭形细胞癌、恶性神经鞘瘤、平滑肌肉瘤、横纹肌肉瘤、间质肉瘤和恶性胃肠道间质瘤。这些均需行免疫组化染色来明确诊断。滑膜肉瘤不表达肌肉、神经源性标志物、CD34 和 CD117，由此可与上述肉瘤相鉴别。但因发生部位的罕见性，因此需要 RT-PCR 检测以确诊。

## （五）骨肉瘤

骨外骨肉瘤（extraosseous osteosarcoma，EO）是一种软组织恶性间叶性肿瘤，肿瘤细胞有骨母细胞表型并合成骨。目前已经报道的原发性前列腺骨肉瘤大多是存在于混合的组织学亚型中，最常合并肉瘤和腺癌成分，几乎均发生在盆腔或前列腺的放射治疗或雄激素剥夺疗法后。有一例 65 岁男性原发前列腺单纯性骨肉瘤的报道，出现血尿，肿瘤有两个 7.5cm 和 4.5cm 的结节，广泛浸润前列腺、双侧精囊、膀胱、直肠、直肠周围纤维脂肪组织。

## （六）炎性肌纤维母细胞性肿瘤

炎性肌纤维母细胞性肿瘤（inflammatory myofibroblas-tic tumor，IMT）由分化的肌纤维母细胞性梭形细胞组成，常伴有大量浆细胞和/或淋巴细胞的一种间叶性肿瘤。它是一种交界性病变，可以发生于任何年龄，但以儿童和青年多见，并以女性居多。IMT 常发生在肺组织和消化系统。泌尿生殖系统 IMT 报道较少，其中最多见于膀胱，前列腺则罕见。迄今为止，仅有 10 余例个案报道。IMT 的病因目前仍不明确，泌尿系统 IMT 可能与反复发作的泌尿系感染以及膀胱镜检查有关。泌尿生殖道 IMT 患者常以排尿困难、无痛性血尿伴或不伴血块为首发症状，可伴有会阴部不适。由于直肠指检、影像学检查、生化检查均没有特异性，因此确诊主要依靠病理学与免疫组化检查。

光镜下 IMT 最重要的组织学特征为间质中的肌纤维母细胞呈梭形并伴随炎性浸润。免疫组化可用于 IMT 的鉴别诊断，间变性淋巴瘤激酶（ALK）、vimentin、SMA、cytokeratin、desmin 阳性；S-100、myogenin 阴性。

IMT 需要与以下各良恶性肿瘤相鉴别：假肉瘤性肌纤维母细胞增生、纤维瘤病、恶性纤维组织细胞瘤、肌纤维母细胞肉瘤、特发性腹膜后炎性纤维肉瘤以及平滑肌肉瘤和横纹肌肉瘤。手术切除肿瘤是首选方法，术后抗炎、随访、早期复查极为重要。

## （七）孤立性纤维性肿瘤

孤立性纤维性肿瘤（solitary fibrous tumor，SFT）是一种少见、分布广泛的间叶性肿瘤。胸膜或胸腔外 SFT 可发生于身体任何部位，好发生于胸膜。原发于前列腺的 SFT 很罕见，目前国内外大约共报道 30 例，它们具有与胸膜 STF 相同的形态学特征和免疫表型。前列腺 SFT 主要发生于成年人，文献报道平均年龄 60 岁，病程 2 个月~10 年，恶性者病程较短。患者多表现为局部生长缓慢的无痛性肿块，部分病例为偶然发现。发生于前列腺的 SFT 临床症状根据肿瘤的大小而表现不同，主要为进行性排尿困难、尿频、尿急、夜尿增多、血尿，严重时可有尿痛、尿潴留及便秘。肿瘤体积一般>6cm，临床直肠指诊前列腺均有明显增大、质地硬，但形态较规则。PSA 检查一般都正常，而有些病例血糖会降低。组织学特征类似于软组织 SFT，表现为细胞稀疏区和丰富区交替分布，之间有粗的玻璃样变胶原纤维和分叶状血管外周细胞瘤样分隔。发生于前列腺的肿瘤一般呈膨胀性生长，腺体间无浸润生长。SFT 仅靠组织学诊断很困难，容易与其他前列腺梭形细胞肿瘤相混淆，而免疫组化染色对其诊断有帮助。CD34、CD99、Bcl-2、STAT6 和 vimentin 是诊断 SFT 的主要免疫表型，均可阳性表达，少数 SMA 阳性；分子遗传学研究发现，SFT 存在 NAB$_2$-STAT6 融合基因。根据肿瘤大小、核分裂多少、核异型性、浸润性生长边缘、有无坏死，判断肿瘤的良恶性。

与前列腺特异性恶性潜能未定的间质肿瘤、胃肠道外间质瘤、平滑肌肉瘤、恶性外周神经鞘瘤等鉴别。免疫标记是重要的鉴别手段。胃肠道外 GIST CD117 强阳性;平滑肌肉瘤 SMA、结蛋白阳性,但 CD34 阴性;恶性外周神经鞘膜瘤 S-100 阳性、CD34 阴性。STUMP 可见散在良性腺体,类似于腺间质增生伴有过度增生的间质细胞。但 STUMP 缺乏致密的胶原纤维,缺乏血管周围细胞样排列结构。免疫标记 STUMP 除 CD34 阳性,还表达 PR,有助于两者鉴别。

### (八)胃肠道间质肿瘤

胃肠道外间质瘤(extra-gastrointestinal stromal tumor, EGIST)起源于具有多潜能分化的原始间充质干细胞,具有 GIST 形态学、免疫表型和分子遗传学特征,但发生于消化道外的肿瘤。可原发于大网膜、腹腔、肠系膜或后腹膜以及其他脏器,包括前列腺。发生于前列腺的 GIST 罕见。原发于前列腺的 GIST 形态学特征、良恶性判断指标、免疫表型遗传学特征均相同于消化道 GIST,但在诊断时必须首先排除肠道(包括小肠、直肠)的 GIST 浸润至前列腺。其次,因 GIST 具有非定向分化特征、组织结构多样性和细胞形态多形性,免疫标记肿瘤显示 Dog1、CD117、CD34 阳性,部分病例局限性或小灶性 SMA、S-100 阳性。肿瘤完整切除是唯一有效的根治方法,靶向治疗药物伊马替尼等酪氨酸激酶抑制剂是无手术适应证或者术后复发患者有效的辅助治疗方案。

前列腺其他间质肉瘤,包括前列腺特异性间质性肿瘤、平滑肌肉瘤、横纹肌肉瘤、恶性神经鞘膜瘤和孤立性纤维性肿瘤。免疫组化肿瘤细胞 Dog-1、CD117 和 CD34 呈强阳性表达,是确诊 GIST 最可靠和最有诊断价值的依据,若 CD117、Dog-1 阴性病例需进一步做 Kit/PDGFRA 基因检测。

## 第四节 其他杂类肿瘤

### 一、淋巴造血系统肿瘤

【定义】

发生于前列腺的恶性淋巴瘤/白血病其组织学类型和临床症状与全身其他地方发生的恶性淋巴瘤和白血病类似。其分类和诊断标准须参考淋巴造血系统肿瘤详细分类标准。

【临床特征】

**1. 流行病学** 慢性淋巴细胞性白血病是累及前列腺最常见的白血病,文献报道逾 200 例,其中多数是在体检或前列腺癌筛查中偶然发现。通过尸检发现,约 20% 的白血病患者出现前列腺累犯。迄今为止,真正以前列腺肿块为首发症状或体征报道的髓系肉瘤(原发或继发累犯)不到 20 例。

恶性淋巴瘤累及前列腺常见于老年人,一般伴有尿路梗阻性症状,如尿急、尿频、尿潴留、尿路感染和血尿。全身症状,包括发热、寒战、盗汗和体重减轻,仅见于播散性的淋巴瘤患者。血清 PSA 水平通常不升高。前列腺原发的淋巴瘤远远少于全身病变的继发性累犯。累及前列腺的淋巴瘤最常见类型是弥漫性大 B 细胞淋巴瘤,而霍奇金淋巴瘤非常罕见。此外,套细胞淋巴瘤、伯基特淋巴瘤和结外黏膜相关淋巴组织 B 细胞淋巴瘤也偶有报道,有时碰巧和前列腺腺癌合并发生。多发性骨髓瘤累及前列腺甚为罕见,文献报道不超过 10 例,且大多数是在尸检时发现。

**2. 治疗及预后** 累及前列腺的淋巴瘤预后通常较差。淋巴瘤特异性生存率在 1 年、5 年、10 年和 15 年分别为 64%、33%、33% 和 16%。前列腺原发性和继发性淋巴瘤诊断后的中位生存期之间无显著差异(23 个月 vs 28 个月)。联合化疗可长期存活,而外科手术主要用于缓解(如尿路梗阻等)。

【病理变化】

前列腺发生恶性淋巴瘤时,大体上,腺体弥漫性肿大,无压痛,质地韧或呈橡胶样质感。镜下可见淋巴瘤细胞呈弥漫性或片状浸润间质,而前列腺腺泡形态保存;相比之下,肉芽肿性前列腺炎可以导致腺泡结构损毁。浸润通常是广泛但可能不规则的片状,通常累及前列腺外软组织,但很少见到前列腺腺体受累或腺腔内聚集。

【鉴别诊断】

前列腺原发性淋巴瘤较为少见,需与肉芽肿性前列腺炎、慢性前列腺炎伴滤泡增生以及神经内分泌肿瘤、Ewings 肉瘤等小圆细胞肿瘤仔细鉴别。

(王良哲)

### 二、生殖细胞肿瘤

前列腺原发性生殖细胞肿瘤(germ cell tumor)非常罕见,到目前为止病例报道少于 20 例。病因不明,有人提出可能来自多能干细胞。以非精原细胞瘤性生殖细胞肿瘤为主,畸胎瘤最常见。转移性肿瘤必须排除。

### 三、黑色素瘤

前列腺原发性黑色素瘤(melanoma)十分罕见,目前只有少数几个个案报道,形态学与其他部位的恶性黑色素瘤相似;鉴别诊断包括前列腺黑变病、细胞性蓝痣、转移性恶性黑色素瘤及前列腺腺泡性腺癌伴色素沉积。

## 四、横纹肌样肿瘤

恶性横纹肌样肿瘤(rhabdoid tumor)十分罕见,细胞多形性,胞质丰富,呈均匀嗜酸性,似横纹肌样细胞,偶尔可见核周包涵体。肿瘤细胞免疫组化染色示 CK、EMA、vimentin 阳性,myogenin、MyoD1 阴性。

## 五、囊腺瘤

前列腺囊腺瘤(cystadenoma)是罕见的前列腺组织来源的良性肿瘤,国内外报道均较少。文献报道患者发病年龄 20~80 岁(平均 64.5 岁),典型临床症状为泌尿系统梗阻、血尿、伴或不伴有下腹部肿块。前列腺囊腺瘤的原因可包括梗阻、退化性萎缩及伴有囊性变的膀胱后异位前列腺组织。该类肿瘤可发生在前列腺表面,借蒂与前列腺相连,也可发生于前列腺内。发生在前列腺内时,只有当前列腺一半正常,剩下的一半呈界限清楚的、孤立的多房囊性肿瘤时才诊断囊腺瘤。前列腺囊腺瘤直径可达 7.5~20cm。肿瘤境界清楚,肉眼所见类似于具有多囊性结构的增生结节。前列腺囊腺瘤由腺体和囊肿构成,囊肿内壁衬覆萎缩的前列腺上皮,立方上皮到柱状上皮细胞,细胞核位于基底部,细胞无明显异型性,通常不见核分裂象,可发生高级别上皮内瘤变甚至前列腺腺癌;间质为平滑肌及纤维性基质。可见化生的鳞状上皮及尿路上皮。前列腺囊腺瘤 PSA 及 PSAP 免疫组化染色呈阳性反应。前列腺囊腺瘤的生物学行为呈非侵袭性,手术完整切除是前列腺囊腺瘤最有效的治疗手段,但若切除不完全可复发。

## 六、肾母细胞瘤

肾母细胞瘤(nephroblastoma,又称 Wilms 瘤)很少发生在前列腺。形态与发生其他部位的肾母细胞瘤相同,大多含有三种主要成分:胚基、上皮及间质。畸胎瘤的可能性必须被排除在外。

## 七、透明细胞腺癌

前列腺透明细胞腺癌(clear cell adenocarcinoma)起源于前列腺尿道、苗勒源性组织,少见情况下可源于前列腺周围实质性组织,形态上与发生于苗勒系统者相似。组织学上,肿瘤由被覆立方或鞋钉状细胞的管状、囊状或乳头状结构构成,细胞胞质透明或嗜酸性;免疫组化染色示肿瘤细胞 PSA 及 PAP 阴性,CA-125、PAX8

和 HNF1 可阳性。由于可能的苗勒分化,抗雄激素治疗应该避免。

## 八、副神经节瘤

### 【定义】

副神经节瘤(paraganglioma)是起源于副神经节的非上皮性神经内分泌肿瘤。副神经节瘤来源于胚胎发育过程中的神经嵴细胞。

### 【临床特征】

**1. 流行病学**

(1)发病率:前列腺副神经节瘤,临床罕见,目前尚无流行病学调查结果,国内外仅有 10 余例个案报道。

(2)发病年龄:常见于成人,可呈多灶性。

(3)发病机制:在前列腺周围带和包膜及包膜附近分布有丰富的神经纤维和神经节细胞,因此在前列腺中可出现原发性恶性神经鞘瘤和副神经节瘤。

**2. 症状**　前列腺副神经节瘤可分为功能性和无功能性两类。无功能性副神经节瘤多无特异性临床表现,一般多由于肿瘤对周围组织压迫,导致梗阻引起相应的症状、体征和影像学表现,晚期时由于肿瘤过度生长可引起瘤体出血和恶病质等表现。国内外报道的该种病例,多以排尿困难、血尿及血精等入院。功能性的则还有儿茶酚胺释放引起的症状,阵发性或持续性高血压、心悸、头痛、晕厥、视物模糊等(类似嗜铬细胞瘤症状),而前列腺恶性嗜铬细胞瘤患者,除排尿困难外,还有血压不稳,肿瘤呈侵袭性生长的特点。

**3. 实验室检查**　对于功能性前列腺副神经节瘤可行尿 VMA 和血、尿儿茶酚胺检测进行定性诊断,同时也可以作为其复发的检查标准。

**4. 影像学特点**　定位诊断有 B 超、CT、MRI 和 $^{123}$I-间位碘苄胍(I-MIBG)等检查。目前 CT 扫描是副神经节瘤定位定性诊断中有价值的影像方法。副神经节瘤的 CT 平扫表现为与肌肉密度相近、类圆形软组织密度不均匀的肿块,增强后包膜明显强化。但是,如果病灶中央坏死或囊变,则没有强化,呈不规则略低密度区。

**5. 治疗**　前列腺副神经节瘤对放、化疗均不敏感,因此早期切除肿瘤组织是有效的治疗途径。治疗方式包括经尿道前列腺电切术、根治性前列腺切除术或加盆腔淋巴结清扫术等。同时,对于功能性副神经节瘤而言,对症治疗和处理对于抢救生命也很重要。而对于恶性副神经节瘤,疗效及预后不佳,故提倡手术切除应当结合相应的术前后放化疗、动脉栓塞等综合治疗。

**6. 预后**　副神经节瘤多数病例临床上呈良性经过,少数病例可发生转移。

【病理变化】

镜下特征

（1）组织学特征：前列腺副神经节瘤的组织学成分主要有主细胞和支持细胞，镜下可见瘤细胞呈巢状、片状等，部分可排列形成腺泡样或条索状（细胞球样），嗜银染色网状纤维包绕在巢周边，细胞间则无此纤维。瘤细胞多呈多边或椭圆形，胞质量中等至丰富，淡染或嗜酸性微颗粒，同时伴有间质血管丰富（多为扩张的薄壁血窦），围绕瘤细胞可形成器官样结构。副神经节瘤确诊后，其良恶性的鉴别就非常重要。肿瘤组织学形态上没有鉴别良恶性的可靠标准，恶性肾上腺外副神经节瘤的确诊必须有肿瘤浸润和淋巴结（或远处器官）转移的证据。

（2）免疫组化：NSE 和 CgA 是其中主细胞敏感的标记物，NSE 在功能性副神经节瘤中大多阳性表达，敏感性最高，CgA 次之。肿瘤支持细胞可使 S-100 阳性表达。上皮标记 CK、EMA、PAP、PSA 阴性。

【鉴别诊断】

1. **前列腺癌**　副神经节瘤发病年龄轻，常为 50 岁以下，血清 PSA 不升高，B 超表现为前列腺肉瘤改变，血流丰富。病理形态除类似癌的腺泡结构外，在腺泡间有丰富的血窦，瘤细胞胞质丰富，嗜酸性，细颗粒状，核可见退变深染，但无明显增大的核仁。

2. **前列腺肉瘤**　两者均可表现为质地柔软的增大前列腺，造成对周围组织压迫或浸润，PSA 不升高，但前列腺肉瘤的病史往往较短，发展迅速，呈浸润性生长，患者疼痛明显。

## 九、神经母细胞瘤

神经母细胞瘤（neuroblastoma）是一种儿童肿瘤，较好发于盆腔器官。其预后取决于分级、阶段和相关的遗传异常。

## 十、继发/转移肿瘤

前列腺继发/转移肿瘤（secondary/metastatic tumor）的定义是指前列腺外发生的肿瘤通过直接播散或者远处转移至前列腺者。据报道，转移到前列腺最常见的肿瘤是白血病和淋巴瘤。前列腺的继发性肿瘤较少见，通常代表广泛播散的病变。其发生率在前列腺手术标本为 2.1%，在尸检中约 3.1%。临床症状有尿潴留、前列腺病、血尿、盆腔疼痛。患者也可出现升高的前列腺特异性抗原（PSA）水平。大体检查中继发性肿瘤可以形成结节，直肠指诊可发现不规则肿块。病理检查结果依赖原发肿瘤。

（谢玲　章宜芬）

# 第三章

# 精囊腺疾病

## 第一节　精囊腺的非肿瘤性疾病

### 一、精囊腺炎症

**【定义】**

精囊炎（seminal vesiculitis）是由大肠杆菌等引起邻近器官前列腺、后尿道等感染，或任何情况下导致前列腺、精囊充血，细菌侵及精囊，诱发炎症，从而引起以血精为主要临床表现的疾病。分非特异性和特异性精囊炎两大类，前者包括急性精囊炎和慢性精囊炎，后者包括精囊结核和淋菌性精囊炎等。其中非特异性慢性精囊炎最为常见。

**【临床特征】**

**1. 流行病学**

（1）发病率：精囊炎很少见，精囊可以发生细菌感染毋庸置疑，而临床常无法证实。

（2）发病年龄：多为 20~40 岁的青壮年男性。

（3）发病机制：由于精囊解剖位置上的特殊性，目前大多数学者认为精囊炎与前列腺炎关系密切，往往相继或同时发生，并且与泌尿生殖系统其他器官的炎症相关连。

精囊感染途经有以下几种：①经尿道逆行感染，最为多见；②前列腺感染蔓延；③经输精管感染；④经血行及淋巴感染。病原菌包括金黄色葡萄球菌、链球菌属、大肠埃希杆菌及类白喉棒状杆菌，亦可由滴虫、结核分枝杆菌和淋病奈瑟菌引起。

**2. 症状**　急性精囊炎全身症状为周身疼痛，畏寒发热，甚至寒战、高热、恶心、呕吐等；泌尿系症状主要为尿道热灼感、尿频、尿急、尿痛及终末血尿与尿流滴沥等前列腺炎症状，伴会阴部及直肠内剧痛，大便时疼痛加重，严重者可影响性功能，性交时可引起剧痛。

慢性精囊炎多为急性精囊炎病变较重或未彻底治疗演变所致。还有部分患者系因经常性兴奋或手淫过频，

引起精囊前列腺充血，继发感染，导致慢性精囊炎。慢性精囊炎的症状和慢性前列腺炎不易区别，经常同时存在。精液中含有血液（血精）为慢性精囊炎的特征，且不易自止，每于射精时出现，延续数月。

**3. 实验室检查**

（1）细菌培养：仅作精液细胞学检查或细菌培养，即使有阳性结果，也不能肯定是精囊炎。但如果前列腺按摩液培养无菌而精液内有大量细菌或与前列腺液细菌不同，则可诊断为细菌性精囊炎。精道造影时用回抽获得的精道内液体或通过精囊灌注后取中段尿培养价值更大。

（2）精浆果糖测定：正常值为 0.87~3.95g/L，长期慢性精囊炎可引起果糖含量降低甚至阴性。

**4. 影像学特点**

（1）经直肠 B 超检查：病程较短者见精囊增大，呈梭形，其远端可呈椭圆形，囊壁粗糙并增厚，囊内为较密集的细小点状回声紊乱。病程长达数年者可见精囊缩小。

（2）CT：不能显示精囊内形态，炎症阻塞射精管时 CT 可显示管腔扩张，部分表现为不均匀的低密度囊状扩张。慢性炎症致精囊纤维化，可见精囊变小。

（3）精囊造影检查：目前主要通过经阴囊皮肤直接穿刺输精管行精道造影，这个方法可以辨别精囊炎。

**5. 治疗**　急性期以抗生素治疗为主。慢性精囊炎，以抗生素、热水坐浴、雌激素、对症支持等综合治疗。

**6. 预后**　目前暂无相关资料。

**【病理变化】**

镜下特征　组织学特征：精囊腺炎症急性和慢性多继发于尿道炎或前列腺炎，常为化脓性，可形成小脓肿。慢性炎症时，可因腺体或导管阻塞而形成潴留性囊肿，囊肿上皮可以完全脱落，可与有上皮覆盖的先天性囊肿鉴别。

**【鉴别诊断】**

**1. 前列腺炎**　也主要表现为排尿不适，尿道滴液及

下腹、会阴疼痛。由于精囊与前列腺在后尿道精阜处相通,故精囊炎常与前列腺炎同时发生。单纯的慢性前列腺炎通常没有血精,而前列腺液常规中可见卵磷脂小体减少,白细胞增多。

**2. 精囊结核**　也主要表现为排尿不适,下腹、会阴疼痛及血精。但直肠指检时,精囊结核患者可扪及前列腺、精囊内有浸润性硬结,多伴有附睾结核结节。前列腺精囊液或精液结核杆菌涂片或培养可以发现结核杆菌,PCR 结核试验阳性。

## 二、精囊腺囊肿

精囊腺囊肿(seminal vesicle cysts)很少见,发病率为0.001%。精囊腺囊肿可以是先天性,也可以继发于炎症阻塞。获得性囊肿通常是双侧,并且通常由慢性前列腺炎或前列腺手术继发的射精管阻塞而形成。先天性囊肿是中肾管发育异常,有时可伴有其他发育异常,偶见伴有同侧肾脏发育不全,可见异位输尿管与囊肿相通。囊肿内有时可见精子,可与前列腺先天性囊肿鉴别。组织学上精囊扩张,被覆扁平上皮或柱状上皮,有乳头状突起。上皮细胞无纤毛,胞质内含有黄棕色色素,其下为薄层纤维或平滑肌组织。囊肿内积液一般为血性,内含精子常不活跃。精囊囊肿以手术摘除为主。一般预后较好,但可成为不育症的原因。

良性精囊囊肿的鉴别诊断包括前列腺囊肿和苗勒管囊肿。精囊囊肿常为单侧性,与前列腺囊肿相同,但与前列腺囊肿不同的是,精囊囊肿内容物中有精子存在。此外,有症状的精囊囊肿往往发生在年轻患者(20~40 岁),前列腺囊肿通常发生于 50 岁以上的患者。最后,精囊囊肿囊内衬上皮 PSA、PSAP 阴性,而前列腺囊肿上皮 PSA 和 PSAP 阳性。与精囊囊肿相反,苗勒管囊肿发生于中线,囊腔中缺乏精子。

## 三、精囊腺淀粉样变性

精囊腺淀粉样变性在尸体解剖中常见,发生率随年龄增长而增加。局限性淀粉样变性(老年性精囊淀粉样变性)可以分别在 5%~8% 的 46~60 岁、13%~23% 的 61~75 岁、21%~34% 的年龄超过 75 岁男性尸检病例中观察到。精囊中的淀粉样变性几乎总是无症状的。在前列腺癌和膀胱癌中常合并精囊腺淀粉样变性,临床需注意和肿瘤侵犯鉴别。大体上精囊腺淀粉样变性通常表现为正常大小,少数情况下,囊壁增厚和变硬。显微镜下,两侧精囊均可见上皮下均质、粉红色的物质呈结节状到线状在细胞外沉积。刚果红和结晶紫组织化学染色阳性,刚果红染色在偏光镜下显示典型的绿色双折光。免疫组化染色示淀粉样蛋白 P 成分与乳铁蛋白阳性,而 AA 淀粉样蛋白、$\beta_2$ 微球蛋白、前白蛋白、$\kappa$ 和 $\lambda$ 轻链阴性。这说明精囊淀粉样变性衍生自精囊腺的分泌蛋白,其结构与精液凝固蛋白的 N-末端部分相同。而其他部位的淀粉样蛋白来源于轻链或血清淀粉样蛋白。

## 四、钙化和结石

精囊壁钙化在临床罕见,但通常作为一个附带的组织学发现。临床上,常与输精管钙化有关,尤其是糖尿病患者。根治性前列腺切除术和膀胱前列腺切除术标本中组织学发生率为 58%。在显微镜下,钙化可以在腺体和/或间质中发现,钙沉积程度通常较轻。骨性化生也已在少数患者中发现。精囊中的钙化没有已知的功能或临床意义。

精囊和射精管结石也较罕见,可以单独发生,也可和前列腺结石一起发生,一般发生在 40 岁以上的患者。主要是由于男性生殖道阻塞,精囊分泌物停滞,或长期感染,使钙盐沉积;或者由于代谢失调所致。精囊结石通常没有任何症状。结石光滑、坚硬,由上皮细胞核、黏液物质和覆盖的石灰盐组成。大小为 1~3cm。症状性结石通过开放性精囊切除术治疗。

# 第二节　精囊腺肿瘤

精囊腺原发性肿瘤极少,可为良性或恶性、上皮性或间叶性。最常见的是乳头状腺瘤、平滑肌瘤,大多数恶性肿瘤是乳头状腺癌,肉瘤则少见。由于膀胱原位癌、前列腺癌、直肠癌及淋巴瘤等易浸润精囊,故临床上难以鉴别肿瘤是否原发于精囊。组织学上原发性精囊恶性肿瘤多为腺癌和肉瘤,其诊断的确立必须依靠明确的解剖部位和病理证实。

## 一、上皮性肿瘤

（一）腺癌

**【定义】**

精囊腺癌(seminal vesicle adenocarcinoma)是起源于精囊腺上皮的一种罕见的恶性肿瘤。精囊腺发生的继发性肿瘤比原发性腺癌常见。原发于精囊腺的腺癌,诊断前需除外继发性腺癌(前列腺癌、膀胱癌及直肠癌等)。

**【临床特征】**

**1. 流行病学**

（1）发病率:目前大约有 60 余例原发性精囊腺癌报道。由于病例少,目前尚缺乏权威、较全面的流行病学统计资料。

（2）发病年龄:多数为40~70岁,平均诊断年龄为62岁(13~90岁)。

（3）发病机制:病因不明,可能与睾酮刺激有关。

2. **症状** 因精囊位于盆腔深处,初期症状不明显,故早期诊断困难,部分患者可有不同程度的盆腔底部疼痛、尿频、尿急、排尿困难、血尿、排精困难及血精等,如果压迫侵犯直肠也可以有大便性状改变。肿块大时可引起排尿困难,甚至尿潴留。晚期出现里急后重和继发性附睾炎。

3. **实验室检查**

（1）肿瘤标记物:血 PSA、PAP 及 CEA 阴性,CA-125升高可提示精囊癌。

（2）直肠指检;前列腺上方可触及不规则纺锤形硬块,呈囊性或实性,有时与前列腺融合而分界不清。

（3）必要时可在经直肠 B 超(TRUS)引导下经直肠穿刺活检以明确病理性质。

4. **影像学特点** B 超、CT 可明确肿瘤的部位及与周围组织的关系;精囊造影可显示精囊内有充盈缺损、梗阻、变形等;骨转移呈溶骨性改变。

5. **治疗** 治疗以手术为主,辅以雌激素治疗和放射治疗可延长患者生命,化疗一般无效。如肿瘤较大,可考虑双侧精囊连同膀胱、前列腺、甚至直肠根治性切除术。如肿瘤较小,可行局部切除。

6. **预后** 原发性精囊腺腺癌预后差,但辅助性激素治疗可使预后改善。大多数患者在发现肿瘤时已有转移。95%的患者生存期<3年。

【病理变化】

1. **大体特征** 肿瘤通常较大(3~5cm)具有实性和囊性区域,并可能侵入相邻的器官(膀胱、输尿管、直肠)。

2. **镜下特征**

（1）组织学特征:肿瘤可由具有不同分化程度的乳头状、小梁状及腺性结构混合构成。肿瘤中有胶质形成者亦有报道。肿瘤细胞胞质可透明,或呈钉突状。瘤细胞体积大,圆形、立方形、高柱状。细胞核形态极不规则,染色质颗粒粗大深染,少数区域细胞核染色质较稀疏。病理性核分裂象易见。细胞胞质着浅嗜酸性染色,胞质内可见黄褐色双折光性脂褐素颗粒,部分区域肿瘤组织可见淡蓝色黏液样变及出血坏死。

（2）免疫组化:重要的是应利用 PSA 及 PAP 免疫组化染色除外原发于前列腺的肿瘤。2011 年 Navallas 等提出了相应的诊断标准:①原发肿瘤位于精囊腺,无前列腺肿瘤证据;②不同于前列腺未分化癌,如精囊腺未分化癌分泌黏蛋白;③肿瘤组织免疫组化染色 PSA、PAP 必须为阴性,CEA 一般是阳性;④免疫组化染色或血清 CA125 阳

性则强烈提示精囊腺癌。肿瘤还应表达 CK7(与许多前列腺腺癌不同);而 CK20 呈阴性(与膀胱癌及结肠癌不同)。精囊癌多无完整包膜,主要侵及前列腺、膀胱,但很少累及直肠。以局部淋巴结转移为主,晚期可发生远处转移。

【鉴别诊断】

1. **前列腺癌** 精囊腺癌大体标本检查应看到精囊腺为肿瘤侵犯的主要部位,在腺外的肿瘤一定要与精囊腺直接相连。免疫组化标记 PSA 和 PAP 在前列腺癌均阳性,在精囊腺癌则为阴性。

2. **膀胱腺癌** 本病亦甚少见。大体标本检查若肿瘤大部分在膀胱壁外的精囊腺区、膀胱壁受侵不严重而膀胱黏膜完好者,则有助于精囊腺癌的诊断。

3. **精囊腺上皮退行性变** 该病导管内虽被覆异型大细胞,核大深染,但只局限于表层上皮,胞质多,未见核分裂。

（二）鳞状细胞癌

【定义】

鳞状细胞癌(squamous cell carcinoma)是具有鳞状细胞分化的恶性上皮性肿瘤,没有任何可见的腺体形成或黏蛋白分泌。

【临床特征】

1. **流行病学** 目前已有五例报道。这些患者年龄分别为54岁、61岁、69岁、41岁和26岁。

2. **症状** 患者有间歇性无痛血尿,精子减少,排尿困难和膀胱出口阻塞,血清 PSA 正常。一个出现在淋病患者后天获得性的囊肿中。另有一例患者有 *Zinner* 综合征。

3. **预后** 一个患者在肿块切除 7 个月后发生直肠转移,尽管接受化疗,但仍然导致死亡。另一名患者接受放射治疗后没有疾病的证据,2.5 年后没有复发。

【病理变化】

1. **大体特征** 肿瘤为囊实性肿块大小 4~11cm。

2. **镜下特征** 组织学特征:形态学与其他部位鳞状细胞相似,角化性鳞状细胞癌、灶状鳞状分化及大小不等的囊腔均可见到。肿瘤伴有明显的慢性炎症。

## 二、混合型上皮和间质肿瘤

【定义】

混合上皮和间质肿瘤是含有间质和良性上皮成分的双相肿瘤。

【临床特征】

1. **流行病学** 目前只有不到 20 例的病例报道。患者年龄分布在 37~66 岁。

**2. 症状**　通过直肠指检或 CT 可检测到前列腺上方的肿块。混合上皮和间质肿瘤可无症状或表现为膀胱出口梗阻。临床表现为疼痛及排尿困难。

**3. 预后**　目前无囊腺瘤或纤维腺瘤切除后复发的报道。腺肉瘤可行膀胱前列腺切除术后治愈，或可能无法治愈而发生转移。

【病理变化】

**1. 大体特征**　肿瘤大体为囊实性，大小为 3~15cm。

**2. 镜下特征**

**组织学特征**

（1）精囊腺囊腺瘤（cystadenoma）：由大小不等的分支状腺性结构及具有梭形细胞间质的囊性结构构成，其中腺性成分可组成不清晰的小叶结构，腺腔内含有淡染颗粒状分泌物，被覆一层或两层立方至柱状上皮细胞。肿瘤无显著细胞非典型性、核分裂象及坏死。上皮细胞 CK 阳性，PSA 阴性。间质细胞 SMA 弱阳性，S-100 阴性。

（2）精囊腺纤维腺瘤（fibroadenoma）：由上皮及间质成分构成，上皮成分呈腺样或囊性结构，间质成分较囊腺瘤明显增多，但细胞密度无明显增高，细胞无明显异型，核分裂少见，无坏死；腺及囊性结构被覆一层或两层立方至柱状上皮细胞，无明显异型，腺腔内含有淡染颗粒状分泌物。

（3）精囊腺腺肉瘤（adenosarcoma）：由上皮及间质成分构成，上皮成分呈腺样或囊性结构，被覆一层或两层立方至柱状上皮细胞，腺腔内含有淡染颗粒状分泌物；间质细胞丰富致密，密切围绕扭曲的腺腔，细胞有不同程度异型性，可有核分裂象及坏死；腺上皮呈立方形或扁平，无明显异型。

## 三、精囊腺间叶源性肿瘤

原发于精囊腺的间叶性肿瘤罕见。这些肿瘤按发生率从高到低依次为平滑肌肉瘤、平滑肌瘤、血管肉瘤、恶性纤维组织细胞瘤、孤立性纤维瘤、脂肪肉瘤和血管周细胞瘤。

（谢玲　章宜芬）

## 参考文献

[1] Krieger JN, Lee SW, Jeon J, et al. Epidemiology of prostatitis. Int J Antimicrob Agents, 2008, 31(Suppl 1):S85-S90.

[2] Krieger JN, Nyberg Jr L, Nickel JC. NIH consensus definition and classification of prostatitis. JAMA, 1999, 282:236-237.

[3] Mahul B Amin, John N Eble. Urological pathology. Philadelphia: Wolters Kluwer Health/ Lippincott Williams & Wilkins, 2014.

[4] Benway BM, Moon TD. Bacterial prostatitis. Urol Clin Am, 2008, 35:23.

[5] 那彦群,叶章群,孙颖浩,等. 2014 版中国泌尿外科疾病诊断治疗指南. 北京:人民卫生出版社,2013.

[6] 张凯,王晓峰. 中国前列腺炎研究和诊治现状. 中华男科学杂志,2013,19(2):99-101.

[7] 王永康,覃业军,孙锡超. 现代泌尿系统及男性生殖系统疾病诊断病理学. 济南:山东科学技术出版社,2012.

[8] Kumbar R, Dravid N, Nikumbh D, et al. Clinicopathological Overview of Granulomatous Prostatitis:An Appraisal. Journal of Clinical and Diagnostic Research, 2016, 10(1):EC20-EC23.

[9] 蒋智铭. 前列腺诊断病理学. 上海:上海科技教育出版社,2008.

[10] David Bostwick, Liang Cheng. Urologic Surgical Pathology, 3rd ed. Saunders, 2014.

[11] Rowhrborm CG, McConnell JD. "Etiology, pathothysiology, epidemiology and natural history of benign prostatic hyperplasia", In Campbell's Urology. Edited by PC Walsh, AB Retik, ED Vaughan, Jr and AJ Wein Philadelphia, PA:W. B, Saunders Company, 2002.

[12] Gu FL, Xia TL, Kong XT. Preliminary study of the frequency of benign prostatic hyperplasia and prostatic cancer in China. Urology, 1994, 44:688-691.

[13] Homma Y, Kawabe K, Tsukamoto T, et al. Epidemiologic survey of lower urinary tract symptoms in Asia and Australia using the International Prostate Symptom Score. Int Urol, 1997, 4:40-46.

[14] Ryan Priest, Mark Garzotto, John Kaufman. Benign prostatic hyperplasia:a brief overview of pathogenesis, diagnosis, and therapy. Tech Vasc Interv Radiol, 2012, 15(4):261-264.

[15] Milord R A, Kahane H, Epstein JI. Infarct of the prostatic gland:experience on needle biopsy specimen. Am J Surg Pathol, 2000, 24:1378-1384.

[16] De Marzo AM, Platz EA, Epstein JI, et al. A working group classification of focal prostate atrophy lesions. Am J Surg Pathol, 2006, 30(10):1281-1291.

[17] Postma R, Schröder FH, van der Kwast TH. Atrophy in prostate needle biopsy cores and its relationship to prostate cancer incidence in screened men. Urology, 2005, 65(4):745-749.

[18] Bostwick DG, Meiers I. Diagnosis of prostatic carcinoma after therapy. Arch Pathol Lab Med, 2007, 131(3):360-371.

[19] Grignon DJ, O'Malley FP. Mucinous metaplasia in the prostate gland. Am J Surg Pathol, 1993, 17(3):287-920.

[20] Humphrey PA. Atypical adenomatous hyperplasia(adenosis)of the prostate. J Urol, 2012, 188(6):2371-2372.

[21] Xiao GQ, Burstein DE, Miller LK, et al. Nephrogenic adenoma:immunohistochemical evaluation for its etiology and differentiation from prostatic adenocarcinoma. Arch Pathol Lab Med, 2006, 130(6):805-810.

[22] 刘跃江,黄雪琴,邓克菲,等. 前列腺囊肿的诊断与治疗. Journal of Clinical Urology, 2007, 22(2):102-103.

［23］周婧,孙荣超,杨国仪,等.前列腺囊腺瘤临床病理观察.诊断病理学杂志,2016,23(2):117-119.

［24］Olgun DC,Onal B,Mihmanli I,et al. Giant multilocular cystadenoma of the prostate:a rare cause of huge cystic pelvic mass. Korean J Urol,2012,53(3):209-213.

［25］Virginia L. Dailey, Omar Hameed. Blue Nevus of the Prostate. Arch Pathol Lab Med,2011,135:799-802.

［26］David Bostwick Liang Cheng. Urologic Surgical Pathology, 3rd ed. Saunders,2014.

［27］王永康,暨业军,孙锡超.现代泌尿系统及男性生殖系统疾病诊断病理学.济南:山东科学技术出版社,2012.

［28］Mahul B Amin;John N Eble. Urological pathology. Philadelphia:Wolters Kluwer Health/Lippincott Williams & Wilkins,2014.

［29］Epstein JI, Amin MB, Reuter VE, et al. Contemporary Gleason Grading of Prostatic Carcinoma:An Update With Discussion on Practical Issues to Implement the 2014 International Society of Urological Pathology (ISUP) Consensus Conference on Gleason Grading of Prostatic Carcinoma. Am J Surg Pathol,2017,41:e1-e7.

［30］Ali TZ,Epstein JI. False positive labeling of prostate cancer with high molecular weight cytokeratin:p63 a more specific immunomarker for basal cells. Am J Surg Pathol, 2008, 32: 1890-1895.

［31］Brennick JB,O'Connell JX,Dickersin GR,et al. Lipofuscin pigmentation(so-called "melanosis") of the prostate. Am J Surg Pathol,1994,18:446-454.

［32］Chuang AY, DeMarzo AM, Veltri RW, et al. Immunohistochemical differentiation of high-grade prostate carcinoma from urothelial carcinoma. Am J Surg Pathol,2007,31(8):1246-1255.

［33］Epstein JI,Egevad L,Amin MB,et al. The 2014 International Society of Urological Pathology (ISUP) Consensus Conference on Gleason Grading of Prostatic Carcinoma:Definition of Grading Patterns and Proposal for a New Grading System. Am J Surg Pathol,2016,40:244-252.

［34］Epstein JI,Allsbrook WC,Jr,Amin MB,et al. The 2005 International Society of Urological Pathology(ISUP)Consensus Conference on Gleason Grading of Prostatic Carcinoma. Am J Surg Pathol,2005,29(9):1228-1242.

［35］Farinola MA,Epstein JI. Utility of immunohistochemistry for alpha-methylacyl-CoA racemase in distinguishing atrophic prostate cancer from benign atrophy. Hum Pathol, 2004, 35 (10): 1272-1278.

［36］Gleason DF, Mellinger GT. Prediction of prognosis for prostatic adenocarcinoma by combined histological grading and clinical staging. J Urol,1974,111(1):58-64.

［37］Osunkoya AO,Hansel DE,Sun X,et al. Aberrant diffuse expression of p63 in adenocarcinoma of the prostate on needle biopsy and radical prostatectomy:report of 21 cases. Am J Surg Pathol,

2008,32:461-467.

［38］Siegel RL,Miller KD,Jemal A. Cancer statistics,2018. CA Cancer J Clin,2018,68(1):7-30.

［39］Chen W,Zheng R,Baade PD,et al. Cancer statistics in China, 2015. CA Cancer J Clin,2016,66(2):115-132.

［40］Tomlins SA,Rhodes DR,Perner S,et al. Recurrent fusion of TMPRSS2 and ETS transcription factor genes in prostate cancer. Science,2005,310:644-648.

［41］Zhou M,Srigley JR. Benign mimickers and potential precursors of prostatic adenocarcinoma. Diagn Histopathol,2011,434-446.

［42］Moch H, Humphhrey PA, Ulbright TM, et al. World Health Organization Classification of Tumors of the urinary system and male genital organs. Lyon:IARC Press,2016.

［43］Epstein JI,Egevad L,Amin MB,et al. The 2014 International Society of Urological Pathology (ISUP) Consensus Conference on Gleason Grading of Prostatic Carcinoma:Definition of Grading Patterns and Proposal for a New Grading System. Am J Surg Pathol,2016,40:244-252.

［44］Guo CC,Epstein JI. Intraductal carcinoma of the prostate on needle biopsy:Histologic features and clinical significance. Mod Pathol,2006,19:1528-1535.

［45］Cohen RJ, Wheeler TM, Bonkhoff H, et al. A proposal on the identification,histologic reporting,and implications of intraductal prostatic carcinoma. Arch Pathol Lab Med, 2007, 131: 1103-1109.

［46］Chen N and Zhou Q. IDC-P:Intraductal carcinoma of prostate. Chin J Cancer Res,2016,28:99-106.

［47］Chen Z,Chen N,Shen P,et al. The presence and clinical implication of intraductal carcinoma of prostate in metastatic castration resistant prostate cancer. The Prostate,2015,75:1247-1254.

［48］Zhao T,Liao B,Yao J,et al. Is there any prognostic impact of intraductal carcinoma of prostate in initial diagnosed aggressively metastatic prostate cancer? The Prostate,2015,75:225-232.

［49］陈铌,周桥.前列腺导管内癌研究进展.现代泌尿外科杂志, 2016,21(1):4-8.

［50］Moch H, Humphhrey PA, Ulbright TM, et al. World Health Organization Classification of Tumors of the urinary system and male genital organs. Lyon:IARC Press,2016.

［51］Liu TT,Wang YM,Zhou R,et al. The update of prostatic ductal adenocarcinoma. Chin J Cancer Res,2016,28(1):50-57.

［52］Wobker SE,Epstein JI. Differential diagnosis of intraductal lesions of the prostate. Am J Surg Pathol,2016,40(6):e67-e82.

［53］Seipel AH,Delahunt B,Samaratunga H,et al. Ductal adenocarcinoma of the prostate:histogenesis,biology and clinicopathological features. Pathology,2016,48(5):398-405.

［54］Seipel AH, Delahunt B, Samaratunga H. Diagnostic criteria for ductal adenocarcinoma of the prostate:interobserver variability among 20 expert uropathologists. Histopathology,2014,65(2):

216-227.

[55] Holger Moch, Peter A. Humphrey, Thomas M. Ulbright, Victor E. Truter. WHO classification of tumors of the urinary system and male genital organs. 4th ed. Lyon: IARC Press, 2016.

[56] Jonathan I. Epstein, Antonio L. Cubilla, Peter A. Humphrey. Tumors of the prostate gland, seminal Vesicles, penis, and scrotum. AFIP Atlas of Tumor Pathology. 4th ed. Washington, DC: Silver Spring, 2011.

[57] Sara E. Wobker, Jonathan I. Epstein. Differential diagnosis of intraductal lesions of the prostate. Am J Surg Pathol, 2016, 40: e67-e82.

[58] Jonathan I. Epstein, Mahul B. Amin, Himisha Beltran, et al. Proposed morphologic classification of prostate cancer with neuroendocrine differentiation. Am J Surg Pathol, 2014, 38: 756-767.

[59] Keith D. Bohman, Adeboye O. Osunkoya. Mucin-producing tumors and tumor-like lesions involving the prostate: A comprenensive review. Am J Surg Pathol, 2012, 19: 374-387.

[60] Montironi R, Mazzucchelli R, et al. Morphological identification of the patterns of prostatic intraepithelial neoplasia and their importance. J Clin Pathol, 2000, 53(9): 655-665.

[61] Montironi R, Mazzucchelli R. Mechanisms of disease: high-grade prostatic intraepithelial neoplasia and other proposed preneoplastic lesions in the prostate. Nat Clin Pract Urol, 2007, 4(6): 321-332.

[62] Hughes C, Murphy A. Molecular pathology of prostate cancer. J Clin Pathol, 2005, 58(7): 673-684.

[63] Epstein JI, Herawi M. Prostate needle biopsies containing prostatic intraepithelial neoplasia or atypical foci suspicious for carcinoma: implications for patient care. J Urol, 2006, 175(3 Pt 1): 820-834.

[64] Godoy G, Taneja SS. Contemporary clinical management of isolated high-grade prostatic intraepithelial neoplasia. Prostate Cancer Prostatic Dis, 2008, 11(1): 20-31.

[65] Sakr WA, Haas GP. The frequency of carcinoma and intraepithelial neoplasia of the prostate in young male patients. J Urol, 1993, 150(2 Pt 1): 379-385.

[66] Bostwick DG, Cooner WH. The association of benign prostatic hyperplasia and cancer of the prostate. Cancer, 1992, 70(1 Suppl): 291-301.

[67] Ayala AG, Ro JY. Prostatic intraepithelial neoplasia: recent advances. Arch Pathol Lab Med, 2007, 131(8): 1257-1266.

[68] Kiliç S, Kukul E. Ratio of free to total prostate-specific antigen in patients with prostatic intraepithelial neoplasia. Eur Urol, 1998, 34(3): 176-180.

[69] 肖丽萍, 毕向军, 李亚南, 等. 前列腺特异性抗原对前列腺癌早期诊断的价值. 南方医科大学学报, 2007, 27(1): 107-108.

[70] Morote J, Raventós CX, et al. Effect of high-grade prostatic intraepithelial neoplasia on total and percent free serum prostatic-specific antigen. Eur Urol, 2000, 37(4): 456-459.

[71] Morote J, Encabo G. Influence of high-grade prostatic intra-epithelial neoplasia on total and percentage free serum prostatic specific antigen. BJU Int, 1999, 84(6): 657-660.

[72] Steiner MS, Raghow S. Selective estrogen receptor modulators for the chemoprevention of prostate cancer. Urology, 2001, 57(4 Suppl 1): 68-72.

[73] Ozden E, Göğüş C. Transrectal sonographic features of prostatic intraepithelial neoplasia: correlation with pathologic findings. J Clin Ultrasound, 2005, 33(1): 5-9.

[74] Hom JJ, Coakley FV. High-grade prostatic intraepithelial neoplasia in patients with prostate cancer: MR and MR spectroscopic imaging features--initial experience. Radiology, 2007, 242(2): 483-489.

[75] Leite KR, Camara-Lopes LH. Prostate cancer detection at rebiopsy after an initial benign diagnosis: results using sextant extended prostate biopsy. Clinics(Sao Paulo), 2008, 63(3): 339-342.

[76] Davidson D, Bostwick DG. Prostatic intraepithelial neoplasia is a risk factor for adenocarcinoma: predictive accuracy in needle biopsies. J Urol, 1995, 154(4): 1295-1299.

[77] Argani P, Epstein JI. Inverted(Hobnail) high-grade prostatic intraepithelial neoplasia (PIN): report of 15 cases of a previously undescribed pattern of high-grade PIN. ProstaticAm J Surg Pathol, 2001, 25(12): 1534-1539.

[78] Reyes AO, Swanson PE. Unusual histologic types of high-grade prostatic intraepithelial neoplasia. Am J Surg Pathol, 1997 21(10): 1215-1222.

[79] Melissari M, Lopez Beltran A. High grade prostatic intraepithelial neoplasia with squamous differentiation. J Clin Pathol, 2006, 59(4): 437-439.

[80] Rioux-Leclercq N, Leray E. The utility of Ki-67 expression in the differential diagnosis of prostatic intraepithelial neoplasia and ductal adenocarcinoma. Hum Pathol, 2005, 36(5): 531-535.

[81] Wu CL, Yang XJ. Analysis of alpha-methylacyl-CoA racemase (P504S) expression in high-grade prostatic intraepithelial neoplasia. The Hum Pathol, 2004, 35(8): 1008-1013.

[82] Cina SJ, Silberman MA. Diagnosis of Cowper's glands on prostate needle biopsy. Am J Surg Pathol, 1997, 21(5): 550-555.

[83] Bostwick DG, Iczkowski KA. Minimal criteria for the diagnosis of prostate cancer on needle biopsy. Ann Diagn Pathol, 1997, 1(2): 104-129.

[84] Rioux-Leclercq N, Leray E. The utility of Ki-67 expression in the differential diagnosis of prostatic intraepithelial neoplasia and ductal adenocarcinoma. Hum Pathol, 2005, 36(5): 531-535.

[85] Abdel-Hady A, El-Hindawi A. Expression of ERG Protein and TMRPSS2-ERG Fusion in Prostatic Carcinoma in Egyptian Patients. Open Access Maced J Med Sci, 2017, 5(2): 147-154.

[86] Hickman RA, Yu H. Atypical Intraductal Cribriform Proliferations

of the Prostate Exhibit Similar Molecular and Clinicopathologic Characteristics as Intraductal Carcinoma of the Prostate. Am J Surg Pathol,2017,41(4):550-556.

[87] Morais CL,Guedes LB. ERG and PTEN status of isolated high-grade PIN occurring in cystoprostatectomy specimens without invasive prostatic adenocarcinoma. Hum Pathol, 2016, 55:117-125.

[88] Torabi-Nezhad S,Malekmakan L. Histopathological features of intra-ductal carcinoma of prostatic and high grade prostatic intraep-ithelialneoplasia and correlation with PTEN and P63. Prostate, 2016,76(4):394-401.

[89] Gaudin PB,Rosai J,Epstein JI. Sarcomas and related proliferative lesions of specialized prostatic stroma:a clinicopathologic study of 22 cases. Am J Surg Pathol,1998,22:148-162.

[90] 李超,王慕文.恶性潜能未定的前列腺间质肿瘤的临床特征及诊疗策略.泌尿外科杂志,2013,5(4):25-27.

[91] Ettore DB,Gian MB,Gabriele A,et al. Incidental prostatic stro-mal tumor of uncertain malignant potential(STUMP):histopatho-logical and immunohistochemicalfindings. Urologia,2012,79(1):1-4.

[92] Herawi M,Epstein JI. Specialized stromal tumors of the prostate:a clinicopathologic study of 50 cases. Am J Surg Pathol,2006,30(6):694-704.

[93] 何洋洋,夏阳,姚敏,等.前列腺间叶性肿瘤 14 例临床病理分析.诊断病理学杂志,2011,18(3):165-168.

[94] Moch H,Humphrey PA,Ulbright TM,et al. World Health Organi-zation classification of tumors of the urinary system and male genital organs. 4th ed. Lyon:IARC Press,2016.

[95] Annelies Ringoir,Bernard Rappe,Karl Dhaene,et al. Prostatic Leiomyoma:A Case Report. Urology Case Reports,2016,9:45-47.

[96] Anthony Kodzo-Grey Venyo. A Review of the Literature on Pri-mary Leiomyosarcoma of the Prostate Gland. Advances in Urolo-gy,2015,2015:485786.

[97] Cheville J C,Dundore P A,Nascimento A G,et al. Leiomyosarco-ma of the prostate:Report of 23 cases. Cancer, 1995,76(8):1422-1427.

[98] Bisceglia M,Magro G,Carosi I,et al. Primary embryonal rhab-domyosarcoma of the prostate in adults:report of a case and re-view of the literature. Int J Surg Pathol,2012,19:831-837.

[99] Tavora F,Kryvenko ON,Epstein JI. Mesenchymal tumors of the bladder and prostate:an update. Pathology,2013,45(2):104-115.

[100] Khaliq W,Meyer CF,Uzoaru I,et al. Prostate angiosarcoma:a case report and literature review. Med Oncol,2012,29:2901-2903.

[101] Maleki S,Cajigas A,Moss J,et al. Fine-needle aspiration biopsy of prostate synovial sarcoma:A case report and review of the lit-

erature. Diagn Cytopathol,2017,45(2):168-172.

[102] 阎俊,贺海峰,徐宏伟,等.原发性前列腺滑膜肉瘤的诊断和治疗.临床泌尿外科杂志,2013,28(2):136-138.

[103] Rabbani F,Fine RG,D'Adamo D,et al. Pure Primary Prostatic Osteosarcoma Arising in a Non-Irradiated Prostate. Urol Int, 2009,b83:236-238.

[104] 张红双,段宗好.前列腺炎症性肌纤维母细胞瘤一例报道并文献复习.中华腔镜泌尿外科杂志(电子版),2013,7(6):464-467.

[105] Kuranaoto T,Kohjimoto Y,Mori T,et al. Inflammatory pseudo-tumnor of the prostate:a case report. Hinyokika Kiyo,2005,51(11):767-770.

[106] 赵久飞,任力,李德昌,等.原发性前列腺孤立性纤维性肿瘤临床病理观察.诊断病理学杂志,2013,20(10):615-618.

[107] Moureau-Zabotto L,Chetaille B,Bladou F,et al. Solitary fibrous tumor of the prostate:case report and review of theliterature. Case Rep Oncol,2012,5(1):22-29.

[108] 刘志飞,张志宏,徐勇.前列腺胃肠外间质瘤 1 例报告并文献复习.临床泌尿外科杂志,2013,28(8):607-609.

[109] Zhang ZH,Feng GW,Liu ZF,et al. A young man with primary prostatic extra-gastrointestinal stromal tumor:a rare case report and review of the literature. Int J Clin Exp Pathol,2014,7(4):1764-1770.

[110] Weaver MG,Abdul-Karim FW. Paneth cell-like change and small cell carcinoma of the prostate. Two divergent forms of prostatic neuroendocrine differentiation. Am J Surg Pathol, 1992,16(10):1013-1016.

[111] di Sant'Agnese PA. Neuroendocrine cells of the prostate and neuroendocrine differentiation in prostatic carcinoma:a review of morphologic aspects. Urology, 1998, 51 (5A Suppl):121-124.

[112] Chu PG,Huang Q,Weiss LM. Incidental and concurrent malig-nant lymphomas discovered at the time of prostatectomy and prostate biopsy:a study of 29 cases. Am J Surg Pathol,2005,29(5):693-699.

[113] Weir EG,Epstein JI. Incidental small lymphocytic lymphoma/chronic lymphocytic leukemia in pelvic lymph nodes excised at radical prostatectomy. Arch Pathol Lab Med, 2003, 127(5):567-572.

[114] Cachia PG,McIntyre MA,et al. Prostatic infiltration in chronic lymphatic leukaemia. J Clin Pathol,1987,40(3):342-345.

[115] Koppisetty S,Edelman BL,et al. Myeloid sarcoma of the periprostatic tissue and prostate:Case report and review of liter-ature. Urol Ann,2016,8(3):348-354.

[116] Bostwick DG,Iczkowski KA. Malignant lymphoma involving the prostate:report of 62 cases. Cancer,1998,83(4):732-738.

[117] Ezekwudo DE,Ogunleye F,et al. Primary Extranodal Diffuse Large B-Cell Lymphoma of the Prostate:A Case Report. Case

Rep Oncol,2017,10(1):199-204.

[118] Petrakis G,Koletsa T. Primary prostatic lymphoma with components of both diffuse large B-cell lymphoma (DLBCL) and MALT lymphoma. Hippokratia,2012,16(1):86-89.

[119] Rajput AB,Burns B. Coexisting mantle cell lymphoma and prostate adenocarcinoma. Case Rep Med,2014,2014:247286.

[120] Boe S,Nielsen H. Burkitt's lymphoma mimicking prostatitis. J Urol,1981,125(6):891-892.

[121] Hashemzadeh S,Farrokhi F. A case of recurrent hematuria in primary prostatic low grade mucosa associated lymphoid tissue. J Nephropathol,2017,6(2):49-52.

[122] López JI,Elorriaga K. Adenocarcinoma and non-Hodgkin's lymphoma involving the prostate. Histopathology, 2000, 36 (4): 373-374.

[123] Yasuda N,Ohmori S. IgD myelomas involving the prostate. Am J Hematol,1994,47(1):65-66.

[124] Estrada PC,Scardino PL. Myeloma of the prostate:a case report. J Urol,1971,106:586-587.

[125] Moch H,Humphrey PA,Ulbright TM,et al. World Health Organization classification of tumors of the urinary system and male genital organs. 4th ed. Lyon:IARC Press,2016.

[126] Tosev G,Kuru TH,Huber J,et al. Primary melanoma of the prostate:case report and review of the literature. BMC Urol,2015,15:68.

[127] 李明,王颖,吴斌,等. 重新审视前列腺囊腺瘤的临床病理. 国际泌尿系统杂志,2013,33(5):597-599.

[128] 于起春,孙珠蕾,吴江,等. 前列腺囊腺瘤 1 例报告及文献复习. 中华男科学杂志,2012,18(2):164-167.

[129] Klaassen Z,Cleveland C,McCraw CO,et al. Clear cell adenocarcinoma of the prostate:a rare oncologic entity in a 42-year-old African American man. Urology,2014,84(5):997-1000.

[130] Hong-Hau Wang,Yen-Lin Chen,Hao-Lun Kao,et al. Extra-adrenal paraganglioma of the prostate. Can Urol Assoc J,2013,7(5-6):E370-E372.

[131] 陈靖,权昌益,蒋宁,等. 前列腺副神经节瘤 1 例报道并文献复习. 中华男科学杂志,2012,18(8):715-718.

[132] Mahul B Amin,John N Eble. Urological pathology. Philadelphia:Wolters Kluwer Health/Lippincott Williams & Wilkins,2014:691.

[133] David Bostwick Liang Cheng. Urologic Surgical Pathology,3rd ed. Saunders,2014.

[134] Mahul B Amin;John N Eble. Urological pathology. Philadelphia:Wolters Kluwer Health/Lippincott Williams & Wilkins,2014:545-548.

[135] Ogreid P,Hatteland K. Cyst of seminal vesicle associated with ipsilateral renal agenesis. Scand J Urol Nephrol,1979,13:113.

[136] 陈晓亮,那万里,毛小强,等. 精囊囊肿 1 例报告. 中华男科学杂志,2008,14(7):655-657.

[137] Suh JH,Gardner JM,Kee KH,et al. Calcifications in prostate and ejaculatory system:a study on 298 consecutive whole mount sections of prostate from radical prostatectomy or cystoprostatectomy specimens. Ann Diag Pathol,2008,12:165.

[138] Moch H,Humphrey PA,Ulbright TM,et al. World Health Organization classification of tumors of the urinary system and male genital organs. 4th ed. Lyon:IARC Press,2016.

[139] Katafigiotis I,Sfoungaristos S,Duvdevani M,et al. Primary adenocarcinoma of the seminal vesicles. A review of the literature. Arch Ital Urol Androl,2016,88(1):47-51.

[140] 蒋月强,张珺,殷铁军. 原发性精囊腺癌 1 例报告分析. 中国肿瘤临床,2014,41(22):1462-1465.

[141] Navallas M,Vargas HA,Akin O,et al. Primary seminal vesicle adenocarcinoma. Clin Imaging,2011,35(6):480-482.

[142] Jianzhong Wang,Xuan Yue,Ruining Zhao,et al. Primary squamous cell carcinoma of seminal vesicle:an extremely rare case report with literature review. Int Urol Nephrol,2013,45:135-138.

[143] Baschinsky DY,Niemann TH,Maximo CB. Seminal vesicle cystadenoma:a case report and literature review. Urology,1998,51(5):840-845.

[144] 张易青,郭新建,周晓峰,等. 精囊腺平滑肌瘤 1 例报告并文献复习. 临床泌尿外科杂志,2012,27(5):384-386.

[145] Aftab S. Shaikh,Girish D. Bakhshi,Arshad S. Khan,et al. Leiomyoma of the seminal vesicle:a rare case. Clin Pract,2013,3(2):e32.

[146] Arun G,Chakraborti S,Rai S. Seminal vesicle schwannoma presenting with left hydroureteronephrosis. Urol Ann,2014,6(4):363-365.

[147] He R,Yang X,Li X,et al. Cystic schwannoma of a seminal vesicle. J Androl,2012,33:798-800.

[148] Kojima F,Ishida M,Takikita-Suzuki M. Mammary-type myofibroblastoma of seminal vesicle. Histopathology,2012,60(3):524-527.

[149] Boaz RJ,George AP,Kumar RM,et al. Giant seminal vesicle cyst:an unusual site for a malignant extragastrointestinal stromal tumor. BMJ Case Rep,2016,2016:bcr2015214066.

[150] 彭伟彬,王志勇,李俊鹏. 精囊胃肠道外间质瘤 1 例. 实用医学志,2015,31(1):168.

[151] 刘辰煦,刘兵. 原发性精囊平滑肌肉瘤 1 例. 临床泌尿外科杂志,2014,29(11):1039-1040.

[152] Cauvin C,Moureau-Zabotto L,Chetaille B,et al. Primary leiomyosarcoma of the seminal vesicle:case report and review of the literature. BMC Cancer,2011,11:323.

[153] Chang K,Sio TT,Chandan VS,et al. Angiosarcoma of the seminal vesicle:a case report of long-term survival following multimodality therapy. Rare Tumors,2014,29;6(1):5202.

[154] Juhász J,Kiss P. A hitherto undescribed case of "collision"

tumor:liposarcoma of the seminal vesicle and prostatic carcinoma. Int Urol Nephrol,1978,10(3):185-193.

[155] Fairey AE,Mead GM,Murphy D. Primary seminal vesicle choriocarcinoma. Br J Urol,1993,71(6):756-757.

[156] Adachi Y,Rokujyo M,Kojima H. Primary seminoma of the seminal vesicle:report of a case. J Urol,1991,146(3):857-859.

[157] Soyer P,Rougier P,Gad M,Primary carcinoid tumor of the seminal vesicles:CT and MR findings. J Belge Radiol,1991,74

(2):117-119.

[158] Zhu J,Chen LR,Zhang X,et al. Primary diffuse large B-cell lymphoma of the seminal vesicles:ultrasonography and computed tomography findings. Urology,2011,78(5):1073-1074.

[159] Bjerklund Johansen TE,Huseby A,Stenwig JT. Extraskeletal Ewing's sarcoma contiguous with the seminal vesicle. Scand J Urol Nephrol,1988,22(3):237-239.

第六篇

非肿瘤性睾丸疾病

# 第一章

# 睾丸先天性发育异常及性发育异常疾病

## 第一节　睾丸先天性发育异常

### 一、无睾症

【定义】

单侧或双侧睾丸先天性缺如。

【临床特征】

1. **流行病学**　未见明确发病率统计,双侧睾丸缺如国内个案报道不足 10 例。美国报道的数据显示,单侧睾丸缺如发病率约 1/5 000,双侧缺如发病率约 1/20 000。左侧缺如比右侧更常见,其中 40% 为体检发现,约 4.5% 的隐睾患者为单侧无睾症。

2. **发病机制**　目前认为主要包括两种病因:真正的先天性缺如和后天因素造成的睾丸萎缩、消失,包括睾丸退化综合征。先天性睾丸缺如发生的可能因素为胚胎发育过程中因某种因素干扰使性腺发育障碍(约占 27%)。另外,Medlej R 等认为 Y 染色体性别决定区上 *SRY* 基因异常可能导致无睾症。获得性睾丸缺如患者包括单侧无睾症及妊娠 20 周以后发生的睾丸退化症。后天因素中最常见的原因可能为妊娠期或出生前、后不久睾丸扭转、精索血管栓塞,致睾丸血流供应受阻而使睾丸萎缩消失。

3. **治疗**　无有效治疗手段。

4. **预后**　性功能是否正常与性激素水平相关。单侧睾丸缺如患者生育能力是否保留与对侧睾丸发育密切相关。

【病理变化】

1. **大体特征**　阴囊内触及不到睾丸,先天性睾丸缺如常伴随双侧附睾、输精管缺如。通常左睾丸缺如,对侧会代偿性肥大,激素分泌模式常保持正常。组织学上,如精索血管为盲端即可以作出诊断。附睾、精索残余大体形态相对正常,约 70% 的患者可发现残余附睾或精索。

2. **镜下特征**

(1) 组织学特征:镜下诊断睾丸退化的最低标准是见到条索样结构的玻璃样变纤维结节,可伴有钙化或含

铁血黄素沉积,约 80% 病例精索血管细小,部分患者纤维条索结节内可见残存的间质细胞(图 6-1-1)。健侧睾丸可表现代偿性增生、生精细胞显著增生、活跃。

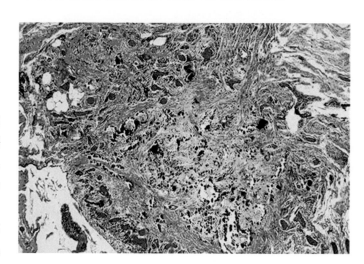

图 6-1-1　无睾症

精索末端未见明确睾丸,仅见增生结缔组织、钙化及含铁血黄素

(2) 免疫组化:无。

3. **超微结构特征**　无。

【鉴别诊断】

1. **异位睾丸或隐睾症**　需与单侧睾丸缺如相鉴别,盆腔及腹腔影像学检查可鉴别。

2. **睾丸萎缩**　术中探查到发育较小的睾丸和精索残留物或结节,可认为是睾丸发育不良和睾丸萎缩。目前研究认为,2 岁以内婴幼儿正常睾丸体积约为 2ml,长径为 1.0~1.7cm,以 1.7cm 为区间上界,对于健侧长径>1.7cm 的睾丸,可以认为是 2 岁以内有增大。

3. **两性畸形**　双侧睾丸缺如尚需与两性畸形相鉴别。

### 二、隐睾症

【定义】

单侧或双侧睾丸位于阴囊以外的下降通路,未进入

阴囊。

【临床特征】

1. **流行病学**　隐睾症也称为睾丸未降,约30%的未足月婴儿会出现隐睾,约占足月产男婴的3%,其中1%的患儿出生后12个月仍未降入阴囊。所有患者中1/3为双侧,90%未降睾丸位于腹股沟管。部分伴有睾丸微石症的患者,B超检查可见钙化回声。

2. **发病机制**　胚胎期睾丸自身发育和下降是协同发生的,胎儿睾丸在6个月左右时由腹腔下降到腹股沟管内环附近,在腹股沟管内则依赖雄激素的刺激,任何阶段的激素异常均可造成下降受阻。隐睾症具体机制尚不清楚,涉及睾丸正常分化发育的组织胚胎学,调控睾丸下降的内分泌系统、雄激素受体、解剖基础及遗传因素和环境因素。近年整合基因组学揭示部分染色体片段与隐睾症相关,如 2p15-p16.1、2p15、9p11q13、10p14、11p13、10q26.2、15q11、Xp21.1、Xq11.1-q11.2、Xq12、Xq26.1、Xq28-A 及 Xq28-B。

3. **治疗**　以手术为主。

4. **预后**　隐睾常无正常生殖功能,其中不育症约占75%,部分为生精能力低下。隐睾增加了睾丸扭转的概率,同时隐睾发生恶性肿瘤的机会比正常睾丸高20~40倍,最常见的是小管内原位精原细胞瘤和精原细胞瘤。

【病理变化】

1. **大体特征**　睾丸位置不正常,体积常较小或相对于健侧小。

2. **镜下特征**

(1) 组织学特征:隐睾症患者的睾丸组织学变化主要为精曲小管减少,部分变性萎缩,小管体积大小不一,基底膜增厚,间质水肿。睾丸生殖细胞(主要是精原细胞)数量减少或不发育,可见唯支持细胞综合征,并可出现嗜酸性小体或微滴,偶见异常巨核精原细胞及原位生殖细胞肿瘤。睾丸间质结缔组织增多,其中可见散在分布的间质细胞,细胞形态不完整,界限不清,胞质较少,表现为不同程度间质纤维组织增生及小管周围纤维化,年长患者可表现为睾丸附睾硬化萎缩(图6-1-2)。

(2) 免疫组化:无特殊。

3. **超微结构特征**　2岁以内幼儿电镜病变可轻微,随年龄增大至5岁以上逐渐出现精原细胞线粒体、内质网和溶酶体较少,基底膜增厚、内突形成;睾丸组织精曲小管减少,部分变性萎缩、玻璃样变,核膜皱褶,滑面内质网扩张空泡变,大龄患儿可出现线粒体断嵴、退化。间质纤维组织增生。

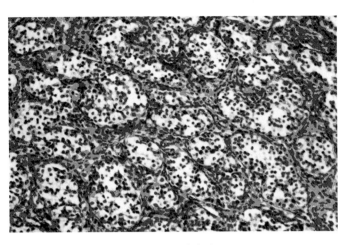

图 6-1-2　隐睾症
图示不成熟睾丸组织

【鉴别诊断】

1. **睾丸异位**　主要与睾丸异位鉴别,异位睾丸位于正常下降通路外,其发育可正常。成年后切除隐睾标本需多取材,排除睾丸原位生殖细胞肿瘤可能。

2. **其他**　双侧隐睾尚需排除两性畸形及睾丸缺如的可能。

## 三、睾丸异位

【定义】

睾丸异位是指睾丸位于正常下降途径之外的部位。

【临床特征】

1. **流行病学**　较少见,国内报道最大宗病例为11例。根据发生的位置及频率分为以下几种类型:腹股沟裂隙或表面、腹股沟三角、会阴皮下、阴茎下、横位或交叉位、盆腔等。其中文献报道睾丸横位患者平均诊断年龄为4周岁,约65%患者在腹股沟疝修补术中被诊断。

2. **发病机制**　睾丸异位的病因可能是多种的。

(1) 大多数非横位睾丸病例可以通过 Backhouse 假说解释,认为发育中的壁腹膜侵入某些间隙,推动睾丸通过筋膜层发生异位。

(2) 横向睾丸异位主要为合成障碍、Müller 管抑制激素功能障碍或睾丸引带异常等理论。睾丸无法抑制 Müller 导管的发育并持续附着于其衍生物,如子宫管或发育不良子宫,进而阻止睾丸下降。

3. **治疗**　可选腹腔镜下手术,及时治疗常可保持生殖功能。

4. **预后**　手术治疗后,仍需要进行长期随访,虽然异位的睾丸已回到了相对正常的位置,但将来有创伤、睾丸扭转、不育、附睾睾丸炎以及恶性肿瘤的风险。

【病理变化】

1. **大体特征** 肉眼观大小、形态正常,部分体积小,位于正常下降通路外。

2. **镜下特征**

(1)组织学特征:多数为正常发育睾丸,某些浅表异位的睾丸可表现与隐睾相似的组织学改变,如生精细胞减少,常伴睾丸鞘膜积液、附睾发育异常等。

(2)免疫组化:无。

3. **超微结构特征** 无特殊。

【鉴别诊断】

异位睾丸发育正常,解剖学位置可与隐睾症鉴别。

### 四、其他睾丸发育异常

睾丸外翻、睾丸融合、分叶状睾丸均罕见。

### 五、错构性睾丸病变

【定义】

错构性睾丸病变是指睾丸实质、附睾或精索组成异常或出现过度增生的结构,包括以下几种睾丸及输精管病变:睾丸网囊状发育不良(cystic dysplasia of the rete testis,CTD)、睾丸网错构瘤、睾丸生殖腺母细胞样发育不良(fetal gonadoblastoid testicular dysplasia,FGTD)、支持细胞结节、管状错构瘤、先天性睾丸和附睾淋巴管扩张以及睾丸旁组织平滑肌增生。

【临床特征】

1. **流行病学** 睾丸网囊状发育不良(CTD)世界范围内报道不足 50 例。睾丸网错构瘤仅见 2 例明确报道。支持细胞结节在成年隐睾患者中的发生率约为 60%,在青年男性正常下降睾丸中为 22%,病变也可见于特发性不孕患者的睾丸活检。

2. **发病机制** 具体机制不详,可能与遗传性因素及基因突变相关。

3. **预后** 通常良性,但常表现为复杂综合征病变的一部分。

【病理变化】

1. **大体特征** 附睾网囊状发育不良表现为睾丸网及附睾不规则的囊状扩张导致附睾头结构丧失。肉眼呈多房状,直径约 1~5mm。文献报道的 7 例病变显示典型的附睾半球形状丧失。病变可能会影响附睾管其他节段,与附睾头部病变或孤立病灶相连。

2. **镜下特征**

(1)组织学特征:附睾网囊状发育不良的特点是不规则、分段囊状扩张,间有异常和不成熟节段,扩张段内衬立方或扁平上皮,周围见纤维间质。睾丸生精小管通

常正常。此外,输精管输出小管数量也会显著减少。

FGTD 是指在白膜下有异常分化的睾丸实质。在所有 FGTD 研究报道中,睾丸大体形态都是正常的,有正常的白膜。在睾丸实质中心区域,生精小管发育良好,具有正常范围内数量的生殖细胞和 Sertoli 细胞,局部可有生精小管数量减少。白膜下周围睾丸实质显示新月体样畸形小管、条索和实性球状或不规则结节,嵌入纤维结缔组织中,形成若干同心层状结构。每个实性结节都被环状的基底膜包绕,结节由三种类型的细胞组成:泡状核细胞、细胞核深染细胞以及生殖细胞样细胞。

(2)免疫组化:在结节性病变内,细胞显示不同程度抑制素表达,外围表达最强,中心阴性。周围梭形细胞表达波形蛋白和肌动蛋白。基底膜 laminin 和胶原 4 染色阳性。

【鉴别诊断】

无特殊。

### 六、睾丸微石症

【定义】

睾丸微石症(testicular microlithiasis,TM)是弥散分布于睾丸曲精小管内、直径<3mm 的多量钙化灶形成的相关综合征。

【临床特征】

1. **流行病学** 回顾性超声研究显示,不育症患者中睾丸微石症发生率平均为 3.3%,双侧睾丸微石症发生率约 0.6%,其中半数与睾丸肿瘤相关。

2. **发病机制** 有研究认为,微结石是由于有丝分裂的生殖细胞和糖蛋白分泌物集中在生精小管中,继而钙化。具体机制不清,一般认为儿童发病与睾丸发育异常相关,如睾丸胚胎残留物、睾丸发育不良等。隐睾症手术后发病率约为 2.6%。部分可能由于曲精小管上皮细胞脱落入管腔内形成结石,可阻塞约 30%~60% 的曲精小管。TM 亦可根据每个切面能发现点状强回声的多少分为弥漫性和局部性 TM。

3. **影像学特点** 诊断主要依赖 B 超等影像学检查,超声检查作为发现 TM 的首选方法和诊断依据,其诊断标准为:①每个切面均能发现多个直径<3mm 的点状强回声,后方无声影;②点状强回声相互独立,弥漫分布于睾丸实质内。

4. **治疗** TM 患者一般无明显特异性临床症状和体征,不需要治疗。

5. **预后** 睾丸微石症患者发生原发性睾丸肿瘤的风险增高。TM 与 IGCNU 和生殖细胞瘤相关,并发睾丸恶性肿瘤概率可达 6%~46%,因此需要定期超声复查。一

般建议睾丸微石症患者每6~12个月进行一次超声检查。儿童期确诊患儿应随访至成人。

【病理变化】

1. **大体特征**　大体切面呈沙砾感。

2. **镜下特征**

（1）组织学特征:TM病理解剖特点是生精小管内形成分化不良的钙化灶。钙化灶累及20%~60%生精小管,其成分是羟磷酸盐,微结石常在发育不全的精曲小管内沉积。周围睾丸组织内的生殖细胞和Sertoli细胞数目在正常范围内。

（2）免疫组化:微石周围包含laminin和Ⅳ型胶原蛋白等物质,这两种物质都是基底膜的组成成分,提示微石可能为外源性,来自于生精小管基底膜。

3. **超微结构特征**　微石直径约$50~350\mu m$,结石的核心部位为钙化团,围绕中心的板层样结构由胶原纤维组成。

【鉴别诊断】

1. **营养不良性钙化**　营养不良性钙化常为局灶性钙盐沉积,有周围缺血坏死表现。

2. **代谢性钙磷异常**　常有血液相关成分检查结果异常或原发性疾病。

（史炯　樊祥山）

# 第二节　性发育异常

## 一、卵睾型性发育障碍

【定义】

卵睾型性发育障碍（ovotesticular disorder of sex development,OT DSD）是一种罕见的性发育障碍,诊断基于明确的组织病理学特征,即同一个体内同时可见睾丸和卵巢组织,外生殖器形态可介于两性之间。

【临床特征】

1. **流行病学**　卵睾是真正的雌雄双性生殖发育障碍中最常见的性腺类型。OT DSD占DSD患者的比例不足10%,发病率为1/100 000。由于患者无典型表现,通常较难诊断。因此在20岁之前,只有25%的男性雌雄同体诊断。

2. **发病机制**　有假设认为:在父本减数分裂期形成了含有Y染色体的嵌合体或含Y染色体的部分失活、单或非单合子性染色体嵌合、Y染色体向X染色体易位、常染色体基因突变等原因。最常见的核型是46 XX（60%）,其次以频率减少的顺序为:46 XX/46 XY;46 XY/47 XXY;45 X0/46 XY;46 XX/47 XXY。46 XY核型是最不

常见的（约7%）类型。不同核型的发病率在世界各地分布有所不同。

3. **治疗预后**　诊断及治疗管理都取决于患者年龄、性腺性质和位置、外生殖器发育程度及心智成熟阶段。由于涉及到基因、性腺、社会性别和心理性别影响,所以卵巢睾丸发育异常的DSD患者的治疗很复杂。患者的近亲亲属也应该参与治疗。

【病理变化】

1. **大体特征**　卵睾型性发育障碍在右侧更常见,可位于腹部（50%病例）、腹股沟管或外腹股沟环,唇状阴囊。性腺可以是卵巢-睾丸（44%）、卵巢（33%）、睾丸（22%）或所有可能的组合。只有5%的双侧卵睾患者表现出完全的性腺下降。

2. **镜下特征**

（1）组织学特征:卵巢睾丸有双叶或卵形。双叶性卵巢中,睾丸和卵巢由一个茎连接;而卵形卵巢中,卵巢组织形成新月状覆盖睾丸组织。卵巢与睾丸的比例变化很大。

（2）免疫组化特征:无特殊。

【鉴别诊断】

无。

## 二、假性两性畸形（46 XY 的 DSD 或 46 XX 的 DSD）

【定义】

46 XY DSD（男假两性畸形）是指染色体核型为46 XY染色体阳性的男性个体,具有男性性腺睾丸,但外生殖器变化很大,可以从外阴男性化不全到完全女性化外阴。

46 XX DSD（女性假两性畸形）细胞染色体核型为46 XX,性腺为卵巢,而外生殖器有男性表现,如阴蒂增大、大阴唇闭合等。

【临床特征】

1. **流行病学**　男假两性畸形中完全型睾丸女性化是最常见的类型,发生率在新生儿中约为1:120 000。尹鹏等报道,53例儿童性发育异常患者外周血染色体核型分析,性染色体性发育异常23例,46 XY性发育异常22例,46 XX性发育异常8例。另外北京429例性发育异常（DSD）患者,社会性别为男性298例（70.24%）,女性131例（29.76%）;平均初诊年龄18.90±7.11岁,不同年龄段DSD的病因构成有差别。DSD病因分类:46,XY DSD有278例（64.80%）,46 XX DSD有86例（20.05%）,性染色体DSD有65例（15.15%）。

2. **发病机制**　男性假两性畸形睾丸女性化综合征属X连锁隐性遗传病。由于X染色体上隐性突变基因的存

在而致睾酮受体缺乏。虽然有睾丸,睾酮的水平也正常,但外生殖器等靶器官对之无反应。相反,对睾酮的代谢产物雌二醇却有反应,因而外生殖器发育为短浅盲闭的阴道。发病可能原因包括:雄激素抵抗综合征、睾酮合成酶缺乏、睾丸对 LH/HCG 抵抗、单纯型性腺发育不全、Müller 管抵抗综合征等。

3. **实验室检查**　睾酮的水平可正常。

4. **治疗及预后**　无特异性治疗方法,可通过手术及激素治疗纠正患者生理及心理状态,积极帮助患者适应自身及社会认知。

【病理变化】

1. **大体特征**　外生殖器形态异常,手术可见异常发育性腺。临床表现差异很大,外生殖器可为完全女性型、两性畸形或男性伴尿道下裂。

2. **镜下特征**

(1) 组织学特征:性腺发育异常,可能具有纤维结缔组织或波状卵巢样基质呈条索状。某些典型的条索状性腺内可能包含封闭在原始卵泡和初级卵泡中的生殖细胞。睾丸形态为未发育睾丸,与隐睾组织学形态相似。

(2) 免疫组化:无。

【鉴别诊断】

通过核型分析鉴别真性两性畸形及 Klinefelter 综合征(克氏症)。

(史炯　樊祥山)

# 第二章

# 睾丸感染性或反应性疾病

## 第一节 睾丸结核

【定义】

睾丸/附睾或周围组织的结核杆菌感染。

【临床特征】

1. **流行病学** 在有效抗结核药物出现后,结核性睾丸、附睾炎的发病率有所下降。但是,在发展中国家和从高发病率国家移民人群及免疫缺陷患者人群中,发病率有所回升。睾丸、附睾结核发病缓慢,病程较长,年龄多为 30~40 岁,72% 患者大于 35 岁。

2. **症状** 病程较慢,初时阴囊偶有酸胀感,劳累后加重,睾丸肿胀或结节形成,局部皮肤呈黑紫色。多数有泌尿生殖道结核病史,成人多伴有结核性前列腺炎,大多由后尿道逆行感染或膀胱结核菌素灌注而来。部分患者可在附睾尾部摸到大小不等的硬结,附睾结核多发生在附睾尾部,60% 患者常以单侧发病为主,容易累及睾丸;少数由血行播散而来,好发于附睾头部。儿童患者半数是继发于肺结核感染。

3. **发病机制** 睾丸、附睾结核由直接蔓延或血行播散而来,本病多继发于泌尿系结核。结核杆菌首先侵犯前列腺及精囊,然后沿输精管蔓延至附睾尾;附睾结核也可经血行感染,病变多在附睾头,可进一步扩展至睾丸,引起睾丸结核。近年认为附睾尾部血运丰富,附睾尾结核亦可由血行传播。

4. **治疗及预后** 超过 50% 的肾结核患者会出现结核性附睾炎,另外有大约 3% 有生殖器结核的患者出现睾丸炎,通常是附睾结核。抗结核治疗后预后好。

【病理变化】

1. **大体特征** 睾丸内结节形成,可形成脓肿,与皮肤粘连,破溃后流出黏稠脓渣,可伴干酪样坏死组织(约50%),后期坏死物排出后形成大小不等的囊腔。

2. **镜下特征**

(1)组织学特征:附睾管及生精小管破坏,可见干酪样或非干酪样坏死性肉芽肿性炎,典型者可见结核特异性上皮样肉芽肿,中央见干酪样坏死灶形成,可见马蹄形多核巨细胞(图 6-2-1),聚集的类上皮细胞周围可见淋巴细胞环,后期可见纤维化及瘢痕形成。

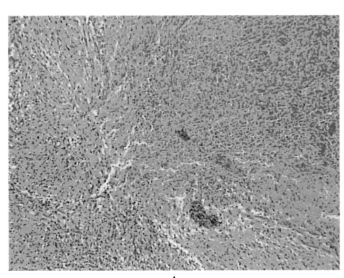
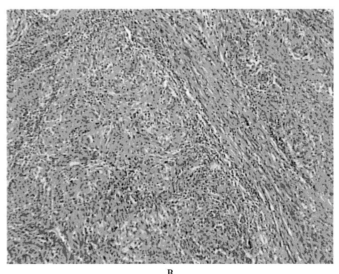

A

B

图 6-2-1 睾丸结核
睾丸结构破坏见干酪样坏死(A)及上皮样肉芽肿形成(B)

（2）免疫组化：免疫组化常用于帮助排除睾丸肿瘤或睾丸淋巴瘤可能。

（3）特殊染色：可查见抗酸染色阳性杆菌。

3. 超微结构特征　无特殊。

【鉴别诊断】

1. 非特异性肉芽肿性睾丸炎　后者无坏死及典型上皮样肉芽肿，且形成不好的肉芽肿主要位于小管内，特殊染色阴性。

2. 睾丸肿瘤　特别是精原细胞瘤伴广泛肉芽肿性炎时，睾丸的肿瘤细胞往往异型性显著，大细胞表达 PLAP、CD117、D2-40、SALL4 及 OCT3/4，血清标记 hCG 和 LDH 可以升高。

3. 睾丸炎症　睾丸炎超声表现为睾丸肿大，但不均质程度较轻，不伴点状强回声及干酪样坏死性暗区，临床表现起病急，病程短，疼痛感明显，无结核病史，触诊无硬性结节等。睾丸结核尚需与软斑病及精子肉芽肿鉴别。

（史炯　樊祥山）

## 第二节　睾丸梅毒

【定义】

梅毒性睾丸炎是由苍白螺旋体引起的慢性感染性疾病。

【临床特征】

1. 流行病学　梅毒性睾丸炎可能是先天性或后天性，垂直传播患者如果诊断被推迟到青春期，睾丸常会出现萎缩和纤维化。

2. 发病机制　先天性或后天性梅毒螺旋体感染睾丸组织。

3. 实验室检查　梅毒血清反应素试验阳性，梅毒螺旋体基因检测阳性。

4. 治疗及预后　规范性抗炎治疗，预后好。

【病理变化】

1. 大体特征　睾丸实质灰白色，有半透明区域。成年人3期梅毒的并发症是获得性睾丸炎，具有慢性间质性炎或树胶肿两种组织学改变。慢性间质性睾丸炎早期患者可有无痛性睾丸增大，比正常大 2~3 倍。睾丸切面呈灰色半透明状。

2. 镜下特征

（1）组织学特征：先天性睾丸梅毒患儿出生时双侧睾丸增大，组织学示弥漫性淋巴细胞和浆细胞浸润，继之纤维组织增生、纤维化，曲精小管萎缩，少数病例镜下可见微小树胶肿。青春发育期的睾丸梅毒则有萎缩和纤维化改变。

成年人3期梅毒组织学示动脉内膜炎、曲精小管周围大量淋巴细胞和浆细胞浸润。树胶肿样睾丸炎特征性改变是存在一个或多个轮廓清楚的灰黄色坏死区，在树胶肿周围纤维组织中有淋巴细胞、浆细胞和一些巨细胞等炎性细胞浸润。

（2）免疫组化：无。

【鉴别诊断】

与血管炎及其他特异性炎症性病变鉴别。

（史炯　樊祥山）

## 第三节　睾丸软斑病

【定义】

软斑病（malakoplakia）是一种慢性炎性疾病，最初在膀胱中被描述，后来逐渐在其他器官中发现。

【临床特征】

1. 流行病学　少见，常为散在个例报道，在泌尿生殖系统病例中，有12%病例累及睾丸（单独或与附睾共同受累）。

2. 发病机制　病因可能是多因素的，通常认为是针对革兰氏阴性菌（76%病例为大肠杆菌）的吞噬细胞伴有溶酶体缺陷，由于环腺苷酸（cAMP）与 GMP 之间不平衡会导致溶酶体脱粒酶缺乏，从而导致吞噬细胞完全消化细菌的能力受损，形成细胞内钙化小体。

3. 治疗及预后　良性病变、手术治疗后预后好。

【病理变化】

1. 大体特征　睾丸增大，切面呈棕黄色，常有脓肿。

2. 镜下特征

（1）组织学特征：常引起小管破坏，伴有密集的富有嗜酸性细胞质的巨噬细胞浸润，细胞质内包含 Michaelis-Gutmann（MG）小体，该小体为小的、嗜碱性、细胞质外和/或细胞质内结石小体，钙染色阳性。

（2）免疫组化：无。

3. 超微结构特征　超微结构 MG 小体呈特殊的晶状结构，中央为高密度核心，中心为一光晕，周围为薄层状环层结构。

【鉴别诊断】

1. 特发性肉芽肿性睾丸炎　镜下往往可以见到多核巨细胞；而 malakoplakia 病变中很难识别管状轮廓，且多核巨细胞少见。

2. Leydig 细胞瘤（间质细胞瘤）　Leydig 细胞瘤通常与炎症无关，肿瘤细胞为含有大量嗜酸性颗粒的单核或双核细胞，约40%的 Leydig 细胞瘤可见 Reinke 晶体，但 malakoplakia 病变中则没有，同时 Leydig 细胞瘤中缺乏 MG 小体。

（史炯　樊祥山）

## 第四节　急性非特异性睾丸炎

【定义】

急性非特异性睾丸炎由细菌（革兰氏阴性杆菌和阳性菌）、真菌、病毒等病原体所引起。

【临床特征】

1. **流行病学**　非特异性睾丸炎多见于中青年和儿童，年轻人最常见的原因是性传播性病原体感染，而中老年人常与尿路感染相关。

2. **症状**　阴囊内疼痛并向腹股沟放射，伴恶心、呕吐、发热和寒战。

3. **实验室检查**　血常规检查：中性粒细胞增多，血培养可能有细菌或真菌生长；基因学检查可能检测到病毒。

4. **发病机制**　机体免疫力低下时，某些大肠杆菌、葡萄球菌以及链球菌等致病菌，可通过逆行感染侵入睾丸、附睾引发炎症。

病毒性睾丸炎最常见的原因是腮腺炎病毒和 B 型柯萨奇病毒，其他偶尔引起急性睾丸炎的病毒感染包括流感、传染性单核细胞增多症、艾柯病毒、腺病毒、冠状病毒、蝙蝠唾液腺病毒、天花、水痘、牛痘、风疹、登革热和黄热病等。亚临床睾丸炎可能发生在其他病毒感染期间。

5. **预后**　双侧感染常引起不育症，伴严重的少精或无精，睾丸活检部分小管中可能有成熟的精子存在，可用于体外精子提取。

【病理变化】

1. **大体特征**　睾丸增大，切面见出血，结节形成。随着病程进展，睾丸萎缩、柔软。

2. **镜下特征**

（1）组织学特征：睾丸受累常是多灶性的，可见间质和曲精小管急性炎症，小管上皮细胞破坏，管内见多量急性炎症细胞浸润，后期可仅剩透明变小管和 Leydig 细胞。慢性细菌性睾丸炎病例中，睾丸内可见大量泡沫样组织细胞浸润（黄色肉芽肿性睾丸炎）。

（2）免疫组化：无。

【鉴别诊断】

微生物及细菌培养可明确病原体。

（史炯　樊祥山）

## 第五节　慢性非特异性肉芽肿性睾丸炎

【定义】

无明确病原体的混合性慢性肉芽肿性睾丸炎症。

【临床特征】

1. **流行病学**

（1）发病率：罕见，非洲裔患者稍多见。慢性非特异性肉芽肿性睾丸炎是好发于中老年人的慢性炎症性疾病。

（2）发病年龄：年龄一般为 29～79 岁，平均 55 岁，通常单侧。

2. **发病机制**　创伤、感染、精子外溢、自身免疫性疾病均可诱发。常有睾丸损伤史，故可能为生殖细胞损伤后，产生或释放某种物质引起肉芽肿形成。近年来部分研究显示其并非 IgG4 相关性疾病。

3. **症状**　临床上可呈急性经过，睾丸出现明显炎性肿痛，亦可进展缓慢，似睾丸肿瘤。

4. **治疗及预后**　抗炎治疗效果差，因睾丸增大显著常需手术切除后病理确诊。

【病理变化】

1. **大体特征**　单侧睾丸增大，切面部分或全部区域呈结节状，可见坏死或梗死，白膜增厚。

2. **镜下特征**

（1）组织学特征：可见两种组织学类型，即病变主要发生在小管内（管状睾丸炎）或间质（间质性睾丸炎）中。

管状睾丸炎示生殖细胞显著破坏、退化，而支持细胞（Sertoli 细胞）呈泡状核及细胞质空泡变，受累范围较小。浆细胞和淋巴细胞呈同心圆状浸润小管壁。小管内可见多核巨细胞，有时也存在于间质中，通常为形成不良的肉芽肿。血管内血栓和动脉炎很常见。

间质性睾丸炎主要表现为间质性炎症。镜下，曲精小管破坏，由大量上皮样细胞、淋巴细胞、浆细胞、组织细胞和一些多核巨细胞与中性粒细胞形成的结核样结节，结节中央可见退化的精子，肉芽肿周围纤维组织增生，曲精小管的基底膜纤维性增厚，间质内有大量淋巴细胞和浆细胞浸润及纤维组织增生。

（2）免疫组化：无。

【鉴别诊断】

1. **睾丸结核**　慢性非特异性肉芽肿性睾丸炎特征是在小管中存在巨噬细胞管型，不含干酪样坏死。

2. 另外需要鉴别的有结节病、精子肉芽肿、软斑病、精原细胞瘤等。

（史炯　樊祥山）

## 第六节　急性腮腺炎性睾丸炎

【定义】

急性腮腺炎患者同时并发睾丸炎症改变。

**【临床特征】**

**1. 流行病学**　约 1/4 的成人流行性腮腺炎可并发睾丸炎,而青春期前儿童患者合并睾丸炎者较少。

**2. 发病机制**　腮腺炎病毒经体内扩增,二次血行播散累及睾丸组织。

**3. 症状**　多有腮腺炎病史,腮腺肿胀,常在腮腺炎发生后 3~4 天出现睾丸症状。睾丸疼痛、肿胀,可伴发热、寒战、恶心、呕吐等全身症状。

**4. 治疗及预后**　积极对症治疗后预后较好,部分患者成年后可出现精子生成异常。

**【病理变化】**

**1. 大体特征**　睾丸肿大,表面皮肤红、热。

**2. 镜下特征**　病变睾丸在急性期呈间质水肿及中性粒细胞、淋巴细胞和组织细胞浸润;曲精小管扩张,管腔内含有与间质内类型相同的炎细胞。

**【鉴别诊断】**

通常通过典型病史与其他细菌性睾丸炎症鉴别。

(史炯　樊祥山)

# 第七节　睾丸假性淋巴瘤

**【定义】**

假性淋巴瘤是一种良性的反应性过程,淋巴细胞增殖非常明显,可能会被误认为是淋巴瘤。睾丸假性淋巴瘤是由大量淋巴细胞和浆细胞等炎症细胞组成,睾丸实质部分或全部受到破坏。

**【临床特征】**

**1. 流行病学**　罕见,目前仅有的极少数病例多见于早期文献报道,是否为独立病变尚不明确。

**2. 发病机制**　假性淋巴瘤是一种良性的反应性过程,诱因可能包括未知感染或免疫因素。

**3. 治疗及预后**　手术切除预后良好,未见明确复发报道。

**【病理变化】**

**1. 大体特征**　睾丸增大,切面呈实性。

**2. 镜下特征**

(1) 组织学特征:睾丸假性淋巴瘤由大量淋巴细胞和浆细胞等炎症细胞组成,睾丸实质部分或完全受到破坏。

(2) 免疫组化:增生的淋巴组织呈多克隆性增生,未见明确基因重排及特异性基因突变。

**【鉴别诊断】**

**1. 淋巴瘤**　假性淋巴瘤为炎症性淋巴细胞增生,没有非典型性或单克隆性增生,而淋巴瘤则有上述改变。

**2. 特异性肉芽肿性病变**　假性淋巴瘤缺乏肉芽肿以及大量的巨噬细胞反应,再加上特定的免疫组化染色阴性结果,也有助于排除特发性肉芽肿、结核、麻风病、结节病和真菌感染等可能。

**3. 精原细胞瘤**　假性淋巴瘤存在显著的以淋巴细胞和浆细胞为主的炎症细胞浸润,可有淋巴滤泡形成;但如果病变组织内可见巢团状或片状、细胞质丰富透亮的大细胞伴有纤细血管分割,且分割间质内见少量散在淋巴细胞浸润时,则提示为精原细胞瘤,可以做 Sall-4 和 PLAP 等免疫组化染色来证实。

(史炯　樊祥山)

# 第三章

# 生殖相关睾丸活检病理学

## 第一节 正常成人睾丸发育组织学特征

**【定义】**

正常状态下,青春期男性(10 岁~13 岁)以睾丸增大为标志,睾丸生理功能成熟。

**【组织学特征】**

**1. 大体特征** 成年人睾丸称呈卵圆形,长度约 4.6cm(3.6～5.5cm),宽度 2.6cm(2.1～3.2cm),重约 11～17g。正常成年男性睾丸的体积 15.68±5.03ml,切面灰黄色,质软,具有一定拉丝度。

**2. 镜下特征**

(1)组织学特征:生精小管的组织学结构变化,从胚胎睾丸形成到青春期前,生精小管上皮由精原细胞和支持细胞组成。但随睾丸发育增大,睾丸间质增多,生精小管上皮和基底膜间逐渐出现明显的间隙;从青春期开始,生精小管上皮发育,生精细胞层数增加,管壁内出现各级生精细胞,腔面可见精子;55 岁后睾丸纤维化明显,生精小管皱缩。随年龄增长,生精上皮细胞数量逐渐减少且排列紊乱,基膜增厚。

生精小管直径 180～200μm,每条曲精小管长度 30～80mm,约占睾丸实质体积的 80%。小管由生精上皮组成,包括散在 Sertoli 细胞和不同阶段的生殖细胞及精子组成(图 6-3-1)。每个小管横截面有 10～12 个支持细胞,小管基底有 A、B 两种精原细胞,上层为初级及次级精母细胞,精子细胞及精子。根据核的形态及鞭毛和顶体的发育又可将精子细胞分为 6 种类型:Sa,Sb1,Sb2,Sc,Sd1,Sd2。

(2)免疫组化:睾丸生殖细胞示 SALL4、CD30、PLAP、CD117 等阳性,性索间质细胞呈波形蛋白、抑制素和 F-肌动蛋白丝等阳性。

**3. 正常睾丸活检或穿刺组织应考虑的因素**

①睾丸活检组织的大小应满足病理分析需求,但宽度或厚度不应大于 3mm。②睾丸活检应双侧同时进行,因约有 28%以上的病例,双侧睾丸病变性质和严重程度不同。通常每侧睾丸一条组织样本基本满足要求,但也

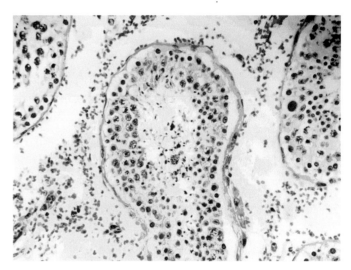

图 6-3-1 正常睾丸活检组织学

要清楚睾丸有时候存在混合性萎缩性病变,病变分布可能不均匀,且样本难以完全代表整个睾丸。③样品应迅速浸入 Bouin 固定剂中固定 24h,避免因普通含醛类固定液而造成上皮损伤。如果要进行电子显微镜检查,应将小的组织碎片固定在戊二醛-四氧化锇中。如果要进行核型分析或减数分裂研究,则必须根据细胞遗传学分析方法将组织放置在无菌的组织培养基中。

睾丸活检镜下需要评估 20～30 个横截面生精小管,对于穿刺或活检标本通常需多个切面。对于每个生精小管,应评估以下参数:平均生精小管直径,精原细胞平均数,初级、次级精母细胞,精子细胞数量,成人精子和 Sertoli 细胞数量。睾丸间质则需要主要关注 Leydig 细胞数量及增生程度。

(史炯 樊祥山)

## 第二节 不育症患者睾丸活检病理

**【定义】**

不育症定义为经过 12 个月的定期无防护性交后,一对夫妇无法正常受孕。

【临床特征】

**1. 流行病学**　全世界约有 13%~15% 的夫妇出现不孕不育。在这些病例中，有一半以上不育症是男性伴侣造成的。上海市调查发现，不孕不育患者约占整个人群的 16%~22.5%，其中输卵管性不孕症患者比例最高，其次是精子质量、畸形问题占 35%。

**2. 发病机制**　男性无精、少精性不育症病因可分为梗阻性和非梗阻性，其中梗阻性最常见的原因是精索静脉曲张、输精管道梗阻；非梗阻性原因包括原发性睾丸不发育、隐睾症、性腺毒素暴露、遗传异常、感染、激素功能障碍、免疫病理和射精等性功能障碍，继发性原因包括恶性肿瘤和系统性疾病，其余部分为特发性。

非梗阻性无精症睾丸活检病理组织学分类包括：唯支持细胞综合征（29%），精子发生低下及生精细胞成熟阻滞（26%），生精小管管状透明变（18%），基本正常组织学形态（27%）。

**3. 治疗及预后**　唯支持细胞综合征无有效治疗方法，对于某些患者出现不成熟型支持细胞可尝试激素治疗促进其成熟，可能恢复部分生精功能。继发性唯支持细胞综合征在原发病因根治后，生精功能可能恢复。

【病理变化】

**1. 大体特征**　睾丸体积可正常或缩小。

**2. 镜下特征**

（1）组织学特征：最常观察到的病变特征是精子发生低下、唯支持细胞综合征、生精小管管状透明变、精子发生阻滞以及混合性小管萎缩。

精子发生低下：精子发生的所有阶段都存在，但有不同程度降低。该模式可以表现为所有小管一致性改变（图 6-3-2），但更常见的是小管之间的异质性，包括一些

广泛硬化或唯支持细胞模式。需要注意的是，即使在完全正常的睾丸中，不同小管横截面精子发生都可以不完整，应当防止在诊断中把这种局灶的改变误诊为精子发生低下。

唯支持细胞综合征是指生殖细胞不发育，曲精小管内未见生殖细胞，仅见支持细胞（图 6-3-3）。镜下支持细胞可分为不成熟细胞型、突变细胞型、成人型、进化型及去分化型。

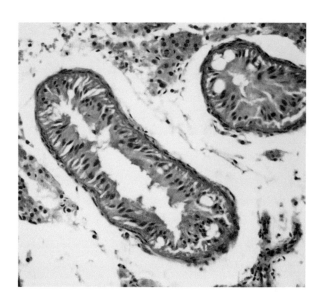

图 6-3-3　唯支持细胞综合征
小管内仅见支持细胞

管状透明变常见于 Klinefelter 综合征，病变从婴儿时期开始，小管直径很小，含有少量的 Sertoli 细胞，很少或没有精原细胞（图 6-3-4、图 6-3-5）。

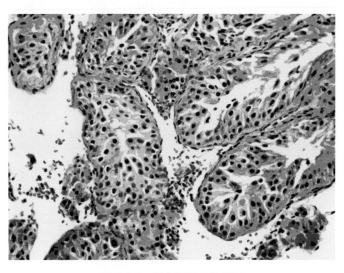

图 6-3-2　睾丸精子发生低下
生精小管内可见精母细胞，未见成熟精子形成

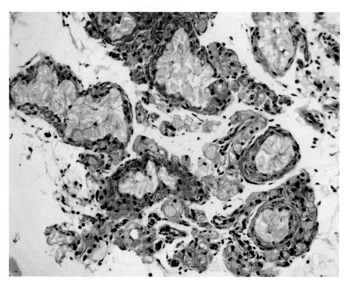

图 6-3-4　生精小管透明变性
间质泡沫样组织细胞增生

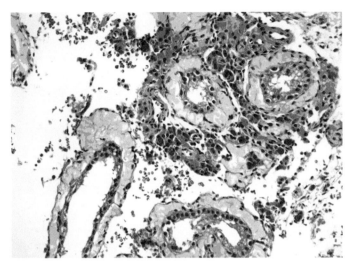

图 6-3-5 小管基底膜透明变性
生精细胞萎缩减少,间质细胞增生

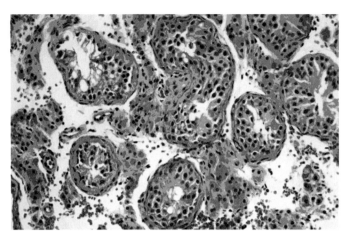

图 6-3-6 精子发生阻滞
初级精母细胞型

精子发生阻滞是根据阻滞最多的生殖细胞类型进行分类:分为初级精母细胞、晚期精子细胞或者早期的次级精母细胞型。初级精母细胞型最常见,但可能发生在较早或较晚的水平。该病变应该有发育一致的精母细胞,所有小管中均出现处于同一阶段的生殖细胞(图 6-3-6)。这种情况在活检组织中比较少见,所以某些学者应用相对宽松的定义,将局灶性精子细胞成熟阻滞称为"不完全"成熟。

混合性小管萎缩,表现为曲精小管部分轻微扩张,可见完整的精子形成与周围唯支持细胞的混合模式,有时表现为曲精小管轻微扩张和所有类型生殖细胞比例下降,也可见到其他多种病变混合,不同的曲精小管病变可

能分布于不同的小叶。

(2)免疫组化:如怀疑原位精原细胞瘤,可行 Oct3/4 免疫组化染色相鉴别。

【鉴别诊断】

1. **不同曲精小管病变之间的鉴别** 如唯支持细胞综合征与小管透明变之间的鉴别、精子发生阻滞与重度生精低下之间的鉴别。

2. **混合型病变的主要成分和次要成分之间的鉴别** 如果活检中的单个小管中只见少量精子细胞,其余小管仅含有初级精母细胞,则不应使用生殖细胞阻滞的术语,而应将其归类为严重的精子发生低下。

(史炯 樊祥山)

# 第四章

# 睾丸梗死

【定义】

睾丸及精索扭转是睾丸梗死最常见的原因,其次是外伤、腹股沟疝、附睾炎和血管炎。

【临床特征】

1. 流行病学　睾丸扭转大多发生于青少年,国外报道<25岁者发病率约25/100 000,青春期发病者约占所有睾丸扭转病例的61%。新生儿所占发生睾丸扭转者的比例为12%~21%,病例往往为双侧。

2. 发病机制　导致睾丸扭转的因素主要是睾丸悬置和解剖学异常。睾丸扭转可分为鞘膜内型与鞘膜外型。鞘膜内型最为常见,睾丸钟摆样畸形是本型发病的解剖学基础,包括脏层鞘膜完全愈合、壁层鞘膜在精索上止点过高、精索游离段过长或完全游离、睾丸引带缺如等。国内报道的6例个案中就发现了上述解剖学变异。鞘膜外型仅见于新生儿或宫内胎儿,睾丸往往失去功能而需要切除。

精索血管的创伤和损伤也可能导致睾丸梗死。缺血性萎缩的原因可能是腹股沟手术并发症,包括疝修补术或静脉曲张以及隐睾睾丸下降。

3. 治疗及预后　睾丸组织发生梗死的时限与扭转时间密切相关,睾丸组织存活率在扭转后5h为83%、10h为<70%、24h后<20%。精索血管创伤和损伤也可能导致睾丸梗死、缺血性萎缩,如果修复延迟超过8h,睾丸的生存能力通常会受到损害。对侧睾丸可能发生显著凋亡。

【病理变化】

1. 大体特征　睾丸可呈现肉眼基本正常到完全性出血梗死、肿胀外观。

2. 镜下特征

(1)组织学特征:扭转引起睾丸出血性梗死。在新生儿陈旧性扭转中,睾丸组织内只有发现含铁血黄素沉积的胶原蛋白才可能提示。

成人睾丸扭转的组织学通常有三度病变:Ⅰ度病理特征是水肿、血管堵塞和局部出血,曲精小管扩张,有成熟或不成熟生殖细胞,扩张的淋巴管;Ⅱ度在生精小管中有明显间质出血和所有类型生殖细胞移位,以睾丸中央区病变更严重,因此活检可能会提供错误的信息;Ⅲ度病变特征是小管上皮细胞完全坏死。

(2)免疫组化:无。

【鉴别诊断】

1. 急性附睾睾丸炎　阴囊抬举试验(Prehn征)阳性,提睾肌反射多数消失,此二者在急性附睾睾丸炎均不出现,是体格检查鉴别要点。

2. 睾丸肿瘤　在大多数情况下,睾丸扭转病灶的组织学诊断没有特殊问题,然而仍需鉴别排除淋巴瘤或肉瘤类病变。

(史炯　樊祥山)

# 第五章

# 睾丸残余病变

## 第一节　睾丸残余发育不良和睾丸残余囊状扩张

见本篇第一章第一节。

（史炯　樊祥山）

## 第二节　腺瘤样增生（腺瘤样瘤）

【定义】

良性睾丸周肿瘤,起源于间皮细胞,具有多种生长模式:乳头状、腺管状、囊状、条索状或单个细胞结节状增生,隐睾或正常睾丸均可见。

【临床特征】

1. **流行病学**　最常见的睾丸良性肿瘤,平均年龄 36 岁(18~79 岁)。

2. **发病机制**　不详,肿瘤起源于间皮细胞。

3. **治疗及预后**　良性,切除预后好。

【病理变化】

1. **大体特征**　新生儿和婴儿睾丸腺瘤性增生,包括由扩大睾丸的条索状或管状结构所产生的纵隔腔,可发生于单侧或双侧,单侧与隐睾症或睾丸消失有关,双侧病例患者也可能出现双侧肾脏发育不良。成人腺瘤样瘤表现为单个结节境界清,切面灰白,均质,质硬,多数小于 2cm(最大径常小于 5cm)。

2. **镜下特征**

(1) 组织学特征:境界清,无包膜,肿瘤细胞可呈管状、腺样、不规则囊状、巢状或条索状排列,肿瘤细胞呈立方到扁平上皮或卵圆形,有圆形核,细胞质丰富,有空泡,少数细胞可呈印戒样,肿瘤细胞特殊染色 PAS-D 及黏液染色均呈阴性。间质见纤维或平滑肌组织,肿瘤内或周边可见淋巴细胞聚集,罕见情况下可见梗死。

(2) 免疫组化:肿瘤细胞表达 WT1、CK、calretinin、CK5/6,D2-40 阳性。肿瘤细胞 CEA、CD15、MOC-31、S-100、CD31、CD34、Fli1、EpCAM 均阴性。

3. **超微结构特征**　肿瘤细胞透射电镜下有间皮细胞特征。

【鉴别诊断】

1. **性索间质肿瘤**　通常为间质内肿物,inhibin 及 Melan-A 阳性,CK 常阴性。

2. **恶性间皮瘤**　常见异型大细胞、浸润性及破坏性生长。

3. **转移性印戒细胞癌**　常为老年患者,有相关病史,浸润性生长模式,破坏性生长,细胞核分裂及异型性显著,免疫组化 calretinin 及 D2-40 阴性。

4. **上皮样血管瘤/血管内皮瘤**　镜下可见血管形成,血管内皮细胞免疫标记阳性。

5. **生殖细胞肿瘤**　特别是卵黄囊瘤为间质内肿瘤,切面外观异质性强,细胞显著异型,生殖细胞标记 CD30、OCT3/4、SALL4 阳性。

6. **其他需要鉴别的肿瘤**　如平滑肌肉瘤及脂肪肉瘤可根据形态及免疫组化鉴别。

（史炯　樊祥山）

**参 考 文 献**

[1] Lamesch AJ. Monorchidism or unilateral anorchidism. Langenbecks Arch Chir,1994,379(2):105-108.

[2] Smith NM,Byard RW,Bourne AJ. Testicular regression syndrome—a pathological study of 77 cases. Histopathology, 1991, 19 (3): 269-272.

[3] Kurz D. Current Management of Undescended Testes. Curr Treat Options Pediatr,2016,2(1):43-51.

[4] Urh K,Kunej T. Molecular mechanisms of cryptorchidism development:update of the database, disease comorbidity, and initiative for

standardization of reporting in scientific literature. Andrology, 2016,4(5):894-902.

[5] Backhouse KM. The gubernaculum testis hunteri:testicular descent and maldescent. Ann R Coll Surg Engl,1964,35:15-33.

[6] Backhouse KM. The natural history of testicular descent and maldescent. Proc R Soc Med,1966,59:357-360.

[7] 伊鹏,牛会林,高秋,等. 儿童性发育异常性腺病理学观察. 中华病理学杂志,2018,47(7):531-535.

第七篇

睾丸和附睾肿瘤

# 第一章

# 睾丸生殖细胞肿瘤

人性腺生殖细胞肿瘤分五型，Ⅰ型发生于青春期前男性，包括畸胎瘤和卵黄囊瘤。Ⅱ型发生于青春期后男性，包括精原细胞瘤和非精原细胞瘤类型（后者又分为畸胎瘤、胚胎性癌、卵黄囊瘤、绒毛膜上皮癌、混合型等）。Ⅲ型发生于老年男性的精母细胞瘤。Ⅳ、Ⅴ型是发生于女性患者。睾丸生殖细胞肿瘤（germ cell tumor，GCT）是发生睾丸及其周围组织最常见的肿瘤，也是睾丸最主要的恶性肿瘤（占95%以上），引起死亡的第二大疾病。绝大部分（>90%）睾丸GCT为Ⅱ型，其共同的前驱病变是生殖细胞原位肿瘤（germ cell neoplasia in situ，GCNIS），既往称为生精小管内生殖细胞瘤（intratubular germ cell neoplasia unclassified，IGCNU），Ⅱ型GCT包括小管内非浸润性生殖细胞肿瘤和浸润性生殖细胞肿瘤。目前国际上共识将睾丸GCT主要分为2大类（与GCNIS相关的生殖细胞肿瘤、与GCNIS不相关的生殖细胞肿瘤），两类的发病机制、临床表现、疾病过程均不同。

## 第一节　与GCNIS相关的生殖细胞肿瘤

### 一、生精小管内/原位生殖细胞肿瘤

【定义】

生精小管内/原位生殖细胞肿瘤（germ cell neoplasia in situ，GCNIS）由性腺母细胞样生殖细胞组成，体积较大（直径约10~11μm），细胞质丰富、透明、核成角、染色质粗块状，沿着生精小管基底膜内壁排列，表达胚胎生殖干细胞标记，分为小管内精原细胞瘤和非精原细胞瘤，前者最多见，后者包括小管内胚胎性癌、小管内卵黄囊瘤、小管内畸胎瘤、小管内绒毛膜癌和滋养细胞肿瘤。GCNIS不同分化类型很可能来源于原始生殖细胞的直接转化或GCNIS小管内再分化。

【临床特征】

**1. 流行病学**

（1）发病率：正常男性中发生率不足0.4%~0.8%，而患有隐睾或性腺发育不良的成人发生率为2%~4%。一般不会发生在青春期前男童（除外伴有性腺发育不良）。睾丸GCT患者其对侧睾丸发生GCNIS概率增高。

（2）发病部位：GCT患侧睾丸周边常常可见GCNIS成分（54%~78%），2%~6%病例对侧睾丸会发生GCNIS。性腺外GCT患者近50%病例出现睾丸GCNIS，尤其后腹膜GCT，可能是睾丸GCT转移至后腹膜淋巴结（睾丸原发GCT病灶完全消退），纵隔区GCT少有发生GCNIS，颅内GCT一般不伴睾丸GCNIS。

**2. 症状**　单纯的GCNIS患者一般无临床症状和体征，或偶有轻微疼痛。

**3. 实验室检查**　无生化和肿瘤免疫标志物异常，主要依据睾丸活检显微镜观察和免疫组化检测才能发现。

**4. 影像学特点**　80%病例显示睾丸不规则或不均匀超声图像，存在微结石。

**5. 治疗及预后**　50%GCNIS患者在5年内可进展为浸润性GCT，因此GCNIS可考虑给予低剂量放疗。其预后与浸润肿瘤类型有关。

【病理变化】

**1. 大体特征**　睾丸无特异性变化，或萎缩变小，质地变硬。

**2. 镜下特征**

（1）组织学特征

1）GCNIS呈节段性不均匀分布，数个生精小管或广泛全部受累，可累及邻近附睾（图7-1-1A）。

2）GCNIS生精小管基膜增厚伴玻璃样变性，管腔变窄，生精不活跃或缺如，支持细胞移向腔面或减少、缺失。肿瘤细胞较正常生精细胞大，在生精小管基底膜支持细胞之上单行环腔排列，其间夹杂正常精原细胞。肿瘤细胞可多层簇状突向腔内，正常精原细胞和支持细胞完全缺如。瘤细胞也可以Paget样方式沿基底膜扩散、蔓延到远处小管甚至睾丸网（图7-1-1B）。

3）肿瘤细胞可向不同组织学类型分化，故其形态不同。小管内精原细胞瘤的瘤细胞质因富含糖原而透

明,PAS 染色阳性。核圆形或不规则,染色质粗糙致密,无核仁。肿瘤细胞之间混杂淋巴细胞,支持细胞消失。小管内胚胎性癌的瘤细胞多形性明显,排列拥挤重叠,常伴有粉刺样坏死、钙化。单纯小管内胚胎性癌少见,多数伴有浸润性 GCT 成分。精原细胞瘤和绒毛膜上皮癌均可伴有小管内合体滋养细胞。小管内卵黄囊瘤和畸胎瘤罕见。

4)周围睾丸通常发育不良,包括未分化或发育不良的支持细胞呈簇状增生、单纯 Sertoli 细胞增生、小管内微结石(微钙化)和小管扭曲分支(罕见)。

5)常伴随大片浸润性 GCT 或管外微小浸润灶,后者表现为小群或单个瘤细胞浸润小管外间质。

(2)免疫组化:GCNIS 形态改变隐匿、不易察觉,免疫组化染色非常有帮助。肿瘤性小管表达精原细胞瘤标志物,如 PLAP、CD117(图 7-1-1C)、OCT3/4(也称 POU5F1)、D2-40。p53 弥漫强阳性表达,支持细胞标记物 inhibin 阴性(图 7-1-1D)。而正常生精小管生殖细胞不表达 PLAP、CD117 及 p53,且存在支持细胞(inhibin 阳性)。小管内胚胎性癌表达 CD30,但成熟 Sertoli 细胞也会表达。

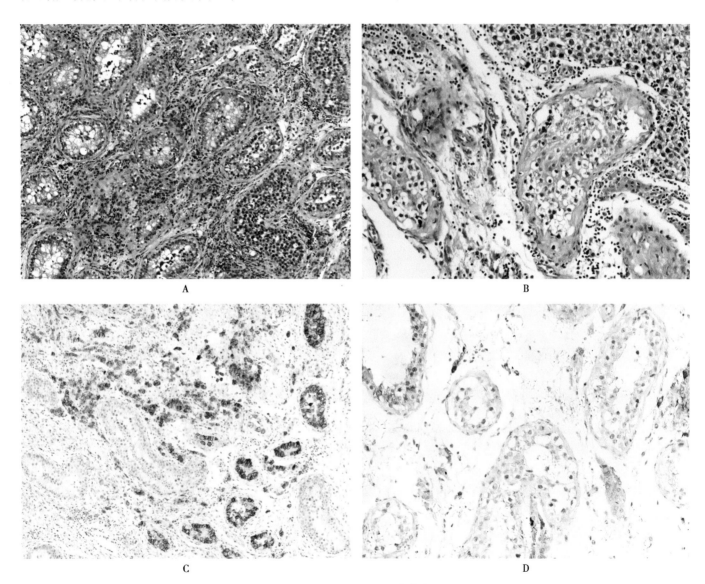

图 7-1-1 原位生殖细胞肿瘤

A. HE×10 GCNIS 与正常生精小管混杂,不易识别;B. HE×20 GCNIS 小管基膜增厚,肿瘤细胞体大,右上区域见浸润性 GCT;C. IHC×10 小管内原位精原细胞瘤和浸润性精原细胞瘤表达 CD117;D. IHC×20 GCNIS 小管内 inhibin 阴性,提示支持细胞缺如,而正常小管见散在分布的支持细胞

**3. 基因遗传学特征** GCNIS 肿瘤细胞的 DNA 含量介于亚三倍体和亚五倍体之间,没有 12p 染色体捕获。GCNIS 与性发育障碍/睾丸发育不良综合征(包括隐睾、尿道下裂、生精不能及睾丸发育受损)密切相关,胎儿期性腺发育异常是致病的重要因素。睾丸 Sertoli 细胞和/或 Leydig 细胞功能不足引发微环境改变,也可造成生殖

母细胞成熟延迟,终致肿瘤发生。

**【鉴别诊断】**

1. **睾丸慢性炎** 生精小管正常,支持细胞存在(表达 inhibin),精原细胞不表达 PLAP、CD117、OCT3/4 及 D2-40。

2. **青春期前睾丸**生精小管发育不成熟,隐睾常伴发生精障碍而停滞于精母细胞阶段,均不要误诊为 GCNIS。前两者均缺乏核异型性且不表达 PLAP、CD117。

3. **GCNIS 伴管外微浸润** 即小管外间质内出现微小浸润病灶,属于早期浸润性 GCT,不要遗漏。

## 二、精原细胞瘤

**【定义】**

精原细胞瘤(seminoma)来源于胚胎发育早期的原始生殖细胞/生殖母细胞恶性转化,侵犯生精小管外浸润性生长。表现为单一组织学类型分化,不含其他类型的生殖细胞肿瘤。

**【临床特征】**

1. 流行病学

(1)发病率:精原细胞瘤是最常见的一类睾丸生殖细胞肿瘤,约占 50%。

(2)发病年龄:好发于 30~49 岁,平均 37~41 岁。一般不发生于青春期前,除非伴有性腺发育不良。70 岁以上很少发生。

2. **症状** 大多数可触及睾丸肿块,时有疼痛感,可伴睾丸鞘膜积液。3% 患者表现为由转移病灶引起的相应症状,如下背部疼痛(后腹膜淋巴结受累)。

3. **实验室检查** 血清 AFP 水平升高,但不特异,常常为伴有其他类型的混合型生殖细胞肿瘤。10%~20% 混有合体滋养细胞的患者血清 hCG 升高,一般不超过 1 000mIU/ml。

4. **影像学特征** 肿瘤显示界限清楚、均匀的低回声区。

5. **治疗及预后** 精原细胞瘤最先转移至后腹膜淋巴结,继而至纵隔、颈部(尤其左侧锁骨上)淋巴结。晚期患者可转移至内脏(肝、肺、骨)。精原细胞瘤整体预后良好,80% 的 Ⅰ 期患者手术切除后无需其他治疗,也可辅助放疗或化疗,5 年生存率达 95%~98%。易复发因素包括肿块直径>4cm、累及睾丸网和附睾、脉管侵犯。进展期患者(TNM ⅡC~ⅢC)采用顺铂类化疗后存活率达 83%。转移至肺以外部位和超过 40 岁提示预后不良。

**【病理变化】**

1. **大体特征** 睾丸完全被肿瘤取代,切开肿块易膨出,边界清楚,实性均质,分叶状、多结节状,质软或韧,乳白、灰黄或灰褐色不等。一般无或少见出血坏死,若出现大片出血坏死,提示混有其他生殖肿瘤成分。绝大多数肿块局限于睾丸内,也有侵犯附睾和精索(尤其年长者)。甚至转移病灶体积超过睾丸原发肿块。10% 病例肿块不明显、睾丸体积正常或缩小。

2. **镜下特征**

(1)组织学特征

1)形态一致的原始生殖细胞弥漫片状排列,被纤细纤维分隔呈小叶状、条索状、团巢状或呈微囊、筛孔、小管状(图 7-1-2A)。

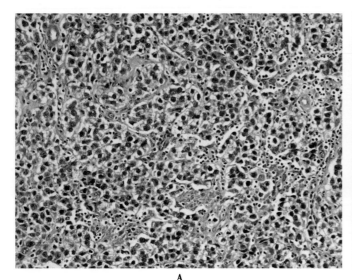

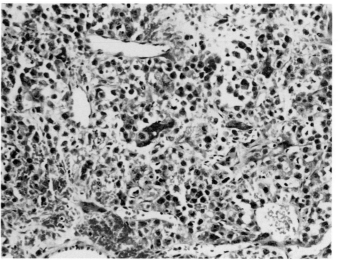

A                                    B

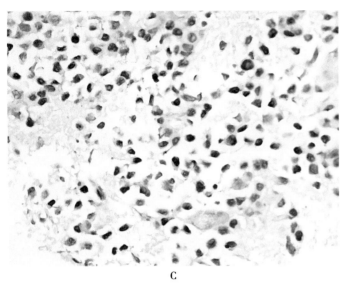
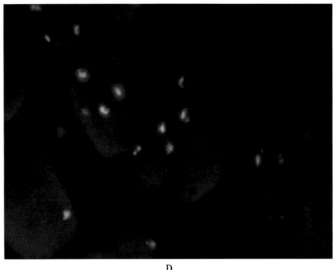

C　　　　　　　　　　　　　　　　　　　　　D

**图 7-1-2　精原细胞瘤**

A. HE×20 大小较一致的肿瘤细胞弥漫分布,混杂少量淋巴细胞;B. HE×40 精原细胞瘤中混有少量合体滋养细胞;C. IHC×40 肿瘤
细胞核阳性表达 OCT3/4;D. FISH 肿瘤发生染色体 12p 等臂改变,即细胞核内出现紧邻的红绿红信号

2)肿瘤细胞体积较大,细胞边界清楚,细胞质丰富、含大量糖原而透明,核大、居中,核外形规则、染色质块状,易见嗜双色大核仁,核分裂象数目不等。瘤细胞形态有印戒细胞、间变等变异型,后者核分裂象和凋亡多见。不推荐形态分型,如去分化或间变型精原细胞瘤,与预后及临床处理无关。

3)几乎所有病例都伴有不同程度的淋巴细胞浸润,以 T 淋巴细胞为主,可形成淋巴滤泡。25% 病例伴有肉芽肿反应,上皮样细胞聚集,可伴有 Langhans 多核巨细胞,甚至可掩盖肿瘤原有特征。间质可广泛纤维化、骨化。

4)85%～90% 病例可见 GCNIS。10%～20% 病例伴有合体滋养细胞,后者数量多少不等甚至占主要成分,细胞质丰富、淡嗜碱性,含多个核,多围绕血管周围,常有出血(图 7-1-2B)。

5)可直接侵犯或以 Paget 样方式侵犯睾丸网。

(2)免疫组化:100% 病例表达 SALL4、OCT3/4(图7-1-2C)、D2-40(podoplanin),85%～95% 表达 PLAP,90%～100% 表达 CD117,95% 表达 SOX17。一般不表达 Cytokeratin,或仅少量细胞质/核旁点状阳性。CD30 和 AFP 阴性。合体滋养层细胞表达 hCG、Cytokeratin 和妊娠相关蛋白。

**3. 超微结构特征**　细胞质内常见糖原颗粒和环状板层,而未分化精原细胞的细胞质内细胞器少。

**4. 基因遗传学特征**　起源于 GCNIS,染色体发生异常(12p 捕获)则转化为浸润性 GCT。1982 年 Atkin 首次报道睾丸 GCT 中存在 12 号染色体短臂等臂染色体

(isochromosome of the short arm of chromosome 12),即 i(12p),指染色体短臂倍增和长臂丢失。而且几乎全部的 Ⅱ 型 GCT 病例都存在 12 号染色体捕获,包括 i(12p)和/或 12p 扩增,i(12p)是 Ⅱ 型 GCT 所特有的基因改变(图 7-1-2D)。

**【鉴别诊断】**

约 5% 病例的形态学改变不典型或分化差,与卵黄囊瘤、胚胎性癌之间形态常常重叠,分化差时难以明确区分。

**1. 实体型卵黄囊瘤**　常常能寻找到卵黄囊瘤其他典型形态,缺乏淋巴细胞浸润和纤细纤维分隔,不表达 OCT3/4,而表达 AFP、Glypican3 和 Cytokeratin。偶尔精原细胞瘤散在表达 CD30 和 Cytokeratin,说明精原细胞瘤开始向胚胎性癌转化。

**2. 绒毛膜上皮癌**　若精原细胞瘤中伴有的合体滋养细胞成分较多时易与之混淆,后者不见单核滋养细胞。

**3. Sertoli 细胞瘤**　细胞体积较小,异型性不大,缺乏 GCNIS,免疫组化有助于鉴别。

**4. 弥漫性大 B 细胞淋巴瘤**　细胞形状大小不一,细胞核不规则,缺乏 GCNIS,免疫表型有助于鉴别。

**5. 炎性病变**　当肿瘤内出现大量淋巴细胞浸润和肉芽肿反应、Langhans 多核巨细胞或大面积坏死、纤维化时,可被误诊为炎性病变,应广泛取材仔细寻找肿瘤成分。

## 三、胚胎性癌

**【定义】**

胚胎性癌(embryonal carcinoma)由生殖细胞向早期

胚胎成分分化而形成的恶性肿瘤。表现为组织结构形态多样,细胞异型性明显。

**【临床特征】**

**1. 流行病学**

(1) 发病率:继精原细胞瘤之后,胚胎性癌居睾丸 GCT 第二位。单纯胚胎性癌仅占睾丸 GCT 的 2.3% ~ 16%,更多(约 80%)是混合型 GCT 的一种成分。

(2) 发病年龄:单纯胚胎性癌常见于 30 ~ 40 岁男性,一般比精原细胞瘤大 10 岁。很少发生于青春期前儿童,除非伴有性腺发育不良。

**2. 症状** 大多患者有睾丸肿块,快速增长时伴有疼痛,易误诊为睾丸扭转。10% 出现全身症状(消瘦、发热、盗汗)或者转移后引起相应临床症状。

**3. 实验室检查** 单纯胚胎性癌患者的血清 AFP 可升高,伴有合体滋养层细胞的病例血清 hCG 升高。乳酸脱氢酶、胎盘碱性磷酸酶和 CA199 常升高。

**4. 治疗及预后** 后腹膜淋巴结转移最常见(40%),其次为膈上淋巴结(20%)或内脏(脑、肺)转移。单纯胚胎性癌预后极差,常经血道转移至肺等部位。通常采用手术切除联合化疗或再清扫后腹膜淋巴结。

**【病理变化】**

**1. 大体特征** 睾丸体积增大,切面呈颗粒状或实性,灰白至灰褐色,常伴出血、坏死、囊性变。周围可见残余正常睾丸。肿瘤可侵犯睾丸附件和精索。

**2. 镜下特征**

(1) 组织学特征

1) 肿瘤排列呈实体、腺样、网状、乳头状、筛状以及囊泡样,腔内含嗜酸性液体。实体型常伴有大片坏死而形成假乳头状外观。通常包括 2 种以上组织结构。邻近睾丸组织内可见生精小管内胚胎性癌。胚胎性癌常与卵黄囊瘤成分混合伴行,形成胚胎样体结构。50% 肿瘤伴有血管或淋巴管浸润(图 7-1-3A)。

2) 肿瘤细胞较大、形状不规则,呈上皮样,边界不清,细胞质嗜酸至嗜碱性,核多形、空泡状,重叠拥挤,单个或多个红染大核仁(图 7-1-3A)。易见病理性核分裂及凋亡小体。坏死灶内肿瘤细胞退变,可混有单个或小簇状合体滋养细胞。偶见肿瘤细胞呈鞋钉样,可见细胞质内包涵体。

3) 肿瘤间质多少不等,可见非肿瘤性纤维间质和肿瘤性未成熟畸胎瘤样间质。常见淋巴细胞浸润,罕见肉芽肿。

(2) 免疫组化:肿瘤细胞表达 SALL4 和 Cytokeratin。93% ~ 100% 表达 CD30 和 OCT3/4(图 7-1-3B),具有较高的敏感性和特异性,但化疗后 CD30、OCT3/4 会丢失。局灶或散在表达 PLAP、AFP 和 HPL。合体滋养细胞表达 hCG 和妊娠特异性 β1 糖蛋白(SP1)。SOX17、Glypican3、CD117、EMA、CEA、D2-40 和 vimentin 均阴性。50% 病例强阳性表达 p53。

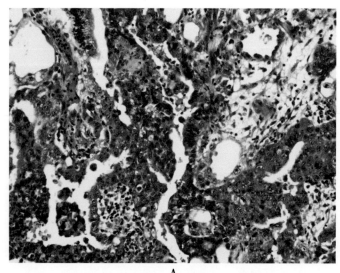
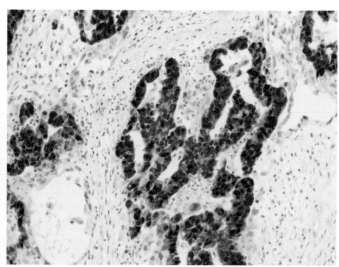

A          B

**图 7-1-3 胚胎性癌**

A. HE×20 胚胎性癌腺腔不规则,或呈单行条索样结构,细胞异型性大;B. IHC×20 胚胎性癌表达 OCT3/4

**3. 基因遗传学特征** 起源于 GCNIS,可由精原细胞瘤转化或直接来源于 GCNIS。具有染色体 12p 捕获。

**【鉴别诊断】**

鉴别诊断包括其他类型的 GCT(卵黄囊瘤、精原细胞瘤、绒毛膜上皮癌)、性索-间质肿瘤、转移/原发的差分化癌以及间变性大细胞淋巴瘤等。需综合临床病史及免疫组化染色等帮助诊断。

## 四、卵黄囊瘤，青春期后型

**【定义】**

卵黄囊瘤（yolk sac tumor，postpubertal-type）是原始生殖细胞仅向胚胎卵黄囊组织分化，包括卵黄囊瘤、尿囊和外胚层间质成分。此分类特指发生青春期后，与GCNIS相关。

**【临床特征】**

**1. 流行病学**

（1）发病率：青春期后发生的单纯卵黄囊瘤少见，仅占睾丸GCT的0.6%。常为混合型GCT中的一种成分，80%的非精原细胞性生殖细胞肿瘤中均可混有卵黄囊瘤成分。

（2）发病年龄：主要见于15~40岁，很少见于50岁之后的患者，个案报道86岁老年男性。

**2. 症状** 大多患者表现为无痛性肿块。

**3. 实验室检查** 98%含有卵黄囊瘤成分的GCT血清AFP升高，通常大于100ng/ml。

**4. 治疗及预后** 伴有卵黄囊瘤成分，多数患者处于Ⅰ期，青春期后型卵黄囊瘤不易经血道和后腹膜淋巴结转移，与青春期前型卵黄囊瘤不同。

**【病理变化】**

**1. 大体特征** 肿瘤呈实性或囊实性，切面灰白至褐色，富含黏液基质，灶性出血、坏死。肉眼上难以识别混合型GCT中的卵黄囊瘤成分。

**2. 镜下特征**

（1）组织学特征

1）肿瘤与间叶成分混合，组织学结构复杂多样（图7-1-4A、B）：①黏液瘤样结构，丰富的血管黏液基质中间散在星芒状或上皮样肿瘤细胞。②多囊/巨囊结构，囊泡大小不等，被覆扁平或柱状细胞，囊周为黏液或纤维间质。③实体型结构，弥漫片状分布，细胞质丰富、淡染或透明，类似精原细胞瘤，但少见淋巴细胞浸润和纤维分隔，核更多形。有时胞质少，核致密，类似胚基细胞。④腺管/腺泡状结构，单管状腺泡或相互融合，出现类似子宫内膜腺体的核下空泡，表现肠型腺体免疫表型及超微特点。⑤内胚窦结构，立方形瘤细胞围绕血管，形成独特的Schiller-Duval小体或肾小球样结构。沿长轴切面时瘤细胞则呈放射状排列而不见血管轴心。⑥肝样结构，20%卵黄囊瘤病例以肝样结构为主，肿瘤细胞排列呈小梁状、索状或实性巢团状，罕见产生胆汁；肿瘤细胞呈多边形，细胞质丰富，泡状核，核仁显著，类似肝细胞，表达AFP和其他肝细胞特异抗体。⑦乳头状结构，单层鞋钉样肿瘤细胞被覆纤维血管轴心形成纤细的乳头，或缺乏间质轴心的细胞簇。⑧肉瘤样结构，肿瘤细胞呈梭形，异型性和多形性明显，核分裂象易见。

2）肿瘤细胞胞质透明，核分裂象多见，细胞内外均可见嗜酸性小球，PAS染色阳性。肿瘤细胞间见基底膜样物质带状沉积。

（2）免疫组化：肿瘤细胞表达SALL和Cytokeratin，80%病例表达AFP，60%实体型卵黄囊瘤表达CD117。GATA3灶性着色，EMA和CK7常阴性或局灶阳性，OCT3/4和CD30阴性。卵黄囊瘤中Glypican3表达敏感性更高，一般呈弥漫强阳性表达（图7-1-4C、D）。

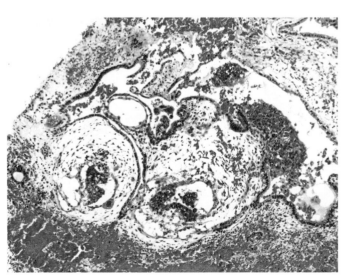

A

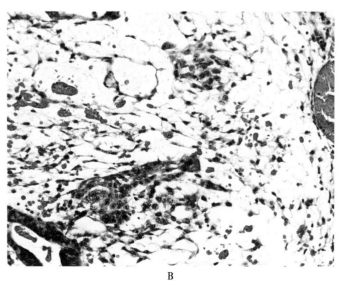

B

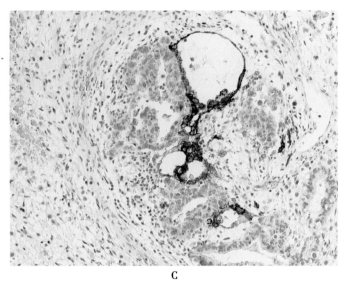
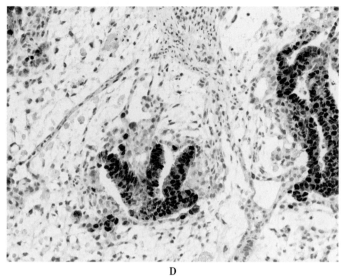

C 　　　　　　　　　　　　　　　　　D

图 7-1-4　卵黄囊瘤

A. HE×10 大部分为卵黄囊瘤,可见 Schiller-Duval 小体,其中混有少量胚胎性癌成分;B. HE×10 卵黄囊瘤,微囊型;C. IHC×20 卵黄囊瘤表达 Glypican3,而周围胚胎性癌不表达;D. IHC×40 卵黄囊瘤不表达 OCT3/4,而胚胎性癌和精原细胞瘤表达

**【鉴别诊断】**

**1. 胚胎性癌**　常与卵黄囊瘤混合存在,因前者预后更差,因此有必要区分。卵黄囊瘤组织学结构多样,可见特征性嗜酸小体及基底膜样物质,免疫组化可帮助鉴别。

**2. 腺瘤样瘤**　易与囊泡状卵黄囊瘤相混淆,前者细胞异型性小,组织结构单一,缺乏卵黄囊瘤的复杂结构,免疫表型显示 Cytokeratin、D2-40 及 MC 阳性。

## 五、绒毛膜上皮癌

**【定义】**

绒毛膜上皮癌(choriocarcinoma)指生殖细胞向类似胚胎绒毛滋养叶细胞分化的恶性肿瘤,包括细胞滋养叶细胞、中间叶滋养细胞和合体滋养叶细胞。

**【临床特征】**

**1. 流行病学**

(1) 发病率:睾丸单纯性绒毛膜上皮癌非常罕见,占所有 GCT 的 0.3%,占混合型生殖细胞肿瘤的 6.4%~17.8%。

(2) 发病年龄:主要在 25~30 岁。

**2. 症状**　常因远处转移引发症状,如咯血、腹部肿块、中枢功能紊乱、贫血、低血压、皮肤结节等,而发现睾丸原发肿瘤。

**3. 实验室检查**　血清 hCG 不同程度增高,一般 > 50 000IU/L。hCG 与黄体生成素、促甲状腺素结构相似,水平升高会出现男性乳腺发育(10%患者)或甲亢(不常见)。

**4. 治疗及预后**　绒毛膜上皮癌是 GCT 中最具侵袭性的肿瘤,常发生早期远处转移,最多见于肺、肝、胃肠道、脑、脾和肾上腺转移。单纯性绒毛膜上皮癌或以绒毛膜上皮癌为主要成分(>50%)的生殖细胞肿瘤预后均很差。联合化疗后,患者 3 年存活率仅占 21%。伴发远处转移患者应首选手术切除病灶(包括睾丸原发灶和转移灶),并辅以大剂量干细胞治疗。

**【病理变化】**

**1. 大体特征**　睾丸增大不明显,肿瘤体积常很小,易出血坏死,仅周边可见灰白至灰褐色实性区。罕见情况下,肿瘤成分退化,仅留下多量含铁血黄素的瘢痕组织。

**2. 镜下特征**

(1) 组织学特征

1) 主要见 2 种特征性细胞群,即单核的细胞滋养叶细胞和中间型滋养叶细胞以及多核的合体细胞滋养叶细胞。肿瘤细胞偏好围绕血管周围、并侵犯血管壁。背景几乎总伴有广泛出血、坏死。

2) 细胞滋养叶细胞,细胞界清,细胞质透明或淡红色,核轻度不规则,单个或多个明显核仁,核分裂易见。合体滋养叶细胞体积巨大,细胞质丰富、深红染,胞质内可见空泡和红细胞,核深染、单/多个,凋亡多见。合体滋养叶细胞可表现为长梭形细胞围绕在单核滋养叶细胞外,形成丛状结构,类似没有间质轴心的早期胎盘绒毛,也可表现为合体滋养叶细胞伸入单核滋养叶细胞之间。

3) 部分绒毛膜上皮癌表现为单一的单核滋养叶细胞,既往称单形性绒毛膜上皮癌,现版 WHO 已取消这一亚型。

(2) 免疫组化:各种肿瘤细胞均表达 Cytokeratin、HPL 及 SALL4。合体滋养叶细胞弥漫强表达 hCG、inhibin

和 Glypican3。细胞滋养叶细胞还表达 P63 及 GATA3。

**3. 基因遗传学特征**　起源于 GCNIS。

**【鉴别诊断】**

**其他生殖细胞肿瘤合体滋养叶细胞**　特别胚胎性癌,也能分泌 hCG,值得注意的是,单一合体滋养叶细胞而不见其他滋养叶细胞混合的不能诊断为绒毛膜上皮癌。绒毛膜上皮癌常伴显著出血坏死,合体滋养叶细胞覆盖在细胞滋养叶细胞表面,多种滋养叶细胞成分密切混合存在时,才能作出绒毛膜上皮癌的诊断。

## 六、非绒毛膜上皮癌的滋养细胞肿瘤

**【定义】**

非绒毛膜上皮癌的滋养细胞肿瘤(non-choriocarcinomatous trophoblastic tumor)不同于绒毛膜上皮癌,也不同于伴合体滋养叶细胞的非滋养细胞肿瘤,其形态表现为单一组织类型的滋养叶细胞,包括胎盘部位滋养叶细胞肿瘤(placental site trophoblastic tumor,PSTT)和上皮样滋养叶细胞肿瘤(epithelioid trophoblastic tumor,ETT)。

**【临床特征】**

**1. 流行病学**

(1) 发病率:非常罕见,文献仅个案有报道 PSTT 和 ETT。

(2) 发病年龄:PSTT 患者年龄 16 个月~39 岁。ETT 患者年龄 19~43 岁。

**2. 症状**　表现为睾丸触及肿块,或转移部位肿块。

**3. 实验室检查**　血清 hCG 正常或轻度增高,PSTT 的血清 hCG 稍增高(可达 45 364mIU/ml)。

**4. 治疗及预后**　2 例(儿童、成人)睾丸 PSTT,根治切除后长期随访未见复发。2 例既往睾丸混合型 GCT 病史,化疗后远处转移病灶为 PSTT。3 例睾丸 GCT 经化疗后转移病灶为纯 ETT。囊性滋养叶细胞肿瘤(cystic trophoblastic tumor,CTT)被认为是化疗后肿瘤坏死的残余成分,也可见于首次诊断的病灶。PSTT 和 ETT 患者血清 hCG 均可轻度升高,CTT 患者 hCG 正常或稍升高。手术切除肿瘤是最主要的治疗方法。

**【病理变化】**

**1. 大体特征**　无特殊表现,常是混合型生殖细胞瘤的一部分。

**2. 镜下特征**

(1) 组织学特征

1) PSTT 由种植部位中间型滋养叶细胞构成,细胞黏附性差,单个或松散片状结构,细胞体积大,胞质丰富、红染,空泡状,核不规则、深染,核异型性明显,核分裂少见。其特征性形态是肿瘤细胞侵入血管壁肌层、并混有纤维素样变性坏死物(图 7-1-5A)。

2) ETT 由绒毛膜型中间型滋养叶细胞构成,肿瘤细胞呈巢团和条索状,似鳞状细胞分化,细胞形态较一致,细胞边界清楚,胞质红染或透明,核圆形,轻至中度非典型性,核分裂可见。瘤巢中央或细胞间见嗜酸性透明样物质沉积。常见广泛或"地图状"坏死。细胞内外均可见嗜酸性小球和嗜碱性核凋亡碎片。血管侵犯不常见(图 7-1-5B)。

3) CTT 是一种独特的类型,表现为多个小囊腔,被覆单核滋养叶细胞,细胞质丰富、红染,核/质比低,核分裂少见。多见于化疗后清扫的淋巴结内,肿瘤周围常伴畸胎瘤成分,易被误为畸胎瘤鳞状上皮或其他成分。

(2) 免疫组化:PSTT 弥漫表达 hPL(图 7-1-5C),hCG 和 inhibin 表达非常局限,Ki-67 指数为 10%~30%。ETT 弥漫表达 P63(图 7-1-5D)、Cyclin E 和 inhibin,少数细胞表达 MelCAM 和 hPL,Ki-67 指数>10%。CTT 少量表达 hCG。

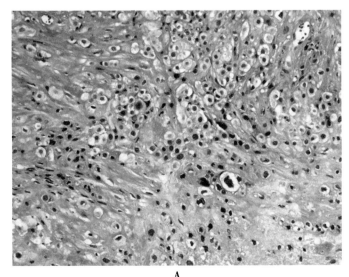

A

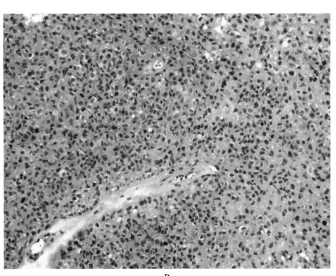

B

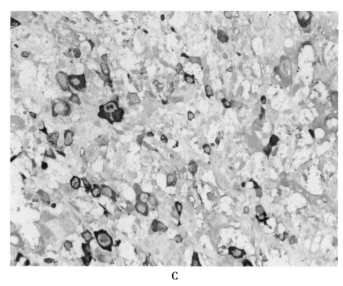
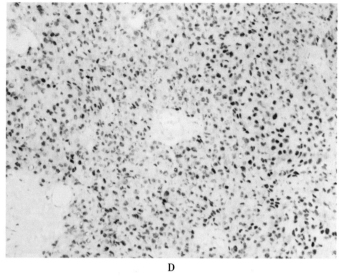

图 7-1-5 非绒毛膜上皮癌的滋养叶细胞肿瘤

A. HE×20 PSTT 瘤细胞非典型性大,黏附性差,间质多量纤维素样变性物沉积;B. HE×20 ETT 瘤细胞排列呈巢状,似鳞状上皮分化;C. IHC×40 PSTT 表达 hPL;D. IHC×20 ETT 表达 P63

**3. 基因遗传学特征** 起源于 GCNIS。

【鉴别诊断】

绒毛膜上皮癌 尽管非绒毛膜上皮癌的滋养叶细胞肿瘤也偶尔表达 hCG,但缺乏绒毛膜上皮癌的两种细胞分化,核分裂非常低,属于非侵袭性肿瘤,术后化疗不是必须的。需要仔细寻找有无恶性度更高的成分,如绒毛膜上皮癌等。

## 七、青春期后型畸胎瘤

【定义】

青春期后型畸胎瘤(teratoma, postpubertal-type)由一个或多个胚层成分(内、中和外胚层)组成的、具有多种形态的恶性生殖细胞肿瘤,可分化为成熟组织,也可类似未成熟的胚胎期样组织。

【临床特征】

**1. 流行病学**

(1)发病率:单纯性畸胎瘤很少见,占所有 GCT 的 2.7%～7%,更多(47%～50%)则是混合型 GCT 中的一种成分。

(2)发病年龄:好发于年轻成人。

**2. 症状** 大多数患者表现睾丸或转移部位肿块。

**3. 实验室检查** 血清 AFP 不升高。

**4. 治疗及预后** 不同于卵巢畸胎瘤,青春期后型睾丸畸胎瘤无论组织形态成熟还是未成熟,均为恶性生物学行为。不推荐使用术语"未成熟性畸胎瘤",未成熟成分也不需分类分级,因为均与预后无关。总体上,22%～37%青春期后型畸胎瘤会转移。16.7% Ⅰ期肿瘤转移至后腹膜淋巴结,37%患者就诊时已发生转移,原发灶易发

生肿瘤退变或燃尽。混合型 GCT(复发或转移灶)化疗后最常见畸胎瘤残留,若仅有畸胎瘤成分,其预后好于含其他成分的病例。化疗后淋巴结内出现成熟横纹肌细胞(无核分裂、无幼稚细胞),提示预后较好,必须与转移性横纹肌肉瘤鉴别(可起源于畸胎瘤中体细胞肉瘤样变)。

【病理变化】

**1. 大体特征** 肿块结节状,切面囊实性,实性区可见软骨或骨组织,质地较硬。

**2. 镜下特征**

(1)组织学特征

1)青春期后型畸胎瘤可见上皮或间叶源性所有分化组织类型,多见于皮肤、呼吸道、胃肠道等器官,泌尿生殖系统分化少见。常呈多房囊性,内衬腺上皮或鳞状上皮、神经外胚层组织和间叶组织(脂肪、软骨等)。

2)分化成熟的区域也可见体细胞非典型改变,如非典型性腺体/原位腺癌或软骨肉瘤,通常范围局限(<×4倍镜视野)。胎儿/胚胎期的各胚层组织均可见,以未成熟神经外胚层结构最常见,类似胚胎早期的中枢神经组织。未成熟的原始小腺体,核分裂活跃,周围有丰富的未分化梭形细胞。若全部为未成熟神经外胚层成分,则应诊断为原始神经外胚层肿瘤(PNET),类似中枢神经系统胚胎性肿瘤,均不具有 *EWSR1* 基因易位,而外周 PNET/Ewing 肉瘤具有 *EWSR1* 基因易位。

3)肿瘤易侵犯睾丸旁组织及睾丸内外的血管,周围睾丸萎缩、生精障碍和微结石形成。90%病例伴 GCNIS。混合型 GCT 中,畸胎瘤常与卵黄囊瘤或胚胎性癌混合出现。

4)化疗后残留病灶中,畸胎瘤实质与周围间质成分

基因改变相似,说明这些间质细胞也是胚胎细胞来源,而不是反应性纤维化。

5)青春期后偶尔也可发生表皮囊肿和皮样囊肿,与青春期前的形态一致。

(2)免疫组化:畸胎瘤中各组织类型表达相应的特异标记物。

**3. 基因遗传学特征** 起源于 GCNIS。青春期后型畸胎瘤细胞 DNA 含量是亚三倍体,依此可帮助识别化疗后残余肿瘤。无论睾丸原发灶还是转移灶内的畸胎瘤成分,其基因改变与其他混合型 GCT 一致。

**【鉴别诊断】**

**原始神经外胚层肿瘤(PNET)** 预后更差,形态学为单一的小圆细胞,不见其他分化类型。

## 八、畸胎瘤伴体细胞恶变

**【定义】**

畸胎瘤伴体细胞恶变(teratoma with somatic-type malignancy)指畸胎瘤中某一种分化型组织类型过度增生并发生恶性转变,如肉瘤变或癌变。不推荐使用"畸胎瘤恶性转化",因为这个术语可能会引起不伴体细胞恶变的畸胎瘤为良性肿瘤的错误理解。

**【临床特征】**

**1. 流行病学**

(1)发病率:占睾丸 GCT 的 3%~6%。多数是既往畸胎瘤的复发,偶见继发于非畸胎瘤(如卵黄囊瘤和精原细胞瘤)。体细胞恶变多数发生在转移病灶(最常见顺铂治疗后的后腹膜淋巴结),也有位于睾丸肿瘤内。再发恶变间隔时间不等,甚至在 30 年后,发生癌的间隔时间远长于肉瘤变(108 个月 vs 20 个月)。

(2)发病年龄:多见于青春期后的成人(15~68 岁)。

**2. 治疗及预后** 体细胞恶变病灶局限于睾丸内,通常不会影响预后。若出现在睾丸外的转移病灶内,则死亡率增加。若病灶局限,应采用手术切除。需要明确注明恶变成分的组织学类型。肿瘤对顺铂化疗反应差,特异性化疗药物对一些病例的恶变组织有效。

**【病理变化】**

**1. 大体特征** 大体下无法区别体细胞恶变的区域,肿瘤呈灰白色、实性,出血坏死多见。

**2. 镜下特征**

(1)组织学特征

1)体细胞恶变表现为间叶或上皮成分明显的恶性形态(图 7-1-6)。肉瘤最常见,以横纹肌肉瘤为主(>50%),其次为平滑肌肉瘤、血管肉瘤和其他类型肉瘤。上皮恶变一般为非特殊类型腺癌,也有报道鳞癌、神经内分泌癌和差分化癌。肉瘤和癌两种成分很少同时出现。其他体细胞恶变类型还包括 PNET、胶质瘤、脑膜瘤、淋巴造血系统肿瘤及 Wilms 瘤等。

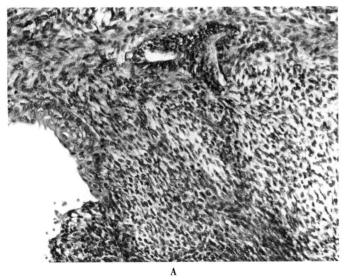
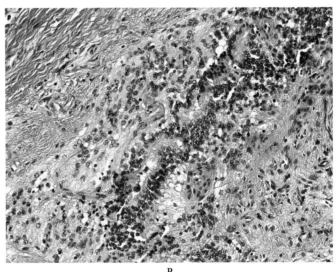

图 7-1-6 畸胎瘤伴体细胞恶变
A. HE×20 体细胞恶变为梭形细胞肉瘤;B. HE×20 体细胞恶变为胶质瘤

2)肿瘤呈膨胀或浸润性生长,并伴有促纤维反应。恶变病灶范围超过一个低倍镜视野(×4,直径 5mm)。

(2)免疫组化:体细胞恶变与器官/组织来源的特异标记一致。生殖细胞肿瘤的免疫表型(PLAP、OCT3/4 和 AFP)会丢失,部分仍表达 SALL4。

**3. 基因遗传学特征** 起源于 GCNIS,大多数具有 12p 捕获(12p 等臂多见)。

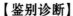
【鉴别诊断】

1. 放化疗会引发肿瘤和间质细胞非典型性改变,一般是多种成分均非典型,且弥漫片状分布,而不是单一成分的结节或浸润性生长。

2. 卵黄囊瘤化疗后可发生肉瘤样形态转变。

3. 与非 GCT 肿瘤和转移性肿瘤鉴别,需依靠临床病史及免疫组化染色。

## 九、混合型生殖细胞瘤

【定义】

混合型生殖细胞肿瘤(mixed germ cell tumor)由两种或更多类型的生殖细胞肿瘤组成,不管有无精原细胞瘤成分均归为非精原细胞瘤的 GCT。

【临床特征】

**1. 流行病学**

(1) 发病率:混合型 GCT 占非精原细胞瘤的 69%,最常见胚胎性癌与其他类型混合(如畸胎瘤、精原细胞瘤或卵黄囊瘤),常为 2 种以上成分随意组合。

(2) 发病年龄:患者平均年龄 30 岁,以胚胎性癌为主的混合型 GCT 患者比以精原细胞瘤为主的患者年轻(28 岁 vs 33 岁)。青春期前罕见发生混合型 GCT。

**2. 实验室检查**  血清相关标志物可以反映成分类型,AFP 和 hCG 升高提示卵黄囊瘤和绒毛膜上皮癌成分,即便原发病灶全部取材未见这些亚型成分,转移病灶也一定存在。

**3. 治疗及预后**  胚胎性癌比例高、脉管侵犯和睾丸网侵犯均提示转移率高,卵黄囊瘤和畸胎瘤成分则转移率低。畸胎瘤成分易转移至后腹膜淋巴结。绒毛膜上皮癌成分与高分期和侵袭性强有关。故诊断混合型 GCT 需要注明组织类型和所占比率,尤其是胚胎性癌和绒毛膜上皮癌,超过 60% 则要需选择更激进的治疗。

【病理变化】

**1. 大体特征**  根据混合亚型 GCT 成分不同而大体改变不同,精原细胞瘤为实性、灰白色,非精原细胞瘤成分更易见坏死、出血、囊性变。

**2. 镜下特征**

(1) 组织学特征

1) 混合型生殖细胞肿瘤的形态与相应单一类型中的形态特征一样。单一成分集中时易辨识,而形态相近成分(如胚胎性癌和卵黄囊瘤)常常混杂存在,此时卵黄囊瘤容易被漏诊。

2) 诊断报告需包括所有成分和每种类型的数量。区分绒毛膜上皮癌成分和精原细胞瘤伴合体滋养细胞非

常重要,两者的治疗预后均不同,免疫组化染色 OCT3/4 可以帮助鉴别。核多形性、重叠及大量凋亡小体可以区分胚胎性癌和精原细胞瘤,CD30、cytokeratins 和其他免疫表型能明确显示这两种成分。

3) 多胚瘤和弥漫性多胚瘤是 2 种独立的亚型。多胚瘤主要由胚胎性癌和卵黄囊瘤混合形成胚胎样体,类似前原节期的胚胎,由一对背靠背的微囊组成,腹侧微囊衬覆立方上皮(似网状-黏液样卵黄囊),背侧微囊由高柱状上皮-偏平上皮衬覆(似羊膜囊),中央胚盘由柱状-立方细胞的胚胎性癌细胞构成。胚胎样体外周有黏液样幼稚基质围绕。多胚瘤不会单独存在、几乎都是混合型 GCT 的一种成分。弥漫性多胚瘤,肿瘤内胚胎样体成分占大部分,其他 GCT 类型成分(滋养叶细胞肿瘤和畸胎瘤)很少。卵黄囊瘤成分围绕在胚胎性癌外围,类似项链,且表达 glypican3 和 AFP。

(2) 免疫组化:按照肿瘤内各种生殖细胞肿瘤成分的特征而表达其相应的抗原。

## 十、未能分类的生殖细胞肿瘤

【定义】

未能分类的生殖细胞肿瘤(germ cell tumor of unknown type),形态上无法明确辨别组织学类型,其中包括退变的生殖细胞肿瘤(regressed germ cell tumor),生殖细胞肿瘤部分或完全退变,残留明显纤维化或瘢痕结节。

【临床特征】

**1. 流行病学**  <5%的生殖细胞肿瘤会发生完全或部分退变。

**2. 症状**  常首发转移病灶,腹膜后肿块引发后背疼痛。

**3. 实验室检查**  血清标记物升高。

**4. 治疗及预后**  最初认为腹膜后 GCT 是睾丸外的原发 GCT,后来认识到这些患者的睾丸 GCT 退变,因此诊断退变性 GCT 要紧密联系临床,明确睾丸是否有原发病灶,临床分期和治疗预后均不一样。转移性 GCT 化疗疗效甚微,且睾丸病灶不切除仍还会复发。原发病灶完全退化,必须与非肿瘤性瘢痕相鉴别,显微镜下有时也难以明确,需要长期随访。退变的 GCT 患者常表现高临床分期,但同分期的伴或不伴退变的临床意义尚不密切,处理方式一样。

【病理变化】

**1. 大体特征**  睾丸大小取决于残留肿瘤多少,有些睾丸会缩小。切面灰白至灰褐色,实性或多结节状,甚至瘢痕状、条带状、放射状、线状。尤其是瘢痕组织需要全部取材,有时只见 GCNIS 而无瘢痕,残余肿瘤可有

可无。

**2. 镜下特征**

（1）组织学特征

1）瘢痕与周围组织对比明显,瘢痕内可见淋巴浆细胞浸润,生精小管玻璃样变性,血管增生,含铁血黄素颗粒沉积,小管不规则粗大钙化,周围生精小管萎缩、硬化、GCNIS、Leydig 细胞簇状增生、小管内微石/沙砾体钙化。小管不规则粗大钙化与胚胎性癌关系密切。完全退变则无任何特异性形态学表现,转移灶形态亚型也不能完全反映原发灶的组织类型。

2）精原细胞瘤和非精原细胞瘤的 GCT 均可发生退变,绒毛膜上皮癌尤其易发生自发性退变。

（2）免疫组化:广谱生殖细胞肿瘤的标记表达,而组织类型的特异标记物不表达或交叉表达。

（沈勤 史炯 樊祥山）

# 第二节 与 GCNIS 不相关的生殖细胞肿瘤

## 一、精母细胞瘤

**【定义】**

精母细胞瘤(spermatocytic tumor)是青春期后发生的一类生殖细胞恶性肿瘤,瘤细胞似精原祖细胞或初级精母细胞。推荐不再使用精母细胞型精原细胞瘤术语,避免与精原细胞瘤混淆,该肿瘤发病机制及治疗预后均不同于精原细胞瘤。

**【临床特征】**

**1. 流行病学** 精母细胞瘤罕见,仅占睾丸 GCT 的 1%,年龄分布广泛(19~92 岁),平均年龄 52~59 岁。仅发生在睾丸,单侧或双侧异时发生。

**2. 症状** 大多数患者触及睾丸无痛性肿块,单侧睾丸居多,9%双侧先后发生。肿块生长缓慢,突然增大。

**3. 实验室检查** 血清标志物不升高。

**4. 治疗及预后** 主要治疗方式为手术切除睾丸,一般无需化疗。肿瘤局限于睾丸内,很少发生转移,个案报道转移至后腹膜淋巴结。若肿瘤去分化为肉瘤则预后较差,50%发生转移(主要至肺),切除后需要激进治疗,一般诊断 2 年内患者死亡。

**【病理变化】**

**1. 大体特征** 肿块最大直径 3~5cm 或更大,呈分叶状、多结节状,切面灰白、出血、鱼肉样或黏液样改变,可发生囊性变、局灶坏死,可侵犯附睾。肉瘤变区域呈质地稍硬、鱼肉状,多坏死。

**2. 镜下特征**

（1）组织学特征

1）肿瘤呈膨胀性浸润,瘤细胞弥漫分布或多结节状,间质水肿致假腺样结构,常见囊性变。

2）肿瘤细胞表现精母细胞不同分化阶段的形态特征,大致分为三型:①小细胞型,细胞圆形,胞质少,核均质、深染、类似淋巴细胞。②中等大细胞型,核圆形、外形规整,细颗粒状或丝球状染色体,核仁突出。③大细胞型,单核或多核,核特征与中等大细胞相类似。后两种细胞的胞质嗜酸性至嗜碱性着色,或苍白淡染,胞界常不清楚,核分裂(包括非典型)和细胞凋亡常见。少数病例大细胞不见,以中等大细胞为主。

3）间质稀少,纤维纤细,胶原条索包绕肿瘤。淋巴细胞和肉芽肿很少见。肿瘤易侵犯生精小管,可能是肿瘤的快速进展,而不是肿瘤起源于生精小管的 GCNIS。可见侵犯血管、被膜及附睾。

4）间变亚型以大细胞为主,核多形性伴有显著大核仁,与预后无关,不推荐使用间变型精母细胞瘤术语。

5）精母细胞瘤可去分化为肉瘤,横纹肌肉瘤最多见,其次未分化肉瘤等,细胞呈梭形或多形性,易见坏死、核分裂。肉瘤成分与精母细胞瘤典型形态成分分隔或融合,肉瘤分化提示肿瘤预后不良。若以肉瘤成分为主,可误诊为睾丸肉瘤。

（2）免疫组化:与精原细胞瘤相反,肿瘤细胞不表达 PLAP、OCT3/4、AFP、hCG、CD30。40% 病例可表达 CD117,CAM5.2 核旁点状着色。

**3. 基因遗传学特征** 与隐睾、种族人群、GCNIS 均无关。肿瘤细胞 DNA 含量是二倍体、多倍体或非整倍体,常有 1、9、18、20 和 X 染色体获得,7、15、16 染色体缺失。*FGFR3* 和 *HRAS* 基因突变,9 号染色体(包含 DMRT1)扩增和无 12 染色体异常是较特异的诊断检测。

**【鉴别诊断】**

**经典型精原细胞瘤** 可见间质纤维、肉芽组织及淋巴细胞反应,细胞含大量糖原,PLAP 等阳性。

## 二、青春期前型畸胎瘤

**【定义】**

青春期前型畸胎瘤(prepubertal-type teratoma)是指发生在青春期前的畸胎瘤,由一个或多个胚层(内胚层、中胚层、外胚层)的体细胞分化为成熟组织构成。包括皮样囊肿和表皮囊肿。

**【临床特征】**

**1. 流行病学** 青春期前型畸胎瘤是儿童期最常见的睾丸肿瘤。这类肿瘤可发生在所有年龄阶段,主要见于青春期前患者(尤其6岁之前)。少数报道青春期后也可发生青春期前型畸胎瘤,可能是青春期前带瘤至后来才就诊。

**2. 治疗及预后**　肿瘤发生机理和临床行为均完全不同于青春期后型畸胎瘤,与GCNIS无关,无12p捕获,不会复发或转移(除了15%类癌可发生转移),首选保守治疗。

**【病理变化】**

**1. 大体特征**　肿块切面多呈囊性,实性较少。囊内含角化物或黏液样物,可发生钙化、骨化。皮样囊肿内含毛发。

**2. 镜下特征**

组织学特征

1) 不同于青春期后型畸胎瘤,常见钙化、毛囊分化。3个胚层的组织(腺上皮、鳞状上皮、脑膜上皮、脂肪、软骨、骨、肌肉)均易见,囊肿内壁多被覆纤毛上皮或鳞状上皮,平滑肌和纤维结缔组织紧邻上皮层下,构成类似黏膜肌层或固有肌层以及黏膜下层等成熟组织的结构。腺体成分模拟涎腺或胰腺腺泡小叶分布。所有成分均无细胞异型性,无GCNIS,周围生精小管结构正常(无小管萎缩,无小管周围硬化、瘢痕,无小管微石、坏死,无支持细胞寡增生)。

2) 表皮囊肿,属良性肿瘤。大体呈单囊,内含黄白色层状角化物。镜下囊肿内衬复层鳞状上皮,无皮肤附属器及其他成分。无GCNIS,周围生精小管无异常(图7-1-7A)。完整切除即可治愈。

3) 皮样囊肿,青春期前畸胎瘤的特殊亚型,属良性肿瘤。与卵巢发生的一样,大体呈囊性,内含角化物和毛发。形态学与皮肤的组织结构一样,囊内衬复层鳞状上皮,囊壁胶原纤维中可见毛囊皮脂腺和汗腺,油脂外溢进入间质引起脂性肉芽肿反应。周围生精小管萎缩、无GCNIS。完整切除即可治愈(图7-1-7B)。

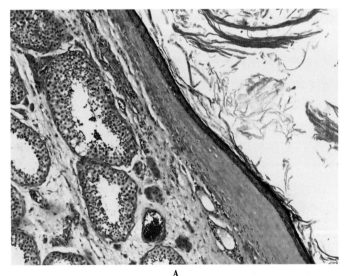
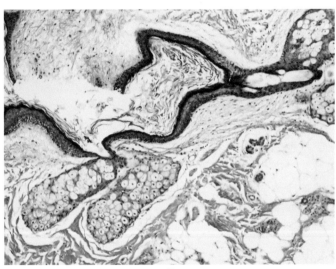

A

B

图7-1-7　青春期前型畸胎瘤,单胚层畸胎瘤

A. HE×20 表皮囊肿,周围生精小管正常,无GCNIS;B. HE×20 皮样囊肿,可见皮肤、附件及脂肪分化

4) 分化型神经内分泌肿瘤(单胚层畸胎瘤),即类癌,发生率不足睾丸GCT的1%,小孩成人均可发生。伴有类癌成分的肿瘤常包括以下几种情况:单纯类癌成分,类癌合并畸胎瘤多胚层成分,类癌伴表皮囊肿或皮样囊肿,转移性类癌(回肠最多见)。最常表现为无痛性肿块或肿胀,不足10%病例伴有类癌综合征。绝大部分(65%～78%)为单纯类癌,大体呈实性结节,灰褐至灰黄色。合并畸胎瘤则可伴有囊性改变。形态学上类似肠道类癌,肿瘤排列呈大小外形一致的巢团或腺泡状,肿瘤细胞的胞质淡红色颗粒状,核圆形,染色质胡椒盐颗粒状,间质纤维明显。无GCNIS及12p捕获,也无其他基因异常。15%类癌表现为恶性行为,细胞异型性增大、坏死和/或核分裂2～10个/10HPF,则提示有转移可能。若病灶小,则诊断为神经内分泌细胞增生。

**3. 基因遗传学特征**　与GCNIS、生精障碍、瘢痕、12p扩增均无关。与种族、地域等亦无关。

**【鉴别诊断】**

由于青春期的年龄界限不确切,发生在年轻成人的畸胎瘤鉴别尤其重要,需要仔细检查有无GCNIS成分以排除青春期后型畸胎瘤。确诊困难时,分子检测12p捕获可帮助诊断。

## 三、青春期前型混合型畸胎瘤和卵黄囊瘤

### 【定义】

青春期前型混合型畸胎瘤和卵黄囊瘤（mixed terato-ma and yolk sac tumor，prepubertal-type），见于儿童睾丸畸胎瘤与卵黄囊瘤成分混合，与GCNIS无关。形态学上与青春期后型无法鉴别，前者缺乏GCNIS、生精小管发育障碍及12p捕获。

### 【临床特征】

1. **流行病学** 极其罕见，据不完全统计，每千万个0~5岁幼儿中发生率大约2~3例，不及青春期前型卵黄囊瘤的1/10，也不及青春期前型畸胎瘤。

2. **治疗及预后** 卵黄囊瘤是畸胎瘤的转化，卵黄囊瘤是在畸胎瘤二倍体基础上发生DNA非整倍体。初次为畸胎瘤，复发或转移病灶可以表现为单一成分的卵黄囊瘤。畸胎瘤伴有AFP升高（明显高于幼儿年龄对应的生理数值）要警惕混合型青春期前型GCT，即便显微镜下卵黄囊瘤成分较少也要诊断为混合型青春期前型GCT，临床处理依照卵黄囊瘤方式，因此需要仔细全面取材。

### 【病理变化】

1. **大体特征** 卵黄囊瘤成分极少，多表现为畸胎瘤大体改变。

2. **镜下特征** 青春期前型畸胎瘤和卵黄囊瘤混合，显微镜下仔细查找卵黄囊瘤成分，可能误判为未成熟畸胎瘤成分。伴有核下空泡的子宫内膜样腺上皮或未成熟畸胎瘤成分都应怀疑，采用免疫组化染色（AFP）帮助鉴别。与青春期前型卵黄囊瘤预后一样好，及时正确治疗后生存率达100%。

## 四、青春期前型卵黄囊瘤

### 【定义】

青春期前型卵黄囊瘤（yolk sac tumor，prepubertal-type）不同于青春期后卵黄囊瘤，与GCNIS无关。形态上类似外胚层结构（如卵黄囊、尿囊和外胚层间质）。

### 【临床特征】

1. **流行病学**

（1）发病率：罕见，是青春期前睾丸肿瘤中最常见的肿瘤，占48%~62%，每百万个6岁前少儿中仅2~3人发生。无种族地域差异，多单侧睾丸发生，与隐睾和GCNIS无关。

（2）发病年龄：发生年龄3个月~8岁，中位年龄16~20月，很少超过6岁。极少情况下也可发生于青春期后睾丸。青春期前型多数为单纯卵黄囊瘤，成人后多半为混合型GCT的一种成分。

2. **实验室检查** 95%患者伴有AFP升高，由于新生儿生理上AFP会升高，故常难以评估临床意义。若半岁以上患儿的AFP≥100ng/ml，则认为异常。

3. **治疗及预后** 80%患者就诊时处于临床I期，显著多于青春期后型卵黄囊瘤。6%患者复发或再发，青春期前型卵黄囊瘤更易发生血道播散，肺和腹膜后转移概率相当，而青春期后型卵黄囊瘤多转移腹膜后。肿块最大径>4.5cm、睾丸网或附睾侵犯、坏死提示易发生转移。就诊时超过2岁的患者更易进展。I期患者手术切除后严密随访，复发或转移的患者采用顺铂类药物化疗有效，生存率达100%。也可化疗后再手术切除肿瘤（但不是必需的）。

### 【病理变化】

1. **大体特征** 单侧睾丸肿块，无包膜，实性为主，均质，灰黄至灰褐色，结节状，局灶囊性变，坏死和出血少见。

2. **镜下特征** 组织学特征及免疫表型与青春期后型卵黄囊瘤一致。无GCNIS，周围间质不退变萎缩。

3. **基因遗传学特征** 与性腺外和卵巢发生的I型卵黄囊瘤一样，具有1q、12（p13）、20q及22染色体获得，1p、4和6q染色体丢失。无12p染色体捕获。与*KITLG*、*SPRY4*和*DMRT1*无关，与*BAK1*的单核苷酸多态性无关。

### 【鉴别诊断】

幼年性颗粒细胞瘤 常发生小于6个月的小儿，多先天性，不分泌AFP（新生儿生理性AFP可升高）。囊性，分叶状，被多少不等的纤维间质分割，滤泡结构，滤泡腔内含红染物，内衬几层卵圆形瘤细胞。AFP阴性，inhibin阳性。

（沈勤 史炯 樊祥山）

# 第二章

# 性索-间质细胞肿瘤

性索-间质细胞肿瘤（sex cord-gonadal stromal cell tumor）是指单一组织类型性索/间质肿瘤或性索-间质混合的一组肿瘤。前者包括间质细胞瘤、支持细胞瘤、粒层细胞瘤、卵泡膜/纤维瘤等。该组肿瘤非常少见，占成人睾丸肿瘤的 2%~5%，未成年人群相对高发（约 25%）。大多数肿瘤均无功能，少数与女性化、同性假性性早熟有关。绝大肿瘤为良性，仅 5% 表现为恶性临床行为，一般都伴有组织形态学不典型改变。一部分肿瘤总是发生在年轻患者，具有特异性的临床表现。

## 第一节　间质细胞瘤

### 【定义】

间质细胞瘤（leydig cell tumor）由类似睾丸 leydig 细胞构成的肿瘤。

### 【临床特征】

**1. 流行病学**

（1）发病率：该类型是睾丸性索-间质肿瘤中最常见的类型，占睾丸肿瘤的 1%~2%。偶有间质细胞瘤发生在睾丸外。无种族、地域倾向性。

（2）发病年龄：任何年龄均可发生（2~90 岁，平均 46 岁），主要为成人。

**2. 症状**　大多数患者表现为无痛性睾丸增大，15% 伴有男性乳腺发育，少数患者伴有 Cushing 综合征。伴有同性假性性早熟的常见于年轻患者（5~10 岁）。极少病例与 Klinefelter 综合征有关，后者多表现为 Leydig 细胞增生。少数病例与 FH 胚系突变相关的遗传性平滑肌瘤病/肾细胞癌综合征有关。

**3. 实验室检查**　血清睾酮、雄烯二酮和脱氢异雄酮升高，血清雄激素受体和雌二醇也可升高。

**4. 治疗及预后**　绝大病例为良性。5% 患者表现恶性临床行为，可发生转移。

### 【病理变化】

**1. 大体特征**　几乎总是单侧睾丸受累，双侧发生者罕见。肿块大小 0.5~5cm，边界清楚，有包膜。切面均质、质软，棕黄至灰白色，被纤维分割成小叶状。25% 病例见局灶性出血坏死。10%~15% 病例可累及睾丸网或精索。

**2. 镜下特征**

（1）组织学特征

1）肿瘤多呈弥漫性排列，或被胶原纤维分割成结节状，或呈岛状、小梁状、假腺样、假滤泡状、缎带状、梭形细胞肉瘤样和微囊状（图 7-2-1A）。

2）瘤细胞形态一致，体积较大，圆形、多边形，胞质丰富、嗜酸性，富含脂质而呈空泡状/泡沫状。30% 病例胞质内见 Reinke 结晶，也可位于胞核和细胞外间质中。15% 病例胞质内见脂褐素颗粒。核圆形或卵圆形，核仁大而居中，细胞异型性小，核分裂少见。有时瘤细胞胞质稀少，或以梭形细胞为主，或瘤细胞大小不一致，甚至出现怪异巨核细胞。

3）间质较少，伴玻璃样变性、水肿，偶尔脂肪化生、钙化和骨化。5% 的肿瘤具有潜在恶性行为，包括细胞非典型性、核分裂及坏死。

（2）免疫组化：肿瘤表达各种类固醇激素、vimentin、inhibin（96%）（图 7-2-1B）、calretinin（92%）、Melan-A（100%）、CD99（50%）、cytokeratin（44%）、S-100（10%）及神经内分泌标记物 CgA、Syn。小部分病例可表达 PLAP。缺乏 β-catenin 核表达。

**3. 超微结构特征**　电镜显示肿瘤细胞含丰富的滑面内质网和线粒体，多角形 Reinke 结晶因切面不同而有不同形状。

**4. 基因遗传学特征**　伴有 X 和 19p 染色体获得，8 和 16 染色体缺失。少部分病例与 FH 胚系突变有关。与体内激素水平紊乱也有关，芳香酶和雌激素高表达在间质细胞瘤发病机制中起重要作用。

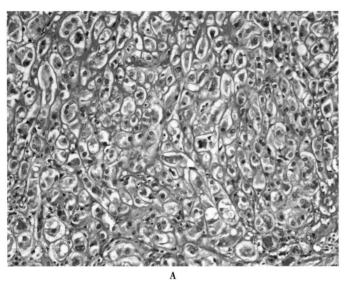
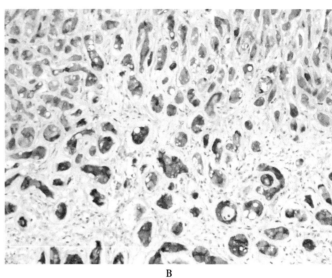

图 7-2-1　间质细胞瘤

A. HE×20 肿瘤细胞弥漫性排列,细胞体积大,胞质丰富、嗜酸性;B. IHC×20 肿瘤细胞表达 inhibin

**【鉴别诊断】**

1. **结节性间质细胞增生**　多灶发生,肿块体积小,单灶直径<0.5cm,而间质细胞瘤体积较大,常单发,不伴其他 Leydig 细胞增生。

2. **大细胞钙化型支持细胞瘤**　可类似 Leydig 细胞,胞质丰富、嗜酸性,排列呈束状、条索状、实体管状,并有大量钙化区,组织结构的多样性和特征性可助鉴别。

3. **肾上腺性腺综合征相关睾丸结节**（testicular tumor of the adrenogenital syndrome）　位于双侧睾丸门部,边界清楚,切面深褐色、分叶状。由类固醇细胞组成的多结节性肿瘤,胞质丰富、含大量脂褐素,间质玻璃样变性,淋巴细胞浸润,脂肪化生明显。Reinke 结晶缺如。采用皮质类固醇治疗有效。

4. **睾丸软斑病**　大肠杆菌感染后引起的富于组织细胞的肉芽肿性炎。

（沈勤　史炯　樊祥山）

## 第二节　恶性间质细胞瘤

**【定义】**

恶性间质细胞瘤（malignant Leydig cell tumor）起源于睾丸间质细胞,首诊或后期随访会出现转移。

**【临床特征】**

1. **流行病学**　发生于成人,以中老年男性居多（中位年龄 62 岁）。

2. **症状**　表现为缓慢无痛性增大的肿块,通常缺乏激素升高相关症状。

3. **治疗及预后**　肿块切除是主要的治疗手段。是否行腹膜后淋巴结清扫仍有争议,目前认为对于年龄较大或临床 II 期患者,行腹膜后淋巴结清扫可提高生存率。组胺受体抑制剂（histamine receptor H4,HRH4）可作为青少年恶性间质细胞瘤的靶向治疗。首先转移至腹膜后淋巴结（72%）,经血道可转移至肺（43%）、肝（38%）、骨（28%）等。

**【病理变化】**

1. **大体特征**　睾丸内实性肿块,切面灰黄至灰褐色,质地均一,可见坏死。

2. **镜下特征**

（1）组织学特征:至少满足以下标准中的 4 个,即:①肿块较大,直径>5cm;②肿瘤细胞异型增大,常缺乏脂褐素;③核分裂象增多（>3 个/10HPF）;④有坏死;⑤脉管侵犯;⑥肿瘤浸润性生长;⑦肿瘤细胞呈非整倍体,Ki-67 指数增高。

（2）免疫组化:与良性间质细胞瘤相似,但恶性间质细胞瘤会出现 p53 蛋白高表达,Bcl-2 阳性以及 Ki-67 标记指数增高。

3. **超微结构特征**　具有典型的类固醇激素分泌细胞的特征,不典型的 Reinke 结晶。

（沈勤　史炯　樊祥山）

## 第三节　支持细胞瘤

**【定义】**

支持细胞瘤（sertoli cell tumor）,非特殊类型,是一类性索肿瘤,具有管状分化,很少呈弥漫性。生物学行为属良性或低度恶性肿瘤。

**【临床特征】**

**1. 流行病学**

（1）发病率：是第二常见的睾丸性索-间质肿瘤，占睾丸肿瘤<1%。

（2）发病年龄：发病年龄广泛，大多为成人患者，20岁之前患者很少。

**2. 症状** 表现为无症状、缓慢生长的肿块，通常累及单侧睾丸。少数病例伴有男性乳腺发育。

**3. 治疗及预后** 大多数为良性。5%肿瘤可发生转移，常见于后腹膜淋巴结，也可经血管扩散。硬化型支持细胞瘤（因肿瘤细胞稀少）转移风险相对较低，尚无恶性报道。

**【病理变化】**

**1. 大体特征** 肿块最大径0.3~15cm，平均3.6cm。边界清楚，结节状或分叶状，切面灰白至灰褐色，实性，均质，质软或质韧。1/3病例伴微囊、小囊变。1/3病例见灶性出血。一般罕见坏死。

**2. 镜下特征**

（1）组织学特征

1）低倍镜下，肿瘤多呈结节状，形态多样，从分化良好的圆形中空管腔至发育不良的实性小管，大小不一囊腔，或网状-腺样结构，或片状弥漫生长，或巢状、条索状、簇状和单个细胞。总能见到特征性小管结构，小管周围基底膜物质围绕（图7-2-2A、B）。

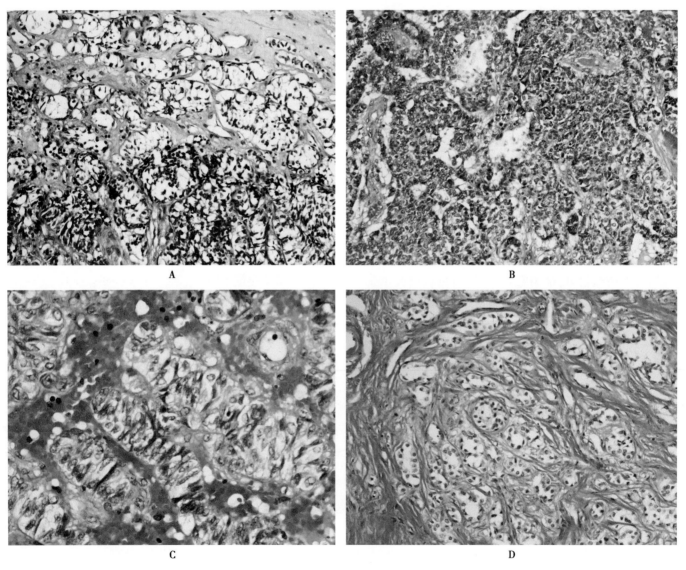

A

B

C

D

图7-2-2 支持细胞瘤

A. HE×20 非特殊类型支持细胞瘤,排列呈中空小管或实性小管/结节;B. HE×20 非特殊类型支持细胞瘤,呈片状弥漫生长方式,部分呈网状-腺样结构;C. HE×20 细胞胞质中等,淡红染或空泡状,核长卵圆形,核沟不见,核仁不显;D. HE×20 支持细胞瘤,伴间质广泛硬化

2）肿瘤细胞胞质中等至丰富,透明或嗜酸性,偶尔富含脂质而呈空泡状。核椭圆形或长形,核沟及核内包涵体不常见,核仁不明显(图 7-2-2C)。无细胞异型性,核分裂不见。5%病例可细胞异型性和/或显著核分裂。

3）间质成分多少不一,可见大量硬化间质(图 7-2-2D),胶原纤维成分超过 50%即为硬化型支持细胞瘤(2016 版 WHO 不再列为独立亚型),致密玻变间质可掩盖肿瘤成分,肿瘤细胞稀少,排列呈条索状、小簇状或小管状。富含脂质的支持细胞瘤也不再列为独立亚型。间质可伴有淋巴细胞浸润。

（2）免疫组化:肿瘤细胞表达 calretinin(33%)、SF1、CD99(30%)、Melan-A、WT1、CgA、Syn、cytokeratin(80%)、inhibin(50%)、EMA、VIM 和 S-100(30%)。60%~70%病例核表达 β-catenin,尤其硬化型支持细胞瘤。极少病例可表达 Pax2/Pax8。

3. **基因遗传学特征**　40%病例伴有 X 染色体获得,少数病例 2 号和 9 号染色体部分或完全缺失。部分非特殊型支持细胞瘤和硬化型支持细胞瘤与 CTNNB1 有关,认为二者为同一实体。双侧支持细胞瘤与家族性腺瘤性息肉病有关。

【鉴别诊断】

1. **支持细胞结节**　常见于隐睾或雄激素不敏感综合征患者,在睾丸切除标本中偶尔发现,体积很小,仅镜下所见,常为多灶性、无包膜的孤立结节,小管内支持细胞不成熟,生精细胞少,中央有基底膜样物质沉积,小管与周围比较明显较小且拥挤,小管外间质细胞增生。

2. **支持细胞腺瘤**　多见于雄激素不敏感综合征患者,双侧发生,多灶性,边界清楚,被覆支持细胞的小管排列紧密,小管中央可见基底膜样物质,小管之间无间质细胞。

3. **精原细胞瘤**　支持细胞瘤间质伴有淋巴细胞浸润,易误诊为精原细胞瘤。

（沈勤　史炯　樊祥山）

## 第四节　恶性支持细胞瘤

【定义】

恶性支持细胞瘤(malignant sertoli cell tumor)是生物学行为表现为恶性的性索肿瘤。

【临床特征】

1. **流行病学**

（1）发病率:罕见,约 10%。

（2）发病年龄:患者年龄广泛(平均 45 岁),少儿也可发生,患者比良性支持细胞瘤更年长。

2. **症状**　一些患者以转移病灶相应症状而就诊。

3. **治疗及预后**　提示恶性行为的特征包括:睾丸外扩散,肿块体积大(常直径>5cm),细胞重度异型性,核分裂>5 个/10HPF,坏死,脉管侵犯。明确诊断恶性需要出现远处转移。肿瘤转移至后腹膜、腹股沟和锁骨上淋巴结,也可转移至肺和骨。

【病理变化】

（1）组织学特征:肿瘤细胞实性片状排列多见,间质成分少。细胞异型性明显,核分裂易见(>5 个/10HPF),可见坏死及脉管侵犯。肿瘤边界不清,侵犯周围组织。

（2）免疫组化:与良性支持细胞瘤的表型一致,Ki-67 增殖指数较高。

【鉴别诊断】

1. **精原细胞瘤**　常伴肉芽肿反应及生精小管内生殖细胞肿瘤。

2. **转移性腺癌和恶性黑色素瘤**　结合临床病史及免疫组化染色能帮助明确。

（沈勤　史炯　樊祥山）

## 第五节　大细胞钙化性支持细胞瘤

【定义】

大细胞钙化性支持细胞瘤(large cell calcifying sertoli cell tumor)是一类独特亚型的支持细胞瘤,肿瘤细胞胞质丰富,伴局灶或大量钙化。

【临床特征】

1. **流行病学**

（1）发病率:罕见,大部分为散发。一些与内分泌综合征相关,最常见伴 Carney 综合征和 Peutz-Jeghers 综合征。

（2）发病年龄:患者好发年龄 2~38 岁,平均 17 岁,伴综合征患者比散发型更年轻。

2. **治疗及预后**　伴综合征患者常累及双侧睾丸,并且多灶性。而散发性几乎总是单侧单病灶。恶性病例少见,几乎都是散发,经淋巴道转移(至后腹膜淋巴结)和血道扩散。

【病理变化】

1. **大体特征**　肿块大小不等,良性的较小(直径 0.8~2.3cm,平均 1.4cm),局限于睾丸。恶性体积较大(直径 2~15cm,平均 5.4cm),可完全取代睾丸。肿块呈灰褐至灰白色,分叶状,沙砾感,可囊性变,坏死罕见。恶性病例见坏死、出血。综合征相关的表现为双侧睾丸实质内散在分布的小结节。

**2. 镜下特征**

（1）组织学特征

1）肿瘤细胞排列呈实性管状、巢状、簇状、条索状。细胞体大,胞质丰富、嗜酸性细颗粒状,核圆形、卵圆形,核仁小至中等大。

2）纤维间质丰富,黏液变性,常伴多量中性粒细胞。小管内外均见广泛钙化,以较大的层状钙化结节为主,也可见沙粒体、斑块状钙化结构,罕见骨化。40%病例可见生精小管内肿瘤。

3）超过2个以下指标即提示恶性:肿瘤直径>4cm,核分裂>3个/10HPF,明显核异型性,坏死,脉管侵犯,睾丸外浸润或转移。

（2）免疫组化:肿瘤细胞表达 inhibin、S-100 和 SF1,胞核不表达 β-catenin。

**3. 基因遗传学特征**　60%~70%的 Carney 综合征患者具有 PRKAR1A 胚系突变。一些散发型的也具有 PRKAR1A 突变。

（沈勤　史炯　樊祥山）

## 第六节　小管内大细胞透明变性支持细胞瘤

**【定义】**

小管内大细胞透明变性支持细胞瘤（intratubular large cell hyalinizing sertoli cell neoplasia）,于小管内生长,小管周明显基底膜样物沉积。与 Peutz-Jeghers 综合征有关。

**【临床特征】**

罕见,多发生在青春期前,伴有男性乳腺发育。

**【病理变化】**

**1. 大体特征**　累及双侧睾丸,病灶多灶性,呈结节状或微小粟粒状。体积较小,平均1.7cm,一般无囊性变。

**2. 镜下特征**

（1）组织学特征

1）膨胀的生精小管散在或多簇状分布,小管内肿瘤细胞体大,胞质淡染或嗜酸性,核圆形/卵圆形,染色质细腻,核仁小,核分裂不明显。

2）肿瘤性小管周围围绕较厚的基底膜样物,可钙化,基底膜样物可穿插入小管腔内。

3）少见情况下,肿瘤细胞可侵犯小管外间质,类似大细胞钙化性支持细胞瘤。

（2）免疫组化:肿瘤细胞阳性表达 inhibin 和 cytokeratin。

**3. 基因遗传学特征**　与 Peutz-Jeghers 综合征有关,具有 STK11 胚系突变。

**【鉴别诊断】**

形态学与大细胞钙化性支持细胞瘤有重叠,主要在小管内生长,男性乳腺发育,特异的基因突变。累及双侧睾丸,且多中心性,预后良好。

（沈勤　史炯　樊祥山）

## 第七节　成人型粒层细胞瘤

**【定义】**

成人型粒层细胞瘤（adult granulosa cell tumor）,一种低度恶性的性索肿瘤,类似卵巢的粒层细胞瘤。

**【临床特征】**

**1. 流行病学**

（1）发病率:罕见,不足睾丸性索间质肿瘤的0.5%。

（2）发病年龄:患者年龄16~60岁,平均40岁。均单侧睾丸发生,生长缓慢。

**2. 治疗及预后**　20%病例伴有男性乳腺发育。肿瘤直径>4cm、边界不清和脉管侵犯提示恶性行为。20%患者发病多年后可发生转移,多转移至后腹膜淋巴结、肝、肺或骨。

**【病理变化】**

**1. 大体特征**　肿块直径0.5~13cm,平均3cm。边界清楚,切面分叶状,灰黄至灰白色,均质,实性为主,可囊性变。

**2. 镜下特征**

（1）组织学特征

1）低倍镜下,肿瘤无包膜,边界清,结节状膨胀性生长,结节内瘤细胞弥漫性分布,可形成大滤泡、微滤泡、小梁状、岛状、条索状、脑回样结构,或梭形细胞假肉瘤样形态（图 7-2-3A）。肿瘤细胞围绕嗜酸性物质栅栏状排列,形成 Call-Exner 小体（图 7-2-3B）。

2）肿瘤细胞大小形状较一致,圆形或卵圆形,胞质稀少,核拉长,易见核沟,核仁可见,核分裂不常见,可伴有黄素化改变。

3）间质成分不明显,水肿或胶原纤维变性。坏死出血可见。

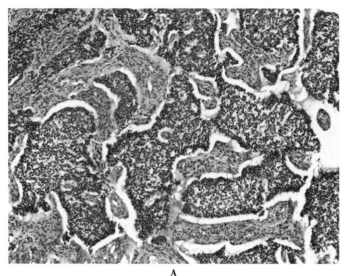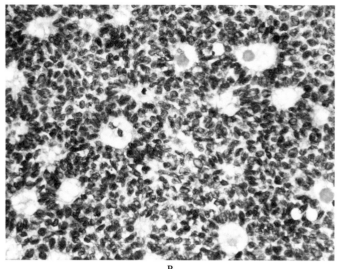

图 7-2-3 成人型粒层细胞瘤

A. HE×20 肿瘤细胞呈不规则岛状排列；B. HE×20 肿瘤细胞围绕嗜酸性物质栅栏状排列，形成 Call-Exner 小体

（2）免疫组化：肿瘤细胞表达 vimentin、inhibin、cal-retinin、CD99、Melan-A、FOXL2、SMA 和 S-100，低分子角蛋白核旁点状阳性。EMA 和 β-catenin 阴性。

**3. 基因遗传学特征** 部分病例伴有 *FOXL2* 突变。

（沈勤 史炯 樊祥山）

## 第八节 幼年型粒层细胞瘤

**【定义】**

幼年型粒层细胞瘤（juvenile granulosa cell tumor）类似原始-排卵前的卵巢未成熟的粒层细胞，肿瘤多排列呈实性、滤泡型。

**【临床特征】**

**1. 流行病学**

（1）发病率：罕见，不足睾丸性索间质肿瘤的 0.5%。

（2）发病年龄：90% 的病例发生于 6 个月以内的婴儿，可出生前就存在。

**2. 症状** 单侧睾丸肿大，可伴有隐睾或外生殖器双性化。

**3. 治疗及预后** 目前报道所有病例均为良性。

**【病理变化】**

**1. 大体特征** 肿块直径 0.5~5cm，平均 2cm。边界清楚，实性、囊实性或囊性，实性部分呈灰黄至灰褐色。

**2. 镜下特征**

（1）组织学特征

1）低倍镜下，肿瘤分叶状，富于细胞区呈大小不一的滤泡状排列，腔内含嗜酸性或嗜碱性液体，黏液卡红染色阳性。囊壁内衬瘤细胞层数不等。

2）肿瘤细胞胞质稀少或丰富、嗜酸性，核圆形，缺少核沟，可见小核仁，核分裂常活跃。Call-Exner 小体偶见。

3）间质成分不明显，少量玻璃样或黏液变性。少见情况下广泛玻璃样变性而掩盖肿瘤细胞。肿瘤之间可见支持细胞增生的小管结构。

（2）免疫组化：肿瘤细胞表达 inhibin、calretinin、CD99、SOX9、vimentin、cytokeratin 和 SMA。

**3. 基因遗传学特征** 所有拥有双性生殖器的患者均存在核型异常，45，X/47，XYY 或 45，X/46，X，r（Y）。仅一例检测 *FOXL2* 未示突变。

**【鉴别诊断】**

**卵黄囊瘤** 组织结构形态多样，借助免疫组化染色可区别。

（沈勤 史炯 樊祥山）

## 第九节 纤维-卵泡膜肿瘤

**【定义】**

纤维-卵泡膜肿瘤（tumor in the fibroma-thecoma group）为起源于睾丸或白膜的纤维母细胞，类似卵巢的纤维卵泡膜细胞肿瘤。

**【临床特征】**

**1. 流行病学**

（1）发病率：极其罕见。

（2）发病年龄：十多岁至老年均可发生，平均 45 岁。

**2. 症状** 单侧睾丸肿块。

**3. 治疗及预后** 完整切除肿块或单侧睾丸，所有报道病例均良性。

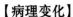

【病理变化】

1. **大体特征** 肿块位于睾丸实质中央,也可紧邻白膜或睾丸网。边界清楚,大小 0.5~8cm,平均 2cm。切面灰白、质韧。

2. **镜下特征**

(1) 组织学特征:肿瘤无包膜,外周可见内陷的生精小管。排列呈束状或席纹状、旋涡状。肿瘤细胞形态温和,胞质稀少,核梭形,核分裂可见(5 个/10HPF)。间质成分少,少量胶原纤维和大量小血管。肿瘤组织内不含支持细胞和颗粒细胞。

(2) 免疫组化:肿瘤细胞表达 inhibin、calretinin、Melan-A、cytokeratin、actin、desmin、S-100、CD34 和 Bcl-2。

3. **超微结构特征** 显示纤维母细胞和肌纤维母细胞的特点。

【鉴别诊断】

需要排除平滑肌瘤、神经纤维瘤、孤立性纤维性肿瘤、纤维肉瘤和间质肿瘤。

(沈勤 史炯 樊祥山)

## 第十节 混合型和不能分类性索-间质肿瘤

【定义】

混合型和不能分类性索-间质肿瘤(mixed and unclassifed sex cord-stromal tumor)是指不能分类的(分化不明确)或混有 2 种及以上组织类型的一组肿瘤。

【临床特征】

罕见,发病年龄广泛(6 个月~60 岁),主要见于中老年患者。睾丸肿胀,很少伴有男性乳腺发育。年轻患者更倾向良性,成人患者中 1/4 病例可转移至后腹膜淋巴结或腹腔。

【病理变化】

1. **大体特征** 肿块边界清楚,无包膜。切面实性,灰黄至灰白色,呈分叶状。

2. **镜下特征**

(1) 组织学特征

1) 不能分类的亚型,肿瘤分化不明确或未分化,细胞梭形或上皮样,可见发育不全的小管、岛状结构,细胞非典型和核分裂不等。间质纤维化明显。局部可有一些分化(如性索样成分),但又不能完全归为支持或粒层细

胞瘤。

2) 混合型性索-间质肿瘤是指可识别的、分化好的性索间质成分(如支持、间质、粒层细胞)不等量混合构成。

(2) 免疫组化:与性索间质肿瘤表型一致,可表达 inhibin、S-100、SMA、desmin 和 cytokeratin。未分化型常很少表达。

(沈勤 史炯 樊祥山)

## 第十一节 肌样分化的性腺间质肿瘤

【定义】

肌样分化的性腺间质肿瘤(myoid gonadal stromal tumor)是性索-间质肿瘤的一种新亚型,肿瘤细胞呈梭形,显示平滑肌和性腺间质分化。

【临床特征】

目前报道不足 10 例。发病年龄广泛(4~49 岁),中年好发(中位年龄 41 岁)。表现睾丸肿块,大小 1.2~3.5cm,邻近睾丸网。患者没有激素相关症状,良性行为。

【病理变化】

1. **大体特征** 肿瘤无包膜、边界清楚。

2. **镜下特征**

(1) 组织学特征:肿瘤细胞密集,一致的梭形细胞排列呈短束状,胞质稀少、淡染或轻度嗜酸性。核锥形,核仁小,核分裂偶见。背景胶原沉积、数量多少不等,可见小的薄壁扩张血管。肿瘤周边见内陷小管。

(2) 免疫组化:肿瘤细胞表达 SMA 和 S-100,也可表达 FOXL2 和 SF1,局灶弱表达 inhibin,不表达 SOX9、h-caldesmon 和 calretinin。

【鉴别诊断】

1. **纤维瘤** 免疫表型上后者不表达 S-100,常表达 SOX9、inhibin 和 calretinin。

2. **平滑肌瘤** 胞质丰富、嗜酸性,杆状核,S-100 阴性。

3. **不能分类的性索-间质肿瘤** 仍含有性索成分,网状纤维围绕在性索成分周围,而不是包绕单个间质细胞,有助于识别。

(沈勤 史炯 樊祥山)

# 第三章

# 性腺母细胞瘤

## 【定义】

性腺母细胞瘤(gonadoblastoma)含有 2 种细胞类型:生殖细胞成分(至少 GCNIS)和类似不成熟粒层细胞的性索成分。

## 【临床特征】

罕见,最常发生于性腺发育不全或假两性畸形的核型异常患者,亦可发生于核型正常的男性。男性表型伴不同程度女性化,70%病例在新生儿因外生殖器发育不全而就诊。具有 45、X/46、XY 嵌合体患者可表现为 Turner 综合征。40%双侧睾丸受累,也可发生于腹腔、腹股沟或阴囊。可进展为精原细胞瘤或非精原细胞肿瘤。

## 【病理变化】

**1. 大体特征**　肿块大小不等(数毫米至 8cm),25%的肿瘤仅在显微镜下才发现,大者则占据整个睾丸。切面灰黄至灰褐色,结节状,质韧,可见颗粒或沙砾状钙化。

**2. 镜下特征**

(1) 组织学特征

1) 低倍镜下,可见圆形或不规则细胞巢,包含不成熟的生殖细胞和性索间质细胞。生殖细胞体积较大,类似精原细胞瘤,罕见胚胎性癌成分。性索成分呈梭形细胞,类似不成熟的支持细胞或粒层细胞,也可见 Leydig 细胞,形成小巢状、条索状,围绕生殖细胞簇(呈栅栏状/花环样)或单个生殖细胞(呈滤泡样),或包绕基底膜样物质

(呈 Call-Exner 样),后者是其最具典型特征的结构。

2) 间质纤维结缔组织致密,常见沙砾体样微钙化或桑葚样钙化。肿瘤周围睾丸实质内可见未分化的性腺组织,包括性索细胞和生殖细胞,呈簇状、条索或岛状,背景为性腺间质,此为性腺母细胞瘤的前驱病变。

3) 偶尔,细胞退化或仅见钙化,此时诊断为退化性性腺母细胞瘤。认识这种形态很重要,因为在发育不良性腺基础上,其他部位性腺发生 GCT 的风险高达 40%。

(2) 免疫组化:生殖细胞表达 PLAP、CD117 及 OCT3/4。性索-间质细胞表达 FOXL2、SOX9、WT1、$\alpha$-inhibin 和 calretinin。

**3. 基因遗传学特征**　与 GCNIS 相关 GCT 的基因异常类似。肿瘤表现为 46、XY 基因突变或缺失,多基因异常最终导致其不能分化为成熟的支持细胞,而表现为类似粒层细胞的未成熟性索细胞。

## 【鉴别诊断】

**1. 支持细胞结节**　其内可见 GCNIS,可能被误诊为性腺母细胞瘤。

**2. 性腺母细胞瘤**　可以精原细胞瘤为主,仍见特征性钙化,需仔细识别未分化的性腺组织。免疫表型(性索细胞表达 inhibin、calretinin、FOXL2)和缺乏淋巴细胞浸润可鉴别。

# 第四章

## 睾丸和睾丸旁杂类肿瘤

### 第一节 卵巢上皮型肿瘤

**【定义】**

卵巢上皮型肿瘤（ovarian epithelial-type tumor）是起源于睾丸附件残留或化生的 Müllerian 上皮。睾丸及其周围组织可发生卵巢表面上皮肿瘤的全部类型，包括浆液性肿瘤、黏液性肿瘤、子宫内膜样肿瘤、透明细胞肿瘤和 Brenner 肿瘤。浆液性和黏液性肿瘤占绝大多数，尤其是浆液性交界性肿瘤多见。交界性肿瘤不复发或转移，而癌则易复发转移。

**【临床特征】**

非常罕见。患者年龄 14~68 岁，平均 55 岁。表现为阴囊增大。

**【病理变化】**

**1. 大体特征** 大体上视肿瘤类型不同而不同，囊性病变多为囊腺瘤或交界性肿瘤，实性者多为癌。

**2. 镜下特征**

（1）组织学类型与卵巢相应病变的形态学改变相同。

1）浆液性囊腺瘤，被覆单层立方浆液型上皮的单房囊性肿瘤。

2）交界性浆液性肿瘤，单房/多房囊肿，囊腔内见多级分支的乳头，具有纤维血管轴心，乳头外形圆钝，被覆多层立方/柱状细胞，细胞有轻-中异型性，核分裂少见。囊腔中可见流产的细胞簇或散在瘤细胞。沙砾体多见。上皮下见不规则细胞簇或单个细胞，胞质丰富、嗜酸性，这种病灶范围最大径<5mm，定义为间质微浸润。

3）浆液性癌，肿瘤浸润性生长，并伴有促纤维结缔组织反应。浸润可乳头状或簇状，最大径≥5mm。沙砾体常见，位于瘤细胞巢或促纤维结缔组织中。浆液性癌与交界性浆液性肿瘤常同时存在。肿瘤表达 ER、BerEP4 和 Leu-M，不表达间皮细胞标志物（calretinin 和 HBME1）。

4）黏液性囊腺瘤，肿瘤呈单房/多房性囊肿，被覆单层高柱状颈管型细胞，缺乏细胞、非典型性。囊内含有黏液分泌物，黏液可外漏上皮下间质中。

5）交界性黏液性肿瘤，单房或多房囊肿组成，内衬单层/多层黏液上皮，可形成乳头结构，细胞轻至中度异型性。可伴有间质微浸润（浸润灶范围最大径<5mm）。若细胞异型性显著，则诊断为上皮内癌。

6）黏液腺癌，黏液性腺体呈浸润生长，促纤维结缔组织反应明显。

7）子宫内膜样癌，囊实性肿块，由类似子宫内膜样的异型腺体组成，可发生鳞状上皮化生（桑葚样小体形成）、角化。

8）透明细胞腺癌，肿瘤多呈乳头状结构，表面被覆单层或双层细胞，胞质丰富、透明，细胞边界清楚。发生鞘膜的透明细胞腺癌起源于异位的 Müllerian 上皮。

9）Brenner 瘤，与其卵巢对应病变相同。肿瘤呈实性或囊性，由移行上皮细胞巢和丰富的梭形细胞纤维间质组成。大多数肿瘤为良性，有文献报道罕见的睾丸周围恶性 Brenner 肿瘤，局部浸润生长，发生主动脉旁淋巴结转移。

（2）免疫组化：免疫表型与卵巢相应的肿瘤一致，可表达 ER、PR，一些肿瘤间质细胞表达 CD10。

**【鉴别诊断】**

**1. 间皮肿瘤** 免疫组化可以帮助鉴别。

**2. 黏液性癌和子宫内膜样癌** 需要与转移性腺癌鉴别。

**3. 畸胎瘤** 多取材可见到更多其他胚层成分。

（沈勤 史炯 樊祥山）

### 第二节 幼年性黄色肉芽肿

**【定义】**

幼年性黄色肉芽肿（juvenile xanthogranuloma，JXG）是发生在婴幼儿的组织细胞增生性病变。

【临床特征】

**1. 流行病学**

（1）发病率：罕见，睾丸 JXG 仅个案报道。

（2）发病年龄：多为 2.5~13 个月龄的婴儿。

**2. 症状**　表现为睾丸及周围部位孤立性肿块，或者是伴发全身多处累及，如皮肤、眼睛和内脏。

**3. 治疗及预后**　睾丸孤立性 JXG 手术切除即可治愈。全身多系统累及的 JXG 可自发消退，但有些患者需要免疫抑制治疗。

【病理变化】

（1）组织学特征：JXG 由单核组织细胞样细胞组成，弥漫性生长，浸润生精小管周围甚至完全破坏生精小管，类似白血病或淋巴瘤的浸润模式。可见 Touton 巨细胞。

（2）免疫组化：肿瘤细胞表达 CD68，不表达 S-100 和 CD1a。

（沈勤　史炯　樊祥山）

## 第三节　血 管 瘤

【定义】

血管瘤（haemangioma）指血管起源的良性肿瘤。

【临床特征】

发病年龄广泛，婴儿或成人均可。睾丸明显肿块或仅疼痛症状。肿瘤均良性，完整切除后不会复发。

【病理变化】

**1. 大体特征**　肿块局限，一般体积较小，直径数毫米至超过 4cm，切面呈红褐色、棕色。少数可见较多纤维组织。

**2. 镜下特征**

（1）组织学特征：肿瘤细胞排列呈海绵状、毛细血管、上皮样或网状结构。上皮样血管瘤可表现为无血管腔形成的实性巢。网状型血管瘤主要发生于泌尿生殖道。肿瘤外周带可见内陷的生精小管。

（2）免疫组化：肿瘤细胞表达 CD31、FLi-1 和 CD34。

（沈勤　史炯　樊祥山）

## 第四节　淋巴造血系统肿瘤

男性生殖系统的淋巴瘤多发生于睾丸，睾丸淋巴瘤发病原因尚不明确，可能与 HIV 感染、外伤、慢性睾丸炎、隐睾病史有关。临床上主要首发症状为睾丸无痛性进行性增大，可伴有坠涨感，部分患者可出现低热、盗汗、体重下降等全身表现，40% 的病例伴有睾丸鞘膜积液。睾丸淋巴瘤占全身所有淋巴瘤的 1%~2%，占结外淋巴瘤的 4%，占睾丸原发性肿瘤的 5%。原发睾丸淋巴瘤是指以睾丸肿块为原发症状或主要症状，无明显其他结外器官受侵的淋巴瘤。多发生于 60~80 岁，为该年龄组睾丸最常见的肿瘤，儿童睾丸原发淋巴瘤罕见。大约 80%~90% 的睾丸原发淋巴瘤是弥漫性大 B 细胞淋巴瘤，滤泡性淋巴瘤和结外鼻型 NK/T 细胞淋巴瘤较少见，其他类型的淋巴瘤偶尔发生（包括 Burkitt 淋巴瘤、浆母细胞淋巴瘤、非特殊类型外周 T 细胞淋巴瘤和大细胞间变性淋巴瘤），霍奇金淋巴瘤非常罕见。睾丸淋巴瘤可侵犯睾丸包膜、附睾、精索、阴囊皮肤，易于向其他结外器官转移是睾丸淋巴瘤的特征之一，最常受侵的结外器官是中枢神经系统，也可累及对侧睾丸、肾脏、肺、皮肤等。其他部位的淋巴瘤也可累及睾丸和睾丸周围组织。

## 一、弥漫性大 B 细胞淋巴瘤

【定义】

弥漫性大 B 细胞淋巴瘤（diffuse large B-cell lymphoma，DLBCL）可是睾丸原发性弥漫性大细胞淋巴瘤，也可以是其他系统淋巴瘤累及睾丸。是睾丸淋巴瘤中最常见类型。

【临床特征】

**1. 流行病学**　老年男性的常见肿瘤，患者中位年龄 70 岁。几乎所有的病例均散发，无特定易感因素，仅少数患者呈艾滋病毒阳性或医源性免疫抑制状态。

**2. 症状**　患者表现为阴囊无痛性肿块，少数患者伴有睾丸外症状。肿瘤多位于单侧睾丸，左、右侧睾丸发病率之比为 9:14，10%~15% 累及双侧。50% 患者为 Ann Arbor Ⅰ期，25% 为 Ⅱ期，25% 为 Ⅲ+Ⅳ期。Ⅳ期患者肿瘤常累及骨髓、骨、中枢神经系统、皮肤、眼眶和其他部位。

**3. 治疗及预后**　标准治疗为手术切除睾丸联合化疗，辅助或无对侧睾丸放疗（有时采用鞘内化疗），80% 肿块可完全清除。但初始诊断多年后常复发，多数发生在结外（如中枢神经系统、对侧睾丸、骨、肺和皮肤等），也可发生在淋巴结或 Waldeyer 环。具有侵袭性的临床过程，患者预后差，仅稍好于原发中枢神经系统淋巴瘤，中位生存时间仅 1~2 年。

【病理变化】

**1. 大体特征**　界限不清的结节，切面鱼肉状或质韧，灰褐至灰白色，肿块直径数毫米至 16cm（中位数约 6cm），常占据睾丸大部分，并侵入或穿透白膜。可侵犯附睾、精索和阴囊（罕见）。

**2. 镜下特征**

（1）组织学特征：单一的肿瘤细胞弥漫性分布，肿块中央区生精小管完全被破坏，周边部肿瘤细胞围绕生精小管或侵入生精小管内。肿瘤细胞体积较大,圆形至卵圆形,胞质少,核不规则或多边形,核仁显著,可见血管浸润。正常生精小管壁玻璃样变性,生精功能障碍,间质纤维化。

(2) 免疫组化:与其他系统的淋巴瘤免疫表型一致。肿瘤细胞表达 CD45、CD20、Bcl-2 和 MUM1。Bcl-6 阳性或阴性表达,仅 10%~15% 病例 CD10 阳性,大多数睾丸原发 DLBCL 具有非生发中心 B 细胞表型。

3. **基因遗传学特征**　B 系基因重排呈现克隆性重排。肿瘤细胞显示 HLA 基因组 6p 丢失,19q13、*BCL2L12*、*PPP5C* 和 *PAK4* 获得,常见 TP53 通路异常。*MYD88* 突变常见(71%),常伴有 *CD79B* 突变。少数病例 *BCL6* 易位。5%~15% 的病例发生 *MYC* 易位,*Bcl-2* 易位非常罕见。

【鉴别诊断】

1. **精原细胞瘤**　患者发病年纪相对较轻,好发于 40 岁以下。肿瘤细胞常被纤维组织分割呈巢团状排列,瘤细胞体积大,胞质丰富,淡染或透明;常见一清楚的中位嗜碱性核仁。免疫组化标记表达 PLAP、CD117 和 OCT4 等生殖细胞标记。精原细胞瘤无 B 系基因重排。

2. **胚胎性癌**　最早发生在青春期,峰值年龄为 30 岁左右,肿瘤大体上常伴有出血坏死区。镜下肿瘤排列结构多样,有实性、伴或不伴有乳头状、裂隙或腺样结构。细胞呈上皮样,异型性大,免疫组化 CK、CD30、OCT4 可用来鉴别诊断。

3. **慢性睾丸炎**　多见于中老年人,患者常有发热和排尿异常等症状,常继发于附睾炎,且多有睾丸部位外伤或感染史。镜下主要为成熟的淋巴细胞、浆细胞和中性粒细胞浸润,无异型性,易与睾丸淋巴瘤相鉴别。

## 二、滤泡性淋巴瘤

【定义】

滤泡性淋巴瘤(follicular lymphoma,FL),睾丸原发性滤泡性淋巴瘤,比较少见,相对一般滤泡性淋巴瘤,预后较好,病灶比较局限。

【临床特征】

好发于男性儿童,也可发生青少年和年轻人。睾丸原发性滤泡性淋巴瘤仅占儿童所有成熟 B 细胞肿瘤的 1.3%。肿块局限于单侧睾丸,很少累犯附睾及周围组织。少数患者伴有浆膜腔积液。主要是手术切除睾丸并联合化疗,少数仅手术治疗即可。睾丸原发滤泡性淋巴瘤常为Ⅲ级,但预后很好,局灶弥漫性大 B 细胞淋巴瘤成分并不影响预后。

【病理变化】

1. **大体特征**　单侧睾丸受累,肿块局限于睾丸内。

肿块最大径 2~4cm,切面呈灰褐至灰黄色,质韧,鱼肉状,占据整个或大部分睾丸。

2. **镜下特征**

(1) 组织学特征:肿瘤呈结节状,失去滤泡正常结构,缺乏套区,有小至大的中心细胞、中心母细胞和/或裂淋巴细胞,生精小管被破坏,间质硬化。滤泡性淋巴瘤通常是 3A,偶尔为 2 级,也可伴有局灶性弥漫大 B 细胞淋巴瘤成分。肿瘤性滤泡间或肿瘤外周可见小淋巴细胞。

(2) 免疫组化:肿瘤细胞表达 CD20 和 Bcl-6,Bcl-2 阴性,CD10 不同程度阳性。滤泡间区可见小 T 淋巴细胞。肿瘤增殖指数增高。

3. **基因遗传学特征**　无 *Bcl-2* 基因重排,可发生 *Bcl-6* 基因重排或突变。

## 三、结外鼻型 NK/T 细胞淋巴瘤

【定义】

结外鼻型 NK/T 细胞淋巴瘤(nasal-type extranodal NK/T-cell lymphoma),始发于睾丸,与其他部位的细胞形态及免疫表型一致,属于高度恶性肿瘤。

【临床特征】

好发亚裔人和美洲原居民,我国相对常见,与 EBV 感染有关。患者年龄广泛(28~76 岁,中位年龄 43 岁)。单侧睾丸肿大多为首发症状,右侧占 47%,左侧占 40%,双侧占 13%。所有病例就诊时处于 Ann Arbor Ⅰ期,与体表部位、易早发现早诊断有关。肿瘤局限于睾丸内或全身广泛扩散。一些病例是来自上呼吸道原发性病灶转移。患者经手术切除、放疗和/或化疗,但反应通常较差。复发部位包括对侧睾丸、淋巴结、皮肤和中枢神经系统。都表现为高侵袭性临床过程,患者生存期小于 1 年(中位生存时间 4.3 个月)。

【病理变化】

1. **大体特征**　肿块直径 3~8cm,切面灰白色或灰褐色,占据睾丸大部分实质。

2. **镜下特征**

(1) 组织学特征:肿瘤细胞弥漫性浸润,细胞大小差异,小至大的细胞均可见,胞质少,核圆形或卵圆形,核外形不规则、扭曲,核染色质深、粗颗粒状,核仁明显,核分裂易见。间质成分少,常见凝固性坏死、细胞凋亡,侵犯破坏生精小管和血管,有时累及附睾。

(2) 免疫组化:肿瘤细胞表达胞质型 CD3、CD56、粒酶 B、TIA1。Ki-67 阳性指数均高于 40%,均不表达 CD20 等 B 系抗体。EBER 原位杂交阳性。T 系基因重排阴性。

## 四、浆细胞瘤

### 【定义】

睾丸浆细胞瘤(plasmacytoma)多数独立发生于睾丸,也可能是多发性骨髓瘤的一种表现。

### 【临床特征】

睾丸原发浆细胞瘤罕见,附睾浆细胞瘤更少见。主要发生于老年男性。通常累及单侧,偶尔双侧。可转移至对侧睾丸或附睾、骨和骨髓,后期可发展为浆细胞骨髓瘤。预后相对较差,与系统性骨髓瘤患者相似。

### 【病理变化】

(1)组织学特征:肿瘤细胞弥漫性分布在生精小管之间,罕见浸润生精小管。瘤细胞形态从差分化的小细胞至分化成熟的大细胞谱系均可见。

(2)免疫组化:免疫表型与其他部位的浆细胞肿瘤相似,表达浆细胞标记物 CD79a、MUM1、CD138,轻链呈限制性表达,CD56 常常阳性,一般不表达 CD20。

## 五、髓系肉瘤

### 【定义】

睾丸髓系肉瘤(myeloid sarcoma)可能是白血病累及睾丸,也可是睾丸孤立发生,细胞形态学和免疫表型与其他部位的髓系肉瘤相同。

### 【临床特征】

睾丸原发髓系肉瘤极其少见,多为急性髓系白血病、骨髓异常增生或骨髓其他造血肿瘤进展累及睾丸。少见情况下,睾丸髓系肉瘤可作为急性髓系白血病的首发疾病。肿瘤好发于男性青少年,常单侧睾丸,很少累及双

侧。患者预后取决于系统性急性髓系白血病的治疗疗效。

### 【病理变化】

(1)大体特征:单侧或双侧睾丸弥漫性肿大,质软。

(2)组织学特征:肿瘤由原始髓系或单核细胞弥漫排列,可侵入生精小管内,间质硬化。细胞形态学和免疫表型与其他部位的髓系肉瘤相同。

## 六、淋巴窦组织细胞增生伴巨淋巴结病

### 【定义】

淋巴窦组织细胞增生伴巨淋巴结病(Rosai-Dorfman病)可由系统性病变或局部结外累及,局限性的多数自愈。

### 【临床特征】

单纯孤立性睾丸 Rosai-Dorfman 病很少,多数是淋巴结和其他结外部位发生而累及睾丸。中老年男性患者多见,儿童很少受累。通常双侧睾丸增大,可累及附睾。

### 【病理变化】

1. **大体特征** 睾丸孤立性结节,质硬,灰白至灰黄色,睾丸完全或大部分被肿块占据。

2. **镜下特征**

(1)组织学特征:窦组织细胞体积较大,胞质非常丰富、小空泡状或淡红染,胞质内见吞噬的淋巴细胞、浆细胞;细胞核大、泡状核,核仁显著。背景小淋巴细胞、浆细胞增生,并可见淋巴滤泡形成。

(2)免疫组化:大细胞阳性表达 S-100、CD68,不表达 CD1a。

(沈勤 史炯 樊祥山)

## 第五章

# 集合管和睾丸网肿瘤

## 第一节 腺 瘤

**【定义】**

腺瘤(adenoma)指睾丸网上皮细胞起源的良性肿瘤，包括一组形态学谱系，有密集排列呈小管结构的腺瘤、囊性改变的囊腺瘤、具有乳头状结构的乳头状囊腺瘤、含有纤维成分的腺纤维瘤以及类似于 Sertoli 细胞瘤的支持细胞样囊腺瘤。

**【临床特征】**

罕见，好发于 20~80 岁，位于睾丸门区，可触及明显肿块。预后均良好。

**【病理变化】**

**1. 大体特征** 肿瘤主要位于睾丸网，边界清楚，切面实性至囊性。

**2. 镜下特征**

(1) 组织学特征：肿瘤细胞可排列成小管、乳头、囊状，内衬单层立方/柱状细胞，偶尔为复层，核分裂象罕见，缺乏细胞非典型性。间质可见多量纤维基质。仔细寻找正常上皮与肿瘤成分移行，有助于支持诊断。支持细胞样亚型表现为囊性扩张睾丸网内见密集排列小管结构，胞质丰富、淡染，基底细胞样核。

(2) 免疫组化：上皮细胞表达 keratins 和 Pax2/Pax8，膜表达 β-catenin，AR 不表达或弱表达，Ki-67 低表达。支持细胞样亚型可表达性索-间质的标记物(inhibin、calretinin 和 SOX9)，与 Sertoli 细胞肿瘤相似。

(沈勤 史炯 樊祥山)

## 第二节 腺 癌

**【定义】**

腺癌(adenocarcinoma)是睾丸网上皮细胞起源的恶性肿瘤，其满足以下标准：①肿瘤的主体位于睾丸门区；②无组织学上相似的阴囊外原发性肿瘤；③形态上与其他的睾丸、睾丸旁肿瘤均不相似；④排除了其他肿瘤，如恶性间皮瘤和乳头状浆液性癌，免疫表型均不支持。

**【临床特征】**

睾丸腺癌罕见。发病年龄广泛，10~90 岁年龄段均可，主要发生在成人。常见症状为阴囊肿块，部分患者仅疼痛或水肿。可累及阴囊皮肤。常转移至腹主动脉旁和髂淋巴结，偶尔发生远处转移(如肺、肝和骨)。预后差，总体 5 年生存率约为 15%，肿块最大径>5cm 提示预后不良。

**【病理变化】**

**1. 大体特征** 肿瘤主体中心位于睾丸门，体积通常较大，可达 12cm，1/3 病例伴有卫星结节并累及精索。切面实性至囊性，边界不清。

**2. 镜下特征**

(1) 组织学特征：腺癌的所有形态学结构均可见，包括管状结构(典型)、压缩呈细长分支的小管(网状)、实心管状(支持细胞型)、乳头状结构、裂隙样分支状结构(kaposi 样结构)，伴有梭形细胞双相分化(肉瘤样)。细胞呈立方/柱状，嗜酸性胞质，核多层，具有中-重度非典型性。囊性变结构可以占主要成分。常见坏死、破坏性生长、促纤维性增生。可见到睾丸网良性上皮-非典型上皮-腺癌移行过渡，更支持睾丸网原发性肿瘤。然而这种典型形态不易见到，肿瘤常常完全破坏了周围正常上皮而易误诊为转移性肿瘤。

(2) 免疫组化：肿瘤细胞表达腺癌相关标志物(LeuM1、CEA、EMA)，也可表达 Pax8、CD10、CK20、CK7 及 vimentin。间皮瘤、乳头状浆液性癌和其他系统肿瘤(肺、结直肠等)相关的特异抗体则为阴性。目前，尚无睾丸网上皮源性特异的标记物。

**【鉴别诊断】**

必须排除发生在该部位的其他恶性肿瘤，包括恶性间皮瘤、卵巢上皮型癌、转移性腺癌、附睾癌和恶性支持细胞瘤等。

(沈勤 史炯 樊祥山)

# 第六章

# 睾丸周围组织肿瘤

## 第一节 腺瘤样瘤

【定义】

腺瘤样瘤(adenomatoid tumor)是一种良性间皮瘤,排列成巢状、管状或条索状特征性结构。

【临床特征】

腺瘤样瘤是睾丸附件最常见的肿瘤,占该部位所有肿瘤 1/3,占良性肿瘤的 60%。患者发病年龄范围较广,最常见 30~50 岁。易感因素不明,与石棉暴露相关性不明确。多数患者无症状,偶尔发现阴囊内肿块,可因扭转而疼痛。可发生在附睾内的任何部位,以附睾尾部最常见,少见部位包括精索、白膜和鞘膜。

【病理变化】

1. **大体特征** 肿瘤通常<2cm,偶有 5cm,边界清楚,切开肿块易膨出,均质,灰白至灰褐色。

2. **镜下特征**

(1)组织学特征:细长扁平的肿瘤细胞排列腺样或血管腔结构,或上皮样细胞排列呈条索状、实性簇状,细胞质丰富、嗜酸性,细胞质内空泡是其特征。间质玻璃样变性,也可混有平滑肌成分,淋巴细胞聚集常见。腺瘤样瘤梗死后核分裂活跃,尤其是肿瘤累及睾丸时,更易误诊为恶性肿瘤(图 7-6-1A)。

(2)免疫组化:肿瘤细胞表达 CKpan、CK7 和间皮起源的标记物(calretinin、WT1、HBME1、CK5/6 和 D2-40)(图 7-6-1B),而一些上皮标志物(BerEP4、癌胚抗原和 B72.3)和内皮标志物(CD31 和 CD34)通常是阴性。

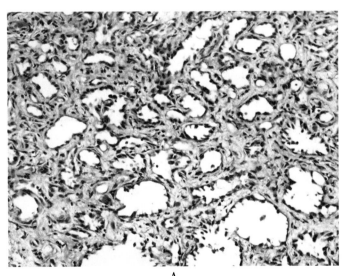
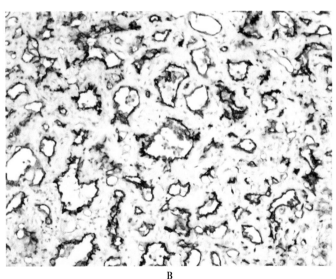

A        B

图 7-6-1 腺瘤样瘤
A. HE×20 肿瘤排列呈腺样或血管样结构;B. IHC×20 肿瘤细胞表达 D2-40

（沈勤 史炯 樊祥山）

# 第二节　间皮瘤

## 【定义】

间皮瘤(mesothelioma)来源于鞘膜间皮细胞的肿瘤,包括恶性间皮瘤、良性的囊性间皮瘤和高分化乳头状间皮瘤。

## 【临床特征】

罕见,每年每千万人中仅0.5~1睾丸间皮瘤发生。发病年龄比生殖细胞肿瘤的患者年长(55~75岁),25岁之前患者约25%。30%~40%鞘膜间皮瘤患者既往有石棉接触史。阴囊肿大,1/2患者表现囊肿积水,1/3患者可触及肿块,其他可能认为附睾炎或疝气修复手术时意外发现。治疗方法主要是手术切除睾丸及(腹股沟、盆腔、腹膜后等)淋巴结清扫,化疗和放疗疗效欠佳。术后1~2年在手术瘢痕或缝线处局部复发。可转移至腹膜后或腹股沟淋巴结,或远处转移至肺、肝和骨。有报道双侧鞘膜同时发生并且伴发腹腔胸膜多发肿瘤。可能与*BAP1*基因胚系突变有关。位置表浅容易发现,其预后比胸腹膜腔间皮瘤好。

## 【病理变化】

**1. 大体特征**　肿瘤位于鞘膜内,鞘膜增厚,可见灰白至灰褐色隆起结节,实性或乳头状,灶性出血。包绕睾丸实质周围,可侵犯至睾丸实质。

**2. 镜下特征**

(1) 组织学特征

1) 间皮瘤可呈现几种组织学结构,鞘膜上皮细胞排列呈乳头状(图7-6-2A)、管状或实性结构,可以多种形态混合。细胞较温和,类似正常间皮细胞;或明显多形性,核分裂易见,核仁突出。沙砾体较睾丸附件Müller浆液性肿瘤少见。25%病例呈现上皮样和肉瘤样形态相混合。上皮型间皮瘤可伴鳞状分化,肉瘤样型可出现骨和软骨等异源分化。完全梭形细胞肉瘤样亚型非常罕见。

2) 发生在附睾的高分化乳头状间皮瘤与腹膜形态学上相类似。发生在附睾的患者反复性鞘膜积液,很少有石棉暴露史。肿瘤由单一的乳头和小管组成,细胞呈单层立方形或扁平状,核分裂罕见,无间质侵犯。如果病变未完全切除,可进展为恶性间皮瘤。形态学异型性但未见浸润的病例归为交界性肿瘤,必须有间质浸润才可诊断为恶性间皮瘤。完全切除肿瘤后检查确无间质浸润,才能诊断为高分化乳头状间皮瘤。

3) 囊性间皮瘤与腹膜间皮瘤形态一样。患者表现为阴囊肿胀,由多个囊性结构组成,被覆细胞单层扁平,无异型性。

(2) 免疫组化:免疫表型与胸膜间皮瘤一样。肿瘤细胞弥漫阳性表达calretinin、EMA、WT1(图7-6-2B)、CK7、thrombomodulin及CK5/6。局灶弱表达BerEp4。CK20和CEA阴性。

**3. 超微结构特征**　间皮瘤细胞的超微结构显示出与胸膜和腹膜间皮瘤相似的细长微绒毛结构。

## 【鉴别诊断】

**结节性间皮增生**　细胞异型性小,不见破坏性浸润周围组织。

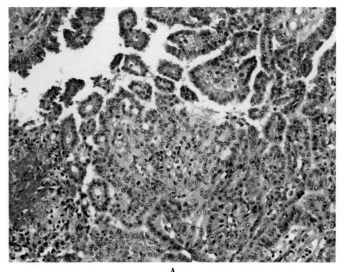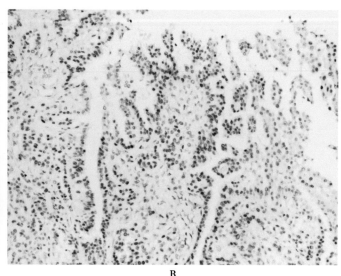

|A|B|
|---|---|

图7-6-2　间皮瘤

A. HE×10 高分化乳头状间皮瘤,细胞异型性小;B. HE×20 间皮瘤细胞弥漫强阳性表达WT1

（沈勤　史炯　樊祥山）

原发性附睾肿瘤于1916年由Sakaguchi首次报道,临床上比较少见。国外统计资料,原发性附睾肿瘤约占男性泌尿生殖系统肿瘤的2.5%,其中良性约占70%~80%,恶性约占20%~30%。

附睾肿瘤可发生在任何年龄,但以20~50岁性功能活跃的青壮年多见,国内报道良性附睾肿瘤平均发病年龄为38岁左右,恶性多在45岁以上。

在附睾肿瘤中,良性肿瘤约占2/3以上,如平滑肌瘤、腺瘤样瘤、囊腺瘤、腺瘤、间皮瘤、血管瘤、纤维瘤、淋巴管瘤等,其中以腺瘤样瘤居多,其次为平滑肌瘤及良性囊腺瘤。恶性肿瘤以腺癌为多见,其次为平滑肌肉瘤、淋巴管肉瘤、胚胎性肉瘤等。

从病理类型上看,肿瘤的组织来源相当复杂,可分为以下类型:①来源于米勒氏管残余组织,如腺瘤;②来源于午菲氏管,如平滑肌瘤;③发生于胚胎组织,如畸胎瘤;④发生于间皮组织,如腺瘤样瘤、间皮瘤;⑤发生于间叶组织,如肉瘤、纤维瘤;⑥发生于附睾固有组织,如癌等。2017年美国印第安纳大学医学院统计单中心138例附睾肿瘤病理,发现最常见的恶性肿瘤依次为横纹肌肉瘤、脂肪肉瘤、平滑肌肉瘤,而最常见的非恶性肿瘤为肾上腺残余。

## 第一节 腺 瘤 样 瘤

【定义】

起源于间皮细胞,具有多种生长模式:乳头状、腺管状、囊状、条索状或单个细胞结节状增生。

【临床特征】

1. **流行病学** 腺瘤样瘤多见于男性附睾、精索,约为女性的3倍,多在中年发病。福建医科大学报道了14例附睾腺瘤样瘤,占同期附睾肿瘤的55%,发病平均年龄较轻,中年仅占3例。

2. **症状** 临床上多因阴囊内肿物就诊,多无症状或症状轻微,肿瘤生长缓慢,多为圆形或卵圆形,直径均<

2.0cm,多单发、质硬韧,囊性少见,以附睾左侧和尾部多见。

3. **发病机制** 免疫组化及电镜研究资料支持该肿瘤来源于间皮,其中平滑肌样腺瘤样瘤可含有较多量平滑肌成分,部分观点认为可起源于具有平滑肌及间皮分化的前体细胞,也有人认为是原有平滑肌增生性改变。

4. **治疗及预后** 腺瘤样瘤几乎均为良性,预后好,多数报道无复发及转移,一旦发现均应及早手术治疗。

【病理变化】

1. **大体特征** 大体呈圆形或卵圆形,直径多在0.5~5cm,界清,无包膜。肿物切面质地结实、灰白或黄白色,湿润而有光泽,偶有小囊形成。

2. **镜下特征**

(1) 组织学特征:镜下见瘤细胞呈立方、低柱状,也可呈扁平状,肿瘤由上皮细胞及纤维间质组成,在纤维间质内见无数杂乱腔隙,内衬细胞立方形、低柱状或扁平状,这些细胞排列成实心条索状或腺管状(图7-7-1)。核为圆形、卵圆形,染色浅,呈泡状,染色质细、均匀分布,有1~2个核仁,无核分裂象,胞质嗜伊红常见空泡,间质富

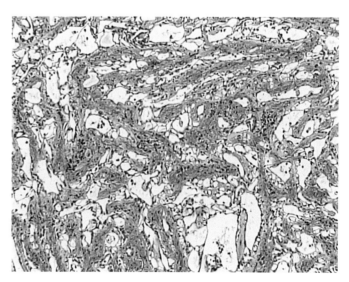

图 7-7-1 附睾腺瘤样瘤
肿瘤细胞立方或柱状呈腺样排列,可见玻璃样变纤维间质

含相互交织的平滑肌和弹性纤维,纤维组织增生和炎性细胞浸润,部分肿瘤包含平滑肌组织,为平滑肌样腺瘤样瘤。

（2）免疫组化:肿瘤细胞表达 AE1/AE3、vimentin、EMA。

3. **超微结构特征**　无。

【鉴别诊断】

1. **淋巴管瘤**　腺瘤样瘤和淋巴管瘤都形成管状结构,但淋巴管瘤的管腔内衬单层扁平上皮,管内为淋巴液并有淋巴细胞。

2. **中肾管瘤**　中肾管瘤也形成腺管状结构,但腺管内衬立方上皮,其间可散在鞋钉样细胞,亦可见片状透明细胞。

3. **腺癌**　腺瘤样瘤可与高分化管状腺癌相似,但瘤细胞无异型,无核分裂,无坏死和浸润现象。

4. **炎症及其他肿瘤**　附睾腺瘤样瘤还应与睾丸附睾炎、附睾结核及其他睾丸附睾肿瘤鉴别,对于囊性变严重者,还应注意与临床上睾丸鞘膜积液及精液囊肿等鉴别。

（沈勤　史炯　樊祥山）

## 第二节　畸胎瘤

【定义】

发生于附睾部位多胚层生殖细胞肿瘤。

【临床特征】

1. **流行病学**　发病率不清楚,目前仅见 2 例 20 世纪 70 年代病例报道。

2. **发病机制**　同睾丸畸胎瘤。

3. **生物学行为及预后**　不详。

【病理变化】

1. **大体特征**　同睾丸畸胎瘤。

2. **镜下特征**

（1）组织学特征:可见多胚层结构,近年未见报道,既往报告多为睾丸起源。

（2）免疫组化:无特殊。

【鉴别诊断】

需明确解剖部位,与睾丸畸胎瘤鉴别。

（沈勤　史炯　樊祥山）

## 第三节　附睾腺癌

【定义】

睾丸网或附睾起源腺样分化原发性腺癌,上皮内无黏液。

【临床特征】

1. **流行病学**　罕见,仅为个案报道,年龄 22～90 岁,

平均年龄 47 岁,部分可大于 60 岁。

2. **发病机制**　机制不详。

3. **症状**　阴囊肿块伴或不伴有疼痛,约半数患者伴有鞘膜积液,不同于附睾囊腺瘤,未见明确"Von Hippel-Lindau 综合征"(VHL 综合征)相关性报道。

4. **治疗及预后**　虽然文献报道肿瘤体积均较小,但约 50% 的病例局部进展或通过淋巴道进入腹膜后淋巴结、输尿管及肺等,转移患者预后较差。Jones 等报道的 6 例附睾浆液性乳头状癌中部分接受了肿物切除术,多数预后较好无复发,仅有 1 例术后 7 年复发,广泛累及腹膜和网膜;1 例仅行经鞘膜囊肿切除术,未对肿瘤进行治疗,4 年后出现左颈部转移,5 年后死亡。

【病理变化】

1. **大体特征**　附睾腺癌为阴囊内实性或囊性灰白色肿块,可有囊性变及出血,直径 1～14cm。肿瘤侵占部分或全部附睾组织,睾丸累及较少见。少部分病例见精索及鞘膜累及。

2. **镜下特征**

（1）组织学特征:肿瘤细胞呈侵袭性生长,细胞呈腺样、导管及乳头状,至少部分区含有糖原,细胞核多为中度异型性,有时会有多形性核出现(图 7-7-2)。囊性区域或囊内乳头状结构可见,个别病例可能出现子宫内膜样腺癌或鳞形细胞癌成分(图 7-7-3)。

（2）免疫组化:细胞角蛋白和 EMA 呈阳性;EMA 表达于细胞质管腔表面,CEA 表达情况不确定。

3. **超微结构特征**　电镜结果与其他部位腺癌相同。

【鉴别诊断】

1. **附睾囊腺瘤**　常与 VHL 综合征相关,年轻人,双

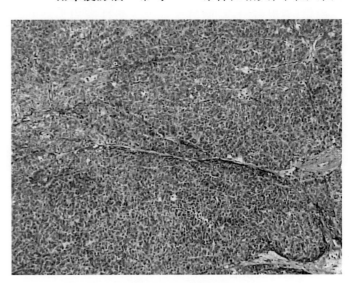

图 7-7-2　附睾腺癌
细胞呈腺管状或小灶实性区域,与周围境界尚清

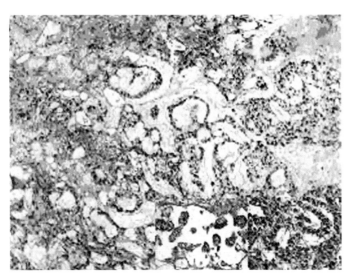

图 7-7-3 附睾腺癌
细胞呈囊状及乳头状结构,明显浸润性生长

侧多见,境界清,体积较小,肿瘤细胞小、胞质透明,无显著异型性。

**2. 附睾透明细胞乳头状囊腺癌** 相对于良性肿瘤,腺癌具有浸润性生长模式,常有细胞显著异型性及出血、坏死。

**3. 其他** 此外尚需与起源于鞘膜的恶性间皮瘤以及其他部位转移癌、苗勒管起源肿瘤、胚胎性癌、睾丸网增生等鉴别。

(沈勤 史炯 樊祥山)

## 第四节 交界性或恶性卵巢上皮型肿瘤

【定义】

交界性或恶性卵巢型上皮肿瘤(也称为 Müllerian 上皮肿瘤),最常见的是低度恶性潜能黏液性囊性肿瘤。其他类型卵巢上皮样肿瘤如浆液性肿瘤、Brenner 肿瘤、透明细胞肿瘤、内膜样肿瘤也偶见报道。

【临床特征】

**1. 流行病学** 回顾性研究发现,某些早期的睾丸附件腺癌的报告认为 Müllerian 上皮或恶性间皮瘤的乳头状肿瘤、交界性肿瘤发病中位年龄为 54 岁,平均为 49 岁,附睾浆液性癌平均年龄为 31 岁。

**2. 发病机制** 肿瘤多起源于 Müllerian 管或睾丸残余。

**3. 治疗及预后** 交界性肿瘤完全切除后预后好,部分肿瘤伴微小浸润灶但不显著影响预后,恶性肿瘤往往在 5~7 年内复发。

【病理变化】

**1. 大体特征** 交界性肿瘤灰红色,界限尚清,表面光滑,切面多房囊性,内含水性或黏稠黏液,偶见乳头状囊内结节。恶性肿瘤灰白色,多见坏死及出血,与周围界限不清。

**2. 镜下特征**

(1)组织学特征:低度恶性的乳头状肿瘤可能发生在鞘膜、睾丸、精索和附睾,并且镜下和免疫组化与发生于卵巢的同类型肿瘤完全相同。典型的乳头状细胞癌可见浸润性乳头状细胞,核偏位细胞或柱状细胞排列,嗜酸性胞质,核有异型,以及大量沙砾体。

(2)免疫组化:Müllerian 管起源肿瘤 WT1 阳性,多数卵巢型肿瘤 CK7 阳性,CK20 少数阳性。肿瘤细胞表现为广谱角蛋白 AE1/AE3、EMA 和 B-ep4 免疫活性;其他如 Leu M1、b72.3、CEA、PLAP 和 vimentin 表达不定。

【鉴别诊断】

鉴别诊断包括附睾乳头状腺瘤、良性乳头状间皮瘤、恶性间皮瘤、睾丸或附睾腺癌及转移性腺癌。

(沈勤 史炯 樊祥山)

## 第五节 附睾乳头状囊腺瘤

【定义】

睾丸残余或附睾的腺样分化上皮性肿瘤,肿瘤细胞呈乳头状囊状生长,根据肿瘤细胞异型性及生长方式可分为腺瘤及腺癌。

【临床特征】

**1. 流行病学**

(1)发病率:附睾乳头状囊腺瘤是一种少见肿瘤,中国医学科学院肿瘤医院仅发现 5 例,其中 2 例伴 VHL 综合征,其余文献仅为个案报道。65% 的双侧患者和 18% 的单侧患者合并 VHL 综合征。

(2)年龄:患者平均年龄为 36 岁。

(3)症状:临床表现为无痛性阴囊肿块,往往体检时发现。此瘤多发生在附睾头部,来源于附睾输出管,可单侧或双侧发生。

**2. 发病机制** 目前认为附睾乳头状囊腺瘤常有家族性,尤其是双侧附睾乳头状囊腺瘤,应检查患者是否伴有 VHL 综合征的其他病变。

**3. 治疗及预后** 附睾乳头状囊腺瘤为良性,行手术切除预后较好。

【病理变化】

**1. 大体特征** 附睾肿瘤直径 0.8~5cm,平均 2.2cm。部分包膜完整,多无包膜,但界限清楚,个别切面呈囊性,多为囊实性。

**2. 镜下特征**

（1）组织学特征:附睾乳头状囊腺瘤有3种基本结构:①排列呈乳头状结构,有纤维血管轴心,被覆的上皮细胞胞质透明,有空泡;②扩张的导管和微囊有类似乳头状的上皮细胞被覆。③间质有炎症细胞浸润。附睾乳头状囊腺瘤常出现明显核异型性、核分裂及浸润性生长,分化差者可呈实性、坏死等特征。

（2）免疫组化:肿瘤细胞 CK(+)、EMA(-)。

**【鉴别诊断】**

**1. 交界性浆液性肿瘤**　多呈囊性,细胞异型性小,无明显浸润,不发生转移。

**2. 附睾腺癌和睾丸网腺癌**　主要以腺管样结构为主,常缺乏大量的沙砾体,免疫组化 S-100 呈阴性。

（沈勤　史炯　樊祥山）

# 第六节　转　移　癌

**【定义】**

其他部位恶性上皮性肿瘤转移至附睾。

**【临床特征】**

**1. 流行病学**　睾丸和附睾组织的转移性肿瘤相对少见。肿瘤转移至睾丸,占所有睾丸肿瘤的1%。最常见转移到睾丸的肿瘤是前列腺癌、肺癌、黑色素瘤、结肠癌、肾癌、胃癌和胰腺癌。

**2. 发病机制**　恶性肿瘤全身播散或邻近位置累及附睾及输精管组织。目前认为腹腔腺癌转移至附睾、精索的可能机制为:淋巴转移,即腹膜后淋巴结受累后,经淋巴道逆行转移;血行转移,即血管癌栓经动脉或静脉转移;种植转移和直接浸润,即腹水中的肿瘤细胞可直接种植于睾丸鞘膜并浸润精索和附睾。

**3. 治疗及预后**　提示恶性肿瘤晚期,预后差。

**【病理变化】**

**1. 大体特征**　转移瘤表现为睾丸或附睾肿块,肿瘤性质与原发瘤相似,常见出血、坏死。

**2. 镜下特征**

（1）组织学特征:肿瘤形态与原发肿瘤一致。

（2）免疫组化:鉴别诊断需排除原发肿瘤,应用免疫组化可以推测肿瘤原发灶。

**【鉴别诊断】**

主要与原发性腺癌鉴别。

（沈勤　史炯　樊祥山）

# 第七节　平滑肌来源的肿瘤（平滑肌瘤和平滑肌肉瘤）

**【定义】**

附睾或周围组织内平滑肌源性肿瘤,根据肿瘤良恶性分为平滑肌瘤或平滑肌肉瘤。

**【临床特征】**

**1. 流行病学**　附睾平滑肌瘤少见,约占阴囊内肉瘤的1/10。附睾平滑肌肉瘤罕见,多为个案报道,目前仅见100余例。

**2. 发病机制**　不详。

**3. 治疗及预后**　平滑肌瘤手术切除预后好,平滑肌肉瘤术后易复发。

**【病理变化】**

**1. 大体特征**　平滑肌瘤可为双侧多发,切面灰白、实性、表面被膜完整,无显著出血、坏死。平滑肌肉瘤切面多质嫩、可见周围侵袭性生长、无明显包膜,可有坏死。

**2. 镜下特征**

（1）组织学特征:梭形细胞编织状或片状增生,平滑肌束交织排列,肉瘤细胞核异型性明显,核分裂大于10个/10HPF(图 7-7-4、图 7-7-5)。

（2）免疫组化:平滑肌源性标记阳性,免疫组化检查可辅助与其他梭形肿瘤鉴别,Ki-67 有助于良恶性鉴别。

**3. 超微结构特征**　无。

**【鉴别诊断】**

其他间叶源性肿瘤。

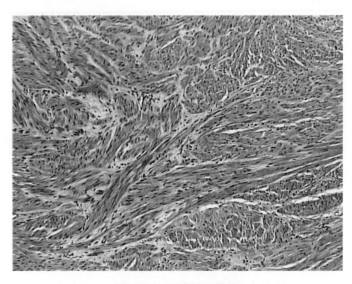

**图 7-7-4　附睾平滑肌瘤**
肿瘤细胞无明显异型性,与其他部位平滑肌瘤相似

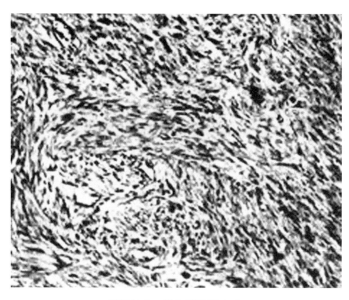

图 7-7-5　附睾平滑肌肉瘤
细胞核分裂活跃、异型显著

（沈勤　史炯　樊祥山）

## 第八节　附睾区血管来源肿瘤
## （血管瘤，血管肉瘤）

【定义】

睾丸外附睾周围起源于精索或阴囊壁的血管源性肿瘤。

【临床特征】

1. **流行病学**

（1）发病率：极罕见，占全身血管瘤的 1% 以下，多见于婴儿，偶见于年长儿或青少年。附睾原发血管源性肉瘤仅见 1 例上皮样血管内皮瘤及 1 例血管肉瘤报道。

（2）症状：多无症状，也可有钝痛、下坠感、出血或溃疡。

2. **发病机制**　附睾区血管源肿瘤多起源于阴囊内纤维结缔组织或精索周围，肉瘤发生常有局部放疗病史。

3. **治疗及预后**　良性血管瘤切除后预后好，恶性血管源性肿瘤预后未知。

【病理变化】

1. **大体特征**　海绵状或暗红色结节。

2. **镜下特征**

（1）组织学特征：肿瘤细胞镜下呈毛细血管腔样排列，腔内见红细胞，血管瘤细胞无明显异型性，肉瘤管腔不规则相互吻合，文献报道核分裂不显著。

（2）免疫组化：肿瘤细胞 CD31、CD34 阳性，肉瘤核增殖指数常较高。

【鉴别诊断】

免疫组化检查有助于与睾丸旁或精索其他间叶源性肿瘤的鉴别。

（沈勤　史炯　樊祥山）

## 第九节　神经来源的肿瘤

【定义】

阴囊内睾丸外神经鞘或神经纤维源性肿瘤。

【临床特征】

1. **流行病学**　原发部位位于附睾的未见报道，文献见 10 例阴囊内睾丸外神经来源肿瘤，其中 1 例为恶性。

2. **发病机制**　肿瘤细胞来源于阴囊皮下或睾丸周围组织内神经。

3. **治疗及预后**　多为良性，手术切除预后好；恶性者罕见，术后易复发。

【病理变化】

1. **大体特征**　良性肿瘤呈阴囊内无痛性结节，切面质韧、灰白，少数多结节状生长。

2. **镜下特征**

（1）组织学特征：典型病理改变与发生于其他部位软组织神经鞘瘤或神经纤维瘤相同，可见明确 Antoni A 区和 B 区。

（2）免疫组化：肿瘤细胞 S-100 强阳性。

【鉴别诊断】

免疫组化检查与睾丸旁或精索其他间叶源性肿瘤鉴别，恶性神经鞘瘤尚需其他辅助检查，排除转移可能。

（沈勤　史炯　樊祥山）

## 第十节　淋　巴　瘤

【定义】

原发于附睾的恶性淋巴组织增生性病变。

【临床特征】

1. **流行病学**　极罕见，至目前为止仅有 10 余例附睾及精索原发性淋巴瘤报道。近 60% 睾丸淋巴瘤的病例可见附睾累及。

2. **发病机制**　附睾及精索原发淋巴瘤罕见，多为转移性病变。

3. **治疗及预后**　常见结内和结外其他部位播散，生长迅速、预后较差。

【病理变化】

1. **大体特征**　附睾结节性增大，界限不清。

**2. 镜下特征**

（1）组织学特征：附睾原发淋巴瘤多为非霍奇金淋巴瘤，B 细胞起源多见，以弥漫性大 B 细胞淋巴瘤最多。

（2）免疫组化：免疫表型与其他部位的淋巴瘤相同，但附睾原发淋巴瘤表现异质性 CD10、Bcl-6 表达，约 1/4 病例两者均阴性，部分病例表达 Bcl-2，可能与预后差相关。

**【鉴别诊断】**

主要与睾丸或其他部位原发性淋巴瘤鉴别。

（沈勤 史炯 樊祥山）

## 第十一节 其他少见的间叶来源的肿瘤

**【定义】**

附睾及周围可发生其他少见的间叶来源的肿瘤，如：未分化多形性肉瘤、间叶瘤（ectomesenchymoma）、炎性肌纤维母细胞瘤、单相型滑膜肉瘤、远端型上皮样肉瘤、黑色素细胞瘤等。

**【临床特征】**

**1. 流行病学** 极罕见，仅见个例报道。

**2. 发病机制** 不详。

**3. 生物学行为及预后** 依赖于不同肿瘤生物学行为分为良性、中间性及恶性。

**【病理变化】**

**1. 大体特征** 附睾或精索或周围软组织内见结节形成，恶性肿瘤常浸润性生长与周围界限不清，切面多为实性，根据肿瘤细胞丰富程度的不同灰白至灰红。

**2. 镜下特征**

（1）组织学特征：与发生于其他部位的同类肿瘤组织学形态相似。

（2）免疫组化：肿瘤细胞根据不同的起源而具有特定的免疫表型。

**【鉴别诊断】**

需与附睾或睾丸原发性肿瘤、转移性肿瘤鉴别，根据病史及免疫组化表型、分子遗传学检查可确诊。

（沈勤 史炯 樊祥山）

**第八章**

# 附睾瘤样病变

## 第一节 附睾囊肿

### 【定义】

附睾实质内囊肿性结构,单发薄壁,内含透亮液体。

### 【临床特征】

**1. 流行病学** 附睾常见小的良性囊肿,患者常伴有隐睾、囊性纤维化、多囊肾等,双侧囊肿患者可伴有 VHL 综合征,26%患者有睾丸附睾炎症病史。51%~75%的囊肿无症状,在体检时意外发现的约占 25%~49%。

**2. 发病机制** 附睾囊肿发生可能与以下因素相关:①产前毒性药物(如己烯雌酚或大麻)或出生后产生的激素紊乱;②退行性过程;③附睾管闭塞或狭窄,随后进行性狭窄、扩张;④囊性纤维化多与输精管缺失相关,精子分泌系统外周阻塞导致附睾囊性扩张。

**3. 治疗及预后** 附睾囊肿处理及治疗依据是囊肿的直径、症状和并发症,约 50%的病例随访 3~35 个月(平均 18 个月)会自动消退。部分患者可发生附睾囊肿蒂扭转。

### 【病理变化】

**1. 大体特征** 附睾囊肿多位于附睾头,青少年患者中 75%~80%是单侧,20%有 2 个囊肿,5%单侧或双侧有 3 个或更多的囊肿,囊肿直径 1~2cm。

**2. 镜下特征**

(1)组织学特征:囊壁为纤维囊壁(图 7-8-1),内衬单层扁平或立方上皮(图 7-8-2),可有纤毛。如果囊内出现精子,称为精液囊肿。部分囊内可见扁平上皮乳头状突入囊腔。

(2)免疫组化:无特殊,上皮标记表达阳性,Ki-67 表达低。

### 【鉴别诊断】

**1. 睾丸内囊性病变** 睾丸内(睾丸囊肿、内囊囊肿、表皮样囊肿)。

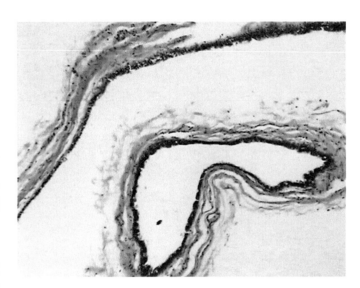

图 7-8-1 附睾囊肿
囊肿表面光滑,壁薄,内含清亮液体

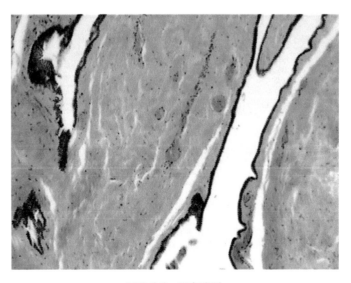

图 7-8-2 附睾囊肿
镜下组织呈囊壁样,内衬扁平或立方上皮,无异型

**2. 睾丸外囊性病变** 附睾囊性淋巴管瘤、精子囊肿、睾丸脓肿、附睾腺瘤样肿瘤、静脉曲张等。

(沈勤 史炯 樊祥山)

## 第二节　炎症性结节

【定义】

附睾炎性假瘤又称为纤维瘤性睾丸鞘膜炎、非特异性睾丸纤维瘤病、假纤维瘤样鞘膜炎、附睾结节性病变。

【临床特征】

1. **流行病学**　最常见于30岁左右的人群,为除腺瘤样瘤外,附睾第二常见的肿瘤样病变。

2. **发病机制**　具体机制不清,部分患者与既往慢性炎症刺激、感染、创伤、缺血相关,部分研究与其他部位如肝、淋巴结等炎性假瘤有关。研究显示,EBV病毒、鸟结核分枝杆菌、HHV8可能在其中起一定作用。

3. **治疗及预后**　良性肿瘤,完整手术切除后不易复发,部分肿瘤可采取非手术治疗,例如药物治疗(环孢素、皮质类固醇、甲氨蝶呤和抗生素)和放射治疗。

【病理变化】

1. **大体特征**　阴囊、附睾、精索等处单发或多发性结节,超声检查常为富于血供结节,最大径0.5~8cm。大体多质硬、结节性、轮廓清晰,切面灰白色,偶尔示囊性和出血性区域。偶见弥漫性病变累及鞘膜。

2. **镜下特征**

(1)组织学特征:显微镜检查显示梭形细胞增生,表现为松散的胶原组织中肌纤维细胞分化、混合性炎症细胞浸润以及在肉芽组织中可见的血管增生。浸润的炎性细胞可有淋巴细胞、中性粒细胞、嗜酸性粒细胞和单核巨细胞,斑块型病变含有多量致密的纤维组织,间质炎症细胞浸润不明显。偶尔在肿瘤中可以见到透明质化和钙化。细胞无显著异型性,核分裂、坏死不多见。

(2)免疫组化:vimentin、SMA和CD68阳性,大于80%的病例SMA阳性,肌纤维母细胞ALK阳性。既往研究约50%年轻患者ALK显示细胞质阳性,最近研究显示,β-catenin和ALK-1均为阴性。需要警惕的是约半数患者CK、CR、CD34可阳性。

3. **超微结构特征**　无特殊帮助。

【鉴别诊断】

附睾炎性假瘤应当与附睾及睾丸多种恶性肿瘤、睾丸及附睾炎症性病变鉴别,包括黏液性脂肪肉瘤、横纹肌肉瘤、未分化肉瘤等鉴别。有时要与结核、精子肉芽肿鉴别。

（沈勤　史炯　樊祥山）

## 第三节　微结石及钙化

【定义】

附睾微结石为附睾管腔、上皮或间质内见微小结石沉积。附睾钙化为附睾组织内见钙盐沉积或钙化灶形成,也称为附睾结石。

【临床特征】

1. **流行病学**　附睾微结石罕见,国内尚未见明确附睾发病率报道。目前英文文献仅见10余例外科手术切除标本报道,2004年Nistal M报道14例微结石患者,来自于8例活检、6例尸检。附睾微石症可继发于终末性肾病血液透析患者。附睾钙化病因多样,感染、创伤,特别常见于山地自行车运动员,儿童附睾钙化发生率约0.2%。

2. **发病机制**　儿童及青年附睾微结石症与精索发育不良相关,老年男性与精索阻塞或缺血相关,常发生在双侧,不伴发睾丸微石症。睾丸(或附睾)钙化病因多样,其中以机体钙磷代谢异常、感染、创伤多见,精子溢出、精子肉芽肿形成,慢性炎症,多见于中老年男性附睾尾部。

3. **治疗及预后**　预后好,部分呈结节性增生需手术切除确诊。

【病理变化】

1. **大体特征**　切面可触及沙砾体感,有时可见微结石,直径10~800μm,导管可扩张。附睾钙化(附睾结石)体积范围大,直径9~3 000μm。

2. **镜下特征**　组织学特征:附睾管内、上皮下、间质内均可见微石,附睾间质微石症可以类似软斑症,钙染色阳性。附睾管为扩张的管腔,上皮萎缩,肌层增厚,许多腔内钙化灶,呈层状、同心、靶样结构(图7-8-3)。附睾钙化同样可沉积于管内或间质。钙盐沉积直径悬殊,常为无定形向物或针状、靶样裂隙,缺乏中央靶心(图7-8-4)。

【鉴别诊断】

1. **精子肉芽肿**　可发生在附睾头部或输精管,约40%病例与输精管结扎相关,其他常有创伤、感染等病

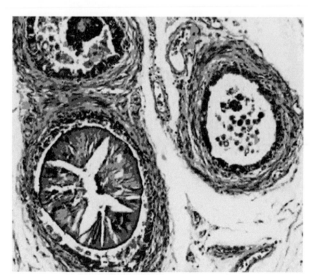

图7-8-3　附睾管微石症

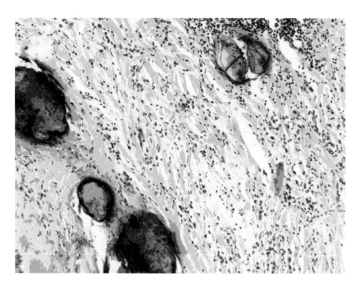

图 7-8-4　附睾间质钙化

史,平均直径 7mm,年龄多小于 40 岁。

　　2. **软斑小体**　为细胞内嗜双色小体,钙染色、PAS 及油红 O 染色阳性。

　　3. **钙盐沉积**　为无定向物或针状、靶样裂隙。

　　4. **玻璃样小体**　常见于卵黄囊瘤。

（沈勤　史炯　樊祥山）

## 参 考 文 献

［1］ Moch H,Antonio L. Cubilla,Peter A. Humphrey,et al. WHO Classification of Tumors of the Urinary System and Male Genital Organs. 4th ed. Lyon:International Agency for Research on Cancer,2016.

［2］ Williamson SR,Delahunt B,Magi-Galluzzi C,et al. The World Health Organization 2016 classification of testicular germ cell tumors:a review and update from the International Society of Urological Pathology Testis Consultation Panel. Histopathology,2017, 70(3):335-346.

［3］ Ulbright TM. Recently Described and Clinically Important Entities in Testis Tumors. Arch Pathol Lab Med,2018(Epub ahead of print).

［4］ Berney DM,Looijenga LH,Idrees M,et al. Germ cell neoplasia in situ(GCNIS):evolution of the current nomenclature for testicular pre-invasive germ cell malignancy. Histopathology,2016,69:7-10.

［5］ Spiller CM,Bowles J. Germ cell neoplasia in situ:The precursor cell for invasive germ cell tumors of the testis. Int J Biochem Cell Biol,2017,86:22-25.

［6］ Ulbright TM. Pitfalls in the interpretation of specimens from patients with testicular tumors,with an emphasis on variant morphologies. Pathology,2018,50(1):88-99.

［7］ Sheikine Y,Genega E,Melamed J,et al. Molecular genetics of testicular germ cell tumors. Am J Cancer Res,2012,2(2):153-167.

［8］ Howitt BE,Berney DM. Tumors of the testis:Morphologic features and molecular alterations. Surg Pathol Clin,2015,8(4):687-716.

［9］ Albers P,Albrecht W,Algaba F,et al. EAU guidelines on testicular cancer:2011 update. Eur Urol,2011,60(2):304-319.

［10］ Rud CN,Daugaard G,Rajpert-De Meyts E,et al. Sperm concentration,testicular volume and age predict risk of carcinoma in situ in contralateral testis of men with testicular germ cell cancer. Journal of Urology,2013,190(6):2074-2080.

［11］ Emerson RE,Ulbright TM. Intratubular germ cell neoplasia of the testis and its associated cancers:The use of novel biomarkers. Pathology,2010,42(4):344-355.

［12］ Aktin NB,Baker MC. Specific chromosome change,i(12p),in the testicular tumors? Lancet,1982,8311(2):1349.

［13］ Shen Q,Rao Q,Yu B,et al. Diagnostic value of immunohistochemistry and FISH for chromosome 12p in type Ⅱ testicular germ cell tumors. Zhonghua Nan Ke Xue,2016,22(8):692-697.

［14］ Koni A,Ozseker HS,Arpali E,et al. Histopathological Evaluation of Orchiectomy Specimens in 51 Late Postpubertal Men with Unilateral Cryptorchidism. Journal of Urology,2014,192(4):1183-1188.

［15］ Jones G,Arthurs B,Kaya H,et al. Overall survival analysis of adjuvant radiation versus observation in stage I testicular seminoma:a surveillance,epidemiology,and end results(SEER)analysis. Am J Clin Oncol,2013,36(5):500-504.

［16］ Mortensen M S,Lauritsen J,Gundgaard MG,et al. A Nationwide Cohort Study of Stage I Seminoma Patients Followed on a Surveillance Program. European Urology,2014,66(6):1172-1178.

［17］ Fosså SD,Cvancarova M,Chen L,et al. Adverse prognostic factors for testicular cancer-specific survival:a population-based study of 27 948 patients. Journal of Clinical Oncology,2011,29(29):963-970.

［18］ Kao CS,Ulbright TM,Young RH,et al. Testicular embryonal carcinoma:a morphologic study of 180 cases highlighting unusual and unemphasized aspects. Am J Surg Pathol,2014,38(5):689-697.

［19］ Nogales FF,Quiñonez E,López-Marín L,et al. A diagnostic immunohistochemical panel for yolk sac(primitive endodermal)tumors based on an immunohistochemical comparison with the human yolk sac. Histopathology,2014,65(1):51-59.

［20］ Stall JN,Young RH. Polyembryoma of the testis:a report of two cases dominant within mixed germ cell tumors and review of gonadal polyembryomas. Mod Pathol,2017,30(7):908-918.

［21］ Alvaradocabrero I,Hernández-Toriz N,Paner GP. Clinicopathologic analysis of choriocarcinoma as a pure or predominant component of germ cell tumor of the testis. Am J Surg Pathol,2014, 38(1):111-118.

［22］ El-Sharkawy MS,Al-Jibali AS. Burned-out metastatic testicular tumor:Choriocarcinoma. Int J Health Sci(Qassim),2017,11(2):81-82.

[23] Zynger DL, Dimov ND, Luan C, et al. Glypican 3: a novel marker in testicular germ cell tumors. American Journal of Surgical Pathology, 2016, 30(12): 1570-1575.

[24] Banet N, Gown AM, Shih IeM, et al. GATA-3 expression in trophoblastic tissues: an immunohistochemical study of 445 cases, including diagnostic utility. Am J Surg Pathol, 2015, 39(1): 101-108.

[25] Idrees MT, Kao CS, Epstein JI, et al. Nonchoriocarcinomatous Trophoblastic Tumors of the Testis: The Widening Spectrum of Trophoblastic Neoplasia. Am J Surg Pathol, 2015, 39(11): 1468-1478.

[26] Liu P, Song HC, Jiao LL, et al. Characteristics, treatment decisions and outcomes of prepubertal testicular germ cell tumor: A descriptive analysis from a large Chinese center. Ann Hepatobiliary Pancreat Surg, 2018, 22(2): 164-168.

[27] Leibovitch I, Foster RS, Ulbright TM, et al. Adult primary pure teratoma of the testis. The Indiana experience. Cancer, 2015, 75(9): 2244-2250.

[28] Ahmed T, Bosl GJ, Hajdu SI. Teratoma with malignant transformation in germ cell tumors in men. Cancer, 1985, 56(4): 860-863.

[29] Magers M J, Kao CS, Cole CD, et al. "Somatic-type" malignancies arising from testicular germ cell tumors: a clinicopathologic study of 124 cases with emphasis on glandular tumors supporting frequent yolk sac tumor origin. Am J Surg Pathol, 2014, 38(10): 1396.

[30] Howitt B E, Magers MJ, Rice KR, et al. Many postchemotherapy sarcomatous tumors in patients with testicular germ cell tumors are sarcomatoid yolk sac tumors: a study of 33 cases. American Journal of Surgical Pathology, 2014, 39(2): 251-259.

[31] Stang A, Trabert B, Wentzensen N, et al. Gonadal and extragonadal germ cell tumors in the United States, 1973-2007. International Journal of Andrology, 2012, 35(4): 616-625.

[32] Semjen D, Kalman E, Tornoczky T, et al. Further evidence of the existence of benign teratomas of the postpubertal testis. Am J Surg Pathol, 2014, 38(4): 580-581.

[33] David S, András F, Endre K, et al. More Cases of Benign Testicular Teratomas are Detected in Adults than in Children. A Clinicopathological Study of 543 Testicular Germ Cell Tumor Cases. Pathol Oncol Res, 2017, 23(3): 513-517.

[34] Wu D, Shen N, Lin X, et al. Prepubertal testicular tumors in China: a 10-year experience with 67 cases. Pediatr Surg Int, 2018, 34(12): 1339-1343.

[35] Fan R, Zhang J, Cheng L, et al. Testicular and paratesticular pathology in the pediatric population: a 20-year experience at Riley hospital for children. Pathol Res Pract, 2013, 209(7): 404-408.

[36] Idrees MT, Ulbright TM, Oliva E, et al. The World Health Organization 2016 classification of testicular non-germ cell tumors: a review and update from the International Society of Urological Pathology Testis Consultation Panel. Histopathology, 2017, 70(4): 513-521.

[37] Suardi N, Strada E, Colombo R, et al. Leydig cell tumor of the testis: presentation, therapy, long-term follow-up and the role of organ-sparing surgery in a single-institution experience. BJU INT, 2009, 103: 197-200.

[38] Verdorfer I, Horst D, Höllrigl A, et al. Leydig cell tumors of the testis: a molecular-cytogenetic study based on a large series of patients. ONCOL REP, 2007, 17: 585-589.

[39] Mukhopadhyay M, Das C, Sarkar S, et al. Leydig Cell Tumor of Testis in a Child: An Uncommon Presentation. J Indian Assoc Pediatr Surg, 2017, 22(3): 181-183.

[40] Roth LM, Lyu B, Cheng L. Perspectives on testicular sex cord-stromal tumors and those composed of both germ cells and sex cord-stromal derivatives with a comparison to corresponding ovarian neoplasms. Hum Pathol, 2017, 65: 1-14.

[41] Mesa H, Gilles S, Datta MW, et al. Comparative immunomorphology of testicular Sertoli and sertoliform tumors. Hum Pathol, 2017, 61: 181-189.

[42] Zhang C, Ulbright TM. Nuclear Localization of β-Catenin in Sertoli Cell Tumors and Other Sex Cord-Stromal Tumors of the Testis: An Immunohistochemical Study of 87 Cases. Am J Surg Pathol, 2015, 39(10): 1390-1394.

[43] Perrone F, Bertolotti A, Montemurro G, et al. Frequent mutation and nuclear localization of β-catenin in sertoli cell tumors of the testis. Am J Surg Pathol, 2014, 38(1): 66-71.

[44] Kao CS, Kum JB, Idrees MT, et al. Sclerosing Sertoli cell tumor of the testis: a clinicopathologic study of 20 cases. Am J Surg Pathol, 2014, 38(4): 510-517.

[45] Agrawal CR, Babu Koyyala VP, Talwar V, et al. Malignant Sertoli cell tumor of the testis masquerading as seminoma with bone metastasis. Indian J Pathol Microbiol, 2018, 61(4): 596-599.

[46] Golombos D, Brison D, Sadeghi-Nejad H. Malignant sertoli cell tumor of the testis with a large retroperitoneal mass in an elderly man. Urol J, 2010, 7(4): 281-283.

[47] Petersson F, Bulimbasic S, Sima R, et al. Large cell calcifying Sertoli cell tumor: a clinicopathologic study of 1 malignant and 3 benign tumors using histomorphology, immunohistochemistry, ultrastructure, comparative genomic hybridization, and polymerase chain reaction analysis of the PRKAR1A gen. Human Pathology, 2010, 41(4): 552.

[48] Tuhan H, Abaci A, Sarsık B, et al. Intratubular large cell hyalinizing Sertoli cell tumor of the testis presenting with prepubertal gynecomastia: a case report. Acta Clin Belg, 2017, 72(4): 254-258.

[49] Hendry J, Fraser S, White J, et al. Retroperitoneal lymph node dissection (RPLND) for malignant phenotype Leydig cell tumors

of the testis: a 10-year experience. Springerplus, 2015, 4:20.

[50] Cornejo KM, Young RH. Adult granulosa cell tumors of the testis: a report of 32 cases. Am J Surg Pathol, 2014, 38(9):1242.

[51] Hanson JA, Ambaye AB. Adult testicular granulosa cell tumor: a review of the literature for clinicopathologic predictors of malignancy. Arch Pathol Lab Med, 2011, 135(1):143-146.

[52] Mohapatra A, Potretzke AM, Knight BA, et al. Metastatic Granulosa Cell Tumor of the Testis: Clinical Presentation and Management. Case Rep Urol, 2016, 2016:9016728.

[53] Lima JF, Jin L, de Araujo AR, et al. FOXL2 mutations in granulosa cell tumors occurring in males. Arch Pathol Lab Med, 2012, 136(7):825-828.

[54] Du S, Powell J, Hii A, et al. Myoid gonadal stromal tumor: a distinct testicular tumor with peritubular myoid cell differentiation. Hum Pathol, 2012, 43(1):144.

[55] Saal C, Jeandel R, Boukamel S, et al. Fibrothecoma of the testis: A case report in an adult. Ann Pathol, 2018, 38(4):249-252.

[56] Idrees MT, Ulbright TM, Oliva E, et al. The World Health Organization 2016 classification of testicular non-germ cell tumors: a review and update from the International Society of Urological Pathology Testis Consultation Panel. Histopathology, 2017, 70(4): 513-521.

[57] Ulbright TM, Young RH. Gonadoblastoma and selected other aspects of gonadal pathology in young patients with disorders of sex development. Semin Diagn Pathol, 2014, 31(5):427-440.

[58] ools M, Stoop H, Kersemaekers AM, et al. Gonadoblastoma arising in undifferentiated gonadal tissue within dysgenetic gonads. J Clin Endocrinol Metab, 2006, 91(6):2404-2413.

[59] Mosbech CH, Rechnitzer C, Brok JS, et al. Recent advances in understanding the etiology and pathogenesis of pediatric germ cell tumors. J Pediatr Hematol Oncol, 2014, 36(4):263.

[60] Roth LM, Cheng L. Classical gonadoblastoma: its relationship to the 'dissecting' variant and undifferentiated gonadal tissue. Histopathology, 2018, 72(4):545-555.

[61] Kao CS, Ulbright TM, Idrees MT. Gonadoblastoma: an immunohistochemical study and comparison to Sertoli cell nodule with intratubular germ cell neoplasia, with pathogenetic implications. Histopathology, 2014, 65(6):861-867.

[62] Vallot C, Stransky N, Bernard-Pierrot I, et al. A novel epigenetic phenotype associated with the most aggressive pathway of bladder tumor progression. J Natl Cancer Inst, 2011, 103(1):47.

[63] Mcclure R F, Keeney GL, Sebo TJ, et al. Serous borderline tumor of the paratestis: a report of seven cases. Am J Surg Pathol, 2001, 25(3):373-378.

[64] Aravind S, Nayanar SK, Varadharajaperumal R, et al. High Grade Serous Cystadenocarcinoma of Testis-Case Report of a Rare Ovarian Epithelial Type Tumor. J Clin Diagn Res, 2017 11(6): 13-15.

[65] Guarch R, Rivas A, Puras A, et al. Papillary serous carcinoma of ovarian type of the testis with borderline differentiation. Histopathology, 2005, 46(5):588-590.

[66] Draeger DL, Kraeft SK, Protzel C, et al. A Paratesticular Multicystic Tumor of the Tunica Vaginalis Testis as Rare Paratesticular Cystadenoma. Urol Int, 2017, (2):1-4.

[67] Pratap K, Perera M, Malczewski F, et al. Borderline Mucinous Testicular Tumor: Diagnostic and Management difficulties. BMJ Case Rep, 2018, (10):1-4

[68] Tulunay O, Göğüş C, Baltaci S, et al. Clear cell adenocarcinoma of the tunica vaginalis of the testis with an adjacent uterus-like tissue. Pathology International, 2004, 54(8):641-647.

[69] Suson K, Mathews R, Goldstein JD, et al. Juvenile xanthogranuloma presenting as a testicular mass in infancy: a clinical and pathologic study of three cases. Pediatr Dev Pathol, 2010, 13(1):39.

[70] Twa DDW, Mottok A, Savage KJ, et al. The pathobiology of primary testicular diffuse large B-cell lymphoma: Implications for novel therapies. Blood Rev, 2018, 32(3):249-255.

[71] Shi XL, Xie JL, Zhou XG. Primary testicular NK/T cell lymphoma: a clinicopathologic analysis of six cases. Zhonghua Bing Li Xue Za Zhi, 2018, 47(3):168-171.

[72] Bernasconi B, Uccella S, Martin V, et al. Gene translocations in testicular lymphomas. Leuk Lymphoma, 2014, 55(6):1410-1412.

[73] Jovanovic MP, Mihaljevic B, Jovanovic P, et al. Clinicopathological and fluorescence in situ hibridisation analysis of primary testicular diffuse large B-cell lymphoma: a single-centre case series. Pol J Pathol, 2018, 69(2):136-142.

[74] Bacon C M, Ye H, Diss TC, et al. Primary follicular lymphoma of the testis and epididymis in adults. Am J Surg Pathol, 2007, 31 (7):1050-1058.

[75] Li S, Feng X, Li T, et al. Extranodal NK/T-cell lymphoma, nasal type: a report of 73 cases at MD Anderson Cancer Center. Am J Surg Pathol, 2013, 37(1):14-23.

[76] Liang D N, Yang ZR, Wang WY, et al. Extranodal nasal type natural killer/T-cell lymphoma of testis: report of seven cases with review of literature. Leuk Lymphoma, 2012, 53(6):1117-1123.

[77] Turk H M, Komurcu S, Ozet A, et al. An unusual presentation of extramedullary plasmacytoma in testis and review of the literature. Med Oncol, 2010, 27(4):1378-1380.

[78] Fonseca A, Scheinemann K, Jansen J, et al. Testicular myeloid sarcoma: an unusual presentation of infant acute myeloid leukemia. J Pediatr Hematol Oncol, 2014, 36(3):155-157.

[79] Wang C C, Al-Hussain TO, Serrano-Olmo J, et al. Rosai-Dorfman disease of the genito-urinary tract: analysis of six cases from the testis and kidney. Histopathology, 2014, 65(6):908-916.

[80] Idrees MT, Ulbright TM, Oliva E, et al. The World Health Organization 2016 classification of testicular non-germ cell tumors: a review and update from the International Society of Urological Pa-

thology Testis Consultation Panel. Histopathology, 2017, 70(4):
513-521.

[81] Mesa H, Larson W, Manivel JC. Acquired adenomatous hyperplasia of the rete testis: an immunohistochemical study of its pathogenesis. Hum Pathol, 2018, 73:102-107.

[82] Maganty A, Fombona A, Bandari J, et al. Aggressive surgical management of adenocarcinoma of the rete testis. Urol Case Rep, 2018, 16:72-74.

[83] Lee B W, Park MG, Cho DY, et al. Primary Adenocarcinoma of the Rete Testis With Preceding Detection of Unilateral Hydronephrosis. Korean J Urol, 2013, 54(6):412-414.

[84] Lin X Y, Yu JH, Xu HT, et al. A case of adenocarcinoma of the rete testis accompanied by focal adenomatous hyperplasia. Diagn Pathol, 2013, 8(1):105.

[85] Wachter D L, Wünsch PH, Hartmann A, et al. Adenomatoid tumors of the female and male genital tract. A comparative clinicopathologic and immunohistochemical analysis of 47 cases emphasizing their site-specific morphologic diversity. Virchows Arch, 2011, 458(5):593-602.

[86] Isotalo P A, Yazdi HM, Perkins DG, et al. Immunohistochemical evidence for mesothelial origin of paratesticular adenomatoid tumor. Histopathology, 2000, 37(5):476-477.

[87] Mezei G, Chang ET, Mowat FS, et al. Epidemiology of mesothelioma of the pericardium and tunica vaginalis testis. Ann Epidemiol, 2017, 27(5):348-359.

[88] Arda E, Arıkan MG, Cetin G, et al. Malignant Mesothelioma of Tunica Vaginalis Testis: Macroscopic and Microscopic Features of a Very Rare Malignancy. Cureus, 2017, 9(11):e1860.

[89] Zazzara M, Nazaraj A, Mastromauro M, et al. Well-differentiated papillary mesothelioma of the tunica vaginalis: Case report and literature review. Urol Case Rep, 2019, 22:13-14.

[90] Vega F, Medeiros LJ, Abruzzo LV. Primary paratesticular lymphoma: a report of 2 cases and review of literature. Arch Pathol Lab Med, 2001, 125(3):428-432.

[91] Homavoon K, Suhre CD, Steinhardt GF. Epididymal cysts in children: natural history. J Urol, 2004, 171:1274-1276.

[92] Belet U, Danaci M, Sarikaya S, et al. Prevalence of epididymal, seminal vesicle, prostate, and testicular cysts in autosomal dominant polycystic kidney disease. Urology, 2002, 60(1):138-141.

[93] Erikci V, Hoşgör M, Aksoy N, et al. Management of epididymal cysts in childhood. J Pediatr Surg, 2013, 48(10):2153-2156.

[94] Pieri S Agresti P, Morucci M, et al. A therapeutic alternative in the treatment of epididymal cysts: percutaneous sclerotherapy. Radiol Med, 2003, 105(5-6):462-470.

[95] Nistal M, Garcia-Cabezas MA, Ragadera J, et al. Microlithiasis of the epididymis. Am J Surg Pathol, 2004, 28:514-522.

[96] Raso DS, Greene WB, Finley JL, et al. Morphology and pathogenesis of Liesegang rings in cyst aspirates: Report of two cases with ancillary studies. Diagn Cytopatho, 1998, 19:116-119.

# 第八篇

阴茎疾病

# 第一章

# 阴茎上皮内瘤变

## 【定义】

阴茎上皮内瘤变（penile intraepithelial neoplasia，PeIN）是指发生在阴茎的鳞状上皮增生性改变，伴基底膜完整，被认为是侵袭性鳞状细胞癌的上皮内病变，为癌前病变。组织学可分为分化型 PeIN（differentiated PeIN）及未分化型 PeIN（undifferentiated PeIN），又称增殖性红斑、鲍温病、原位鳞状细胞癌及鳞状上皮内病变（表 8-1-1）。

表 8-1-1　阴茎上皮内瘤变病理分型

| 分化型阴茎上皮内瘤变 |
| --- |
| 未分化型阴茎上皮内瘤变 |
| 　疣性 PeIN |
| 　疣性/基底样 PeIN |
| 　基底样 PeIN |
| 　其他 |
| 混合性阴茎上皮内瘤变 |

## 【发病机制】

疣性/基底样 PeIN 与 HPV 相关（尤其是 HPV-16）；分化型 PeIN 病因尚不清楚，通常与硬化性苔藓和其他慢性炎症性疾病相关。

## 【临床特征】

### 1. 流行病学

（1）发病率：目前发病率尚不知晓，约 2/3 的 PeIN 与浸润性鳞状细胞癌相关，其中约 65% 为分化型 PeIN，35% 为疣性/基底样 PeIN。

（2）发病年龄：男性，40~60 岁。

### 2. 症状

病变可表现为无症状或可能伴有烧灼感或瘙痒感。分化型 PeIN 往往发生于老年患者的包皮，未分化型 PeIN 多发生于年轻患者的阴茎头部分。分化型 PeIN 通常有慢性疤痕、炎症性皮肤病的背景，如硬化性苔藓。未分化型 PeIN 可能与尖锐湿疣相关。

## 【病理变化】

### 1. 大体特征

分化型 PeIN 通常表现为一个孤立的白色或粉红色斑块，可能略高于表面，常发生于包皮，阴茎头或冠状沟少见，周围黏膜可见硬化性苔藓样改变。未分化型 PeIN 呈红色、深褐色或黑色，表现为与表面持平或略有升高的斑点、丘疹样隆起或斑块，病变表面可呈光滑、疣状或颗粒状。

### 2. 镜下特征

（1）组织学特征

1）分化型 PeIN 低倍镜下可见上皮细胞层增厚及上皮角下延，可见角化不全（图 8-1-1A）。高倍镜下，肿瘤细胞具有丰富的嗜酸性细胞质，可见角化珠形成。细胞间桥明显，有时可表现为水肿及棘层松解。基底细胞具非典型性，表现为核增大、深染，核仁突出。表层细胞无"挖空"细胞改变（图 8-1-1B）。多同非 HPV 相关性阴茎鳞形细胞癌有关（图 8-1-1C）。病变周围表面黏膜常可见硬化性苔藓、慢性疤痕或其他炎症性皮肤病（图 8-1-1D）。

2）疣性 PeIN 低倍镜下可见肿瘤表面上皮高低不平，上皮细胞层被异型的多形细胞所取代，细胞核膜不规则，可见核周空晕和角化不良（图 8-1-1E、F）。核分裂象可见。

3）基底样 PeIN 表现为小而一致的未成熟细胞，细胞核浆比高，可见多量核分裂象（图 8-1-1G、H）。

4）疣性/基底样 PeIN 表现为疣性 PeIN 和基底样 PeIN 的混合性表现，上皮层下方表现为基底样 PeIN 的小基底样细胞，上皮层上方表现为疣性 PeIN 的多形性细胞。可见显著的核分裂象及凋亡。

（2）免疫组化：免疫组化检查显示疣性/基底样 PeIN 呈 p16 阳性表达，提示 HPV 感染可能，同时 Ki-67 多呈基底细胞表达，p53 强弱不一表达；分化型 PeIN 则呈 p16 阴性表达，提示与 HPV 感染无关，Ki-67 与疣性/基底样 PeIN 相似，呈基底层细胞表达，p53 表达方式多样，通常呈过表达，有时也可出现缺失或仅基底细胞层表达。

（3）原位杂交及 PCR 检测：疣性/基底样 PeIN 多与高危险度 HPV 相关，而与低危险度 HPV 无关；而在分化型 PeIN 中，高危险/低危险度 HPV 检测均呈阴性。

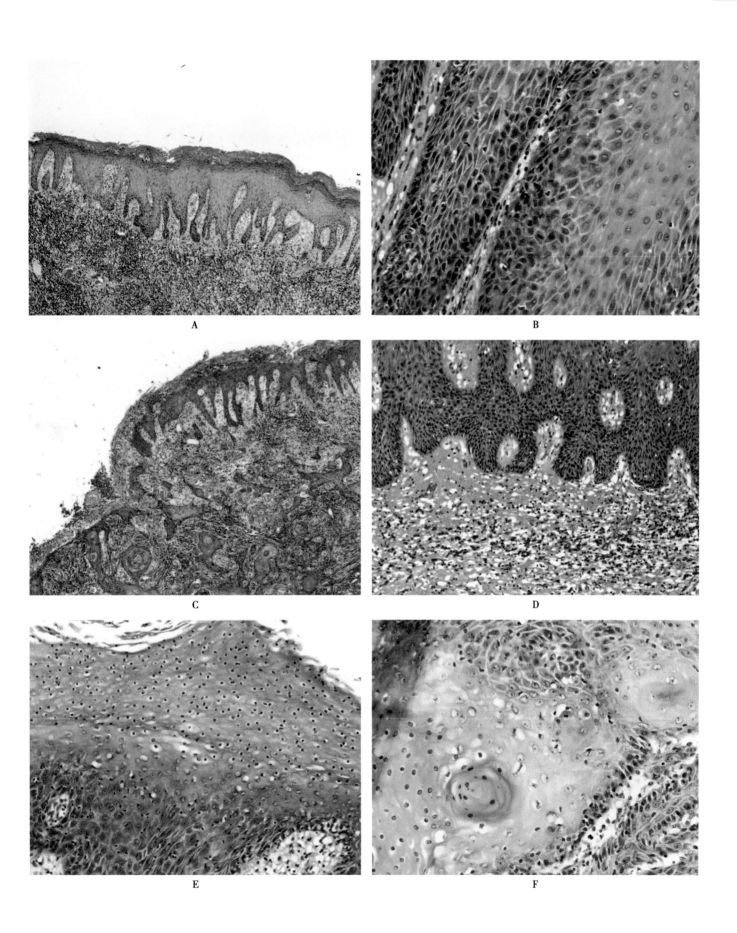

A

B

C

D

E

F

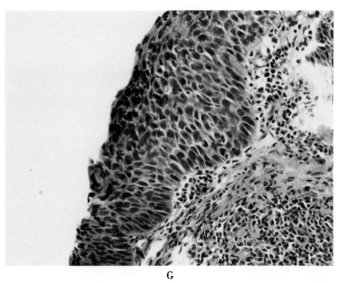
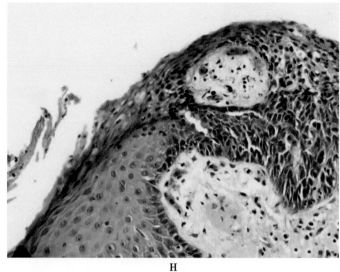

G　　　　　　　　　　　　　　　　　　　　　　　　H

图 8-1-1　阴茎上皮内瘤变（PeIN）

A. HE×40 分化型 PeIN；B. HE×200 分化型 PeIN；C. HE×40 分化型 PeIN 及浸润性鳞状细胞癌；D. HE×100 分化型 PeIN 周围黏膜；E. HE×200 疣性 PeIN；F. HE×400 疣性 PeIN 中的"挖空"细胞；G. HE×200 基底样 PeIN；H. HE×200 基底样 PeIN 与周围正常黏膜

【鉴别诊断】

1. **鳞状上皮细胞增生/慢性单纯性苔癣**　为反应性病变，鳞状上皮细胞无异型性，无 HPV 感染，无"挖空"细胞，基底层细胞可见 p53 阳性表达，可与分化型 PeIN 鉴别。

2. **尖锐湿疣**　表现为"挖空"细胞仅局限于表皮上层，细胞无明显异型性，上皮下层可出现少量核分裂象。

3. **鲍温样丘疹病**　组织学特征与疣性/基底样 PeIN 难以区分，需联系临床特征诊断，鲍温样丘疹病患者为年轻男性，病变表现小而多发，临床进展可自发消退，原位杂交及 PCR 检测提示多与 HPV16 相关。

（付尧　樊祥山）

# 第二章

# 恶性上皮性肿瘤

阴茎绝大多数恶性肿瘤为鳞状细胞癌（squamous cell carcinomas,SCC）,起源于阴茎头、冠状沟及包皮的黏膜层。目前文献报道发生在阴茎干的肿瘤极少。普通型鳞状细胞癌约占所有阴茎癌的一半,不同组织学亚型的鳞状细胞癌具有独特的临床特征、形态学及分子特征。

**【发病机制】**

**1. 流行病学**

（1）发病率：无种族差异,但存在地理差异,南美洲、亚种、非洲发病率较高（最高约 4.2/10 万和 4.4/10 万）,北美及欧洲发病率较低（0.3~1.0/10 万,约占全部男性肿瘤的 0.5%）。

（2）发病年龄：好发于 60~70 岁老年人,但不同组织学亚型存在年龄差异。偶尔可见于年轻人,儿童少见。

（3）危险因素：阴茎癌相关的危险因素包括缺乏包皮环切术,包皮过长、包茎、慢性炎症刺激、硬化性苔癣、吸烟、放射治疗、紫外线照射及尖锐湿疣、HPV 感染史。预防阴茎癌的措施包括（新生儿）包皮环切术、HPV 感染阻断、预防包茎、戒烟和改善卫生措施等。

约 30%~60%阴茎鳞状细胞癌与 HPV 感染相关,其中高危型 HPV 占据主导地位,最常见 HPV 高危型基因型为 16 及 18 型,其他可见 45、52 及 74 型。低危型 HPV 感染罕见,目前存在基因型 6 和 11 的报道。HPV 感染与阴茎癌的组织学分型相关。1995 首次确认 HPV 感染与阴茎癌组织学亚型有关,并导致阴茎肿瘤的组织学分类方案,即 HPV 相关性鳞状细胞癌及非 HPV 性鳞状细胞癌。HPV 感染是更常见于基底样和/或疣性特征的阴茎肿瘤,在普通型鳞状细胞癌及多种角化型鳞状细胞癌亚型中,HPV 感染缺乏或局限。同时在阴茎鳞状上皮病变中也存在相似现象,分化型 PeIN 无 HPV 感染,疣性、基底细胞样及疣性/基底细胞样 PeIN 存在 HPV 感染。

**2. 症状** 患者阴茎头或包皮可出现肿块、溃疡或红斑病变,少数患者可出现疼痛、出血和排尿困难。包皮过长和包茎的患者,肿瘤可能会被掩盖。

表 8-2-1 阴茎鳞状细胞癌组织学分型

| 一、非 HPV 相关性阴茎鳞状细胞癌 | 1. 鳞状细胞癌,普通型 |
| --- | --- |
| | 2. 乳头状癌,非特殊类型 |
| | 3. 疣状癌 |
| | 4. 假增生性癌 |
| | 5. 假腺样癌 |
| | 6. 隧道型癌 |
| | 7. 肉瘤样鳞状细胞癌 |
| | 8. 混合性鳞状细胞癌 |
| 二、HPV 相关性阴茎鳞状细胞癌 | 1. 基底样癌 |
| | 2. 乳头状-基底样癌 |
| | 3. 疣性癌 |
| | 4. 疣性-基底样癌 |
| | 5. 透明细胞癌 |
| | 6. 淋巴上皮样癌 |
| 三、其他少见恶性上皮性肿瘤 | 1. 乳房外佩吉特病 |
| | 2. 恶性黑色素瘤 |

**3. 影像学检查** 影像学在原发性阴茎癌的治疗中作用有限,对术前评估腹股沟和/或盆腔淋巴结十分重要。MRI 是评估阴茎原发灶范围的影像学检查方法。超声的使用则仅限于较大的肿瘤成像,可以对肿瘤与白膜、海绵体和尿道的关系进行评价。CT 及 MRI 可作为判断腹股沟淋巴结转移的有用指标,但可能对较小淋巴结转移患者提供假阴性结果。超声引导下穿刺活检有助于确认可触及的腹股沟肿大淋巴结是否发生癌组织转移。当患者证实存在腹股沟淋巴结转移,需对盆腔淋巴结检查进行影像学检查。对存在盆腔淋巴结转移患者推荐进行胸部透视和腹部扫描。

**4. 预后** 推荐的阴茎癌分期方法是 TNM 分期系统。病理预后因素包括组织学分级、浸润深度（分期）以及血管、淋巴管和神经侵犯。预后指数评分有助于评估患者预后及淋巴结转移风险,预后指数包括:①病理分级,高分化(1分)、中分化(2分)、低分化(3分);②浸润深度,浸润固有层(1分)、浸润尿道海绵体或包皮内膜(2分)、浸润阴茎海绵体或包皮皮肤(3分);③神经侵犯,有(1分)、无(0分)。评分2~3分患者淋巴结转移风险较低,在缺乏淋巴结受累的临床证据时,可进行随诊观察。评分5~7分患者具有较高的淋巴结转移风险,可从预防性腹股沟淋巴结清扫术中获益。4分患者目前治疗措施尚有争论,需进一步评估。

# 第一节　非HPV相关性阴茎鳞状细胞癌

## 一、鳞状细胞癌，普通型

### 【定义】

鳞状细胞癌,普通型(squamous cell carcinoma,usual type)是指发生在阴茎的、具有不同程度的鳞状上皮分化和角化的恶性上皮性肿瘤,需排除其他组织学特殊亚型,约25%的病例具有HPV感染。

### 【临床特征】

**1. 流行病学**

(1)发病率:最常见的阴茎鳞状细胞癌组织学类型(约60%~65%)。

(2)发病年龄:老年人,平均年龄60岁。

**2. 治疗**　普通型鳞状细胞癌的治疗方法为阴茎部分或完整切除,并根据危险组分层进行腹股沟淋巴结清扫。术后可进行放射治疗作为辅助治疗,对于晚期患者可采用化学疗法。

**3. 预后**　肿瘤的预后因素包括肿瘤的组织学分级、肿瘤浸润层次、脉管及神经侵犯。约25%的病例可出现复发,1/3病例可发生腹股沟淋巴结转移。

### 【病理变化】

**1. 大体特征**　肿瘤多发生于阴茎头,较少扩展至包皮,平均直径2~5cm。大体多呈浅表溃疡型生长模式。肿瘤切面呈灰白色或褐色,瘤体表面不规则,当发生高度角化时,肿瘤切面可呈红白相间。

**2. 镜下特征**

(1)组织学特征:普通型鳞状细胞癌根据分化程度分为高、中、低三种。高分化鳞状细胞癌肿瘤细胞与正常鳞状细胞相似,具有丰富的嗜酸性细胞质及细胞间桥结构,肿瘤呈不规则巢团状生长,间质反应较小(图8-2-1A)。中分化鳞状细胞癌与高分化相比,肿瘤细胞较小且不规则,促纤维间质反应较高分化明显(图8-2-1B)。低分化鳞状细胞癌分化较差,很难发现角化珠及细胞间桥,核分裂象常见(图8-2-1C、D)。

肿瘤分级是预测腹股沟淋巴结转移的重要预后因素,以上3种级别中,以中分化鳞状细胞癌最为多见。角化水平是判断组织学分级的关键。出现任何比例的未分化细胞均归为高级别鳞状细胞癌。

(2)免疫组化:肿瘤细胞尚无特异性分子标记物,通常肿瘤细胞弥漫表达p40、p63等鳞状上皮标记,p16检测可为检验有无HPV感染提供有效帮助。

### 【鉴别诊断】

**1. 鳞状上皮假性上皮瘤样增生**　镜下见鳞状细胞呈假浸润样生长,但上皮层次正常,基底细胞呈栅栏状排列,无间质反应,细胞异型性无或仅有轻度异型性。

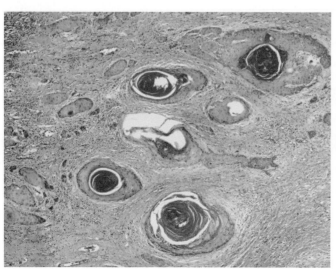

A

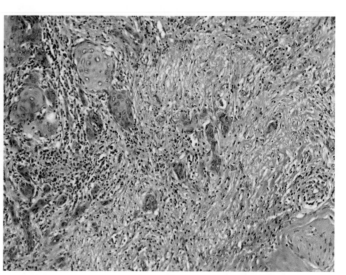

B

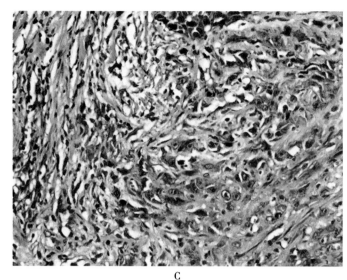
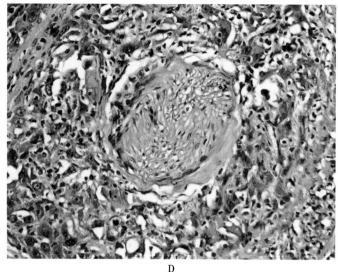

C　　　　　　　　　　　　　　　　　　　D

图 8-2-1　鳞状细胞癌,普通型

A. HE×40 高分化鳞状细胞癌;B. HE×100 中分化鳞状细胞癌;C. HE×400 低分化鳞状细胞癌;D. HE×400 鳞状细胞癌神经侵犯

**2. 假增生性癌**　假增生性癌呈多中心表现,镜下肿瘤分化良好,具有不规则的肿瘤巢,促纤维间质反应明显。肿瘤周围可见硬化性苔藓。

**3. 尿路上皮癌**　远端尿道的尿路上皮癌也可以出现鳞状分化,与阴茎鳞状细胞癌较难鉴别。通常此类患者往往有尿路上皮癌病史,周围尿道黏膜也可见原位的尿路上皮癌。免疫组化检查 CK20、GATA3 和 uroplakin 阳性表达,而鳞状细胞癌多呈阴性或仅局灶性阳性表达,可与之鉴别。

## 二、乳头状癌，非特殊类型

**【定义】**

乳头状癌,非特殊类型( papillary carcinoma,not otherwise specified)是最常见的疣状生长模式的鳞状细胞癌,约占全部阴茎鳞状细胞癌的 5%~15%。病理诊断确诊需排除其他疣状生长的组织学特殊亚型。与 HPV 感染无关。

**【临床特征】**

**1. 流行病学**　发病年龄:老年人,平均年龄 65 岁。

**2. 治疗**　乳头状癌(非特殊类型)的治疗方法为阴茎部分切除术,并根据危险组分层进行腹股沟淋巴结清扫。

**3. 预后**　文献报道,乳头状癌(非特殊类型)局部复发率约 12%,腹股沟淋巴结转移率 0~12%,5 年生存率约90%,疾病致死率较低,约 0~6%。

**【病理变化】**

**1. 大体特征**　肿瘤多发生于阴茎头,大体表现为质硬、灰白色的菜花样肿块。肿瘤切面灰白色,表面呈锯齿状。肿瘤与周围组织之间境界不清。肉眼常见肿瘤浸润至皮下组织,包括肉膜和尿道海绵体。

**2. 镜下特征**

（1）组织学特征:低倍镜下,肿瘤表现为分化良好的乳头状结构。乳头状结构复杂、不规则,呈轻度至中度棘层肥厚,角化不全伴角化过度,可见或多或少的突出的纤维血管核心(图 8-2-2A)。高倍镜下,肿瘤分化良好,主要由高-中分化鳞状上皮构成;高级别病变少见,呈局限性灶状出现。肿瘤细胞核异型性较小,上皮内角化少见,无"挖空"细胞改变(图 8-2-2B、C)。

肿瘤基底呈锯齿状浸润周围组织,与周围组织境界不清,可见促纤维间质反应(图 8-2-2D)。

肿瘤周围表面黏膜常可见硬化性苔藓、分化型阴茎上皮内瘤变及鳞状上皮增生。

（2）免疫组化:乳头状癌(非特殊类型)被认为是非 HPV 相关的肿瘤,免疫组化染色 p16 呈阴性表达。

**【鉴别诊断】**

**1. 疣状癌**　肿瘤表现为外生型的疣状生长模式及拉长、较宽的乳头状结构,肿瘤基底呈推挤性压迫周围组织,很难见明确的间质浸润。纤维血管轴心无或轻微。肿瘤细胞分化良好,HPV 检测阴性。

**2. 隧道型癌**　肿瘤表现为内生性生长,镜下可见肿瘤表面及深部浸润区域存在囊肿和隧道样结构相连接。

**3. 疣性癌**　镜下可见肿瘤细胞异型性显著,具有多量的"挖空"细胞,肿瘤基底呈锯齿状且不规则。免疫组化检查示 p16 阳性;HPV 检测阳性。

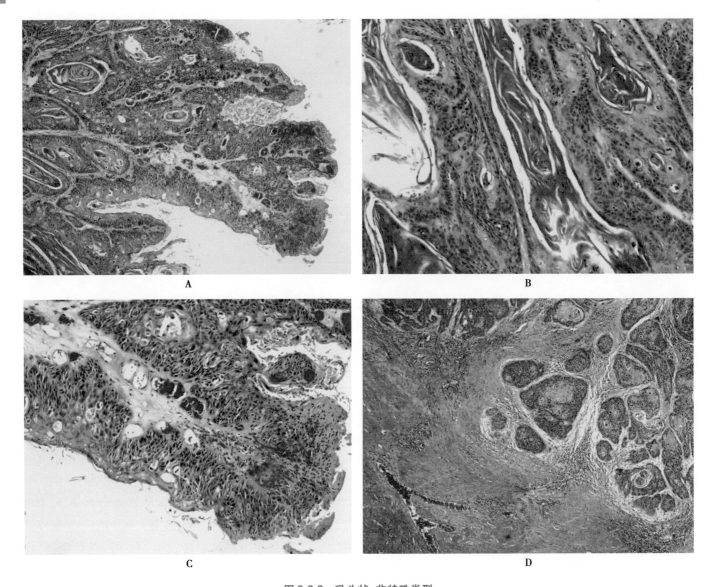

图 8-2-2 乳头状,非特殊类型

A. HE×40 乳头状癌,非特殊类型,呈乳头状生长;B. HE×200 乳头状癌,非特殊类型,由高分化鳞状上皮构成,可见角化过度;C. HE×100 乳头状癌,非特殊类型,可见纤细血管轴心;D. HE×40 乳头状癌,非特殊类型,肿瘤基底见高分化浸润成分

### 三、疣状癌

【定义】

疣状癌(verrucous carcinoma)是一种超高分化型鳞状细胞癌,以外生性、疣状缓慢生长和边缘推压为特征,约占所有阴茎癌的 2%~3%。与 HPV 感染无关。

【临床特征】

**1. 流行病学**

(1)发病率:罕见。

(2)发病年龄:老年人,60~70 岁(平均年龄 62 岁)。

**2. 治疗** 治疗方法主要为外科手术切除。

**3. 预后** 纯粹的疣状癌预后良好,可能复发但几乎不发生转移。个别报道疣状癌放疗后会出现肉瘤样变。

【病理变化】

**1. 大体特征** 肿瘤多发生阴茎头和/或包皮,可能为多发性,常累及多个部位,如阴茎头、冠状沟及包皮。大体表现为具有乳头状结构的外生性灰白色肿瘤,直径 1~3cm(平均直径 2cm),切面灰白色,多呈推挤性边缘,与周围境界清楚。肿瘤通常局限于固有层内。

**2. 镜下特征** 组织学特征:低倍镜下,肿瘤为超高分化的乳头状肿瘤。乳头状结构拉长,具有突出的棘层,纤维血管轴心不突出(图 8-2-3A)。高倍镜下,肿瘤细胞分化良好,与正常鳞状上皮组织学差异最小。细胞核温和,小而圆。基底层细胞可出现轻度异型性。肿瘤表面可出现少量透明细胞,但不具有"挖空"细胞的诊断标准(图 8-2-3B)。可出现富含角蛋白的上皮内囊肿或栓塞。

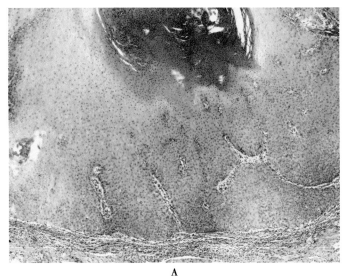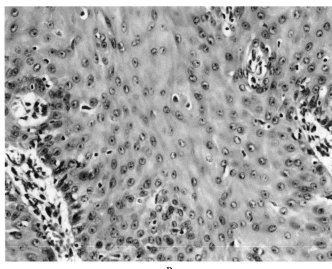

图 8-2-3　疣状癌

A. HE×20 疣状癌；B. HE×400 疣状癌,细胞异型性轻微

肿瘤基底呈广泛地推挤性生长而不是浸润皮下和深部组织,不规则的锯齿状边界或坏死灶不是单纯性疣状癌的特征。

肿瘤周围表面黏膜常表现为疣状鳞状上皮增生及分化型阴茎上皮内瘤变,部分病例可出现硬化性苔藓背景。

【鉴别诊断】

1. **巨大尖锐湿疣**　病变表现为更粗大、树枝状的乳头状结构,镜下可见多量"挖空"细胞。

2. **疣性癌**　镜下可见肿瘤具有较高的组织学分级、突出的"挖空"细胞,具有较深的浸润性边缘。

3. **乳头状癌**　肿瘤表现为乳头状生长,镜下表现为中度分化的浸润性肿瘤,具有不规则的浸润性边缘。

## 四、假增生性癌

【定义】

假增生性癌(pseudohyperplastic carcinoma)是鳞状细胞癌的一种特殊亚型,多发生于老年人,肿瘤常呈多中心,肿瘤细胞呈超高分化改变,通常与硬化性苔藓有关,与 HPV 感染无关。

【临床特征】

1. **流行病学**

(1) 发病率:目前仅有少数文献报道。

(2) 发病年龄:老年人,平均年龄 80 岁,发病年龄较普通型鳞状细胞癌晚。

2. **治疗**　主要是外科手术治疗。

3. **预后**　预后良好,目前尚无腹股沟淋巴结转移及死亡报道。少数病例可出现复发,并出现高级别改变。

【病理变化】

1. **大体特征**　肿瘤多发生于包皮,大体表现为平坦型病变或稍隆起于表面,外观呈白色颗粒状,常呈多中心性。

2. **镜下特征**　组织学特征:肿瘤镜下表现为向下生长的、不规则浸润的鳞状上皮巢,浸润性边缘不规则,与周围正常组织境界清晰。肿瘤细胞分化良好,细胞异型性轻微,缺乏"挖空"细胞样改变。浸润性癌巢周围炎症反应不明显或无。

肿瘤周围表面黏膜常可见硬化性苔藓及分化型阴茎上皮内瘤变。

假增生性癌、非特殊类型乳头状癌及疣状癌可以在同一标本中出现。

【鉴别诊断】

1. **高分化鳞状细胞癌**　好发于 70 岁左右的老年人,阴茎头为主要发病部位,镜下可见不规则的鳞状上皮巢。肿瘤周围促纤维反应较假增生性癌明显。

2. **疣状癌**　肿瘤表现为外生型疣状生长模式及拉长、较宽的乳头状结构,肿瘤基底推挤性压迫周围组织,很难见到明确的间质浸润。

3. **假上皮瘤样增生**　假上皮瘤样增生与假增生性癌较难鉴别,尤其是在活检标本中。一般来说,假上皮瘤样增生多局限于上皮下结缔组织,呈细长的乳头状结构向下生长,角化珠多不显著,周围炎症细胞浸润较假增生性癌明显。

## 五、假腺样癌

### 【定义】

假腺样癌(pseudoglandular carcinoma)是具有突出的棘层松解及假腺腔样结构形成的侵袭性肿瘤。

### 【临床特征】

**1. 流行病学**

(1) 发病率:少见,约占全部鳞状细胞癌的1%~2%。

(2) 发病年龄:老年人,44~65岁(平均年龄50~60岁)。

**2. 治疗**　主要治疗方法是阴茎部分或全部切除术,并进行双侧腹股沟淋巴结清扫。

**3. 预后**　文献报告,假腺样癌局部复发率约30%(2/7),约50%~70%病例可出现腹股沟淋巴结转移。疾病致死率约30%~40%,较普通型鳞状细胞癌高。

### 【病理变化】

**1. 大体特征**　肿瘤多发生于阴茎头,并可延伸至其他解剖部位。大体表现为大的不规则的溃疡性病变,平均直径4.6cm。肿瘤切面呈灰白色、深部浸润性病变,多数病例可侵及海绵体。

**2. 镜下特征**

(1) 组织学特征:肿瘤镜下表现为向下生长的不规则浸润,由于肿瘤棘层松解可见典型的蜂窝状结构:中央充满灰红色粉刺样坏死组织,周围内衬非典型立方或柱状细胞,细胞质内可见空泡样结构。脉管侵犯及神经侵犯现象常见。肿瘤周围表面黏膜常可见分化型阴茎上皮内瘤变。

(2) 免疫组化:部分肿瘤可表达p16,所有肿瘤呈CEA阴性表达。

### 【鉴别诊断】

**1. 腺鳞癌**　罕见,发病年龄55~60岁,肿瘤可能来自错位的尿道球腺或黏液腺化生,组织学特征为鳞状细胞癌及腺癌混合性存在,镜下可见典型的腺腔样结构分化及鳞状分化区域,腺腔内衬立方或柱状上皮,分泌黏液,癌胚抗原(CEA)及黏液染色(PAS)阳性。

**2. 尿路腺癌**　肿瘤可见均匀一致的异型腺体浸润性生长,无鳞状分化特征,肿瘤周围尿道黏膜可见原位腺癌成分。同时免疫组化示肿瘤表达uroplakin和GATA3尿路上皮标记。

## 六、隧道型癌

### 【定义】

隧道型癌(carcinoma cuniculatum)是疣状癌的变异亚型,该肿瘤具有向深部迷宫样生长的特征,类似于兔子洞穴。目前认为与HPV感染无关。

### 【临床特征】

**1. 流行病学**

(1) 发病率:罕见

(2) 发病年龄:老年人,70~83岁(平均年龄77岁)。

**2. 治疗**　治疗方法主要为外科手术切除。

**3. 预后**　预后良好,目前未见转移报道。

### 【病理变化】

**1. 大体特征**　肿瘤多发生在阴茎头并可延伸至冠状沟和包皮。大体表现为灰白色疣状外生性肿瘤,似鹅卵石样,直径5~9cm(平均直径6.3cm)。肿瘤切面具有特征性表现:即肿瘤内陷形成复杂、不规则、狭长的肿瘤性窦道,开口于阴茎头或包皮。

**2. 镜下特征**　组织学特征:低倍镜下,组织学特征为混合型疣状癌,具有独特的生长方式,即复杂、不规则的肿瘤内陷,通过窦道连接肿瘤表面。肿瘤内陷形成相互吻合的迷宫样结构,并充满丰富的角化物(图8-2-4A)。高倍镜下,内陷的肿瘤细胞分化良好,组织学形态类似疣状癌。细胞核温和,小而圆,棘皮乳头具有薄的纤维血管轴心,肿瘤细胞无"挖空"细胞改变。肿瘤与周围组织境界清楚,呈推挤性生长,局灶区肿瘤细胞可出现高级别改变及锯齿状浸润性边缘(图8-2-4B)。

### 【鉴别诊断】

**1. 疣状癌**　肿瘤表现为外生型的疣状生长模式,肿瘤基底呈推挤性压迫周围组织,无隧道型癌典型的肿瘤内陷结构,无肿瘤细胞高级别改变及浸润性边缘。

**2. 疣性癌**　镜下可见肿瘤具有较高的组织学分级、明显的"挖空"细胞,具有较深的浸润性边缘,无隧道型癌典型的肿瘤内陷结构。

**3. 乳头状癌**　肿瘤表现为乳头状生长,镜下表现为中度分化的浸润性肿瘤,具有不规则的浸润性边缘,无隧道型癌典型的肿瘤内陷结构。

## 七、肉瘤样鳞状细胞癌

### 【定义】

肉瘤样鳞状细胞癌(sarcomatoid squamous carcinoma),又称梭形细胞癌,是一类主要由恶性梭形细胞组成的、具有高度侵袭性的恶性肿瘤,同时肿瘤须有鳞状分化的组织学或免疫组化证据。进行此病理诊断时,肿瘤性梭形细胞成分须大于30%。

### 【临床特征】

**1. 流行病学**

(1) 发病率:罕见,约占全部阴茎癌的1%~4%。

(2) 发病年龄:老年人,平均年龄60岁。

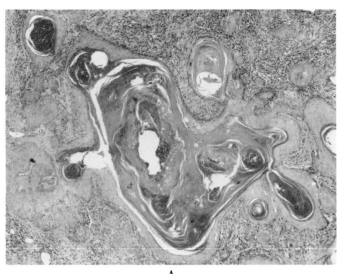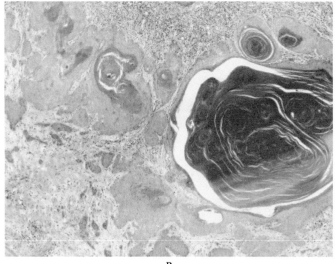

A                                    B

图 8-2-4　隧道型癌

A. HE×40 隧道样癌,肿瘤内陷形成相互吻合的迷宫样结构,并充满丰富的角化物;B. HE×40 隧道型癌周围可见高级别改变及锯齿状浸润性边缘

2. **治疗**　肉瘤样鳞状细胞癌的治疗方法主要采取手术切除及联合治疗。

3. **预后**　肉瘤样鳞状细胞癌预后较差,经常发生淋巴结转移及远处转移。文献报道,此病腹股沟淋巴结转移率约 75%~89%,致死率约 40%~75%。

【病理变化】

1. **大体特征**　肿瘤多数起源于阴茎头,常侵犯至冠状沟和包皮。肿瘤外观表现为大的息肉样病变,并可见溃疡。切面灰白色、实性,并可见出血,还可见鱼肉状改变。肿瘤经常侵犯尿道海绵体和阴茎海绵体,有时在主病灶周围可见小的卫星结节。

2. **镜下特征**

（1）组织学特征:镜下,可见不典型的梭形细胞排列呈束状排列,可与鳞状细胞癌成分混合存在,有时梭形细胞中可混有上皮样细胞或多形性巨细胞(图 8-2-5A)。

梭形细胞形态特征类似于纤维肉瘤、平滑肌肉瘤、血管肉瘤、纤维组织细胞瘤、横纹肌肉瘤、恶性黑色素瘤等软组织肉瘤,可见肌肉、骨或软骨分化的良性或恶性成分(图 8-2-5B)。

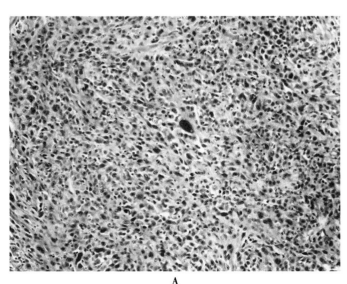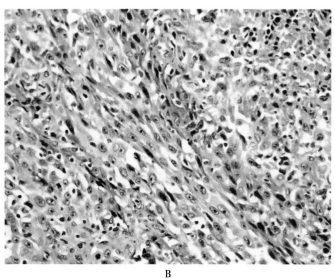

A                                    B

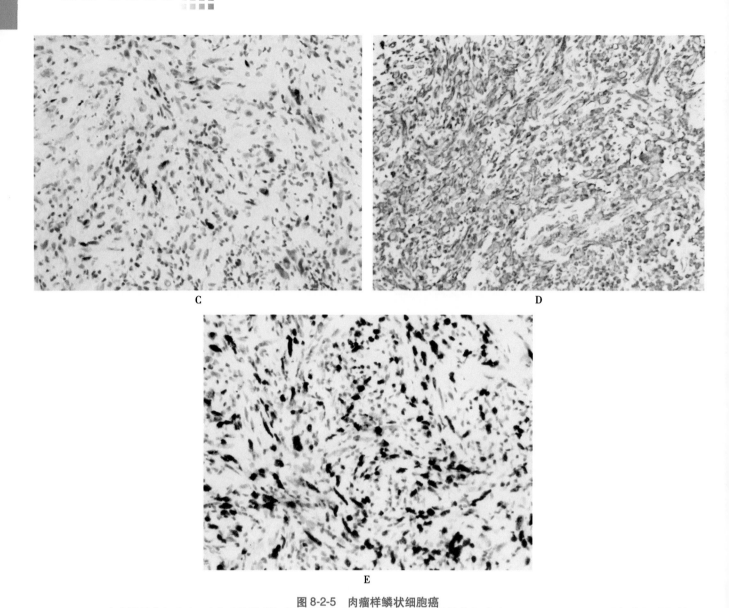

C

D

E

图 8-2-5 肉瘤样鳞状细胞癌

A. HE×200 肉瘤样鳞状细胞癌,不典型的梭形细胞呈束状排列;B. HE×400 肉瘤样鳞状细胞癌;C. IHC×400 P63 显示部分细胞阳性表达;D. IHC×200 vimentin 显示细胞阳性表达;E. IHC×400 Ki-67 显示较多肿瘤细胞呈阳性表达

肿瘤细胞核分裂象显著,并可见多量的黏液变性及坏死。

某些情况下,肿瘤中鳞状细胞癌成分可减少或消失,为诊断带来困难。既往鳞状细胞癌病史、肿瘤周围表面黏膜中可见原位鳞状细胞癌成分可有助于明确诊断。

(2)免疫组化:梭形细胞可表达 P63、波形蛋白(vimentin)、角蛋白(CK)及高分子角蛋白(HMCK)阳性,其中 CK-PAN 及 34βE12、P63 多呈强阳性表达,AE1/AE3 及 CAM5.2 可能为阴性或局灶阳性表达(图 8-2-5)。

p40 目前在阴茎肉瘤样癌中鉴别诊断证据尚不充分。

平滑肌肌动蛋白(SMA)常呈阴性或局灶阳性表达。黑色素标记(S-100)、MART-1、SOX10、结蛋白(desmin)、血管源性标记(CD34、ERG、CD31)为阴性表达。

【鉴别诊断】

1. 梭形细胞黑色素瘤 肿瘤形态多样,可出现不典型的梭形细胞。有无原位黑色素瘤或原位鳞状细胞癌可为诊断提供帮助。免疫组化方面,梭形细胞黑色素瘤 S-100、SOX11 阳性表达,Melan-A、HMB45、角蛋白及 P63 呈阴性表达。

2. 阴茎原发性软组织肉瘤 肿瘤多位于尿道海绵体或阴茎海绵体,与表面上皮黏膜不相连,同时肿瘤细胞无明确鳞状分化。免疫组化方面,肿瘤 P63 和 CK 呈阴性表达,表达肿瘤起源相关的间叶源性标志物,如 SMA、CD31 等。

## 八、混合性鳞状细胞癌

【定义】

混合性鳞状细胞癌(mixed squamous cell carcinoma)是指同一样本中包含两个或两个以上具有独特组织学亚型的鳞状细胞癌。

**【临床特征】**

**1. 流行病学**

（1）发病率：约占所有阴茎鳞状细胞癌的 1/4～1/3。

（2）发病年龄：老年人，平均年龄 60 岁。

**2. 治疗** 治疗手段主要取决于肿瘤的侵犯程度及最高组织学分级，如肿瘤侵及固有层需进行外科手术切除，同时还应根据危险度分级进行腹股沟淋巴结清扫。

**3. 预后** 混合性鳞状细胞癌预后主要与最高组织学分级肿瘤相关，其临床行为与组织学恶性程度及不同成分的相关比例保持一致。该肿瘤可发生局部复发，文献报道腹股沟淋巴结转移率最高约 40%，疾病致死率与普通型鳞状细胞癌类似。

**【病理变化】**

**1. 大体特征** 肿瘤多数起源于阴茎头，其他部位也可累及。肿瘤外观表现多变，可出现混合性生长模式，平均肿瘤最大径 4.1cm，疣状生长和浅表生长模式多为低级别肿瘤，垂直生长模式多为高级别肿瘤。

**2. 镜下特征** 混合性癌最常见的组织学模式为 HPV 相关鳞状细胞癌的混合。普通型鳞状细胞癌与其他 HPV 相关或不相关的鳞状细胞癌混合也很常见。同一病变的组织学分级可有不同，主要取决于肿瘤的组织学亚型。

疣性-基底样癌（warty-basaloid carcinoma）是最常见的混合性鳞状细胞癌，临床上主要表现为基底样鳞状细胞癌。其中肿瘤表面可为疣性癌组织学特征，肿瘤下层的浸润性病变则表现为基底细胞癌样特征。同时，肿瘤疣性区和基底区可能会随机混合表现。偶尔，肿瘤表面乳头状结构可能由透明的疣状细胞及小基底细胞共同构成。多数疣性-基底样癌具有 HPV 感染。

普通型鳞状细胞癌和疣状癌（混合性疣状癌）约占所有混合性癌的 25%，其生物学行为取决于肿瘤最高的组织学分级，即使是小病灶的高级别肿瘤也具有恶性转移潜能。另外，单纯性的疣状癌复发后可以形成混合性疣状癌，可能与初次取材未完全有关。

其他的混合性癌还包括普通型鳞状细胞癌和基底样鳞状细胞癌混合、乳头状鳞状细胞癌混合、腺鳞癌、黏液表皮样鳞状细胞癌等多种模式。

血管浸润、神经侵犯及远端尿道侵犯可见于约 30% 的病例。

肿瘤周围表面黏膜可见分化型 PeIN、基底样 PeIN 或疣性 PeIN，三种成分可混合存在。

**【鉴别诊断】**

**1. 单纯性的鳞状细胞癌** 取材时应注意充分取材，以避免遗漏高级别病变区域。同时在病理诊断中应严格把控鳞状细胞癌组织学亚型的诊断标准，进行相关诊断。

**2. 肉瘤样癌** 肿瘤中鳞状细胞癌成分常比较单一，多种鳞状细胞癌亚型混合存在不常见。另外，该肿瘤预后较差，多与鳞状细胞癌成分无关。

（付尧 樊祥山）

# 第二节 HPV 相关性鳞状细胞癌

## 一、基底样癌

**【定义】**

基底样癌（basaloid carcinoma）是一种恶性程度较高的 HPV 相关肿瘤，肿瘤表现为实性、生长快、浸润层次深，癌巢中央可见显著的粉刺样坏死。

**【临床特征】**

**1. 流行病学**

（1）发病率：约占所有阴茎鳞状细胞癌的 10%～15%。

（2）发病年龄：老年人，60 岁左右好发。

**2. 治疗** 基底样癌病变局限于浅表黏膜，采取部分阴茎切除，侵及阴茎海绵体采取全阴茎手术切除。同时进行双侧腹股沟淋巴结清扫。对于病变晚期患者进行辅助化疗，并视肿瘤分期进行放射治疗。

**3. 预后** 肿瘤具有高度侵袭性，约 1/3 病例可出现局部复发，50%～100% 病例可出现区域淋巴结转移，肿瘤致死率约 27%～67%。

**【病理变化】**

**1. 大体特征** 肿瘤多发生阴茎头，也可延伸至冠状沟和包皮，呈单发肿块。大体表现为不规则、灰色至红色病变，并常伴有表面溃疡，直径常大于 4cm。肿瘤切面呈实性、棕褐色、垂直生长的浸润性肿块，呈圆形或略呈分叶状轮廓，可见多灶性的点状黄色坏死灶。

**2. 镜下特征**

（1）组织学特征：低倍镜下，肿瘤呈片状或向下浸润性生长，瘤巢呈实性，周围常有明显收缩现象（图 8-2-6A）。瘤巢中央可见角化灶，周边常无栅栏状排列（图 8-2-6B）。高倍镜下，肿瘤细胞小，均匀一致，胞质呈嗜碱性，核仁不明显。核分裂象显著，并可出现大量的凋亡现象，类似于"星空"现象（图 8-2-6C）。脉管侵犯及神经侵犯现象常见。肿瘤周围表面黏膜常见基底样或疣性/基底样 PeIN。肿瘤还可出现假腺样、乳头状、梭形、多形性和透明细胞等少见类型。

（2）免疫组化：p16 阳性，HPV 检测阳性，HPV-16 最为常见。

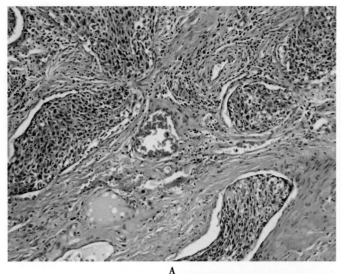
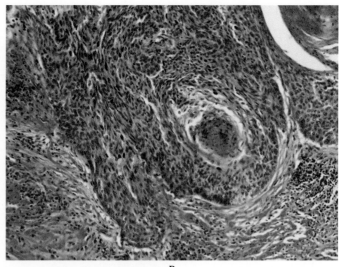
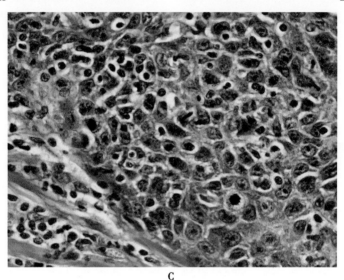

图 8-2-6 基底样鳞状细胞癌

A. HE×100 基底样鳞状细胞癌周围收缩间隙；B. HE×100 癌巢中央可出现突然角化；C. HE×400 核分裂象显著，并可出现大量的凋亡现象，类似于"星空"现象

【鉴别诊断】

1. **普通型鳞状细胞癌** 肿瘤细胞多形性明显，较基底样癌肿瘤细胞更大，并可出现角化现象，免疫组化检测及分子检测 p16 阴性、HPV 阴性。

2. **疣性-基底样癌** 镜下肿瘤呈混合性生长模式，即表层的疣性癌及深部基底样癌表现，肿瘤细胞可出现明显的"挖空"细胞。

3. **基底细胞癌** 基底细胞癌罕见，通常仅发生于皮肤，而不发生于黏膜表面。与基底样癌比较，基底细胞癌巢周围肿瘤细胞呈现栅栏状排列，缺乏核分裂象、细胞凋亡及粉刺样坏死。

## 二、乳头状-基底样癌

【定义】

乳头状-基底样癌（papillary-basaloid carcinoma）是一种外生或内生乳头状肿瘤，由小的嗜碱性肿瘤细胞组成，是基底样癌的乳头状亚型，大于 90% 的病例与 HPV 相关。

【临床特征】

1. **流行病学**

（1）发病率：约占所有阴茎鳞状细胞癌的 1%~2%。

（2）发病年龄：老年人，60~80 岁。

2. **治疗** 乳头状基底样癌多采取外科手术治疗，根据发病部位不同行包皮环切术、阴茎部分/全部切除术，并根据侵犯程度进行双侧腹股沟淋巴结清扫。目前对此疾病化疗经验有限。

3. **预后** 本肿瘤局部复发罕见，文献报道有 1/12 例出现复发。区域淋巴结转移率在 50% 以上。文献报道疾病致死率很高（80%），但低于经典的基底样癌。

【病理变化】

1. **大体特征** 肿瘤多发生阴茎头。大体表现为呈外生或内生性乳头状生长,可具有绒毛状外观。肿瘤切面表面高低不同或呈灰褐色乳头状。

**2. 镜下特征**

(1) 组织学特征:低倍镜下,肿瘤具有乳头状结构,乳头中央可见纤细的纤维血管轴心,轴心两旁可见嗜碱性、低分化的肿瘤细胞(图 8-2-7A)。高倍镜下,肿瘤细胞

类似基底样癌,细胞小而一致,胞质嗜碱性,核仁不明显,核分裂象显著(图 8-2-7B)。有时可出现突然角化现象,但"挖空"细胞及梭形细胞特征罕见。肿瘤浸润性病灶与基底样癌一致。肿瘤坏死、脉管侵犯及神经侵犯现象少见。肿瘤周围表面黏膜常可见未分化 PeIN,硬化性苔藓背景少见。

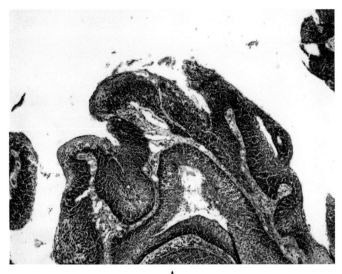
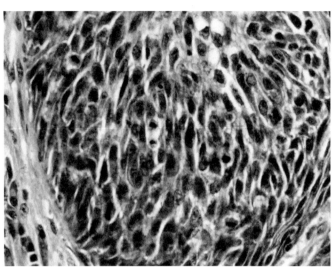

图 8-2-7　乳头状-基底样癌
A. HE×40 肿瘤生长呈乳头状;B. HE×400 肿瘤细胞呈基底样改变,核分裂象多见

(2) 免疫组化:p16 阳性,HPV 检测阳性,HPV-16 最为常见。

**【鉴别诊断】**

**1. 基底样癌**　基底样癌肿瘤细胞与乳头状基底样癌类似,均为小而一致的基底样细胞,基底样癌呈巢状生长,无乳头状结构。

**2. 乳头状亚型鳞状细胞癌**　肿瘤为非 HPV 相关性肿瘤,p16 检测阴性,另外肿瘤的乳头状结构由高分化的鳞状细胞组成,细胞质嗜酸性明显。肿瘤周围黏膜病变为分化型 PeIN 及硬化性苔藓背景。

**3. 远端尿路上皮癌**　肿瘤起源于尿路上皮,肿瘤细胞边界清晰,肿瘤周边可见尿路上皮原位癌或高级别尿路上皮癌,免疫组化检查呈 uroplakin、GATA3 及 CK20 阳性,HPV 检测阴性。

## 三、疣性癌

**【定义】**

疣性癌(warty carcinoma)是一种外生性乳头状 HPV 相关性肿瘤,类似于典型的尖锐湿疣,但具有恶性细胞学特征。

**【临床特征】**

**1. 流行病学**

(1) 发病率:在所有阴茎鳞状细胞癌中,该类型约占 5%~10%。

(2) 发病年龄:中老年人,发病年龄 50~55 岁。

**2. 治疗**　采取外科手术治疗。

**3. 预后**　该肿瘤进展缓慢,文献报道约 10% 病例可出现局部复发,17%~18% 病例可出现腹股沟淋巴结转移。预后良好,文献报道 5 年生存率约 90%,疾病致死率 0~9%。预后因素与浸润深度、组织学分级及淋巴结转移率相关。

**【病理变化】**

**1. 人体特征**　肿瘤多发生在阴茎头,通常累及 2 个以上解剖部位,如冠状沟和包皮。大体表现为灰白色、菜花状乳头状肿块,直径约 5cm。肿瘤切面呈外生及内生乳头状结构,浸润性边缘可呈推挤状或锯齿状,多数浸润性病变可侵及尿道海绵体或阴茎海绵体。

**2. 镜下特征**

(1) 组织学特征:低倍镜下,肿瘤呈拉长的乳头状生长,肿瘤细胞具有明显的异型性,类似于其他 HPV 相关病变(图 8-2-8A)。乳头状表面呈现显著的角化过度和非典型角化不全(图 8-2-8B),并可出现显著的上皮内脓肿(图 8-2-8C)。高倍镜下,肿瘤全层细胞可出现典型"挖空"细胞样改变,表现为细胞核大、深染,细胞核皱缩及核周空晕现象,并可出现双核或多核,核分裂象多见(图 8-2-8D)。约 1/3 的肿瘤与尖锐湿疣相关,肿瘤周围黏膜可见未分化型 PeIN。

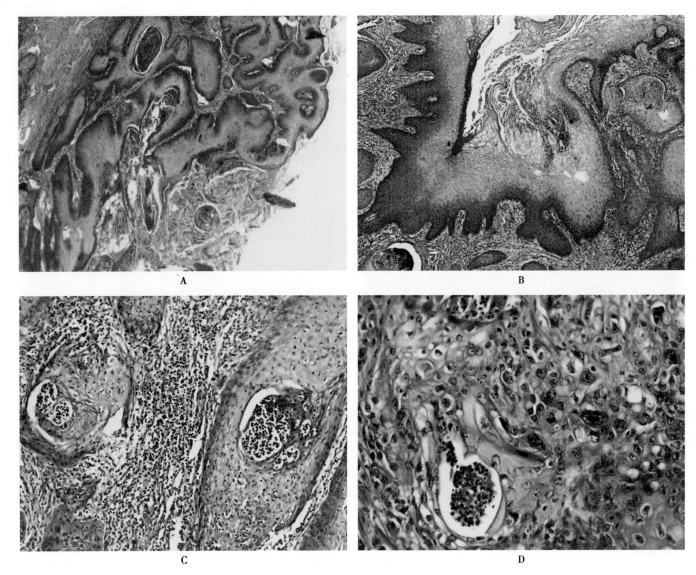

图 8-2-8　疣性癌

A. HE×40 疣性癌,外观呈乳头状生长;B. HE×40 疣性癌,表面呈现显著的角化过度;C. HE×100 疣性癌,上皮内脓肿;D. HE×400 疣性癌,部分区可见怪异核

（2）免疫组化:呈 p16 阳性。

**【鉴别诊断】**

1. **巨大尖锐湿疣**　为良性的高度分化病变,呈乳头状或树状生长,仅病变表面可见"挖空"细胞,无明显的细胞多形性。无浸润性生长,如出现浸润性边缘应高度考虑鳞状细胞癌可能。

2. **疣状癌**　肿瘤表现为外生型疣状生长模式及拉长、较宽的乳头状结构,肿瘤基底呈推挤性压迫周围组织,很难可见明确地浸润。纤维血管轴心无或轻微。肿瘤细胞分化良好,无"挖空"细胞样改变,HPV 检测阴性。

3. **乳头状癌,非特指类型**　肿瘤为高分化鳞状细胞癌,表面可见树状突起,深部呈锯齿状浸润,肿瘤细胞缺乏"挖空"细胞特征,为非 HPV 相关性肿瘤。

## 四、疣性-基底样癌

**【定义】**

疣性-基底样癌（warty-basaloid carcinoma）是一类同时具有疣性癌及基底样癌特征的恶性鳞状上皮肿瘤,大多数与 HPV 感染相关。

**【临床特征】**

1. **流行病学**

（1）发病率:约占所有阴茎鳞状细胞癌的 2%～4%。

（2）发病年龄:老年人,平均年龄 65 岁。

2. **治疗**　疣性-基底样癌可采取外科手术治疗,对于深部浸润性病变多采取全阴茎切除,对于未侵及海绵体的病变采取阴茎部分切除。另外对于区域淋巴结及全身转移病例可采用化学治疗。

**3. 预后** 疣性-基底样癌与单纯性疣性癌相比预后差,转移率及死亡率更接近于基底样癌。约 1/2 患者可出现区域淋巴结转移,疾病致死率约 33%~50%。

**【病理变化】**

**1. 大体特征** 肿瘤多发生于远端阴茎、阴茎头、冠状沟和包皮,常累及两个或多个解剖部位。大体具有典型的肿瘤表现,灰白色外生性乳头状,肿瘤深部为灰褐色浸润性病变的双相表现。

**2. 镜下特征**

(1) 组织学特征:镜下肿瘤表面呈角化过度和疣性癌乳头状外观,肿瘤细胞类似于疣性癌,可见"挖空"细胞样特征;肿瘤深部则具有基底样癌特征,呈巢团状浸润,癌巢中央可见粉刺样坏死,肿瘤细胞小而均匀,并呈嗜碱性。有时在同一癌巢中可见疣性癌(位于中央)及基底样癌(位于外周)混合存在的肿瘤特征(图 8-2-9A、B)。肿瘤脉管内癌栓及神经侵犯常见(图 8-2-9C)。

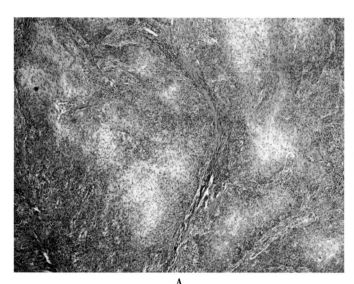
A

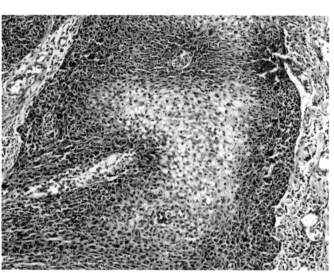
B

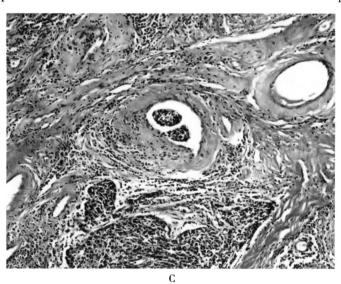
C

图 8-2-9 疣性-基底样癌

A. HE×40 疣性-基底样癌,可见"双相结构";B. HE×100 疣性-基底样癌,中央"挖空"细胞,周边基底样细胞;C. HE×100 疣性-基底样癌,可见脉管内癌栓

(2) 免疫组化:p16 阳性,HPV 检测阳性,HPV-16 最为常见。

**【鉴别诊断】**

**1. 单纯性疣性癌** 肿瘤具有典型的"挖空"细胞样特征,无基底样癌特征。

**2. 单纯性基底样癌** 肿瘤呈巢团状浸润性生长,癌巢中央可见粉刺样坏死,肿瘤细胞小而一致,无疣性癌"挖空"细胞特征。

**3. 乳头状-基底性癌** 肿瘤可出现乳头状及浸润性癌的双重特征,但组成表面乳头状结构的是小而一致的基底样细胞,无疣性癌"挖空"细胞特征。

## 五、淋巴上皮样癌

### 【定义】

淋巴上皮样癌(lymphoepithelioma-like carcinoma)是一类低分化鳞状细胞癌,具有显著的淋巴细胞间质,类似淋巴上皮样癌或鼻咽未分化癌,大多数病例与 HPV 相关。

### 【临床特征】

**1. 流行病学**

(1) 发病率:罕见。

(2) 发病年龄:老年人,平均年龄 66 岁。

**2. 治疗**　文献报道采取全阴茎切除术,并对淋巴结转移或组织学分级较高者行双侧腹股沟淋巴结清扫。

**3. 预后**　目前 2 例文献报道中,1 例患者出现远处转移。2 例均接受手术治疗,并死于阴茎癌以外的其他原因。

### 【病理变化】

**1. 大体特征**　肿瘤多发生于阴茎头,可累及至冠状沟及包皮。大体表现为外生性、灰白色肿块,切面灰白、实性、质硬。

**2. 镜下特征**

(1) 组织学特征:镜下肿瘤细胞表现为低分化鳞状细胞癌,具有合体细胞生长模式,呈小梁、巢状或片状生长,细胞异型明显,边界模糊,核膜不规则,核仁显著。肿瘤细胞周围可见显著淋巴浆细胞浸润,有时可见丰富的嗜酸性粒细胞浸润(图 8-2-10A、B)。肿瘤周围黏膜表现为未分化型 PeIN。

(2) 免疫组化:肿瘤细胞表达上皮细胞标记 CK、鳞状细胞标记 p63,p53 及 Cyclin D1 呈阴性表达。HPV 相关检测示 p16 阳性,HPV 分子检测可见高危型感染。EB病毒原位杂交显示 EB 病毒阴性(图 8-2-10C)。

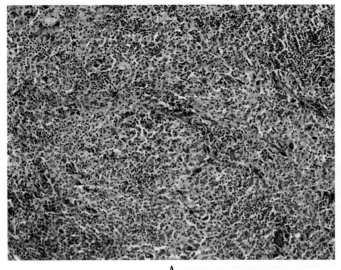

A

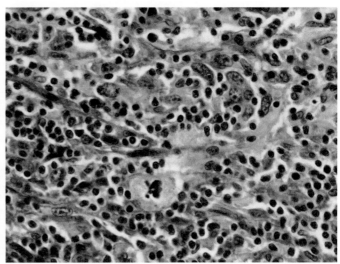

B

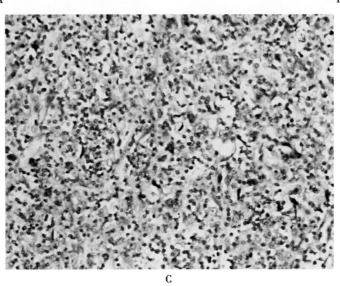

C

图 8-2-10　淋巴上皮样癌

A. HE×100 淋巴上皮样癌,肿瘤见多量淋巴细胞浸润;B. HE×400 淋巴上皮样癌,肿瘤见多量淋巴细胞浸润;C. EBER×200 淋巴上皮样癌,EBER 阴性

【鉴别诊断】

1. **淋巴瘤** 阴茎淋巴瘤罕见,多发生于阴茎干,淋巴上皮样癌背景中的嗜酸性粒细胞及突出的核仁可能类似霍奇金淋巴瘤,但淋巴瘤镜下缺乏鳞状细胞特征,可行免疫组化检查进行鉴别。

2. **低分化鳞状细胞癌** 与淋巴上皮样癌较难鉴别,低分化鳞状细胞癌镜下可出现细胞间桥及局灶性角化现象,淋巴上皮样癌肿瘤细胞缺乏上述表现,更加类似于鼻咽部未分化癌特征。

## 六、透明细胞癌

【定义】

透明细胞癌(clear cell carcinoma)是发生于阴茎黏膜内的 HPV 相关性肿瘤,主要由透明细胞组成,是鳞状细胞癌的一类特殊亚型。

【临床特征】

1. **流行病学**

(1)发病率:罕见。

(2)发病年龄:老年人,平均年龄 66 岁。

2. **治疗** 全阴茎切除及双侧腹股沟淋巴结清扫。

3. **预后** 该肿瘤侵袭性强,不良的预后因子包括海绵体浸润、组织学分级高、血管或神经侵犯。大多数病例存在区域淋巴结转移,疾病致死率约 20%。文献报道,3 例中出现 1 例远处转移。

【病理变化】

1. **大体特征** 肿瘤可能起源于阴茎头上皮表面,可累及阴茎头或包皮。大体表现为灰白色、大的、不规则溃疡性肿块。

2. **镜下特征**

(1)组织学特征:低倍镜下,肿瘤呈片状或巢状生长模式,可见突出地粉刺样坏死及地图状坏死。高倍镜下,肿瘤细胞大小一致,呈透明细胞改变,核呈圆形,位于中央或偏位,核仁明显,细胞质透亮。肿瘤周围黏膜可见疣性-基底样 PeIN。有时可在肿瘤中查见少量疣性癌或基底样癌成分。

(2)免疫组化:p16 阳性,特殊染色 PAS 阳性。

【鉴别诊断】

1. **疣性癌** 疣性癌呈外生性乳头状病变,透明细胞癌呈溃疡性病变。

2. **基底样癌** 与透明细胞癌类似,基底细胞癌也可出现巢团状生长模式及粉刺样坏死,但基底样癌细胞呈小的基底细胞样改变,透明细胞癌细胞质透亮,与基底样癌不符。

3. **转移性肾细胞癌** 转移性肾透明细胞癌更常见于阴茎海绵体,肾源性标记 PAX-8、RCC 阳性,p16、HPV 检测阴性。

(付尧 樊祥山)

# 第三节 其 他

## 一、乳房外佩吉特病

【定义】

乳房外佩吉特病(extramammary Paget disease)是指乳房外发生的腺癌累及表皮鳞状上皮的病变,病变通常延伸到小汗腺或毛囊上皮(原位癌),在少数情况下可能累及真皮。

【发病机制】

尚不明确,目前认为病变局限于表皮病例可能来源于汗腺的表皮部分或表皮内干细胞;少数原发病例起源于皮肤汗腺腺癌;继发性佩吉特病可由尿道、膀胱或肛门、直肠病灶转移而来。

【临床特征】

1. **流行病学** 发病年龄:老年人,60~70 岁。

2. **症状** 可表现为单发或多发的红斑或斑块状湿疹,也可出现色素减退斑、渗出、溃疡、结痂,或可扪及肿瘤。可发生瘙痒、压痛及烧灼感。

3. **治疗** 手术完整切除是治疗原发性病灶的主要手段,对于继发性病变的治疗则主要依赖于原始病灶的性质。

4. **预后** 原发性乳腺外佩吉特病完整切除后常预后良好,真皮浸润为预后不良因素之一。继发性乳腺外佩吉特病的预后与潜在的癌症病灶有关,通常较差。

【病理变化】

1. **大体特征** 病变可表现为单发或多发的红斑或斑块状湿疹,也可出现色素减退斑、渗出、溃疡、结痂。

2. **镜下特征**

(1)组织学特征:镜下可见异常生长的鳞状上皮,表现为大而圆形的非典型细胞。肿瘤细胞胞质丰富、透亮,可见黑色素(图 8-2-11A)。细胞核大、核仁突出,可见泡状核,核分裂象可见。细胞间无鳞状细胞间桥结构。早期病变表皮内仅可见散在的佩吉特样细胞,随着疾病进展可出现多量的佩吉特样细胞聚集呈簇状(图 8-2-11B),并形成腺腔样结构。周围鳞状细胞则被肿瘤细胞挤压形成扁平的角质化细胞,多存在于真皮与肿瘤细胞之间。肿瘤细胞通常可累及附属器上皮,也可发生真皮浸润。

(2)免疫组化:肿瘤细胞黏液卡红染色阳性。免疫组化检查有助于判断肿瘤来源,原发性佩吉特病肿瘤细胞 CEA、CK7、CAM5.2、EMA、GCDFP-15、Ber-Ep4 阳性,黑色素瘤细胞标记阴性;继发性佩吉特病则与肿瘤类型有关,如尿路上皮癌表达 GATA3、CK7、CK20,直肠腺癌表达 CK20、CDX-2、CEA(图 8-2-11C~F)。

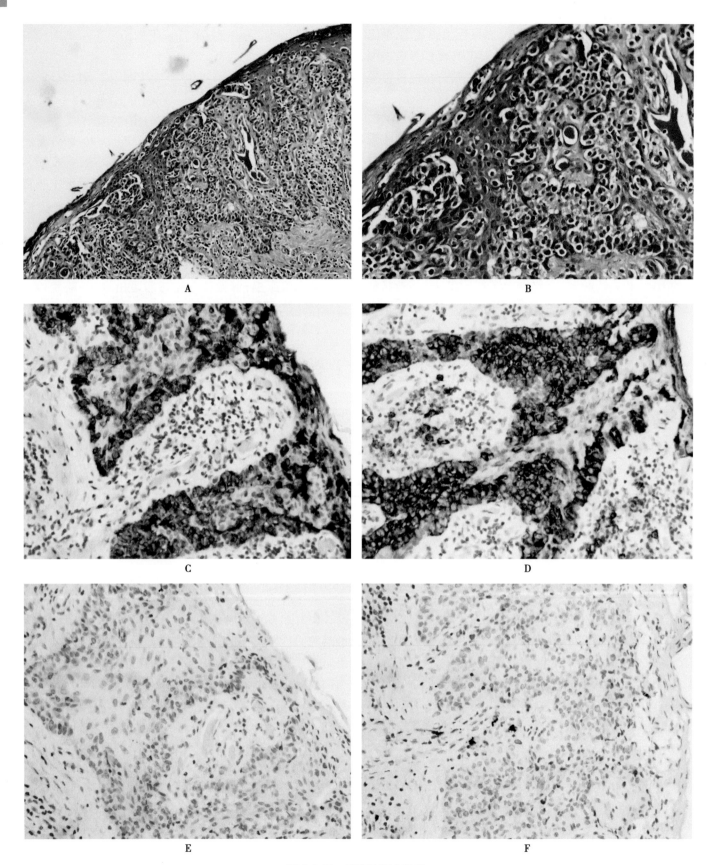

图 8-2-11　乳房外佩吉特病

A. HE×40 乳腺外佩吉特病,表皮见多量透亮细胞;B. HE×200 肿瘤细胞呈小巢状生长;C. IHC×200 肿瘤细胞 EMA 阳性;D. IHC×200 肿瘤细胞 CK7 阳性;E. IHC×200 原发性肿瘤的肿瘤细胞 CK20 阴性;F. IHC×200 肿瘤细胞 S-100 阴性

**【鉴别诊断】**

**1. 原位恶性黑色素瘤**　肿瘤细胞聚集成不规则小团或单个散在分布于表皮各层,周边无挤压的扁平鳞状细胞,细胞质内可有或无黑色素,但无细胞质内黏液。免疫组化检查有助于诊断,黑色素瘤表达 S-100、Melan-A(MART-1)和 HMB-45。

**2. 原位鳞状细胞癌伴佩吉特样生长**　原位鳞状细胞癌有时可出现佩吉特样生长,即周围正常鳞状上皮中出现大而圆形、异型细胞,但细胞间多可见细胞间桥。免疫组化检查有助于明确诊断,原位鳞状上皮 HMCK、CK5/6及 p63 阳性,黏液卡红染色呈阴性。

## 二、恶性黑色素瘤

**【定义】**

一种黑色素细胞起源的恶性肿瘤,可发生在阴茎及尿道口。

**【临床特征】**

**1. 流行病学**

(1) 发病率:原发于阴茎尿道口的黑色素瘤罕见,文献报道仅 220 余例,占所有黑色素瘤的 0.1%。

(2) 发病年龄:老年人,平均年龄 65 岁(13~88 岁)。

**2. 症状**　可表现为黑色、蓝色或红棕色的不规则丘疹或斑块,可发生溃疡、局灶性色素脱失或出血。

**3. 治疗**　治疗同皮肤黑色素瘤。

**4. 预后**　预后与皮肤黑色素瘤相似,取决于浸润深度和分期。厚度为 0.75mm 或以下的阴茎黑色素瘤预后良好,而浸润深度 1.5mm 或以上的患者由于转移频率高,预后较差。Breslow 厚度是复发预测因子,特别是当肿瘤具有溃疡及高核分裂象时。肿瘤厚度>3.5mm、溃疡、出现微卫星灶及肿瘤直径>15mm 与预后不良有关。

**【病理变化】**

**1. 大体特征**　病变多发生于阴茎头,也可发生于尿道口、冠状沟及包皮。可表现为黑色、蓝色或红棕色的不规则丘疹或斑块,可发生溃疡、局灶性色素脱失或出血。

**2. 镜下特征**

(1) 组织学特征:与其他部位黑色素瘤相同,可见真皮内瘤细胞呈巢团状生长,巢团大小形状不一,倾向于融合成片状。瘤体内黑色素含量不一,在肿瘤基底部也可见到大量色素。肿瘤细胞异型性明显,细胞核大小不等,核分裂象多见。可见多核细胞及坏死细胞。大多数阴茎黑色素瘤肿瘤细胞呈上皮样特征,少部分可显示梭形细胞改变。组织学变异与其他部位类似,包括结节型、表面扩散型和肢端型。肿瘤可侵及固有层、阴囊、尿道海绵体和阴茎海绵体。

(2) 免疫组化检查:肿瘤细胞 S-100、Melan-A(MART-1)和 HMB-45 阳性。

(付尧　樊祥山)

# 第三章

# 非肿瘤性病变

## 第一节 尖 锐 湿 疣

**【定义】**

尖锐湿疣（condylomas）是指与人类乳头瘤病毒（HPV）有关的鳞状上皮乳头状增生的良性病变。

**【发病机制】**

尖锐湿疣由人类乳头瘤病毒（HPV）引起。大多数（85%）尖锐湿疣病例携带低危险度 HPV，主要为 6 和 11 基因型，其他低危型 HPV 基因型为 26、40、53、54、66、71、70、73 和 82；约 15% 病例携带高危险度 HPV，基因分型为 31、33、35、39、45、51、52、56、58、59 和 68。

**【危险因素】**

尖锐湿疣主要通过口腔、生殖器皮肤接触传播或与受感染者的不洁性交行为传播。流行病学研究发现感染者受教育经历较低，很少使用避孕用品，超过一半的病例有过多的性伴侣。通常是具有吸烟史患者和酗酒者。

**【临床特征】**

**1. 流行病学**

（1）发病率：HPV 在正常男性人群的阴茎的感染率约 15%~50%，其中约 5% 的感染人群可转变为尖锐湿疣。

（2）发病年龄：发生在性活跃的年轻人，18~44 岁（89%），很少发生于老年患者。

**2. 症状** 病变可表现为外生性疣状乳头状外观。也可发生扁平性病变，它们通常与阴茎上皮内瘤变（PeIN）或其他病变混淆。对于临床上不明显的扁平性病变，可能需要阴茎镜和 5% 醋酸涂抹进行检查。

**3. 治疗** 尖锐湿疣治疗方法主要依据病变大小，对于大的、破坏性巨大尖锐湿疣建议采取局部切除术或广泛切除术，对于小病灶采取冷冻、电灼、激光烧蚀和局部治疗。药物治疗可以采取咪喹莫特乳膏、20% 鬼臼树脂、0.5% 普达非洛溶液、5% 氟尿嘧啶乳膏和三氯乙酸等。

**4. 预后** 尖锐湿疣总体预后良好，但有较高的复发率。手术切除可以去除疣性病灶，但 HPV 感染仍然存在，因此尖锐湿疣在治疗后约 38%~73% 的病例可复发。复发的病变通常为良性。

尖锐湿疣也可以发生自发消退，典型的病变较小的尖锐湿疣发生恶性转化非常罕见，长期巨大尖锐湿疣可能发生上皮内瘤变或浸润。尖锐湿疣癌变患者的预后与肿瘤的病理特征有关。

**【病理变化】**

**1. 大体特征** 病灶常为多发性病灶，可累及阴茎头、冠状沟、包皮等部位，全部位于远端阴茎头黏膜上皮腔隙内。也可为单发性病灶，通常病灶较大，当长期病变损害大部分远端阴茎并出现局部破坏时，可以使用术语"巨大尖锐湿疣"。病变周围非黏膜皮肤组织如阴囊、腹股沟或耻骨皮肤也可能受到影响。

病变为灰红色外生菜花状肿块，病变大小从 1mm 到巨大不等。目前对巨大尖锐湿疣尚无明确规定，通常大于 5~10mm。

**2. 镜下特征** 组织学特征：典型的尖锐湿疣表现为外生乳头状结构，具有突出的中央纤维血管轴心（图 8-3-1A）。乳头表面有角化过度和/或角化不全。乳头上层 1/3 可见"挖空"细胞，"挖空"细胞无明显多形性（图 8-3-1B）。典型的"挖空"细胞表现为透明细胞质，双核，核皱缩，并存在角质形成细胞。乳头下层鳞状细胞成熟，无细胞异型性（图 8-3-1C）。病变基底无浸润性生长表现（图 8-3-1D）。

巨大尖锐湿疣较少见，患者年龄多较普通尖锐湿疣患者年长。病变出现明显的内生型生长模式，病变最大径可为 4~10cm。巨大尖锐湿疣可发生局灶癌变。

**【鉴别诊断】**

**1. 疣性癌** 非浸润性疣性癌可出现广泛的肿瘤基底结构及外生型乳头状结构，可模拟巨大尖锐湿疣表现，但乳头表面"挖空"细胞具有异型性，可见细胞多形性。另外，疣性癌发病年龄多较尖锐湿疣年长。进行 HPV 基因分型可能有助于明确诊断。

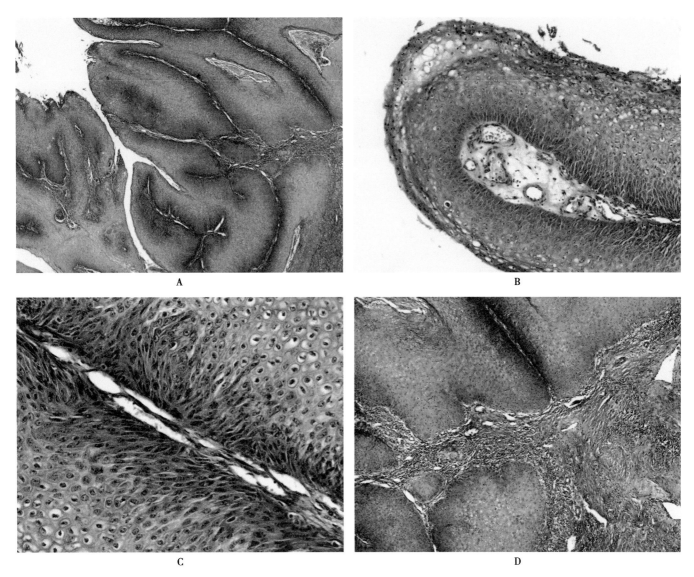

图 8-3-1　尖锐湿疣

A. HE×40 巨大尖锐湿疣,病变呈乳头状生长;B. HE×100 病变可见突出血管轴心及"挖空"细胞;C. HE×400 乳头下层鳞状细胞分化成熟,无细胞异型性;D. HE×40 病变无浸润性生长

**2. 阴茎头冠状沟多发性乳头状瘤**　又称为阴茎珍珠状丘疹或珍珠状乳头状瘤,也发生于性活跃的年轻患者。约 30% 的男性可以出现。病变始终位于阴茎头背侧,可见两到三个微结节沿冠状沟呈线状排列。镜下表现为小的鳞状上皮乳头状瘤改变。其他检查 p16 及 HPV 检测阴性。

**3. 尖锐湿疣恶变**　常见的尖锐湿疣转变为恶性肿瘤非常罕见,通常发生于巨大尖锐湿疣中。恶变的组织学类型常为普通型鳞状细胞癌,往往发生于病变的基底部。巨大尖锐湿疣应进行充分取材,以排除存在恶性转变的可能。同时在侵袭性鳞状细胞癌中也可能存在灶状尖锐湿疣残余灶。

（付尧　樊祥山）

## 第二节　硬化萎缩性苔藓

**【定义】**

硬化性萎缩性苔藓(lichen sclerosus et atrophicus)是一种原因不明的慢性疾病,表现为表皮萎缩和瘢痕形成的白色斑块,镜下表现为基底层液化/苔藓样皮炎增厚,真皮乳头/固有层呈现带状玻璃样变(硬化)。

**【发病机制】**

未知,可能与遗传、激素及自身免疫因素相关。

**【临床特征】**

**1. 流行病学**　发病率:人口比例未知。

**2. 症状**　病变早期可表现为粉红色或紫红色斑丘

疹,也可出现紫癜。病变中期可表现为灰白色、不规则的地图状病灶,呈萎缩性改变,也可出现糜烂及溃疡。进一步进展可出现后天性包茎或包皮嵌顿。

**3. 治疗** 外阴硬化性苔藓多为针对瘙痒的对症治疗,如果仅局限于包皮部位可行包皮环切术。

**4. 预后** 疾病约9%的病例可发生鳞状细胞癌。许多儿科病例可随着青春期的发展而改善,但一些学者认为自发消退率可能低于25%。多数生殖器病例除瘙痒外多无临床症状,但对于顽固性病例,尤其是与糜烂或渐进性瘢痕有关的病例,可能导致严重的性功能障碍。

**【病理变化】**

**1. 大体特征** 病变多广泛且呈多灶性,可累及包皮、阴茎头及尿道口周围,并可能累及尿道。送检标本多为包皮环切标本,早期病变表现为红色斑丘疹,确诊病例可表现为灰白色、不规则的地图状病灶,具有萎缩性改变,也可出现糜烂及溃疡。

**2. 镜下特征** 典型病例表现为基底层细胞空泡变性或苔藓样皮炎增厚,真皮乳头层增厚并出现带状玻璃样变(硬化)。真皮浅层可见分散的噬黑素细胞,有时可见真皮乳头水肿。真皮表皮裂隙或水疱常继发于显著的基底细胞空泡变性后。

在病变早期,上皮下可见较多的浅表淋巴细胞浸润,但并无良好的硬化带形成。病变中期真皮浅层出现增厚、均质化变性的硬化带,在硬化带下方出现带状慢性淋巴细胞浸润,浸润细胞主要为淋巴细胞,偶可见浆细胞。病变晚期真皮层硬化带仍然存在,但慢性炎症细胞浸润可减少或消失。

在少数情况下,硬化萎缩性苔藓可出现上皮细胞的不典型性,需与分化型 PeIN 鉴别。

**【鉴别诊断】**

**扁平苔藓** 硬化性萎缩性苔藓病变早期改变与扁平苔藓较难鉴别,需仔细辨认真皮乳头及浅层的水肿及胶原变性。扁平苔藓表现为颗粒层灶性楔形增厚及带状淋巴细胞浸润,表皮真皮界限模糊,并不出现带状玻璃样变。

(付尧 樊祥山)

## 参 考 文 献

[1] Amin A, Griffith RC, Chaux A. Penile intraepithelial neoplasia with pagetoid features: report of an unusual variant mimicking Paget disease. Hum Pathol, 2014, 45(4): 889-892.

[2] Darragh TM, Colgan TJ, Thomas Cox J, et al. The Lower Anogenital Squamous Terminology Standardization project for HPV-associated lesions: background and consensus recommendations from the College of American Pathologists and the American Society for Colposcopy and Cervical Pathology. Int J Gynecol Pathol, 2013, 32(1): 76-115.

[3] Chaux A, Velazquez EF, Amin A, et al. Distribution and characterization of subtypes of penile intraepithelial neoplasia and their association with invasive carcinomas: a pathological study of 139 lesions in 121 patients. Hum Pathol, 2012, 43(7): 1020-1027.

[4] Velazquez EF, Chaux A, Cubilla AL. Histologic classification of penile intraepithelial neoplasia. Semin Diagn Pathol, 2012, 29(2): 96-102.

[5] Corbishley CM, Tinwell B, Kaul A, et al. Glans resurfacing for precancerous and superficially invasive carcinomas of the glans penis: Pathological specimen handling and reporting. Semin Diagn Pathol, 2015, 32(3): 232-237.

[6] Hernandez BY, Goodman MT, Unger ER, et al. Human papillomavirus genotype prevalence in invasive penile cancers from a registry-based United States population. Front Oncol, 2014, 4: 9.

[7] Sanchez DF, Soares F, Alvarado-Cabrero I, et al. Pathological factors, behavior, and histological prognostic risk groups in subtypes of penile squamous cell carcinomas (SCC). Semin Diagn Pathol, 2014, 32(3): 222-231.

[8] Chaux A, Netto GJ, Rodríguez IM, et al. Epidemiologic profile, sexual history, pathologic features, and human papillomavirus status of 103 patients with penile carcinoma. World J Urol, 2013, 31(4): 861-867.

[9] Epstein JI. Tumors of the prostate gland, seminal vesicles, penis, and scrotum. Washington DC: American Registry of Pathology and AFIP, 2011.

[10] Chaux A, Amin M, Cubilla AL, et al. Metastatic tumors to the penis: a report of 17 cases and review of the literature. Int J Surg Pathol, 2010, 19(5): 597-606.

[11] Guimarães GC, Cunha IW, Soares FA, et al. Penile squamous cell carcinoma clinicopathological features, nodal metastasis and outcome in 333 cases. J Urol, 2009, 182(2): 528-534.

[12] Sanchez DF, Cañete S, Fernández-Nestosa MJ, et al. HPV-and non-HPV-related subtypes of penile squamous cell carcinoma (SCC): Morphological features and differential diagnosis according to the new WHO classification (2015). Semin Diagn Pathol, 2015, 32(3): 198-221.

[13] Stankiewicz E, Kudahetti SC, Prowse DM, et al. HPV infection and immunochemical detection of cellcycle markers in verrucous carcinoma of the penis. Mod Pathol, 2009, 22(9): 1160-1168.

[14] Cubilla AL, Velazquez EF, Young RH. Pseudohyperplastic squamous cell carcinoma of the penis associated with lichen sclerosus. An extremely well-differentiated, nonverruciform neoplasm

that preferentially affects the foreskin and is frequently misdiagnosed:a report of 10 cases of a distinctive clinicopathologic entity. Am J Surg Pathol,2004,28(7):895-900.

[15] Chaux A,Velazquez EF,Barreto JE,et al. New pathologic entities in penile carcinomas:an update of the 2004 world health organization classification. Semin Diagn Pathol,2012,29(2):59-66.

[16] Epstein JI,et al:The penis. In Tumors of the Prostate Glade,Seminal Vesicles,Penis,and Scrotum. Washington,DC:American Registry of Pathology in collaboration with the Armed Forces Institute of Pathology,2011.

[17] Cunha IW,Guimaraes GC,Soares F,et al. Pseudoglandular(adenoid,acantholytic)penile squamous cell carcinoma:a clinicopathologic and outcome study of 7 patients. Am J Surg Pathol,2009,33(4):551-555.

[18] Chaux A,Reuter V,Lezcano C,et al. Comparison of morphologic features and outcome of resected recurrent and nonrecurrent squamous cell carcinoma of the penis:a study of 81 cases. Am J Surg Pathol,2009,33(9):1299-1306.

[19] Ha Lan TT,Chen SJ,Arps DP,et al. Expression of the p40 isoform of p63 has high specificity for cutaneous sarcomatoid squamous cell carcinoma. J Cutan Pathol,2014,41(11):831-838.

[20] Katona TM,Lopez-Beltran A,MacLennan GT,et al. Soft tissue tumors of the penis:a review. Anal Quant Cytol Histol,2006,28(4):193-206.

[21] Sánchez-Ortiz R,Huang SF,Tamboli P,et al. Melanoma of the penis,scrotum and male urethra:a 40-year single institution experience. J Urol,2005,173(6):1958-1965.

[22] Cubilla AL,Reuter VE,Gregoire L,et al. Basaloid squamous cell carcinoma:a distinctive human papilloma virus-related penile neoplasm:a report of 20 cases. Am J Surg Pathol,1998,22(6):755-761.

[23] Cubilla AL,Lloveras B,Alemany L,et al. Basaloid squamous cell carcinoma of the penis with papillary features:a clinicopathologic study of 12 cases. Am J Surg Pathol,2012,36(6):869-875.

[24] Chaux A,Cubilla AL. Diagnostic problems in precancerous lesions and invasive carcinomas of the penis. Semin Diagn Pathol,2012,29(2):72-82.

[25] Chaux A,Cubilla AL. The role of human papillomavirus infection in the pathogenesis of penile squamous cell carcinomas. Semin Diagn Pathol,2012,29(2):67-71.

[26] Soskin A,Vieillefond A,Carlotti A,et al. Warty/basaloid penile intraepithelial neoplasia is more prevalent than differentiated penile intraepithelial neoplasia in nonendemic regions for penile cancer when compared with endemic areas:a comparative study between pathologic series from Paris and Paraguay. Hum Pathol,2012,43(2):190-196.

[27] Mentrikoski MJ,Frierson HF Jr,Stelow EB,et al. Lymphoepithelioma-like carcinoma of the penis:association with human papilloma virus infection. Histopathology,2014,64(2):312-315.

[28] Sanchez DF,Rodriguez IM,Piris A,et al. Clear cell carcinoma of the penis:an HPV-related variant of squamous cell carcinoma:a report of 3 cases. Am J Surg Pathol,2016,40(7):917-922.

[29] Chang J,Prieto VG,Sangueza M,et al. Diagnostic utility of p63 expression in the differential diagnosis of pagetoid squamous cell carcinoma in situ and extramammary Paget disease:a histopathologic study of 70 cases. Am J Dermatopathol,2014,36(1):49-53.

[30] De la Garza Bravo MM,Curry JL,Torres-Cabala CA,et al. Pigmented extramammary Paget disease of the thigh mimicking a melanocytic tumor:report of a case and review of the literature. J Cutan Pathol,2014,41(6):529-535.

[31] Shatrughan P Sah,Paul J Kelly,Damian T McManus,et al. Diffuse CK7,CAM5.2 and BerEP4 positivity in pagetoid squamous cell carcinoma in situ(pagetoid Bowen's disease)of the perianal region:a mimic of extramammary Paget's disease. Histopathology,2013,62(3):511-514.

[32] Hegarty PK,Suh J,Fisher MB,et al. Penoscrotal extramammary Paget's disease:the University of Texas M. D. Anderson Cancer Center contemporary experience. J Urol,2011,186(1):97-102.

[33] Cocci A,Hakenberg OW,Cai T,et al. Prognosis of men with penile metastasis and malignant priapism:a systematic review. Oncotarget,2018,9(2):2923-2930.

[34] Maruyama Y,Sadahira T,Mitsui Y,et al. Red nodular melanoma of the penile foreskin:A case report and literature review. Mol Clin Oncol,2018,9(4):449-452.

[35] Rosenberg E,Horev A,Neulander EZ. Amelanotic malignant melanoma of the penis. A case report and literature review. Arch Ital Urol Androl,2012,84(1):42-43.

[36] de Bree E,Sanidas E,Tzardi M,et al. Malignant melanoma of the penis. Eur J Surg Oncol,1997,23(3):277-279.

[37] Fernandez-Nestosa MJ. Detection of HPV genotypes according to subtypes of penile intraepithelial neoplasia(PeIN)-a study of 126 lesions in 43 patients using laser capture microdissection(LCM)-PCR. Mod. Pathol,2015,28:219A-220A.

[38] Ingles DJ,Pierce Campbell CM,Messina JA,et al. Human papillomavirus virus(HPV)genotype-and age-specific analyses of external genital lesions among men in the HPV Infection in Men(HIM)Study. J Infect Dis,2015,211(7):1060-1067.

[39] Philippou P,Shabbir M,Ralph DJ,et al. Genital lichen sclerosus/balanitis xerotica obliterans in men with penile carcinoma:a critical analysis. BJU Int,2013,111(6):970-976.

[40] Oertell J,Caballero C,Iglesias M,et al. Differentiated precursor

lesions and low-grade variants of squamous cell carcinomas are frequent findings in foreskins of patients from a region of high penile cancer incidence. Histopathology,2011,58(6):925-933.

[41] Velazquez EF, Cubilla AL. Lichen sclerosus in 68 patients with squamous cell carcinoma of the penis:frequent atypias and corre-lation with special carcinoma variants suggests a precancerous role. Am J Surg Pathol,2003,27(11):1448-1453.

[42] Micali G, Nasca MR, Innocenzi D. Lichen sclerosus of the glans is significantly associated with penile carcinoma. Sex Transm Infect, 2001,77(3):226.

# 索 引